GLEN O. GABBARD, M. D.

PSYCHODYNAMISCHE PSYCHIATRIE

Das Anliegen der Buchreihe BIBLIOTHEK DER PSYCHOANALYSE besteht darin, ein Forum der Auseinandersetzung zu schaffen, das der Psychoanalyse als Grundlagenwissenschaft, als Human- und Kulturwissenschaft und als klinische Theorie und Praxis neue Impulse verleiht. Die verschiedenen Strömungen innerhalb der Psychoanalyse sollen zu Wort kommen, und der kritische Dialog mit den Nachbarwissenschaften soll intensiviert werden. Bislang haben sich folgende Themenschwerpunkte herauskristallisiert:

Die Wiederentdeckung lange vergriffener Klassiker der Psychoanalyse – wie beispielsweise der Werke von Otto Fenichel, Karl Abraham, W.R.D. Fairbairn, Sándor Ferenczi und Otto Rank – soll die gemeinsamen Wurzeln der von Zersplitterung bedrohten psychoanalytischen Bewegung stärken. Einen weiteren Baustein psychoanalytischer Identität bildet die Beschäftigung mit dem Werk und der Person Sigmund Freuds und den Diskussionen und Konflikten in der Frühgeschichte der psychoanalytischen Bewegung.

Im Zuge ihrer Etablierung als medizinisch-psychologisches Heilverfahren hat die Psychoanalyse ihre geisteswissenschaftlichen, kulturanalytischen und politischen Ansätze vernachlässigt. Indem der Dialog mit den Nachbarwissenschaften wiederaufgenommen wird, soll das kultur- und gesellschaftskritische Erbe der Psychoanalyse wiederbelebt und weiterentwickelt werden.

Stärker als früher steht die Psychoanalyse in Konkurrenz zu benachbarten Psychotherapieverfahren und der biologischen Psychiatrie. Als das anspruchsvollste unter den psychotherapeutischen Verfahren sollte sich die Psychoanalyse der Überprüfung ihrer Verfahrensweisen und ihrer Therapie-Erfolge durch die empirischen Wissenschaften stellen, aber auch eigene Kriterien und Konzepte zur Erfolgskontrolle entwickeln. In diesen Zusammenhang gehört auch die Wiederaufnahme der Diskussion über den besonderen wissenschaftstheoretischen Status der Psychoanalyse.

Hundert Jahre nach ihrer Schöpfung durch Sigmund Freud sieht sich die Psychoanalyse vor neue Herausforderungen gestellt, die sie nur bewältigen kann, wenn sie sich auf ihr kritisches Potenzial besinnt.

BIBLIOTHEK DER PSYCHOANALYSE
HERAUSGEGEBEN VON HANS-JÜRGEN WIRTH

GLEN O. GABBARD, M. D.

PSYCHODYNAMISCHE PSYCHIATRIE

EIN LEHRBUCH

Mit einem Vorwort von Harald J. Freyberger und Horst Kächele

Aus dem Amerikanischen von P. Dietlinde Draskóczy

PSYCHOSOZIAL-VERLAG

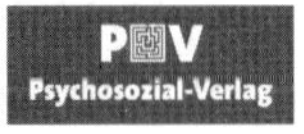

Oriold & Co.
Publisher and Services Ltd.

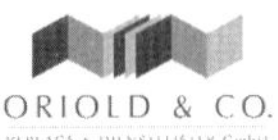

Anmerkung: Die Verfasser haben ihr Möglichstes getan, um zu gewährleisten, dass die Informationen in diesem Buch zum Zeitpunkt der Veröffentlichung genau sind und den allgemeinen Standards der Psychiatrie und der Medizin entsprechen und Angaben zur Dosierung, Verabreichung und Anwendung von Medikamenten zum Zeitpunkt der Veröffentlichung präzise sind und den von der U.S.Food and Drug Administration (Arzneimittelzulassungsbehörde der Vereinigten Staaten) sowie von der Ärzteschaft aufgestellten Normen entsprechen. Mit dem Fortschritt in der medizinischen Forschung und Praxis können sich therapeutische Standards jedoch ändern. Weiterhin können konkrete Situationen besondere therapeutische Maßnahmen erfordern, die in diesem Buch nicht besprochen werden. Aus diesem Grund, und weil menschliche und mechanische Fehler nicht vollständig auszuschließen sind, empfehlen wir dem Leser, dem Rat derjenigen Ärzte zu folgen, die unmittelbar für ihre Behandlung oder die eines Familienmitglieds zuständig sind.

In von American Psychiatric Publishing, Inc., verlegten Büchern werden die Ansichten und Meinungen der jeweiligen Verfasser dargestellt, die nicht unbedingt den Grundsätzen und Meinungen der American Psychiatric Publishing, Inc., oder der American Psychiatric Association entsprechen.

Bibliografische Information der Deutschen Nationalbibliothek
Die Deutsche Nationalbibliothek verzeichnet diese Publikation in der Deutschen Nationalbibliografie; detaillierte bibliografische Daten sind im Internet über <http://dnb.d-nb.de> abrufbar.

Deutsche Erstveröffentlichung

Walltorstr. 10, D-35390 Gießen
Fon: 06 41 - 96 99 78 - 18; Fax: 06 41 - 96 99 78 - 19
E-Mail: info@psychosozial-verlag.de
www.psychosozial-verlag.de

Titel der Originalausgabe: »Psychodynamic Psychiatry in Clinical Practice«

Umschlagabbildung: Wolfgang Paalen: »Vol de moustiques (Fumage)«, 1938, Tusche auf Papier, 28 x 21 cm, Privatsammlung Berlin © paalen-archiv.com

Umschlaggestaltung: Hanspeter Ludwig, Gießen
www.imaginary-art.net

MITARBEITER DER DEUTSCHEN AUSGABE:

Übersetzung: P. Dietlinde Draskóczy
Lektorat: Dr. Helga Blazy
Fachliche Beratung: Horst Kächele
Layout: Luncz Gabriella
Druck: Palatia Nyomda Győr
Verleger: Psychosozial-Verlag und Oriold & Co. Verlag Budapest

ISBN 978-3-8379-2036-9

Für meine Lehrer, meine Patienten und meine Schüler

INHALT

Teil I
GRUNDLEGENDE PRINZIPIEN UND BEHANDLUNGSANSÄTZE IN DER DYNAMISCHEN PSYCHIATRIE

Teil II
PSYCHODYNAMISCHE ANSÄTZE BEI ACHSE-I-STÖRUNGEN

Teil III
PSYCHODYNAMISCHE ANSÄTZE BEI ACHSE-II-STÖRUNGEN

VORWORT ZUR DEUTSCHEN AUSGABE

Psychodynamische Psychiatrie – Von Kretschmer zu Gabbard

In der Bundesrepublik Deutschland hat sich die Psychiatrie vor allem in den 50er bis in die 80er Jahre des vergangenen Jahrhunderts aus noch zu diskutierenden Gründen mit der Psychotherapie und speziell der psychodynamischen schwergetan. So ist es denn auch kein Zufall, dass das erste Lehrbuch zur Psychodynamischen Psychiatrie nicht als das Ergebnis der Arbeit eines deutschsprachigen Autors oder einer Autorengruppe erscheint, sondern als Übersetzung und Bearbeitung eines bekannten Standardwerkes aus den Vereinigten Staaten, das seit vielen Jahren im Verlag der American Psychiatric Association (APA) aufgelegt wird.

Stellt man dieser zumindest pluralistischen Tradition die Entwicklung und Integration der Psychotherapie in die psychiatrischen Lehrbücher in Deutschland gegenüber, so gelangt man in den Anfängen zu Ernst Kretschmer, der insbesondere der Psychoanalyse gegenüber immer eine kritische Distanz bewahrte, aber bereits in seinem Lehrbuch zur Medizinischen Psychologie 1922 in einem Kapitel über Psychotherapie darauf hinwies, dass die Psychotherapie eine der Haupttätigkeiten nicht nur des Nervenarztes, sondern des Arztes überhaupt darstelle.

Was dann zwischen 1933 und 1945 mit der Psychotherapie geschah, ist bekannt. Die Emigration vieler auch in psychiatrischen Kliniken tätiger psychodynamischer Psychotherapeuten sorgte vor allem in den USA für eine stärkere Integration psychodynamischer Konzepte in die Psychiatrie, während die vielerorts in Deutschland stattfindende personelle Kontinuität zwischen der Psychiatrie im NS-Staat und in der Nachkriegszeit eine einseitige biologische Ausrichtung perpetuierte, die auch dazu führte, dass sich die sozialpsychiatrische Reformbewegung der 70er Jahre weitgehend außerhalb des universitären Rahmens entwickelte.

In der deutschen universitären Nachkriegspsychiatrie blieb die psychodynamische Psychotherapie vor diesem Hintergrund lange Zeit eher ein Fremdkörper. Die Entwicklung fokussierte in den ersten Jahrzehnten eindeutig neurobiologische Konzepte und bei den Störungsmodellen die schizophrenen und anderen psychotischen Störungen, während die Neurosen und Persönlichkeitsstörungen eher wenig Beachtung fanden. So spiegelt in gewisser Hinsicht Jaspers' skeptische Mahnung in der 6. Auflage seiner *Allgemeinen Psychopathologie* 1953 die dazugehörigen Positionen in der Psychiatrie wider. Psychotherapie, so Jaspers, sei heute zu einer Sache fast aller Menschen geworden. Zwar sei sie erwachsen auf ärztlichem Boden, aber sie habe sich von ihrem Ursprung losgelöst. Wer sich in psychotherapeutische Behandlung begeben will, sollte wissen, was er tut und was er zu erwarten hat.

Jaspers' Unkenrufen zum Trotz wurde das erste Handbuch der Psychotherapie von den psychodynamisch inspirierten Autoren Frankl, von Gebsattel und Schultz 1959 herausgegeben; in 5 Bänden wurden die *Allgemeine Neurosenlehre* und *Allgemeine Psychotherapie*, die *Spezielle Neurosenlehre*, die *Speziellen Grenzgebiete* sowie die *Grenzfragen* ausgebreitet. Bräutigam und Christian, die sich in diesem Handbuch mit „Wesen und Formen der psychotherapeutischen Situation" befassten, führten schon die Felder der sozial institutionalisierten Formen von Psychotherapie in der ärztlichen Allgemeinpraxis, in der analytischen Praxis und in der psychiatrischen Klinik auf. Während in der Folgezeit an vielen psychiatrischen Versorgungskliniken psychodynamische Konzepte aufgegriffen wurden, resümierte der Psychiater Weitbrecht aus Bonn 1963 in seinem Lehrbuch, dass die Psychotherapie in Deutschland noch immer keinen klar bestimmten Rang einnehme und die Voreingenommenheit der Universitätspsychiatrie dem epochalen Werk Freuds gegenüber lange Zeit die kritische, klinische Überprüfung und die Korrektur des Neuen verhindert habe und den Einbau der mannigfachen bleibenden psychodynamischen Erkenntnisse der Psychoanalyse, die sich hinter oftmals grotesk wuchernden theoretischen Konstruktionen verbargen, in die klinische Psychiatrie verzögert habe.

Immerhin aber fanden einzelne, auffallend häufig Schweizer Autoren wie Bally („Grundfragen der Psychoanalyse und verwandter Richtungen") und Meerwein („Die Technik der psychoanalytischen Behandlung und der Gruppenpsychotherapie") Eingang in das damals grundlegende Standardwerk *Psychiatrie der Gegenwart*. In den meisten psychiatrischen Lehrbüchern wurden die „kleinen psychiatrischen Erkrankungen" aber weiterhin vernachlässigt, sodass davon unabhängige Lehrtexte entstanden (z.B. Bräutigam 1968).

Wie jedermann weiß, machen sich vernachlässigte Kinder rascher selbstständig. Aus der „kleinen" Psychiatrie erwuchs etwas Neues. Die Einführung der analytisch begründeten Psychotherapieverfahren in das kassenärztliche Leistungssystem 1967 verankerte für die nächsten 20 Jahre die tiefenpsychologische und analytische Therapie sozial und strukturell, bis dann 20 Jahre später auch die Verhaltenstherapie einbezogen wurde. Im gleichen gesellschaftlichen Kontext wurde das Fach Psychosomatische Medizin und Psychotherapie 1970 in die Approbationsordnung aufgenommen und die Medizinischen Fakultäten etablierten mehr oder minder begeistert schrittweise die Eigenständigkeit des Faches. Mit der in den Folgejahren erscheinenden Flut von psychosomatischen Lehrbüchern, die die Psychotherapie als den zentralen Gegenstand hatten (z.B. von Uexküll, 1. Auflage 1979, 7. Auflage 2010), entstand ein zusätzliches, teilweise komplementäres Versorgungssystem, das sich sowohl im ambulanten als auch im stationären Sektor erfolgreich etablierte. Das von Dührssen 1972 publizierte Lehrbuch illustrierte die wachsende Akzeptanz der niederfrequenten analytischen Psychotherapie gegenüber der klassischen psychoanalytischen Behandlung. Dieser Akzent wurde 1975 durch das erste pluralistische Lehrbuch der Wiener Arbeitsgruppe um Hans Strotzka weitergeführt, das Einblicke in den sich ständig ausweitenden und in Spezialisierung begriffenen Bereich der Psychotherapie geben will und dabei sowohl den Methodenpluralismus als auch die fundamentalen Gemeinsamkeiten der psychotherapeutischen Verfahren erfasst.

Das 1970 auf dem deutschen Markt erscheinende US-amerikanische Psychiatrie-Lehrbuch der Psychoanalytiker Redlich und Freedman (1966) zeigte auf, dass in der damaligen US-Psychiatrie psychosoziale Behandlungsverfahren in der Psychiatrie breit verankert waren. Es erwähnt u.a. Freud, Adler, Jung, Rank, Horney, Fromm, Sullivan, Rogers mit der klientenzentrierten Psychotherapie, Hypnose, existenzielle Methoden, Gruppentherapien, Milieutherapie und die ersten Ansätze zur „Lerntherapie". Inwieweit dieses Lehrbuch in die deutsche Psychiatrie hineinwirkte, dürfte unklar sein. Bemerkenswert ist jedoch, dass Schulte und Tölle 1971 diese Integration von Psychotherapie in die Psychiatrie in ihrem Lehrbuch aufgegriffen haben. Sie initiierten damit eine bis heute fortwirkende Auseinandersetzung, indem sie die Psychotherapie neben Sozialpsychiatrie und Pharmakopsychiatrie schlicht als ein Teilgebiet der psychiatrischen Therapie betrachteten.

Die nächste Entwicklung haben dann 1982 die akademischen Vertreter der klinischen Psychologie in Gang gesetzt. Bastine et al. besetzten mit dem Band *Grundbegriffe der Psychotherapie* das Feld der Psychotherapie mit einem deutlich anti-psychiatrischen Affekt. Ihr klares, mit großem Selbstbewusstsein ausgesprochenes Ziel war es, die Psychotherapie in die Hände breiterer Berufsgruppen zu geben (Psychologen, Ärzte, Pädagogen, Sozialarbeiter, Sozialpädagogen, Soziologen und verwandte Berufsgruppen) und andererseits für die Psychotherapie ein wissenschaftstheoretisch empirisch-wissenschaftliches Grundverständnis zu schaffen, in dem zur Prüfung von Theorien und Hypothesen sinnliche Erfahrungen und darauf aufbauende Messoperationen herangezogen werden, die zu einer wechselseitigen Beeinflussung von empirischen und theoretischen Erkenntnissen führen sollen.

Vielleicht war es nicht ganz zufällig, dass angesichts dieser Aufbruchsstimmung der klinischen Psychologen der Tübinger Kongress der Deutschen Gesellschaft für Psychiatrie und Nervenheilkunde (DGPN, hier fehlt noch das weitere später hinzukommende „P" für Psychotherapie) 1984 einen Wendepunkt darstellte; bei diesem Treffen wurde die psychotherapeutische Versorgung neben der Behandlung der chronisch Kranken und der Suchtkranken als ein Schwerpunktthema aufgegriffen. Dieses ist, wie die Herausgeber des Kongressbandes Heimann und Gaertner (1986) in ihrem Vorwort betonen, „zur Zeit für die weitere Entwicklung der psychiatrischen Versorgung unserer Bevölkerung von vorrangiger Bedeutung". Heimann wies in der Diskussion zu diesem Schwerpunktthema u.a. auf Strotzkas Feststellung hin, dass in der Psychiatrie der BRD die Psychosen im Zentrum ständen, und dass die große Krankheitsgruppe der Neurosen, psychosomatischen Erkrankungen und Charakterstörungen von den hiesigen Psychiatern stark vernachlässigt werde, zum Teil natürlich deshalb, weil die Krankheitsgruppe den Psychiater gar nicht aufsuche. Es sei daher dringend erforderlich, dass man diese Krankheitsgruppe stärker in die allgemeine Diskussion der Psychiatrie einbeziehe, und zwar dadurch, dass man die psychotherapeutische Kompetenz nicht nur der Psychiater, sondern der Allgemeinärzte, Internisten und Gynäkologen verbessere.

Genau diese Aspekte werden im ersten Band der federführend von Kisker 1986 herausgegebenen *Psychiatrie der Gegenwart* neu bestimmt: „Die ‚interdisziplinäre' Problematik neurotischer und psychosomatischer Störungen wurde bewusst zum Gegenstand des ersten Bandes der neuen ‚Psychiatrie der Gegenwart' gemacht, da sich in ihr der Wandel diagnostischer und therapeutischer Grundkonzepte besonders deutlich spiegelt. […] Das zunehmend differenzierter, auch unübersichtlicher werdende Feld der Störungen, welche Psychiater, Psychosomatiker, ärztliche Psychotherapeuten und klinische Psychologen stark beschäftigen, ist hier […] durchsichtig gemacht worden."

Mit der Einführung des Facharztes für Psychiatrie *und* Psychotherapie Anfang der 90er Jahre vollzieht insbesondere das Lehrbuch von Berger (1999) diesen Schritt nach, indem die Psychotherapie als integraler, unverzichtbarer Bestandteil des Facharztes betrachtet wird. Zum Thema der Schulrichtungen wird ein weiterer Akzent gesetzt: „Da unser bisheriges Denken – etwa im Hinblick auf die Psychotherapie – leider noch stark durch Schulrichtungen bestimmt wird und z.B. auch in der Weiterbildungsordnung verankert ist, wird in dem Lehrbuch auf sie Bezug genommen, jedoch, wo immer bereits möglich, der Versuch unternommen, über solche konventionellen Sichtweisen hinaus integrative, an den Störungsbildern orientierte Therapieverfahren darzustellen."

Auch in dem ein Jahr später von Möller et al. (2000) publizierten Lehrbuch werden die therapeutischen Grundlagen in der Sektion III in breiter Weise dargestellt: Supportive Therapie, Psychodynamische Psychotherapie, lerntheoretisch orientierte Psychotherapie, Entspannungsverfahren,

Systemische Therapie, humanistische Psychotherapieverfahren, Milieutherapie, Beschäftigungstherapie, Arbeitstherapie, Kunsttherapie, Musiktherapie.

Fazit des Rückblicks und Ausblick

Dieser natürlich nicht vollständige und eher kursorische Rückblick auf die Entwicklung der Lehrbücher in dem Feld zeigt, dass die Veröffentlichung eines Bandes zur Psychodynamischen Psychiatrie in der BRD mehr als überfällig ist. Die Psychotherapie gehört vielen, aber keinem allein. Sie hat sich mehr denn je als eigenständiger Partner und als attraktives Feld etabliert (Lambert 2004)!

Fachgebiete wie Psychiatrie, Psychosomatik, Kinder- und Jugendpsychiatrie sowie Klinische Psychologie haben sich mit der ehrwürdigen, gar nicht so jugendlichen Braut „verheiratet". Was nun?

Wir wünschen der deutschen Übersetzung von Gabbards Text, dass sie in die Hände von vielen jüngeren und älteren psychiatrisch Tätigen gerät, da dieses umfassende Werk in wohltuender, sachlich begründeter Weise psychiatrische und psychotherapeutische, psychodynamisch inspirierte Kompetenz zu vereinigen weiß.

Harald J. Freyberger und Horst Kächele, im Januar 2010

Literatur

Bastine, R., Fiedler, P., Grawe, K., Schmidtchen, S., Sommer, G. (Hg.): Grundbegriffe der Psychotherapie. Weinheim, edition psychologie, 1982.

Berger, M. (Hg.): Psychiatrie und Psychotherapie. München, Urban & Schwarzenberg, 1999.

Bräutigam, W.: Reaktionen, Neurosen, Psychopathien: Ein Grundriß der kleinen Psychiatrie. Stuttgart, Thieme, 1968.

Bräutigam, W., Christian, P.: Wesen und Formen der psychotherapeutischen Situation. In: Frankl, V.E., Gebsattel, V.E. v., Schultz, J.H. (Hg.): Handbuch der Neurosenlehre und Psychotherapie. München, Berlin, Urban & Schwarzenberg, Band 1, S. 402–439, 1959.

Dührssen, A.: Analytische Psychotherapie in Theorie, Praxis und Ergebnissen. Göttingen, Vandenhoeck & Ruprecht, 1972.

Faber, F.R.: Der Krankheitsbegriff in der Reichsversicherungsordnung. Psychother Psychosom Med Psychol 31: 179–182, 1981.

Faber, F.R., Haarstrick, R.: Kommentar Psychotherapie-Richtlinien. Neckarsulm-München, Jungjohann, 1989, 8. Aufl. 2009.

Frankl, V. E., Gebsattel, V. E. v., Schultz, J. H. (Hg.): Handbuch der Neurosenlehre und Psychotherapie. München, Berlin, Urban & Schwarzenberg, 1959.

Heimann, H., Gaertner, H. J. (Hg.): Das Verhältnis der Psychiatrie zu ihren Nachbardisziplinen. Berlin, Göttingen, Heidelberg, Springer, 1986.

Jaspers, K.: Allgemeine Psychopathologie. 6. Aufl. Berlin, Göttingen, Heidelberg, Springer, 1953.

Kisker, K. P., Lauter, H., Meyer, J. E., Müller, C., Strömgren, E. (Hg.): Psychiatrie der Gegenwart 1: Neurosen, Psychosomatische Erkrankungen Psychotherapie. Berlin, Göttingen, Heidelberg, Springer, 1986.

Kretschmer, E.: Medizinische Psychologie. Leipzig, Thieme Verlag, 1922.

Lambert, M. J. (Hg.): Bergin & Garfield's Handbook of Psychotherapy and Behavior Change. New York, Chichester, Brisbane, Wiley, 5. Aufl. 2004.

Möller, H.-J., Laux, G., Kapfhammer, H.-P. (Hg.): Psychiatrie und Psychotherapie. Heidelberg, Springer, 2000.

Redlich, F. C., Freedman, D. X.: The Theory and Practice of Psychiatry. New York, Basic Books, 3. Aufl. 1966; dt. Theorie und Praxis der Psychiatrie. Frankfurt am Main, Suhrkamp, 1970.

Schulte, W., Tölle, R.: Psychiatrie. Berlin, Göttingen, Heidelberg, Springer, 1971.

Strotzka, H. (Hg.): Psychotherapie. Grundlagen, Verfahren, Indikationen. München, Urban & Schwarzenberg, 1975.

von Uexküll, T. (Hg.): Lehrbuch der Psychosomatischen Medizin. München, Wien, Baltimore, Urban & Schwarzenberg, 1. Aufl. 1979, 7. Aufl. 2010.

Weitbrecht, H. J.: Psychiatrie im Grundriss. Berlin, Göttingen, Heidelberg, Springer, 1963.

VORWORT ZUR VIERTEN AUSGABE

Als ich mit den Arbeiten zur vorliegenden neuen Ausgabe dieses Buches begann, habe ich festgestellt, dass sich in diesem Bereich seit der letzten Fassung sehr viel getan hat. Ich befand mich in einer schwierigen Lage. Um den Preis im Rahmen zu halten, baten mich meine Kollegen bei American Psychiatric Publishing, mich in etwa an den Umfang der dritten Ausgabe zu halten. So konnte ich nicht alles an neuem Material einarbeiten, ohne ein deutlich umfangreicheres, gewichtigeres und teureres Buch zu erstellen. Deshalb musste ich jedes Kapitel systematisch daraufhin prüfen, welche Passagen geopfert werden könnten, ohne die Verständlichkeit und die Nützlichkeit des Bandes zu beeinträchtigen. Ich habe dabei nach Forschungsergebnissen oder veralteten theoretischen Formulierungen gesucht, die nicht mehr als „neuester Stand" zu bezeichnen waren. Das war eine schwierige Aufgabe, da ich gleichzeitig bemüht war, über Jahrzehnte in der klinischen Praxis gesammelte zeitlose klinische Erkenntnisse beizubehalten.

Wie in der vorangegangenen war es mir auch in dieser neuen Ausgabe wichtig, Forschungsergebnisse der Neurobiologie zu integrieren. Seit einigen Jahren floriert die Neuropsychoanalyse, und die Erkenntnisse der Neurobiologen und derer, die die Wechselwirkung zwischen den Genen und der Umgebung untersuchen, bestätigen Ansichten der Psychoanalyse über die Entwicklung und die Mechanismen des Denkens. Ich habe versucht, diese Erkenntnisse in das erste und zweite Kapitel einzuarbeiten, die die grundlegenden Prinzipien und die theoretische Grundlage der dynamischen Psychiatrie behandeln. Damit betone ich erneut, dass psychodynamische Psychiater fest in einem biopsychosozialen Kontext verankert sein müssen, in dem die Notwendigkeit der Einbeziehung der Erkenntnisse der biologischen Psychiatrie in unsere Theorien über den menschlichen Verstand erkannt wird. So können beispielsweise psychoanalytische Theorien zur Entwicklung das, was wir über die Entwicklung des Gehirns und die Auswirkungen der Umgebung auf die Genexpression wissen, nicht mehr außer Acht lassen. Wo es mir angebracht schien, habe ich sogar Abbildungen der entsprechenden Gehirnareale eingefügt. Außerdem habe ich jedes Kapitel des Buches durch die

Einarbeitung relevanter neuer Forschungsergebnisse und neuer Theorieansätze aktualisiert. Seit der dritten Ausgabe dieses Buches habe ich mich auch beruflich verändert. Ich bin nach 26 Jahren von der Menninger Clinic an das Baylor College of Medicine gewechselt, wo ich als Direktor der Baylor Psychiatry Clinic tätig bin. Ich habe mich eingehend mit den Erfahrungen von Assistenzärzten im dritten Jahr beschäftigt, die sich mit der psychodynamischen Theorie und Praxis abmühten. Ich habe sogar einen Begleitband zu diesem Buch geschrieben, der unter dem Titel *Long-Term Psychodynamic Psychotherapy: A Basic Text* ebenfalls bei *American Psychiatric Publishing* erschienen ist, in dem ich die Grundlagen der Technik in der Praxis der psychodynamischen Therapie für Anfänger im Bereich der psychiatrischen Assistenz und andere, die eine Ausbildung im Bereich der seelischen Gesundheit absolvieren, erläutere. Die theoretischen Grundlagen und die Anwendung dieser Techniken bei den einzelnen psychiatrischen Störungen behandle ich in der vorliegenden vierten Ausgabe. Ich staune immer wieder, wie viel ich über das Unterrichten und das Schreiben von meinen Schülern lerne, und ich bin dankbar dafür, dass sie Teil meines beruflichen Alltags sind.

Ich möchte dem Lehrstuhlinhaber am Baylor College, Dr. Stuart Yudofsky, dafür danken, dass er meine Arbeit täglich durch seine Ermutigungen und durch die Beschaffung der Mittel für meinen Lehrstuhl für Psychiatrie unterstützt, und das in einer Zeit, in der solche Lehrstühle eine Seltenheit sind. Zu Dank verpflichtet bin ich auch Dr. Robert Hales, Cheflektor bei *American Psychiatric Publishing*, für seine klare Linie und die Unterstützung, die er psychodynamischen Werken, so auch den meinen, zukommen lässt. Kollegen und Mitarbeiter, die direkt oder indirekt zu meinen Überlegungen, die ich in diesem Buch vorstelle, beigetragen haben, sind unter anderen Drew Western, Andreea Seritan, Kristin Kassaw, Tanya Bennett, Lisa Miller, Melissa Martinez, Peter Fonagy, John Gunderson und Jennifer Pate. Wie immer haben John McDuffie, Greg Kuny und Bob Pursell von *American Psychiatric Publishing* mir den Prozess des Redigierens und der Veröffentlichung so leicht wie möglich gemacht. Diane Trees Clay und Faye Schoenfeld haben zahlreiche Fassungen des Manuskripts präzise, zügig und mit bewundernswertem Elan getippt, wofür ich ihnen sehr dankbar bin.

QUELLENANGABEN

Der Autor bedankt sich für die Genehmigung, Auszüge aus folgenden Werken abzudrucken:

American Psychiatric Association: Diagnostic and Statistical Manual of Mental Disorders. 4th Edition, Text Revision. Washington, DC, American Psychiatric Association, 2000. Teile mit Genehmigung abgedruckt.

Gabbard, G. O.: The exit line: heightened transference-countertransference manifestations at the end of the hour. J Am Psychoanal Assoc 30: 579–598, 1982. Teile mit Genehmigung abgedruckt.

Gabbard, G. O.: The role of compulsiveness in the normal physician. JAMA 254: 2926–2929, 1985. Copyright 1985, American Medical Association. Teile mit Genehmigung abgedruckt.

Gabbard, G. O.: The treatment of the „special" patient in a psychoanalytic hospital. Int Rev Psychoanal 13: 333–347, 1986. Teile mit Genehmigung abgedruckt.

Gabbard, G. O.: A contemporary perspective on psychoanalytically informed hospital treatment. Hosp Community Psychiatry 39: 1291–1295, 1988. Teile mit Genehmigung abgedruckt.

Gabbard, G. O.: Patients who hate. Psychiatry 52: 96–106, 1989. Teile mit Genehmigung abgedruckt.

Gabbard, G. O.: Splitting in hospital treatment. Am J Psychiatry 146: 444–451, 1989. Copyright 1989, American Psychiatric Association. Teile mit Genehmigung angedruckt.

Gabbard, G. O.: Two subtypes of narcissistic personality disorder. Bull Menninger Clin 53: 527–532, 1989. Teile mit Genehmigung abgedruckt.

Gabbard, G. O.: Psychodynamic psychiatry in the „decade of the brain". Am J Psychiatry 149: 991–998, 1992. Copyright 1992, American Psychiatric Association. Teile mit Genehmigung abgedruckt.

Gabbard, G. O., Coyne, L.: Predictors of response of antisocial patients in hospital treatment. Hosp Community Psychiatry 38: 1181–1185, 1987. Teile mit Genehmigung abgedruckt.

Gabbard, G. O., Menninger, R. W.: The psychology of the physician, in: Medical Marriages. Edited by Gabbard, G. O., Menninger, R. W. Washington, DC, American Psychiatric Press 1988, 23–38. Teile mit Genehmigung abgedruckt.

Gabbard, G. O., Nemiah, J. C.: Multiple determinants of anxiety in a patient with borderline personality disorder. Bull Menninger Clin 49: 161–172, 1985. Teile mit Genehmigung abgedruckt.

Gabbard, G. O.: Horwitz, L., Frieswyk, S., et al.: The effect of therapist interventions on the therapeutic alliance with borderline patients. J Am Psychoanal Assoc 36: 697–727, 1988. Teile mit Genehmigung abgedruckt.

I.

GRUNDLEGENDE PRINZIPIEN UND BEHANDLUNGSANSÄTZE IN DER DYNAMISCHEN PSYCHIATRIE

KAPITEL 1

GRUNDLEGENDE PRINZIPIEN DER DYNAMISCHEN PSYCHIATRIE

> Es wäre viel leichter, wenn wir den Patienten ausklammern könnten, wenn wir das Reich der Psychopathologie erforschen; es wäre viel einfacher, wenn wir uns darauf beschränken könnten, die Chemie und die Physiologie seines Gehirns zu untersuchen und mentale Ereignisse als außerhalb unserer unmittelbaren Erfahrung liegende oder als Variablen unpersönlicher statistischer Formeln zu behandeln. So wichtig diese Ansätze für das Verständnis des menschlichen Verhaltens auch sind, reichen sie nicht aus, um alle relevanten Fakten zu erklären. Um einem anderen Menschen in den „Kopf" zu sehen, müssen wir immer wieder in die Flut seiner Assoziationen und Gefühle eintauchen, müssen das Instrument sein, durch das er hörbar wird.
>
> *John Nemiah, 1961*

Die psychodynamische Psychiatrie (deren Begriff in diesem Band als gleichbedeutend mit der Bezeichnung dynamische Psychiatrie verwendet wird) hat ganz verschiedene Vorläufer, unter ihnen Leibniz, Fechner, den Neurologen Hughlings Jackson und Sigmund Freud (Ellenberger 1973). Der Begriff *psychodynamische Psychiatrie* bezeichnet im Allgemeinen einen Ansatz, der von der Theorie und den Erkenntnissen der Psychoanalyse durchdrungen ist. Die moderne psychodynamische Theorie wird häufig als ein Modell betrachtet, das mentale Phänomene als Weiterentwicklungen des *Konflikts* begreift. Dieser Konflikt rührt von starken unbewussten Kräften her, die nach Ausdruck streben und ständig von entgegengesetzten Kräften kontrolliert werden müssen, damit dieser Ausdruck verhindert wird. Diese interagierenden Kräfte können (mit einer gewissen Überlagerung) 1. als ein Wunsch und der Abwehrmechanismus gegen diesen Wunsch, 2. als verschiedene intrapsychische Instanzen oder „Teile" mit unterschiedlichen Zielen und Prioritäten oder 3. als ein Impuls, der im Gegensatz zur internalisierten Wahrnehmung der Anforderungen der externen Wirklichkeit steht, konzeptualisiert werden.

In den letzten Jahrzehnten hat sich der Inhalt des Begriffs psychodynamische Psychiatrie über den eines Konfliktmodells der Krankheit hinaus erweitert. Ein dynamischer Psychiater muss heute auch das sogenannte „Defizitmodell" der Krankheit verstehen. Dieses Modell wird bei Patienten angewandt, die, aus welchen Gründen auch immer, abgeschwächte oder fehlende psychische Strukturen aufweisen. Diese Einschränkung führt dazu, dass sie sich nicht als ganz empfinden und nicht sicher fühlen, sodass sie übermäßige Resonanz von den Personen in ihrer Umgebung benötigen, um ihr psychologisches Gleichgewicht aufrechtzuerhalten. In die Zuständigkeit der psychodynamischen Psychiatrie fällt auch die unbewusste innere Welt der Beziehungen. Alle Patienten tragen eine Reihe verschiedener mentaler Repräsentanzen ihrer selbst und anderer in sich, von denen viele charakteristische Muster interpersonaler Schwierigkeiten verursachen können. Diese Repräsentanzen ihrer selbst und anderer bilden ein Universum überwiegend unbewusster innerer Objektbeziehungen.

Ein psychodynamischer Kliniker kann heute keine vom Körper und von den soziokulturellen Einflüssen losgelöste Psychiatrie mehr praktizieren. Im Gegenteil, die psychodynamische Psychiatrie ist heute als Teil des umfassenden Konstrukts der *biopsychosozialen* Psychiatrie zu begreifen. Paradoxerweise haben die spektakulären Fortschritte in der Genetik und der Neurowissenschaft die Position des psychodynamischen Psychiaters gestärkt. Mehr als je zuvor haben wir heute überzeugende Beweise dafür, dass ein Großteil des mentalen Lebens unbewusst ist, dass soziale Faktoren in unserer Umgebung die Expression der Gene bestimmen und dass der Geist die Aktivität des Gehirns widerspiegelt. Wir praktizieren heute in einer „Sowohl-als-auch"- und nicht in einer „Entweder-oder"-Situation. Wie Cloninger (2004) feststellt, hat die Betrachtung des Biomedizinischen und des Psychosozialen als zwei gesonderte Modelle die Entwicklung der Wissenschaft von der mentalen Gesundheit gehemmt. Ein dynamischer Psychiater, der die neurobiologischen Grundlagen der Erfahrung außer Acht lässt, macht sich ebenso des Reduktionismus schuldig wie ein biologisch orientierter Psychiater, der das mentale Leben unberücksichtigt lässt.

Vor allem aber ist psychodynamische Psychiatrie eine *Denkweise* – nicht nur in Bezug auf die Patienten, sondern auch in Bezug auf einen selbst im zwischenmenschlichen Bereich zwischen Patient und Behandelndem. Das Wesen der psychodynamischen Psychiatrie lässt sich mit der folgenden Definition umschreiben: *Psychodynamische Psychiatrie ist ein diagnostischer und ein therapeutischer Ansatz, der durch eine Denkweise in Bezug auf den Patienten und den Kliniker gekennzeichnet ist, die auch unbewusste Konflikte, Defizite und Verzerrungen der intrapsychischen Strukturen und der inneren Objektbeziehungen umfasst und diese Elemente im Zusammenhang der neuesten Erkenntnisse der Neurowissenschaften betrachtet.*

Diese Definition ist eine Herausforderung für den psychodynamischen Kliniker. Wie soll man die Domäne des Geistes und die Domäne des Gehirns integrieren? Die Psychiatrie hat den kartesianischen Substanzdualismus weit hinter sich gelassen. Wir erkennen, dass der Geist die Aktivität des Gehirns ist (Andreasen 1997) und die beiden untrennbar miteinander verbunden sind. Die Verwendung der Begriffe Geist und Gehirn ist überwiegend zu einer Art Code für die verschiedenen Arten geworden, wie wir an unsere Patienten und ihre Behandlung herangehen (Gabbard 2005). Mutmaßliche Gegensätze wie Gene und Umwelt, Medikation und Psychotherapie oder Biologie und Psychologie werden oft leichtfertig den Kategorien Geist und Gehirn zugeordnet. Diese Dichotomien sind problematisch und haben gewöhnlich keinen Bestand, wenn wir klinische Fälle in der Psychiatrie untersuchen. Gene und Umwelt sind hinsichtlich der Gestaltung menschlichen Verhaltens untrennbar miteinander verbunden. Die Erfahrung schaltet die Übertragungsfunktion bestimmter Gene aus und andere ein. Psychosoziale Stressfaktoren wie zwischenmenschliche Traumata können eine nachhaltige biologische Wirkung haben, indem sie die Funktion des Gehirns verändern. Zudem ist es vordergründig, zwischen Psychotherapie als Behandlung von „Störungen auf psychologischer Basis“ und Medikation als Behandlung „biologischer oder gehirnbasierter Störungen“ zu unterscheiden. Die Wirkung der Psychotherapie auf das Gehirn ist gut belegt (siehe Gabbard 2000).

Dennoch stehen wir, wenn wir die Polarisierung von Geist und Gehirn aufgeben und den Patienten als menschliches Wesen in einem biopsychosozialen Kontext betrachten, dem Problem gegenüber, dass Geist und Gehirn nicht identisch sind. Natürlich spiegelt unser Geist die Aktivität des Gehirns wider, aber der Geist kann nicht auf neurowissenschaftliche Erklärungen reduziert werden (Edelson 1988; McGinn 1999; Pally 1997; Searle 1992). Der Einsatz der funktionellen Magnetresonanztomografie (fMRI) und der Positronenemissionstomografie (PET) hat zu einem Quantensprung im Bereich der Kenntnisse über die Funktionsweise des Gehirns geführt. Dennoch bergen diese Technologien ein Risiko, wenn wir das Selbst mit dem gleichsetzen, was wir auf der Schädeltomografie sehen. Die Tomografietechnologien bieten die Möglichkeit der bequemen Externalisierung von Problemen, indem wir statt mit „mir“ stimmt etwas nicht sagen, mit „meinem Gehirn“ stimmt etwas nicht (Dumit 2004). Wie Pietrini (2003) feststellt: „Als Kliniker dürfen wir niemals vergessen, dass der menschliche Geist zwar durch eine Kette molekularer Prozesse zum Ausdruck kommt, jedoch nicht nur eine Frage von Molekülen ist“ (S. 1908).

Wenn wir aber akzeptieren, dass Geist und Gehirn nicht dasselbe sind, wo liegt dann der Unterschied? Zunächst einmal kann das Gehirn aus der Perspektive der dritten Person betrachtet werden. Es kann bei einer Autopsie aus dem Schädel entnommen und gewogen werden. Es kann seziert und unter dem Mikroskop untersucht werden. Der Geist dagegen unterliegt nicht der Wahrnehmung und kann deshalb nur von innen erkannt werden. Statt auf eine überholte Form des Substanzdualismus zurückzugreifen, bedienen sich Psychiater und Neurowissenschaftler heute häufig des Konstrukts des *erklärenden Dualismus* (explanatory dualism; Kendler 2001). Diese Art des Dualismus berücksichtigt, dass es zwei verschiedene Arten von Wissen oder Verständnis gibt, die zwei verschiedene Arten von Erklärungen erfordern. Die eine Erklärungsart ist in der ersten Person und psychologisch, die andere ist in der dritten Person oder biologisch. Für sich bietet keiner der beiden Ansätze eine vollständige Erklärung. Und um die Dinge weiter zu komplizieren, ist zu berücksichtigen, was Damasio (2003) festgestellt hat: „Bewusstsein und Geist sind keine Synonyme“ (S. 184). Bei einer Vielzahl neurologischer Leiden gibt es eine Fülle von Beweisen dafür, dass die Prozesse des Geistes weiterlaufen, obwohl das Bewusstsein gestört ist.

In diesem Band liegt der Schwerpunkt auf psychologischen Erklärungen, zugleich aber werden auch neurobiologische Belege genannt und die Bereiche der Integration des Psychologischen und des Biologischen betont. Die Domäne des Geistes und die Domäne des Gehirns sprechen verschiedene Sprachen. Der moderne dynamische Psychiater sollte zweisprachig sein – er muss sowohl die Sprache des Gehirns als auch die Sprache des Geistes beherrschen, um dem Patienten eine optimale Behandlung zukommen zu lassen (Gabbard 2005).

Obwohl die dynamische Psychotherapie eines der wichtigsten Werkzeuge der therapeutischen Ausrüstung des dynamischen Psychiaters ist, ist dynamische Psychotherapie nicht gleichbedeutend mit dynamischer Psychiatrie. Der dynamische Psychiater setzt ein breites Spektrum an Behandlungsinterventionen ein, die er je nach der dynamischen Beurteilung der Bedürfnisse des Patienten auswählt. Die dynamische Psychiatrie ist lediglich ein kohärenter konzeptueller Rahmen, innerhalb dessen alle Behandlungen verordnet werden. Ob es sich bei der Behandlung um dynamische Psychotherapie oder um Pharmakotherapie handelt, sie ist jeweils *dynamisch fundiert*. Eine grundlegende Komponente des Sachverstands des dynamischen Psychiaters besteht sogar darin, dass er weiß, wann er zugunsten von Behandlungen, die das psychische Gleichgewicht des Patienten nicht gefährden, auf eine explorative Psychotherapie verzichtet.

Der dynamische Psychiater muss heute im Kontext eindrucksvoller Fortschritte in den Neurowissenschaften praktizieren, indem er psychoanalytische Erkenntnisse und die biologische Auffassung der Krankheit integriert. Dennoch besteht der Leitfaden des dynamischen Psychiaters aus einer Handvoll altehrwürdiger Grundsätze, die sich aus der Theorie und Technik der Psychoanalyse ableiten und der psychodynamischen Psychiatrie ihren einmaligen Charakter verleihen.

Der besondere Wert der subjektiven Erfahrung

Die dynamische Psychiatrie definiert sich weiterhin durch den Gegensatz zur deskriptiven Psychiatrie. Vertreter des letzteren Ansatzes kategorisieren Patienten anhand häufiger Verhaltens- und phänomenologischer Merkmale. Sie erstellen Kontrolllisten für Symptome, die es ihnen ermöglichen, die Patienten anhand von Gruppen ähnlicher Symptome einzustufen. Die subjektive Erfahrung der Patienten hat, außer für das Eintragen der Antworten in der Kontrollliste, eine geringere Bedeutung. Deskriptive Psychiater mit einer behavioristischen Ausrichtung würden anführen, die subjektive Erfahrung des Patienten sei gegenüber dem Kern der psychiatrischen Diagnose und Behandlung, die auf dem zu beobachtenden Verhalten basieren muss, nebensächlich. Der extremsten behavioristischen Auffassung zufolge sind Verhalten und mentales Leben Synonyme (Watson 1924/1930). Darüber hinaus legt der deskriptive Psychiater das Hauptaugenmerk darauf, inwiefern ein Patient *Ähnlichkeiten* mit und nicht *Unterschiede* zu anderen mit kongruenten Merkmalen zeigt.

Im Gegensatz dazu versuchen dynamische Psychiater festzustellen, was an dem jeweiligen Patienten einmalig ist – inwiefern sich der jeweilige Patient infolge einer einmaligen Lebensgeschichte von anderen *unterscheidet*. Symptome und Verhaltensweisen werden lediglich als häufige Leitungsbahnen in hohem Maße individualisierter Erfahrungen betrachtet, die die biologischen und Umweltfaktoren der Krankheit herausfiltern. Außerdem legen dynamische Psychiater großes Gewicht auf die innere Welt des Patienten – Fantasien, Träume, Ängste, Hoffnungen, Impulse, Wünsche, Selbstbilder, Wahrnehmungen anderer und psychologische Reaktionen auf Symptome.

Deskriptive Psychiater, die sich einer verschlossenen Höhle nähern, die sich in einen Bergabhang schmiegt, würden wahrscheinlich die Merkmale des riesigen Felsbrockens, der den Eingang zur Höhle versperrt, bis ins Kleinste beschreiben, das Innere der Höhle, das hinter diesem Felsbrocken liegt, jedoch als unzugänglich und somit nicht auszumachen abtun. Im Gegensatz dazu würden dynamische Psychiater wissen wollen, was die dunklen Winkel der Höhle hinter dem Felsbocken bergen. Wie deskriptive Psychiater würden auch sie die Merkmale der Öffnung festhalten, sie jedoch anders bewerten. Sie würden wissen wollen, auf welche Weise das Äußere der Höhle ihr Inneres widerspiegelt. Sie würden herausfinden wollen, warum es nötig war, das Innere durch einen Felsbrocken vor der Öffnung zu schützen.

Das Unbewusste

Wenn wir bei der Höhlenmetapher bleiben, würde der dynamische Psychiater einen Weg finden, den Felsbrocken zu entfernen, in die dunklen Winkel der Höhle vorzudringen und, eventuell mit einer Taschenlampe, das Innere auszuleuchten. Artefakte auf dem Boden oder Markierungen an den Wänden wären von besonderem Interesse für ihn, da sie Aufschluss über die Geschichte der Höhle geben würden. Das kontinuierliche Gurgeln von Wasser könnte auf eine unterirdische Quelle hinweisen, die Druck von unten ausübt. Der dynamische Psychiater würde insbesondere die Tiefen der Höhle erkunden wollen. Wie weit reicht sie in den Berghang hinein? Ist die hintere Wand die tatsächliche Grenze, die den Innenraum definiert, oder ist sie eine „Trennwand", hinter der weitere Tiefen liegen?

Die Höhlenmetapher weist darauf hin, dass ein zweites entscheidendes Prinzip der dynamischen Psychiatrie ein konzeptuelles Modell des Geistes ist, das auch das Unbewusste einschließt. Freud (1915e) identifizierte zwei verschiedene Arten unbewusster mentaler Inhalte: 1. das Vorbewusste (d.h. mentale Inhalte, die leicht ins Bewusstsein gerückt werden können, indem man seine Aufmerksamkeit verlagert) und 2. das eigentliche Unbewusste (d.h. mentale Inhalte, die zensiert sind, weil sie inakzeptabel und deshalb unterdrückt sind, und nicht leicht ins Bewusstsein zu rücken sind).

Zusammen bilden die Systeme des Unbewussten, des Vorbewussten und des Bewussten das, was Freud (1900a) als *topografisches Modell* bezeichnet hat. Zu der Überzeugung, dass das Unbewusste existiert, gelangte er aufgrund zweier wichtiger klinischer Beweise: Träume und Parapraxien. Die Analyse der Träume zeigte, dass sie gewöhnlich durch unbewusste Wünsche in der Kindheit motiviert sind. Da die Träume den Wunsch verschleiern, müssen sie analysiert werden, um den eigentlichen Wunsch ausmachen zu können. *Parapraxien* sind Phänomene wie Versprecher, „versehentliche" Handlungen und das Vergessen oder Ersetzen von Wörtern. Eine Schreibkraft beispielsweise schrieb wiederholt „murder", wenn sie „mother" schreiben wollte. Der Begriff des „freudschen Versprechers" ist heute ein fester Bestandteil unserer Kultur, der eine unbeabsichtigte Preisgabe unbewusster Wünsche oder Gefühle bezeichnet. Freud (1901) benutzte diese peinlichen Enthüllungen, um zu verdeutlichen, wie unterdrückte Wünsche hervorbrechen, und um die Parallelen zwischen den mentalen Prozessen des täglichen Lebens und denen der Entstehung neurotischer Symptome aufzuzeigen.

Der dynamische Psychiater betrachtet Symptome und Verhaltensweisen als Ausdrücke unbewusster Prozesse, die gegen unterdrückte Wünsche und Gefühle schützen, ebenso wie der Felsbrocken das Innere der Höhle vor der Offenlegung bewahrt. Weiterhin sind Träume wie die Kunstwerke an den Wänden der Höhle – symbolische oder andersartige Mitteilungen in der Gegenwart, die

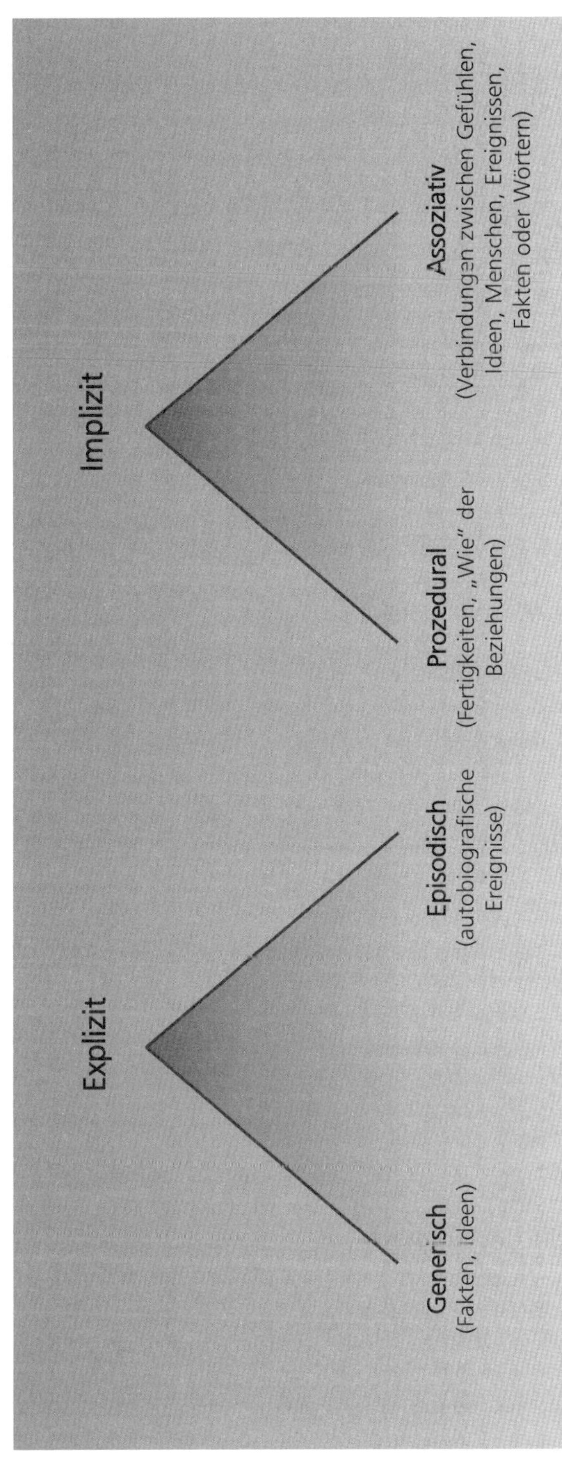

ABBILDUNG 1–1: ZWEI GEDÄCHTNISSYSTEME

Botschaften aus der längst vergessenen Vergangenheit übermitteln. Der dynamische Psychiater muss sich mit diesem dunklen Bereich vertraut machen, um ihn erkunden zu können, ohne zu stolpern.

Eine weitere primäre Art, auf die sich das Unbewusste im klinischen Rahmen manifestiert, ist das nonverbale Verhalten des Patienten gegenüber dem Kliniker. Bestimmte charakteristische Muster der Bezogenheit zu anderen, die in der Kindheit entstanden sind, werden verinnerlicht und automatisch und unbewusst als Teil des Charakters des Patienten ausgeführt. Das erklärt, weshalb sich manche Patienten gegenüber dem Kliniker konsequent respektvoll verhalten, während andere ein ausgesprochen rebellisches Verhalten an den Tag legen. Diese Formen der Bezogenheit hängen eng mit Squires (1987) Begriff des prozeduralen Gedächtnisses zusammen, dessen Prozesse sich außerhalb des bewussten, verbalen, narrativen Gedächtnisses abspielen.

Studien der Gedächtnissysteme haben unsere Kenntnisse über das Verhalten im klinischen Umfeld bedeutend erweitert. Eine weitverbreitete Unterscheidung, die für die psychodynamische Denkweise von Bedeutung ist, ist die Aufteilung des Gedächtnisses in einen expliziten (bewussten) und einen impliziten (unbewussten) Teil (Abbildung 1–1).

Das explizite Gedächtnis ist entweder *generisch*, auf Faktenwissen und Ideen bezogen, oder *episodisch*, auf Erinnerungen an bestimmte autobiografische Ereignisse bezogen. Das implizite Gedächtnis betrifft zu beobachtendes Verhalten, dessen sich das Subjekt nicht bewusst ist. Eine Art des impliziten Gedächtnisses ist das prozedurale Gedächtnis, das Fertigkeiten wie Klavierspielen und das „Wie" der sozialen Bezogenheit zu anderen speichert. Die als innere Objektbeziehungen bezeichneten unbewussten Schemen sind bis zu einem gewissen Grad prozedurale Erinnerungen, die in einer Vielzahl zwischenmenschlicher Beziehungen wieder und wieder wiederholt werden. Eine andere Art des impliziten Gedächtnisses ist *assoziativ*er Art und speichert Verbindungen zwischen Gefühlen, Ideen, Menschen, Ereignissen, Fakten oder Wörtern. Man hört zum Beispiel ein bestimmtes Lied und wird auf unerklärliche Weise traurig, weil es gerade im Radio lief, als die Nachricht vom Tod eines Familienmitglieds überbracht wurde.

Eine integrierte Sichtweise der gegenwärtigen Gedächtnisforschung (die im Labor zustande kam) und des psychoanalytischen Ansatzes (der aus klinischen Beobachtungen resultiert) ergibt eine etwas andere Aufteilung des Gedächtnisses (Westen 1999a). Danach ist die Unterscheidung zwischen implizit und explizit nicht ganz identisch mit der zwischen deklarativ und prozedural (Abbildung 1–2). Bei der Dichotomie zwischen deklarativem und prozeduralem Gedächtnis geht es um die Art von Wissen, die jeweils gespeichert wird. Das deklarative Gedächtnis beinhaltet Fakten, das prozedurale Fertigkeiten. Die Unterscheidung zwischen explizitem und implizitem Gedächtnis bezieht sich darauf, ob das Wissen bewusst oder unbewusst zum Ausdruck kommt und/oder abgerufen wird.

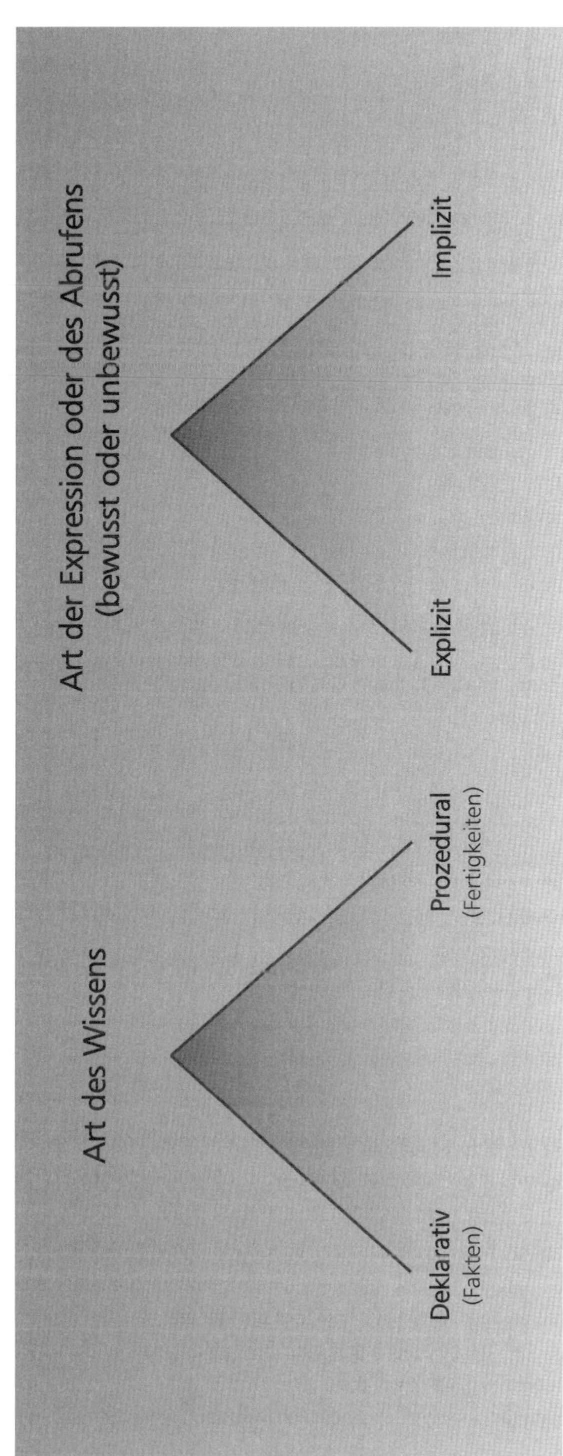

Abbildung 1–2: Art des Wissens gegenüber Art der Expression

Wenn sich jemand an ein triumphales Sportereignis erinnert, das sich zugetragen hat, als er acht Jahre alt war, handelt es sich um deklaratives Wissen, das auf explizite Weise (bewusst) abgerufen wird. Wenn dieselbe Person Beklemmung überkommt, wenn sie das Büro ihres Chefs betritt, weil die Situation sie unbewusst an frühere Erfahrungen mit ihrem Vater erinnert – sie die Beklemmung jedoch *nicht bewusst* mit den früheren Erfahrungen *verbindet* –, handelt es sich um deklaratives Wissen, das jedoch implizit (unbewusst) abgerufen wird. Prozedurales Wissen kann ebenfalls explizit oder implizit sein. Dieser Unterschied wird am Einsatz von Abwehrmechanismen, die Vorgänge sind, deutlich. Wenn sich dieselbe Person beim Betreten des Büros ihres Chefs respektvoll und übermäßig höflich verhält, indem sie die Reaktionsbildung auf defensive Art und Weise einsetzt, handelt es sich um prozedurales Wissen, während die Expression implizit (unbewusst) ist. Als die Anwesenheit des Chefs bei der Person in der ersteren Situation Erinnerungen an Interaktionen mit ihrem Vater wachrief, löste die Assoziation ein Gefühl der Beklemmung aus, das mit einer *Episode* in der Vergangenheit verbunden ist. Als der Abwehrmechanismus automatisch in Gang gesetzt wurde, wurde ein *Vorgang* oder eine Handlungsweise ausgelöst. Deklarativ ist das Wissen „von", prozedural ist das Wissen „wie". Abwehrmechanismen können auch bewusst, oder explizit, sein, wenn man unangenehme Gefühle unterdrückt, indem man sie aus seinem Bewusstsein vertreibt.

Die Vorstellung, dass ein Großteil des mentalen Lebens unbewusst ist, wird von Kritikern der Psychoanalyse häufig infrage gestellt, ist jedoch in der Literatur der experimentellen Psychologie hinreichend belegt (Westen 1999b). Versuchspersonen mit beidseitigen Läsionen des Hippocampus können nur sehr schwer lernen, dass zwei verschiedene Ereignisse miteinander verbunden sind, ihre emotionalen Reaktionen lassen jedoch darauf schließen, dass sie eine unbewusste Verbindung zwischen den beiden Ereignissen hergestellt haben (Bechara et al. 1995). Es hat sich gezeigt, dass Stimuli mit emotionaler oder psychodynamischer Bedeutung, denen Versuchspersonen unterschwellig ausgesetzt werden, ein breites Spektrum von Verhaltensweisen beeinflussen, obwohl die Betreffenden die Stimuli nicht bewusst wahrnehmen (Weinberger und Hardaway 1990). Studien zum Potenzial des Gehirns zeigen, dass emotionale Wörter andere Alphawellen im Elektroenzephalogramm auslösen als neutrale Wörter, noch bevor sie bewusst erkannt werden. In einer Studie bestimmte ein Team von Klinikern, welche Konflikte hinsichtlich bereits festgestellter Symptome der Patienten relevant waren. Dann wählten sie Wörter aus, die diese Konflikte bezeichneten, und setzten die Patienten diesen sowohl unterschwellig als auch überschwellig aus (Shevrin et al. 1996). Bei den Wörtern, die bewusst mit den Symptomen des Patienten verbunden waren, und denen, von denen man annahm, sie seien unbewusst mit ihnen verbunden, wurden jeweils unterschiedliche Reaktionsmuster dokumentiert.

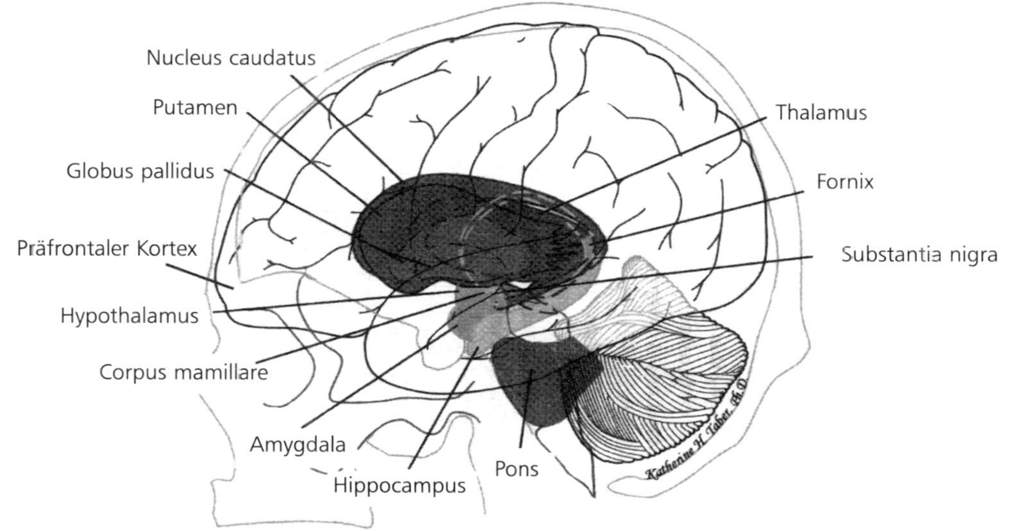

Abbildung 1–3: Schematische (laterale sagittale) Darstellung der relativen Position des präfrontalen Kortex und des Hippocampus

Quelle: Nachgedruckt aus Hurley, R. A., Hayman, L. A., Taber, K. H.: „Clinical Imaging in Neuropsychiatry", in: The American Psychiatric Publishing Textbook of Neuropsychiatry and Clinical Sciences. 4th Edition. Edited by Yudofsky, S. C., Hales, R. E. Washington, DC, American Psychiatric Publishing, 2002, S. 245–283. Copyright 2002, American Psychiatric Publishing. Verwendung mit Genehmigung.

Freuds Auffassung, laut welcher Menschen aktiv versuchen, unerwünschte Erfahrungen in der Vergangenheit zu vergessen, wurde durch neuere fMRI-Studien bestätigt (Anderson et al. 2004). Bei dem Vorgang findet eine neue Form der wechselseitigen Reaktion zwischen dem präfrontalen Kortex und dem Hippocampus statt (siehe Abbildung 1–3). Wenn die Versuchspersonen ihre unerwünschten Erinnerungen kontrollieren, ist eine gesteigerte dorsolaterale präfrontale Aktivierung in Verbindung mit einer verminderten Hippocampusaktivierung zu beobachten. Das Ausmaß des Vergessens lässt sich anhand der präfrontalen, der kortikalen und der rechtsseitigen Aktivierung des Hippocampus vorhersagen.

Psychischer Determinismus

Die Behauptung, Symptome und Verhalten seien externe Manifestationen unbewusster Prozesse, führt uns zu einem dritten Prinzip der dynamischen Psychiatrie, dem psychischen Determinismus. In der psychodynamischen Auffassung wird behauptet, dass wir bewusst verwirrt und unbewusst kontrolliert sind. Wir leben unser Leben, als hätten wir die Freiheit der Wahl, in Wirklichkeit aber sind wir viel stärker eingeschränkt, als wir meinen. Wir sind Wesen, die weitgehend nach einem Drehbuch leben, das das Unbewusste geschrieben hat. Die Wahl unseres Ehepartners, unsere beruflichen Interessen und selbst unsere Freizeitbeschäftigungen sind keine Zufälle; sie werden durch unbewusste Kräfte bestimmt, die in einem dynamischen Verhältnis zueinander stehen.

Eine junge Frau beispielsweise erkannte während ihrer Psychotherapie, dass der Umstand, dass sie sich für die medizinische Laufbahn entschieden hatte, in großem Maße durch Ereignisse in ihrer Kindheit und ihre Reaktionen auf diese bestimmt war. Als sie 8 Jahre alt war, erlag ihre Mutter einem Krebsleiden. Das kleine Mädchen, die Zeugin dieser Tragödie geworden war, hatte sich damals hilflos und machtlos gefühlt, und ihre Entscheidung, Ärztin zu werden, war zum Teil durch den unbewussten Wunsch bestimmt, die Kontrolle über Krankheit und Tod zu erlangen. Auf der unbewussten Ebene war ihre Berufswahl ein Versuch, ein passiv erlebtes Trauma aktiv zu bewältigen. Auf der bewussten Ebene empfand sie die Medizin einfach als faszinierendes und attraktives Metier.

Wenn menschliches Verhalten deutlich symptomatisch wird, werden die Grenzen des freien Willens offensichtlicher. Ein Mann, der nur zum Orgasmus kommen kann, wenn er masturbiert und sich dabei die Erniedrigung durch einen sadistischen Muskelprotz vorstellt, hat die Freiheit, seine sexuellen Fantasien selbst zu wählen, verloren. Der dynamische Psychiater geht an solche Symptome mit der Auffassung heran, dass sie Anpassungen an die Bedürfnisse eines unbewussten Drehbuchs sind, das durch eine Mischung aus biologischen Kräften, frühen Bindungsproblemen, Abwehrmechanismen, Objektbeziehungen und Störungen des Selbst geprägt ist. Anders ausgedrückt: Verhalten hat eine Bedeutung.

Diese Bedeutung ist nur selten so einfach und leicht verständlich wie im obigen Beispiel der Ärztin. Weitaus häufiger dient eine einzige Verhaltensweise mehreren Funktionen und löst viele Probleme. Sherwood (1969) stellte fest: „Freud war eindeutig der Ansicht, die Gründe des Verhaltens seien *sowohl* komplex (überdeterminiert) *als auch* vielfältig (im Sinne alternativer Sätze hinreichender Bedingungen)" (S. 181). Mit anderen Worten, bestimmte Verhaltensweisen oder Symptome werden bisweilen durch eine bestimmte intrapsychische Konstellation von Faktoren ausgelöst, in anderen Fällen jedoch durch eine Vielzahl anderer ätiologischer Kräfte. Es ist ausreichend, wenn wir festhalten, dass die psychodynamische Auffassung menschliches Verhalten als Endergebnis vieler verschiedener gegensätzlicher Kräfte definiert, die einer Reihe verschiedener Funktionen dienen, die sowohl den Anforderungen der Wirklichkeit als auch den unbewussten Bedürfnissen entsprechen.

Das Prinzip des psychischen Determinismus ist, obwohl es ein Grundkonzept ist, mit zwei Einschränkungen gültig. Erstens bestimmen unbewusste Faktoren nicht alle Verhaltensweisen oder Symptome. Wenn ein Alzheimerpatient den Namen seines Ehepartners vergisst, handelt es sich wahrscheinlich nicht um eine Parapraxie. Wenn ein Patient mit komplexen fokalen Anfällen sein Hemd während der Aura des Anfalls auf rituelle Weise zu- und aufknöpft, ist das Symptom wahrscheinlich auf einen irritablen Fokus des Temporallappens zurückzuführen. Aufgabe des dynamischen Psychiaters ist es, festzustellen, welche Symptome und Verhaltensweisen mit dynamischen Faktoren erklärt werden können und welche nicht. Das Konzept des psychischen Determinismus bietet die Möglichkeit der Wahl. Auch wenn sie eingeschränkter ist, als wir es gerne hätten, kann die bewusste Absicht eine bedeutende Rolle beim Ablegen von Symptomen spielen (Appelbaum 1981). Der dynamische Psychiater muss mit Patienten, die den Umstand, dass sie krank bleiben, rechtfertigen, indem sie sich auf den psychischen Determinismus berufen, vorsichtig sein.

Die Vergangenheit ist das Vorspiel

Ein viertes Grundprinzip der dynamischen Psychiatrie ist, dass die im Säuglings- und Kindesalter gemachten Erfahrungen die Persönlichkeit des Erwachsenen entscheidend bestimmen. William Wordsworth hat das äußerst prägnant formuliert: „Das Kind ist der Vater des Mannes."

Der dynamische Psychiater hört aufmerksam zu, wenn ein Patient über seine Kindheitserinnerungen spricht, weil er weiß, dass diese Erfahrungen hinsichtlich der aktuellen Probleme entscheidend sein können. Und nach der dynamischen Auffassung hängen Ätiologie und Pathogenese häufig mit Ereignissen in der Kindheit zusammen. In manchen Fällen führen offenkundige Traumata wie Inzest oder körperliche Misshandlung zu Persönlichkeitsstörungen beim Erwachsenen. Häufiger jedoch haben chronische, sich wiederholende Muster der Interaktion innerhalb der Familie eine größere ätiologische Bedeutung.

Die dynamische Auffassung berücksichtigt auch die Tatsache, dass Säuglinge und Kinder ihre Umgebung durch äußerst subjektive Filter wahrnehmen, die die tatsächlichen Eigenschaften der Menschen in ihrem Umfeld verzerren können. Ebenso sind manche Kinder aufgrund ihrer Konstitution schwer zu erziehen, so fähig ihre Eltern auch sein mögen. Forschungen haben mehrere unterschiedliche konstitutionelle Typen des Temperaments von Säuglingen nachgewiesen (Thomas und Chess 1984). Die Ätiologie einiger psychiatrischer Erkrankungen kann damit zusammenhängen, wie gut das Temperament des Kindes und das der betreuenden Person „zusammenpassen". Möglicherweise entwickelt sich ein besonders empfindliches Kind bei einer ruhigen und zurückhaltenden Mutter gut, bei einer nervösen Mutter hingegen nicht. Durch dieses Modell des „Grades des Zusammenpassens" kann vermieden werden, dass den Eltern oder dem Kind die Schuld an den psychiatrischen Problemen des Kindes zugewiesen wird.

Die Theorien zur Entwicklung in der Kindheit haben stets im Mittelpunkt der dynamischen Psychiatrie gestanden. Freud postulierte, ein Kind durchlaufe auf dem Weg zur Reife drei Hauptphasen der psychosexuellen Entwicklung. Jede dieser Phasen – die orale, die anale und die genitale – ist an eine bestimmte Körperregion geknüpft, in der sich nach Freuds Auffassung die Libido oder sexuelle Energie des Kindes konzentriert. Infolge von Traumata durch die Umgebung, konstitutionellen Faktoren oder beidem kann die Entwicklung eines Kindes in der oralen oder in der analen Phase zum Stillstand kommen, was zu einer Fixierung führt, die bis ins Erwachsenenalter beibehalten wird. In Stresssituationen fällt der Erwachsene dann möglicherweise in diese primitivere Phase der Entwicklung zurück und zeigt den mentalen Zustand der zu dieser Phase gehörenden Instinktbefriedigung. Während Freud die Entwicklung in der Kindheit anhand der Aussagen der Patienten in der Psychoanalyse retrospektiv rekonstruierte, untersuchten spätere Forscher die Entwicklung prospektiv, anhand der direkten Beobachtung von Säuglingen und Kindern. Diese Theorien werden in Kapitel 2 eingehender behandelt.

Die auf die Entwicklung ausgerichtete Sichtweise der psychodynamischen Auffassung wurde jüngst durch eine Welle des genetischen Reduktionismus infrage gestellt. Die Entschlüsselung des menschlichen Genoms war ein entscheidender wissenschaftlicher Durchbruch, hat jedoch auch zu der beunruhigenden Tendenz geführt, das Genom als Synonym des Menschseins zu betrachten. Der Bioethiker Alex Mauron (2001) betonte, dass die persönliche

Identität nicht deckungsgleich mit der Genomidentität ist. Eineiige Zwillinge mit identischen Genomen sind sehr verschiedene Individuen. Zum Glück hat diese Tendenz zum Reduktionismus bei führenden Wissenschaftlern eine Gegenreaktion ausgelöst: Sie haben betont, dass die Gene in stetiger Wechselwirkung mit der Umwelt stehen und DNS nicht Schicksal ist. Dazu stellte Robinson (2004) fest: „Wir können die Gene jetzt eingehend genug untersuchen, um die Debatte um Veranlagung oder Umwelt zu beenden. Wir wissen jetzt, dass die DNS sowohl ererbt ist als auch auf die Umwelt reagiert" (S. 397). Paradoxerweise haben neuere genetische Forschungen und Studien zur Plastizität des Gehirns gezeigt, dass die Gene ein Leben lang in hohem Maße durch Signale der Umwelt reguliert werden (Hyman 1999). Die genetische Ausstattung eines Menschen hat einen Einfluss darauf, wie er als Kind betreut wird, dieser Beitrag der Eltern und anderer Personen in seinem Umfeld zu seiner Entwicklung kann wiederum die weitere Umsetzung des Genoms beeinflussen. Neurale Verbindungen zwischen dem Kortex, dem limbischen System und dem autonomen Nervensystem werden entsprechend den jeweiligen Erfahrungen des in der Entwicklung befindlichen Organismus zu Schaltkreisen verbunden. Somit sind die Schaltkreise von Gefühlen und Erinnerungen infolge gleichbleibender Verbindungsmuster, die durch Stimuli und durch die Umwelt entstehen, verbunden. Dieses Entwicklungsmuster wird häufig wie folgt zusammengefasst: „Neuronen, die zusammen zünden, sind miteinander verkabelt" (Schatz 1992, S. 64).

Wie Umwelteinflüsse genetische Tendenzen außer Kraft setzen können, hat die Primatenforschung besonders anschaulich gezeigt. Suomi (1991) stellte fest, dass etwa 20 % der Säuglinge in seiner Affenkolonie, die von ihren Müttern aufgezogen wurden, bei kurzen Trennungen erhöhte Werte für Cortisol und adrenocorticotropes Hormon, depressive Reaktionen und einen übermäßigen Norepinephrinausstoß aufwiesen. Diese Empfindlichkeit schien genetisch bedingt zu sein. Wurden diese Säuglinge jedoch außerordentlich fürsorglichen Müttern aus der Affenkolonie anvertraut, verschwand die Anfälligkeit für Trennungsangst. Diese Affen gelangten schließlich an die Spitze der sozialen Hierarchie der Affenkolonie, was darauf schließen lässt, dass die „Supermütter" den jungen Affen geholfen hatten, ihre angeborene Empfindlichkeit auf adaptive Weise weiterzuentwickeln, was ihnen eine größere Empfänglichkeit für soziale Signale und für die vorteilhaften Antworten auf diese Signale ermöglichte.

Fünf bis zehn Prozent der Populationen von Rhesusaffen sind bei ihren Interaktionen mit anderen Mitgliedern der Herde ungewöhnlich impulsiv, unsensibel und offen aggressiv (Suomi 2003). Rhesusaffen, deren Gene zu etwa 95 % mit denen des Menschen identisch sind, zeigen auch Übereinstimmungen in der Verbindung zwischen impulsiver Aggression und dem Ausmaß des serotonergen Metabolismus (Higley et al. 1991). Die Werte für Konzentrationen von 5 Hydroxyindolessigsäure (5 HIAA) in der Gehirn-Rückenmark-Flüssigkeit

(CSF) sind umgekehrt proportional zum Ausmaß der impulsiven Aggression. Die ererbte Neigung zur Entwicklung von Mustern impulsiver Aggressivität kann jedoch durch frühe Erfahrungen mit sozialen Bindungsbeziehungen erheblich verändert werden. Von ihresgleichen aufgezogene Affen zeigen konsequent niedrigere 5 HIAA-Konzentrationen in der Gehirn-Rückenmark-Flüssigkeit als von Müttern aufgezogene.

Das Serotonin-Transporter-Gen *(5HTT)* weist in der Promoterregion Längenabweichungen auf, die zu allelischen Variationen in der *5HTT*-Expression führen. Ein „kurzes" Allel *(LS)* bewirkt beim 5HTT-Promoter im Verhältnis zum „langen" Allel *(LL)* eine niedrige Transkriptionseffektivität, was darauf schließen lässt, dass eine niedrige *5HTT*-Expression zu einer verminderten serotonergen Funktion führen kann. Bennett et al. (2002) haben festgestellt, dass sich die 5 HIAA-Konzentrationen der Gehirn-Rückenmark-Flüssigkeit bei von Müttern aufgezogenen Versuchstieren nicht als Funktion des *5HTT*-Status änderten, während von ihresgleichen aufgezogene Affen mit dem *LS*-Allel deutlich niedrigere 5 HIAA-Konzentrationen in der Gehirn-Rückenmark-Flüssigkeit aufwiesen als Individuen mit dem *LL*-Allel. Die Aufzucht durch die Mutter schien also alle potenziellen schädlichen Auswirkungen des *LS*-Allels auf den Serotoninmetabolismus zu verhindern. Demgegenüber zeigten von ihresgleichen aufgezogene Affen mit dem *LS*-Polymorphismus ein wesentlich höheres Maß an impulsiver Aggression als von ihresgleichen aufgezogene Individuen mit dem *LL*-Polymorphismus, bei denen die Werte ähnlich niedrig waren wie bei von Müttern aufgezogenen *LL*- und *LS*-Affen, was ebenfalls auf eine schützende Wirkung der Aufzucht durch die Mutter hindeutet.

Rhesusaffen mit niedrigen 5 HIAA-Konzentrationen in der Gehirn-Rückenmark-Flüssigkeit neigen außerdem dazu, in einer „Happy-Hour"-Situation, in der ihnen ein mit Aspartam gesüßtes Getränk mit 7 % Ethanol angeboten wird, mehr Alkohol zu konsumieren (Suomi 2003). Hier spiegeln die Daten zur Schutzwirkung der Mutter deutlich die Rolle der Umwelt bezüglich des Einflusses auf die Gene wider. Von ihresgleichen aufgezogene Affen mit dem *LS*-Allel nahmen mehr Alkohol zu sich als solche mit dem *LL*-Allel. Bei von Müttern aufgezogenen Individuen war es genau umgekehrt: Das *LS*-Allel bewirkte einen geringeren Alkoholkonsum als das *LL*-Allel. Die Forscher schlossen daraus, dass das kurze Allel des 5HTT-Gens bei Rhesusaffen mit frühen ungünstigen Erfahrungen bezüglich der Aufzucht durchaus zu einer Psychopathologie führen kann, bei Affen mit einer sicheren frühen Bindung an ihre Mütter jedoch möglicherweise *adaptiv wirkt* (Suomi 2003).

In einer Untersuchungsreihe wiesen Meaney und seine Kollegen (Francis et al. 1999; Weaver et al. 2002, 2004) nach, dass Rattenmütter, die sich gegenüber ihren Jungen besonders fürsorglich verhielten, indem sie sie während des Säugens lausten und leckten, ihnen dadurch einen lebenslangen Schutz gegen Stress zuteilwerden ließen. Infolge des Leckens und Lausens wird die Expression der Gene, die die Glukokortikoidrezeptoren regulieren, verstärkt.

Mit dieser verstärkten Expression geht eine Hemmung der Gene einher, die die Synthese des Corticotropin-Releasing-Faktors steuern. Noch bemerkenswerter ist, dass weibliche Junge von Müttern, die ausgiebig lecken und lausen, ihre Jungen später selbst ausgiebig lecken und lausen. Wenn weibliche Junge von Müttern, die ihre Kleinen kaum lecken und lausen, von intensiv leckenden und lausenden Müttern aufgezogen werden, werden auch sie ausgiebig leckende und lausende Mütter. Dieses Verhalten der Mutter wird von Generation zu Generation weitergegeben, ohne dass eine Änderung des Genoms erfolgt. Deshalb wird diese Art der Weitergabe als *epigenetische* Änderung oder Programmierung bezeichnet und mit Unterschieden in der DNS-Methylierung in Verbindung gebracht (Weaver et al. 2004).

Ein Großteil der Forschungen zu den Wechselwirkungen zwischen Genen und Umwelt bei Tieren dient dazu, Parallelen zum Menschen zu finden. Die Tierdaten lassen darauf schließen, dass es Zeitabschnitte gibt, in denen ein bestimmter Umwelteinfluss erforderlich ist, um die Expression eines Gens zu bestimmen. Die Forscher haben in den Phasen wichtiger struktureller Veränderungen des Gehirns auch beim Menschen solche Zeitabschnitte ausgemacht (Ornitz 1991; Perry et al. 1995; Pynoss et al. 1997). Bremner et al. (1997) beispielsweise haben gezeigt, dass Erwachsene mit einer posttraumatischen Belastungsstörung, die als Kinder körperlich misshandelt und sexuell missbraucht wurden, im Vergleich zu entsprechenden Kontrollpersonen ein geringeres Volumen des linken Hippocampus aufweisen. Es ist gut möglich, dass traumatische Erfahrungen in stabilen Phasen der Entwicklung des Gehirns eine Form der Regression in eine frühere Phase der neuralen Funktion und Struktur verursachen (Pynoss et al. 1997).

Wie in Kapitel 17 dargestellt, haben Reiss et al. (1995) gezeigt, dass sich die Reaktionen der Eltern auf ihre Kinder auf die phänotypische Expression der genetischen Anfälligkeit für dissoziales Verhalten auswirken können. Ebenso scheinen für die Ausprägung der Schüchternheit und möglicherweise der sozialen Phobie zusätzlich zur ererbten Neigung auch Umwelteinflüsse erforderlich zu sein (Kagan et al. 1988). Dieses Phänomen wird in Kapitel 9 eingehender besprochen.

Fonagy et al. (2004) betonen die Komplexität der Wechselwirkung zwischen Genen und Umwelt noch ausdrücklicher. Sie behaupteten, die Art, wie ein Kind seine Umgebung erlebt, wirke hinsichtlich der Expression des Genotyps im Phänotyp als Filter. Sie nahmen an, die Interpretation des sozialen Umfelds, die auf der Art der Bindung zu der betreuenden Person basiert, führe zu Vorgängen der Repräsentanz des Selbst und anderer, die großen Einfluss auf die endgültige Expression der Gene haben. Mit anderen Worten, die Verarbeitung und das Verstehen dessen, was im sozialen Umfeld geschieht, kann bei der Entscheidung helfen, ob ein bestimmtes Ereignis in diesem Umfeld traumatisch ist und ob es langfristige pathogene Auswirkungen hat. Die Autoren lieferten auch vorläufige Daten, die diese Hypothese stützen.

Übertragung

Das Fortbestehen von Kindheitsmustern der seelischen Organisation im Erwachsenenalter bedeutet, dass sich die Vergangenheit in der Gegenwart wiederholt. Das wohl anschaulichste Beispiel hierfür ist das psychodynamische Grundkonzept der *Übertragung*, bei der der Patient den Arzt als eine bedeutende Figur aus seiner Vergangenheit erlebt. Eigenschaften der Figur aus der Vergangenheit werden dem Arzt zugeschrieben, und mit ihr verbundene Gefühle werden auch gegenüber dem Arzt empfunden. Der Patient *erlebt* die Beziehung aus der Vergangenheit unbewusst *neu*, statt sich an sie zu erinnern, und bringt dadurch eine Fülle an Informationen über seine früheren Beziehungen in die Behandlung ein.

Auch wenn das Konzept der Übertragung gewöhnlich mit der Psychoanalyse oder der Psychotherapie verbunden wird, ist die Therapiebeziehung lediglich ein Beispiel für ein Phänomen von allgemeinerer Bedeutung. Brenner (1982) hat das so ausgedrückt: „*Jede* Objektbeziehung ist eine weitere Ergänzung der ersten definitiven Bindungen der Kindheit ... Die Übertragung ist allgegenwärtig, sie kommt in jeder psychoanalytischen Situation zustande, weil sie in jeder Situation zustande kommt, in der ein anderer im Leben eines Menschen wichtig ist" (S. 194–195). Neuere Beiträge zur Übertragung räumen ein, dass die *tatsächlichen* Eigenschaften des Klinikers immer einen Einfluss auf die Art der Übertragung haben (Hoffman 1998; Renik 1993). Mit anderen Worten, wenn der Therapeut schweigt und gegenüber dem Patienten distanziert ist, kann gegenüber dem Therapeuten eine Übertragung zustande kommen, nach der er kalt, abwesend und nicht engagiert ist. Obwohl die Übertragung zum Teil aus frühen Bindungen in der Kindheit herrühren kann, wird sie auch durch das aktuelle Verhalten des Therapeuten beeinflusst. Deshalb ist jede Beziehung im klinischen Rahmen eine Mischung aus echter Beziehung und Übertragungserscheinungen.

Manche Psychoanalytiker behaupten, die Übertragung habe zwei Dimensionen: 1. eine repetitive Dimension, in der der Patient befürchtet und erwartet, dass sich der Analytiker so verhält, wie sich seine Eltern verhalten haben, und 2. eine Selbstobjektdimension, in der sich der Patient nach einer heilenden oder korrektiven Erfahrung sehnt, die in seiner Kindheit gefehlt hat (Stolorow 1995). Diese Aspekte der Übertragung pendeln zwischen dem Vordergrund und dem Hintergrund der Erfahrung des Patienten.

Der dynamische Psychiater erkennt die Beständigkeit von Übertragungsphänomenen und wird sich dessen bewusst, dass sich die Beziehungsprobleme, über die der Patient klagt, häufig in der Beziehung des Patienten zu der ihn behandelnden Person manifestieren. Das Einzigartige an der Arzt-Patienten-Beziehung in der dynamischen Psychiatrie ist *nicht* das Auftreten der Übertragung, sondern die Tatsache, dass sie Therapiematerial ist, das es zu verstehen gilt. Wenn sie hasserfüllten Beschimpfungen durch ihre

Patienten ausgesetzt sind, weisen dynamische Psychiater sie nicht ärgerlich zurück, wie es die meisten Menschen im Leben des Patienten tun würden. Stattdessen versuchen sie, festzustellen, welche frühere Beziehung des Patienten in der Gegenwart wiederholt wird und wie ihre tatsächlichen Eigenschaften möglicherweise zu dieser Situation beitragen. In diesem Sinne definieren sich dynamische Psychiater ebenso über das, was sie *nicht* tun, wie über das, was sie tun.

Aus der Sicht der Neurowissenschaft wird die Übertragung als etwas betrachtet, das mit der inneren Repräsentanz von Objekten zusammenhängt, die durch tatsächliche Merkmale des Therapeuten ausgelöst wird (Westen und Gabbard 2002). Repräsentanzen sind ein Netzwerk von Neuronen, die nacheinander aktiviert werden können. Somit sind Repräsentanzen wie Potenziale, die darauf warten, aktiviert zu werden, wenn Merkmale des Therapeuten den Patienten an ähnliche Eigenschaften einer Figur erinnern, die in den neuronalen Netzwerken des Patienten repräsentiert ist. Ein junger Mann, der einen älteren männlichen Therapeuten mit einem Bart sieht, wird möglicherweise an seinen bärtigen Vater erinnert und verhält sich gegenüber dem Therapeuten dann so, als wäre dieser sein Vater. Aus der Sicht der Neurowissenschaft ist die Rolle der zur Übertragung gehörenden Erwartung eine Analogie zu der Art und Weise, wie wir mit dem blinden Fleck umgehen, der sich an der Stelle befindet, an der der Sehnerv aus dem Auge austritt (Solms und Turnbull 2003). Trotz des „Loches" im Gesichtsfeld füllen wir die Lücke mit dem, was wir zu sehen erwarten. Man nimmt an, dass der rechte orbitofrontale Kortex bei der Entstehung durch Affektzustände verbundener innerer Repräsentanzen des Selbst und anderer eine entscheidende Rolle spielt (Schore 1997). In diesem Teil des Gehirns laufen subkortikal verarbeitete Informationen über den Motivations- und Gefühlszustand mit kortikal verarbeiteten Informationen über die äußere Umgebung zusammen. Somit erhalten die Netzwerke, die Repräsentanzen erzeugen, viel von der Codierungsinformation dieses Teils des Gehirns (siehe Abbildung 1–4).

Gegenübertragung

Ein umfassendes Prinzip, das diejenigen von uns, die dynamische Psychiatrie praktizieren, zugrunde legen, ist, dass wir unseren Patienten im Grunde mehr ähneln, als wir uns von ihnen unterscheiden. Die psychologischen Mechanismen bei pathologischen Zuständen sind lediglich Erweiterungen der Prinzipien, die bei einer normalen Entwicklung der Funktionen zur Geltung kommen. Arzt und Patient sind gleichermaßen Menschen. Ebenso wie es bei Patienten zu Übertragungen kommt, kommt es bei Behandelnden zu Gegenübertragungen. Daraus, dass jede neue Beziehung eine Ergänzung älterer Beziehungen ist, folgt logisch, dass die Gegenübertragung des Psychiaters und die Übertragung des Patienten im Wesentlichen identische Prozesse sind – jeder von ihnen erlebt den anderen als jemanden aus seiner Vergangenheit.

Das Konzept der *Gegenübertragung* wurde seit seiner Einführung bedeutend weiterentwickelt (Hamilton 1988; Kernberg 1965). Freuds (1912b) enggefasste Definition sprach von einer Übertragung des Analytikers auf den Patienten oder einer Reaktion des Analytikers auf die Gegenübertragung des Patienten. Diese Auffassung impliziert, dass ungelöste Konflikte aus dem Unbewussten des Analytikers zutage treten. Winnicott (1949) stellte bei seiner Arbeit mit Patienten mit Psychosen und schweren Persönlichkeitsstörungen jedoch eine andere Form der Gegenübertragung fest. Er nannte das Gefühl *objektiven Hass*, weil es keine Reaktion war, die von ungelösten unbewussten Konflikten des Behandelnden herrührte, sondern eine natürliche Reaktion auf das empörende Verhalten des Patienten. Objektiv ist es in dem Sinne, dass praktisch jeder ähnlich auf das provozierende Verhalten eines Patienten reagieren würde.

Wie Kernberg (1965) vorausgesagt hat, gewinnt diese weiter gefasste Definition der Gegenübertragung als bewusste und angemessene umfassende emotionale Reaktion des Therapeuten auf den Patienten zunehmend an Akzeptanz, insbesondere weil sie hilft, die Arbeit mit Patienten mit schweren

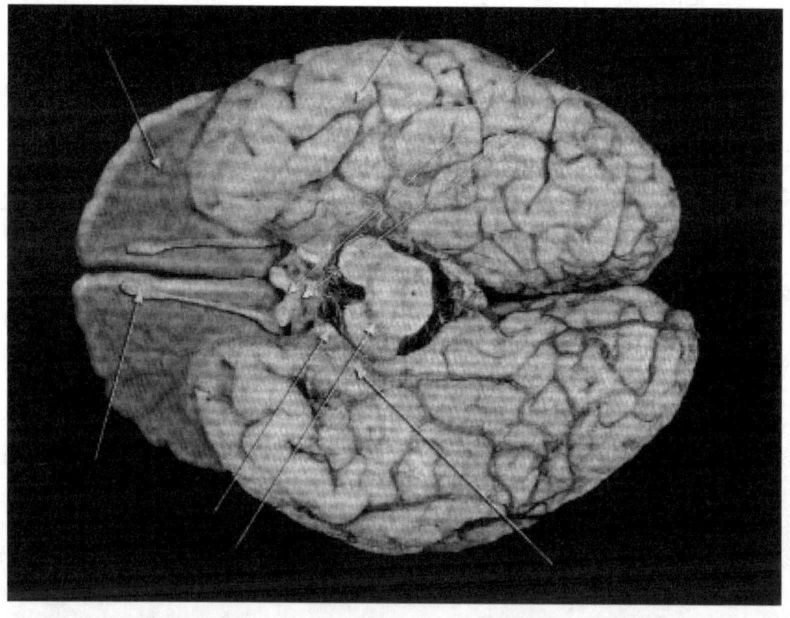

ABBILDUNG 1–4: DER ORBITOFRONTALE KORTEX AUF DER UNTERSEITE DES GEHIRNS

Persönlichkeitsstörungen zu beschreiben, die in der Praxis des dynamischen Psychiaters immer häufiger vorkommen. Diese Definition hilft, die pejorative Bedeutung der Gegenübertragung – der Behandlung bedürfender ungelöster Probleme des Behandelnden – abzuschwächen und sie durch ein Konzept zu ersetzen, das die Gegenübertragung als wichtiges Instrument der Diagnose und der Therapie betrachtet, durch das der Behandelnde viel über die innere Welt des Patienten erfährt.

Infolge der Weiterentwicklung der Definition beinhaltet die Gegenübertragung heute sowohl die Merkmale der engeren als auch die der umfassenden oder weiteren Auslegung. In den meisten Theorien wird die Gegenübertragung als eine aus dem Zusammenspiel entstehende Reaktion betrachtet, die zum einen aus dem Beitrag des Klinikers und zum anderen aus den durch das Verhalten des Patienten *ausgelösten* Gefühlen resultiert (Gabbard 1995). In manchen Fällen fallen die Beiträge des Klinikers stärker ins Gewicht, in anderen Fällen ist es umgekehrt. Die Gegenübertragung ist sowohl eine Quelle wertvoller Informationen über die innere Welt des Patienten als auch eine Interferenz mit der Behandlung.

Widerstand

Das letzte wichtige Hauptprinzip der dynamischen Psychiatrie bezieht sich auf den Wunsch des Patienten, den Status quo beizubehalten, sich den Bemühungen des Behandelnden, Einsicht und Veränderung herbeizuführen, zu widersetzen. Freud (1912b) hat bereits in seinen frühen Schriften zur Technik auf diese starken Kräfte des Widerstands hingewiesen: „Der Widerstand begleitet die Behandlung auf jedem Schritt; jeder einzelne Einfall, jeder Akt des Behandelten muß dem Widerstand Rechnung tragen, stellt sich also als ein Kompromiß aus den zur Genesung zielenden Kräften und den angeführten, ihr widerstrebenden, dar." Widerstände gegen die Behandlung sind ebenso allgegenwärtig wie Übertragungserscheinungen und können vielfältige Formen annehmen, unter anderem die des Zuspätkommens zu Terminen, der Verweigerung der Einnahme von Medikamenten, des Vergessens der Anweisungen oder Interpretationen des Psychiaters, des Schweigens in den Therapiesitzungen, des Konzentrierens auf unwichtige Inhalte in den Sitzungen oder der Nichtzahlung der Rechnung für die Therapie, um nur einige zu nennen. Der Widerstand kann bewusst, vorbewusst oder unbewusst sein. Widerstand dient in allen Fällen der Vermeidung unangenehmer Gefühle, seien es Ärger, Schuldgefühle, Hass, Liebe (wenn sie einem verbotenen Objekt wie dem Therapeuten gilt), Neid, Scham, Trauer, Angst oder eine Kombination derselben.

Widerstand ist eine Verteidigung der Krankheit des Patienten. Während der dynamischen Behandlung treten die typischen Abwehrmechanismen des Patienten, die dazu dienen, ihn vor unangenehmen Affekten zu schützen, in den Vordergrund. Widerstand kann sogar als die Form der Abwehrmechanismen definiert werden, die sich während der psychodynamischen Behandlung manifestiert (Greenson 1973). Der Unterschied zwischen Widerständen und Abwehrmechanismen besteht darin, dass die Ersteren beobachtet werden können, während die Letzteren erschlossen werden müssen (Thomä und Kächele 2006, Kap. 4). Die Intensität der Abwehr oder des Widerstands ist zwangsläufig proportional zur Stärke des zugrunde liegenden Impulses. Ralph Waldo Emerson hat das einmal so formuliert: „Je lauter er von seiner Ehre sprach, desto schneller zählten wir unsere Löffel."

Der dynamische Psychiater erwartet Widerstand gegen die Behandlung und ist darauf vorbereitet, sich mit dieser Erscheinung als Bestandteil des Behandlungsprozesses auseinanderzusetzen. Während andere Behandelnde eventuell ärgerlich werden, wenn sich ihre Patienten nicht an die vorgeschriebenen Behandlungen halten, möchten dynamische Psychiater herausfinden, was durch diesen Widerstand geschützt werden soll und welche Situation aus der Vergangenheit hier erneut durchlebt wird. Obwohl Widerstand als Hindernis verstanden wird, das es zu überwinden gilt, um die Behandlung durchführen zu können, *ist* das Verstehen des Widerstands in vielen Fällen bereits Behandlung. Freud bezeichnete mit dem Begriff Widerstand zwei verschiedene Phänomene: 1. eine Unterbrechung der freien Assoziationen des Patienten und 2. die Enthüllung einer äußerst wichtigen inneren Objektbeziehung aus der Vergangenheit des Patienten, die in die aktuelle Situation mit dem Behandelnden transportiert wird (Friedmann 1991). Die Art und Weise, wie der Patient Widerstand leistet, ist wahrscheinlich eine Neuschaffung einer Beziehung aus der Vergangenheit, die zahlreiche Beziehungen der Gegenwart beeinflusst. Beispielsweise können Patienten, die in ihrer Kindheit gegen ihre Eltern rebelliert haben, unbewusst gegen ihren Arzt und andere Autoritätspersonen rebellieren. Der dynamische Kliniker hilft dem Patienten, diese Muster zu verstehen, wodurch sie vollkommen bewusst werden.

Neurobiologie und Psychotherapie

Die psychodynamische Psychotherapie ist ein entscheidender Bestandteil der Identität des psychodynamischen Psychiaters. Die Erkenntnisse der Neurobiologie haben unser Verständnis der Psychotherapie in den letzten Jahren in beachtlichem Maße geprägt. Eine kurze Übersicht über diese Erkenntnisse unterstreicht die Tatsache, dass die Psychotherapie beträchtliche

Auswirkungen auf das Gehirn hat und nicht als pures „Händchenhalten" oder wohlwollende Bestärkung abgetan werden kann.

Kandel hat in einer Reihe neuartiger Experimente mit der Meeresschnecke *Aplysia* gezeigt, wie synaptische Verbindungen durch eine Kombination der Steuerung der Genexpression und des Lernens von der Umwelt dauerhaft geändert und verstärkt werden können (Kandel 1979, 1983, 1998). Bei diesem Tier verdoppelt oder verdreifacht sich die Zahl der Synapsen durch Lernen. Kandel postulierte, die Psychotherapie könne zu ähnlichen Veränderungen der Synapsen im Gehirn führen. Ebenso wie der Psychotherapeut davon ausgeht, dass Selbst und Objektrepräsentanzen durch psychotherapeutische Intervention formbar sind, stellte Kandel fest, dass das Gehirn als solches eine plastische und dynamische Struktur ist. Wenn man die Psychotherapie als eine Form des Lernens betrachtet, dann kann der Lernprozess, der während der Psychotherapie stattfindet, Änderungen der Genexpression bewirken und dadurch die Intensität der synaptischen Verbindungen ändern. Die Sequenz eines Gens – seine Schablonenfunktion – kann durch Erfahrungen bezüglich der Umgebung nicht beeinflusst werden, seine Transkriptionsfunktion – seine Fähigkeit, die Produktion bestimmter Proteine zu steuern – reagiert jedoch mit Sicherheit auf Umweltfaktoren und wird durch sie gesteuert.

Ein fester Bestandteil der psychodynamischen Psychotherapie besteht darin, dass man Einsichten über seine Probleme gewinnt. Noch vor Kurzem war der Prozess der Gewinnung solcher Einsichten hinsichtlich seiner neuralen Bezüge ein Rätsel. Neuere Arbeiten von Jung-Beeman et al. (2004) haben etwas Licht in diese Angelegenheit gebracht. Anhand von fMRI-Daten und Oberflächen-EEGs identifizierten sie deutliche Muster, die auf eine jeweils unterschiedliche Beteiligung der Hemisphären bei Lösungen mit und ohne Einsicht schließen lassen. Die Versuchspersonen lösten mündliche Aufgaben und gaben nach jeder richtigen Lösung an, ob sie die Aufgabe mit oder ohne Einsicht gelöst hatten. Die Forscher identifizierten zwei wichtige neurale Korrelate der Einsicht. Die Bilder zeigten bei mit Einsicht gelösten Aufgaben eine höhere Aktivität im vorderen Teil des Gyrus temporalis superior der rechten Hemisphäre als bei nicht mit Einsicht gelösten. Die Oberflächen-EEGs zeigten eine plötzlich einsetzende hochfrequente Nervenaktivität (im Gammabereich) im selben Areal, die 0,3 Sekunden vor den Einsichtslösungen begann. Das Phänomen der plötzlichen Einsicht in der Therapie schlägt sich also möglicherweise in einer spezifischen Nervenaktivität nieder, die dann erfolgt, wenn zuvor schwer fassbare Verbindungen deutlich werden.

Forscher in Finnland haben gezeigt, dass die psychodynamische Therapie möglicherweise signifikante Auswirkungen auf den Serotoninstoffwechsel hat (Viinamäki et al. 1998). Zu Beginn einer einjährigen Psychotherapie wurde bei einem Fünfundzwanzigjährigen mit einer Borderline-Persönlichkeitsstörung und Depressionen eine Einzelphotonen-Emissionscomputertomografie (SPECT) durchgeführt. Bei einem anderen Mann mit ähnlichen Störungen wurde das bildgebende Verfahren ebenfalls eingesetzt, er erhielt jedoch weder eine Psychotherapie noch eine andere Behandlung. Die zu Beginn angefertigten SPECT-Aufnahmen zeigten im Vergleich zu 10 gesunden Kontrollpersonen bei beiden Patienten eine deutlich verminderte Serotoninaufnahme im mediofrontalen Areal und im Thalamus. Die nach der einjährigen psychodynamischen Therapie angefertigten SPECT-Aufnahmen zeigten, dass die Serotoninaufnahme bei dem Patienten, der eine Psychotherapie erhalten hatte, normal war, während die des Kontrollpatienten, der keine Psychotherapie erhalten hatte, auch weiterhin vermindert war. Da der Patient, der eine Psychotherapie erhalten hatte, im Zuge der Therapie keine Medikamente eingenommen hatte, lassen diese Ergebnisse darauf schließen, dass allein die dynamische Therapie den Serotoninstoffwechsel normalisiert hatte.

In der Psychiatrie werden Psychotherapie und Pharmakotherapie zunehmend zusammen eingesetzt, da es immer mehr Belege dafür gibt, dass viele Erkrankungen auf eine kombinierte Behandlung besser ansprechen als auf die jeweils ausschließliche Anwendung einer der beiden Methoden (Gabbard und Kay 2001). Da beide Behandlungen Auswirkungen auf das Gehirn haben, sind beide biologische Behandlungen im wahrsten Sinne des Wortes. Allerdings können ihre Wirkmechanismen in sehr unterschiedlichen Hirnarealen auftreten. Goldapple et al. (2004) fertigten bei 17 Patienten mit unipolarer Depression, die nicht medikamentös behandelt wurden, vor und nach einer aus 15 bis 20 Sitzungen bestehenden kognitiven Verhaltenstherapie PET-Aufnahmen an. Sie verglichen die Ergebnisse mit denen einer Gruppe von 13 depressiven Patienten, die auf Paroxetin angesprochen hatten. Die Psychotherapie schien sich auf Hirnregionen auszuwirken, die die Medikamente unberührt ließen. Mit der Psychotherapie gingen eine vermehrte Stoffwechselaktivität im anterioren Cingulum und im Hippocampus und eine verminderte Stoffwechselaktivität im dorsalen, ventralen und medialen frontalen Kortex einher. Im Gegensatz dazu führte Paroxetin zu einer vermehrten Stoffwechselaktivität im präfrontalen Kortex und zu einer verminderten Stoffwechselaktivität im Hirnstamm und im subgenualen Cingulum. Kurz gesagt, die Therapie schien von oben nach unten und die Medikation von unten nach oben zu wirken.

Ein Stigma bezüglich der Praxis der Psychotherapie ist die Annahme, Patienten, die sich in Psychotherapie begeben, seien einfach nur übermäßig besorgt und litten nicht wirklich. Neurobiologische Studien zum sozialen Verlust lassen einen anderen Schluss zu. Eisenberger et al. (2003) führten eine fMRI-Studie durch, um die neuralen Korrelate des sozialen Ausschlusses zu untersuchen. Sie prüften die Hypothese, die Grundlage im Gehirn für sozialen Schmerz sei ähnlich wie die für physischen Schmerz. Beispielsweise stellten sie fest, dass der anteriore cinguläre Kortex, eine Region, von der man weiß, dass sie beim Empfinden von physischem Schmerz eine Rolle spielt, in einem Maße, das direkt proportional zu sozialem Schmerz aufgrund des Gefühls des Ausgeschlossenseins ist, aktiviert wird. In einem Kommentar zu der Studie äußerte sich Panksepp (2003) folgendermaßen: „In der gesamten Geschichte haben Dichter über den Schmerz des gebrochenen Herzens geschrieben. Offenbar werden diese poetischen Einsichten in die Funktionsweise des Menschen jetzt durch neurophysiologische Erkenntnisse belegt“ (S. 238).

Es ist auch möglich, dass die affektiven Komponenten des Schmerzes mit den sensorischen Komponenten verbunden sind. Singer et al. (2004) bewerteten die Gehirnaktivität, während Freiwillige einen schmerzhaften Stimulus erlebten, und verglichen sie mit der, die sich entfaltete, wenn die Freiwilligen ein Signal sahen, das anzeigte, dass eine Person, die sie liebten und die sich im selben Raum befand, einen ähnlichen schmerzhaften Stimulus erhielt. Die fMRI-Ergebnisse ließen darauf schließen, dass bei den Freiwilligen eine beidseitige Reaktion in der anterioren Insula und eine Reaktion im rostralen anterioren cingulären Kortex auftrat, jedoch keine Reaktion in Regionen zu verzeichnen war, die sensorischen Schmerz übertragen. Deshalb ist es, wie alle guten Therapeuten wissen, möglich, die emotionalen Aspekte des Kampfes von Patienten nachzuempfinden, ohne die volle Wirkung der sensorischen Qualitäten zu spüren, die zum Schmerz gehören. Die Forscher kamen zu dem Schluss, dass diese Fähigkeit der Empathie, die sensorischen und die emotionalen Aspekte zu entkoppeln, ein System für die Repräsentanz innerer körperlicher und subjektiver Gefühlszustände anderer darstellt.

Diese kurze Übersicht über die für die Psychotherapie relevante neuere neurobiologische Forschung bringt uns wieder zu den weiter oben in diesem Kapitel angesprochenen Geist-Gehirn-Dilemmas. Die Kenntnis von Hirnarealen, die beim Vorhandensein durch biologische Kräfte hervorgerufener Symptome durch Gefühle aktiviert werden, verringert das Gewicht der Bedeutung und der typischen Interpretationen von Ereignissen anhand früherer Erfahrungen nicht im Geringsten. In der psychodynamischen Psychiatrie muss man Kausalität und Bedeutung unterscheiden. Eine Psychiatrie, die sich nicht mit dem Bereich der Bedeutung befasst, ist sinnlos. Psychodynamische Konflikte, die schon zuvor bestanden haben, können sich mit biologisch verursachten Symptomen verbinden, die dann als Mittel zum Ausdruck von Konflikten dienen können (Gabbard 1992). Sehen wir uns doch einmal folgende Analogie an: Wenn ein Magnet unter ein Blatt Papier gelegt wird, das Eisenspäne enthält, bilden die Eisenspäne eine Formation und folgen auf dem Papier den Bewegungen des Magneten. Auf ähnliche Weise nutzen psychodynamische Angelegenheiten die magnetähnlichen biologischen Kräfte häufig für ihre Zwecke. Akustische Halluzinationen werden bei Schizophrenen zum Teil durch Veränderungen der Neurotransmitter verursacht, der Inhalt der Halluzinationen hat jedoch oft eine bestimmte Bedeutung, die auf den psychodynamischen Konflikten des Patienten basiert.

Die Rolle des dynamischen Psychiaters in der Psychiatrie der Gegenwart

Die Schulung im Bereich der dynamischen Psychiatrie erweitert die Sachkenntnisse des Klinikers in beträchtlichem Maße. Der größte Vorzug des dynamischen Ansatzes ist die Aufmerksamkeit, die er der Rolle widmet, die Persönlichkeitsfaktoren bei einer Krankheit spielen. Die Persönlichkeit und ihr Einfluss auf den Patienten stellen sogar einen der wichtigsten Bereiche dar, in denen dynamische Psychiater umfassende Kenntnisse besitzen müssen (Michels 1988). Wie Perry et al. (1987) überzeugend argumentiert haben, müssen alle Patienten, und nicht nur diejenigen, die einer langfristigen psychoanalytischen Psychotherapie zugeführt werden, einer psychodynamischen Bewertung unterzogen werden, weil jede Behandlung auch die Handhabung und die Änderung der Persönlichkeit des Patienten umfasst. Charakterbedingte Widerstände gegen die Behandlung torpedieren häufig auch sorgfältig aufgestellte Behandlungspläne. Die Symptome sind in der Charakterstruktur verankert, und der dynamische Psychiater erkennt, dass man diese Symptome in vielen Fällen nicht behandeln kann, ohne sich zunächst mit der Charakterstruktur zu befassen.

Die Nichteinhaltung von Medikamentenverordnungen wird häufig anhand der herkömmlichen Phänomene der Übertragung, der Gegenübertragung und des Widerstands verständlich. Es gibt eine umfangreiche Literatur zur Praxis der dynamischen Psychotherapie (Appelbaum und Gutheil 1980; Book 1987; Docherty und Fiester 1985; Docherty et al. 1977; Gabbard und Kay 2001; Gutheil 1977, 1982; Karasu 1982; Kay 2001; Ostow 1983; Riba und Balon 2005; Thompson und Brodie 1981; Wylie und Wylie 1987), und es besteht weitgehend Einigkeit darüber, dass die psychodynamische Bedeutung der Medikation ein hervorragendes Hindernis für die Einhaltung von Medikationsverordnungen darstellen kann. In Kapitel 5 behandle ich die dynamischen Auffassungen bezüglich der Pharmakotherapie etwas eingehender.

Ein dynamischer Therapieansatz ist mit Sicherheit nicht bei jedem Patienten erforderlich. Diejenigen, die gut auf Medikamente, Elektroschocktherapie, kurze Psychotherapien oder eine desensibilisierende Verhaltenstherapie ansprechen, brauchen die Dienste des dynamischen Psychiaters möglicherweise nicht. Wie alle anderen Schulen der Psychiatrie kann auch die dynamische Psychotherapie nicht alle psychiatrischen Krankheiten oder alle Patienten mit Erfolg behandeln.

Einen streng dynamischen Therapieansatz sollte man wahrscheinlich nur bei Patienten anwenden, die ihn besonders dringend brauchen und die nicht auf andere Maßnahmen ansprechen. Andererseits bereichert die Anwendung eines dynamisch geprägten Ansatzes bei den meisten – wenn nicht gar allen – Patienten die psychiatrische Praxis und verstärkt das Gefühl des Klinikers, dass er Herr über die Geheimnisse der menschlichen Psyche ist. Er hilft dem dynamischen Psychiater außerdem, die täglichen Gegenübertragungsprobleme, die einer wirksamen Diagnose und Therapie im Wege stehen, zu identifizieren und zu verstehen. In einer Umfrage unter niedergelassenen und lehrenden Psychiatern stellten Langsley und Yager (1988) fest, dass die am zweithöchsten angesehene Fertigkeit die Fähigkeit ist, „Gegenübertragungsprobleme und persönliche Eigenheiten zu erkennen, wenn sie sich auf die Interaktion mit den Patienten auswirken, und sie konstruktiv zu handhaben" (S. 471). Der dynamische Ansatz ist der einzige, der sich systematisch mit den bewussten und unbewussten Beiträgen des Psychiaters zum Prozess der Behandlung und der Bewertung auseinandersetzt.

Literaturhinweise

Anderson, M. C., Ochsner, K. N., Kuhl, B., et al.: Neural systems underlying the suppression of unwanted memories. Science 303:232–235, 2004.

Andreasen, N. C.: Linking mind and brain in the study of mental illness: a project for a scientific psychopathology. Science 275: 1586–1593, 1997.

Appelbaum, P. S., Gutheil, T. G.: Drug refusal: a study of psychiatric inpatients. Am J Psychiatry 137: 340–346, 1980.

Appelbaum, S. A.: Effecting Change in Psychotherapy. New York, Jason Aronson, 1981.

Bechara, A., Tranel, D., Damasio, H., et al.: Double association of conditioning and declarative knowledge relative to the amygdala and hippocampus in humans. Science 269: 1115–1118, 1995.

Bennett, A. J., Lesch, K. P., Heils, A., et al.: Early experience and serotonin transporter gene variation interact to influence primate CNS function. Mol Psychiatry 7: 118–122, 2002.

Book, H. E.: Some psychodynamics of non-compliance. Can J Psychiatry 32: 115–117, 1987.

Bremner, J. D., Randall, P., Vermetten, E., et al.: Magnetic resonance imaging-based measurement of hippocampal volume in posttraumatic stress disorder related to childhood physical and sexual abuse: a preliminary report. Biol Psychiatry 41: 23–32, 1997.

Cloninger, C. R.: The Silence of Well-Being: Biopsychosocial Foundations. Oxford, England, Oxford University Press, 2004.

Damasio, A.: Looking for Spinoza: Joy Sorrow and the Feeling Brain. New York, Harcourt, New York 2003.

Docherty, J. P., Fiester, S. J.: The therapeutic alliance and compliance with psychopharmacology, in: Psychiatry Update: American Psychiatric Association Annual Review. Vol. 4. Edited by Hales, R. E., Frances, A. J. Washington, DC, American Psychiatric Press, 1985, S. 607–632.

Docherty, J. P., Marder, S. R., Van Kammen, D. P., et al.: Psychotherapy and pharmacotherapy: conceptual issues. Am J Psychiatry 134: 529–533, 1977.

Dumit, J.: Picturing Personhood: Brain Scans and Biomedical Identity. Princeton, NJ, Princeton University Press, 2004.

Edelson, M.: Psychoanalysis: A Theory in Crisis. Chicago, IL, University of Chicago Press, 1988.

Eisenberger, N. I., Lieberman, M. D., Williams, K. D.: Does rejection hurt? An fMRI study of social exclusion. Science 302: 290–292, 2003.

Ellenberger, H.: Die Entdeckung des Unbewussten. 2 Bde. Bern, Huber, 1973; engl. The Discovery of the Unconscious. The History and Evolution of Dynamic Psychiatry. New York, Basic Books, 1970.

Fonagy, P., Gergely, G., Jurist, E., Target, M.: Affektregulierung, Mentalisierung und die Entwicklung des Selbst. Stuttgart, Klett-Cotta, 2004; engl. Affect Regulation, Mentalization, and the Development of the Self. New York, Other Press, 2002.

Francis, D., Diorio, J., Liu, D., et al.: Non-genomic transmission across generations of maternal behavior and stress responses in the rat. Science 286: 1155–1158, 1999.

Freud, S.: Die Traumdeutung. GW Bd. II–III, 1900a.

Freud, S.: Zur Psychopathologie des Alltagslebens. GW Bd. IV, 1901.

Freud, S.: Zur Dynamik der Übertragung. GW Bd. VIII, 1912b, S. 363–374.

Freud, S.: Das Unbewußte. GW Bd. X, 1915e, S. 263–303.

Friedman, L.: A reading of Freud's papers on technique. Psychoanal Q 60: 564–595, 1991.

Gabbard, G. O.: Mind, brain, and personality disorders. American Journal of Psychiatry 162: 648–655, 2005.

Gabbard, G. O: Psychodynamic psychiatry in the „decade of the brain". Am J Psychiatry 149: 991–998, 1992.

Gabbard, G. O.: Countertransference: the emerging common ground. Int J Psychoanal 76: 475–485, 1995.

Gabbard, G. O.: A neurobiologically informed perspective on psychotherapy. Br J Psychiatry 177: 117–122, 2000.

Gabbard. G. O.: Mind, brain, and personality disorders. Am J Psychiatry (im Druck).

Gabbard, G. O., Kay, J.: The fate of integrated treatment: whatever happened to the biopsychosocial psychiatrist? Am J Psychiatry 158: 1956–1963, 2001.

Goldapple, K., Segal, E., Garson, C., et al.: Modulation of cortical-limbic pathways in major depression: treatment-specific effects of cognitive behavior therapy. Arch Gen Psychiatry 61: 34–41, 2004.

Greenson, R. R.: Technik und Praxis der Psychoanalyse. Bd 1. Stuttgart, Klett-Cotta, 1973; engl. The Technique and Practice of Psychoanalysis. New York, International University Press, 1967.

Gutheil, T. G.: Psychodynamics in drug prescribing. Drug Ther 2: 35–40, 1977.

Gutheil, T. G.: The psychology of psychopharmacology. Bull Menninger Clin 46: 321–330, 1982.

Hamilton, N. G.: Self and Others: Object Relations Theory in Practice. Northvale, NJ, Jason Aronson, 1988.

Higley, J. D., Suomi, S., Linnoila, M.: CSF monoamine metabolite concentrations vary according to age, rearing and sex, and are influenced by the stressor of social separation in rhesus monkeys. Psychopharmacology (Berl) 103: 551–556, 1991.

Hoffman, I. Z.: Ritual and Spontaneity in the Psychoanalytic Process: A Dialectical-Constructivist View. Hillsdale, NJ, Analytic Press, 1998.

Hyman, S. E.: Looking to the future: the role of genetics and molecular biology in research on mental illness, in: Psychiatry in the New Millennium. Edited by Weissman, S., Sabshin, M., Eist, H. Washington, DC, American Psychiatric Press, 1999, S. 101–122.

Jung-Beeman, M., Bowden, E. M., Haberman et al.: Neural activity when people solve verbal problems with insight. PLoS Biol 2: 500–510, 2004.

Kagan, J., Reznick, J. S., Snidman, N.: Biological bases of childhood shyness. Science 240: 167–171, 1988.

Kandel, E. R.: Psychotherapy and the single synapse: the impact of psychiatric thought on neurobiological research. N Engl J Med 301: 1028–1037, 1979.

Kandel, E. R.: From metapsychology to molecular biology: explorations into the nature of anxiety. Am J Psychiatry 140: 1277–1293, 1983.

Kandel, E. R.: A new intellectual framework for psychiatry. Am J Psychiatry 155: 457–469, 1998.

Karasu, T. B.: Psychotherapy and pharmacotherapy: toward an integrative model. Am J Psychiatry 139: 1102–1113, 1982.

Kay, J. (Hrsg.): Integrated Treatment of Psychiatric Disorders (Review of Psychiatry Series. Vol. 20, No. 2; Hrsg. der Reihe: Oldham, J. M., Riba, M. B.). Washington, DC, American Psychiatric Press, 2001.

Kendler, K. S.: A psychiatric dialogue on the mind-body problem. Am J Psychiatry 158: 989–1000, 2001.

Kernberg. O. F.: Notes on countertransference. J Am Psychoanal Assoc 13: 38–56, 1965.

Langsley, D. G., Yager, J.: The definition of a psychiatrist: eight years later. Am J Psychiatry 145: 469–475, 1988.

Mauron, A.: Is the genome the secular equivalent of the soul? Science 291: 831–832, 2001.

McGinn, C.: The Mysterious Flame: Conscious Minds in the Material World. New York, Basic Books, 1999.

Michels, R.: The future of psychoanalysis. Psychoanal Q 57: 167–185, 1988.

Nemiah, J. C.: Foundations of Psychopathology. New York, Oxford University Press, 1961, S. 4.

Ornitz, E. M.: Developmental aspects of neurophysiology, in: Child and Adolescent Psychiatry: A Comprehensive Textbook. 2nd Edition. Edited by Lewis, M. Baltimore, MD, Williams & Wilkins, 1991, S. 39–51.

Ostow, M.: Interactions of psychotherapy and pharmacotherapy (letter). Am J Psychiatry 140: 370–371, 1983.

Pally, R.: How brain development is shaped by genetic and environmental factors. Int J Psychoanal 78: 587–593, 1997.

Panksepp, J.: Feeling the pain of social loss. Science 302: 237–239, 2003.

Perry, D. B., Pollard, R. A., Blakeley, T. L., et al.: Childhood trauma, the neurobiology of adaptation and „use-dependent" development of the brain: how „states" become „traits". Infant Ment Health J 16: 271–291, 1995.

Perry, S., Cooper, A. M., Michels, R.: The psychodynamic formulation: its purpose, structure, and clinical application. Am J Psychiatry 144: 543–550, 1987.

Pietrini, P.: Toward a biochemistry of mind? Am J Psychiatry 160: 1907–1908, 2003.

Pynoos, R. A., Steinberg, A. M., Ornitz, E. M., et al.: Issues in the developmental neurobiology of traumatic stress. Ann N Y Acad Sci 821: 176–193, 1997.

Reiss, D., Hetherington, E. M., Plomin, R., et al.: Genetic questions for environmental studies: differential parenting and psychopathology in adolescence. Arch Gen Psychiatry 52: 925–936, 1995.

Renik, O.: Analytic interaction: conceptualizing technique in light of the analyst's irreducible subjectivity. Psychoanal Q 62: 553–571, 1993.

Riba, M. B., Balon, R.: Competency in Combining Pharmacotherapy and Psychotherapy: Integrated and Split Treatment (Core Competencies in Psychotherapy Series. Hrsg. der Reihe: Glen O. Gabbard). Washington, DC, American Psychiatric Publishing, 2005.

Robinson, G. E.: Genome mix: beyond nature and nurture. Science 304: 397–399, 2004.

Schatz, C. J.: The developing brain. Sci Am 267: 60–67, 1992.

Schore, A. N.: A century after Freud's project: Is a rapprochement between psychoanalysis and neurobiology at hand? J Am Psychoanal Assoc 45: 807–840, 1997.

Searle, J. R.: The Rediscovery of the Mind. Cambridge, MA, MIT Press, 1992.

Sherwood, M.: The Logic of Explanation in Psychoanalysis. New York, Academic Press, 1969.

Shevrin, H., Bond, J., Brakel, L. A., et al.: Conscious and Unconscious Processes: Psychodynamic, Cognitive, and Neurophysiological Convergences. New York, Guilford, 1996.

Singer, T., Seymour, B., O'Doherty, J., et al.: Empathy for pain involves the affective but not sensory components of pain. Science 303: 1157–1161, 2004.

Solms, M., Turnbull, O.: The Brain and the Inner World: An Introduction to the Neuroscience of Subjective Experience. New York, Other Press, 2003.

Squire, L. R.: Memory and Brain. New York, Oxford University Press, 1987.

Stolorow, R. D.: An intersubjective view of self psychology. Psychoanalytic Dialogues 5: 393–399, 1995.

Suomi, S. J.: Early stress and adult emotional reactivity in rhesus monkeys, in: Childhood Environment and Adult Disease (CIBA Foundation Symposium No. 156). Edited by Bock, G. R. and CIBA Foundation Symposium Staff. Chichester, England, Wiley, 1991, S. 171–188.

Suomi, S. J.: Social and biological mechanisms underlying impulsive aggressiveness in rhesus monkeys, in: The Causes of Conduct Disorder and Severe Juvenile Delinquency. Edited by Lahey, B. B., Moffitt, T., Caspi, A. New York, Guilford, 2003, S. 345–362.

Thomä, H., Kächele, H.: Psychoanalytische Therapie. Bd. 1: Grundlagen. Heidelberg, Springer Medizin Verlag, 2006.

Thomas, A., Chess, S.: Genesis and evolution of behavioral disorders: from infancy to early adult life. Am J Psychiatry 141: 1–9, 1984.

Thompson, E. M., Brodie, H. K. H.: The psychodynamics of drug therapy. Curr Psychiatr Ther 20: 239–251, 1981.

Viinamäki, H., Kuikka, J., Tiihonen, J., et al.: Change in monoamine transporter density related to clinical recovery: a case-control study. Nord J Psychiatry 52: 39–44, 1998.

Watson, J. B.: Behaviorism (1924). New York, WW Norton, 1930.

Weaver, I. C., Szyf, M., Meaney, M. J.: From maternal care to gene expression: DNA methylation and the maternal programming of stress responses. Endocr Res 28: 699, 2002.

Weaver, I. C. G., Cervoni, N., Champagne, F. A., et al.: Epigenetic programming by maternal behavior. Nat Neurosci 7: 847–854, 2004.

Weinberger, J., Hardaway, R.: Separating science from myth in subliminal psychodynamic activation. Clin Psychol Rev 10: 727–756, 1990.

Westen, D.: Mind, Brain, and Culture. 2nd Edition. New York, Wiley, 1999a.

Westen, D.: The scientific status of unconscious processes: is Freud really dead? J Am Psychoanal Assoc 47: 1061–1106, 1999b.

Westen, D., Gabbard, G. O.: Developments in cognitive neuroscience, II: implications for theories of transference. J Am Psychoanal Assoc 50: 99–134, 2002.

Winnicott, D. W.: Hate in the counter-transference. Int J Psychoanal 30: 69–74, 1949.

Wylie, H. W. Jr., Wylie, M. L.: An effect of pharmacotherapy on the psychoanalytic process: case report of a modified analysis. Am J Psychiatry 144: 489–492, 1987.

KAPITEL 2

DIE THEORETISCHE GRUNDLAGE DER DYNAMISCHEN PSYCHIATRIE

Nichts ist so praktisch wie eine gute Theorie.

Kurt Lewin

Einem Seemann ohne Sextanten gleich wird sich auch ein Psychiater, der sich ohne eine Theorie auf die dunklen Gewässer des Unbewussten begibt, verirren. Die Theorie der Psychoanalyse ist die Grundlage der dynamischen Psychiatrie. Sie bringt Ordnung in die scheinbar chaotische innere Welt des Patienten. Sie erlaubt dem Psychiater, über die deskriptive Ebene der Katalogisierung von Symptomen hinauszugehen und diagnostische Bezeichnungen zu verwenden. Sie ist ein Mittel, um in das höhlenartige Innere des Geistes vorzudringen und es zu verstehen. Die Theorie ist für den Kliniker nicht nur ein Leitfaden zum diagnostischen Verständnis, sie bestimmt auch die Wahl der Behandlung für den jeweiligen Patienten. Das theoretische Verständnis hilft dem dynamischen Psychiater, zu entscheiden, was er sagt, wann er es sagt, wie er es sagt und was er lieber nicht ausspricht.

Die dynamische Psychiatrie der Gegenwart umfasst mindestens vier breitgefasste theoretische Systeme der Psychoanalyse: 1. die Ich-Psychologie, die sich aus Freuds klassischer Theorie der Psychoanalyse ableitet; 2. die Objektbeziehungstheorie, die sich aus der Arbeit von Melanie Klein und der der

Mitglieder der „Britischen Schule“, so unter anderem von Fairbairn, Winnicott und Balint, ableitet; 3. die Selbstpsychologie, die von Heinz Kohut begründet und von vielen nachfolgenden Vertretern weiterentwicklet wurde; und 4. die Bindungstheorie.

Über jede dieser Lehrmeinungen sind unzählige Bände geschrieben worden, ich bespreche hier jedoch nur die wichtigsten Merkmale dieser vier theoretischen Systeme. In den folgenden Abschnitten werden die Theorien vorgestellt, um ihre Anwendung in klinischen Situationen zu illustrieren.

Ich-Psychologie

Freuds frühe Forschungstätigkeit im Bereich der Psychoanalyse stand unter dem starken Einfluss seines topografischen Modells (das in Kapitel 1 beschrieben wurde). Er betrachtete hysterische Symptome als Resultat unterdrückter Erinnerungen an Ereignisse oder Vorstellungen. Er stellte die Hypothese auf, psychotherapeutische Intervention könne die Unterdrückung aufheben und so zum Wiederfinden von Erinnerungen führen. Die detaillierte Beschreibung des erinnerten pathogenen Ereignisses oder der mit intensiven Affekten einhergehenden pathogenen Vorstellung in Worten würde die Symptome verschwinden lassen. So könne beispielsweise die Lähmung des Arms eines jungen Mannes das Ergebnis des unterdrückten Wunsches sein, seinen Vater zu schlagen. Diesem Modell zufolge könnte der junge Mann die Funktion seines Arms wiedergewinnen, indem er den Wunsch aus dem Unbewussten hervorholt, ihn in Worte fasst und seinen Ärger gegenüber seinem Vater zum Ausdruck bringt. Diese kathartische Methode, die auch als *Abreaktion* bezeichnet wird, macht die unbewusste pathogene Erinnerung bewusst.

Doch das topografische Modell ließ Freud bald im Stich. Er stieß bei seinen Patienten wiederholt auf Widerstand gegen seine therapeutischen Manöver. Manche Erinnerungen konnten nicht ins Bewusstsein zurückgeholt werden. Die Abwehrmechanismen, die den Widerstand auslösten, waren ebenfalls unbewusst und somit nicht zugänglich. Aus diesen Beobachtungen schloss Freud, dass das Ich sowohl bewusste als auch unbewusste Komponenten hat.

In *Das Ich und das Es* stellte Freud (1923b) seine Theorie der dreiteiligen Struktur, bestehend aus dem Ich, dem Es und dem Über-Ich, vor. Das Strukturmodell, das das topografische Modell ersetzte, unterscheidet das *Ich* von den Trieben. Der bewusste Aspekt des Ich ist das leitende Organ der Psyche, das für das Treffen von Entscheidungen und die Integration der Informationen aus der Wahrnehmung zuständig ist. Der unbewusste Aspekt des Ich umfasst Abwehrmechanismen wie Unterdrückung, die erforderlich sind, um den im Es angesiedelten starken Trieben – insbesondere der Sexualität (Libido) und der Aggression – entgegenzuwirken.

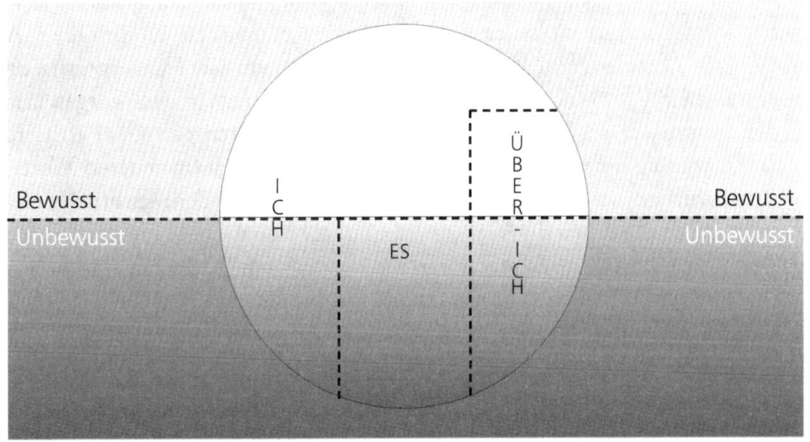

ABBILDUNG 2–1: DAS STRUKTURMODELL
Anmerkung: Das Vorbewusste wurde um der Einfachheit willen weggelassen.

Das *Es* ist eine gänzlich unbewusste Instanz innerhalb der Psyche, die nur die Entladung von Spannung anstrebt. Das Es wird sowohl von den unbewussten Aspekten des Ich als auch von der dritten Instanz des Strukturmodells – dem Über-Ich – gesteuert. Der Großteil des *Über-Ich* ist unbewusst, einige seiner Aspekte sind jedoch eindeutig bewusst. Diese Instanz umfasst das moralische Bewusstsein und das Ich-Ideal. Erstere *verbietet* (das heißt, bestimmt, was man aufgrund der Verinnerlichung der Werte der Eltern und der Gesellschaft *nicht* tun sollte), Letzteres dagegen *schreibt vor* (das heißt, bestimmt, was man tun oder sein sollte). Das Über-Ich ist gewöhnlich empfänglicher für die Bestrebungen des Es und somit tiefer im Unbewussten verwurzelt als das Ich (Abbildung 2–1).

Die Ich-Psychologie konzeptualisiert die intrapsychische Welt als eine durch Konflikte zwischen den Instanzen gekennzeichnete. Das Über-Ich, das Ich und das Es ringen miteinander, da Sexualität und Aggression danach streben, zum Ausdruck zu kommen und sich zu entladen. Der Konflikt zwischen den Instanzen verursacht Angst. Diese Signalangst (Freud 1926d) zeigt dem Ich an, dass ein Abwehrmechanismus erforderlich ist. So lässt sich der Mechanismus der Entstehung neurotischer Symptome erklären. Konflikte lösen Angst aus, die zur Abwehr führt, die dann in einem Kompromiss zwischen dem Es und dem Ich resultiert. Ein Symptom ist somit die Entstehung eines Kompromisses, der sowohl den aus dem Ich stammenden Wunsch abwehrt als auch den Wunsch in getarnter Form befriedigt.

Ein Buchhalter mit einer obsessiv-zwanghaften Persönlichkeitsstörung war ständig besorgt, sein Chef könnte böse auf ihn sein. Insgeheim hasste er seinen Chef, und seine Angst vor dem Ärger des Chefs war eine Projektion seines eigenen Wunsches, zu explodieren und ihm zu sagen, was er von ihm hielt. Als unbewusste Abwehr verhielt er sich gegenüber seinem Chef unterwürfig und einschmeichelnd, um sicherzustellen, dass ihm auf keinen Fall vorgeworfen werden konnte, er sei böse auf ihn. Da dieses Verhalten den Chef irritierte, herrschte ständig eine Spannung zwischen den beiden. Mit anderen Worten, das unterwürfige Verhalten des Buchhalters verhinderte den Ausbruch seines Ärgers, beinhaltete durch die Reaktion, die es bei seinem Chef hervorrief, jedoch auch eine abgeschwächte Expression seiner aggressiven Wünsche.

Die Entstehung solcher Kompromisse gehört zu den normalen geistigen Vorgängen (Brenner 1986). Neurotische Symptome sind lediglich ihre pathologische Variante. Auch Charaktereigenschaften als solche können Kompromisse sein und adaptive und kreative Lösungen für intrapsychische Konflikte darstellen.

Abwehrmechanismen

Freud erkannte auch die Existenz anderer Abwehrmechanismen an, beschäftigte sich jedoch überwiegend mit der Unterdrückung. In ihrem Grundlagenwerk *Das Ich und die Abwehrmechanismen* (1936) führte Freuds Tochter Anna seine Arbeiten weiter aus, indem sie neun verschiedene Abwehrmechanismen detailliert beschrieb: Regression, Reaktionsbildung, Ungeschehenmachen, Introjektion, Identifizierung, Projektion, Wendung gegen die eigene Person, Verkehrung ins Gegenteil und Sublimierung. Noch wichtiger war, dass sie die Auswirkungen dieser noch genaueren Untersuchung der Abwehrvorgänge des Ich auf die Behandlung erkannte. Psychoanalytiker konnten sich nicht mehr auf die Aufdeckung inakzeptabler Wünsche des Es beschränken. Sie mussten der Unbeständigkeit der Abwehrbemühungen des Ich, die sich bei der Behandlung als Widerstände manifestieren, genauso viel Aufmerksamkeit widmen.

Indem sie den Schwerpunkt der Psychoanalyse von den Trieben auf die Ich-Abwehr verschob, nahm sie die Entwicklung der Psychoanalyse und der dynamischen Psychiatrie von der Bildung neurotischer Symptome weg in Richtung einer Charakterpathologie vorweg. Heute definieren wir viele Persönlichkeitsstörungen anhand ihrer typischen Abwehrmechanismen. Somit muss der dynamische Psychiater mit einer Vielfalt von Abwehrmechanismen vertraut sein, da sie so hilfreich für das Verstehen sowohl von neurotischen Problemen als auch von Persönlichkeitsstörungen sind.

Allen Abwehrmechanismen gemeinsam ist der Schutz des Ich gegen Triebbedürfnisse des Es (Freud 1926d). Kein Mensch ist frei von Abwehrmechanismen, und welche Abwehrmechanismen der Einzelne einsetzt, verrät sehr viel über ihn. Sie werden häufig in Form einer Hierarchie vom unreifsten oder pathologischsten zu den reiferen oder gesünderen klassifiziert

TABELLE 2–1: Eine Hierarchie der Abwehrmechanismen

Abwehrmechanismus	Beschreibung
Primitive Formen der Abwehr	
Abspaltung	Aufgliederung der Erfahrungen bezüglich der eigenen Person und anderer auf eine Weise, dass eine Integration nicht möglich ist. Wenn die Person mit Widersprüchen in ihrem Verhalten, ihren Gedanken oder ihren Affekten konfrontiert wird, reagiert sie mit kühlem Leugnen oder Gleichgültigkeit auf die Unterschiede. Dieser Abwehrmechanismus verhindert Konflikte, die aus der Inkompatibilität der beiden polarisierten Aspekte der eigenen Person oder anderer herrühren.
Projektive Identifizierung	Dieses Phänomen, das sowohl ein intrapsychischer Abwehrmechanismus als auch eine Form der zwischenmenschlichen Kommunikation ist, besteht darin, sich so zu verhalten, dass eine andere Person subtilem zwischenmenschlichem Druck ausgesetzt wird, damit sie Merkmale eines auf sie projizierten Aspekts des Ich oder inneren Objekts annimmt. Die Person, die Ziel der Projektion ist, beginnt, sich entsprechend dem auf sie Projizierten zu verhalten, entsprechend zu denken und zu fühlen.
Projektion	Wahrnehmung von und Reaktion auf inakzeptable innere Impulse und ihre Ableitungen, als befänden sie sich außerhalb des Ich. Von der projektiven Identifizierung unterscheidet sie sich darin, dass das Ziel der Projektion nicht geändert wird.
Verleugnen	Vermeidung der Kenntnisnahme von Aspekten der äußeren Wirklichkeit, denen man schwer ins Auge sehen kann, durch Nichtbeachtung sensorischer Informationen.
Dissoziation	Unterbrechung des Empfindens der Kontinuität im Bereich der Identität, des Gedächtnisses, des Bewusstseins oder der Wahrnehmung, um angesichts von Hilflosigkeit und Kontrollverlust die Illusion der psychologischen Kontrolle aufrechtzuerhalten. Obwohl sie Ähnlichkeiten mit der Abspaltung aufweist, kann die Dissoziation aufgrund der Loslösung des Ich von dem betreffenden Ereignis in Extremfällen mit der Veränderung der Erinnerung an Ereignisse einhergehen.
Idealisierung	Anderen werden perfekte oder beinahe perfekte Eigenschaften zugeschrieben, um Angst oder negative Gefühle wie Verachtung, Neid oder Ärger zu vermeiden.
Betriebsamkeit (Acting out)	Impulsive Umsetzung eines unbewussten Wunsches oder einer unbewussten Fantasie in eine Handlung, um einen schmerzlichen Affekt zu vermeiden.
Somatisierung	Umwandlung emotionalen Schmerzes oder anderer Affektzustände in körperliche Symptome und Konzentration auf somatische (statt auf intrapsychische) Angelegenheiten.
Regression	Rückkehr in eine frühere Phase der Entwicklung oder Funktion, um die mit der gegenwärtigen Situation verbundenen Konflikte und Spannungen zu vermeiden.
Schizoide Fantasie	Rückzug in die eigene innere Welt, um Angst bezüglich zwischenmenschlicher Situationen zu vermeiden.

TABELLE 2–1: Eine Hierarchie der Abwehrmechanismen *(Fortsetzung)*

Abwehrmechanismus	Beschreibung
Neurotische Abwehrmechanismen der höheren Ebene	
Introjektion	Verinnerlichung von Aspekten einer wichtigen Person, um so mit dem Verlust dieser Person fertig zu werden. Man kann auch ein feindliches oder schlechtes Objekt verinnerlichen, um sich die Illusion zu verschaffen, man habe die Kontrolle über dieses Objekt. Die Introjektion kommt in ihrer nichtdefensiven Form als Teil der normalen Entwicklung vor.
Identifizierung	Verinnerlichung der Eigenschaften einer anderen Person, indem man wie sie wird. Während die Introjektion zu einer verinnerlichten Repräsentanz führt, die man als einen „anderen" erlebt, wird die Identifizierung als Teil des Ich erlebt. Auch die Identifizierung kann eine nichtdefensive Funktion einer normalen Entwicklung sein.
Verschiebung	Verschiebung der mit einer Vorstellung oder einem Objekt verbundenen Gefühle auf ein/e andere/s, die/das der/dem ursprünglichen in irgendeiner Weise ähnlich ist.
Intellektualisierung	Übermäßige und abstrakte Ideation, um schwierige Gefühle zu vermeiden.
Affektisolierung	Isolierung einer Vorstellung von dem mit ihr verbundenen Affekt, um ein Gefühlschaos zu vermeiden.
Rationalisierung	Rechtfertigung inakzeptabler Einstellungen, Überzeugungen oder Verhaltensweisen, um sie für einen selbst erträglich zu machen.
Sexualisierung	Ausstattung eines Objekts oder einer Verhaltensweise mit sexueller Bedeutung, um eine negative Erfahrung in eine aufregende und stimulierende umzuwandeln oder mit dem Objekt verbundene Ängste abzuwehren.
Reaktionsbildung	Umwandlung eines inakzeptablen Wunsches oder Impulses ins Gegenteil.
Verdrängung	Vertreiben inakzeptabler Vorstellungen oder Impulse oder Verhinderung dessen, dass sie ins Bewusstsein vordringen. Dieser Abwehrmechanismus unterscheidet sich darin vom Verleugnen, dass Letzteres mit äußeren sensorischen Informationen verbunden ist, während die Verdrängung innere Zustände betrifft.
Ungeschehenmachen	Versuch der Negierung sexueller, aggressiver oder beschämender Implikationen einer vorangegangenen Bemerkung oder Verhaltensweise durch weitere Ausführung, Klärung oder indem man das Gegenteil tut.

TABELLE 2–1: Eine Hierarchie der Abwehrmechanismen *(Fortsetzung)*

Abwehr-mechanismus	Beschreibung
Reife Abwehrmechanismen	
Humor	Das Entdecken komischer und/oder ironischer Elemente in schwierigen Situationen, um unangenehme Affekte oder persönliches Unbehagen zu mildern. Dieser Mechanismus ermöglicht eine gewisse Distanz und Objektivität in Bezug auf die Ereignisse, sodass der Betreffende reflektieren kann, was eigentlich vorgeht.
Unterdrückung	Die bewusste Entscheidung, ein bestimmtes Gefühl, einen bestimmten Zustand oder Impuls nicht zu beachten. Dieser Abwehrmechanismus unterscheidet sich darin von der Verdrängung und dem Verleugnen, dass er eher bewusst als unbewusst ist.
Askese	Der Versuch, angenehme Aspekte einer Erfahrung zu eliminieren, da diese innere Konflikte verursachen. Dieser Mechanismus kann transzendenten oder spirituellen Zielen dienen, wie im Fall des Zölibats.
Altruismus	Die Bedürfnisse anderer werden über die eigenen gestellt. Altruistisches Verhalten kann der Lösung narzisstischer Probleme dienen, aber auch zu großen Leistungen und konstruktiven Beiträgen zum Wohl der Gesellschaft führen.
Vorausberechnung	Verzögerung der sofortigen Befriedigung durch Planung und Denken an zukünftige Leistungen und Ergebnisse.
Sublimierung	Umwandlung in den Augen der Gesellschaft anstößiger oder innerlich inakzeptabler Ziele in von der Gesellschaft akzeptierte.

(Vaillant 1977), und das Profil der Abwehrmechanismen eines Menschen ist ein guter Indikator seiner psychologischen Gesundheit. Tabelle 2–1 listet die häufigsten Abwehrmechanismen nach dieser Hierarchie auf.

Adaptive Aspekte des Ich

Die Bedeutung des Ich für die Psyche beschränkt sich nicht auf seine Abwehrvorgänge. Heinz Hartmann hat sich in der Ich-Psychologie der Gegenwart durch seine Arbeit zu den nichtdefensiven Aspekten des Ich einen Namen gemacht. Er löste das Ich vom Es und richtete es erneut auf die Außenwelt. Hartmann (1939) bestand darauf, dass es eine „konfliktfreie Sphäre des Ich" gibt, die sich unabhängig von den Kräften und Konflikten des Es entwickelt. In einer „durchschnittlich zu erwartenden Umwelt" können sich bestimmte autonome Ich-Funktionen, die bei der Geburt vorhanden sind, entfalten, ohne durch Konflikte behindert zu werden. Zu diesen gehören Denken, Lernen, Wahrnehmung, motorische Kontrolle und Sprache, um nur einige zu nennen. Hartmanns *adaptive* Sichtweise ist also eine Weiterentwicklung seines Konzepts der Existenz eines autonomen, konfliktfreien Bereichs des Ich. Hartmann war davon überzeugt, dass durch die Neutralisierung sexueller und aggressiver Energien selbst bestimmte Abwehrmechanismen ihre Verbindung zu den Triebkräften des Es verlieren und sekundär autonom und adaptiv werden können.

David Rapaport (1951) und Edith Jacobson (1973) machten dort weiter, wo Hartmann aufgehört hatte, und verfeinerten seine bedeutenden Beiträge zur Ich-Psychologie. Für Kliniker ist es heute alltäglich, bei der routinemäßigen psychodynamischen Bewertung des Patienten auch Ich-Funktionen, Ich-Stärken und Ich-Schwächen zu berücksichtigen. Bellak et al. (1973) ordneten die Ich-Funktionen in Skalen ein, die sowohl in der Forschung als auch bei der klinischen Bewertung verwendet werden. Zu den wichtigsten dieser Ich-Funktionen gehören Realitätsprüfung, Impulskontrolle, Gedankenprozesse, Urteilsbildung, synthetisch-integrative Funktionen, Beherrschungskompetenz und primäre und sekundäre Autonomie (nach Hartmann).

Objektbeziehungstheorie

Nach Ansicht der Ich-Psychologie sind Triebe (d. h. Sexualität und Aggression) primär, Objektbeziehungen dagegen sekundär. (In der psychoanalytischen Literatur ist es allgemein üblich, wenn auch vielleicht etwas unglücklich, den Begriff *Objekt* zur Bezeichnung einer *Person* zu verwenden. Trotz der leicht pejorativen Konnotationen von *Objekt* werde ich den Begriff um der Einheitlichkeit und Klarheit willen hier verwenden.) Mit anderen Worten, die wichtigste Aufgabe eines Säuglings besteht in der Entladung von Spannung unter dem Druck seiner Triebe. Die Objektbeziehungstheorie hingegen besagt, dass Triebe im Kontext einer Beziehung entstehen (z. B. in der Dyade Säugling – Mutter) und somit niemals von dieser getrennt werden können. Manche Vertreter der Objektbeziehungstheorie (Fairbairn 1952) sind sogar der Ansicht, Triebe dienten vor allem der Objektsuche und nicht der Reduzierung von Spannung.

Ganz einfach formuliert befasst sich die Objektbeziehungstheorie mit der Umwandlung zwischenmenschlicher Beziehungen in verinnerlichte Repräsentanzen von Beziehungen. Im Laufe ihrer Entwicklung verinnerlichen Kinder ein Objekt oder eine Person nicht einfach, sie verinnerlichen vielmehr die gesamte Beziehung (Fairbairn 1940/1952, 1944/1952). Der Prototyp einer liebevollen und positiven Erfahrung entsteht in den Zeiten, in denen das Kind gestillt wird (Freud 1905d). Dieser Prototyp umfasst auch das positive Erfahren des Ich (des Säuglings, der gestillt wird), das positive Erfahren des Objekts (der fürsorglichen Mutter) und eine positive affektive Erfahrung (Genuss, Sättigung). Wenn der Säugling erneut Hunger bekommt und die Mutter nicht sofort zur Stelle ist, entsteht der Prototyp der negativen Erfahrung, zu dem auch das negative Erfahren des Ich (des frustrierten und fordernden Säuglings), das negative Erfahren eines nicht fürsorglichen Objekts (der nicht verfügbaren Mutter) und eine negative affektive Erfahrung von Wut und möglicherweise Angst gehoren. Schließlich werden diese beiden Erfahrungen als zwei entgegengesetzte Garnituren von Objektbeziehungen verinnerlicht, die aus einer Ich-Repräsentanz, einer Objektrepräsentanz und einer affektiven Verbindung zwischen diesen beiden bestehen (Ogden 1983).

Die Verinnerlichung der Mutter des Säuglings, die gewöhnlich als *Introjektion* bezeichnet wird (Schafer 1968), beginnt mit körperlichen Empfindungen, die mit der Anwesenheit der Mutter beim Stillen zusammenhängen, erlangt jedoch erst dann eine Bedeutung, wenn sich die Grenze zwischen Innen und Außen herausgebildet hat. Um den sechzehnten Lebensmonat vereinigen sich isolierte Bilder der Mutter nach und nach zu einer dauerhaften mentalen Repräsentanz (Sandler und Rosenblatt 1962). Gleichzeitig entsteht eine dauerhafte Ich-Repräsentanz, zunächst als Körperrepräsentanz und dann als Sammlung von Empfindungen und Erfahrungen, die als zum Säugling gehörend wahrgenommen werden.

Das introjizierte Objekt korreliert nicht zwangsläufig mit dem tatsächlichen äußeren Objekt. So ist eine Mutter, die nicht auf Abruf zum Stillen zur Verfügung steht, zum Beispiel einfach nur mit einem älteren Geschwisterkind beschäftigt, wird aber von dem Säugling als feindlich, ablehnend und nicht verfügbar *erfahren* und *verinnerlicht*. Die Objektbeziehungstheorie räumt ein, dass zwischen dem tatsächlichen Objekt und der verinnerlichten Objektrepräsentanz *keine* Eins-zu-eins-Korrelation besteht.

Die Objektbeziehungstheorie betrachtet auch Konflikte anders als die Ich-Psychologie. Unbewusste Konflikte sind nicht einfach Kämpfe zwischen Impulsen und Abwehrmechanismen; sie sind auch Auseinandersetzungen zwischen Paaren entgegengesetzter Einheiten von Objektbeziehungen (Kernberg 1983; Ogden 1983; Rinsley 1977). Mit anderen Worten, es wetteifern stets verschiedene Konstellationen von Ich-Repräsentanzen, Objektrepräsentanzen und Affekten darum, im intrapsychischen Theater der inneren Objektbeziehungen im Mittelpunkt zu stehen.

Die Verinnerlichung von Objektbeziehungen geht immer mit der Aufspaltung des Ich in unbewusste Untereinheiten einher (Ogden 1983), von denen es zwei Gruppen gibt:

> (1) ichbezogene Untereinheiten des Ich, das heißt Aspekte des Ich, in denen die betreffende Person ihre Vorstellungen und Gefühle in höherem Maße als ihre eigenen erlebt, und (2) objektbezogene Untereinheiten des

> Ich, durch die auf eine Art und Weise, die auf der Identifizierung eines Aspekts des Ich mit dem Objekt basiert, Bedeutungen geschaffen werden. Diese Identifizierung mit dem Objekt ist so gründlich, dass das Selbstempfinden fast völlig verloren geht (Ogden 1983, S. 227).

Dieses Modell zeigt deutlich den Einfluss von Freuds Vorstellung vom Über-Ich, das gewöhnlich so erfahren wird, als wäre es ein „Fremdkörper" (d. h. eine objektbezogene Untereinheit des Ich, die beobachtet, was eine Untereinheit des Ich tut). Ogdens Modell zeigt auch den Weg vom Intrapsychischen zurück zum Zwischenmenschlichen auf. In diesem System kann Übertragung als ein Phänomen betrachtet werden, das jeweils eine von zwei möglichen Formen annimmt: Es kann entweder die Rolle der ichbezogenen Untereinheit des Ich oder die der objektbezogenen Untereinheit des Ich auf den Behandelnden verlegt werden, ein Prozess, der weiter unten in diesem Kapitel ausführlicher besprochen wird.

Eine historische Perspektive

Als Begründerin der Objektbeziehungsbewegung gilt gewöhnlich Melanie Klein. Sie emigrierte von Budapest und später von Berlin und kam 1926 nach England, wo ihre Theorie über die frühkindliche Entwicklung sehr umstritten war. Sie war von Freud beeinflusst, ging aber auch neue Wege, indem sie sich auf innere Objekte konzentrierte. Anhand ihrer psychoanalytischen Arbeit mit Kindern entwickelte sie eine Theorie, der vor allem unbewusste intrapsychische Fantasien zugrunde lagen und laut welcher das Entwicklungsprogramm der klassischen Theorie im ersten Lebensjahr stattfindet. So fällt beispielsweise der Ödipuskomplex ihrer Meinung nach in etwa mit dem Abstillen in der zweiten Hälfte des ersten Jahres zusammen.

Klein zufolge erlebt der Säugling eine Urangst der Vernichtung, die mit Freuds Todestrieb zusammenhängt. Um diese Angst abzuwehren, erfolgt eine Spaltung des Ich, bei der alles „Böse" und jegliche Aggressivität, die aus dem Todestrieb herrühren, geleugnet und auf die Mutter projiziert werden. Der Säugling lebt dann in Angst vor der Verfolgung durch die Mutter – die sich als Angst davor konkretisieren kann, die Mutter könnte in das Kind eindringen und jegliche Güte (die sich aus der Libido ableitet), die ebenfalls abgespaltet wurde und im Inneren des Kindes geschützt ist, zerstören. Diese letztere Angst ist die primäre Angst vor dem, was Klein (1946) als *paranoid-schizoide Position* bezeichnet hat. Diese frühe Art des Ordnens von Erfahrungen ist nach den vorherrschenden Abwehrmechanismen der Spaltung des Ich („schizoid") und der Projektion („paranoid") benannt. In der Tat sind Projektion und Introjektion entscheidend für das Verständnis der paranoid-schizoiden Position. Diese Mechanismen dienen dazu, „Gutes" und „Böses" so weit wie möglich voneinander zu trennen (Segal 1974). Nachdem verfolgende oder böse Objekte auf die Mutter projiziert wurden, um sie von den guten oder idealisierten zu trennen, können sie reintrojiziert (d. h. wieder ins Innere aufgenommen) werden, um sie kontrollieren und beherrschen zu können. Gleichzeitig können die guten Objekte projiziert werden, damit sie vor den bösen sicher sind, die sich jetzt im Inneren befinden.

Dieser Wechsel der Zyklen von Projektion und Introjektion wiederholt sich so lange, bis das Kind langsam erkennt, dass die „böse" und die „gute" Mutter nicht zwei verschiedene, sondern ein und dieselbe Person sind. Wenn Kinder die beiden Teilobjekte zu einem ganzen Objekt integrieren, werden sie dadurch beunruhigt, dass ihre sadistischen und zerstörerischen Fantasien bezüglich der Mutter diese vernichtet haben könnten. Diese neuartige Sorge um die Mutter als ganzes Objekt, von Klein als *depressive Angst* bezeichnet, kündigt den Beginn der *depressiven Position* an. Diese Art der Erfahrung betrifft die Sorge, anderen schaden zu können, im Gegensatz zur paranoid-schizoiden Position, in der das Individuum befürchtet, andere könnten ihm schaden. Schuldgefühle werden zu einem wichtigen Teil des Affektlebens des Kindes, das versucht, diese durch Wiedergutmachung zu beseitigen. Dabei kann es zu Handlungen des Kindes gegenüber der Mutter kommen, mit denen der ihr tatsächlich oder in der Fantasie zugefügte „Schaden" behoben werden soll. Klein hat den Ödipuskomplex als Bemühung zur Überwindung von depressiven Ängsten und Schuldgefühlen durch Wiedergutmachung neu definiert.

Als Kritik an Kleins Formulierungen wurde vorgebracht, sie stütze sich ausschließlich auf die Fantasie und minimiere dadurch den Einfluss realer Personen im Umfeld, betone den Todestrieb – ein Konzept, das die Theoretiker der Psychoanalyse heute weitgehend außer Acht lassen – in übertriebenem Maße und schreibe Kleinkindern im ersten Lebensjahr hoch entwickelte erwachsene Formen der Wahrnehmung zu. Dennoch sind die paranoid-schizoide und die depressive Position, die sie auf brillante Weise erarbeitet hat, von herausragender klinischer Bedeutung, besonders wenn man sie als ein Leben lang gültige Arten des Sammelns von Erfahrungen betrachtet, die zu einem dialektischen geistigen Zusammenspiel führen, und nicht als Entwicklungsphasen, die der Mensch durchläuft oder hinter sich lässt (Ogden 1986). Dieses Konzept der ein Leben lang gültigen Arten der Erfahrung verringert die Bedeutung von Kleins Entwicklungsmodell.

Für Klein waren die Triebe sehr komplexe psychologische Phänomene, die eng mit bestimmten Objektbeziehungen verbunden sind. Ihrer Ansicht nach haben sie ihren Ursprung nicht im Körper, sondern benutzen den Körper lediglich als Mittel zur Expression (Greenberg und Mitchell 1983). Ebenso dienen die Triebe nach ihrer Auffassung nicht einfach dem Abbau von Spannungen, sondern sind aus bestimmten Gründen auf bestimmte Objekte gerichtet. In den 1940er Jahren führten diese und andere Auffassungen Kleins zu erbitterten Debatten in der British Psychoanalytic Society. Kleins wichtigste

Gegenspielerin war Anna Freud, und als es in der Gesellschaft schließlich zur Spaltung kam, schloss sich die eine Partei, die als Gruppe B bezeichnet wurde, Anna Freud an, während die Gruppe A Klein die Treue hielt. Die dritte Fraktion, die Mittlere Gruppe, schlug sich weder auf die eine noch auf die andere Seite. Die Mittlere Gruppe erarbeitete, bis zu einem gewissen Grad von Kleins Auffassungen beeinflusst, die Objektbeziehungstheorie, wie wir sie heute kennen (Kohon 1986). Diejenigen, die dieser Fraktion angehörten, bezeichneten sich erst ab 1962 offiziell als Gruppe und nannten sich die Unabhängigen. Zu den führenden Persönlichkeiten der Unabhängigen, die gelegentlich auch als „Britische Schule" der Objektbeziehungen bezeichnet werden (Sutherland 1980), gehörten unter anderem D. W. Winnicott, Michael Balint, W. R. D. Fairbairn, Margaret Little und Harry Guntrip. Diese Gruppe war nach den Controversial Discussions von 1943 und 1944 (siehe King und Steiner 1992) innerhalb der Gesellschaft in der Überzahl, obwohl sie keine zentrale Persönlichkeit hatte, die eine kohärente Theorie veröffentlicht hätte (Tuckett 1996). Obwohl die Schriften dieser Wissenschaftler beträchtliche Unterschiede aufweisen, hatten sie auch gemeinsame Themen. Alle beschäftigten sich mit der frühkindlichen Entwicklung vor dem Ödipuskomplex, und bei allen lag der Schwerpunkt statt auf der Triebtheorie auf der Unbeständigkeit der inneren Objektbeziehungen. Weiterhin behandelten sie, wie Klein und anders als die Gruppe B, schwerer erkrankte Patienten meist mit psychoanalytischen Methoden und gewannen vielleicht dadurch tiefere Einblicke in primitive seelische Zustände.

Die Unabhängigen bildeten ein Gegengewicht zur Überbewertung der Fantasie durch Klein, indem sie den Einfluss des Umfelds in der frühen Kindheit betonten. Winnicott (1965) zum Beispiel prägte den Begriff der *ausreichend guten Mutter*, um die Mindestanforderungen zu beschreiben, denen das Umfeld des Kleinkindes entsprechen muss, damit es sich normal entwickeln kann. Balint (1970) beschrieb das Gefühl vieler Patienten, dass etwas fehlt, und nannte es *Grundstörung*. Er war der Ansicht, dieser Mangel werde dadurch verursacht, dass die Mutter die Grundbedürfnisse des Kindes nicht befriedigt. Fairbairn (1963), der sich vielleicht von allen am meisten von der Triebtheorie löste, sah den Ursprung der Schwierigkeiten seiner schizoiden Patienten nicht in der fehlenden Befriedigung ihrer Triebe, sondern darin, dass die Mutter nicht imstande war, ihnen die Erfahrung zuteil werden zu lassen, sie würden um ihrer selbst willen geliebt. Er war der Meinung, die Triebe dienten nicht dem Streben nach Genuss, sondern der Objektsuche. Außerdem hat Fairbairn zur Einführung des Konzepts des frühen Traumas als wichtigem pathogenem Faktor, der die Entwicklung des Patienten in einem Stadium vor Vollendung des 3. Lebensjahres „einfriert", beigetragen (Fonagy und Target 2006).

Alle diese Wissenschaftler waren überzeugt davon, dass das vollständige psychoanalytische Verständnis des Menschen sowohl eine *Defizittheorie* als auch eine *Konflikttheorie* erfordert. Analytiker haben außer der Analyse von Konflikten noch eine andere Aufgabe. Sie sind auch ein neues Objekt, das die

Patienten verinnerlichen müssen, damit unzureichende intrapsychische Strukturen verstärkt werden. Diese Aussage ist von entscheidender Bedeutung für die klinische Theorie der Objektbeziehung – die inneren Objektbeziehungen des Patienten sind nicht in Stein gemeißelt, sondern können durch neue Erfahrungen verändert werden.

Ein anderes wichtiges Konzept, das von der Britischen Schule erarbeitet wurde, ist, dass Säuglinge eine angeborene Tendenz zur Selbstverwirklichung haben (Summers 1999). Insbesondere Winnicott war der Ansicht, es gebe ein *wahres Ich*, dessen Entfaltung durch die Reaktionen der Mutter und anderer Figuren des Umfelds gefördert oder behindert werden könne. Bollas (1989) führte dies weiter aus, indem er behauptete, die primäre Antriebskraft des Kindes sei das Bedürfnis, es selbst zu werden, was durch die Fähigkeit der Mutter, zuzulassen, dass es in der Interaktion mit ihr sein wahres Ich zum Ausdruck bringt, gefördert wird. Eine Mutter, die zu dieser Förderung nicht in der Lage ist, trägt möglicherweise dazu bei, dass das Kind ein *falsches Ich* entwickelt, um sich den Bedürfnissen und Wünschen der Mutter anzupassen.

Selbst und Ich

Während Ich-Psychologen dem Selbst in dem Bestreben, das Ich so gut wie möglich zu verstehen, oft nur minimale Bedeutung beimessen, haben die Vertreter der Objektbeziehungstheorie, da für sie das Selbst in seiner Beziehung zu Objekten an zentraler Stelle steht, versucht, den Platz des Selbst in der Psyche genauer zu bestimmen. Eine der zentralen Streitfragen ist, ob das Selbst eine intrapsychische Repräsentanz des Individuums oder eine eigenständige Quelle von Handlungen und eine eigenständige Instanz ist (Kernberg 1982; Meissner 1986).

Zahlreiche Verfasser (Guntrip 1968, 1971; Meissner 1986; Schafer 1976; Sutherland 1983) haben dahin gehende Bedenken angemeldet, dass die Strukturtheorie und das Modell des Selbst als intrapsychische Repräsentanz kaum eine Grundlage für ein Konzept des Selbst bieten, das auch die subjektive Erfahrung oder eine persönliche Instanz umfasst. Es liegt in der Natur der Strukturtheorie, dass sie auf bestimmte Funktionen ausgerichtet ist, die unpersönlicher Art sind. Sutherland (1983) zum Beispiel behauptete, ein Grundmerkmal des Selbst – das Bezogenheit und Einheit anstrebe – sei seine aktive initiierende Rolle gegenüber der Umwelt.

Es ist Platz sowohl für das Selbst als Repräsentanz als auch für das Selbst als Instanz. Das Selbst kann sogar als im Ich verankert betrachtet und als Endprodukt der Integration der vielen Selbstrepräsentanzen definiert werden (Kernberg 1982). Dieses integrierte Endprodukt sollte jedoch nicht als kontinuierliche und unveränderliche Einheit verstanden werden (Bollas 1987;

Mitchell 1991; Ogden 1989; Schafer 1989). Auch wenn wir häufig gerne die Illusion eines kontinuierlichen Selbst aufrechterhalten würden, sieht es in Wirklichkeit so aus, dass wir alle aus vielfältigen nicht kontinuierlichen Selbsten bestehen, die durch tatsächliche und erdachte Beziehungen mit anderen ständig verändert werden. Schafer (1989) verstand dieses Phänomen als Garnitur narrativer Selbste oder Handlungen, die wir entwickeln, um einen emotional kohärenten Bericht über unser Leben bieten zu können. Mitchell (1991) merkte an, es sei ein Paradoxon der psychoanalytischen Arbeit, dass die Patienten, je mehr sie lernen, diese vielfältigen Facetten ihrer selbst zu akzeptieren, sich selbst als beständiger und kohärenter empfinden.

Abwehrmechanismen

Aufgrund der historischen Verbindung zwischen der Objektbeziehungstheorie und schwer gestörten Patienten wird großes Gewicht auf die für Persönlichkeitsstörungen und Psychosen charakteristischen primitiven Abwehrmechanismen, Abspaltung, projektive Identifizierung, Introjektion und Verleugnen, gelegt.

Abspaltung

Die *Abspaltung* ist ein unbewusster Vorgang, bei dem widersprüchliche Gefühle, Selbstrepräsentanzen oder Objektrepräsentanzen voneinander getrennt werden. Freud (1927e, 1940/1964) hat zwar hier und da Bemerkungen zur Abspaltung gemacht, aber es war Klein (1946), die sie zum Eckpfeiler des emotionalen Überlebens in den ersten zwölf Lebensmonaten erhoben hat. Die Abspaltung ermöglicht es dem Säugling, Gutes von Bösem, Angenehmes von Unangenehmem und Liebe von Hass zu trennen, um positive Erfahrungen, Affekte, Selbstrepräsentanzen und Objektrepräsentanzen in gut abgesonderten mentalen Schubladen und frei von Verunreinigungen durch ihre negativen Gegenstücke aufzubewahren. Die Abspaltung kann als eine grundlegende biologische Methode zum Ordnen von Erfahrungen betrachtet werden, bei der das Gefährdende vom Gefährdeten getrennt ist. Sie wird sekundär zu einem psychologischen Abwehrmechanismus weiterentwickelt (Ogden 1986). Sie ist auch eine wesentliche Ursache der Ich-Schwäche (Kernberg 1967, 1983). Die Integration von Derivaten des Libido- und des Aggressionstriebs mit „guten" und „bösen" Introjekten dient der Neutralisierung von Aggressionen. Die Abspaltung verhindert diese Neutralisierung und enthält dem Ich somit eine wichtige Quelle der Wachstumsenergie vor.

Nach Kernbergs Ansicht ist die Abspaltung durch bestimmte klinische Manifestationen charakterisiert: 1. die alternierende Expression widersprüchlicher

Verhaltensweisen und Einstellungen, denen der Patient unbeteiligt und mit Verleugnung begegnet; 2. die Aufteilung aller Menschen in „nur gut" und „nur böse", die häufig als *Idealisierung* beziehungsweise *Abwertung* bezeichnet wird; und 3. die gleichzeitige Existenz widersprüchlicher Selbstrepräsentanzen, die sich abwechseln. Kernberg hielt die Abspaltung für die wichtigste Abwehrhandlung bei Patienten mit einer Borderline-Persönlichkeitsstörung, sie ist jedoch bei allen Patienten gelegentlich zu beobachten (Rangell 1982) und unterscheidet Borderline-Patienten nicht eindeutig von solchen mit anderen Persönlichkeitsstörungen (Allen et al. 1988). Kernberg unterschied neurotische und Borderline-Persönlichkeiten zum Teil aufgrund dessen, dass Letztere die Abspaltung gegenüber der Verdrängung bevorzugen; empirische Forschungen lassen jedoch darauf schließen, dass diese beiden Abwehrmechanismen unabhängig voneinander eingesetzt werden und auch bei ein und derselben Person vorkommen können (Perry und Cooper 1986).

Projektive Identifizierung

Der zweite Abwehrmechanismus, die projektive Identifizierung, ist ein unbewusster dreistufiger Prozess, bei dem Aspekte der eigenen Person geleugnet und einer anderen zugeschrieben werden (siehe Abbildungen 2–2, 2–3 und 2–4). Die drei Stufen sind (Ogden 1979):

1. Der Patient projiziert eine Selbst- oder Objektrepräsentanz auf den Behandelnden.
2. Der Behandelnde identifiziert sich unbewusst mit dem Projizierten und beginnt als Reaktion auf den zwischenmenschlichen Druck, den der Patient ausübt, wie die projizierte Selbst- oder Objektrepräsentanz zu fühlen oder sich so zu verhalten. (Dieser Aspekt des Phänomens wird gelegentlich als projektive Gegenidentifikation bezeichnet [Grinberg 1979].)
3. Die projizierten Inhalte werden vom Behandelnden „psychologisch verarbeitet" und verändert und durch Reintrojektion an den Patienten zurückverwiesen. Die Veränderung der projizierten Inhalte wiederum verändert die entsprechenden Selbst- oder Objektrepräsentanzen und das Muster der zwischenmenschlichen Bezogenheit.

Die drei Stufen wurden hier um der Klarheit willen linear dargestellt, Ogden (1992) hat jedoch betont, dass sie nicht linear aufeinanderfolgen und man sie sich als Dialektik vorstellen muss, innerhalb welcher Patient und Analytiker eine Beziehung eingehen, in der sie gleichzeitig getrennt und „eins" sind. Durch die Dialektik der gegenseitigen Durchdringung der Subjektivitäten entsteht eine einmalige Subjektivität. Dennoch können Übertragung und Gegenübertragung jeweils den Stufen 1 und 2 zugeordnet werden. In dieser Hinsicht hat die projektive Identifizierung zusätzlich zu ihrer Funktion als intrapsychischer

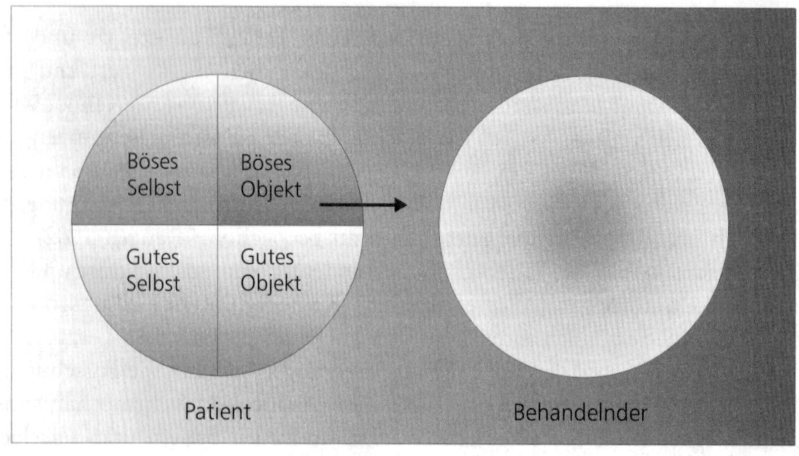

Abbildung 2–2: Projektive Identifizierung – Stufe 1: Der Patient leugnet böse innere Objekte und projiziert sie auf den Behandelnden.

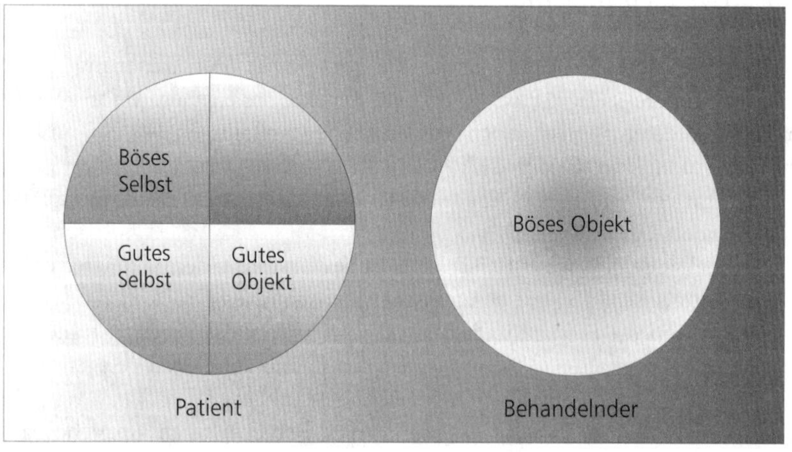

Abbildung 2–3: Projektive Identifizierung – Stufe 2: Der Behandelnde beginnt als Reaktion auf den zwischenmenschlichen Druck, den der Patient ausübt, unbewusst wie das projizierte böse Objekt zu fühlen und/oder sich so zu verhalten (projektive Gegenidentifikation).

Abwehrmechanismus eine zwischenmenschliche Dimension. Abspaltung und projektive Identifizierung sind eng zusammenhängende Mechanismen, die zusammen dafür sorgen, dass „Gutes“ und „Böses“ getrennt bleiben (Grotstein 1981). Das zwischenmenschliche Element in Ogdens Definition der projektiven Identifizierung stammt aus Bions (1962) Konzept, laut welchem der Therapeut ein Behälter für die Projektionen des Patienten ist, ganz ähnlich wie die Mutter die Projektionen ihres Kindes aufnimmt.

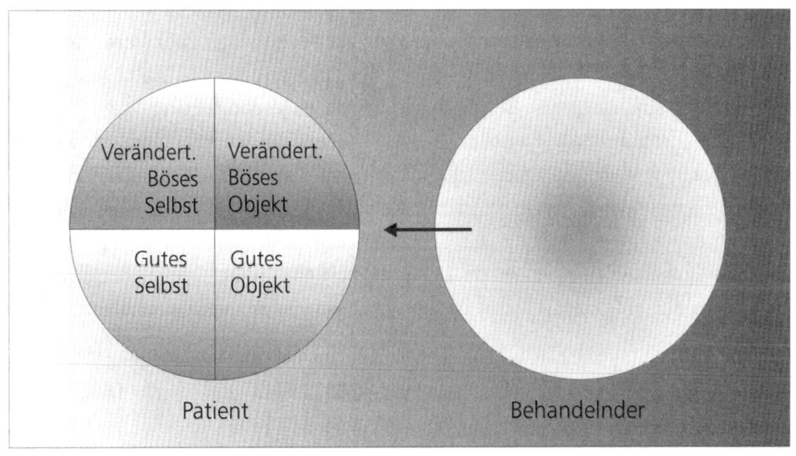

ABBILDUNG 2–4: PROJEKTIVE IDENTIFIZIERUNG – STUFE 3: DER BEHANDELNDE BEHÄLT DAS PROJIZIERTE BÖSE OBJEKT UND VERÄNDERT ES; ES WIRD DANN VOM PATIENTEN REINTROJIZIERT UND ASSIMILIERT (INTROJEKTIVE IDENTIFIKATION).

Heutige kleinsche Analytiker in London sehen die projektive Identifizierung etwas anders. Sie neigen eher dazu, zu sagen, dass der Abwehrmechanismus nicht die Projektion eines Teils des Patienten darstellt, sondern eine Fantasie einer Objektbeziehung (Feldman 1997). In dieser Hinsicht ist die Umwandlung des Ziels der Projektion nicht unbedingt erforderlich. Dennoch stimmen die Kleinianer zunehmend darin überein, dass der Analytiker oder Therapeut bis zu einem gewissen Grad immer von dem beeinflusst wird, was der Patient auf ihn projiziert, und es dem Analytiker helfen kann, sich dessen bewusst zu werden, was projiziert wird, wenn er bis zu einem gewissen Grad auf die „Anstöße" des Patienten, sich im Sinne seiner Projektionen zu verhalten, anspricht (Joseph 1989; Spillius 1992).

Wie in Kapitel 1 gesagt, ist die Gegenübertragung ein gemeinsames Produkt der Beiträge sowohl des Patienten als auch des Klinikers (Gabbard 1995). Der Patient löst beim Therapeuten bestimmte Reaktionen aus, die endgültige Form der Gegenübertragungsreaktion bestimmen jedoch die Konflikte und inneren Selbst- und Objektrepräsentanzen des Therapeuten. Mit anderen Worten, der Vorgang erfordert eine „Anlegestelle" beim Empfänger, damit die Projektion landen kann. Manche Projektionen passen besser zum Empfänger als andere (Gabbard 1995).

Das Konzept der projektiven Identifizierung lediglich als Abwehrmechanismus zu betrachten, ist eine ungerechtfertigte Einschränkung. Wegen ihrer zwischenmenschlichen Komponente kann sie auch als 1. ein Mittel der Kommunikation, bei der der Patient den Behandelnden zwingt, Gefühle zu empfinden, die seinen ähnlich sind, 2. eine

Art der Objektbezogenheit und 3. als Weg zu psychologischer Veränderung, in dem Sinne, dass die Reintrojektion der projizierten Inhalte nach ihrer Veränderung durch den Behandelnden eine Veränderung des Patienten bewirken, betrachtet werden. In diesem Modell der projektiven Identifizierung wird das hervorgehoben, was in einer klinischen Situation geschieht, projektive Identifizierung kommt jedoch auch in nichtklinischen Situationen regelmäßig vor. In Letzteren werden die Projektionen möglicherweise völlig verzerrt zurückgeschickt oder „dem Patienten mit Gewalt wieder eingeflößt" und nicht verändert oder zurückgehalten.

Introjektion

Der dritte Abwehrmechanismus, die Introjektion, ist ein unbewusster Vorgang, bei dem ein inneres Objekt symbolisch aufgenommen und als Teil der eigenen Person assimiliert wird. Dieser Mechanismus kann Teil einer projektiven Identifizierung sein, wobei dann das Aufgenommene das ist, was ursprünglich projiziert wurde, oder er tritt selbstständig als Gegenteil der Projektion auf. Nach Freuds (1917e) klassischer Definition ist die Depression das Ergebnis der Introjektion eines als ambivalent empfundenen Objekts. Auf dieses Introjekt im depressiven Patienten gerichteter Ärger führe zu Selbstabwertung und anderen Symptomen der Depression. In der heutigen Terminologie der Objektbeziehung wird die Introjektion als eine von zwei möglichen Arten der Verinnerlichung von der Identifizierung unterschieden. Wenn zum Beispiel ein Elternteil *introjiziert* wird, wird er als Teil der Unterabteilung Objekte des Ich verinnerlicht und als innere Präsenz erfahren, die die Selbstrepräsentanz nicht wesentlich ändert. Bei der *Identifizierung* hingegen wird der Elternteil als Teil der Unterabteilung Selbst des Ich verinnerlicht und bewirkt eine wesentliche Veränderung der Selbstrepräsentanz (Sandler 1990).

Verleugnen

Der vierte Abwehrmechanismus, das Verleugnen, ist ein direktes Leugnen traumatischer sensorischer Informationen. Während die Regression im Allgemeinen als Abwehrmechanismus gegen *innere* Wünsche oder Impulse eingesetzt wird, ist das Verleugnen normalerweise eine Abwehr gegen die äußere Welt der Realität, wenn diese Realität besonders beunruhigend ist. Obwohl er in erster Linie bei Psychosen und schweren Persönlichkeitsstörungen auftritt, wird dieser Mechanismus auch von gesunden Menschen eingesetzt, insbesondere angesichts katastrophaler Ereignisse.

Die Britische Schule der Objektbeziehung hat die amerikanische Beziehungstheorie stark beeinflusst. Diese „Zwei-Personen"-Theorie und ihre nahen Verwandten – Intersubjektivität, Konstruktivismus und interpersonale Theorie – vertreten gleichermaßen die Ansicht, dass die Wahrnehmung des Patienten durch den Therapeuten zwangsläufig von der Subjektivität des Therapeuten gefärbt ist (Aron 1996; Gill 1997; Greenberg 1991; Hoffman 1992, 1998; Levine 1994; Mitchell 1993, 1997; Natterson 1991; Renik 1993, 1998; Stolorow et al. 1987). Ein entscheidendes Element dieser Auffassung ist, dass sich zwei Menschen in einem Raum befinden, die sich zu jeder Zeit gegenseitig beeinflussen. Somit kann der Therapeut seine eigene Subjektivität nicht überwinden, wenn er die Probleme seines Patienten formuliert. Zudem hat das jeweilige Verhalten des Therapeuten beträchtliche Auswirkungen auf die Übertragung des Patienten. Manche behaupten, diese intersubjektive Sichtweise stehe über allen Schulen und gelte für alle psychotherapeutischen Situationen (Aron 1996; Dunn 1995; Gabbard 1997; Levine 1996).

Selbstpsychologie

Kohut

Während die Objektbeziehungstheorie das Gewicht auf die *verinnerlichten* Beziehungen zwischen Repräsentanzen des Ich und des Objekts legt, konzentriert sich die Selbstpsychologie darauf, wie *äußere* Beziehungen die Aufrechterhaltung des Selbstwertgefühls und der Selbstkohäsion fördern. Dieser theoretische Ansatz, der aus den wegweisenden Schriften von Heinz Kohut (1973, 1979, 1987) abgeleitet wurde, betrachtet den Patienten als jemanden, der dringend bestimmte Reaktionen anderer Personen benötigt, um ein gewisses Wohlbefinden aufrechtzuerhalten.

Die Selbstpsychologie ging aus Kohuts Studien über ambulante Patienten mit narzisstischen Störungen hervor, die er psychoanalytisch behandelte. Er stellte fest, dass sie sich von den klassischen neurotischen Patienten unterscheiden, die sich wegen hysterischer oder obsessiv-zwanghafter Symptome in Behandlung begeben. Erstere klagten über undefinierbare Gefühle der Depression oder Unzufriedenheit in Beziehungen (Kohut 1971). Sie zeichneten sich außerdem durch ein verletzliches Selbstwertgefühl aus, das sehr empfindlich auf Beleidigungen durch Freunde, Familienmitglieder, Partner, Kollegen und andere reagierte. Kohut machte die Erfahrung, dass das Strukturmodell der Ich-Psychologie keinen Aufschluss über die Pathogenese und das Heilmittel für die Probleme dieser Patienten gab.

Er stellte fest, dass bei diesen Patienten zwei Arten der Übertragung auftraten: die Spiegelübertragung und die idealisierende Übertragung. Bei der Spiegelübertragung erwartet der Patient vom Therapeuten eine bestätigende, validierende Reaktion, die Kohut mit dem „Glanz in den Augen der Mutter" als

Reaktion auf den der jeweiligen Entwicklungsphase entsprechenden Exhibitionismus des Kleinkindes – was er als *grandios-exhibitionistisches Selbst* bezeichnete – in Verbindung brachte. Solche zustimmenden Reaktionen sind laut Kohut insofern entscheidend für eine normale Entwicklung, als sie dem Kind ein Selbstwertgefühl vermitteln. Wenn eine Mutter das Bedürfnis ihres Kindes nach dieser Spiegelreaktion nicht nachempfinden kann, kann das Kind das Gefühl der Ganzheit und seine Selbstachtung nur schwer bewahren. Als Reaktion auf diese fehlende Empathie zerbricht das Selbstempfinden des Kindes, und es versucht verzweifelt, perfekt zu sein und dem Elternteil etwas „vorzuführen", um die ersehnte Bestätigung zu erhalten. Diese Form der „Angeberei" ist eine weitere Manifestation des grandios-exhibitionistischen Selbst (Baker und Baker 1987). Die Spiegelübertragung bei Erwachsenen, die sich in Behandlung begeben, sieht genauso aus. Der erwachsene Patient, der verzweifelt versucht, Zustimmung und Bewunderung zu ernten, indem er seinem Therapeuten etwas „vorführt", entwickelt möglicherweise eine Spiegelübertragung.

Die idealisierende Übertragung bezieht sich, wie ihr Name sagt, auf eine Situation, in der der Patient den Therapeuten als allmächtigen Elternteil wahrnimmt, dessen Anwesenheit tröstet und heilt. Der Wunsch, sich im Ruhm des idealisierten Therapeuten zu sonnen, ist eine Manifestation seiner Übertragung. Ebenso wie die fehlende Empathie einer Mutter, die keine Spiegelreaktionen auf das grandios-exhibitionistische Selbst ihres Kindes zeigt, das Kind traumatisieren kann, kann dasselbe Kind auch durch eine Mutter traumatisiert werden, die das Bedürfnis des Kindes, sie zu idealisieren, nicht nachempfinden kann oder kein der Idealisierung wertes Vorbild abgibt.

In beiden Fällen hat der erwachsene Patient, in dessen Beziehung zu seinen Eltern solche frühen Störungen aufgetreten sind und der eine Veranlagung zu solchen Übertragungen hat, mit einem fehlerhaften oder unzulänglichen Selbst – dessen Entwicklung in einem Stadium zum Stillstand gekommen ist, indem es sehr anfällig für Fragmentierung ist – zu kämpfen. Kohut war der Ansicht, das Strukturmodell des Konflikts in der Ich-Psychologie reiche nicht aus, um diese narzisstischen Bedürfnisse nach Spiegelung und Idealisierung zu erklären. Außerdem hatte er einen moralisierenden und pejorativen Unterton bei den Analytikern bemerkt, die mit der klassischen Auffassung an den Narzissmus herangingen. Er war überzeugt davon, dass die Anwendung von Freuds Modell (1914c), laut welchem der Übergang vom primären Narzissmus zur Objektliebe ein Teil des normalen Reifungsprozesses ist, viel Schaden angerichtet habe. Aus Freuds Auffassung folgte, dass der Mensch aus den narzisstischen Bestrebungen „herauswachsen" und sich stärker um die Bedürfnisse anderer kümmern sollte.

Kohut empfand das als scheinheilig. Er behauptete, narzisstische Bedürfnisse bestünden ein Leben lang und ihre Entwicklung verlaufe parallel zu der im Bereich der Objektliebe. Er stellte eine *Zwei-Achsen-Theorie* auf (siehe Abbildung 2–5), laut welcher *sowohl* im Bereich des Narzissmus als auch im Bereich der Objektliebe eine fortlaufende Entwicklung stattfindet (Ornstein

1974). Im Zuge ihrer Reifung versuchen Kleinkinder, die verloren gegangene Perfektion der frühen Bindung zwischen Mutter und Kind durch eine von zwei möglichen Strategien zu erreichen – das grandiose Selbst, bei dem die Perfektion in der eigenen Person erreicht wird, oder das idealisierte Elternbild, bei dem sie dem Elternteil zugewiesen wird. Diese beiden Pole bilden das *bipolare Selbst*. In seinem letzten (posthum veröffentlichten) Buch erweiterte Kohut (1984) dieses Konzept zu einem *tripolaren Selbst,* indem er es um den dritten Pol der Selbstobjektbedürfnisse, *Zwilling* oder *Alter Ego*, ergänzte. Dieser Aspekt des Selbst äußert sich in der Übertragung als das Bedürfnis, so zu sein wie der Therapeut. Es hat seinen Ursprung in dem Wunsch nach Verschmelzung, der im Laufe der Entwicklung schrittweise in nachahmendes Verhalten umgewandelt wird. So spielt ein kleiner Junge beispielsweise Rasenmähen, wenn sein Vater gerade das Gras schneidet. Dieser dritte Pol des Selbst hat im Vergleich zu den anderen beiden eine geringe klinische Bedeutung und wird bei der Besprechung der Selbstobjektübertragungen oft nicht berücksichtigt. Wenn die Eltern regelmäßig nicht auf diese Strategien reagieren, bleibt die Entwicklung stehen. Bei adäquatem Verhalten der Eltern hingegen wird das grandiose Selbst in gesunde Ambitionen umgewandelt, und das idealisierte Elternbild wird in Form von Idealen und Werten verinnerlicht (Kohut 1973). Deshalb können Therapeuten ruhig Empathie für die narzisstischen Bedürfnisse ihrer Patienten zeigen, statt sie als egozentrisch und unreif zu verachten. Während die klassische Theorie der Ich-Psychologie den Patienten als eine Person mit infantilen Wünschen betrachtet, die aufgegeben werden müssen, begriff Kohut ihn als jemanden, der *Bedürfnisse* hat, die es zu verstehen und bei der Behandlung teilweise zu befriedigen gilt (Eagle 1990). In seinem ersten Buch meinte Kohut, dies gelte in erster Linie für die narzisstische Charakterpathologie. Bis zur Veröffentlichung seines letzten Buches hatte er den Geltungsbereich der Selbstpsychologie dann wesentlich erweitert:

> Die Selbstpsychologie versucht nun zu zeigen …, dass alle Formen der Psychopathologie entweder auf Defekten in der Struktur des Selbst, auf Entstellungen des Selbst oder auf Schwächen des Selbst basieren. Sie versucht außerdem zu zeigen, dass all diese Makel des Selbst aus Störungen von Selbstobjektbeziehungen in der Kindheit resultieren. (Kohut 1987, S. 54)

Der Begriff Selbstobjekt ist zu einem Oberbegriff geworden, der die Rolle beschreibt, die andere Menschen hinsichtlich der Spiegelungs-, Idealisierungs- und Zwillingsbedürfnisse des Selbst spielen. Aus der Sicht des Wachstums und der Entwicklung des Selbst sind andere keine gesonderten Personen, sondern Objekte, die diese Bedürfnisse des Selbst befriedigen. Somit kann man Selbstobjekte gewissermaßen eher als Funktionen (z. B. als tröstende oder validierende) betrachten denn als Menschen. Laut Kohut wächst der Mensch niemals aus dem Bedürfnis nach Selbstobjekten heraus, es bleibt ein Leben lang

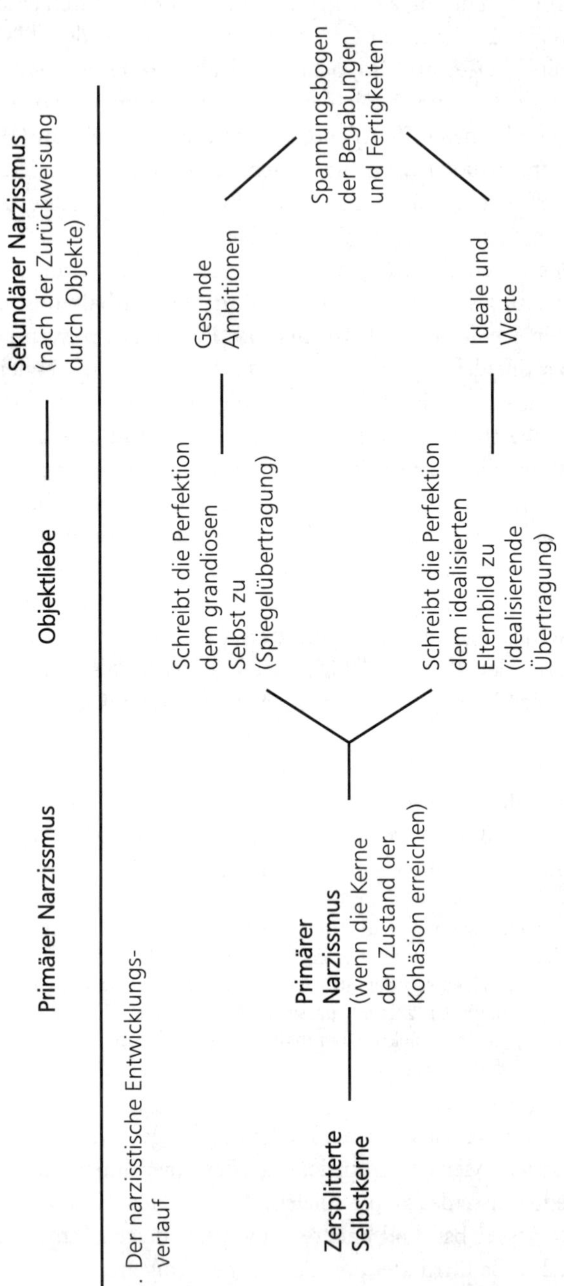

ABBILDUNG 2–5: KOHUTS (1971) ZWEI-ACHSEN-THEORIE

bestehen – wir brauchen Selbstobjekte in unserem Umfeld, um emotional zu überleben, ebenso wie wir den Sauerstoff in der Atmosphäre für unser körperliches Überleben benötigen (Kohut 1987).

Eine Implikation von Kohuts letzter theoretischer Aussage ist, dass die psychologische Trennung ein Mythos ist. Die Selbstpsychologie betrachtet die Trennung des Selbst vom Selbstobjekt als unmöglich. Wir alle brauchen ein Leben lang bekräftigende, empathische Reaktionen von anderen, um unser Selbstwertgefühl aufrechtzuerhalten. Durch Reifung und Wachstum entwickeln wir statt des Bedürfnisses nach archaischen Selbstobjekten die Fähigkeit, reifere und angemessenere Selbstobjekte einzusetzen. Das Ziel der Behandlung in klinischen Situationen besteht darin, das geschwächte Selbst zu stärken, damit es nicht optimale Selbstobjekterfahrungen ohne einen größeren Verlust der Selbstkohäsion ertragen kann (Wolf 1988).

Kohut hat sich stets gegen eine einfache Definition des Selbst gewehrt, da es seiner Meinung nach eine so umfassende Struktur ist, dass es sich einer knappen Definition entzieht. Dennoch hatte sich seine Auffassung über das Selbst bis zu seinem Tod im Jahr 1981 eindeutig von der einer Selbstrepräsentanz zu der „eines übergeordneten Selbst als primäre psychische Konstellation, des Zentrums der Erfahrung und der Initiative und der wichtigsten Motivationsinstanz" (Curtis 1985, S. 343) entwickelt. Weitere Implikationen sind unter anderem eine umfassende Deakzentuierung des Ich und der Unbeständigkeit der Triebe und Abwehrmechanismen, eine größere Betonung der bewussten subjektiven Erfahrung und die Konzeptualisierung der Aggression als sekundär im Vergleich zum Versagen von Selbstobjekten (z. B. narzisstische Wut) und nicht als primärer oder angeborener Trieb. In diesem Begriffssystem werden Abwehrmechanismen und Widerstände, oder „Abwehrwiderstände", wie Kohut (1987) sie schließlich nannte, völlig anders bewertet: „Ich persönlich bevorzuge es, von der ‚Defensivität' der Patienten zu sprechen – und ihre defensiven Einstellungen als in adaptiver und psychologischer Hinsicht wertvoll zu betrachten – und nicht von ihren ‚Widerständen'" (S. 169). Sie sind eindeutig wertvoll und adaptiv, da sie die Integrität des Selbst bewahren.

Im Gegensatz zu den Ich-Psychologen schrieb Kohut dem Ödipuskomplex sekundäre Bedeutung zu. Seiner Ansicht nach sind ödipale Komplexe im Zusammenhang mit Sexualität und Aggression lediglich „Folgeschäden" von in einem früheren Stadium der Entwicklung eingetretenem Versagen in der Selbst-Selbstobjekt-Matrix. Wenn eine Mutter die Selbstobjektbedürfnisse ihres Kindes angemessen erfüllt, kann das Kind den Ödipuskomplex überstehen, ohne Symptome zu entwickeln. Die grundlegende Angst ist laut der Selbstpsychologie die „Desintegrationsangst", die Befürchtung, das Selbst könne als Reaktion auf unangemessene Selbstobjektreaktionen zerfallen, was dazu führen würde, dass man einen nichtmenschlichen Zustand des psychologischen Todes erlebt (Baker und Baker 1987). Nach Ansicht der Selbstpsychologie entstehen die meisten Formen symptomatischen Verhaltens (z. B.

Drogenmissbrauch, Promiskuität, sexuelle Perversionen, Selbstverstümmelung, Purging) nicht infolge von mit Kastrationsangst verbundenen neurotischen Konflikten. Vielmehr handelt es sich um „Notfallmaßnahmen zur Aufrechterhaltung und/oder Wiederherstellung der inneren Kohäsion und Harmonie eines verletzlichen, ungesunden Selbst" (Baker und Baker 1987, S. 5). Diese Zersplitterungen des Selbst treten auf einer Skala auf, die von leichter Besorgnis oder Angst bis zu schwerer Panik darüber, dass man völlig auseinanderfällt, reicht (Wolf 1988).

Die Betonung des Versagens der Betreuerfiguren und die daraus resultierenden Defizite des Selbst in der Selbstpsychologie stehen im Einklang mit den britischen Objektbeziehungstheorien. In selbstpsychologischen Schriften klingen Winnicotts ausreichend gute Mutter und Balints Grundstörung an. Obwohl Kohut die Beiträge dieser Wissenschaftler nicht anerkennt, ist ihr Einfluss unverkennbar. Allerdings haben die Vertreter der Objektbeziehungstheorie den Begriff des Selbst nicht in dem Maße ausgearbeitet wie Kohut, vielleicht weil sie an einem Modell der Reifung festhielten, das ein moralisierendes Element enthält, auf welches Kohut verzichtet hat (Bacal 1987). Kohut hat außerdem wesentlich dazu beigetragen, dass die Bedeutung des Selbstwertgefühls in der Pathogenese psychiatrischer Störungen erkannt wurde.

Beiträge nach Kohut

Nach Kohuts Tod arbeitete eine neue Generation von Selbstpsychologen Teile seiner Theorie aus und erweiterte sie. Wolf (1988) identifizierte zwei weitere Selbstobjektübertragungen. Bei der *gegensätzlichen Selbstobjektübertragung* erlebt der Patient den Analytiker als wohlwollend opponierende Person, die dabei doch eine gewisse unterstützende Haltung zeigt. Der Analytiker wird außerdem als jemand wahrgenommen, der den Patienten zu einer gewissen Autonomie des Selbst ermutigt, indem er das Bedürfnis des Patienten nach Antagonismus akzeptiert. Die andere Selbstobjektübertragung, die Wolf beobachtet hat, ist mit der Spiegelübertragung verwandt, da sie aber eine Motivation zur Beherrschung enthält, unterscheidet sie sich in ausreichendem Maße von dieser, um eine eigene Kategorie zu bilden. Sie wird als *wirksame Selbstobjektübertragung* bezeichnet und bedeutet, dass der Patient den Analytiker als jemanden erlebt, der zulässt, dass der Patient beim Analysten das erforderliche Selbstobjektverhalten auslöst.

Andere von der Selbstpsychologie beeinflusste Analytiker sind davon überzeugt, dass Informationen außerhalb der empathisch-introspektiven Art der Wahrnehmung in die Wissensdatenbank des Analytikers integriert werden müssen. Lichtenberg (1998, 1989) erachtet die Kenntnis von „Modellszenen", die Prototypen der Erfahrungen des Kindes- und des Kleinkindalters darstellen, für äußerst relevant für die Rekonstruktion und das Verständnis der frühen Erfahrungen des Patienten. Er ist der Ansicht, es müssen fünf verschiedene Motivationssysteme berücksichtigt werden, um die Kräfte, die im Patienten wirken, vollständig verstehen zu können. Jedes dieser Systeme basiere auf angeborenen Bedürfnissen und den entsprechenden Reaktionsmustern. Das erste System entsteht als Reaktion auf das Bedürfnis nach Bindung und Zugehörigkeit. Das zweite betrifft Reaktionen auf das Bedürfnis nach psychischer Steuerung und physiologischen Anforderungen. Das dritte System entwickelt sich als Reaktion auf das Bedürfnis nach Behauptung und Erkundung. Das vierte ist die Reaktion auf das Bedürfnis, auf aversive Erfahrungen mit Rückzug und/oder Antagonismus zu reagieren. Das fünfte System betrifft Reaktionen auf das Bedürfnis nach sinnlichem Genuss und, letztendlich, sexueller Erregung. Diese Systeme stehen in einem dialektischen Spannungsverhältnis zueinander und unterliegen einer ständigen Neuordnung ihrer Hierarchie. Alle fünf Systeme können sich nur bei wechselseitigen Reaktionen der Betreuer entwickeln. Lichtenberg hatte Vorbehalte gegenüber Kohuts Theorie, weil sexueller und nicht sexueller Genuss darin eine relativ periphere Stellung einnehmen.

Bacal und Newman (1990) versuchten, die Selbstpsychologie und die Objektbeziehungstheorie zu integrieren. Sie argumentierten, Selbstpsychologie könne als eine Variante der Objektbeziehungstheorie betrachtet werden und Kohut habe es versäumt, den Einfluss der Britischen Schule der Objektbeziehung auf seine Vorstellungen einzuräumen. Bacal und Newman betonen, dass das Selbst in Verbindung mit seinem Objekt und nicht in isolierter Form die eigentliche Grundeinheit der Selbstpsychologie ist.

Andere Revisionisten haben die von Kohut befürwortete Art des therapeutischen Handelns infrage gestellt, die in einer optimalen Nichterfüllung der Bedürfnisse des Patienten im Kontext des empathischen Verständnisses besteht. Obwohl Kohut wiederholt betont hat, seine Technik sei im Wesentlichen eine erklärende, haben Beobachter (z. B. Siegel 1996) darauf hingewiesen, dass sein Ansatz ein anderer sei als die von Freud empfohlene Frustration. In seinem Buch erkannte Kohut die Bedeutung der korrektiven emotionalen Erfahrung an. Dennoch stand Bacal (1985) Kohuts Konzept der optimalen Nichterfüllung kritisch gegenüber und erklärte, eine „optimale Reaktivität" sei im analytischen Prozess ebenso wichtig. Lindon (1994) hatte ähnliche Bedenken und schlug vor, zur Bezeichnung des Problems der übermäßigen Zurückhaltung des Analytikers den Begriff *optimale Versorgung* zu verwenden. Allerdings war er nicht der Ansicht, diese Art der Versorgung habe eine heilende Wirkung. Vielmehr bezeichnete die Versorgung nach seinem Konzept das Schaffen einer Atmosphäre, die die Erforschung des Unbewussten des Patienten erleichtert und nicht zwangsläufig zur Behebung von Entwicklungsdefiziten führt. Er forderte, die Versorgung solle der Förderung der analytischen Arbeit dienen und nicht den Analyseprozess gefährden.

Überlegungen zur Entwicklung

Bis zu einem gewissen Grad basieren alle psychoanalytischen Theorien auf dem Konzept der Entwicklung. Ebenso wie sich die Theorie der Psychoanalyse nach der Schwerpunktlegung auf Triebe, Abwehrmechanismen und intrapsychische Konflikte zwischen den Instanzen den Fragen des Selbst, des Objekts und der Beziehungen zugewandt hat, hat sich auch die Entwicklungsforschung in dieselbe Richtung entwickelt. Bei den frühen Theorien zur Entwicklung im Zusammenhang mit der Ich-Psychologie standen die libidinösen Zonen im Mittelpunkt, und sie basierten zum großen Teil auf Rekonstruktionen der frühen Entwicklung anhand der psychoanalytischen Arbeit mit Erwachsenen. Erikson (1959) versuchte, Hartmann folgend, den Konflikt zwischen den Instanzen in den breiteren Kontext der Ich-Psychologie einzugliedern. Er konzentrierte sich auf psychosoziale Probleme aus der Umwelt, die es ihm ermöglichten, ein epigenetisches Entwicklungsschema zu entwickeln, in dem jede Phase durch eine psychosoziale Krise gekennzeichnet war. So hat das Kind beispielsweise in der oralen Phase mit dem Gegensatz zwischen Grundvertrauen und grundlegendem Misstrauen zu kämpfen. Die Krise der analen Phase betrifft den Gegensatz zwischen Autonomie auf der einen und Scham und Zweifel auf der anderen Seite. In der phallisch-ödipalen Phase ist das Kind zwischen Initiative und Schuldgefühlen hin und her gerissen.

Die ödipale Phase der Entwicklung beginnt etwa im Alter von 3 Jahren und beinhaltet eine intensivere Beschäftigung mit den Genitalien als Quelle der Freude. Mit diesem Interesse geht der Wunsch einher, das ausschließliche Objekt der Liebe des andersgeschlechtlichen Elternteils zu sein. Zugleich aber wandelt sich das dyadische oder Mutter-Kind-Bezugssystem zu einem triadischen und dem Kind wird bewusst, dass es hinsichtlich der Zuneigung des andersgeschlechtlichen Elternteils einen Rivalen hat.

Bei einem männlichen Kind ist das erste Objekt der Liebe die Mutter, ohne dass hierfür eine Verlagerung der Zuneigung erforderlich wäre. Es möchte mit ihr schlafen, sie liebkosen und im Mittelpunkt ihrer Welt stehen. Da der Vater diese Pläne durchkreuzt, entwickelt das Kind Mordgelüste ihm gegenüber. Diese Wünsche führen zu Schuldgefühlen, Angst vor Vergeltung seitens des Vaters und einem Gefühl der Angst wegen dieser drohenden Vergeltung. Freud hat wiederholt beobachtet, dass die Angst des männlichen Kindes in dieser Entwicklungsphase in erster Linie daher rührt, dass es Vergeltung in Form der Kastration fürchtet. Um dieser Bestrafung zu entgehen, verzichtet der Junge auf seine sexuellen Bemühungen um die Mutter und identifiziert sich mit dem Vater. Diese Identifizierung mit dem Aggressor bringt die Entscheidung mit sich, nach einer Frau zu suchen, die *wie* die Mutter ist, damit der Junge *wie* der Vater sein kann. Im Zuge dieser ödipalen Lösung wird der vergeltende Vater gegen Ende des fünften oder sechsten Lebensjahres verinnerlicht und bildet dann das Über-Ich, das Freud als Erben des Ödipuskomplexes betrachtete. Die neuere Forschung zur ödipalen Phase der Entwicklung hat geklärt, dass auch eine libidinöse Sehnsucht nach dem *gleichgeschlechtlichen* Elternteil besteht, begleitet von dem Wunsch, den *andersgeschlechtlichen* Elternteil loszuwerden. Diese Ansicht wird oft als negativer Ödipuskomplex bezeichnet.

Die Erklärung der ödipalen Entwicklung von Mädchen bereitete Freud größere Schwierigkeiten. In einer Reihe von Abhandlungen (Freud 1925j, 1931b, 1933) gestand er schlicht und einfach seine Verwirrung angesichts der weiblichen Psychologie ein, bemühte sich jedoch, die weibliche Entwicklung zu skizzieren. Eine Art, mit dieser Schwierigkeit umzugehen, bestand darin, dass er annahm, die Entwicklung der Frau verlaufe im Wesentlichen analog zu der des Mannes. Nach Freuds Ansicht wird der Ödipuskomplex bei Jungen durch den Kastrationskomplex aufgelöst, bei Mädchen dagegen durch das Bewusstsein der „Kastration" *ausgelöst.* In der präödipalen Phase fühlt sich ein kleines Mädchen, so Freud, im Wesentlichen wie ein Junge, bis es entdeckt, dass er einen Penis hat. Von da an fühlt es sich minderwertig und leidet unter Penisneid. Da es gewöhnlich der Mutter die Schuld für seine Minderwertigkeit gibt, wendet es sich dem Vater als Liebesobjekt zu. Der Wunsch nach einem Kind vom Vater ersetzt den Wunsch nach einem Penis. Freud vertrat die Ansicht, nach der Entdeckung der „genitalen Minderwertigkeit" stünden dem weiblichen Kind drei Wege offen: 1. Einstellung jeglicher Sexualität (d. h. Neurose), 2. herausfordernde Übermännlichkeit oder 3. entschiedene Weiblichkeit, die mit dem Verzicht auf die klitorale Sexualität einhergeht. Für die normale Auflösung des Ödipuskomplexes wurde der Verlust der Liebe und nicht die Angst vor Kastration durch den Vater als entscheidender Faktor angesehen.

Neuere psychoanalytische Autoren haben Freuds Konzept der weiblichen Entwicklung ernsthaft infrage gestellt. Stoller (1976) teilte Freuds Auffassung, die Entwicklung der Weiblichkeit sei das Ergebnis von sexueller Differenzierung, Penisneid und unbewussten Konflikten, nicht. Er war der Ansicht, Weiblichkeit sei ein angeborenes Potenzial, und ein Zusammentreffen der Zuweisung des Geschlechts bei der Geburt, der Einstellung der Eltern und des Lernens vom Umfeld bilde einen komplexen Kern, um den sich schließlich ein reifes Bewusstsein der Weiblichkeit herausbildet. Er nannte diesen ersten Schritt *primäre Weiblichkeit*, weil er ihn nicht als Ergebnis eines Konflikts betrachtete. Tyson (1996) betonte, reife Weiblichkeit beginne mit primärer Weiblichkeit, die Lösung von Konflikten sowie die Identifizierungen mit beiden Elternteilen bestimmten jedoch die endgültige Form.

Stoller war zusammen mit anderen Autoren wie Lerner (1980) und Torok (1970) der Meinung, Penisneid sei nur ein Aspekt der Herausbildung der Weiblichkeit und nicht ihr Ursprung. In der modernen feministischen Theorie der Psychoanalyse wird betont, dass es nachteilige Implikationen für die Therapie hat, wenn man Penisneid als „Grundstein"-Phänomen betrachtet

(Freud 1937c), das sich der weiteren Analyse und einem weiteren Verständnis entzieht. Eine Gefahr hinsichtlich der „Grundstein"-Anschauung besteht darin, dass sie zu dem verfehlten Versuch des Therapeuten führen kann, weibliche Patienten zu ermutigen, sich als minderwertige Form des Mannes zu betrachten. Frenkel (1996) betonte, dass weibliche Patienten, im Gegensatz zu Freuds Auffassung, nicht allgemein das Gefühl hätten, ihre Genitalien oder ihre sexuelle Erregung seien unangemessen, und dass die Klitoris, die nicht im Geringsten als minderwertiges Organ betrachtet wird, schon im Alter von 4 bis 6 Jahren der Ort der Auslösung starker Befriedigung und gelegentlicher Orgasmen ist. Das vaginale Bewusstsein ist in diesem Alter weniger ausgeprägt. Heute wird hinsichtlich der Entwicklung des Geschlechts der Einfluss von Kultur, Objektbeziehungen und Identifizierungen mit den Eltern betont, statt sie ausschließlich an anatomischen Unterschieden festzumachen (Benjamin 1990; Chodorow 1996).

Die Entwicklung endet nicht mit der Auflösung des Ödipuskomplexes. Die Abwehrkonstellationen ändern sich jeweils mit der nächsten Phase – Latenzzeit, Adoleszenz, junges Erwachsenenalter und Alter. Vaillant (1976) hat sogar eine Ablösung unreifer Abwehrmechanismen durch reifere wie Altruismus und Sublimierung während des Erwachsenenalters dokumentiert, was darauf schließen lässt, dass die Persönlichkeit tatsächlich ein Leben lang dynamisch und formbar ist.

Mahler

In den 1970er Jahren ist in der Psychoanalyse eine stärker auf empirischen Erkenntnissen basierende Theorie aufgekommen. Die auf der Beobachtung von Säuglingen basierenden Studien von Margaret Mahler und ihren Kollegen (1978) gehörten zu den ersten dieser Art und werden häufig als Verbindungsglied zwischen der Ich-Psychologie und der Objektbeziehungstheorie betrachtet. Mahler und ihre Gruppe konnten durch die Beobachtung normaler und nicht normaler Mutter-Kind-Paare drei große Phasen der Entwicklung von Objektbeziehungen identifizieren.

Die ersten beiden Lebensmonate stellen eine *autistische* Phase dar, in der der Säugling vor allem mit sich selbst und mit dem Überleben und nicht mit der Bezogenheit beschäftigt zu sein scheint. Der Zeitraum von 2 bis 6 Monaten, *Symbiose* genannt, beginnt mit der Lächelreaktion des Säuglings und der visuellen Fähigkeit, dem Gesicht der Mutter zu folgen. Obwohl das Kind die Mutter vage als separates Objekt wahrnimmt, ist seine primäre Erfahrung der Mutter-Kind-Dyade die einer dualen Einheit und nicht zweier separater Individuen.

Die dritte Phase der *Separation-Individuation* besteht aus vier Unterphasen. Im Alter von 6 bis 10 Monaten, in der ersten Unterphase der *Differenzierung,* wird dem Kind bewusst, dass die Mutter ein separates Individuum ist. Dieses Bewusstsein kann dazu führen, dass das Kind ein Übergangsobjekt (Winnicott 1974) wie eine Decke oder einen Schnuller braucht, um damit fertig zu werden, dass die Mutter nicht immer verfügbar ist. Die nächste Unterphase, im Alter von 10 bis 16 Monaten, ist die des *Übens*. Dank der in diesem Alter entdeckten lokomotorischen Fertigkeiten wollen Kleinkinder die Welt alleine erkunden, auch wenn sie oft zu ihrer Mutter zurückkehren, um „aufzutanken". Die dritte Unterphase der *Annäherung* ist durch ein stärkeres Bewusstsein der Trennung von der Mutter gekennzeichnet und tritt im Alter von 16 bis 24 Monaten ein. Dieses Bewusstsein geht mit einer erhöhten Empfindlichkeit gegenüber der Trennung von der Mutter einher.

Die vierte und letzte Phase, eine Unterphase der Separation-Individuation, zeichnet sich durch die Konsolidierung der Individualität und die Anfänge der Objektkonstanz aus. Die Errungenschaft dieser Phase, die etwa auf das Ende des dritten Lebensjahres fällt, ist die Integration zersplitterter Bilder von der Mutter zu einem einheitlichen Objekt, das als emotional beruhigende innere Präsenz verinnerlicht werden kann, die dem Kind hilft, wenn die Mutter nicht anwesend ist. Diese Leistung entspricht Kleins depressiver Position und ist der Wegbereiter für die ödipale Phase.

Stern und Nachfolger

Wie bereits erwähnt, stellte Kohuts Ansicht die Schwerpunktlegung Mahlers auf die Separation-Individuation infrage, da er davon ausging, eine gewisse Selbstobjektreaktion von anderen Individuen sei ein Leben lang unentbehrlich. Außerdem stellte die Forschungsarbeit von Daniel Stern (1989, 1992), der Kleinkinder beobachtete, die Ansicht infrage, laut welcher Kinder in einem Zustand autistischer Ichbezogenheit zur Welt kommen. Sterns Arbeit hat gezeigt, dass der Säugling die Mutter oder den Betreuer wahrscheinlich vom ersten Tag an wahrnimmt. Im Einklang mit Kohuts Vorstellung stellte Stern fest, dass bestätigende und validierende Reaktionen der Mutterfigur für die Entwicklung des Selbstempfindens des Kindes unerlässlich sind. Er betonte außerdem, dass der Säugling als Reaktion darauf, dass sich der Betreuer auf ihn einstellt, ein Selbstempfinden-mit-dem-anderen (sense of self-with-other) entwickelt. Anders als Klein schrieb Stern der Fantasie nur eine minimale Bedeutung zu und war der Meinung, der Säugling erlebe vor allem die Realität. Er kam zu dem Schluss, dass Kinder gute Beobachter der Realität sind und sich erst im späten Kleinkindalter der Fantasie und der Verzerrung bedienen, um ihre Wahrnehmungen zu ändern.

Stern unterschied fünf verschiedene Arten des Selbstempfindens. Er betrachtete sie nicht als Phasen, die von darauffolgenden und reiferen Entwicklungsabschnitten abgelöst werden, sondern als verschiedene Bereiche der

Selbsterfahrung (sich entfaltendes oder „Körper"-Selbst, Kern-Selbst, subjektives Selbst, verbales oder kategorisches Selbst und narratives Selbst), die alle ein Leben lang bestehen bleiben und in Abstimmung mit den übrigen wirken. Von der Geburt bis zum Alter von 2 Monaten erscheint das *sich entfaltende Selbst*, das vor allem ein physiologisch ausgerichtetes Körper-Selbst ist. Im Alter von 2 bis 6 Monaten entsteht ein *Kern-Selbst*, das eine stärkere zwischenmenschliche Bezogenheit mit sich bringt. Das Empfinden des *subjektiven Selbst* tritt im Alter zwischen 7 und 9 Monaten auf und ist ein wichtiges Ereignis, weil es die Abstimmung der intrapsychischen Zustände zwischen Säugling und Mutter betrifft. Im Alter zwischen 15 und 18 Monaten, gleichzeitig mit der Entwicklung der Fähigkeit zum symbolischen Denken und der verbalen Kommunikation, entsteht das *verbale* oder *kategorische* Selbstempfinden. Das *narrative* Selbstempfinden erscheint im Alter zwischen 3 und 5 Jahren. Stern war der Überzeugung, diese historische Sicht des Selbst trete zutage, wenn Patienten in analytischen Situationen ihre Lebensgeschichte erzählen.

Stern (2004) betont in seinem gesamten Werk, die menschliche Existenz sei grundsätzlich eine soziale Existenz. Wir gehen aus einer „intersubjektiven Matrix" hervor, die das Ergebnis einer feinen affektiven Abstimmung seitens der Mütter und Betreuer ist. Stern sieht diese gegenseitige Verbindung ähnlich wie Kohut, denn er ist der Ansicht, Reaktionen von anderen Menschen seien wie Sauerstoff. Er formuliert das so: „Wir brauchen die Augen anderer, um uns selbst zu formen und zusammenzuhalten" (Stern 2004, S. 120). Er ist überzeugt davon, dass der Wunsch, intersubjektive Beziehungen einzugehen, ein ebenso starkes Motivationssystem ist wie die biologischen Triebe.

Die Vorstellung, dass die Entwicklung in der Form Selbst – andere erfolgt, ist in weiteren Forschungen zur Entwicklung hinreichend belegt worden (Beebe et al. 1997; Fogel 1992). In Übereinstimmung mit Kohuts und Winnicotts theoretischen Ansichten zeichnet sich eine Sicht der Kommunikation zwischen Mutter und Kind als dyadisches System ab, das zur Verinnerlichung des Selbst-in-Beziehung-zu-einem-Objekt führt. Mit anderen Worten wird, wie Fairbairn betont hat, im Zuge der Entwicklung nicht ein Objekt, sondern eine Objektbeziehung verinnerlicht. Das Kleinkind repräsentiert einen interaktiven Prozess, der eine Abfolge von Bewegungen, die ein Muster aufweisen, die Regeln der Steuerung dieser Bewegungen und die Konsequenzen der Selbstregulierung für das Kind umfasst (Beebe et al. 1997). Im Einklang mit den postmodernen Auffassungen deutet die Entwicklungsforschung darauf hin, dass alle persönlichen Interaktionen gemeinsam konstruiert oder bidirektional gesteuert werden (Fogel 1992).

Posner und Rothbart (2000) untersuchten die Aktivationsregulierung und stellten fest, dass die frühe Interaktion zwischen Eltern und Kind entscheidend für die Spannungsregulierung beim Kleinkind ist. Meins et al. (2001) untersuchten, wie Mütter mit ihren 6 Monate alten Kindern sprechen. Sie kamen zu dem Schluss, dass die Herausbildung des Selbst gefördert wird, wenn sie Bemerkungen über den mentalen Zustand des Kindes machen und es als Individuum behandeln. Somit bestätigen diese Entwicklungsstudien die Bedeutung der Empathie der Eltern für die Entwicklung des Selbst des Kindes.

Forschungen zur neuralen Grundlage der Empathie unterstreichen die Bedeutung dessen, dass sich ein Betreuer oder Elternteil genau auf das Kind einstellt, für die Entwicklung des Kindes. Empathie setzt die Fähigkeit voraus, die Gefühle eines anderen Menschen auf das eigene Nervensystem zu übertragen (Leslie et al. 2004). Spiegelneuronen, die zuerst bei Affen entdeckt wurden, wo sich herausstellte, dass sie die ungewöhnliche Eigenschaft haben, sowohl während der Ausführung einer Handlung als auch während der Beobachtung anderer bei der Ausführung derselben Handlung zu reagieren, könnten von entscheidender Bedeutung sein. Diese Neuronen im prämotorischen Kortex reagieren, wenn ein Primat bestimmte Handbewegungen eines anderen Primaten oder eines Menschen beobachtet und wenn das Tier dieselben Bewegungen ausführt. Mit anderen Worten, sie verschlüsseln objektbezogene Handlungen, ungeachtet dessen, ob diese ausgeführt oder beobachtet werden. Diese Gruppe der Neuronen im ventralen prämotorischen Kortex wird aktiviert, wenn ein Handelnder dabei beobachtet wird, wie er zielbewusst Handlungen an Objekten vornimmt. Fogassi und Gallese (2002) legten nahe, dass Spiegelneuronen bei der Erkennung von Zielen und somit bei der Erkennung dessen, was in einem anderen Menschen vorgeht, eine Rolle spielen könnten. Untersuchungen mit funktionalen bildgebenden Verfahren deuten darauf hin, dass das Spiegelungssystem der rechten Gehirnhälfte entscheidend für die Verarbeitung der Gefühle anderer sein könnte (Leslie et al. 2004). In der Literatur zur Entwicklung zeichnet sich eine zunehmende Übereinstimmung darüber ab, dass die frühen Erfahrungen bezüglich der Reaktionen von Eltern oder Betreuern anfangs die Affekte regulieren und schließlich zu inneren Arbeitsmodellen oder Repräsentanzen der Beziehung führen, die die inneren Regulationsfunktionen ausführen (Hofer 2004). Es wird angenommen, dass die rechte orbitofrontale Region für die Entstehung verinnerlichter Repräsentanzen von Beziehungen unentbehrlich ist, die schließlich als biologische Regulatoren wirken (Schore 1997).

Wie in Kapitel 1 festgestellt, ist Entwicklung im Allgemeinen das Ergebnis des Zusammenwirkens von genetischer Veranlagung und Umwelteinflüssen. Viele psychoanalytische Entwicklungstheorien vernachlässigen die genetischen Faktoren, und eine moderne Theorie muss pures psychoanalytisches Theoretisieren durch die Erkenntnisse der Forschungen zur Interaktion zwischen Genen und Umwelt ergänzen. Reiss et al. (2000) beispielsweise betonten, dass die genetischen Merkmale des Kindes bestimmte Reaktionen bei den Eltern auslösen, die wiederum Einfluss darauf haben, welche Gene ausgedrückt und welche unterdrückt werden.

Bindungstheorie

Die vierte Theorie, die für die dynamische Psychiatrie von Bedeutung ist, ist die auf empirischen Forschungen basierende Bindungstheorie. Obwohl John Bowlbys bedeutende Arbeiten zu diesem Thema (1969, 1973, 1980) schon vor einiger Zeit entstanden sind, findet die Bindungstheorie in der Psychoanalyse erst seit Kurzem größere Beachtung. Die Bindung ist eine biologische Verbindung zwischen Kind und Betreuer, die dazu dient, die Sicherheit und das Überleben des Kindes zu gewährleisten. Im Gegensatz zur Objektbeziehungstheorie behauptet die Bindungstheorie, dass das Ziel des Kindes nicht darin besteht, ein Objekt zu suchen, sondern darin, einen physischen Zustand anzustreben, der durch die Nähe der Mutter/des Objekts erreicht wird (Fonagy 2003). Im Laufe der Entwicklung wandelt sich das physiologische Ziel zu dem eher psychologischen, ein Gefühl der Nähe zur Mutter oder zum Betreuer zu erreichen. Eine sichere Bindung hat einen starken Einfluss auf die Entwicklung der inneren Arbeitsmodelle von Beziehungen, die als mentale Schemen gespeichert werden und zu Erfahrungen bezüglich der Erwartungen hinsichtlich des Verhaltens anderer gegenüber der eigenen Person führen.

Bindungsstrategien, die von genetischen Einflüssen weitgehend unabhängig sind, werden im Kleinkindalter entwickelt und sind relativ stabil. Ainsworth et al. (1978) untersuchten diese Strategien in einer Laboranordnung, die unter dem Namen Fremde Situation (Strange Situation) bekannt ist. Diese Situation, in der ein Kleinkind von seinem Betreuer getrennt wird, führt gewöhnlich zur Anwendung einer von vier Verhaltensstrategien. *Sichere* Kleinkinder suchten einfach die Nähe der Betreuerin, als sie zurückkam, fühlten sich getröstet und spielten weiter. *Ängstlich-vermeidendes* Verhalten zeigten Kinder, die während der Trennung weniger Angst zu haben schienen und die Betreuerin bei ihrer Rückkehr beleidigten. Sie zeigten keine Präferenz für die Mutter oder Betreuerin gegenüber einem Fremden. Kinder der dritten, als *ängstlich-ambivalent* bezeichneten Kategorie litten sehr unter der Trennung und zeigten bei der Rückkehr der Betreuerin Ärger, waren angespannt und klammerten. Die als *unorganisiert-desorientiert* bezeichnete vierte Gruppe hatte keine kohärente Strategie für den Umgang mit der Trennungserfahrung. Eine Vielzahl von Studien hat gezeigt, dass sich anhand der Art der Bindung des betreffenden Elternteils nicht nur vorhersagen lässt, ob ein Kind eine sichere Bindung hat, sondern auch seine Bindungskategorie in der Fremden Situation (Fonagy 2003). Es spricht einiges dafür, dass diese Bindungsmuster im Erwachsenenalter fortbestehen, und diese Kategorien der Art der Bindung lassen sich durch ausgeklügelte Interviews ermitteln (George et al. 1996). Die vier Reaktionen auf die Fremde Situation entsprechen den folgenden Kategorien der Bindung von Erwachsenen: 1. sichere/autonome Individuen, die Bindungsbeziehungen schätzen; 2. unsichere/abweisende Individuen, die vergangene und aktuelle

Bindungen abstreiten, verunglimpfen, abwerten oder idealisieren; 3. besorgte Individuen, die von vergangenen und aktuellen Bindungsbeziehungen verwirrt oder überwältigt sind, und 4. unentschlossene oder unorganisierte Individuen, die häufig vernachlässigt oder traumatisiert wurden.

Die Bindungstheorie hat wesentlich zum Verständnis dessen beigetragen, was Menschen motiviert. Sexualität, Aggression und Selbstkohäsion sind gleichermaßen wichtig, um erwachsene Patienten zu verstehen, die sich in psychotherapeutische Behandlung begeben. Joseph Sandler (2003) hat jedoch bemerkt, dass die Suche nach Sicherheit auch ein primärer Motivationsfaktor ist, und er leitete dies zum Teil aus den Erkenntnissen der Bindungstheorie und der Bindungsforschung ab. Außerdem stellt die Bindungstheorie, im Gegensatz zur kleinianischen Betonung der intrapsychischen Fantasie, wahre Vernachlässigung, Im-Stich-Lassen und andere frühere Traumata sowie die mentale Verarbeitung dieser Traumata in den Mittelpunkt der psychoanalytischen Theorie. Eine Vielzahl von Beweisen lässt darauf schließen, dass unorganisierte Bindungen die Anfälligkeit für spätere psychiatrische Störungen erhöhen und Bindungssicherheit als Schutzfaktor gegen psychopathologische Erscheinungen bei Erwachsenen wirkt (Fonagy und Target 2003).

Die Fähigkeit des Betreuers, den Intentionszustand und die innere Welt des Kleinkindes wahrzunehmen, scheint sich auf die Entstehung einer sicheren Bindung beim Kind auszuwirken. Ein Schlüsselbegriff der Bindungstheorie ist die *Mentalisierung*, die die Fähigkeit bezeichnet, zu verstehen, dass das eigene Denken und das Denken anderer repräsentativer Natur sind und das eigene Verhalten und das Verhalten anderer durch innere Zustände wie Gedanken und Gefühle motiviert sind (Fonagy 1998). Eltern oder Betreuer, die die Fähigkeit der Mentalisierung besitzen, stellen sich auf den subjektiven mentalen Zustand des Kindes ein, sodass sich das Kind schließlich im Geist des Betreuers wiederfindet und dessen Repräsentanz verinnerlicht, um so ein psychologisches Kern-Selbst auszubilden. Auf diese Weise entsteht durch die sichere Bindung des Kindes zum Betreuer seine Fähigkeit zur Mentalisierung. Mit anderen Worten, durch die Interaktion mit dem Betreuer lernt das Kind, dass Verhalten am besten zu verstehen ist, wenn man davon ausgeht, dass die Handlungen eines Menschen durch seine Vorstellungen und Gefühle bestimmt werden.

Die Mentalisierung wird häufig so umschrieben, dass der Betreffende eine „theory of mind" besitzt. Was in der klinischen Interaktion, insbesondere in der Psychotherapie, geschieht, hängt zum großen Teil von der Fähigkeit des Klinikers ab, den Geist anderer Menschen zu verstehen. Wahre Mentalisierung ist ab dem Alter von 4 bis 6 Jahren möglich, und neuere Neuroimaging-Studien lassen darauf schließen, dass der mediale präfrontale Kortex, die Gyri temporales, das Kleinhirn und der Sulcus posterior-superior als Teile eines Mentalisierungsnetzwerkes allesamt daran beteiligt sind (Calarge et al. 2003; Frith und Frith 2003; Sebanz und Frith 2004).

Die Rolle der Theorie in der klinischen Praxis

Angesichts der verwirrenden Vielfalt psychoanalytischer Theorien könnte man den Wert der Theorie als solcher infrage stellen. Wer braucht sie überhaupt? Warum nicht mit jedem Patienten bei Null anfangen und sich an das klinische Material halten? Diesen Ansatz zu befürworten, kommt der Befürwortung der Aufstellung neuer Theorien gleich. Dazu hat Kernberg (1987) erklärt: „Jede Beobachtung klinischer Phänomene ist auf Theorien angewiesen, und wenn wir meinen, wir verzichten auf Theorien, so bedeutet das lediglich, dass wir eine Theorie haben, deren wir uns nicht bewusst sind" (S. 181–182).

Sinnvoller ist es, sich mit den Phänomenen vertraut zu machen, die in den grundlegenden Theorien beschrieben werden, und jeweils die Anschauung in den Mittelpunkt zu stellen, die bei dem jeweiligen Patienten klinisch angemessen ist. Die Psychoanalyse und die psychodynamische Psychiatrie sind mit einer Vielzahl unnötiger Polaritäten behaftet – ist etwas ödipal oder präödipal, ein Konflikt oder ein Defizit, entspricht es der klassischen Theorie oder der Selbstpsychologie, handelt es sich um Spannungsreduzierung oder Objektsuche? Solche Fragen werden gewöhnlich im Sinne von richtig oder falsch gestellt. Kann es trotzdem sein, dass alle Modelle jeweils in bestimmten klinischen Situationen gerechtfertigt sind? Kann es nicht sein, dass für das Verständnis des einzelnen Patienten sowohl die Begriffe ödipal und präödipal oder Konflikt und Defizit von Bedeutung sind? Natürlich kann das sein. Wallerstein (1983) hat das in einer Kritik der Selbstpsychologie sehr schön formuliert:

> Denn angesichts des sich ständig verändernden analytischen klinischen Materials befinden wir uns stets in einer Welt des „sowohl als auch/und". Wir haben es ständig und abwechselnd sowohl mit dem Ödipalen, bei dem ein kohärentes Selbst existiert, und mit dem Präödipalen, wo ein solches möglicherweise noch nicht vorhanden ist, mit defensiven Regressionen und Entwicklungsstillständen, mit defensiven Übertragungen und defensiven Widerständen und mit Neuschaffungen früherer traumatischer und traumatisierter Zustände zu tun. (S. 31)

Wallerstein erinnert uns an die grundlegenden psychoanalytischen Prinzipien der Überdeterminierung und der multiplen Funktion.

Bei der Behandlung der meisten Patienten werden sich höchstwahrscheinlich Aspekte aus allen vier in diesem Kapitel besprochenen theoretischen Anschauungen als nützlich erweisen. Aus der Sicht der Entwicklung wird man erkennen, dass die eine Theorie bestimmte Aspekte der frühkindlichen Erfahrungen besser erklärt als die andere, und dass die Behandlung in Abhängigkeit von den klinischen Informationen bei bestimmten Patienten eher in die eine als in die andere Richtung geht (Pine 1988). Bei den meisten Patienten aber werden wir feststellen, dass sowohl Defizite als auch Konflikte vorliegen. Wie Eagle (1988) in seiner Bewertung der Rolle in der Psychoanalyse festgestellt hat, haben wir „die meisten Konflikte in den Bereichen, in denen uns etwas vorenthalten wurde … Die meisten Konflikte bezüglich des Gebens und Annehmens von Liebe haben eben die Menschen, denen Liebe vorenthalten wurde“ (S. 168). Die Kliniker werden feststellen, dass sie ihren Patienten in der Praxis gleichermaßen als Selbstobjekte und als tatsächliche, separate Objekte dienen.

Manchen Klinikern ist es jedoch zu mühsam und zu umständlich, je nach den Bedürfnissen der Patienten die theoretische Perspektive zu wechseln. Wallerstein (1988) hat darauf hingewiesen, dass Kliniker die in den verschiedenen theoretischen Auffassungen beschriebenen Phänomene berücksichtigen können, ohne das gesamte metapsychologische Modell zu übernehmen. Beispielsweise kann man sich mit Selbst- und Objektrepräsentanzen, mit Spiegel- und idealisierenden Übertragungen oder Impuls-Abwehr-Konfigurationen befassen, wenn sie auftreten, ohne das gesamte theoretische Gefüge, auf dem diese Beobachtungen basieren, miteinzubeziehen. Andere Autoren befürworten eine größere theoretische Flexibilität (Gabbard 1996; Pine 1990; Pulver 1992) und vertreten die Ansicht, dass verschiedene Patienten und verschiedene Arten der Psychopathologie unterschiedliche theoretische Ansätze erfordern.

Jeder Kliniker findet innerhalb des theoretischen Pluralismus der modernen dynamischen Psychiatrie einen Ansatz, der ihm zusagt. Unabhängig davon, welcher das ist, sollten sich alle Kliniker davor hüten, das klinische Material in eine bestimmte Theorie zu zwängen. Der Patient muss die Möglichkeit haben, den Kliniker in den Bereich der Theorie zu führen, der am besten zum klinischen Material passt. Die Kenntnis aller vier theoretischen Modelle der dynamischen Psychiatrie erfordert ein umfassenderes Wissen, sie ermöglicht aber auch ein differenziertes Verständnis der Patienten und ihrer Psychopathologie. Den theoretischen Rahmen zu finden, der am besten zu einem bestimmten Patienten passt, bedeutet viel Ausprobieren, doch indem wir durch die Höhle stolpern, können wir schließlich den Weg finden und stehen viel besser da als die anderen Reisenden, die eine Karte von einer ganz anderen Höhle haben.

Literaturhinweise

Ainsworth, M. S., Blehar, M. C., Waters, E., et al.: Patterns of Attachment: A Psychological Study of the Strange Situation. Hillsdale, NJ, Lawrence Erlbaum, 1978.

Allen, J. G., Deering, C. D., Buskirk, J. R., et al.: Assessment of therapeutic alliances in the psychiatric hospital milieu. Psychiatry 51: 291–299, 1988.

Aron, L.: A Meeting of Minds: Mutuality and Psychoanalysis. Hillsdale, NJ, Analytic Press, 1996.

Bacal, H. A.: Optimal responsiveness and the therapeutic process, in: Progress in Self Psychology. Vol. 1. Edited by Goldberg, A. New York, Guilford, 1985, S. 202–227.

Bacal, H. A.: British object-relations theorists and self psychology: some critical reflections. Int J Psychoanal 68: 81–98, 1987.

Bacal, H. A., Newman, K. M.: Theories of Object Relations: Bridges to Self Psychology. New York, Columbia University Press, 1990.

Baker, H. S., Baker, M. N.: Heinz Kohut's self psychology: an overview. Am J Psychiatry 144: 1–9, 1987.

Balint, M.: Therapeutische Aspekte der Regression. Stuttgart, Klett-Cotta, 1970; engl. The Basic Fault. Therapeutic Aspects of Regression. London, Tavistock, 1968.

Beebe, B., Lachmann, F., Jaffe, J.: Mother-infant interaction structures and presymbolic self and object representations. Psychoanalytic Dialogues 7: 133–182, 1997.

Bellak, L., Hurvich, M., Gedimen, H. K.: Ego Functions in Schizophrenics, Neurotics, and Normals: A Systematic Study of Conceptual, Diagnostic, and Therapeutic Aspects. New York, Wiley, 1973.

Benjamin, J.: An outline of intersubjectivity: the development of recognition. Psychoanalytic Psychology 7 (suppl): 33–46, 1990.

Bion, W. R.: Learning From Experience. New York, Basic Books, 1962.

Bollas, C.: The Shadow of the Object: Psychoanalysis of the Unthought Known. New York, Columbia University Press, 1987.

Bollas, C.: Forces of Destiny: Psychoanalysis and Human Idiom. Northvale, NJ, Jason Aronson, 1989.

Bowlby, J.: Bindung. München, Kindler, 1975; engl. Attachment and Loss. Vol. 1: Attachment. London, Hogarth Press, 1969.

Bowlby, J.: Trennung. München, Kindler, 1976; engl. Attachment and Loss. Vol. 2: Separation. Anxiety and Anger. London, Hogarth Press, 1973.

Bowlby, J.: Verlust. München, Kindler, 1983; engl. Attachment and Loss. Vol. 3: Loss, Sadness and Depression. London, Hogarth Press, 1980.

Brenner, C.: Elemente des seelischen Konfliktes. Frankfurt am Main, Fischer, 1986; engl. The Mind in Conflict. New York, International Universities Press, 1982.

Calarge, C., Andreasen, N. C., O'Leary, D. S.: Visualizing how one brain understands another: a PET study of theory of mind. Am J Psychiatry 160: 1954–1964, 2003.

Chodorow, N. J.: Theoretical gender and clinical gender: epistemological reflections on the psychology of women. J Am Psychoanal Assoc 44 (suppl): 215–238, 1996.

Curtis, H. C.: Clinical perspectives on self psychology. Psychoanal Q 54: 339–378, 1985.

Dunn, J.: Intersubjectivity in psychoanalysis: a critical review. Int J Psychoanal 76: 723–738, 1995.

Eagle, M.: Neuere Entwicklungen in der Psychoanalyse: Eine kritische Würdigung. München/Wien, Verlag Internationale Psychoanalyse, 1988; engl. Recent Developments in Psychoanalysis. A Critical Evaluation. New York, Mc Graw-Hill, 1984.

Eagle, M.: The concepts of need and wish in self psychology. Psychoanalytic Psychology 7 (suppl): 71–88, 1990.

Erikson, E. H.: Identität und Lebenszyklus. 3 Aufsätze. Frankfurt am Main, Suhrkamp, 1970; engl. Identity and the Life Cycle. Selected Papers. New York, International Universities Press, 1959.

Fairbairn, W. R. D.: Schizoid factors in the personality (1940), in: Psychoanalytic Studies of the Personality. London, Routledge & Kegan Paul, 1952, S. 3–27.

Fairbairn, W. R. D.: Endopsychic structure considered in terms of object-relationships (1944), in: Psychoanalytic Studies of the Personality. London, Routledge & Kegan Paul, 1952, S. 82–136.

Fairbairn, W. R. D.: Psychoanalytic Studies of the Personality. London, Routledge & Kegan Paul, 1952.

Fairbairn, W. R. D.: Synopsis of an object-relations theory of the personality. Int J Psychoanal 44: 224–225, 1963.

Feldman, M.: Projective identification: the analyst's involvement. Int J Psychoanal 78: 227–241, 1997.

Fogassi, L., Gallese, V.: The neurocorrelates of action understanding in nonhuman primates, in: Mirror Neurons and the Evolution of Brain and Language. Edited by Stanemov, M. I., Gallese, V. Amsterdam, John Benjamin's Publishing, 2002, S. 13–36.

Fogel, A.: Movement and communication in human infancy: the social dynamics of development. Hum Mov Sci 11: 387–423, 1992.

Fonagy, P.: An attachment theory approach to treatment of the difficult patient. Bull Menninger Clin 62: 147–169, 1998.

Fonagy, P.: Bindungstheorie und Psychoanalyse. Stuttgart, Klett-Cotta, 2003; engl. Attachment Theory and Psychoanalysis. New York, Other Press, 2001.

Fonagy, P., Target, M.: Psychoanalyse und die Psychopathologie der Entwicklung. Stuttgart, Klett-Cotta, 2006; engl. Psychoanalytic Theories: Perspectives from Developmental Psychopathology. London, Whurr, 2003.

Frenkel, R. S.: A reconsideration of object choice in women: phallus or fallacy. J Am Psychoanal Assoc 44 (suppl): 133–156, 1996.

Freud, A.: Das Ich und die Abwehrmechanismen. Wien, Internationaler Psychoanalytischer Verlag, 1936, in: Die Schriften der Anna Freud. Bd. 1. München, Kindler, S. 191–355.

Freud, S.: Drei Abhandlungen zur Sexualtheorie. GW Bd. V, 1905d, S. 27–145.

Freud, S.: Zur Einführung des Narzissmus. GW Bd. X, 1914c, S. 137–170.

Freud, S.: Vorlesungen zur Einführung in die Psychoanalyse. GW Bd. XI, 1917.
Freud, S.: Trauer und Melancholie. GW Bd. X, 1917e, S. 427–446.
Freud, S.: Das Ich und das Es. GW Bd. XIII, 1923b, S. 235–289.
Freud, S.: Einige psychische Folgen des anatomischen Geschlechtsunterschiedes. GW Bd. XIV, 1925j, S. 17–30.
Freud, S.: Fetischismus. GW Bd. XIV, 1927e, S. 309–317.
Freud, S.: Hemmung, Symptom und Angst. GW Bd. XIV, 1926d, S. 111–205.
Freud, S.: Über die weibliche Sexualität. GW Bd. XIV, 1931b, S. 515–537.
Freud, S.: Neue Folge der Vorlesungen zur Einführung in die Psychoanalyse. Vorlesung XXXIII: Die Weiblichkeit. GW Bd. XV, 1933a, S. 119–145.
Freud, S.: Die endliche und die unendliche Analyse. GW Bd. XVI, 1937c, S. 57–99.
Frith, U., Frith, C. D.: Development and neurophysiology of mentalizing. Philos Trans R Soc Lond B Biol Sci 358: 459–473, 2003.
Gabbard, G. O.: Countertransference: the emerging common ground. Int J Psychoanal 76: 475–485, 1995.
Gabbard, G. O.: Love and Hate in the Analytic Setting. New York, Jason Aronson, 1996.
Gabbard, G. O.: A reconsideration of objectivity in the analyst. Int J Psychoanal 78: 15–26, 1997.
George, C., Kaplan, N., Main, M.: The Adult Attachment Interview. Department of Psychology, University of California – Berkeley, 1996.
Gill, M. M.: Psychoanalyse im Übergang. Stuttgart, Verlag Internationale Psychoanalyse, 1997; engl. Psychoanalysis in Transition: A Personal View. Hillsdale, NY, Analytic Press, 1994.
Greenberg, J.: Oedipus and Beyond: A Clinical Theory. Cambridge, MA, Harvard University Press, 1991.
Greenberg, J., Mitchell, S. A.: Object Relations in Psychoanalytic Theory. Cambridge, MA, Harvard University Press, 1983.
Grinberg, L.: Countertransference and projective counteridentification, in: Countertransference. Edited by Epstein, L., Feiner, A. New York, Jason Aronson, 1979, S. 169–191.
Grotstein, J. S.: Splitting and Projective Identification. New York, Jason Aronson, 1981.
Guntrip, H.: Schizoid Phenomena, Object-Relations, and the Self. New York, International Universities Press, 1968.
Guntrip, H.: Psychoanalytic Theory, Therapy, and the Self. New York, Basic Books, 1971.
Hartmann, H.: Ich-Psychologie und Anpassungsproblem. Int Z Psychoanal 24: 62–135, 1939; engl. Ego Psychology and the Problem of Adaptation (1939). Translated by D. Rapaport. New York, International University Press, 1958.
Hofer, M. A.: Developmental psychobiology of early attachment. In: Developmental Psychobiology. Edited by Casey, B. J. Washington, DC, American Psychiatric Publishing, 2004, S. 1–28.

Hoffman, I. Z.: Some practical implications of a social constructivist view of the psychoanalytic situation. Psychoanalytic Dialogues 2: 287–304, 1992.

Hoffman, I. Z.: Ritual and Spontaneity in the Psychoanalytic Process: A Dialectical-Constructivist View. Hillsdale, NJ, Analytic Press, 1998.

Jacobson, E.: Das Selbst und die Welt der Objekte. Frankfurt am Main, Suhrkamp, 1973; engl. The Self and the Object World. New York, International University Press, 1964.

Joseph, B.: Psychic Equilibrium and Psychic Change: Selected Papers of Betty Joseph. Edited by Feldman, M., Spillius, E. B. London, England, Routledge, 1989.

Kernberg, O. F.: Borderline personality organization. J Am Psychoanal Assoc 15: 641–685, 1967.

Kernberg, O. F.: Borderlinestörungen und pathologischer Narzissmus. Suhrkamp, Frankfurt, 1983; engl. Borderline Conditions and Pathological Narcissism. New York, Aronson, 1975.

Kernberg, O. F.: Self, ego, affects, and drives. J Am Psychoanal Assoc 30: 893–917, 1982.

Kernberg, O. F.: Object relations theory and character analysis. J Am Psychoanal Assoc 31 (suppl): 247–272, 1983.

Kernberg, O. F.: Concluding discussion, in: Projection, Identification, Projective Identification. Edited by Sandler, J. Madison, CT, International Universities Press, 1987, S. 179–196.

King, P., Steiner, R.: The Freud-Klein Controversies 1941–45. London, Routledge, 1992.

Klein, M.: Notes on some schizoid mechanisms. Int J Psychoanal 27: 99–110, 1946; dt. Bemerkungen über einige schizoide Mechanismen. In: Cycon, R. (Hg.) Gesammelte Schriften. Bd. III. Stuttgart, frommann-holzboog, S. 1–41.

Kohon, G.: The British School of Psychoanalysis: The Independent Tradition. New Haven, CT, Yale University Press, 1986.

Kohut, H.: Narzißmus. Eine Theorie der psychoanalytischen Behandlung narzisstischer Persönlichkeitsstörungen. Frankfurt am Main, Suhrkamp, 1973; engl. The Analysis of the Self. A Systematic Approach to the Psychoanalytic Treatment of Narcisstic Personality Disorders. New York, International University Press, 1971.

Kohut, H.: Die Heilung des Selbst. Frankfurt am Main, Suhrkamp, 1979; engl. The Restoration of the Self. New York, International Universities Press, 1977.

Kohut, H.: Wie heilt die Psychoanalyse? Frankfurt am Main, Suhrkamp, 1987; engl. How Does Analysis Cure? Chicago London, University of Chicago Press, 1984.

Lerner, H. E.: Penis envy: alternatives in conceptualization. Bull Menninger Clin 44: 39–48, 1980.

Leslie, K. R., Johnson-Frey, S. H., Grafton, S. T.: Functional imaging of face and hand imitation: towards a motor theory of empathy. Neuroimage 21: 601–607, 2004.

Levine, H. B.: The analyst's participation in the analytic process. Int J Psychoanal 75: 665–676, 1994.

Levine, H. B.: The analyst's infatuation: reflections on an instance of countertransference love. Paper presented at the annual meeting of the American Psychoanalytic Association. New York, NY, Dezember 1996.

Lichtenberg, J. D.: Experience as a guide to psychoanalytic theory and practice. J Am Psychoanal Assoc 46: 17–36, 1998.

Lichtenberg, J. D.: Psychoanalysis and Motivation. Hillsdale, NJ, Analytic Press, 1989.

Lindon, J. A.: Gratification and provision in psychoanalysis: should we get rid of the „rule of abstinence"? Psychoanalytic Dialogues 4: 549–582, 1994.

Mahler, M. S., Pine, F., Bergman, A.: Die psychische Geburt des Menschen. Frankfurt am Main, Fischer, 1978; engl. The Psychological Birth of the Human Infant. New York, Basic Books, 1975.

Meins, E., Ferryhough, C., Fradley, E., et al.: Rethinking maternal sensitivity: mothers' comments on infants' mental processes predict security of attachment at 12 months. J Child Psychol Psychiatry 42: 637–648, 2001.

Meissner, W. W.: Can psychoanalysis find its self? J Am Psychoanal Assoc 34: 379–400, 1986.

Mitchell, S. A.: Contemporary perspectives on self: toward an integration. Psychoanalytic Dialogues 1: 121–147, 1991.

Mitchell, S. A.: Hope and Dread in Psychoanalysis. New York, Basic Books, 1993.

Mitchell, S.: Psychoanalyse als Dialog: Einfluss und Autonomie in der analytischen Beziehung. Gießen, Psychosozial-Verlag, 2005; engl. Influence and Autonomy in Psychoanalysis. Hillsdale, NJ, Analytic Press, 1997.

Natterson, J. M.: Beyond Countertransference: The Therapist's Subjectivity in the Therapeutic Process. Northvale, NJ, Jason Aronson, 1991.

Ogden, T. H.: On projective identification. Int J Psychoanal 60: 357–373, 1979.

Ogden, T. H.: The concept of internal object relations. Int J Psychoanal 64: 227–241, 1983.

Ogden, T. H.: The Matrix of the Mind: Object Relations and the Psychoanalytic Dialogue. Northvale, NJ, Jason Aronson, 1986.

Ogden, T. H.: The Primitive Edge of Experience. Northvale, NJ, Jason Aronson, 1989.

Ogden, T. H.: The dialectically constituted/decentered subject of psychoanalysis, II: the contributions of Klein and Winnicott. Int J Psychoanal 73: 613–626, 1992.

Ornstein, P. H.: On narcissism: beyond the introduction, highlights of Heinz Kohut's contributions to the psychoanalytic treatment of narcissistic personality disorders. Annual of Psychoanalysis 2: 127–149, 1974.

Perry, J. C., Cooper, S. H.: A preliminary report on defenses and conflicts associated with borderline personality disorder. J Am Psychoanal Assoc 34: 863–893, 1986.

Pine, F.: The four psychologies of psychoanalysis and their place in clinical work. J Am Psychoanal Assoc 36: 571–596, 1988.
Pine, F.: Drive, Ego, Object, and Self: A Synthesis for Clinical Work. New York, Basic Books, 1990.
Posner, M. I., Rothbart, M. K.: Developing mechanisms of self-regulation. Dev Psychopathol 12: 427–441, 2000.
Pulver, S: E.: Psychic change: insight or relationship? Int J Psychoanal 73: 199–208, 1992.
Rangell, L.: The self in psychoanalytic theory. J Am Psychoanal Assoc 30: 863–891, 1982.
Rapaport, D.: Organization and Pathology of Thought: Selected Sources. New York, Columbia University Press, 1951.
Reiss, D., Neiderhiser, J., Hetherington, E. M., et al.: The Relationship Code: Deciphering Genetic and Social Patterns in Adolescent Development. Cambridge, MA, Harvard University Press, 2000.
Renik, O.: Analytic interaction: conceptualizing technique in light of the analyst's irreducible subjectivity. Psychoanal Q 62: 553–571, 1993.
Renik, O.: The analyst's subjectivity and the analyst's objectivity. Int J Psychoanal 79: 487–497, 1998.
Rinsley, D. B.: An object relations view of borderline personality, in: Borderline Personality Disorders. Edited by Hartocollis, P. New York, International Universities Press, 1977, S. 47–70.
Sandler, J.: On internal object relations. J Am Psychoanal Assoc 38: 859–880, 1990.
Sandler, J.: On attachment to internal objects. Psychoanalytic Inquiry 23: 12–26, 2003.
Sandler, J., Rosenblatt, B.: The concept of the representational worlds. Psychoanal Study Child 17: 128–145, 1962.
Schafer, R.: Aspects of Internalization. New York, International Universities Press, 1968.
Schafer, R.: A New Language for Psychoanalysis. New Haven, CT, Yale University Press, 1976.
Schafer, R.: Narratives of the self, in: Psychoanalysis: Toward the Second Century. Edited by Cooper, A. M., Kernberg, O. F., Person, E. S. New Haven, CT, Yale University Press, 1989, S. 153–167.
Schore, A. N.: A century after Freud's project: is a rapprochement between psychoanalysis and neurobiology at hand? J Am Psychoanal Assoc 45: 807–840, 1997.
Sebanz, N., Frith, C.: Beyond simulation? Neuromechanisms for predicting the actions of others. Nat Neurosci 7: 5–6, 2004.
Segal, H.: Melanie Klein. Eine Einführung in ihr Werk. München, Kindler, 1974; engl. Introduction to the Work of Melanie Klein, new enl. edn. London, Hogarth, 1973.
Siegel, A.: Heinz Kohut and the Psychology of Self. London, Routledge, 1996.

Spillius, E. B.: Clinical experiences of projective identification, in: Clinical Lectures on Klein and Bion. Edited by Anderson, R. London, Tavistock/ Routledge, 1992, S. 59–73.

Stern, D. N.: Die Lebenserfahrung des Säuglings. Stuttgart, Klett-Cotta, 1992; engl. The Interpersonal World of the Infant: A View from Psychoanalysis and Developmental Psychiatry. New York, Basic Books, 1985.

Stern, D. N.: Developmental prerequisites for the sense of a narrated self, in: Psychoanalysis: Toward the Second Century. Edited by Cooper, A. M., Kernberg, O. F., Person, E. S. New Haven, CT, Yale University Press, 1989, S. 168–178.

Stern, D. N.: Der Gegenwartsmoment. Veränderungsprozesse in Psychoanalyse, Psychotherapie und Alltag. Frankfurt am Main, Brandes & Apsel, 2005; engl. The Present Moment in Psychotherapy and Everyday Life. New York, W. W. Norton, 2004.

Stoller, R. J.: Primary femininity. J Am Psychoanal Assoc 24 (suppl): 59–78, 1976.

Stolorow, R. D., Brandchaft, B., Atwood, G. E.: Psychoanalytic Treatment: An Intersubjective Approach. Hillsdale, NJ, Analytic Press, 1987.

Summers, F. L.: Transcending the Self: An Object Relations Model of Psychoanalytic Therapy. Hillsdale, NJ, Analytic Press, 1999.

Sutherland, J. D.: The British object relations theorists: Balint, Winnicott, Fairbairn, Guntrip. J Am Psychoanal Assoc 28: 829–860, 1980.

Sutherland, J. D.: The self and object relations: a challenge to psychoanalysis. Bull Menninger Clin 47: 525–541, 1983.

Torok, M.: The significance of penis envy in women, in: Female Sexuality: New Psychoanalytic Views. Edited by Chasseguet-Smirgel, J. Ann Arbor, University of Michigan Press, 1970, S. 135–170.

Tuckett, D.: Editorial introduction to „My Experience of Analysis With Fairbairn and Winnicott“ by Guntrip, H. Int J Psychoanal 77: 739–740, 1996.

Tyson, P.: Female psychology: an introduction. J Am Psychoanal Assoc 44 (suppl): 11–20, 1996.

Vaillant, G. E.: Natural history of male psychological health, V: the relation of choice of ego mechanisms of defense to adult adjustment. Arch Gen Psychiatry 33: 535–545, 1976.

Vaillant, G. E.: Werdegänge. Reinbek bei Hamburg, Rowohlt, 1977; engl. Adaption to Life. Boston, Little & Brown, 1977.

Wallerstein, R. S.: Self psychology and „classical“ psychoanalytic psychology: the nature of their relationship, in: The Future of Psychoanalysis: Essays in Honor of Heinz Kohut. Edited by Goldberg, A. New York, International Universities Press, 1983, S. 19–63.

Wallerstein, R. S.: One psychoanalysis or many? Int J Psychoanal 69: 5–21, 1988.

Winnicott, D. W.: Übergangsobjekte und Übergangsphänomene, 1951, in: Vom Spiel zur Kreativität. Stuttgart, Klett-Cotta, 1974, S. 10–36; engl. Transitional Objects and Transitional Phenomena: a Study of the First Not-me Possession, 1953, in: Playing and Reality. New York, Basic Books, 1971, S. 1–25.

Winnicott, D. W.: The Maturational Processes and the Facilitating Environment: Studies in the Theory of Emotional Development. London, Hogarth Press, 1965.

Wolf, E.: Treating the Self: Elements of Clinical Self Psychology. New York, Guilford, 1988

KAPITEL 3

PSYCHODYNAMISCHE BEURTEILUNG DES PATIENTEN

> Wenn sich zwei Menschen begegnen, sind in Wirklichkeit sechs Personen anwesend: jeder, wie er sich selbst sieht, jeder, wie ihn der andere sieht, und jeder so, wie er wirklich ist.
>
> *William James*

Die psychodynamische Beurteilung des Patienten unterscheidet sich im Grunde nicht von der gründlichen Bewertung seiner Vorgeschichte, der Anzeichen und seiner Symptome, wie sie der medizinisch-psychiatrischen Tradition entspricht. Der dynamische Psychiater schätzt diese Informationen als wesentliches Element der diagnostischen Beurteilung. Die Art und Weise aber, wie er diese Informationen sammelt, unterscheidet sich von dem rein deskriptiven Herangehen an die Diagnose. Außerdem sind für den dynamischen Psychiater auch andere Informationen von Interesse, sodass die psychodynamische Beurteilung als beträchtliche Erweiterung der deskriptiven medizinisch-psychiatrischen Bewertung betrachtet werden kann.

Das klinische Interview

Bei jeder Beschreibung des Ansatzes, der bei der klinischen Befragung zur Anwendung kommt, ist als Erstes die fundamentale Bedeutung der Arzt-Patient-

Beziehung zu nennen. Wenn sich Psychiater und Patient zum ersten Mal treffen, begegnen sich zwei Fremde, die jeweils eine Vielzahl von Erwartungen in Bezug auf den anderen haben. Das erste Ziel beim psychodynamischen Interview muss stets darin bestehen, Harmonie und ein gemeinsames Einvernehmen herzustellen (MacKinnon und Michels 1971; Menninger et al. 1962; Thomä und Kächele 2006). Die erste Aufgabe des Interviewers ist es also, dem Patienten zu vermitteln, dass er akzeptiert, geschätzt und als einmaliger Mensch mit einmaligen Problemen anerkannt wird.

Ein Interviewer, der versucht, sich empathisch in die Erfahrungen seines Patienten zu vertiefen, befördert das Zustandekommen einer Bindung zwischen sich und dem Patienten, da er sich offensichtlich bemüht, dessen Sichtweise zu verstehen. Dazu bedarf es keiner beruhigenden Bemerkungen wie „Seien Sie unbesorgt, es wird alles gut". Statt die Angst des Patienten zu beschwichtigen, sind solche leeren Aussagen gewöhnlich zum Scheitern verurteilt, weil sie früheren Bemerkungen von Freunden und Familienmitgliedern so ähnlich sind. Sie führen lediglich dazu, dass der Patient denkt, der Interviewer verstehe nicht, was wahres Leid ist. Besser zum Aufbau eines Vertrauensverhältnisses geeignet sind Aussagen wie „Ich kann mir vorstellen, wie Sie sich fühlen, bei allem, was Sie durchgemacht haben". Indem er die Aussagen des Patienten in einer frühen Phase des Interviews infrage stellt, bestätigt der Psychiater lediglich bereits vorhandene Befürchtungen des Patienten, Psychiater seien urteilende Elternfiguren.

Unterschiede zwischen der psychodynamischen und der medizinischen Untersuchung

Bei der medizinischen Untersuchung kommt der Arzt aufgrund der Hauptbeschwerde sofort auf ihre Ätiologie und Pathogenese zu sprechen. Der Patient lässt sich gewöhnlich auf dieses Vorgehen ein, weil er die Schmerzen oder Symptome, mit denen seine Krankheit einhergeht, schnell loswerden möchte. Geht jedoch ein Psychiater im Interview so geradlinig vor, stößt er jedes Mal auf Schlaglöcher und Umleitungen. Außerdem wird der Psychiater feststellen, dass Patienten nur selten in der Lage sind, schnell zur Sache zu kommen, weil sie nicht ausmachen können, was ihnen eigentlich fehlt (Menninger et al. 1962). Weiterhin befinden sie sich oft in einem großen Zwiespalt bezüglich der Aufgabe ihrer Symptome, da eine psychiatrische Krankheit irgendwie immer auch eine praktikable Lösung ist. Und schließlich schämen sich psychiatrische Patienten häufig für ihre Symptome und verschweigen deshalb möglicherweise Informationen, um einen guten Eindruck zu machen (MacKinnon und Michels 1971).

Ein anderer wesentlicher Unterschied zwischen der Aufnahme der medizinischen Anamnese und dem psychodynamischen Interview ist die

Wechselbeziehung zwischen Diagnose und Behandlung. Ein Arzt, der bei einem Patienten Appendizitis feststellt, geht die Befragung mit einem klaren Konzept an: Die Diagnose geht der Behandlung voran. Beim psychodynamischen Interview dagegen wäre eine Unterscheidung zwischen Diagnose und Behandlung erzwungen (MacKinnon und Michels 1971). Der dynamische Psychiater geht mit der Vorstellung an das Interview heran, dass die Art, in der die Anamnese aufgenommen wird, an sich schon Therapie sein kann. Die dynamische Sichtweise, nach der Diagnose und Behandlung eng miteinander verbunden sind, ist in dem Sinne empathisch, dass sie die Perspektive des Patienten berücksichtigt. Wie Menninger et al. (1962) festgestellt haben: „Der Patient kommt, um behandelt zu werden, und aus seiner Sicht ist alles Behandlung, was für ihn getan wird, ganz gleich, wie der Arzt es nennen mag. Somit geht die Behandlung der Diagnose in gewissem Sinne stets voran" (S. 3). Tatsächlich ist es eine zum Teil therapeutische Handlung, sich die Lebensgeschichte des Patienten anzuhören, sie zu akzeptieren und anzuerkennen, dass das Leben des Patienten eine Bedeutung und einen Wert hat (Gabbard 2004). Der Kliniker, der seinen Patienten beurteilt, ist auch ein Zeuge, der die emotionalen Auswirkungen dessen, was dem Patienten widerfahren ist, erkennt und anerkennt (Poland 2000).

Ein dritter Unterschied zwischen der medizinischen und der psychodynamischen Untersuchung besteht hinsichtlich der Dimensionen von Aktivität und Passivität. Am Prozess der Aufstellung der medizinischen Diagnose nimmt der Patient überwiegend passiv teil. Er unterwirft sich der Beurteilung durch den Arzt, in dem er dessen Fragen auf kooperative Weise beantwortet. Die Teile des diagnostischen Puzzles aber muss der Arzt zusammensetzen, um eine definitive Diagnose zu erhalten. Der dynamische Psychiater versucht diese Rollenverteilung zu vermeiden. Statt dessen gehört es zum dynamischen Ansatz, den Patienten als aktiven Mitwirkenden in einen Erkundungsprozess einzubeziehen (Shevrin und Shectman 1973). Der Patient wird als jemand betrachtet, der viel zur endgültigen Diagnose beizutragen hat. Wenn ein Patient zu Beginn des Interviews Angst hat, versucht der Psychiater nicht, diese zu beseitigen, um so die Befragung zu erleichtern. Im Gegenteil, er versucht möglicherweise sogar, den Patienten für eine gemeinsame Suche nach dem Ursprung der Angst zu gewinnen, indem er ihm Fragen wie „Welche Bedenken bezüglich dieses Interviews könnten der Grund dafür sein, dass Sie jetzt Angst haben?", „Erinnert Sie diese Situation an eine ähnliche Situation in der Vergangenheit, die Angst in Ihnen ausgelöst hat?" oder „Haben Sie irgendetwas über mich oder über die Psychiatrie im Allgemeinen gehört, das vielleicht zu Ihrer Angst beiträgt?"

In einem produktiven dynamischen Interview entlockt der Psychiater dem Patienten Informationen über dessen Symptome und Vorgeschichte, die eine deskriptive Diagnose ermöglichen. Um den Patienten zu größerer Offenheit zu bewegen, muss der Psychiater jedoch die Überbetonung einer diagnostischen

Etikettierung vermeiden, die die Entfaltung der komplexen Beziehung zwischen ihm und dem Patienten ausschließt. MacKinnon und Michels (1971) haben darauf hingewiesen, dass „ein Interview, das nur auf die Aufstellung der Diagnose ausgerichtet ist, dem Patienten das Gefühl gibt, er sei ein pathologisches Exemplar, das untersucht wird, und verhindert, dass er seine Probleme offenlegt" (S. 6–7).

Ein vierter Unterschied zwischen der medizinischen und der dynamischen Auffassung bezüglich der klinischen Befragung betrifft die Auswahl der relevanten Informationen. Reiser (1988) war beunruhigt darüber, dass einige Assistenzärzte der Psychiatrie das Sammeln von Informationen einstellten, sobald sie einen Bestand an Symptomen gesammelt hatten, der einer deskriptiven diagnostischen Kategorie zugeordnet werden kann und die Anordnung einer Pharmakotherapie ermöglicht. Er betonte, dass eine DSM-Diagnose nur ein Aspekt des Diagnoseprozesses ist und das fehlende Bestreben des Assistenzarztes, den Patienten als Menschen zu verstehen, den Aufbau einer therapeutischen Beziehung verhindert. Für den dynamischen Psychiater ist das intrapsychische Leben des Patienten ein entscheidender Teil der Informationen.

Eine weitere Besonderheit des psychodynamischen Interviews ist die Betonung der Gefühle, die der Arzt während des Vorgangs hat. Ein Chirurg oder Internist, der Wut, Neid, Lust, Traurigkeit, Hass oder Bewunderung empfindet, betrachtet diese Gefühle als Störfaktoren, die die Beurteilung der Krankheit behindern. Der typische Arzt unterdrückt diese Gefühle, um seine Objektivität wahren und mit der Untersuchung fortfahren zu können. Für den dynamischen Psychiater sind sie jedoch entscheidende diagnostische Informationen. Sie sagen etwas darüber aus, was für Reaktionen der Patient bei anderen Menschen auslöst. Diese Überlegungen führen uns direkt zu zwei der wichtigsten Aspekte der psychodynamischen Beurteilung – Übertragung und Gegenübertragung.

Übertragung und Gegenübertragung

Da in jeder Beziehung, die von Bedeutung ist, eine Übertragung stattfindet, sind Übertragungselemente in jedem Fall ab der ersten Begegnung zwischen Arzt und Patient vorhanden. Es kann sogar vor der ersten Begegnung zu einer Übertragung kommen (Thomä und Kächele 2006, Kap. 6). Nachdem er den ersten Termin vereinbart hat, schreibt der zukünftige Patient dem Psychiater aufgrund von ihm bekannten Fakten, früheren Erfahrungen mit Psychiatern, Beiträgen über Psychiater in den Medien, früheren positiven oder negativen Erfahrungen mit anderen Ärzten oder seiner allgemeinen Einstellung gegenüber Autoritätspersonen möglicherweise Eigenschaften zu. Als er seinem Psychiater zum ersten Mal im Wartezimmer begegnete, rief ein junger Mann aus: „Oh, Sie sind ja ganz anders, als ich Sie mir vorgestellt hatte!" Als der Psychiater ihn bat, das näher auszuführen, sagte der junge Mann, er habe sich anhand des Namens des Psychiaters einen distinguierten älteren Herrn vorgestellt, und nun sei er schockiert, wie jung der Psychiater tatsächlich sei.

Die Übertragung ist eine wichtige Dimension der Beurteilung, weil sie weitreichende Auswirkungen auf die Kooperation des Patienten mit dem Arzt hat. Patienten, die Ärzte beispielsweise wie strenge, missbilligende Eltern betrachten, sind in Bezug auf peinliche Aspekte ihrer Geschichte weniger mitteilsam. Ebenso halten Patienten, die Psychiater für aufdringliche Wichtigtuer halten, Informationen womöglich hartnäckig zurück und verweigern die Kooperation beim Interview. Indem er sich in einer frühen Phase des Interviews mit den Verzerrungen der Übertragung befasst, kann der Psychiater die Hindernisse der effektiven Aufnahme der Anamnese aus dem Weg räumen.

In den ersten Minuten der Konsultation mit dem Psychiater hatte der Patient Hemmungen, zu sprechen. Der Psychiater fragte ihn, ob er irgendetwas getan oder gesagt habe, das es dem Patienten schwer mache, zu sprechen. Der Patient gestand, er habe die Vorstellung gehabt, Psychiater seien eine Art Gedankenleser, und er müsse sich mit dem, was er in ihrer Gegenwart tut oder sagt, vorsehen. Darauf antwortete der Psychiater mit Humor: „So gut sind wir leider nicht." Beide lachten, und von da an fiel es dem Patienten deutlich leichter, sich zu öffnen.

Die Übertragung ist per definitionem eine Wiederholung. Mit einer Figur aus der Vergangenheit verbundene Gefühle werden in der aktuellen Situation gegenüber dem Psychiater wiederholt. Diese Prämisse bedeutet, dass Übertragungsmuster, die in einem klinischen Interview auftreten, flüchtige Einblicke in bedeutende Beziehungen aus der Vergangenheit des Patienten gewähren. Die Art, wie der Patient den Untersuchenden sieht, und seine Gefühle ihm gegenüber sind Wiederholungen. Außerdem verraten diese Wiederholungen viel über die aktuellen bedeutenden Beziehungen des Patienten. Da die Übertragung allgegenwärtig ist, wiederholt der Patient die Muster aus der Vergangenheit in all seinen Beziehungen. Zum Beispiel suchte eine Patientin einen Psychiater auf und beklagte, dass Männer sich nicht für sie zu interessieren schienen. Auf Nachfragen ihres Psychiaters konnte sie dieses Gefühl der Nichtbeachtung damit in Verbindung bringen, dass sie als Kind das Gefühl gehabt hatte, ihr Vater beachte sie nicht. Als der Psychiater gegen Ende des Interviews auf die Uhr sah, warf sie ihm vor, er schenke ihr keine Aufmerksamkeit – ebenso wie alle anderen Männer.

Um nicht alle Reaktionen des Patienten gegenüber dem Arzt als Übertragungen zu bewerten, muss sich der Psychiater stets vor Augen halten, dass jede Patient-Arzt-Beziehung eine Mischung aus Übertragung und echter Beziehung ist. Der Psychiater, der auf die Uhr sah, verlieh der Übertragungsangst der Patientin, wieder einem Mann begegnet zu sein, der sich nicht für sie interessiert, ein Körnchen Wahrheit. Die psychodynamische Beurteilung erfordert während des gesamten Diagnosevorgangs eine ständige

Selbstbeobachtung. Ein Psychiater, dem vorgeworfen wird, er sei unaufmerksam, muss sich fragen, ob er wirklich gelangweilt ist (und dies dem Patienten vermittelt) oder ob der Patient die Tatsachen verzerrt. Wenn er tatsächlich gelangweilt ist, muss er feststellen, ob sein Interesse infolge der Interferenz seiner eigenen Angelegenheiten nachlässt, ob der Patient etwas tut, das Unaufmerksamkeit auslöst, oder beides.

Hierbei handelt es sich natürlich um Überlegungen zur Gegenübertragung. Das Konzept des dynamischen Interviews ist, dass zwei Menschen (oder vielleicht zwei Patienten?) daran beteiligt sind. Jeder von ihnen bringt seine persönliche Vergangenheit in die Gegenwart mit und projiziert Aspekte seines inneren Selbst und seiner Objektrepräsentanzen auf den anderen (Langs 1976). Es ist eine alltägliche Erfahrung dynamischer Psychiater, dass sie sich dem Patienten gegenüber so verhalten, als wäre er jemand anderes. Womöglich bemerkt der Psychiater eine auffällige physische Ähnlichkeit zwischen einem Patienten und jemandem aus seiner Vergangenheit. Infolgedessen schreibt der Psychiater dem Patienten dann Eigenschaften dieser anderen Person zu.

Der dynamische Psychiater muss während der Befragung des Patienten ständig die Umsetzung seiner eigenen Gegenübertragungen und seine Gefühle beobachten. Wie viel von der Gegenübertragung ist ein Beitrag des Klinikers? Wie viel davon wird durch das Verhalten des Patienten gegenüber dem Kliniker ausgelöst? Wie ich in Kapitel 2 gesagt habe, ist die Gegenübertragung gewöhnlich eine gemeinsame Leistung, die durch Beiträge beider Teile der Dyade zustande kommt. Es ist oft schwierig, zwischen der durch den Patienten ausgelösten Gegenübertragung und derjenigen zu unterscheiden, die durch die unbewussten Konflikte des Klinikers in die Situation eingebracht wird. Da die Fähigkeit, diese Unterscheidung zu treffen, in großem Maße davon abhängt, wie genau man seine eigene innere Welt kennt, empfinden die meisten dynamischen Psychiater die bei ihrer eigenen Behandlung (einer Psychoanalyse oder einer Psychotherapie) gesammelten Erfahrungen als wertvolle Hilfe, wenn es darum geht, die Gegenübertragung zu beobachten und zu verstehen.

Seine eigenen typischen Reaktionen zu kennen, hilft bei der Identifizierung der relativen Beiträge. Eine Kinderpsychiaterin zum Beispiel beobachtete, dass sie feststellen konnte, wann sie es mit einem Opfer von Kindesmisshandlung zu tun hatte, weil sie dann irrationale Wut entwickelte, die von dem Impuls begleitet war, das Kind zu misshandeln. Mit anderen Worten, ein missbrauchendes inneres Objekt des Kindes wurde auf sie projiziert, sodass sie durch das unausstehliche und provokative Verhalten des Kindes so sehr provoziert wurde, dass sie sich mit dem identifizierte, was auf sie projiziert worden war. Indem sie sich dieser Gefühle bewusst wurde, konnte sie die Welt der inneren Objekte des Patienten und seine typischen Probleme mit zwischenmenschlichen Beziehungen besser verstehen.

Eine häufige Form der Gegenübertragung, die womöglich unentdeckt bleibt, hängt mit unbewussten oder bewussten Vermutungen bezüglich der Rasse oder

der ethnischen Zugehörigkeit des Patienten zusammen. Alle Kliniker, und seien sie der vorurteilsfreien Ausübung ihres Berufs noch so verpflichtet, leben und arbeiten in Gesellschaften, in denen es eine Fülle von rassischen und ethnischen Klischees gibt. Diese Klischees können sich in die diagnostische Tätigkeit des Klinikers einschleichen und sich in subtilen Handlungsdialogen gegenüber dem Patienten manifestieren (Leary 2000). Eine Assistenzärztin der Psychiatrie zum Beispiel sprach langsamer und in einfacheren Worten als sonst mit einem amerikanischen Patienten asiatischer Abstammung, bis dieser sie unterbrach und höflich sagte: „Sie brauchen nicht so langsam zu sprechen. Ich bin hier geboren." Es kann auch vorkommen, dass Kliniker die Auswirkungen, die die ein Leben lang erfahrene Diskriminierung auf die Identität und das Selbstwertgefühl eines Angehörigen einer Minderheit hat, nicht verstehen. Traumata mit sozialer Ursache werden dann womöglich fälschlicherweise als rein intrapsychische Probleme gedeutet.

Ansätze für die Aufnahme der Anamnese

Hinsichtlich der Aufnahme der Anamnese sollte man beim Interview zwei Ziele gleichzeitig verfolgen: die Aufstellung einer deskriptiven und einer dynamischen Diagnose. Um diese Ziele zu erreichen, muss der Psychiater eine flexible Befragungstechnik einsetzen, mit der er zwischen der strukturierten Erfragung bestimmter Fakten (z. B. von Symptomen, der Familienanamnese, von Stressfaktoren und der Dauer der Krankheit) und einer unstrukturierten Haltung wechselt, in der er dem natürlichen Auf und Ab des Gedankenflusses des Patienten als Zuhörer folgt. Sowohl während des strukturierten als auch während des unstrukturierten Teils der Aufnahme der Anamnese nimmt der Untersuchende eine detaillierte Beurteilung der Interaktion zwischen Patient und Arzt vor. Kernberg (1984) beschrieb die eine Form des dynamischen Interviews – das strukturierte Interview – als eine systematische Bewegung von einem Bestand an Symptomen hin zur aktiven Konzentration auf Abwehrhandlungen in der aktuellen Beziehung mit dem Interviewer (s. a. Buchheim et al. 1987).

Zu Beginn muss der Interviewer einfach eine Atmosphäre schaffen, die den Patienten zum Sprechen ermutigt. Assistenzärzte der Psychiatrie begehen am Anfang ihrer Laufbahn oft den Fehler, dass sie die Patienten aggressiv ausfragen, um die Anamnese aufstellen zu können und die Symptome zu ermitteln. Ein anderer häufiger Fehler ist eine pseudoanalytische Haltung, die durch Distanz, nahezu völliges Schweigen und Passivität gekennzeichnet ist. Assistenzärzte, die sonst zugänglich und sympathisch sind, werden plötzlich steif, übermäßig förmlich und kalt, wenn sie einen Patienten befragen. Der Interviewer erreicht jedoch viel mehr, wenn er aktiv an der Beziehung teilnimmt – indem er mit Herz und Empathie versucht, die Sichtweise des Patienten zu verstehen.

Der Psychiater erfährt sehr viel, wenn er dem Patienten für eine Weile die Möglichkeit gibt, seinen Gedanken freien Lauf zu lassen. Seine Bemerkungen in diesem Stadium sollten dazu dienen, diesen freien Gedankenfluss zu erleichtern (z. B. „Erzählen Sie mir mehr darüber“, „Bitte fahren Sie fort“, „Ich kann verstehen, dass Sie so empfinden“ oder „Das muss schlimm gewesen sein“). Dass durch eine solche freie Assoziation besondere Informationen zutage kommen, belegen neurobiologische Forschungen. Andreasen et al. (1995) setzten die Positronenemissionstomografie ein, um den Unterschied zwischen der fokussierten episodischen Erinnerung, bei der man sich an frühere Erfahrungen erinnert, und der zufälligen episodischen Erinnerung, bei der man uneingeschränkt über die Erfahrungen nachdenkt, ähnlich wie bei der freien Assoziation, zu untersuchen. Sie ermittelten signifikante Unterschiede zwischen den beiden Formen der Erinnerung und stellten fest, dass die mit der zufälligen episodischen Erinnerung verbundene freie mentale Aktivität große Teile des Assoziationskortex aktiviert und sowohl das aktive Abrufen früherer Erfahrungen als auch das Planen zukünftiger Erfahrungen umfasst. Somit kann der Wechsel zwischen dem freien Gedankenfluss und der Fokussierung auf bestimmte Ereignisse im Interview zu verschiedenen Arten mentaler Aktivität führen und verschiedene Arten von für den Interviewer nützlichen Informationen zutage fördern.

Der Interviewer kann nicht nur grundlegende Informationen zur Vorgeschichte und über den mentalen Zustand des Patienten zutage fördern, sondern auch Assoziationsmuster identifizieren, die wichtige unbewusste Verbindungen offenlegen. Die Reihenfolge, in der Ereignisse, Erinnerungen, Sorgen und andere psychologische Angelegenheiten in Worte gefasst werden, ist selten zufällig. Mathematiker wissen schon lange, dass der Mensch nicht in der Lage ist, längere Reihen zufälliger Zahlen zu erstellen. Die Zahlen bilden innerhalb kurzer Zeit Muster, die eine Bedeutung haben. Der Geist zieht die Ordnung dem Chaos vor. Das gilt auch für die verbalen Äußerungen des Patienten. Dieses Prinzip – der „assoziativen Anamnese“ – legten Deutsch und Murphy (1955) ihrem Untersuchungsansatz zugrunde:

> Die Methode … besteht darin, dass nicht nur das aufgezeichnet wird, was der Patient gesagt hat, sondern auch, wie er diese Informationen gegeben hat. Von Bedeutung ist nicht nur, dass der Patient seine Beschwerden mitteilt, sondern auch, in welcher Phase des Interviews und in welchem Zusammenhang er seine Ideen, seine Beschwerden und seine Erinnerungen an seine somatischen und emotionalen Störungen vorträgt. (S. 19)

Auch wenn die Symptome auf der bewussten Ebene verwirrend für den Patienten sind, können seine Assoziationen Hinweise auf unbewusste Verbindungen liefern. Ein 31-jähriger Mann zum Beispiel, der mit seinen Eltern zu einer psychiatrischen Untersuchung gekommen war, begann den Tag beim

Psychiater, während sich seine Eltern in einem anderen Gebäude mit einem Sozialarbeiter trafen. Der junge Mann erklärte zunächst, es sei ihm nicht gelungen, eine Arbeitsstelle zu behalten. Plötzlich überkam ihn Angst, weil er nicht wusste, wo seine Eltern waren. Der Psychiater teilte ihm mit, sie seien bei dem Sozialarbeiter im Nachbargebäude. Der Patient fragte, ob er sie vom Telefon des Psychiaters aus anrufen könne. Der Psychiater hielt fest, dass die Angst des Patienten im Zusammenhang mit dem Aufenthaltsort seiner Eltern unmittelbar nach seiner Aussage darüber eingesetzt hatte, dass er nicht imstande sei, eine Arbeitsstelle zu behalten. Er fragte den Patienten, ob diese beiden Sorgen etwas miteinander zu tun hätten. Nachdem er einen Moment nachgedacht hatte, gab der Patient zu, dass er sich, wenn er nicht bei seinen Eltern, sondern bei der Arbeit war, Sorgen machte, dass ihnen etwas passieren würde. Dieser Gedankenaustausch führte zu einer produktiven Diskussion über die Sorge des Patienten, es würde seine Eltern zerstören, wenn er erwachsen und unabhängig würde. Da die Entwicklungstheorie in der dynamischen Psychiatrie eine zentrale Rolle spielt, muss die Entwicklungsgeschichte Teil einer gründlichen dynamischen Beurteilung sein. War der Patient das Ergebnis einer ungewollten Schwangerschaft? Wurde der Patient geboren, nachdem ein älteres Geschwisterkind gestorben war? Hatte der Patient die Meilensteine der Entwicklung wie Sprechen, Laufen und Sitzen in einem angemessenen Alter erreicht? Hat es in den prägenden Jahren traumatische Trennungen oder Verluste gegeben? Um diese unverzichtbaren Informationen zu erhalten, ist häufig die Befragung der Eltern und anderer Familienmitglieder erforderlich – entweder durch den Psychiater oder durch einen Sozialarbeiter, der mit dem Psychiater zusammenarbeitet. Es ist ganz natürlich, dass sich der Patient an manche wichtigen Ereignisse aus seiner Kindheit nicht erinnern kann oder sie verzerrt.

Auch wenn seine Erinnerungen unzureichend sind, sollte der Patient am Zusammentragen der Informationen über seine Kindheit und Jugend beteiligt werden. Ein Grundprinzip des dynamischen Interviews lautet, dass sich die Vergangenheit in der Gegenwart wiederholt. Um den Patienten als Mitwirkenden im diagnostischen Prozess zu gewinnen, kann der Interviewer sein Interesse für die Zusammenhänge zwischen früheren Ereignissen und seinen Gefühlen in der Gegenwart wecken. Es gibt eine Reihe offener Fragen, die dazu dienen, diese Partnerschaft aufzubauen: „Erinnert Sie die Angst, die Sie heute empfinden, an Gefühle, die Sie früher schon einmal hatten?" „Gab es irgendwelche Ereignisse in Ihrer Kindheit, die dazu beigetragen haben könnten, dass Sie als Erwachsener das Gefühl haben, Frauen könne man nicht vertrauen?" „Haben Ihre aktuellen Eheprobleme irgendeine Ähnlichkeit mit Problemen, die Sie früher in anderen Beziehungen hatten?" Wenn der Patient beginnt, sich an der Suche nach Verbindungen zwischen Vergangenheit und Gegenwart zu beteiligen, muss der Untersuchende frühere Ereignisse und Abschnitte festhalten, die für den Patienten wichtig zu sein scheinen. Beachtung verdienen auch auffällige Auslassungen in der Entwicklungsgeschichte.

Konzentriert sich der Patient beispielsweise ausschließlich auf einen Elternteil, den er für alle aktuellen Probleme verantwortlich macht, ohne den anderen Elternteil überhaupt zu erwähnen? Wie sieht der kulturelle und religiöse Hintergrund des Patienten aus? Wie wirken sich diese Faktoren auf die Beziehungen in der Familie und die Akzeptabilität emotionaler Probleme aus?

Nachdem der Patient mehrere Minuten lang offene Fragen beantwortet hat, die der freien Darstellung der Vorgeschichte seiner aktuellen Krankheit sowie der Familienverhältnisse und seiner Entwicklung dienen, kann der Psychiater die Lücken durch gezieltere direkte Fragen füllen. Diese können auf die Stellung einer deskriptiven Diagnose (z. B. auf spezifische Symptome, die für eine Diagnose nach DSM-IV-TR [American Psychiatric Association] erforderlich sind, auf Informationen bezüglich der Dauer der Krankheit oder auf den Ausschluss anderer Krankheiten) oder einer umfassenderen dynamischen Diagnose (z. B. bestimmte Traumata in der Entwicklung, Beziehungsmuster oder wiederkehrende Fantasien und Tagträume) ausgerichtet sein. Während der Patient die Lücken füllt, kann der dynamische Psychiater mit der Aufstellung von Hypothesen beginnen, die eine Verbindung zwischen den früheren Beziehungen des Patienten und seinen aktuellen Beziehungen sowie sich abzeichnenden Übertragungsmustern herstellen (Menninger 1958). Mit anderen Worten: Wie verursachen Wiederholungen früherer Beziehungsmuster Probleme in der Gegenwart?

Achse IV des DSM-IV-TR erfordert die Berücksichtigung von Stressfaktoren bei der diagnostischen Beurteilung des Patienten. Ereignisse, die eine Krankheitsepisode auslösen, sind sowohl für die deskriptive als auch für die dynamische Diagnose von entscheidender Bedeutung. Bei der Beurteilung der Achse IV ist jedoch eine besonders sorgfältige Aufnahme der Anamnese erforderlich, da die Patienten ihre Erinnerungen bezüglich des Zeitpunktes eines Stressfaktors womöglich verfälschen, um ihre Krankheit oder ihre Probleme nachträglich so darzustellen, als seien sie unmittelbar auf ein äußeres Ereignis zurückzuführen (Andrews und Tennant 1978). Außerdem muss der dynamische Psychiater stets auf besondere Bedeutungen achten, die die Patienten belastenden Ereignissen in ihrem Leben zuschreiben. Ein scheinbar schwacher Stressfaktor kann für den konkreten Patienten eine außerordentliche Bedeutung und somit einen großen Einfluss auf seine Funktionsfähigkeit haben.

Dennoch können Patienten wichtige dynamische Informationen darüber liefern, wie sie die Zusammenhänge zwischen Ereignissen und Symptomen sehen. Der Untersuchende sollte sich auch hier die Frage stellen, wie Angelegenheiten aus der Vergangenheit durch Stressfaktoren in der Gegenwart in Erinnerung gerufen werden. Eine leitende Angestellte entwickelte eine enorme Angst, nachdem sie befördert worden war. Als Stressfaktor identifizierte sie die Beförderung, konnte jedoch nicht sagen, weshalb sie Angst auslöste, da sie jahrelang auf die Stelle hingearbeitet hatte. Im Laufe des Interviews sprach sie oft von ihrer jüngeren Schwester, die geschieden war und den Unterhalt für sich und ihre zwei Kinder mit einer niederen Arbeit verdiente. Bei der eingehenden Ergründung der Geschwisterrivalität in der Kindheit der beiden Schwestern zeigte sich, dass die Angst der leitenden Angestellten mit Schuldgefühlen zusammenhing. Sie war überzeugt davon, dass ihre Beförderung ihrer Schwester geschadet hatte. Diese Gefühle standen in Einklang mit ihrem als Kind gehegten Wunsch, ihre Schwester zu übertrumpfen und in den Augen der Eltern das einzige Kind zu sein.

Holmes und Rahe (1967) haben eine Skala zur Bewertung der Schwere des Stresses, der mit verschiedenen Lebensereignissen verbunden ist, entwickelt. Obwohl solche Skalen auf Konsens basierende Schätzwerte für die Auswirkungen bestimmter Lebensereignisse liefern, muss der dynamische Psychiater jeden Patienten als einmaliges Individuum betrachten und darf nicht *a priori* davon ausgehen, dass bestimmte Lebensereignisse nur eine bestimmte Bedeutung haben. Ein junger Mann zum Beispiel fühlte sich durch den Tod seines Vaters befreit, weil er endlich seinen Weg gehen konnte, ohne ununterbrochen kritisiert zu werden. Auf diese Weise führte der Stressfaktor zu besseren Schulleistungen und insgesamt zu besseren Funktionen.

Außerdem muss der Untersuchende bedenken, dass manche Stressfaktoren im Unterbewussten wirken können, sodass der Patient nicht in der Lage ist, ein auslösendes Ereignis zu nennen, wenn er danach gefragt wird. Ein Ziel des Interviews kann auch darin bestehen, dass Patient und Interviewer zusammenarbeiten, um festzustellen, ob eventuell Stressfaktoren übersehen wurden. Jahrestagsreaktionen zum Beispiel sind häufige Stressfaktoren, die die Patienten leicht übersehen. Eine chronisch depressive Patientin wurde am Jahrestag des Selbstmordes ihres Bruders akut selbstmordgefährdet. In einem anderen Fall suchte ein glücklich verheirateter Arzt, bei dem ohne erkennbaren Grund plötzlich Eheprobleme aufgetreten waren, den Rat eines Psychiaterkollegen. Während ihres Telefongesprächs fiel dem Arzt plötzlich auf, dass es der zehnte Jahrestag der Scheidung von seiner früheren Frau war. Auf diese Weise stellte sich heraus, dass sein aktueller Ärger über seine aktuelle Frau zum Teil mit seiner stürmischen Beziehung zu seiner vorherigen Frau zusammenhing.

Untersuchung des mentalen Status

Ebenso wie für deskriptive Psychiater sind Informationen über den mentalen Status auch für dynamische Psychiater von Interesse, sie gehen jedoch etwas anders an diese Informationen heran. Erstens integrieren sie Fragen zum mentalen Status, soweit dies sinnvoll und möglich ist, lieber in das Interview, statt sie am Ende als Liste mit formalen Fragen zum Status anzuhängen (MacKinnon und Michels 1971). Auch wenn einige spezifische Fragen selbstverständlich am Ende des Interviews gestellt werden sollten, wenn sie in dessen Verlauf nicht geklärt wurden, ist es doch von Vorteil, die formale Untersuchung des mentalen Status auf ein Mindestmaß zu reduzieren. Wenn solche Fragen in das Interview eingebaut werden, sieht der Patient Verzerrungen der Wahrnehmung, des Denkens und der Affekte in einem bedeutungsvollen Kontext. Außerdem hat der Patient, indem er Zusammenhänge zwischen solchen Verzerrungen und seiner Krankheit herstellt, eher die Rolle eines Mitwirkenden als die eines passiven Beantworters von Fragen.

Orientierung und Wahrnehmung

Die Orientierung des Patienten in Bezug auf Zeit, Raum und Personen wird häufig schon im Verlauf des Interviews deutlich. Einem Menschen, dessen Orientierung offensichtlich gut ist, spezifische Fragen zur Orientierung zu stellen, würde mit großer Wahrscheinlichkeit die Harmonie des Arzt-Patient-Verhältnisses stören. Übermäßige Wachsamkeit ist ein Befund des mentalen Status, der auch ohne direkte Fragen offensichtlich wird. Bedeutsame Symptome der Wahrnehmung wie auditive oder visuelle Halluzinationen sind oft schon zu Beginn des Interviews bekannt, wenn der Patient gebeten wird, darzulegen, weshalb er sich in psychiatrische Behandlung begibt. Der dynamische Psychiater möchte jedoch nicht nur erfahren, ob Halluzinationen vorliegen oder nicht. Wenn ein Patient Stimmen hört, will der Psychiater wissen, was sie sagen, unter welchen Umständen sie sich zu Wort melden, wie sie sich anhören und was sie für den Patienten bedeuten. Ein paranoider schizophrener Mann hörte immer, wie sein Vater ihm sagte, er würde es nie zu etwas bringen. Seine Halluzinationen korrelierten mit seiner in der Kindheit gemachten Erfahrung, dass er es seinem Vater nie recht machen konnte.

Kognition

Das Vorliegen einer formalen Denkstörung wird gewöhnlich schon in dem Teil des Interviews deutlich, in dem die Anamnese aufgenommen wird. Wie bereits angedeutet, sind im Gehirn des Patienten selbst lose Assoziationen auf charakteristische Weise miteinander verbunden. Es ist Aufgabe des Untersuchenden, die Art dieser Verbindungen zu verstehen. Auch Wahnvorstellungen lassen sich eher durch offene Fragen zur Lebensgeschichte als durch spezifische Fragen zu „falschen Überzeugungen" ermitteln. Die Feststellung, ob Wahnvorstellungen vorliegen oder nicht, ist nur ein Teil der psychodynamischen Beurteilung, ihre Bedeutungen und Funktionen sind ebenso wichtig. Der Größenwahn paranoider Patienten kann der Kompensierung der vernichtenden Gefühle eines geringen Selbstwertgefühls dienen.

Da sich die Kognition auf die Sprache und die Kommunikation auswirkt, muss der Psychiater auch darauf achten, ob er Fehlleistungen oder Versprecher beobachtet, die einen Einblick in die Aktivität des Unbewussten gewähren. Eine Schwangere, die von ihrem Geburtshelfer in die psychiatrische Sprechstunde überwiesen worden war, ärgerte sich darüber, dass man sie zum Psychiater geschickt hatte, und nach einer Weile rief sie: „Ich will kein psychiatrischer Elternteil [parent] sein – ich meine Patient [patient]!" Der Psychiater, der sie untersuchte, konnte aus diesem Versprecher schließen, dass sie ihrer Mutterschaft mit äußerst gemischten Gefühlen entgegensah.

Die Art und Weise, wie ein Patient Fragen beantwortet, kann viel über seine unbewussten Charaktermerkmale verraten. Ein obsessiv-zwanghafter Patient beantwortet Fragen womöglich übermäßig detailliert und bittet den Untersuchenden häufig, die spezifische Information, nach der dieser fragt, genauer zu definieren. Im Gegensatz dazu kann das Desinteresse eines histrionischen Patienten an Einzelheiten so groß sein, dass er nur vage Antworten gibt, die den Interviewer frustrieren. Ein passiv-aggressiver Patient löst möglicherweise Wut beim Psychiater aus, indem er diesen um die Wiederholung von Fragen bittet und ganz allgemein Bemühungen zur Ermittlung von Informationen zu seiner Vorgeschichte vereitelt. Ein paranoider Patient vermutet vielleicht ständig versteckte Bedeutungen in den Fragen und zwingt den Untersuchenden dadurch in die Defensive.

Die Feststellung dessen, ob Selbstmordgedanken vorhanden sind oder nicht, ist bei jeder psychiatrischen Beurteilung unerlässlich. Selbstmordgefährdete Patienten sollte man offen fragen, ob sie einen Selbstmord planen und ob sie zur Unterstützung ein Netzwerk aus Menschen haben, mit denen sie sprechen können, ehe sie impulsiv handeln. Bei der psychodynamischen Beurteilung sollte zwischen den Bedeutungen eines in Betracht gezogenen Selbstmords unterschieden werden. Besteht die Vorstellung des Wiedersehens mit einem verstorbenen geliebten Menschen? Ist der Selbstmord ein Racheakt, mit dem jemand zerstört werden soll, ebenso wie der Betreffende einst den Patienten zerstört hat? Soll der Selbstmord im Grunde dazu dienen, eine innere Objektrepräsentanz zu töten, die der Patient hasst und fürchtet? Warum ist der Selbstmord als nur eine der vielen möglichen Lösungen für die Probleme des Patienten so unwiderstehlich?

Affekte

Beobachtungen zum emotionalen Zustand des Patienten sind eine Fundgrube für Informationen über seine Abwehrmechanismen. Schließlich ist die Steuerung der Affekte eine der wichtigsten Funktionen von Abwehrmechanismen. Patienten, die über extrem schmerzhafte Ereignisse in ihrem Leben berichten, ohne davon im Geringsten berührt zu sein, bedienen sich möglicherweise der Affektisolierung. Hypomanische Patienten, die behaupten, immer gut gelaunt zu sein und sich gegenüber dem Untersuchenden ungewöhnlich heiter geben, bedienen sich womöglich des Verleugnens, um Gefühle wie Trauer und Wut abzuwehren. Borderline-Patienten, die sich verächtlich und feindselig über Schlüsselfiguren in ihrem Leben äußern, wenden womöglich die Abspaltung an, um jegliche Integration guter und böser Gefühle gegenüber anderen zu verhindern. Auch die Stimmung, eine Unterkategorie der Affekte, die einen beständigen Tonus der inneren Gefühle bedeutet, sollte beurteilt werden. Bei der gemeinsamen Erkundung der Stimmungen des Patienten zeigt sich häufig, dass sie mit wichtigen Selbst- und Objektrepräsentanzen zusammenhängen.

Handlungen

Das nonverbale Verhalten im klinischen Interview übermittelt eine Fülle an Informationen. Welche heiklen Themen führen dazu, dass der Patient zu zappeln beginnt? Welche Themen lösen Schweigen aus? Bei welchen Themen unterbricht der Patient den Augenkontakt mit dem Untersuchenden? Auch wenn Patienten versuchen, dem Psychiater, der sie untersucht, wichtige Informationen vorzuenthalten, ihre nonverbalen Verhaltensweisen verraten sie. Freud machte im Jahr 1905 folgende Beobachtung:

> Als ich mir die Aufgabe stellte, das, was die Menschen verstecken, nicht durch den Zwang der Hypnose, sondern aus dem, was sie sagen und zeigen, ans Licht zu bringen, hielt ich die Aufgabe für schwerer, als sie wirklich ist. Wer Augen hat zu sehen und Ohren zu hören, überzeugt sich, dass die Sterblichen keine Geheimnisse verbergen können. Wessen Lippen schweigen, der schwätzt mit den Fingerspitzen; aus allen Poren dringt ihm der Verrat. Darum ist die Aufgabe, das verborgenste Seelische bewusst zu machen, sehr wohl lösbar. (Freud 1905e, S. 240)

Wie Freud angedeutet hatte, ist einer der Königswege zur Beobachtung des Unbewussten das nonverbale Verhalten. Frühe Bindungsbeziehungen werden als implizites Gedächtnis verinnerlicht und codiert (Amini et al. 1996; Gabbard 1997). Was sich in der Beziehung zum Therapeuten entfaltet, ist die gewohnheitsmäßige Art der Objektbezogenheit des Patienten, die durch diese frühen Bindungsbeziehungen geprägt wird, und ein Großteil dieser Art der Bezogenheit ist nonverbal. So teilen zum Beispiel Patienten, die den Augenkontakt scheuen, sich unterwürfig verhalten, eine eingeschränkte Gestik haben und zögerliche Sprachmuster aufweisen, sehr viel über ihre unterbewussten verinnerlichten Objektbeziehungen und die Art und Weise, wie ihre Beziehungen zu anderen außerhalb des klinischen Interviews aussehen, mit.

Psychologische Tests

Projektive psychologische Tests, in erster Linie der Rorschach- und der Thematische Auffassungstest, können außerordentlich hilfreiche Ergänzungen der psychodynamischen Beurteilung sein. Der Rorschachtest besteht aus 10 symmetrischen Tintenklecksmustern, die zweideutige Stimuli für den Patienten darstellen. Angesichts dieser Zweideutigkeit verrät der Patient durch die Interpretation der amorphen Formen innerhalb der Kleckse sehr viel über sich. In ausgeklügelten Anleitungen zu den Rorschach-Interpretationen wurden die Reaktionen nach einer psychodynamischen Bewertung des Patienten systematisiert (Kwawer et al. 1980; Rapaport et al. 1968; Schafer 1954).

Der Thematische Auffassungstest funktioniert nach einem ähnlichen Prinzip. Eine Serie von Zeichnungen oder Holzschnitten, die Personen und Situationen von unterschiedlicher Zweideutigkeit darstellen, ermöglichen eine große Bandbreite an Interpretationen seitens der Patienten. Sie werden gebeten, sich zu jedem Bild eine Geschichte auszudenken. Indem sie diese Geschichte erdenken, projizieren sie ihre eigenen Fantasien, Wünsche und Konflikte auf die Bilder. Projektive Tests sind besonders bei Patienten hilfreich, die im psychiatrischen Interview zurückhaltend und wortkarg sind und deshalb nicht offen mit dem Psychiater über ihr inneres Leben sprechen. Viele Patienten aber teilen im klinischen Interview so viel über sich mit, dass ein ergänzender psychologischer Test nicht erforderlich ist.

Körperliche und neurologische Untersuchung

Aus Gründen, die auf der Hand liegen, ist der körperliche und neurologische Zustand eines Patienten für den dynamischen Psychiater ebenso wichtig wie für den deskriptiven Psychiater. „Der Kopf schließt sich an den Nacken an", das heißt, wenn im Körper etwas nicht in Ordnung ist, dann wirkt sich das auch auf das Gehirn aus – und umgekehrt. Wenn die Beurteilung in einem Krankenhaus stattfindet, kann der dynamische Psychiater eine eigene körperliche und neurologische Untersuchung durchführen oder auch darauf verzichten. Wenn es sich um die Beurteilung eines ambulanten Patienten in einer Privatpraxis handelt, lassen die meisten dynamischen Psychiater die körperliche Untersuchung lieber von einem Internisten vornehmen. Ganz gleich, wer sie durchführt, die Bedeutung des Körperlichen zu ergründen, ist gewöhnlich von Nutzen – sowohl hinsichtlich der Übertragung als auch hinsichtlich der Fantasien des Patienten über seinen Körper. Auf jeden Fall kann weder eine deskriptive noch eine dynamische Beurteilung ohne diese Informationen vollständig sein.

Psychodynamische Diagnose

Nach der Durchführung der psychodynamischen Beurteilung sollte der Kliniker (anhand der DSM-IV-TR-Kriterien) eine deskriptive Diagnose und (aufgrund dessen, dass er den Patienten und seine Krankheit versteht) eine psychodynamische Diagnose stellen können. Obwohl beide Diagnosen für die Planung der Behandlung von Bedeutung sind, dient die deskriptive Diagnose eher dazu, die richtige Bezeichnung zu finden, während die psychodynamische Diagnose als Zusammenfassung von Erkenntnissen zu betrachten ist, die über die Etikettierung hinausgehen.

Die deskriptive Diagnose kann dem Kliniker bei der Planung angemessener pharmakologischer Maßnahmen helfen. Die dynamische Diagnose kann dazu beitragen, dass der Kliniker versteht, was die Verordnung von Medikamenten für den Patienten bedeutet, und abschätzen kann, ob es Schwierigkeiten hinsichtlich der vorschriftsmäßigen Einnahme der Medikamente geben wird.

In diesem Zusammenhang möchte ich betonen, dass eine dynamische Diagnose nicht nur für Patienten von Nutzen ist, denen eine dynamische Psychotherapie verordnet wird. Die therapeutische Handhabung der Persönlichkeit des Patienten ist ein wesentlicher Bestandteil jeder psychiatrischen Behandlung, der bei der Planung der Behandlung stets berücksichtigt werden muss (Perry et al. 1987).

Ein Teil der dynamischen Diagnose besteht in der Feststellung, wie die fünf Achsen des DSM-IV-TR interagieren und sich gegenseitig beeinflussen. Da jede Krankheit aus einer bereits bestehenden Persönlichkeit erwächst, ist zu erwägen, wie die Persönlichkeitsdiagnose der Achse II zum Syndrom der Achse I beiträgt. Bei obsessiv-zwanghaften Menschen beispielsweise treten infolge der Dekompensation häufig schwerwiegende depressive Episoden auf. Der Kliniker untersucht dann womöglich, wie das strenge und fordernde Über-Ich der obsessiv-zwanghaften Persönlichkeitsstruktur zum Selbsthass der Depression beigetragen hat. Dieser Aspekt der Diagnose steht nicht anstelle der biochemischen und genetischen Faktoren, die für die Depression von Bedeutung sind, sondern ist synergetisch für ein umfassenderes Verständnis des Patienten und seiner Krankheit. Ebenso kann eine auf Bauchspeicheldrüsenkarzinom lautende Achse-III-Diagnose auf biologischer Basis zu einer schwerwiegenden depressiven Episode der Achse I beitragen, doch auch die psychologische Reaktion des Patienten auf die Malignitätsdiagnose kann eine weitere Determinante der Depression sein. Ein Patient, bei dem eine narzisstische Persönlichkeitsstörung der Achse II und eine Panikstörung der Achse I diagnostiziert werden, ist möglicherweise nicht bereit, Medikamente gegen die Panikstörung zu nehmen, weil er die Vorstellung, an einer schwerwiegenden psychiatrischen Störung zu leiden, als für seinen Narzissmus zu verletzend empfindet.

Wie weiter oben in diesem Kapitel beschrieben, müssen bei der dynamischen Diagnose auch Stressfaktoren der Achse IV – sowohl offensichtliche und bewusste als auch versteckte und unbewusste Auslöser – bewertet werden. Und schließlich ist eine Beurteilung dessen sinnvoll, wie sich all diese Befunde auf die Funktion der Achse V auswirken. Rechtfertigt die Achse-I-Diagnose die Schwere der funktionalen Beeinträchtigung des Patienten, oder sind Charaktermerkmale der Achse II für ein niedrigeres Funktionsniveau verantwortlich, als es aufgrund der Achse-I-Diagnose zu erwarten wäre? Zu einer vollständigen psychodynamischen Diagnose gehört auch die Beurteilung des Patienten nach einer oder mehrerer der vier bedeutendsten theoretischen Auffassungen, die in Kapitel 2 besprochen wurden: Ich-Psychologie, Objektbeziehungstheorie, Selbstpsychologie und Bindungstheorie.

Merkmale des Ich

Die berufliche Laufbahn und die Beziehungsmuster des Patienten sagen sehr viel über seine allgemeine Ich-Stärke aus. Es scheint, als haben diejenigen, denen es gelungen ist, ihren Arbeitsplatz jeweils für eine längere Zeit zu behalten, und mit Verpflichtungen einhergehende Beziehungen von längerer Dauer einzugehen, ein widerstandsfähigeres Ich als Menschen, bei denen dies nicht der Fall ist.

Die Beurteilung bestimmter grundlegender Ich-Funktionen (Bellak et al. 1973) kann dem Psychiater helfen, die Stärken und Schwächen des Patienten zu verstehen, und ermöglichen ihm somit die Bestimmung des Behandlungsprogramms. Wie sieht seine Wahrnehmung der Realität aus? Ist er in der Lage, zwischen Innerem und Äußerem zu unterscheiden, oder zeigt er ein beständiges Muster wahnhafter Missempfindungen? Ist seine Wahrnehmung der Realität in strukturierten Situationen intakt, in unstrukturierten Situationen jedoch eingeschränkt? Wie steht es mit seiner Impulskontrolle? Ist sein Ich stark genug, um die Umsetzung von Impulsen zu verzögern, oder ist der Patient so sehr von seinen Impulsen bestimmt, dass er eine Gefahr für sich oder andere darstellt? Eine weitere Ich-Funktion, die beurteilt werden muss, ist das Urteilsvermögen. Kann der Patient die Folgen von Handlungen im Voraus adäquat abschätzen?

Bei den Überlegungen zur Bestimmung der angemessenen Form der Psychotherapie sollte der Psychiater auch die psychologische Einstellung des Patienten ermitteln. Ist der Patient der Ansicht, seine Probleme haben eine innere Ursache, oder werden alle Schwierigkeiten verlegt und andere in seiner Umgebung dafür verantwortlich gemacht? Kann der Patient verschiedene Informationen synthetisieren und integrieren und über ihre Zusammenhänge reflektieren, um nach sinnvollen Erklärungen für seine Symptome und zwischenmenschlichen Schwierigkeiten zu suchen? Denkt der Patient in Metaphern und Analogien, die geeignet sind, Verbindungen zwischen verschiedenen Stufen der Abstraktion herzustellen? All diese Überlegungen tragen zur Beurteilung der psychologischen Einstellung bei.

Bei der Beurteilung des Ich geht es zum großen Teil um die defensive Funktion des Ich. Waelder (1960) hat im psychoanalytischen Umfeld eine Reihe von Fragen erarbeitet, die sich auf die Abwehrvorgänge des Patienten beziehen. Diese Fragen können auch für die dynamische Beurteilung adaptiert werden: „Welches sind die Sehnsüchte des Patienten? Was will der Patient (unbewusst)? Und wovor hat er Angst? … Und was macht er, wenn er Angst hat?" (S. 182–183) Pine (1990) erarbeitete weitere Fragen zur Beurteilung der Beziehung zwischen Trieben und den Reaktionen des Ich auf die Triebe:

> Welcher Wunsch wird zum Ausdruck gebracht? In welchem Verhältnis steht der Wunsch zum Bewusstsein? Wie sieht die Fantasie aus? Und wie spiegelt sie einen Kompromiss zwischen Wunsch, Abwehr und Realität wider? Welche Abwehr wurde gegen den Wunsch eingesetzt? Und wie effektiv/adaptiv ist der Abwehrmechanismus? Ist die fragliche Angst auf einen bestimmten Wunsch zurückzuführen, gegen den vergeblich ein Abwehrmechanismus eingesetzt wurde? Und ist das fragliche Schuldgefühl im Hinblick auf die Aktivität des Bewusstseins in Bezug auf einen bestimmten Wunsch zu verstehen? (S. 44–45)

Pine hat außerdem darauf hingewiesen, dass der Charakter auf ähnliche Weise beurteilt werden sollte, indem man die typischen Arten der Abwehr des Patienten untersucht, die in ichsyntonen Funktionsweisen zum Ausdruck kommen. Man kann die Abwehrmechanismen auch anhand des in Kapitel 2 beschriebenen Kontinuums von Unreife bis Reife beurteilen. Ein Patient, der in der Lage ist, in einer schwierigen Situation Verdrängung und Humor einzusetzen, zeigt eine weitaus größere Ich-Stärke als einer, der sich in derselben Situation der Abspaltung und der projektiven Identifizierung bedient.

Ein weiterer wichtiger Bestandteil der psychologischen Bewertung des Ich ist die Bestimmung seines Verhältnisses zum Über-Ich. Ist das Über-Ich ein strenger und unbarmherziger Aufseher des Ich, oder bestimmen Flexibilität und Harmonie das Verhältnis des Über-Ich zum Ich? Vertritt der Patient realistische Ideale, oder strebt er nach unerreichbaren und fantastischen Zielen? Zeigt der Patient dissoziale Tendenzen, die durch ein nicht vorhandenes oder unterentwickeltes Ich gekennzeichnet sind? Die Antworten auf diese Fragen liefern auch Hinweise auf die Kindheitserfahrungen des Patienten mit Elternfiguren, weil das Über-Ich eine verinnerlichte Repräsentanz dieser Figuren ist.

Objektbeziehungen

Als Endergebnis der psychodynamischen Beurteilung verfügt der Kliniker über Informationen über die zwischenmenschlichen Beziehungen des Patienten in drei Kontexten: Beziehungen in der Kindheit, die realen und die der Übertragung zuzuschreibenden Aspekte der Beziehung zwischen dem Patienten und dem Kliniker, der ihn untersucht, und aktuelle Beziehungen außerhalb der Arzt-Patient-Beziehung. Die Art dieser Beziehungen liefert dem Kliniker viele Informationen über die Stellung des Patienten in der Familie und in sozialen Systemen. Doch dann fehlt immer noch die Beurteilung dessen, wie sich die familiären Beziehungen des Patienten auf die Entstehung des klinischen Bildes auswirken, dessentwegen er einen Psychiater aufsucht. Spiegelt die Symptomatik eines heranwachsenden Patienten die Eheprobleme seiner Eltern wider? Mit anderen Worten: Dient der Patient als Krankheits-„Träger" der gesamten Familie?

Die Informationen über die zwischenmenschlichen Beziehungen des Patienten sagen auch sehr viel über die Art seiner inneren Objektbeziehungen aus. Interviews mit Familienmitgliedern und anderen wichtigen Menschen können zur Feststellung beitragen, inwieweit die Sicht des Patienten bezüglich anderer Beziehungen verzerrt ist. Bestimmte leicht zu erkennende Muster scheinen sich durch alle Beziehungen zu ziehen. Ist der Patient zum Beispiel in einer sadomasochistischen Bindung am Ende immer der masochistische Partner? Kümmert sich der Patient immer um andere, die weniger gut funktionieren und mehr Betreuung brauchen? Pine (1990) hat eine Reihe von spezifischen Fragen zu den Objektbeziehungen erarbeitet, die der Kliniker während des Interviews abwägen kann:

> Welche alte Objektbeziehung wird wiederholt? Und welche Rolle aus dieser Objektbeziehung setzt das Subjekt (der Patient) um – seine eigene oder die des anderen? Oder beide? Verhält sich der Patient wie der, der er war? Der er in den Augen seiner Eltern sein wollte? Wie sie ihn gerne gehabt hätten? Verhält er sich wie sie? Wie er sie gerne gehabt hätte? Und welche frühen passiven Erfahrungen werden aktiv wiederholt? (S. 47)

Die Feststellung des Reifegrades von Objektbeziehungen ist ein wesentlicher Bestandteil dieser Beurteilung. Erlebt der Patient andere als zwiespältig, als ganze Objekte, die sowohl gute als auch schlechte Eigenschaften haben? Oder sieht er sie idealisierend (nur gut) oder abwertend (nur böse)? Betrachtet der Patient andere als Teilobjekte zur Befriedigung von Bedürfnissen, die aus seiner Sicht nur eine Funktion haben, oder als eigenständige Menschen, die ihre eigenen Bedürfnisse und Sorgen haben? Und wie steht es schließlich mit der Objektkonstanz? Erträgt es der Patient, von wichtigen Menschen getrennt zu sein, indem er sich ein tröstendes Bild der Person, die er vermisst, ins Gedächtnis ruft?

Das Selbst

Bei einer gründlichen dynamischen Beurteilung müssen mehrere Aspekte des Selbst des Patienten bewertet werden. Innerhalb des weiten Feldes der Selbstpsychologie muss der Psychiater die Beständigkeit und die Kohäsion des Selbst untersuchen. Neigt er schon bei kleinsten Beleidigungen durch einen Freund oder Kollegen zur Fragmentierung? Muss der Patient ständig im Rampenlicht stehen, um bestätigende Reaktionen von Selbstobjekten zu erhalten? Die Reife der Selbstobjekte des Patienten sollte ebenfalls beurteilt werden. Werden die Selbstobjektbedürfnisse des Patienten durch eine für beide Seiten befriedigende Beziehung im Kontext eines langfristigen Engagements befriedigt?

Außer dem Selbstwertgefühl des Patienten muss der Psychiater auch seine Selbstkontinuität beurteilen. Ist der Patient unabhängig von den äußeren Umständen über längere Zeit mehr oder weniger derselbe, oder liegt eine generalisierte diffuse Identität vor? Wie Horowitz (1997) betont hat, entwickelt ein Mensch, der kein Gefühl der Selbstkohärenz und Kontinuität hat, eher Symptome und neigt eher zu explosionsartigen Stimmungsumschwüngen. Horowitz hat auch darauf hingewiesen, dass Selbstkohärenz mehr ist als ein zwischenmenschlicher Stil – sie beinhaltet Integrität und Tugenden des Charakters. Belege für eine diffuse Identität wären Hinweise darauf, dass verschiedene, voneinander getrennte Selbstrepräsentanzen ständig nach Dominanz über die gesamte Persönlichkeit streben. Verschiedene Selbstrepräsentanzen treten natürlich im Zusammenhang mit verschiedenen Objektrepräsentanzen auf, die in hohem Maße unter dem Einfluss des jeweils aktuellen zwischenmenschlichen Kontextes stehen. Von Interesse sind auch die Grenzen des Selbst. Kann der Patient klar zwischen seinen eigenen mentalen Inhalten und denen anderer unterscheiden, oder liegt eine allgemeine Verwischung der Grenzen der Selbstobjekte vor? Ein damit verbundener Aspekt ist die Körperwahrnehmung des Patienten. Sind die Körpergrenzen des Patienten intakt, oder muss er sich regelmäßig der Selbstverstümmelung bedienen, um die Hautgrenzen zu bestimmen? Sieht er seinen Geist und seinen Körper als dauerhaft verbunden, oder gibt es Episoden der Depersonalisierung oder der außerkörperlichen Erfahrung, in denen der Geist vom Körper unabhängig zu sein scheint?

Bindungsmuster und Mentalisierung

Der Kliniker, der die Beurteilung vornimmt, achtet auf Bindungsmuster und hofft, auf diese Weise die inneren Arbeitsmodelle des Patienten anhand der üblichen Kategorien der Bindungen Erwachsener zu verstehen: 1. sicher/autonom, 2. unsicher/abweisend, 3. besorgt und 4. unentschlossen/unorganisiert (siehe Kapitel 2). In Forschungssituationen werden Interviewer wahrscheinlich das Bindungsinventar für Erwachsene (Adult Attachment Interview), ein halb strukturiertes Interview mit 15 Fragen, die sich auf die Erfahrungen des Betreffenden mit Eltern oder Betreuern in der Kindheit und die Auswirkungen dieser Erfahrungen auf ihn als Erwachsenen beziehen (Gullestad 2003), anwenden. Es ist in mancherlei Hinsicht die Entsprechung der Fremden Situation (Stein et al. 1998) für Erwachsene. Für dieses Instrument sind eine umfangreiche Schulung und ein Auswertungshandbuch erforderlich. In klinischen Situationen muss der Psychiater einfach auf Muster achten und abwägen, wie sich die Erfahrungen in der Kindheit eventuell auf die Beziehungen des Erwachsenen auswirken. Außerdem kann er beurteilen, in welchem Maße Schwierigkeiten mit frühen Bindungen die Fähigkeit zur Mentalisierung gestärkt oder beeinträchtigt haben können. Kinder mit sicheren Bindungen entwickeln die Fähigkeit, die Gefühle, Wünsche, Überzeugungen und Erwartungen anderer zu verstehen (Fonagy 2001). Im Falle von Traumata oder Vernachlässigung neigen Kinder dazu, sich zu verschließen, und wagen es nicht, sich die Gedanken des Elternteils oder Betreuers vorzustellen. Diese Abwehrreaktion kann die Fähigkeit zur Mentalisierung einschränken (Fonagy 2001).

Psychodynamisches Konzept

Die bisher genannten Elemente sind die Grundlage für ein psychodynamisches Konzept. Diese vorläufige oder Arbeitshypothese macht deutlich, wie die Elemente interagieren und so das klinische Bild ergeben, das der Patient aufweist. Psychodynamische Konzepte müssen in einen biopsychosozialen Kontext eingebettet sein (Gabbard 2004). Ein gutes psychodynamisches Konzept basiert auf drei Komponenten (Sperry et al. 1992). Es sollte mit der Beschreibung des klinischen Bildes und des Stressfaktors/der Stressfaktoren, der/die dazu geführt hat/haben, dass der Betreffende Hilfe sucht, in ein oder zwei Sätzen beginnen. Im zweiten Teil werden Hypothesen darüber aufgestellt, auf welche Weise biologische, intrapsychische und soziokulturelle Faktoren zum klinischen Bild beitragen. Die dritte Komponente ist eine kurze Aussage darüber, wie sich die beiden ersten auf die Behandlung und die Prognose auswirken können.

Bei der Erarbeitung eines psychodynamischen Konzepts sind mehrere zugrundeliegende Prinzipien zu berücksichtigen. Erstens können biologische Faktoren genetischer Natur sein oder aus Umwelteinflüssen wie frühen Traumata oder Kopfverletzungen herrühren. Zweitens können zu den soziokulturellen Faktoren auch solche wie Familie, Religion, kulturelle Bräuche und sogar die Auswirkungen der Immigration gehören. Manche Patienten erscheinen in der neuen Kultur als schwerer gestört, als das in ihrer Heimatkultur der Fall war. Der Verlust von Liebesobjekten, kulturellen Werten, der Muttersprache und der ursprünglichen Umgebung kann zu einem „Kulturschock" führen, der die Identität und das Selbstwertgefühl schwer schädigt und einen Trauervorgang auslöst (Halperin 2004). Das Konzept soll den Zustand des Patienten erklären, muss jedoch nicht alles erklären. Es soll die wichtigsten Fragen und besonders ihre Relevanz für die Planung der Behandlung kurz zusammenfassen.

Bei manchen Patienten wird sich ein theoretisches Modell als für die Erklärung besser geeignet erweisen als die anderen beiden. Bei anderen kann es sinnvoll sein, für die Konzeptualisierung der verschiedenen Aspekte der Pathologie des Patienten mehrere theoretische Perspektiven heranzuziehen. Wie in Kapitel 1 erwähnt, sollte der Kliniker für alle wichtigen theoretischen Ansätze offen sein und statt mit einer „Entweder-oder"-Einstellung im Sinne des „Sowohl-als-auch" verfahren. Außerdem sollte bedacht werden, dass sich das Konzept mit dem Fortgang der Behandlung ständig ändert. In der dynamischen Psychiatrie entwickeln sich Diagnose und Behandlung stets zusammen. All das verdeutlicht das folgende Fallbeispiel:

> Frau A, eine 33-jährige alleinstehende Frau, die als Bibliothekarin arbeitete, kam während einer psychotischen Episode mit paranoiden Merkmalen ins Krankenhaus. Sie war zu der Überzeugung gekommen, dass ihre Mutter vorhatte, sie umzubringen, und hatte sich in der Wohnung, in der sie zusammen mit ihrem Bruder lebte, verbarrikadiert.
>
> Als sich Frau A nach einigen Dosen eines Neuroleptikums wieder gefangen hatte, gab sie sich als heiterer Mensch nach Art der Pollyanna und sagte: „Ich empfinde keine Wut."
>
> Sie sagte, es gehe ihr gut und sie wolle nach Hause. Ihre Mutter war froh zu sehen, dass sie „wieder normal" war, äußerte jedoch ihre Sorge darüber, dass Frau As Bruder noch in der Wohnung war. Allem Anschein nach hatte er seine Schwester ausgenutzt, indem er bei ihr eingezogen war, ihr Essen gegessen und in den vorangegangenen Wochen keine Miete gezahlt hatte.
>
> Nach Aussagen ihrer Mutter lebte Frau A isoliert und hatte außer einigen oberflächlichen Beziehungen am Arbeitsplatz nur wenig Kontakt zu anderen Menschen. Außerdem berichtete die Mutter der Patientin, Frau A habe 18 Monate zuvor, als ihr Bruder auf dieselbe ausbeuterische Art und Weise bei ihr eingezogen war, bereits eine psychotische Episode gehabt. Außerdem erklärte sie, es habe in der Familie Fälle von bipolarer affektiver Störung gegeben.
>
> Es wurde folgendes psychodynamisches Konzept entwickelt: Frau A hatte eine Veranlagung für die bipolare affektive Störung geerbt. Ihre zyklischen psychotischen Episoden, die schizophreniform zu sein schienen, waren möglicherweise eine Variante der bipolaren Störung. Nach der Stabilisierung der Psychose konnte der Psychiater eine Prophylaxe mit Lithium oder einem anderen Stimmungsstabilisierer in Erwägung ziehen.
>
> Wenn Frau A nicht psychotisch ist, erfolgt ihre Anpassung um den Preis eines massiven Verleugnens aller negativen Gefühle, insbesondere von Wut, und führt zu einer schizoiden Lebensweise. Der Stressfaktor, dass ihr Bruder wie ein Parasit in ihrer Wohnung lebte, löste so viel Wut in Frau A aus, dass sie ihre übliche defensive Haltung nicht wahren konnte. Unter dem Druck dieses starken Affekts fiel sie in die paranoid-

> schizoide Position zurück, in der eine inakzeptable Selbstrepräsentanz, die von Wut und Mordgelüsten erfüllt war, abgespalten und auf ihre Mutter projiziert wurde. Nach der Remission ihrer Psychose durch Medikation reintrojizierte Frau A die Selbstrepräsentanz, die erneut unter der Verleugnung begraben wurde.
>
> Der Patientin fehlt die psychologische Einstellung, mit der sie Probleme erkennen könnte, an denen sie in einer explorativen Therapie arbeiten müsste. Deshalb sind soziale Betreuung und eine Familientherapie erforderlich, um den Stressfaktor (d. h. den Bruder) zu entfernen und Frau A die Möglichkeit zu geben, ihre frühere Anpassung bei gleichzeitiger Medikation und unterstützender Psychotherapie weiterzuführen, um ihre Abwehrmechanismen aufrechtzuerhalten und weitere Stressfaktoren zu identifizieren. Es sind weitere Probleme bei der Einhaltung der vorgeschriebenen Behandlung zu erwarten, wenn ihr Bruder zurückkehrt.

Obwohl die Begrifflichkeit dieses Konzepts dynamisch ist, steht es insofern im Einklang mit dem biopsychosozialen Modell der Psychiatrie, das Engel (1977), Fink (1988) und andere verfechten, als es die genetische Disposition, die sozialen und familiären Einflüsse und die intrapsychischen Faktoren berücksichtigt.

Zusammenfassung

Tabelle 3–1 fasst die Schritte einer gründlichen psychodynamischen Beurteilung zusammen. Die Beurteilung dient letztendlich dazu, die Richtung für den gesamten Behandlungsplan festzulegen. Der Fall von Frau A zeigt, dass eine psychodynamische Diagnose und insbesondere ein psychodynamisches Konzept auch dann von Nutzen sein kann, wenn eine psychodynamische Behandlung kontraindiziert ist. Die Behandlung ist dennoch dynamisch geprägt. Die dynamische Beurteilung hilft bei allen Aspekten der Planung der Behandlung. Die Bewertung der Ich-Funktionen kann zur Entscheidung beitragen, ob der Betreffende stationär oder ambulant behandelt werden sollte. So kann beispielsweise das Ausmaß der Impulskontrolle eine bestimmende Variable bei der Entscheidung dessen sein, ob der Patient überhaupt behandelt werden sollte, und wenn ja, wann er entlassen werden kann. Das dynamische Verständnis seiner Patienten kann dem Kliniker dabei helfen, abzuwägen, ob sie einer Empfehlung für eine Sexualtherapie, eine Verhaltensänderung, eine Familientherapie oder eine Gruppentherapie folgen würden. Und schließlich wird die Einhaltung des Medikationsregimes vom charakterologischen Substrat des jeweiligen Patienten abhängen. Die in den folgenden Kapiteln besprochenen Fälle zeigen, wie andere theoretische Modelle bei der Erarbeitung eines Konzepts verwendet werden können und wie die dynamische Beurteilung des Patienten die Richtung für den Behandlungsplan vorgibt.

TABELLE 3–1: Psychodynamische Beurteilung

- Vorgeschichte
  - Aktuelle Krankheit unter Beachtung assoziativer Verbindungen und von Achse-IV-Stressfaktoren
  - Vorgeschichte mit Betonung darauf, wie sich die Vergangenheit in der Gegenwart wiederholt
    - Entwicklungsgeschichte
    - Familiäre Vorgeschichte
    - Kultureller/religiöser Hintergrund
- Untersuchung des mentalen Zustands
  - Orientierung und Wahrnehmung
  - Kognition
  - Affekte
  - Handlungen
- Projektive psychologische Tests (falls erforderlich)
- Körperliche und neurologische Untersuchung
- Psychodynamische Diagnose
  - Deskriptive DSM-IV-TR-Diagnose
  - Wechselwirkungen zwischen den Achsen I bis V
  - Merkmale des Ich
    - Stärken und Schwächen
    - Abwehrmechanismen und Konflikte
    - Verhältnis zum Über-Ich
  - Art der Objektbeziehungen
    - Familiäre Beziehungen
    - Übertragungs- und Gegenübertragungsmuster
    - Schlussfolgerungen über innere Objektbeziehungen
  - Merkmale des Selbst
    - Selbstwertgefühl und Selbstkohäsion
    - Selbstkontinuität
    - Grenzen des Selbst
    - Verhältnis zwischen Geist und Körper
  - Bindungsmuster/Mentalisierungsfähigkeit
  - Psychodynamisches Konzept unter Verwendung der obigen Informationen

Literaturhinweise

American Psychiatric Association: Diagnostic and Statistical Manual of Mental Disorders. 4th Edition. Text Revision. Washington, DC, American Psychiatric Association, 2000.

Amini, F., Lewis, T., Lannon, R., et al.: Affect, attachment, memory: contributions toward psychobiologic integration. Psychiatry 59: 213–239, 1996.

Andreasen, N. C., O'Leary, D. S., Cizadlo, T., et al.: Remembering the past: two faces of episodic memory explored with positron emission tomography. Am J Psychiatry 152: 1576–1585, 1995.

Andrews, G., Tennant, C.: Editorial: life event stress and illness. Psychol Med 8: 545–549, 1978.

Bellak, L., Hurvich, M., Gedimen, H. K.: Ego Functions in Schizophrenics, Neurotics, and Normals: A Systematic Study of Conceptual, Diagnostic, and Therapeutic Aspects. New York, Wiley, 1973.

Buchheim, P., Cierpka, M., Kächele, H., Jiménez, J. P.: Das „Strukturelle Interview". Ein Beitrag zur Integration von Psychopathologie und Psychodynamik im psychiatrischen Erstgespräch. Fundamenta Psychiatrica 1: 154–161, 1987.

Deutsch, F., Murphy, W. F.: The Clinical Interview. Vol. 1: Diagnosis: A Method of Teaching Associative Exploration. New York, International Universities Press, 1955.

Engel, G. L.: The need for a new medical model: a challenge for biomedicine. Science 196: 129–136, 1977.

Fink, P. J.: Response to the presidential address: is „biopsychosocial" the psychiatric shibboleth? Am J Psychiatry 145: 1061–1067, 1988.

Fonagy, P.: Bindungstheorie und Psychoanalyse. Stuttgart, Klett-Cotta, 2003; engl. Attachment Theory and Psychoanalysis. New York, Other Press, 2001.

Freud, S.: Bruchstück einer Hysterieanalyse. GW Bd. V, 1905e, S. 161–286.

Gabbard, G. O.: Challenges in the analysis of adult patients with histories of childhood sexual abuse. Canadian Journal of Psychoanalysis 5: 1–25, 1997.

Gabbard, G. O.: Long-Term Psychodynamic Psychotherapy: A Basic Text. Washington, DC, American Psychiatric Publishing, 2004.

Gullestad, S. E.: The Adult Attachment Interview and psychoanalytic outcome studies. Int J Psychoanal 84: 651–668, 2003.

Halperin, S.: The relevance of immigration in the psychodynamic formulation of psychotherapy with immigrants. Int J Appl Psychoanal Studies 1: 99–120, 2004.

Holmes, T. H., Rahe, R. H.: Social Readjustment Rating Scale. J Psychosom Res 11: 213–281, 1967.

Horowitz, M. J.: Formulation as a Basis for Planning Psychotherapy Treatment. Washington, DC, American Psychiatric Press, 1997.

Kernberg, O. F.: Schwere Persönlichkeitsstörungen. Theorie, Diagnose, Behandlungsstrategien. Stuttgart, Klett-Cotta, 1991; engl. Severe Personality Disorders. Psychotherapeutic Strategies. New Haven/London, Yale University Press, 1984.

Kwawer, J. S., Lerner, H. D., Lerner, P. M., et al. (Hrsg.): Borderline Phenomena and the Rorschach Test. New York, International Universities Press, 1980.

Langs, R. J.: The Bipersonal Field. New York, Jason Aronson, 1976.

Leary, K.: Racial enactments in dynamic treatment. Psychoanalytic Dialogues 10: 639–653, 2000.

MacKinnon, R. A., Michels, R.: The Psychiatric Interview in Clinical Practice. Philadelphia, PA, WB Saunders, 1971.

Menninger, K. A., Holzman, P. S.: Theorie der psychoanalytischen Technik. Stuttgart, frommann-holzboog, 1977; engl. Theory of Psychoanalytic Technique. New York, Basic Books, 1958.

Menninger, K. A., Mayman, M., Pruyser, P. W.: A Manual for Psychiatric Case Study. 2nd Edition. New York, Grune & Stratton, 1962.

Perry, S., Cooper, A. M., Michels, R.: The psychodynamic formulation: its purpose, structure, and clinical application. Am J Psychiatry 144: 543–550, 1987.

Pine, F.: Drive, Ego, Object, and Self: A Synthesis for Clinical Work. New York, Basic Books, 1990.

Poland, W. S.: The analyst's witnessing and otherness. J Am Psychoanal Assoc 48: 16–35, 2000.

Rapaport, D., Gill, M. M., Schafer, R.: Diagnostic Psychological Testing. Revised Edition. Edited by Holt, R. R. New York, International Universities Press, 1968.

Reiser, M. F.: Are psychiatric educators „losing the mind"¿ Am J Psychiatry 145: 148–153, 1988.

Schafer, R.: Psychoanalytic Interpretation in Rorschach Testing: Theory and Application. New York, Grune and Stratton, 1954.

Shevrin, H., Shectman, F.: The diagnostic process in psychiatric evaluations. Bull Menninger Clin 37: 451–494, 1973.

Sperry, L., Gudeman, J. E., Blackwell, B., et al.: Psychiatric Case Formulations. Washington, DC, American Psychiatric Press, 1992.

Stein, H., Jacobs, N. J., Ferguson, K. S., et al.: What do adult attachment scales measure¿ Bull Menninger Clin 62: 33–82, 1998.

Thomä, H., Kächele, H.: Psychoanalytische Therapie. Bd. 1: Grundlagen. Heidelberg, Springer Medizin Verlag, 2006.

Waelder, R.: Basic Theory of Psychoanalysis. New York, International Universities Press, 1960.

KAPITEL 4

BEHANDLUNG IN DER DYNAMISCHEN PSYCHIATRIE

Einzelpsychotherapie

Der dynamische Psychiater zeichnet sich wohl dadurch aus, dass er die individuelle Psychotherapie beherrscht. Da sie aus der Psychoanalyse entstanden ist, betont die dynamische Psychiatrie die Nuancen der heilenden Beziehung zwischen dem Psychotherapeuten und dem Patienten. Wegen des begrenzten Umfangs ist hier nur eine kurze Übersicht über die allgemeinen Grundsätze möglich, die in der gewaltigen Menge der Literatur besprochen werden. Die Anwendung dieser Grundsätze bei einzelnen Störungen wird in den Teilen II und III dieses Buches erläutert. Lesern, die eine umfassendere Besprechung der individuellen Psychotherapie benötigen, empfehle ich eine der ausführlicheren Abhandlungen (Adler und Bachant 1998; Basch 1980; Busch 1995; Chessick 1974; Dewald 1964, 1971; Fromm-Reichmann 1950; Gabbard 2004; Luborsky 1988; McWilliams 2004; Ogden 1982; Roth 1987).

Das expressiv-supportive Kontinuum

Die nach den technischen Grundsätzen der formalen Psychoanalyse entwickelte Psychotherapie wird mit einer Reihe verschiedener Namen bezeichnet: expressiv, dynamisch, psychoanalytisch orientiert, einsichtorientiert, explorativ, aufdeckend und intensiv, um nur einige zu nennen. Diese Form der Behandlung, die auf die Analyse der Abwehrmechanismen und die Erforschung der Übertragung ausgerichtet ist, wird traditionell als etwas vollkommen anderes betrachtet als eine andere, die unter der Bezeichnung supportive Psychotherapie bekannt ist. Letztere, die stärker auf die Unterdrückung unbewusster Konflikte und die Stärkung der Abwehrmechanismen ausgerichtet ist, wird weithin als der expressiven Therapie unterlegen betrachtet. Das hat sich auch in der klinischen Maxime niedergeschlagen, die seit Langem als Leitfaden für Psychotherapeuten gilt: „Sei so expressiv, wie Du kannst, und so supportiv, wie Du musst" (Wallerstein 1986, S. 688).

Zahlreiche Autoren haben diese traditionelle Dichotomie infrage gestellt (Gabbard 2004; Horwitz et al. 1996; Pine 1976, 1986; Wallerstein 1986; Werman 1984; Winston et al. 2004). Eines der Probleme mit dieser Unterscheidung besteht darin, dass sie impliziert, die supportive Psychotherapie sei nicht psychoanalytisch orientiert. In der Praxis aber ist in vielen Formen der supportiven Psychotherapie jeder Schritt vom psychoanalytischen Verständnis bestimmt. Außerdem erscheinen die expressive und die supportive Psychotherapie durch die Dichotomie als völlig unterschiedliche Behandlungsformen, während sie nur selten in ihrer reinen Form vorkommen (Wallerstein 1986; Werman 1984). Und schließlich hat das höhere Prestige der expressiven Psychotherapie oder der Psychoanalyse zu der Annahme geführt, eine Veränderung, die durch Einsicht oder die Lösung intrapsychischer Konflikte erreicht wurde, sei irgendwie mehr wert als eine durch supportive Techniken herbeigeführte. Es gibt keine Fakten, die diese Annahme belegen. Es gibt keine Beweise dafür, dass die durch eine expressive Psychotherapie erreichten Veränderungen in irgendeiner Weise besser oder dauerhafter wären als die durch eine supportive Psychotherapie erreichten (Wallerstein 1986).

Beim Abschluss einer groß angelegten Studie mit 42 Patienten in The Menninger Foundation Psychotherapy Research Project stellte Wallerstein (1986) fest, dass alle Formen der Psychotherapie eine Mischung aus expressiven und supportiven Elementen enthalten und die durch die supportiven Elemente herbeigeführten Veränderungen den durch die expressiven Elemente erreichten in nichts nachstehen. Statt die expressive und die supportive Psychotherapie als unterschiedliche Behandlungsformen einzuordnen, sollten wir die Psychotherapie also als einen Vorgang betrachten, der auf einem expressiv-supportiven Kontinuum stattfindet, was der Realität der klinischen Praxis und den Erkenntnissen aus der empirischen Forschung viel näherkommt. Bei bestimmten Patienten und in bestimmten Abschnitten der Therapie liegt der Schwerpunkt eher auf den expressiven Elementen, bei anderen Patienten und in anderen Phasen ist eine stärkere Betonung der supportiven Elemente erforderlich. Wie Wallerstein (1986) festgestellt hat: „Eine ordentliche Therapie ist immer sowohl expressiv als auch supportiv (auf unterschiedliche Weise), und die entscheidende Frage bei jeder Therapie sollte stets sein, *wie* und *wann* expressiv und *wie* und *wann* supportiv vorzugehen ist" (S. 689).

Die treffendste Bezeichnung für eine nach diesem Kontinuum durchgeführte Therapie ist *expressiv-supportiv* oder *supportiv-expressiv*. Selbst die Psychoanalyse, die am äußersten expressiven Ende des Kontinuums angesiedelt ist, enthält supportive Elemente, die sich aus der Behandlungsstruktur als solcher und der Zusammenarbeit des Analytikers und des Patienten im Interesse bestimmter Ziele ergeben (Luborsky 1988). Ebenso führen auch die meisten supportiven Psychotherapien, die am entgegengesetzten Ende des Kontinuums stehen, zu einem gewissen Maß an Einsicht und Verständnis. Dementsprechend wechselt der effektive dynamische Psychiater während des Psychotherapieprozesses je nach den jeweils aktuellen Bedürfnissen des Patienten flexibel zwischen den Positionen des expressiv-supportiven Kontinuums.

Das Konzept des expressiv-supportiven Kontinuums bietet einen Rahmen für die Überlegungen zu den Zielen, den Merkmalen und den Indikationen für die individuelle Psychotherapie. Jedes dieser Elemente ändert sich entsprechend, wenn wir uns auf dem Kontinuum hin und her bewegen.

Expressiv-supportive Psychotherapie

Ziele

Ursprünglich galten Einsicht und Verständnis stets als höchste Ziele der Psychoanalyse und der aus den Grundsätzen der Psychoanalyse abgeleiteten Psychotherapie. Seit den 1950er Jahren aber findet die Vorstellung, dass die therapeutische Beziehung an sich, unabhängig davon, inwieweit sie zu Einsichten führt, eine heilende Wirkung hat, zunehmende Zustimmung. Loewald (1957/1980) stellte fest, dass der Prozess der Veränderung „nicht einfach durch die technische Fertigkeit des Analytikers in Gang gesetzt wird, sondern durch die Tatsache, dass sich der Analytiker für die Entwicklung einer neuen ‚Objektbeziehung' zur Verfügung stellt" (S. 224).

Obwohl sich die meisten psychoanalytischen Therapeuten für Ziele aussprechen, die mit Einsicht und einer therapeutischen Beziehung verbunden sind, gibt es Unterschiede darin, auf welcher Dimension der Schwerpunkt liegt. Die einen konzentrieren sich mehr auf die Konfliktlösung durch Interpretation, die anderen betonen die Bedeutung der Entwicklung von Authentizität oder des „wahren Selbst" (Winnicott 1974). Manche Therapeuten sind ehrgeiziger, was die Therapieergebnisse betrifft, andere verstehen den Psychotherapieprozess als Suche nach der Wahrheit über einen selbst (Grinberg 1980). Wieder andere sind der Ansicht, das Ziel sollte die Fähigkeit der Reflexion über die eigene innere Welt sein (Aron 1998). Kleinianer würden das Ziel in der Reintegration von Aspekten des Selbst sehen, die zuvor durch projektive Identifizierung verloren gegangen sind (Steiner 1989). Diejenigen, die unter dem Einfluss der Bindungstheorie stehen (Fonagy 2003), würden als Ziel die Verbesserung der Fähigkeit zur Mentalisierung nennen.

Aus der Sicht der Objektbeziehungen besteht ein Ziel der Psychotherapie in der Verbesserung der Beziehungen des Patienten, ungeachtet dessen, ob sie eher auf der supportiven oder auf der expressiven Seite des Kontinuums anzusiedeln ist. Dadurch, dass sich die inneren Objektbeziehungen im Laufe der Psychotherapie ändern, ist der Patient in der Lage, andere Menschen anders wahrzunehmen und ihnen anders zu begegnen. In der heutigen Praxis begeben sich Menschen mit größerer Wahrscheinlichkeit deswegen in Behandlung, weil sie mit der Qualität ihrer Beziehungen unzufrieden sind, als wegen spezifischer Symptome, wie es zu Freuds Zeiten der Fall war. Somit kann man dieses Ziel gar nicht überbetonen. In einer empirischen Studie zur Analyse (Kantrowitz et al. 1987) wurde durch projektive psychologische Tests vor und nach der Behandlung gezeigt, dass die Analyse eine statistisch signifikante Verbesserung der Qualität der Objektbeziehungen bewirkt.

Bei der selbstpsychologisch orientierten Psychotherapie betreffen die Ziele die Stärkung der Kohäsion des Selbst und die Unterstützung des Patienten bei der Wahl reiferer Selbstobjekte, wie in Kapitel 2 angedeutet. Mit Kohuts (1984) Worten: „Das Wesentliche der psychotherapeutischen Heilung liegt in der neu erworbenen Fähigkeit des Patienten, geeignete Selbstobjekte zu identifizieren und auszusuchen, wenn sie sich in seiner realen Umgebung darbieten, und von ihnen unterstützt zu werden“ (S. 90).

Das Ziel der auf der supportiven Seite des Kontinuums angesiedelten Psychotherapie besteht in erster Linie darin, dem Patienten zu helfen, sich an Stressfaktoren zu gewöhnen, wobei Einsichten bezüglich unbewusster Wünsche und Abwehrmechanismen vermieden werden (Roskin 1982). Der Therapeut ist bemüht, die Abwehrmechanismen zu stärken, um die Anpassungsfähigkeit des Patienten zu fördern, damit er mit den Stressfaktoren des täglichen Lebens umgehen kann. Im Interesse dieses Ziels wird häufig eine frühere Funktionsstufe des Patienten wiederhergestellt, die durch eine Krise beeinträchtigt wurde. Da supportive Techniken oft bei Patienten mit gravierenden Ich-Schwächen eingesetzt werden, ist außerdem der Aufbau des Ich ein wesentlicher Aspekt supportiver Psychotherapien. Der Therapeut kann beispielsweise als Hilfs-Ich dienen, um dem Patienten zu helfen, die Realität präziser wahrzunehmen oder die Folgen seiner Handlungen einzuschätzen und dadurch seine Urteilsfähigkeit zu verbessern. Winston et al. (2004) stellen einen systematischen Ansatz für die supportive Psychotherapie vor, der auf die Bedürfnisse des einzelnen Patienten zugeschnitten ist.

Dauer

Die Dauer der expressiv-supportiven Psychotherapie ist im Wesentlichen unabhängig vom expressiv-supportiven Kontinuum. Ausgesprochen supportive und ausgesprochen expressive Therapien können kurz oder lang sein. In manchen Fällen kann die Psychoanalyse weit über 5 Jahre dauern, und manche supportiven Behandlungen dauern sogar noch länger. Es gibt jedoch auch Fälle, in denen eine einzige supportive oder expressive Therapiesitzung (oder Konsultation) eine große therapeutische Wirkung hat.

Es gibt unterschiedliche Definitionen einer kurzen beziehungsweise langen dynamischen Psychotherapie. In diesem Buch bezeichne ich Behandlungen, die länger als 6 Monate oder 24 Wochen dauern, als *langfristige Psychotherapien* (Gabbard 2004). Die meisten langfristigen Therapien haben ein offenes Ende, bei manchen wird jedoch schon zu Beginn die Anzahl der Sitzungen festgelegt. In diesem Teil befasse ich mich mit der langfristigen dynamischen Therapie und komme gegen Ende des Kapitels auf die kurze Therapie zu sprechen.

Häufigkeit der Sitzungen

Im Gegensatz zur Länge der Therapie korreliert die Anzahl der Sitzungen in hohem Maße mit dem expressiv-supportiven Kontinuum. Grundsätzlich ist die Zahl der wöchentlichen Sitzungen bei Therapien, die auf der expressiven Seite des Kontinuums angesiedelt sind, größer. Die Psychoanalyse, eine extrem expressive Behandlung, erfolgt gewöhnlich in vier bis fünf Sitzungen pro Woche, in denen der Patient auf der Couch liegt und der Analytiker hinter der Couch sitzt. Je weiter man sich auf dem Kontinuum nach rechts bewegt, erfolgen stark expressive Formen der Psychotherapie in ein bis drei Sitzungen pro Woche, in denen der Patient aufrecht sitzt. Bei Psychotherapien mit überwiegend supportiven Zielen dagegen finden selten mehr als zwei Sitzungen und gewöhnlich eine Sitzung pro Woche oder weniger statt. Es ist nicht ungewöhnlich, supportive Behandlungen einmal im Monat durchzuführen.

Die Frage der Häufigkeit hängt mit der Rolle der Übertragung im psychotherapeutischen Prozess (die in einem späteren Teil dieses Kapitels besprochen wird) zusammen. Die klinische Erfahrung hat gezeigt, dass die Übertragung mit einer steigenden Zahl von Sitzungen stärker wird. Da sich die expressiveren Formen der Behandlung auf die Übertragung konzentrieren, treffen die Therapeuten ihre Patienten nach Möglichkeit mehr als einmal pro Woche. Im Gegensatz dazu ist die Übertragung bei supportiven Prozessen von geringerer Bedeutung, sodass nicht mehr als eine Sitzung pro Woche erforderlich ist. Und während stark expressive Behandlungen fast ausnahmslos in Sitzungen von 45 oder 50 Minuten durchgeführt werden, ist die Handhabung der Zeit bei supportiven Formen flexibler. Patienten, die einen häufigeren supportiven Kontakt mit ihrem Therapeuten brauchen, bringen zwei Sitzungen von je 25 Minuten mehr als eine Sitzung von 50 Minuten.

Die Realität in der psychiatrischen Praxis sieht so aus, dass praktische Angelegenheiten bei der Bestimmung der Häufigkeit der Sitzungen durchaus stärker ins Gewicht fallen als theoretische Überlegungen. Es kann vorkommen, dass sich ein Patient nur eine Sitzung pro Woche leisten kann, auch wenn drei besser für ihn wären. Oder er kann seinen Psychiater wegen einer ungünstigen Arbeitszeiteinteilung oder der Verkehrsverhältnisse nur einmal pro Woche aufsuchen. Bevor er solche Einschränkungen akzeptiert, sollte der Therapeut jedoch bedenken, dass sich Widerstand häufig hinter bequemen Ausflüchten verbirgt. Eine Prüfung dieser praktischen Einschränkungen kann ergeben, dass der Patient im Hinblick auf Zeit und Geld flexibler ist, als es auf den ersten Blick scheint.

Freie Assoziation

Die freie Assoziation wird oft als die wichtigste Form der Mitteilung des Patienten gegenüber dem Arzt betrachtet. Dazu muss der Patient seine normale Kontrolle über seine Gedankenprozesse lockern, um aussprechen zu können, was ihm gerade einfällt, ohne seine Worte oder Gedanken zu zensieren. Die Realität sieht so aus, dass Widerstände den Patienten unweigerlich behindern, wenn er versucht, frei zu assoziieren. Es wird oft, nur zum Teil scherzhaft, bestätigt, dass ein Patient, der in der Lage ist, ohne die Interferenz von Widerständen frei zu assoziieren, wohl reif für die Entlassung ist. Außerdem kann er die freie Assoziation selbst auch als Widerstand einsetzen, um nicht auf eine bestimmte Angelegenheit in seiner aktuellen Lebenssituation eingehen zu müssen (Greenson 1973).

Die freie Assoziation ist auch bei stark expressiven Therapien von Nutzen, wenn auch selektiver als in der Analyse. So kann der Therapeut den Patienten beispielsweise bitten, zu verschiedenen Elementen eines Traums zu assoziieren und so sowohl sich selbst als auch dem Therapeuten zu helfen, unbewusste Verbindungen zu verstehen, die eine Interpretation des Traums ermöglichen.

Je weiter man sich auf dem Kontinuum in Richtung der eher supportiven Behandlungen bewegt, desto weniger nützlich ist die freie Assoziation. Wie Greenson (1973) betont hat, erfordert der Prozess ein reifes und gesundes Ich, damit die Unterscheidung zwischen dem beobachtenden Ich und dem erlebenden Ich beibehalten werden kann. Patienten mit Ich-Schwächen, die zu Psychosen neigen, zeigen möglicherweise stärkere Regressionen, wenn man sie in einem supportiven Prozess frei assoziieren lässt. Außerdem fehlt bei ihnen häufig die Fähigkeit des Ich, über ihre Assoziationen zu reflektieren und sie zu einem bedeutsamen und kohärenten Verständnis unbewusster Angelegenheiten zu integrieren.

Neutralität, Anonymität und Zurückhaltung

Freud hat zwischen 1912 und 1915 eine Reihe von Anleitungen zur Technik veröffentlicht, die zur Grundlage dessen geworden sind, was häufig als „klassisches" Behandlungsmodell bezeichnet wird. Aus diesen Schriften wurden Grundsätze wie Neutralität, Anonymität und Zurückhaltung abgeleitet. Seit einigen Jahren sind diese Konzepte jedoch sehr umstritten, weil immer deutlicher geworden ist, dass sich die Art und Weise, wie Freud tatsächlich praktizierte, beträchtlich von den Empfehlungen in seinen Schriften zur Technik unterschied (Lipton 1977; Lohser und Newton 1996). Während Freud Analytikern zeitweise riet, sich emotional zu distanzieren, nichts von sich selbst zu zeigen und all ihre Gefühle beiseitezulassen, belegen schriftliche Berichte seiner Patienten, dass er hinsichtlich seiner Stimmung offen war, oft tratschte, seine Meinung über Menschen, Kunstwerke und aktuelle politische Fragen äußerte und mit Begeisterung als „echter Mensch" teilnahm. Seine eigene Subjektivität war offensichtlich. Seine schriftlichen Anleitungen zur Technik resultierten offenbar eher aus seiner Sorge darüber, was das Ausleben der Gegenübertragung bei seinen Kollegen anrichten könnte, als dass sie das wiedergaben, was er für das Beste hielt, um den analytischen Prozess voranzutreiben.

Freud war in seinen Schriften zur Technik in Wirklichkeit nicht so streng, wie er manchmal dargestellt wird. Er schwankte vielmehr zwischen der Befürwortung von Flexibilität und Takt auf der einen und autoritärerer Anweisungen auf der anderen Seite. Sein Übersetzer James Strachey und seine Schüler spielten Ersteres herunter und betonten Letzteres in übertriebenem Maße.

Der wohl am meisten missverstandene Aspekt der Technik der Psychoanalyse und der Psychotherapie ist wohl die Neutralität. Freud hat nicht einmal das Wort in seinen Schriften verwendet. James Strachey hat das deutsche *Indifferenz* mit „neutrality" übersetzt, obwohl das deutsche Wort eher ein Element der emotionalen Beteiligung des Analytikers als seine Distanziertheit impliziert. Es wird häufig fälschlicherweise in der Bedeutung von Kälte und Distanziertheit verstanden (Chessick 1981). Selbst bei den expressivsten Behandlungsformen ist emotionale Wärme ein notwendiger Bestandteil der therapeutischen Beziehung. Ebenso ist das Interesse an der einmaligen Situation des Patienten unerlässlich für die Schaffung einer harmonischen Atmosphäre.

Therapeuten, die den zwischenmenschlichen Bereich der Therapie verlassen, indem sie eine distanzierte, unbeteiligte Haltung einnehmen, verringern ihre Effizienz, indem sie sich vor der inneren Objektwelt des Patienten verschließen (Hoffman und Gill 1988). Es herrscht weithin Einigkeit darüber, dass der Therapeut spontan, aber vorübergehend, diszipliniert und parteiisch am Therapieprozess teilnimmt (Gabbard 1995; Hoffman und Gill 1988; Mitchell 1997; Racker 1968; Renik 1993; Sandler 1976). Wie Freuds Praxis gezeigt hat, besteht eine gewisse Subjektivität (Renik 1993), die durch die Maske der Anonymität nicht eliminiert werden kann. Außerdem gewinnt ein

Therapeut, der es sich erlauben kann, auf die unbewussten Versuche des Patienten, ihn zu einem Objekt der Übertragung zu machen, zu reagieren, einen weitaus umfassenderen Einblick in dessen innere Welt. Gegebenenfalls erkennt er Gegenübertragungsgefühle erst, nachdem er wie eines der projizierten inneren Objekte oder der Selbstrepräsentanzen des Patienten reagiert hat (Sandler 1976; siehe auch Gabbard 1995). Wie in Kapitel 1 erwähnt, ist die Gegenübertragung, die durch die Subjektivität des Therapeuten und durch die projizierten inneren Repräsentanzen des Patienten zustande kommt, eine Quelle wertvoller Informationen im Behandlungsprozess.

Die Bedeutung von *neutrality*, die sich heute der größten Akzeptanz erfreut, ist die einer nicht urteilenden Haltung bezüglich des Verhaltens, der Gedanken, der Wünsche und der Gefühle des Patienten. Anna Freud (1936), die diesen Begriff nicht verwendet hat, war der Ansicht, der Analytiker sollte jeweils den gleichen Abstand zum Es, zum Ich, zum Über-Ich und zu den Anforderungen der äußeren Wirklichkeit wahren. Therapeuten äußern privat häufig Urteile über das, was der Patient sagt oder tut, und es kann vorkommen, dass ein spontaner, engagierter Therapeut dem Patienten diese Urteile auf nonverbale Weise, wenn nicht sogar offen mitteilt. Greenberg (1986) definierte *neutrality* neu, und zwar als eine Haltung der gleichen Distanz zum alten Objekt aus der Vergangenheit des Patienten und zum neuen Objekt des Therapeuten in der Gegenwart. Diese Begrifflichkeit gibt den inneren Prozess des Therapeuten möglicherweise genauer wieder. Der Therapeut wird in eine durch die innere Welt des Patienten ausgelöste Rolle gedrängt und versucht dann, sich aus dieser zu befreien, um darüber zu reflektieren, was zwischen dem Patienten und dem Therapeuten vorgeht.

Auch *Anonymität* wurde in der Praxis der Gegenwart neu definiert. Freud (1912) schrieb, der Analytiker sollte die Undurchsichtigkeit eines Spiegels anstreben, doch die Analytiker und analytischen Therapeuten von heute haben erkannt, dass die Anonymität ein mythisches Konstrukt ist. In der Praxis des Therapeuten befinden sich überall Fotos, Bücher und andere Gegenstände, die mit seinen persönlichen Interessen verbunden sind. Wenn der Therapeut spricht, zeigt sowohl das, was er sagt, als auch die Art und Weise, wie er reagiert, seine Subjektivität überaus deutlich. Das heißt, der Mensch gibt durch nonverbale und verbale Äußerungen ständig etwas über sich preis. Die meisten Analytiker und analytischen Therapeuten aber wissen den Wert einer gewissen Zurückhaltung auch heute zu schätzen. Sehr persönliche Einzelheiten über die eigene Familie oder die eigenen persönlichen Probleme des Psychiaters mitzuteilen, ist selten von Nutzen und kann den Patienten auf eine Weise belasten, die zu einem Rollentausch führt, sodass der Patient das Gefühl hat, er müsse dem Therapeuten helfen. Ebenso kann es zerstörerisch sein, harte Urteile über die Gedanken, die Gefühle oder die Handlungen des Patienten zu fällen, weil seine Selbstkritik dadurch verstärkt wird. Andererseits können solche Urteile nötig sein, wenn der Patient kurz vor einer selbstzerstörerischen Handlung steht.

Der dritte der häufig missverstandenen Begriffe ist *Abstinenz*. Freud vertrat die Ansicht, der Therapeut müsse die Befriedigung von Übertragungswünschen verweigern, um sie analysieren zu können. Heute wird weithin anerkannt, dass während der gesamten Behandlung eine teilweise Befriedigung der Übertragung stattfindet. Das Lachen des Therapeuten als Reaktion auf einen Witz, das empathische Zuhören, das ein wesentlicher Bestandteil der Psychotherapie ist, und die Wärme und das Verständnis, die der Therapeut dem Patienten entgegenbringt, sind für den Patienten befriedigend. Das Konzept der Grenzen der Therapie oder Analyse setzt der körperlichen Beziehung Grenzen, sodass psychologische und emotionale Grenzen mittels der Prozesse der Empathie, der projektiven Identifizierung und der Introjektion überschritten werden können (Gabbard und Lester 2003). Ein guter Therapeut lacht frei heraus über einen Witz, den sein Patient erzählt, und bricht möglicherweise in Tränen aus, wenn er eine traurige Geschichte hört. Vielleicht begrüßt er den Patienten auch begeistert, wenn dieser ankommt. Hinsichtlich der Erfüllung sexueller Wünsche und anderer Formen der potenziellen Ausnutzung des Patienten zur Befriedigung seiner eigenen Bedürfnisse aber übt er sich in Zurückhaltung.

Maßnahmen

Die Maßnahmen, die der Therapeut ergreift, können in acht Kategorien entlang dem expressiv-supportiven Kontinuum eingeordnet werden: 1. Interpretation, 2. Beobachtung, 3. Konfrontation, 4. Klärung, 5. Ermutigung zur weiteren Ausführung, 6. empathische Bestätigung, 7. Maßnahmen der Psychoedukation und 8. Rat und Lob (Abbildung 4–1).

Interpretation

In den meisten expressiven Behandlungsformen gilt die Interpretation als wichtigstes Instrument des Therapeuten (Greenson 1973). In ihrer einfachsten Form bedeutet Interpretation, etwas bewusst zu machen, das zuvor unbewusst war. Eine Interpretation ist eine erklärende Feststellung, die ein Gefühl, einen Gedanken, ein Verhalten oder ein Symptom mit seiner unbewussten Bedeutung oder seinem unbewussten Ursprung verbindet. Beispielsweise kann der Therapeut einem Patienten, der zu spät kommt, sagen: „Vielleicht sind Sie zu spät gekommen, weil Sie befürchtet haben, ich würde genauso auf Ihren jetzigen Erfolg reagieren, wie Ihr Vater reagiert hat." Je nachdem, in welchem Stadium sich die Therapie befindet und inwieweit der Patient zum Zuhören bereit ist, können sich die Interpretationen auf die Übertragung (wie in diesem Fall), auf Fragen der externen Übertragung, auf die frühere oder aktuelle Situation des Patienten oder auf die Widerstände oder Fantasien des Patienten konzentrieren. Ein diesbezüglicher Grundsatz lautet, dass der Therapeut unbewusste Inhalte nicht über die Interpretation anspricht, ehe sie beinahe bewusst und somit für das Bewusstsein des Patienten leicht zugänglich sind.

Beobachtung

Die Beobachtung geht nicht so weit wie die Interpretation, da sie nicht versucht, unbewusste Bedeutungen zu erklären oder kausale Verbindungen herzustellen. Der Therapeut nimmt lediglich ein nonverbales Verhalten, ein Muster im Therapieprozess, die Spur einer Emotion im Gesicht des Patienten oder die Abfolge der Bemerkungen wahr. Er sagt dann beispielsweise: „Mir ist aufgefallen, dass Sie jedes Mal, wenn Sie zu Beginn der Sitzung meine Praxis betreten, ziemlich verängstigt zu sein scheinen und den Stuhl nach hinten an die Wand ziehen, bevor Sie sich setzen. Was sagen Sie dazu?“ Wie in diesem Beispiel spekuliert der Therapeut nicht über das Motiv für das Verhalten, sondern ermutigt den Patienten zur Mitarbeit in der Angelegenheit.

Konfrontation

Eine weitere äußerst expressive Maßnahme ist die Konfrontation, bei der etwas angesprochen wird, das der Patient nicht akzeptieren will, oder die Tatsache, dass der Patient etwas meidet oder herabspielt. Anders als bei der Beobachtung, die gewöhnlich auf etwas abzielt, dessen sich der Patient nicht bewusst ist, werden bei der Konfrontation normalerweise bewusste Inhalte angesprochen, die der Patient meidet. Die Konfrontation, die häufig auf sanfte Art erfolgt, hat im allgemeinen Sprachgebrauch unglücklicherweise eine aggressive oder schroffe Konnotation. Das folgende Beispiel zeigt, dass Konfrontation nicht unbedingt eindringlich oder feindlich ist: In der letzten Sitzung einer langfristigen Therapie sprach der Patient ausführlich über die Probleme mit seinem Auto, die er auf dem Weg zur Sitzung gehabt hatte. Der Therapeut sagte: „Ich denke, Sie sprechen lieber über Ihr Auto als über die Traurigkeit, die Sie empfinden, weil dies unsere letzte Sitzung ist.“

Klärung

Ein Stück weiter auf dem Kontinuum von expressiven bis supportiven Maßnahmen steht die Klärung, die eine Neuformulierung oder Zusammenfassung der Äußerungen des Patienten ist und dazu dient, eine Übersicht über das zu erhalten, was gesagt wird. Die Klärung unterscheidet sich von der Konfrontation, weil das Element des Verleugnens oder des

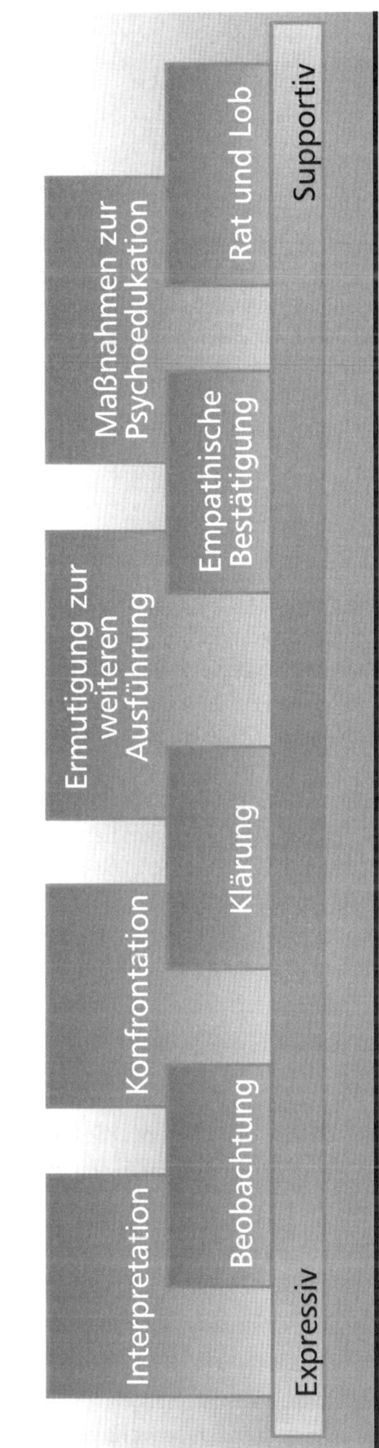

Abbildung 4–1: Das expressiv-supportive Kontinuum der Maßnahmen

Herabspielens fehlt. Eine Klärung soll dem Patienten helfen, etwas zu artikulieren, das sich schwer in Worte fassen lässt.

Ermutigung zur weiteren Ausführung

In der Mitte des Kontinuums stehen Maßnahmen, die an sich weder supportiv noch expressiv sind. Die *Ermutigung zur weiteren Ausführung* kann in groben Zügen als Anfrage nach Informationen über ein Thema definiert werden, das der Patient angesprochen hat. Sie kann eine offene Frage wie „Was fällt Ihnen dazu ein?" oder eine gezieltere Aufforderung wie „Erzählen Sie mir mehr über Ihren Vater" sein. Solche Maßnahmen werden sowohl in den expressivsten als auch in den ausgesprochen supportiven Behandlungen häufig angewandt.

Empathische Bestätigung

Mit der empathischen Bestätigung zeigt der Therapeut, dass er sich empathisch auf den inneren Zustand des Patienten eingestellt hat. Eine typische bestätigende Bemerkung ist: „Ich kann verstehen, weshalb Sie das so deprimiert" oder „Es tut weh, wenn man so behandelt wird". Nach Ansicht der Selbstpsychologen ist das Eintauchen in die innere Erfahrung des Patienten unerlässlich, und zwar ungeachtet dessen, wo die Therapie auf dem expressiv-supportiven Kontinuum angesiedelt ist (Kohut 1987; Ornstein 1986). Wenn der Patient spürt, dass der Therapeut seine subjektiven Erfahrungen versteht, akzeptiert er Interpretationen eher. Auch zustimmende Maßnahmen (Killingmo 1995) werden möglicherweise ebenfalls als empathische Bestätigungen verstanden. Der Therapeut eines Patienten, der als Kind missbraucht worden ist, könnte zum Beispiel sagen: „Sie haben allen Grund, wütend auf Ihren Vater zu sein."

Maßnahmen der Psychoedukation

Bei Maßnahmen der Psychoedukation gibt der Therapeut Informationen an den Patienten weiter, die er aufgrund seiner Ausbildung und seiner Kenntnisse hat. So könnte ein Therapeut beispielsweise den Unterschied zwischen Trauer und Depression erklären.

Rat und Lob

Die Kategorie Rat und Lob umfasst zwei Maßnahmen, die dadurch miteinander verbunden sind, dass sie bestimmte Handlungen sowohl vorschreiben als auch bestätigen. Rat bedeutet unmittelbare Vorschläge an den Patienten dazu, wie er sich verhalten sollte, während durch Lob bestimmte Verhaltensweisen des Patienten mittels Zustimmung bestätigt werden. Ein Beispiel für Ersteres ist: „Ich denke, Sie sollten die Beziehung zu diesem Mann sofort abbrechen." Ein Beispiel für Letzteres lautet: „Ich freue mich sehr, dass Sie es geschafft haben, ihm zu sagen, dass Sie sich nicht mehr mit ihm treffen werden." Diese Bemerkungen sind in Relation zu den traditionellen psychoanalytischen Maßnahmen am entgegengesetzten Ende angesiedelt, weil sie Abweichungen von der Neutralität darstellen und die Autonomie der Entscheidungen des Patienten bis zu einem gewissen Grad einschränken.

In der überwiegenden Mehrzahl der Psychotherapieprozesse kommen all diese Maßnahmen irgendwann im Laufe der Behandlung zur Anwendung. Eine Therapie wird jedoch anhand dessen als überwiegend expressiv oder überwiegend supportiv bewertet, welche Art von Maßnahmen in erster Linie eingesetzt werden. Die Einordnung der Maßnahmen auf dem Kontinuum ist nicht in Stein gemeißelt.

Pine (1986) und Horwitz et al. (1996) befürworteten supportive Techniken, um „den Schlag" von Interpretationen in der supportiven Therapie sensibler Patienten „zu dämpfen". Werman (1984, S. 83) empfahl „Aufwärts-Interpretationen" für Übertragungsverhalten oder -gefühle, um sie eher mit aktuellen Situationen als mit frühen Erfahrungen in Verbindung zu bringen und so Regressionen bei Patienten mit einer schweren Ich-Schwäche zu verhindern. Diese Maßnahmen sind Umkehrungen klassischer Interpretationen, da sie bewusste und nicht unbewusste Erklärungen für das Verhalten oder die Gefühle des Patienten liefern.

Übertragung

Freud sagte gerne, es sei die Konzentration auf Übertragung und Widerstand, die einen Therapieprozess zu einem psychoanalytischen macht. Selbstverständlich achtet man bei allen Formen der dynamisch orientierten Psychotherapie besonders auf die Übertragung. Die jeweilige Art und Weise, wie die Übertragung angesprochen wird (oder nicht), ist jedoch je nach der expressiv-supportiven Dimension sehr verschieden. In der formalen Psychoanalyse sind das Hervorheben und das Verstehen der Übertragung von höchster Bedeutung, auch wenn heutige Analytiker eher von einer Reihe von Übertragungen als von *der* Übertragung sprechen (Westen und Gabbard 2002). In der Behandlung ein und desselben Patienten kann es zu Übertragungen der Mutter, des Vaters und der Geschwister kommen.

Sowohl in der Psychoanalyse als auch in der expressiven Psychotherapie wird die Interpretation der Übertragung und der externen Übertragung gleichermaßen angewandt. Die Psychotherapie ist womöglich etwas eingeschränkter als die Psychoanalyse, indem sie sich auf die Übertragungsneigungen konzentriert, die am engsten mit den aktuellen Problemen zusammenhängen (Roskin 1982). In der Praxis aber sind die Unterschiede zwischen Psychoanalyse und expressiver Psychotherapie unklar und schwer auszumachen.

Wie in Kapitel 1 ausgeführt, wird die Übertragung heute oft als bidimensionales Phänomen betrachtet, das zum einen die Wiederholung einer früheren Erfahrung mit alten Objekten und zum anderen die Suche nach einem neuen Objekt oder einer neuen Selbstobjekterfahrung umfasst, das/die für den Patienten reparativ und korrektiv ist. Zudem ist die Vorstellung von der Übertragung als Verzerrung komplexer geworden. Der Therapeut muss bei der Interpretation der Übertragung einen „Schuld zuweisenden" Ansatz vermeiden, weil der Patient möglicherweise zu Recht auf tatsächliche Verhaltensweisen oder Einstellungen des Therapeuten reagiert. Der Therapeut muss sich einer ständigen Selbstprüfung unterziehen, um zwischen dem sich wiederholenden, „schablonenhaften" Aspekt der Übertragung, die aus der inneren Welt des Patienten stammt, und seinen eigenen Beiträgen zur Interaktion unterscheiden zu können (Gabbard 1996; Hoffman 1998; Mitchell 2005).

Auch bei Therapien, die in erster Linie supportiv sein sollen, muss der Therapeut die Entwicklung der Übertragungen und die Gegenübertragungsreaktionen beobachten. Die Übertragung wird innerlich registriert, gegenüber dem Patienten aber normalerweise nicht angesprochen oder interpretiert. Das Behandlungsziel, das durch den Verzicht auf Interpretation verfolgt wird, besteht darin, eine positive dependente Übertragung auszulösen, ohne sie zu interpretieren (Wallerstein 1986). Diese Übertragungsbindung ist der Mechanismus der „Übertragungsheilung", bei der es dem Patienten besser geht, um es dem Therapeuten recht zu machen. Obwohl auf diese Weise erreichte Veränderungen üblicherweise als von geringerem Wert denn durch die Lösung von Konflikten herbeigeführte abgetan werden, lassen Forschungsergebnisse darauf schließen, dass sie stabil und dauerhaft sind (Horwitz 1974; Wallerstein 1986).

Widerstand

Wie in Kapitel 1 erwähnt, treten durch Widerstand die charakterologischen Abwehrmechanismen des Patienten in der Therapiesituation zutage. Bei expressiveren Therapien gehören die Analyse und das Verstehen des Widerstands zur täglichen Arbeit des Therapeuten. Wenn der Patient beispielsweise ständig zu spät zu den Sitzungen erscheint oder in den Sitzungen beharrlich schweigt, wird der Therapeut diese Widerstände womöglich eher mit Interesse und Neugier betrachten, statt sie als herausforderndes oder absichtliches Verhalten zu bewerten. Gegen Widerstände ist mit Vorschriften oder Tadel nichts auszurichten. Vielmehr nimmt der Therapeut die Hilfe des Patienten in Anspruch, um den Ursprung des jeweiligen Widerstands verstehen zu können, und spricht ihn dann in Form einer Interpretation an.

Widerstand, der mit Übertragung zu tun hat, wird als *Übertragungswiderstand* bezeichnet. Dabei geht es um Interferenzen mit der therapeutischen Arbeit, die aus Übertragungswahrnehmungen herrühren. So kann es vorkommen, dass ein Patient nicht in der Lage ist, über Masturbationsfantasien zu sprechen, weil er davon überzeugt ist, dass der Therapeut Masturbation missbilligt. Um ein negatives Urteil des Therapeuten zu vermeiden, schweigt der Patient deshalb lieber. In der Sprache der Objektbeziehungstheorie kann ein Übertragungswiderstand als unbewusste Neigung des Patienten verstanden werden, beharrlich an einer bestimmten inneren Objektbeziehung festzuhalten. Das kann sich in Form einer therapeutischen Sackgasse äußern, in der der Therapeut wiederholt als jemand anderes behandelt wird.

Studenten der Psychoanalyse und der psychoanalytischen Psychotherapie fragen oft: „Widerstand wogegen?“ Friedman (1991) hat festgestellt, dass die wahre Bedeutung des Widerstands darin liegt, dass die damit verbundenen Gefühle den Patienten anstelle von reflektierender Beobachtung zu nicht reflektierten Handlungen zwingen. Er hat darauf hingewiesen, dass sich der Widerstand gegen eine bestimmte mentale Einstellung richtet, die er als „gleichzeitige bewusste Aktivierung unterdrückter Wünsche und der kühlen Betrachtung ihrer Bedeutung“ bezeichnet, „sodass sie gleichermaßen als Wünsche und als objektive Merkmale des widersprüchlichen Selbst erlebt werden“ (S. 590). Außerdem legt die gegenwärtige Betonung der Intersubjektivität nahe, dass parallel zum Widerstand des Patienten ein Gegenwiderstand beim Therapeuten vorliegt, der ähnlicher Natur ist wie die Schwierigkeiten des Patienten, den für die psychoanalytische Behandlung erforderlichen reflexiven Raum zu schaffen.

In Kapitel 2 habe ich die andere Auffassung der Selbstpsychologen bezüglich des Widerstands erwähnt. Sie betrachten Widerstände als gesunde psychische Aktivitäten, die die Entwicklung des Selbst gewährleisten (Kohut 1987). Statt sie zu interpretieren, betonen sie, dass der Patient sie braucht. Diese Sichtweise steht in Einklang mit ihren Bedenken, der klassische Ansatz der Ergründung des Inhalts hinter dem Widerstand habe moralistische Untertöne. Diese empathische Einstellung hat jedoch dazu geführt, dass einige Analytiker die selbstpsychologische Technik als grundsätzlich supportiv betrachten. Weiterhin ist anzumerken, dass die klassische analytische Technik keine unsensiblen „Attacken“ gegen den Widerstand bedeutet; sondern es vielmehr darum geht, ihn geduldig zu untersuchen und zu versuchen, ihn zu verstehen.

Wie in den obigen Bemerkungen zur Selbstpsychologie angedeutet, gilt der Widerstand im Kontext einer überwiegend supportiven Psychotherapie als wesentlich und adaptiv. Widerstände sind häufig Manifestationen von Abwehrstrukturen, die im Rahmen der Therapie gestärkt werden müssen. Gegebenenfalls ermutigt der Therapeut den Patienten sogar zum Widerstand, indem er ihm klarmacht, dass manche Angelegenheiten zu erschütternd sind, um über sie zu sprechen, und bis zu einer günstigeren Gelegenheit aufgeschoben werden sollten. Ebenso können Verzögerungsmechanismen gestärkt werden, um ein von Impulsen geplagtes schwaches Ich zu stützen. Wenn der Ausdruck schmerzhafter Gefühle in Worten durch die Handlungen des Patienten ersetzt wird, wie beim Handlungsdialog, ist der Therapeut möglicherweise gezwungen, dem selbstzerstörerischen Verhalten Einhalt zu gebieten, statt den Widerstand gegen das Sprechen zu interpretieren, wie es bei einer expressiven Behandlung der Fall wäre. Dieses Einhalt-Gebieten kann bedeuten, dass der Patient stationär aufgenommen wird oder der Therapeut darauf besteht, dass der Patient ihm seine illegalen Medikamente aushändigt.

Durcharbeiten

Interpretationen führen selten zu „Aha!"-Reaktionen und dramatischen Heilungserfolgen. In der Regel werden sie durch die Kräfte des Widerstands abgewehrt und müssen vom Therapeuten in verschiedenen Kontexten wiederholt werden. Diese Wiederholung der Interpretation der Übertragung und des Widerstands, bis die Einsicht vollständig ins Bewusstsein des

Abbildung 4–2: Das Dreieck der Einsicht (nach Menninger 1977)

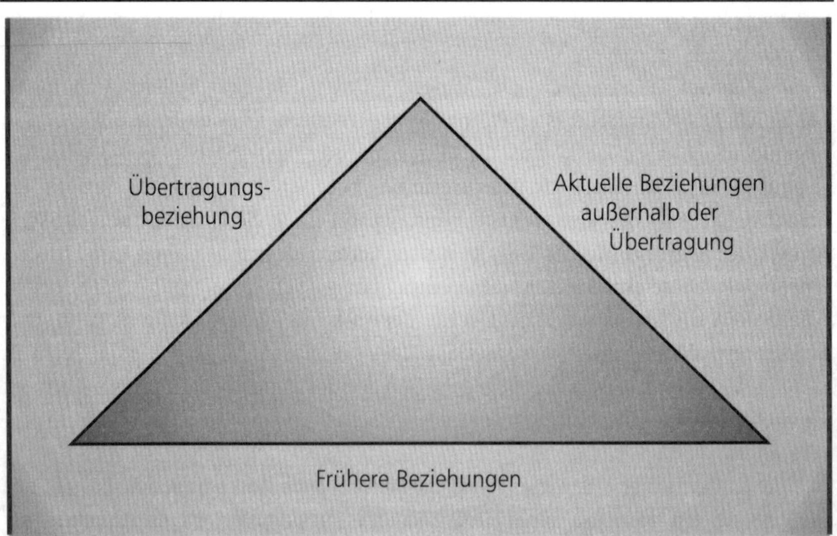

Patienten integriert ist, wird als Durcharbeiten bezeichnet. Obwohl diesbezügliche Anstrengungen des Therapeuten erforderlich sind, leistet der Patient einen Teil der Arbeit des Akzeptierens und Integrierens der Einsichten des Therapeuten zwischen den Sitzungen (Karasu 1977). Das Dreieck der Einsicht (Menninger 1977) ist ein hilfreiches begriffliches Modell für den Prozess des Durcharbeitens (siehe Abbildung 4–2). Im Verlauf der Therapie erkennt der Therapeut bestimmte Muster 1. in den äußeren Beziehungen des Patienten und verbindet diese mit 2. Übertragungsmustern und 3. früheren Beziehungen zu Familienmitgliedern. Schließlich macht der Patient sich diese unbewussten Verbindungen bewusst. Diese Muster können während der gesamten Therapie anhand ihrer Einordnung auf den drei Seiten des Dreiecks beobachtet werden, und der Therapeut kann den Patienten jedes Mal auf sie hinweisen, wenn sie zutage treten. Wenn der Patient sieht, wie ein Muster in neuen Kontexten wieder und wieder zutage tritt, wird es ihm weniger fremd, und sein Ich kann es besser beherrschen. Dasselbe Modell kann im Sinne der Objektbeziehungstheorie umformuliert werden. Wiederkehrende Selbst-Objekt-Affekt-Konstellationen treten in der Übertragung, in den aktuellen Beziehungen außerhalb der Übertragung und in Erinnerungen an frühere Beziehungen zutage. Nach dem Konzept der Selbstpsychologie kann das Muster die Erwartung einer Spiegelung oder das Bedürfnis nach der Idealisierung anderer sein. Alle Ansätze aber betrachten das Neuerleben dieser zentralen Beziehungsmuster, unabhängig davon, welches theoretische Modell zur Anwendung kommt, als entscheidend für ein positives Resultat. Dieser Prozess des Durcharbeitens kommt fast ausschließlich bei Behandlungen mit einer deutlichen expressiven Komponente zur Anwendung – er wird in vorwiegend supportiven Prozessen nur selten eingesetzt.

Die Verwendung von Träumen

Bei der Psychoanalyse und bei ausgesprochen expressiven Formen der Therapie gilt die Interpretation von Träumen als „Königsweg" zum Verständnis des Unbewussten (Freud 1900a, S. 613). Die Assoziationen des Patienten zu den Elementen des Traums werden dazu verwendet, den latenten oder verborgenen Inhalt des Traums zu verstehen, der hinter dem manifesten oder offenen Inhalt liegt. Die Symbole des Traums können dann interpretiert werden, um dem Patienten zu helfen, die unbewussten Elemente des Traums zu verstehen.

Bei Psychotherapien, die auf der supportiven Seite des Kontinuums angesiedelt sind, hört der Therapeut dem Patienten aufmerksam zu, wenn er seine Träume erzählt, und denkt genau so über sie nach, wie es ein expressiver Therapeut tun würde. Bei der Interpretation beschränkt er sich jedoch auf Aufwärts-Interpretationen (Werman 1984, S. 83), die dem Patienten helfen, den Traum mit bewussten Gefühlen und Einstellungen gegenüber dem Therapeuten und anderen realen Situationen im Wachzustand zu assoziieren. Zur freien Assoziation anhand des Traums wird nicht ermutigt, da sie zu einer weiteren Regression führen kann.

Zwischen dem supportiven und dem expressiven Ende des Kontinuums bietet sich die Möglichkeit der selektiven Interpretation von Träumen, bei der der Therapeut den Traum mit bewussten oder unbewussten Angelegenheiten in einem beschränkten Teil des psychologischen Lebens des Patienten in Verbindung bringt. Der Schwerpunkt liegt eher auf der psychologischen Oberfläche als auf der Tiefe des Unbewussten und ist auf die spezifischen Ziele der Psychotherapie ausgerichtet (Werman 1978).

Das therapeutische Bündnis

Freud (1913c) war sich im Klaren darüber, dass Patienten wohl kaum zu einem interpretativen Verständnis gelangen würden, wenn nicht zuvor eine geeignete Atmosphäre geschaffen worden wäre. Diese relativ konfliktfreie und rationale Atmosphäre, die zwischen dem Patienten und dem Therapeuten herrscht, hat Greenson (1973) als *Arbeitsbündnis* bezeichnet. Es bezeichnet die Fähigkeit des Patienten, produktiv mit dem Therapeuten zusammenzuarbeiten, weil er den Therapeuten als Experten betrachtet, der hilft und gute Absichten hat. Gewöhnlich kann man die Art des Arbeitsbündnisses zwischen Patient und Therapeut anhand des Verhältnisses, das der Patient zu seinen Eltern hat, vorhersagen (Lawson und Brossart 2003).

In groß angelegten Forschungsvorhaben zum therapeutischen Bündnis wurde bestätigt, dass es sich auf den Verlauf und das Resultat der Psychotherapie auswirkt (Frieswyk et al. 1986; Hartley und Strupp 1983; Horvath und Symonds 1991; Horwitz 1974; Horwitz et al. 1996; Lawson und Brossart 2003; Luborsky et al. 1980; Martin et al. 2000; Marziali et al. 1981). Vieles in diesen Forschungen weist die Stärke des therapeutischen Bündnisses als einen entscheidenden Faktor für das Resultat einer Vielzahl von Therapien aus (Bordin 1979; Hartley und Strupp 1983; Horvath und Symonds 1991; Lawson und Brossart 2003; Luborsky et al. 1980; Martin et al. 2000).

Diese Untersuchungen deuten auch darauf hin, dass sich das Resultat der Therapie wohl am besten anhand der Art des therapeutischen Bündnisses in der Anfangsphase der Psychotherapie voraussagen lässt.

Eine Erkenntnis dieser umfangreichen Forschungen besagt, dass der Therapeut bei allen Psychotherapien, unabhängig davon, wo sie auf dem expressiv-supportiven Kontinuum angesiedelt sind, schon früh dafür sorgen muss, dass ein therapeutisches Bündnis zustande kommt und aufrechterhalten wird. Das erfordert keine positive Übertragung, bei der keine negativen Gefühle zum Ausdruck gebracht werden dürfen. Vielmehr muss der Therapeut dem Patienten helfen, seine Behandlungsziele zu identifizieren und sich dann mit den gesunden Aspekten des Ich des Patienten verbünden, die danach streben, diese Ziele zu erreichen. Der Patient erlebt den Therapeuten dann als Mitwirkenden, der *mit* ihm und nicht *gegen* ihn arbeitet. Therapeuten haben die Erfahrung gemacht, dass es bei der eher supportiven Arbeit mit Patienten mit einem instabilen Ich schwerer ist, das therapeutische Bündnis zustande zu bringen und aufrechtzuerhalten (Horwitz et al. 1996). So wirken beispielsweise die chaotischen Übertragungsreaktionen von Borderline-Patienten dem Abschluss eines Bündnisses entgegen, und es ist eine bedeutende therapeutische Leistung, wenn der Patient schließlich in der Lage ist, den Therapeuten als hilfreichen Menschen wahrzunehmen, der mit ihm zusammen auf gemeinsame Ziele hinarbeitet (Adler 1979).

Mechanismen der Veränderung

Der Mechanismus der Veränderung bei den expressiveren Formen der Psychotherapie hängt zum Teil von den Zielen der Behandlung ab. Deshalb unterscheiden sich die Auffassungen über Mechanismen der Veränderung häufig je nach den Behandlungszielen. Einsicht und die Heilung von Beziehungserfahrungen, von denen man einst meinte, sie schließen sich gegenseitig aus, gelten heute als kompatible Prozesse, die synergistisch in Richtung therapeutischer Veränderung wirken (Cooper 1992; Jacobs 1990; Pine 1998; Pulver 1992). Mit anderen Worten, eine therapeutische Beziehung wird wahrscheinlich nicht aufrechterhalten, wenn nicht verstanden wird, was in dieser Beziehung vor sich geht. Umgekehrt kann die Beziehung selbst ein interpretatives Verständnis der Dynamik des Patienten bewirken.

Weiterhin wird in zunehmendem Maße anerkannt, dass je nach Patient verschiedene Arten des therapeutischen Handelns infrage kommen. Blatt (1992, 2004) unterscheidet zwei Arten von Patienten, bei denen Veränderungen auf unterschiedliche Weise erfolgen. Introjektive Patienten sind ideell und damit beschäftigt, ein existenzfähiges Selbstkonzept zustande zu bringen und aufrechtzuerhalten, und weniger damit, Vertrautheit im zwischenmenschlichen Bereich zu erreichen. Sie scheinen eher auf Einsicht durch interpretative Maßnahmen zu reagieren. Anaklitische Patienten hingegen konzentrieren sich stärker auf Fragen der Bezogenheit als auf die Entfaltung des Selbst und profitieren eher von der Qualität der Therapiebeziehung als von der Interpretation.

Patienten verändern sich auf vielerlei Art und durch verschiedene Therapiemechanismen. Neuere Erkenntnisse der Neurowissenschaften helfen uns, zu beschreiben, wie Veränderungen erfolgen und was der Therapeut tun kann, um sie zu befördern (Gabbard und Westen 2003). Verbindungen zwischen assoziativen Netzwerken werden durch die Therapie verändert, sodass zum Beispiel die Repräsentanz einer Autoritätsfigur nach der Therapie nicht mehr dieselbe emotionale Reaktion auslöst wie vorher. Außerdem werden neue assoziative Verbindungen, die zuvor schwach waren, verstärkt. Kurz gesagt, dauerhafte Veränderungen erfordern die relative Deaktivierung problematischer Verbindungen in aktivierten Netzwerken bei gleichzeitiger erhöhter Aktivierung neuer, adaptiverer Verbindungen. Diese Veränderungen in assoziativen Netzwerken können durch mehrere Techniken befördert werden. Der Therapeut kann zum Beispiel auf die Unterschiede zwischen den verschiedenen Arten der Reflexion des Patienten über sich selbst, seiner bewussten Einstellung gegenüber sich selbst und dessen, wie er Gefühle toleriert und sich ihrer bewusst wird, hinweisen. Er kann auch die Häufigkeit oder die Intensität bewusster emotionaler Zustände ansprechen und dem Patienten helfen, seine Art der bewussten Bewältigung zu verstehen (Gabbard 2004; Gabbard und Westen 2003).

Weiterhin gewährt der Therapeut durch Interpretation Einblick in eine Vielzahl miteinander verbundener mentaler Ereignisse: Ängste, Fantasien, Wünsche, Erwartungen, Abwehrmechanismen, Konflikte, Übertragungen und Beziehungsmuster. So kann er beispielsweise darauf hinweisen, wie ein aktuelles Problem mit einem Supervisor mit früheren Problemen mit einem Elternteil zusammenhängt. Solche Einsichten können auch Änderungen der Verbindungen zwischen den Ganglien des Nervensystems bewirken.

Außer Interpretationen liefert der Therapeut auch Beobachtungen aus der Perspektive eines Außenstehenden. Er zeigt auf, wie bestimmte gewohnheitsmäßige Muster des Patienten innere emotionale Konflikte und Turbulenzen widerspiegeln. Diese Funktion des Psychotherapeuten ist fast so, als würde man sich selbst in einer Videoaufzeichnung sehen und dadurch erfahren, wie man auf andere wirkt. So intelligent oder einsichtig ein Patient auch sein mag, der Therapeut betrachtet ihn immer aus der Perspektive eines Außenstehenden – die eine andere ist als die des Patienten (Gabbard 1997). Fonagy (1999) hat betont, dass der entscheidende Faktor der therapeutischen Veränderung möglicherweise in der zunehmenden Fähigkeit des Patienten besteht, „sich" im Geist des Therapeuten „wiederzufinden". Durch Bemerkungen zu Gefühlen und nonverbalen Äußerungen, die nur der Therapeut sieht, beginnt der Patient vielleicht anhand der Beobachtungen des Therapeuten ein Bild von sich zusammenzusetzen. Dadurch werden implizite Muster für die bewusste Reflexion leichter zugänglich.

Eine andere wichtige Art des therapeutischen Handelns ergibt sich aus den Elementen der Therapiebeziehung, die keine besondere Einsicht oder ein besonderes Verständnis erfordern. Der Patient erlebt eine neue Art von Beziehung, die zur Verinnerlichung der emotionalen Haltungen des Therapeuten und zur Identifizierung mit der Art, wie der Therapeut Probleme angeht, führen kann. Außerdem kann der Therapeut als innere Präsenz verinnerlicht werden, die den Patienten beruhigt und tröstet. Die Funktion des Therapeuten als jemand, der bedeutsame Interaktionen enthält und verarbeitet, wird ebenfalls infolge der Therapie verinnerlicht.

Außer den Techniken, die dazu dienen, die Einsicht zu fördern, und denen, die sich aus der Therapiebeziehung ableiten, gibt es auch sekundäre Strategien, die Veränderungen bewirken können. Zu diesen gehören die implizite oder explizite Anwendung von Vorschlägen, die Konfrontation mit dysfunktionalen Überzeugungen, die Untersuchung der Problemlösungsmethoden des Patienten, Formen der Selbstoffenbarung, die dem Patienten helfen, zu verstehen, wie er auf andere wirkt, und die Bestätigung der Erfahrung des Patienten (Gabbard und Westen 2003).

Bei seiner Analyse von Daten aus dem Menninger Foundation Psychotherapy Research Project stellte Wallerstein (1986) fest, dass durch überwiegend supportive Methoden erreichte Veränderungen verschiedene Mechanismen hatten. Die mit der nicht analysierten positiven dependenten Übertragung verbundene Übertragungsheilung habe ich bereits erwähnt. Eine andere Variante ist die des „lebenslänglich Therapierten", bei dem die Erfolge verloren gehen, sobald die Beendigung der Therapie in Aussicht gestellt wird, der Patient jedoch auf einem hohen Funktionsniveau gehalten werden kann, solange der Kontakt zum Therapeuten auf unbestimmte Zeit fortgesetzt wird. Viele Patienten können den Kontakt auf eine Sitzung pro Monat reduzieren, neigen jedoch zur Dekompensation, wenn eine Beendigung der Therapie auch nur erwähnt wird. Ein anderer supportiver Mechanismus ist die „Übertragung der Übertragung", bei der die in der Therapiebeziehung herrschende positive Abhängigkeit auf eine andere Person, gewöhnlich den Ehepartner, übertragen wird. Ein weiterer wird als „Antiübertragungsheilung" bezeichnet und bedeutet eine Veränderung durch Auflehnung und Handlungen gegen den Therapeuten. Wieder andere Patienten in Wallersteins Probe erzielten durch eine eng definierte Variante der korrektiven emotionalen Erfahrung, bei der der Therapeut stets mit urteilsfreier Besorgnis auf ihr Übertragungsverhalten reagierte, eine Veränderung. Und bei manchen schien eine supportive Behandlung erfolgreich zu sein, bei der sie direkte, urteilsfreie Ratschläge erhielten. Wallerstein nannte dies „Realitätsprüfung und Umerziehung".

Die Interaktionen zwischen Therapeut und Patient gehen bei allen Therapien mit nicht bewussten und interaktiven Verbindungen einher, die Lyons-Ruth et al. (1998) als *implizites relationales Wissen* bezeichnet haben. Dieses Wissen kann in Momenten der Begegnung zwischen Therapeut und Patient entstehen, die nicht symbolisch repräsentiert oder im herkömmlichen Sinne dynamisch unbewusst sind. Mit anderen Worten, manche Veränderungen während der Behandlung erfolgen im Bereich des prozeduralen Wissens, das sich darauf bezieht, wie man sich in einem bestimmten relationalen Kontext verhalten und in diesem fühlen und denken sollte.

An bestimmte Momente des Einklangs – einen Blick, einen Funken Humor oder ein Gefühl intensiven Engagements – erinnert sich der Patient gegebenenfalls noch lange, nachdem er die Einzelheiten der Interpretation vergessen hat. Die Psychotherapie kann als neue Bindungsbeziehung betrachtet werden, die das für Bindungen zuständige implizite Gedächtnis verändert. Gespeicherte Prototypen werden durch neue Interaktionen mit einem affektiv engagierten Therapeuten modifiziert (Amini et al. 1996). Zugleich wird die explizite Erinnerung an ein bewusstes Geschehen durch das interpretative Verständnis geändert.

Eine andere Implikation dieses Modells des therapeutischen Handelns ist, dass das in Abbildung 4–1 dargestellte expressiv-supportive Kontinuum der Maßnahmen nicht alle therapeutischen Veränderungen erfasst. Viele Momente der Begegnung zwischen Therapeut und Patient liegen außerhalb des Bereichs der „Technik“ (Stern et al. 1998). Spontane menschliche Reaktionen des Therapeuten können eine starke therapeutische Wirkung haben.

Beendung der Behandlung

Psychotherapeuten müssen sich damit abfinden, dass ihr Berufsleben mit ständigen Verlusten einhergeht. Patienten kommen in ihr Leben, teilen ihnen ihre intimsten Gedanken und Gefühle mit, und dann hören sie möglicherweise nie wieder von ihnen. Da Verlust für jeden Menschen eine unangenehme Erfahrung ist, geht die Beendung einer Psychotherapie mit einer Anfälligkeit für Übertragungen und Gegenübertragungen einher. Ideal ist eine ordentliche und in gegenseitigem Einvernehmen erfolgende Beendung der Therapie, aber die Hälfte der ambulanten Patienten oder noch mehr bricht ihre Therapie vorzeitig ab (Baekeland und Lundwall 1975), und bei weniger als 20 % der Patienten in von den Gemeinden unterhaltenen psychiatrischen Einrichtungen kommt es zu einer wechselseitig vereinbarten Beendung der Therapie (Beck et al. 1987).

Die Beendung einer Therapie kann verschiedenste Gründe haben. Sie kann wegen äußerer Umstände im Leben des Therapeuten oder des Patienten notwendig sein. Sie kann von Versicherungen oder nach dem Prinzip der gesteuerten Gesundheitsversorgung arbeitenden Firmen angeordnet werden. Oder die finanziellen Mittel des Patienten sind erschöpft. Gegebenenfalls bleibt der Patient plötzlich weg und ist nicht zur Rückkehr bereit, weil er mit dem Therapeuten unzufrieden ist oder Angst vor heiklen Themen hat. Möglicherweise ist der Therapeut der Ansicht, dass alles erreicht wurde, was erreicht werden konnte, und empfiehlt deshalb die Beendung, oder der Therapeut und der Patient vereinbaren ein Datum für die Beendung.

Indikationen für eine Beendung sind nicht unumstößlich, aber ein guter Anhaltspunkt ist es, wenn der Patient dazu bereit ist, weil die Ziele der Psychotherapie erreicht wurden. Das kann zum Beispiel bedeuten, dass seine Symptome beseitigt oder verbessert wurden, sein Über-Ich und seine zwischenmenschlichen Beziehungen sich verändert haben und er eine neue Unabhängigkeit empfindet. Ein anderer guter Anhaltspunkt ist es, wenn der Patient in der Lage ist, Konflikte zu erkennen und selbstständig zu untersuchen und somit eine kontinuierliche Selbstanalyse ohne den Therapeuten durchzuführen (Busch 1995; Dewald 1971). Bei überwiegend supportiven Therapien sind die Indikationen unter anderem die Stabilität der Funktionen des Patienten, eine Umkehrung etwaiger regressiver Prozesse und der allgemeine Rückgang seiner Symptome. Der Kliniker muss sich jedoch im Klaren darüber sein, dass eine kleine Gruppe schwer gestörter Patienten gegebenenfalls eine dauerhafte Therapie mit seltenen Sitzungen auf unbestimmte Zeit benötigt (Gabbard und Wilkinson 1994; Wallerstein 1986).

Nachdem Therapeut und Patient einen Termin für die Beendung der Therapie vereinbart haben, kann eine Reihe von Übertragungsmanifestationen zum Vorschein kommen. Einige der ursprünglichen Symptome können erneut auftreten (Dewald 1971; Roth 1987). Es können zum ersten Mal negative Übertragungen auftreten, wenn dem Patienten klar wird, dass der Therapeut nicht ewig für ihn da sein wird. Der Therapeut muss seinem Patienten möglicherweise dabei helfen, die Fantasie der vollständigen Erfüllung in der Übertragung zu betrauern. Bei supportiven Behandlungen muss der Therapeut betonen, dass auch weiterhin eine positive Atmosphäre herrscht, und die Mobilisierung nicht zu handhabender negativer Übertragungen verhindern (Dewald 1971). Wegen der beträchtlichen Herausforderungen, die der Prozess der Beendung für den Therapeuten bedeutet, führen viele Therapeuten die Behandlung bis zum Ende mit derselben Häufigkeit durch. Andere „entwöhnen“ den Patienten, indem sie die Häufigkeit der Sitzungen schrittweise verringern.

Wenn ein Patient die Therapie einseitig beendet, muss sich der Therapeut mit dem Gefühl auseinandersetzen, irgendwie versagt zu haben. In solchen Situationen sollte er sich daran erinnern, dass der Patient zu jeder Zeit das Recht hat, die Therapie zu beenden, und dass ein solcher Schritt schließlich zu einem guten Resultat führen kann. Andererseits kann ein Therapeut nur einem Patienten helfen, der sich helfen lassen will und zur Mitwirkung in einem Prozess bereit ist. Jeder Therapeut muss Niederlagen hinnehmen und die Grenzen seines Handwerks erkennen und akzeptieren.

Wenn die Beendung aufgrund der einseitigen Entscheidung des Therapeuten erfolgt, ergeben sich andere Probleme. Wenn die Beendung deshalb unumgänglich ist, weil der in der Ausbildung befindliche Therapeut im Zuge der Rotation eine andere Aufgabe übernehmen muss, würden manche wegen Schuldgefühlen am liebsten gar nicht über den Prozess der Beendung sprechen. Manche informieren ihre Patienten erst im letzten Moment über ihren Weggang. Allgemein gilt, dass die Patienten in Fällen, in denen die Dauer der Behandlung durch äußere Umstände beschränkt ist, so früh wie möglich informiert werden sollten, damit ihren Reaktionen in der Behandlung Rechnung getragen werden kann. Wenn ein Therapeut die Behandlung wegen äußerer Umstände abbrechen muss, haben Patienten oft das Gefühl, die Willkürlichkeit bestimmter Beziehungen zu ihren Eltern wiederhole sich

(Dewald 1971). Ungeachtet dessen, wie sich diese Umstände auf den Patienten auswirken mögen, ist es unerlässlich, seine Reaktionen eingehend zu ergründen, auch wenn es den Therapeuten beunruhigt, dass der Patient Wut und Groll empfindet. (Eine ausführlichere Besprechung der Vielschichtigkeit der Beendung einer Therapie siehe Gabbard 2004.)

Indikationen für einen expressiven oder supportiven Therapieschwerpunkt

Bevor er die Indikationen für einen expressiven oder supportiven Schwerpunkt der Therapie abwägt, muss sich der Therapeut vor Augen halten, dass es im besten Fall schwierig ist, vorherzusagen, wer auf welche Form der Psychotherapie anspricht. In der Literatur gibt es Hinweise darauf, dass gesündere Patienten in einer Psychotherapie bessere Resultate erzielen als solche mit einer schwereren Erkrankung (das heißt, die Reichen werden noch reicher [Luborsky et al. 1980]). Eine Studie zu der Frage, wer von einer Psychotherapie profitiert (Luborsky et al. 1988), hat ergeben, dass man bei einer positiven Beziehung zu Beginn und einer Übereinstimmung hinsichtlich der wichtigsten Konfliktbeziehung und des Inhalts der Interpretationen von einem guten Resultat ausgehen kann. Die Stärke des therapeutischen oder helfenden Bündnisses in den ersten Sitzungen ist empirischen Forschungen zufolge das beste Anzeichen für das spätere Resultat (Horvath und Symonds 1991; Martin et al. 2000; Morgan et al. 1982). Diese Variable hängt jedoch in hohem Maße davon ab, wie gut Patient und Therapeut zueinanderpassen, und das lässt sich praktisch nicht quantifizieren. Kantrowitz (1987) kam in einer Untersuchung mit 22 Patienten, die in psychoanalytischer Behandlung waren, zu dem Schluss, dass sich die Eignung für eine Psychoanalyse selbst mit ausgefeilten psychologischen Tests nicht voraussagen lässt.

Trotz dieser Vorbehalte lassen sich die Merkmale des Patienten skizzieren, die dem Kliniker helfen, zu entscheiden, ob eine überwiegend expressive oder eine überwiegend supportive Behandlung angezeigt ist (Tabelle 4–1). Indikationen für stark expressive Formen wie Psychoanalyse sind unter anderem: 1. ein starker Antrieb des Patienten, sich selbst zu verstehen, 2. ein Leiden, das das Leben in einem Maße stört, dass der Patient bereit ist, die Härten der Behandlung zu ertragen, 3. die Fähigkeit, nicht nur zu regredieren und die Kontrolle über Gefühle und Gedanken aufzugeben, sondern auch, die Kontrolle schnell wiederzuerlangen und über die Regression zu reflektieren (Regression im Dienste des Ich) (Greenson 1973), 4. Frustrationstoleranz, 5. die Fähigkeit zur Einsicht oder eine psychologische Einstellung, 6. eine intakte Realitätsprüfung, 7. bedeutsame und dauerhafte Objektbeziehungen, 8. eine einigermaßen gute Impulskontrolle und 9. die Fähigkeit, seine Arbeit zu behalten (Bachrach und Leaff 1978). Die Fähigkeit, in Metaphern und Analogien zu denken, durch die eine bestimmte Konstellation von Umständen als Parallele zu einer anderen erkannt wird, ist ebenfalls ein Zeichen für die Eignung für eine expressive Behandlung. Und schließlich können reflektierende Reaktionen auf Interpretationsversuche während der Beurteilungsphase darauf hindeuten, dass eine expressive Therapie die richtige ist.

Zwei allgemeine Indikationen für eine supportive Psychotherapie sind chronische Ich-Schwächen oder -Defekte und Regression bei einem gesunden Menschen, der sich in einer schweren Lebenskrise befindet (Wallerstein 1986; Werman 1984). Erstere können unter anderem Probleme wie eine beeinträchtigte Realitätsprüfung, eine schlechte Impulskontrolle und eine geringe Angsttoleranz bedeuten. Weitere Indikationen für eine Psychotherapie mit supportivem Schwerpunkt sind vom Gehirn ausgehende kognitive Dysfunktionen und das Fehlen einer psychologischen Einstellung. Supportive Maßnahmen können auch bei Patienten mit schweren Persönlichkeitsstörungen angebracht sein, die eine starke Neigung zum Ausleben haben (Adler 1979;

TABELLE 4–1: Indikationen für einen expressiven beziehungsweise supportiven Therapieschwerpunkt

Expressiv	**Supportiv**
Starker Antrieb, sich selbst zu verstehen	Beträchtliche Ich-Defekte chronischer Art
Starkes Leiden	Schwere Lebenskrise
Fähigkeit zur Regression im Dienste des Ich	Geringe Angsttoleranz
Frustrationstoleranz	Geringe Frustrationstoleranz
Fähigkeit zur Einsicht (psychologische Einstellung)	Fehlende psychologische Einstellung
Intakte Realitätsprüfung	Schlechte Realitätsprüfung
Bedeutsame Objektbeziehungen	Schwer beeinträchtigte Objektbeziehungen
Gute Impulskontrolle	Schlechte Impulskontrolle
Fähigkeit, die Arbeit zu behalten	Geringe Intelligenz
Fähigkeit, in Metaphern und Analogien zu denken	Geringe Fähigkeit zur Selbstbeobachtung
Reflektierende Reaktionen auf Interpretationsversuche	Kognitive Dysfunktion mit organischer Ursache
	Kaum in der Lage, ein therapeutisches Bündnis einzugehen

Luborsky 1988). Ein überwiegend supportiver Ansatz führt oft auch bei Patienten zu einem besseren Ergebnis, deren Objektbeziehungen schwer beeinträchtigt und die kaum in der Lage sind, ein therapeutisches Bündnis einzugehen. Bei Menschen, die sich in einer schweren Lebenskrise befinden, wie im Falle einer Scheidung oder des Todes des Ehepartners oder eines Kindes, oder die von einer Katastrophe wie einer Überschwemmung oder einem Tornado betroffen sind, sind expressive oder explorative Ansätze selten geeignet, weil ihr Ich von dem kürzlich erlittenen Trauma überwältigt ist. Allerdings schlagen solche Patienten nach dem Beginn der supportiven Behandlung manchmal einen expressiven Weg ein.

Diese Indikationen beziehen sich auf die beiden Enden des expressiv-supportiven Kontinuums, bei den meisten Patienten liegt jedoch eine Mischung aus Indikationen vor, die eher auf einen expressiven oder eher auf einen supportiven Ansatz hindeuten. Der Therapeut muss während des gesamten Prozesses stets abwägen, wie – und wann – er supportiv beziehungsweise expressiv vorgehen sollte. Außerdem hat eine unter natürlichen Bedingungen durchgeführte prospektive Langzeitstudie (Scheidt et al. 2003) ergeben, dass die psychiatrische Diagnose und die Schwere der Symptome in der privaten Praxis der psychodynamischen Psychiatrie bei der Entscheidung darüber, ob die Behandlung eines Patienten übernommen wird, kaum eine Rolle spielen. Die wichtigsten Faktoren, aufgrund welcher ein Patient eine dynamische Therapie erhielt, waren die emotionale Reaktion des Therapeuten auf den Patienten und die Motivation des Patienten.

Kurze Psychotherapie

In den letzten 20 Jahren sind ein zunehmendes Interesse an den Formen der auf den Grundsätzen der Psychoanalyse basierenden kurzen Psychotherapie und eine umfangreiche Literatur zu diesem Thema zu verzeichnen. Methodisch anspruchsvolle Vergleiche mit anderen Arten der Behandlung haben gezeigt, dass kurze dynamische Psychotherapien ebenso wirkungsvoll sind wie andere Psychotherapien (Crits-Christoph 1992). In einer Reihe von hervorragenden Schriften finden sich detaillierte Anleitungen für den Kliniker (Book 1998; Budman 1981; Davanloo 1980; Dewan et al. 2004; Garfield 1998; Gustafson 1986; Horowitz et al. 1984a; Malan 1976, 1980; Mann 1973; Sifneos 1972). Außerdem gibt es mehrere umfassende Artikel, die eine Übersicht über die Ansätze geben und sie vergleichen und zu integrieren suchen (Gustafson 1984; MacKenzie 1988; Ursano und Hales 1986; Winston und Muran 1996). Trotz der verschiedenen Varianten und Ansätze herrscht eine bemerkenswerte Übereinstimmung in Bezug auf die Praxis der kurzen Psychotherapie. In den folgenden kurzen Ausführungen werden die Gemeinsamkeiten betont.

Indikationen und Kontraindikationen

Die Indikationen für eine kurze dynamische Psychotherapie sind in vielerlei Hinsicht dieselben wie die für eine langfristige expressive Psychotherapie. Zu den wichtigen Auswahlkriterien gehören unter anderem: 1. die Fähigkeit zur Einsicht oder eine psychologische Einstellung, 2. ein hohes Niveau der Ich-Funktionen, 3. ein starker Antrieb, sich selbst zu verstehen, und zwar über die Linderung der Symptome hinaus, 4. die Fähigkeit, intensive Beziehungen einzugehen (insbesondere ein anfängliches Bündnis mit dem Therapeuten), und 5. die Fähigkeit, Angst zu ertragen. Entscheidend für die Auswahl von Patienten für eine kurze Psychotherapie ist auch die Frage des Schwerpunkts. Wegen ihrer Kürze muss eine zeitlich begrenzte Psychotherapie, im Gegensatz zur Breite der Psychoanalyse und der stark expressiven Psychotherapie mit offenem Ende, einen klaren Schwerpunkt haben. Deshalb müssen Therapeut und Patient, bevor sie mit einer kurzen Therapie beginnen, den dynamischen Schwerpunkt des Problems in der ersten oder zweiten Beurteilungssitzung festlegen. Weiterhin kann eine kurze Therapie besonders für relativ gesunde Menschen von Nutzen sein, die sich in einer Übergangsphase der Entwicklung befinden, wie etwa beim Auszug von zu Hause, beim Arbeitsplatzwechsel oder bei der Geburt des ersten Kindes.

Zu den Kontraindikationen gehören dieselben Faktoren, die auch gegen eine expressive Langzeittherapie sprechen, jedoch auch andere, bei denen eine längerfristige Behandlung gegebenenfalls nicht kontraindiziert ist. Wenn der Patient sein Problem nicht so umschreiben kann, dass daraus ein Schwerpunkt für die Therapie abgeleitet werden kann, ist eine kurze Psychotherapie kontraindiziert. Bei Persönlichkeitsstörungen, die gut auf längerfristige expressive Behandlungen ansprechen, kann nicht erwartet werden, dass eine kurze Therapie erfolgreich ist, es sei denn, der Patient hat eine situationsbedingte Beschwerde wie Kummer, und die Ziele werden auf diese vorübergehende Beschwerde beschränkt (Horowitz et al. 1984a). Einige Verfasser schließen eine kurze Therapie bei chronischen Phobien oder Zwangsvorstellungen aus, Davanloo (1980) berichtet jedoch über Patienten mit solchen Symptomen, die sehr gut darauf angesprochen haben.

Empirische Forschungen haben bestätigt, dass die Voraussetzung für gute Resultate bei kurzen dynamischen Psychotherapien die sorgfältige Auswahl der Patienten ist. Einer der am besten für die Prognose geeigneten Faktoren ist die Qualität der Objektbeziehungen (Hoglend 2003; Piper et al. 1990).

Kurz gesagt, Patienten mit der Fähigkeit zu einer reiferen Objektbezogenheit erzielen bei der Behandlung tendenziell bessere Ergebnisse. Eine andere Studie (Vaslamatzis et al. 1989) hat gezeigt, dass Patienten, die nicht wirklich für eine kurze Psychotherapie geeignet waren, diese in größerer Zahl abgebrochen haben. In einem dritten Projekt wurde festgestellt, dass trauernde Patienten, die hoch motiviert und besser organisiert sind, besser für eine kurze expressive

Therapie geeignet waren, während bei weniger motivierten Patienten mit einer schwächeren Organisation der Selbstwahrnehmung supportive Ansätze die besseren Resultate brachten (Horowitz et al. 1984b). Patienten mit einer Vorgeschichte von problematischen zwischenmenschlichen Beziehungen oder einer Persönlichkeitsstörung sind im Allgemeinen nicht für eine kurze Therapie geeignet. Forschungsergebnisse deuten darauf hin, dass sie mehr als 35 Sitzungen brauchen, um dauerhafte dynamische Veränderungen zu erreichen (Hoglend 2003).

Anzahl der Sitzungen

Die einzelnen Verfasser geben unterschiedliche Empfehlungen für die Handhabung der zeitlichen Begrenzung einer kurzen Therapie. Mann (1973), der die Annahme von Grenzen und den Verzicht auf magische Erwartungen als hinsichtlich des Therapieprozesses entscheidend betrachtete, bestand auf einer Begrenzung auf 12 Sitzungen. Davanloo (1980) hingegen hielt durchschnittlich 15 bis 25 Sitzungen ab und sah von einer Festlegung der Beendung zu Beginn der Therapie ab. Sifneos (1972) war ebenfalls nicht bereit, sich auf eine bestimmte Anzahl von Sitzungen festzulegen, seine Behandlungen dauerten jedoch nur 12 bis 16 Sitzungen. Als Faustregel kann man festhalten, dass die Dauer einer kurzen Therapie zwischen 2 bis 3 Monaten und 5 bis 6 Monaten und die Zahl ihrer Sitzungen zwischen 10 und 24 liegt.

Verlauf der Therapie

Die Techniken, die bei Langzeittherapien eingesetzt werden, sind im Großen und Ganzen auch für kurze Behandlungen geeignet, werden dabei jedoch in deutlich beschleunigter Form angewandt. Der Therapeut muss die zentrale Hypothese schneller formulieren und früher zur – aggressiveren – Interpretation von Widerständen gegen die Einsicht übergehen. Die Verfasser äußern sich unterschiedlich über das Ausmaß der Konfrontation mit Widerständen, berichten jedoch übereinstimmend, dass die Intensität des Prozesses Ängste weckt. Gustafson (1984) betonte, dass die Konfrontation mit Widerständen ein *empathisches* Bezugssystem erfordert, da sich der Patient sonst angegriffen fühlt. Malan (1976), der sich Karl Menningers Dreieck der Einsicht zu eigen machte, vertrat die Ansicht, dass die primäre Aufgabe des Therapeuten darin besteht, die im Mittelpunkt stehende Beschwerde mit Mustern in früheren und aktuellen Beziehungen und in der Übertragung in Verbindung zu bringen. Das folgende kurze Beispiel verdeutlicht diesen Prozess.

> Herr B, ein 35-jähriger Soldat, kam mit folgender Hauptbeschwerde zur Therapie: „Ich bin zu dominant." Er war seit 8 Monaten mit seiner zweiten Frau verheiratet, die sich, wie er sagte, bereits über diese Charaktereigenschaft beschwerte, wie es auch seine erste Frau getan hatte. Bei der zweiten Sitzung kam Herr B ins Zimmer und begann von einem Softballspiel zu erzählen, von dem er gerade kam. Er war nicht mit der Entscheidung des Schiedsrichters einverstanden, der ihn beim Schlagmal vom Platz gestellt hatte, fügte jedoch hinzu: „Man diskutiert nicht mit dem Schiedsrichter. Was er sagt, das gilt. Man handelt sich nur Ärger ein, wenn man mit ihm diskutiert." Später in der Sitzung sprach er über seinen Vater, der Oberstleutnant in der Armee war. Er beschrieb ihn als despotischen Mann, mit dem man nicht verhandeln kann. Der Patient hatte immer geglaubt, dass sein Vater seine Meinung nicht schätzte. Noch etwas später sagte Herr B: „Ich denke nicht, dass 12 Sitzungen ausreichen werden. Aber wir müssen uns wohl darauf beschränken. Sie haben es ja gesagt."
>
> An dieser Stelle ergriff der Therapeut eine Maßnahme, mit der er die drei Seiten des Dreiecks miteinander verband: „Es hört sich so an, als wären Ihre Erfahrungen mit dem Schiedsrichter, mit Ihrem Vater und mit mir sehr ähnlich – Sie haben das Gefühl, dass wir willkürliche Entscheidungen treffen, bei denen Sie nicht mitbestimmen dürfen." Danach konnte der Therapeut eine Interpretation dazu formulieren, wie der Patient seine erste Frau behandelt hatte und auch seine zweite Frau behandelte. Er wandelte das passiv erlebte Trauma, von seinem Vater vollkommen beherrscht zu werden, in die aktive Erfahrung der Beherrschung seiner Frau um. Er beherrschte sie so, wie sein Vater ihn beherrscht hatte.

Book (1998) passte Luborskys (1988) Konzept der wichtigsten Konfliktbeziehung an den Prozess der kurzen dynamischen Psychotherapie an. Er betonte, dass der Therapeut während der Beurteilungsphase beim Patienten so schnell wie möglich die folgenden drei Komponenten identifizieren muss: einen Wunsch, eine Reaktion des anderen und eine Reaktion des Selbst. Der Patient erzählt Geschichten, in denen Episoden von Beziehungen beschrieben werden, in denen sich diese drei Komponenten schon nach kurzer Zeit abzeichnen. Das Ziel der kurzen psychodynamischen Therapie besteht nach diesem Ansatz darin, dem Patienten zu helfen, seinen Wunsch zu realisieren, indem er die Angst davor, wie andere reagieren werden, beherrscht. Diese Beherrschung wird befördert, indem die gefürchtete Reaktion als Form einer Übertragungsverzerrung konzeptualisiert wird.

Eine Anpassung, die beim Wechsel von der langfristigen zur kurzen dynamischen Therapie generell erforderlich ist, ist der bedachtere Einsatz der Interpretation der Übertragung. In elf verschiedenen Untersuchungen wurde ein negativer Zusammenhang zwischen häufigen Interpretationen von Übertragungen und dem sofortigen oder langfristigen Resultat festgestellt (Hoglend 2003). Hierbei handelt es sich jedoch nur um eine allgemeine

Empfehlung. Häufigere Interpretationen von Übertragungen können bei einigen Untergruppen von Patienten, ja nach den klinischen Merkmalen und der Fähigkeit, in der Übertragung zu arbeiten, auch zu besseren Ergebnissen führen.

Kurze supportive Psychotherapie

Über kurze supportive Psychotherapien gibt es deutlich weniger Literatur. Die Hauptindikation für eine kurze supportive Therapie ist ein relativ gesunder Mensch, der sich in einer spezifischen Lebenskrise befindet. Die Techniken sind ähnlich wie die bei einer langfristigen supportiven Psychotherapie eingesetzten, nämlich der Aufbau des Ich, die Beförderung der Entstehung einer positiven Übertragung, ohne diese zu interpretieren, und die Wiederherstellung früherer adaptiver Abwehrmechanismen, wie im folgenden Beispiel:

> Frau C, 52 Jahre alt, kam wegen ihrer Schuldgefühle und Angst im Zusammenhang mit der außerehelichen Schwangerschaft ihrer 23-jährigen Tochter in die Sprechstunde. Der Psychiater hörte der Patientin zu und konnte die Schwierigkeiten nachempfinden, die Eltern haben, wenn sich ihre Kinder anders entwickeln als erwartet. Die Patientin berichtete, ihre Schuldgefühle und ihre Angst lenkten sie so sehr ab, dass sie nicht in der Lage sei, ihre Aufgaben bei der Arbeit und zu Hause wie gewohnt zu erledigen. Der Arzt versuchte, Frau Cs übliche obsessiv-zwanghafte Abwehrmechanismen wiederherzustellen, indem er ihr empfahl, einen festen Plan für zu Hause zu erarbeiten, um alle ihre üblichen Pflichten im Haushalt erfüllen zu können. Er erklärte ihr, dass es ihr helfen würde, nicht dauernd an ihre Tochter zu denken, wenn sie sich beschäftigte. Frau C befolgte diesen Rat, und in der nächsten Sitzung sah es so aus, als ginge es ihr etwas besser. In dieser Sitzung sprach der Psychiater sie darauf an, dass sie über die Schwangerschaft ihrer Tochter spreche, als sei sie dafür verantwortlich. Die Patientin antwortete: „Sie meinen, ich hätte ja nicht ihre Beine breitgemacht?" Der Arzt nickte: „Genau. Nicht Sie haben ihre Beine breitgemacht." Die Worte des Arztes brachten der Patientin enorme Erleichterung, und sie bedankte sich dafür, dass er sie von ihren Schuldgefühlen befreit hatte. Eine Woche später rief sie an und erklärte, sie brauche nicht mehr zu kommen, da sie sich „100 % besser" fühle.
>
> In diesem Beispiel half der Psychiater der Patientin zunächst, ihre adaptiven Abwehrmechanismen wiederherzustellen, indem er sie ermutigte, ihren üblichen Tagesablauf wieder aufzunehmen. Dann nutzte er die positive Übertragung der Patientin, um sie von ihren Schuldgefühlen freizusprechen. Diese Absolution, die von einer Autoritätsperson ausgesprochen wurde, die sie respektierte, wenn nicht sogar idealisierte, hatte eine viel größere Wirkung, als wenn sie sich dasselbe nur selbst gesagt hätte.

Langfristige oder kurze Psychotherapie

Die Entscheidung, ob die Psychotherapie langfristig oder kurz sein soll, ist eine komplexe. Das Vorhandensein oder Fehlen eines Schwerpunktproblems ist eindeutig sehr wichtig (Ursano und Dressler 1974). Wenn die Beschwerde des Patienten hinreichend eingegrenzt ist, kann die Empfehlung einer kurzen Psychotherapie für den Patienten geringere Kosten und weniger Umstände bedeuten. Zudem hat eine Studie über die Therapieabbrüche in einer öffentlichen psychiatrischen Einrichtung gezeigt, dass die Festlegung einer befristeten Dauer der Therapie zu Beginn der Behandlung dazu führte, dass die Abbruchrate nur halb so hoch war wie bei Patienten, denen kein solcher Termin mitgeteilt worden war (Sledge et al. 1990). Andererseits können komplizierte charakterologische Probleme des Patienten den Erfolg einer „schnellen Lösung" vereiteln. In einer Zeit, in der die Länge der Therapie häufig von Dritt- oder Viertfinanzierern aus Kostengründen bestimmt wird, muss der Therapeut auch bedenken, dass weniger nicht unbedingt besser ist. In einer gründlichen Analyse des Verhältnisses zwischen Dosis und Wirkung in der Psychotherapie zeigte sich ein eindeutig positives Verhältnis zwischen dem Umfang der Behandlung und dem Nutzen für den Patienten (Howard et al. 1986).

Und schließlich besteht immer die Gefahr, dass der Therapeut das verschreibt, was der Patient seiner Meinung nach braucht, und nicht das, was der Patient will. Bittet der Patient um eine umfassende Untersuchung und Umstrukturierung seiner Persönlichkeit oder nur um Hilfe hinsichtlich eines bestimmten Problems oder einer bestimmten Beschwerde? Es ist klar, dass der Patient an der Bestimmung der Art der Behandlung beteiligt sein muss. Wir sollten uns immer an den – Freud zugeschriebenen – Ausspruch erinnern, dass der Patient in gewissem Sinne immer recht hat.

Wirksamkeit der Psychotherapie

Die Wirksamkeit der individuellen Psychotherapie steht nicht mehr infrage. Mittlerweile liegen überwältigende Beweise dafür vor, dass Psychotherapie eine wirksame Behandlung ist (Luborsky et al. 1975; Smith et al. 1980). Die Forschungsergebnisse zeigen sogar, dass die durch Psychotherapie erreichten Veränderungen eine Größenordnung haben, die es rechtfertigen würde, klinische Tests mit der Begründung abzubrechen, dass es unethisch wäre, den Patienten eine so wirksame Behandlung vorzuenthalten (Ursano und Silberman 1994). Eine Metaanalyse der Wirksamkeit kurzer dynamischer Psychotherapien (Crits-Christoph 1992) hat ergeben, dass es dem durchschnittlichen Patienten, der eine kurze dynamische Therapie erhalten hat, hinsichtlich der untersuchten Symptome besser geht als 86 % der auf der Warteliste stehenden Kontrollpatienten. Bei einer anderen Metaanalyse stellten Anderson und Lambert (1995) fest, dass kurze dynamische Behandlungen „bei Folgebeurteilungen besser abschnitten als alternative Behandlungen, wenn Kriterien der Persönlichkeit verwendet oder die Beurteilung 6 oder mehr Monate nach der Behandlung erfolgte" (S. 512). Außerdem haben drei bedeutende Studien gezeigt, dass präzise Interpretationen, die sich auf das Hauptproblem des Patienten beziehen, die Voraussage des Ergebnisses der Behandlung innerhalb einer Sitzung ermöglichen (Silberschatz et al. 1986), bei den kurzen (Crits-Christoph et al. 1998) und bei den langfristigen (Joyce und Piper 1993) Therapien gleichermaßen. In einer Studie über supportive Therapien wurden Versuchspersonen untersucht, die nach dem Zufallsprinzip eine solche Behandlung erhalten hatten. Es zeigte sich, dass bei 6 von 10 Versuchspersonen, über die vollständige Daten über die Folgeuntersuchung nach 6 Monaten zur Verfügung standen, nach 40 Wochen Therapie eine deutliche Besserung im Bereich der zwischenmenschlichen Probleme eingetreten war (Rosenthal et al. 1999).

Beweise für die Wirksamkeit einer langfristigen psychoanalytischen Psychotherapie oder einer Psychoanalyse gibt es in deutlich geringerer Zahl. Wenn die übliche Methode der randomisierten kontrollierten Versuche auch im Falle der psychoanalytischen Psychotherapie angewandt würde, wäre die Forschung außerordentlich teuer. Nahezu unmöglich wäre es auch, eine geeignete Kontrollgruppe zu finden, deren Mitglieder bereit wären, jahrelang unbehandelt zu warten, damit festgestellt werden kann, ob ihre Beschwerden mit der Zeit zurückgehen. Und schließlich könnte die Abbruchrate in einer prospektiven Langzeitstudie das Vorhaben unmöglich machen. In einer Untersuchung über kurze Therapien wirkt sich eine Abbruchrate von 10 % in 16 Wochen nicht übermäßig auf die statistische Analyse aus. Würde sich diese Abbruchrate jedoch über mehrere Jahre alle 16 Wochen wiederholen, würde das eine Langzeitstudie zunichtemachen. Außerdem würden Lebensereignisse, die Umstellung der Medikation und Achse-I-Erkrankungen die Interpretation der Daten erschweren (Gunderson und Gabbard 1999).

Trotz all dieser Hindernisse im Hinblick auf gründliche Forschungen zur langfristigen dynamischen Therapie gibt es eine Handvoll Studien, die nach dem randomisierten Kontrollprinzip, dem höchsten Standard in der klinischen Forschung, durchgeführt wurden. Patienten mit Cluster-A-Persönlichkeitsstörungen, die eine dynamische Therapie mit einer durchschnittlichen Länge von 40,3 Sitzungen erhalten hatten, erzielten deutlich bessere Resultate als Kontrollpatienten auf einer Warteliste (Winston et al. 1994). Eine andere Studie mit Patienten mit Cluster-C-Persönlichkeitsstörungen (Svartberg et al. 2004) ergab, dass eine dynamische Psychotherapie mit 40 Sitzungen statistisch signifikante Verbesserungen auf allen Skalen bewirkt hatte, die sowohl während der Behandlung als auch in einer Folgeuntersuchung nach 2 Jahren festgestellt wurden. Der Zustand derjenigen, die eine dynamische Therapie erhalten hatten, verbesserte sich nach Beendung der Behandlung weiter, was darauf schließen lässt, dass die Patienten den therapeutischen Dialog verinnerlichen und ihn nutzen, um mit Problemen fertig zu werden, wenn sie sich ergeben. Heinicke und Ramsey-Klee (1986) verglichen eine intensive psychodynamische Therapie (viermal pro Woche) mit einmal pro Woche stattfindenden Sitzungen für Kinder mit Lernschwierigkeiten. Dieser randomisierte kontrollierte Versuch bezog sich auf Behandlungen, die länger als ein Jahr dauerten. Bei einer Folgeuntersuchung zeigten die Kinder, die an vier Sitzungen pro Woche teilgenommen hatten, deutlich größere Verbesserungen.

Randomisierte kontrollierte Studien werden häufig kritisiert, weil die Patienten sorgfältig ausgewählt werden, keine Komorbidität aufweisen und unter sehr guten Bedingungen behandelt werden, die nicht denen in der „realen Welt“ entsprechen. In zwei verschiedenen Studien – von denen die eine in den Vereinigten Staaten von *Consumer Reports* („Mental Health: Does Therapy Help?“, 1995) und die andere in Deutschland (Hartmann und Zepf 2003) nach einer ähnlichen Methode durchgeführt wurde – versuchte man den Nutzen der Psychotherapie unter natürlichen Gegebenheiten zu ermitteln. Den Patienten, die eine Psychotherapie erhalten hatten, wurde ein Fragebogen vorgelegt, in dem sie ihren Zustand vor und nach der Behandlung bewerten konnten. Beide Studien ergaben, dass die langfristige Psychotherapie deutlich mehr Verbesserungen bewirkt hatte als eine kurze Therapie, und es bestand ein enger Zusammenhang zwischen der Dauer der Behandlung und der Besserungsrate. Wie bereits erwähnt, sind die Indikationen für kurze Therapien relativ eng gefasst, und die meisten Patienten brauchen mehr als eine kurze Maßnahme.

Um sichere Aussagen machen zu können, muss im Bereich der langfristigen psychodynamischen Psychotherapie noch viel mehr geforscht werden (Gabbard et al. 2002). Besonders dringend benötigt werden störungsspezifische kontrollierte Studien. Solche sind in der Literatur zu kurzen kognitiven Therapien häufig, die psychodynamischen Forscher aber haben noch viel nachzuholen. Unbedingt erforderlich sind auch Forschungen zur Festlegung eindeutiger Indikationen und Kontraindikationen für eine langfristige psychodynamische Therapie, damit die Merkmale definiert werden können, durch die sich der psychodynamische Ansatz von anderen Methoden unterscheidet, und um zu ermitteln, welche Arten von Patienten letztendlich von einer solchen Behandlung profitieren (Gunderson und Gabbard 1999).

Literaturhinweise

Adler, E., Bachant, J. L.: Working in Depth: A Clinician's Guide to Framework and Flexibility in the Analytic Relationship. Northvale, NJ, Jason Aronson, 1998.

Adler, G.: The myth of the alliance with borderline patients. Am J Psychiatry 47: 642–645, 1979.

Amini, F., Lewis, T., Lannon, R., et al.: Affect attachment, memory: contributions toward psychobiologic integration. Psychiatry 59: 213–239, 1996.

Anderson, E. M., Lambert, M. J.: Short-term dynamically oriented psychotherapy: a review and meta-analysis. Clin Psychol Rev 15: 503–514, 1995.

Aron, L.: Self-reflexivity and the therapeutic action of psychoanalysis. Paper presented at the annual meeting of the American Psychoanalytic Association. Toronto, Ontario, Kanada, Mai 1998.

Bachrach, H. M., Leaff, L. A.: „Analyzability": a systematic review of the clinical and quantitative literature. J Am Psychoanal Assoc 26: 881–920, 1978.

Baekeland, F., Lundwall, L.: Dropping out of treatment: a critical review. Psychol Bull 82: 738–783, 1975.

Basch, M. F.: Doing Psychotherapy. New York, Basic Books, 1980.

Beck, N. C., Lambert, J., Gamachei, M., et al.: Situational factors and behavioral self-predictions in the identification of clients at high risk to drop out of psychotherapy. J Clin Psychol 43: 511–520, 1987.

Blatt, S. J.: The differential effect of psychotherapy and psychoanalysis with anaclitic and introjective patients: the Menninger Psychotherapy Research Project revisited. J Am Psychoanal Assoc 40: 691–724, 1992.

Blatt, S.: Experiences of Depression. Washington, DC, American Psychological Association, 2004.

Book, H. E.: How to Practice Brief Psychodynamic Psychotherapy: The Core Conflictual Relationship Theme Method. Washington, DC, American Psychological Association, 1998.

Bordin, E. S.: The generalizability of the psychoanalytic concept of the working alliance. Psychotherapy: Theory, Research, and Practice 16: 252–260, 1979.

Budman, S. H. (Hrsg.): Forms of Brief Therapy. New York, Guilford, 1981.

Busch, F.: The Ego at the Center of Clinical Technique (Critical Issues in Psychoanalysis 1). Northvale, NJ, Jason Aronson, 1995.

Chessick, R. D.: The Technique and Practice of Intensive Psychotherapy. New York, Jason Aronson, 1974.

Chessick, R. D.: What is intensive psychotherapy? Am J Psychother 35: 489–501, 1981.

Cooper, A. M.: Psychic change: development in the theory of psychoanalytic techniques. Int J Psychoanal 73: 245–250, 1992.
Crits-Christoph, P.: The efficacy of brief dynamic psychotherapy: a meta-analysis. Am J Psychiatry 149: 151–158, 1992.
Crits-Christoph, P., Cooper, A., Luborsky, L.: The accuracy of therapist's interpretations and the outcome of dynamic psychotherapy. J Consult Clin Psychol 56: 490–495, 1988.
Davanloo, H. (Hrsg.): Short-Term Dynamic Psychotherapy. New York, Jason Aronson, 1980.
Dewald, P. A.: Psychotherapy. A Dynamic Approach. New York, Basic Books, 1964.
Dewald, P. A.: Psychotherapy: A Dynamic Approach. 2nd Edition. New York, Basic Books, 1971.
Dewan, M. J., Steenbarger, B. N., Greenberg, R. P. (Hrsg.): The Art and Science of Brief Psychotherapies: A Practitioner's Guide. Washington, DC, American Psychiatric Publishing, 2004.
Fonagy, P.: The process of change, and the change of processes: what can change in a „good" analysis? Keynote address at the spring meeting of Division 39 of the American Psychological Association. New York, April 1999.
Fonagy, P.: Bindungstheorie und Psychoanalyse. Stuttgart, Klett-Cotta, 2003; engl. Attachment Theory and Psychoanalysis. New York, Other Press, 2001.
Freud, A.: Das Ich und die Abwehrmechanismen. Wien, Internationaler Psychoanalytischer Verlag, 1936; in: Die Schriften der Anna Freud. Bd. 1. München, Kindler, S. 191–355.
Freud, S.: Die Traumdeutung. GW Bd. II–III, 1900a.
Freud, S.: Ratschläge für den Arzt bei der psychoanalytischen Behandlung. GW Bd. VIII, 1912e, S. 375–387.
Freud, S.: Zur Einleitung der Behandlung. GW Bd. VIII, 1913c, S. 453–478.
Friedman, L.: A reading of Freud's papers on technique. Psychoanal Q 60. 564–595, 1991.
Frieswyk, S. H., Allen, J. G., Colson, D. B., et al.: Therapeutic alliance: its place as a process and outcome variable in dynamic psychotherapy research. J Consult Clin Psychol 54: 32–38, 1986.
Fromm-Reichmann, F.: Principles of Intensive Psychotherapy. Chicago, IL, University of Chicago Press, 1950.
Gabbard, G. O.: Countertransference: the emerging common ground. Int J Psychoanal 76: 475–485, 1995.
Gabbard, G. O.: Love and Hate in the Analytic Setting. Northvale, NJ, Jason Aronson, 1996.
Gabbard, G. O.: A reconsideration of objectivity in the analyst. Int J Psychoanal 78: 15–26, 1997.
Gabbard, G. O.: Long-Term Psychodynamic Psychotherapy: A Basic Text. Washington, DC, American Psychiatric Publishing, 2004.

Gabbard, G. O., Lester, E. P.: Boundaries and Boundary Violations in Psychoanalysis. Washington, DC, American Psychiatric Publishing, 2003.

Gabbard, G. O., Westen, D.: Rethinking therapeutic action. Int J Psychoanal 84: 823–841, 2003.

Gabbard, G. O., Wilkinson, S. M.: Management of Countertransference With Borderline Patients. Washington, DC, American Psychiatric Press, 1994.

Gabbard, G. O., Gunderson, J. G., Fonagy, P.: The place of psychoanalytic treatments within psychiatry. Arch Gen Psychiatry 59: 505–510, 2002.

Garfield, S. L.: The Practice of Brief Psychotherapy. New York, Wiley, 1998.

Greenberg, J. R.: Theoretical models and the analyst's neutrality. Contemporary Psychoanalysis 22: 87–106, 1986.

Greenson, R. R.: Technik und Praxis der Psychoanalyse. Bd. 1. Stuttgart, Klett-Cotta, 1973; engl. The Technique and Practice of Psychoanalysis. New York, International University Press, 1967.

Greenson, R. R.: The working alliance and the transference neurosis (1965), in: Explorations in Psychoanalysis. New York, International Universities Press, 1978, S. 119–224.

Grinberg, L.: The closing phase of the psychoanalytic treatment of adults and the goals of psychoanalysis: „the search for truth about one's self". Int J Psychoanal 61: 25–37, 1980.

Gunderson, J. G., Gabbard, G. O.: Making the case for psychoanalytic therapies in the current psychiatric environment. J Am Psychoanal Assoc 47: 679–703, 1999.

Gustafson, J. P.: An integration of brief dynamic psychotherapy. Am J Psychiatry 141: 935–944, 1984.

Gustafson, J. P.: The Complex Secret of Brief Psychotherapy. New York, WW Norton, 1986.

Gutheil, T., Gabbard, G. O.: Misuses and misunderstandings of boundary theory in clinical and regulatory settings. Am J Psychiatry 155: 409–414, 1998.

Hartley, D. E., Strupp, H. H.: The therapeutic alliance: its relationship to outcome in brief psychotherapy, in: Empirical Studies of Psychoanalytic Theories. Vol. 1. Edited by Masling, J. Hillsdale, NJ, Analytic Press, 1983, S. 1–37.

Hartmann, S., Zepf, S.: Defectiveness of psychotherapy in Germany: a replication of the *Consumer Reports* study. Psychother Res 13: 235–242, 2003.

Heinicke, C. M., Ramsey-Klee, D. M.: Outcome of child psychotherapy as a function of frequency of sessions. J Am Acad Child Psychiatry 25: 247–253, 1986.

Hoffman, I. Z.: Ritual and Spontaneity in the Psychoanalytic Process: A Dialectical-Constructivist View. Hillsdale, NJ, Analytic Press, 1998.

Hoffman, I. Z., Gill, M. M.: Critical reflections on a coding scheme. Int J Psychoanal 69: 55–64, 1988.

Hoglend, P.: Long-term effects of brief dynamic therapy. Psychother Res 13: 271–290, 2003.

Horowitz, M. J., Marmar, C., Krupnick, J., et al.: Personality Styles and Brief Psychotherapy. New York, Basic Books, 1984a.

Horowitz, M. J., Marmar, C., Weiss, D. S., et al.: Brief psychotherapy of bereavement reactions: the relationship of process to outcome. Arch Gen Psychiatry 41: 438–448, 1984b.

Horvath, A. D., Symonds, B. D.: Relation between working alliance and outcome in psychotherapy: a meta-analysis. J Couns Psychol 38: 139–149, 1991.

Horwitz, L.: Clinical Prediction in Psychotherapy. New York, Jason Aronson, 1974.

Horwitz, L., Gabbard, G. O., Allen, J. G., et al.: Borderline Personality Disorder: Tailoring the Psychotherapy to the Patient. Washington, DC, American Psychiatric Press, 1996.

Howard, K. I., Kopta, S. M., Krause, M. S., et al.: The dose-effect relationship in psychotherapy. Am Psychol 41: 159–164, 1986.

Jacobs, T. J.: The corrective emotional experience: its place in current technique. Psychoanalytic Inquiry 10: 433–454, 1990.

Joyce, A. S., Piper, W. E.: The immediate impact of transference in short-term individual psychotherapy. Am J Psychother 47: 508–526, 1993.

Kantrowitz, J. L.: Suitability for psychoanalysis. Yearbook of Psychoanalysis and Psychotherapy 2: 403–415, 1987.

Kantrowitz, J. L., Katz,A. L., Paolitto, F., et al.: Changes in the level and quality of object relations in psychoanalysis: follow-up of a longitudinal, prospective study. J Am Psychoanal Assoc 35: 23–46, 1987.

Karasu, T. B.: Psychotherapies: an overview. Am J Psychiatry 134: 851–863, 1977.

Killingmo, B.: Affirmation in psychoanalysis. Int J Psychoanal 76: 503–518, 1995.

Kohut, H.: Wie heilt die Psychoanalyse? Frankfurt am Main, Suhrkamp, 1987; engl. How Does Analysis Cure? Chicago/London, University of Chicago Press, 1984.

Lawson, D. M., Brossart, D. F.: Link among therapies and parent relationship, working alliance, and therapy outcome. Psychother Res 13: 383–394, 2003.

Lipton, S. D.: The advantages of Freud's technique as shown in his analysis of the Rat Man. Int J Psychoanal 58: 255–273, 1977.

Loewald, H.: Zur therapeutischen Wirkung der Psychoanalyse, in: Psychoanalyse. Aufsätze aus den Jahren 1951–1979. Stuttgart, Klett-Cotta, 1986, S. 209–247.

Lohser, B., Newton, P. M.: Unorthodox Freud: The View From the Couch. New York, Guilford, 1996.

Luborsky, L.: Einführung in die analytische Psychotherapie. Berlin/Heidelberg/New York/Tokio, Springer, 1988; engl. Principles of Psychoanalytic Psychotherapy. A Manual for Supportive-Expressive Treatment. New York, Basic Books, 1984.

Luborsky, L., Singer, B., Luborsky, L.: Comparative studies of psychotherapies: is it true that „everyone has won and all must have prizes"? Arch Gen Psychiatry 32: 995–1008, 1975.

Luborsky, L., Mintz, J., Auerbach, A., et al.: Predicting the outcome of psychotherapy: findings of the Penn Psychotherapy Project. Arch Gen Psychiatry 37: 471–481, 1980.

Luborsky, L., Crits-Chirstoph, P., Mintz, J., et al.: Who Will Benefit From Psychotherapy? Predicting Therapeutic Outcomes. New York, Basic Books, 1988.

Lyons-Ruth, K., Members of the Change Process Study Group: Implicit relational knowing: its role in development and psychoanalytic treatment. Infant Ment Health J 19: 282–289, 1998.

MacKenzie, K. R.: Recent developments in brief psychotherapy. Hosp Community Psychiatry 39: 742–752, 1988.

Malan, D. H.: The Frontier of Brief Psychotherapy: An Example of the Convergence of Research and Clinical Practice. New York, Plenum, 1976.

Malan, D. H.: Toward the Validation of Dynamic Psychotherapy: A Replication. New York, Plenum, 1980.

Mann, J.: Time-Limited Psychotherapy. Cambridge, MA, Harvard University Press, 1973.

Martin, D. J., Garske, J. P., Davis,K. K.: Relation of the therapeutic alliance with outcome and other variables: a meta-analytic review. J Consult Clin Psychol 68: 438–450, 2000.

Marziali, E., Marmar, D., Krupnick, J.: Therapeutic alliance scales: development and relationship to psychotherapy outcome. Am J Psychiatry 138: 361–364, 1981.

McWilliams, N.: Psychoanalytic Psychotherapy. New York, Guilford, 2004.

Menninger, K. A., Holzman, P. S.: Theorie der psychoanalytischen Technik. Stuttgart, frommann-holzboog, 1977; engl. Theory of Psychoanalytic Technique. New York, Basic Books, 1958.

Mental health: does therapy help? Consumer Reports, November 1995, S. 734–739.

Mitchell, S.: Psychoanalyse als Dialog: Einfluss und Autonomie in der analytischen Beziehung. Gießen, Psychosozial-Verlag, 2005; engl. Influence and Autonomy in Psychoanalysis. Hillsdale, NJ, Analytic Press, 1997.

Morgan, R., Luborsky, L., Crits-Christoph, R., et al.: Predicting the outcomes of psychotherapy by the Penn Helping Alliance Rating Method. Arch Gen Psychiatry 39: 397–402, 1982.

Ogden, T. H.: Projective Identification and Psychotherapeutic Technique. New York, Jason Aronson, 1982.

Ornstein, A.: „Supportive" psychotherapy: a contemporary view. Clin Soc Work J 14: 14–30, 1986.

Pine, F.: On therapeutic change: perspectives from a parent-child model. Psychoanalysis and Contemporary Science 5: 537–569, 1976.

Pine, F.: Supportive psychotherapy: a psychoanalytic perspective. Psychiatric Annals 16: 526–529, 1986.
Pine, F.: Diversity and Direction in Psychoanalytic Technique. New Haven, CT, Yale University Press, 1998.
Piper, W. E., Azim, H. F. A., McCallum, M., et al.: Patient suitability and outcome in short-term individual psychotherapy. J Consult Clin Psychol 58: 475–481, 1990.
Pulver, S. E.: Psychic change: insight or relationship? Int J Psychoanal 73: 199–208, 1992.
Racker, H.: Transference and Counter-transference. New York, International Universities Press, 1968.
Renik, O.: Analytic interaction: conceptualizing technique in light of the analyst's irreducible subjectivity. Psychoanal Q 62: 553–571, 1993.
Rosenthal, R. N., Muran, J. C., Pinsker, H., et al.: Interpersonal change in brief supportive therapy. J Psychother Pract Res 8: 55–63, 1999.
Roskin, G.: Changing modes of psychotherapy. Journal of Psychiatric Treatment and Evaluation 4: 483–487, 1982.
Roth, S.: Psychotherapy: The Art of Wooing Nature. Northvale, NJ, Jason Aronson, 1987.
Sandler, J.: Gegenübertragung und Bereitschaft zur Rollenübernahme. Psyche – Zeitschrift für Psychoanalyse 30: 297–305, 1976; engl. Countertransference and role-responsiveness. Int Rev Psychoanal 3: 43–47, 1976.
Scheidt, C. E., Burger, T., Strukely, S., et al.: Treatment selection in private practice psychodynamic psychotherapy: a naturalistic prospective longitudinal study. Psychother Res 13: 293–305, 2003.
Sifneos, P. E.: Short-Term Psychotherapy and Emotional Crisis. Cambridge, MA, Harvard University Press, 1972.
Silberschatz, G., Fretter, P. B., Curtis, J. T.: How do interpretations influence the process of psychotherapy? J Consult Clin Psychol 54: 646–652, 1986.
Sledge, W. H., Moras, K., Hartley, D., et al.: Effect of time-limited psychotherapy on patient dropout rates. Am J Psychiatry 147: 1341–1347, 1990.
Smith, M. L., Glass, G. V., Miller, T. I.: The Benefits of Psychotherapy. Baltimore, MD, Johns Hopkins University Press, 1980.
Steiner, J.: The aim of psychoanalysis. Psychoanal Psychother 4: 109–120, 1989.
Stern, D. N.: Nicht-deutende Mechanismen in der psychoanalytischen Therapie. Psyche – Zeitschrift für Psychoanalyse 52: 974–1006, 1998; engl. Stern, D. N., Sander, L. W., Nahum, J. P., Harrison, A. M., Lyons-Ruth, K., Morgan, A. C. et al.: Non-interpretative mechanisms in psychoanalytic therapy. Int J Psychoanal 79, 903–921, 1998.
Svartberg, M., Stiles, T. C., Seltzer, M. H.: Effectiveness of short-term dynamic psychotherapy and cognitive therapy for Cluster C personality disorders: a randomized controlled trial. Am J Psychiatry 161: 810–817, 2004.

Ursano, R. J., Dressler, D. M.: Brief versus long-term psychotherapy: a treatment decision. J Nerv Ment Dis 159: 164–171, 1974.

Ursano, R. J., Hales, R. E.: A review of brief individual psychotherapies. Am J Psychiatry 143: 1507–1517, 1986.

Ursano, R. J., Silberman, E. K.: Psychoanalysis, psychoanalytic psychotherapy, and supportive psychotherapy, in: The American Psychiatric Press Textbook of Psychiatry. 2nd Edition. Edited by Hales, R. E., Yudofsky, S. C., Talbott, J. Washington, DC, American Psychiatric Press, 1994, S. 1035–1060.

Vaslamatzis, G., Markidis, M., Katsouyanni, K.: Study of the patients' difficulties in ending brief psychoanalytic psychotherapy. Psychother Psychosom 52: 173–178, 1989.

Wallerstein, R. S.: Forty-Two Lives in Treatment: A Study of Psychoanalysis and Psychotherapy. New York, Guilford, 1986.

Werman, D. S.: The use of dreams in psychotherapy: practical guidelines. Can Psychiatr Assoc J 23: 153–158, 1978.

Werman, D. S.: The Practice of Supportive Psychotherapy. New York, Brunner/Mazel, 1984.

Westen, D., Gabbard, G. O.: Developments in cognitive neuroscience, II: implications for theories of transference. J Am Psychoanal Assoc 50: 99–134, 2002.

Winnicott, D. W.: Die Ziele der psychoanalytischen Behandlung. Reifungsprozesse und fördernde Umwelt. München, Kindler, 1974, S. 217–222.

Winston, A., Muran, C.: Common factors in the time-limited therapies, in: American Psychiatric Press Review of Psychiatry. Vol. 15. Edited by Dickstein, L. j., Riba, M. B., Oldham, J. M. Washington, DC, American Psychiatric Press, 1996, S. 43–68.

Winston, A., Laikin, M., Pollack, J., et al.: Short-term psychotherapy of personality disorders. Am J Psychiatry 151: 190–194, 1994.

Winston, A., Rosenthal, R., Winston, E.: Supportive Psychotherapy. Washington, DC, American Psychiatric Publishing, 2004.

KAPITEL 5

BEHANDLUNG IN DER DYNAMISCHEN PSYCHIATRIE

Gruppentherapie, Familien-, Ehetherapie und Pharmakotherapie

Dynamische Gruppenpsychotherapie

Wir alle leben und arbeiten in Gruppen. Die Gruppentherapie bietet den Patienten die Möglichkeit, zu erfahren, wie sie in einer Gruppe funktionieren – welche Rollen sie spielen, welche Erwartungen und unbewussten Fantasien sie in Bezug auf Gruppen haben und auf welche Hindernisse sie im Hinblick auf das Auskommen mit anderen bei der Arbeit und zu Hause treffen. Die einzigartigen Dimensionen der Gruppenerfahrung können in einer individuellen Psychotherapie nur zum Teil erforscht werden. So fehlt in einer Einzeltherapie insbesondere der soziopsychologische Kontext, in dem eine Gruppe existiert (Rutan und Stone 2001).

Die einzigartigen Aspekte der Gruppenerfahrung

Ein Großteil dessen, was wir über die Kräfte wissen, die in Gruppen wirken, stammt aus dem Werk von Wilfred Bion (2001). Bion begann nach dem Ersten

Weltkrieg an der Tavistock Clinic, kleine Gruppenexperimente durchzuführen. Im Mittelpunkt seines Konzepts der Gruppe stand seine Beobachtung, dass es in jeder Gruppe zwei Untergruppen gibt: 1. die „Arbeitsgruppe" und 2. die „Grundannahmen-Gruppe".

Erstere befasst sich mit der aktuellen Arbeitsaufgabe der Gruppe und strebt die Erledigung der Aufgabe an. Es gibt jedoch nur wenige Gruppen, die auf rationale Art und Weise, ohne die Interferenz der Grundannahmen auf ihre Ziele hinarbeiten (Rioch 1970).

Grundannahmen sind die unbewussten Fantasien, die dazu führen, dass sich Gruppen auf eine „Als-ob-Weise" verhalten (Rioch 1970). Mit anderen Worten, die Gruppenmitglieder handeln nach einer Annahme bezüglich der Gruppe, die von der Realität der jeweiligen Aufgabe abweicht. Grundannahmen lassen sich in drei Kategorien aufteilen: Abhängigkeit, Kampf/Flucht und Paarbildung. Diese unterschiedlichen emotionalen Zustände sind unbewussten Ursprungs, lassen sich aber leicht aus dem Verhalten der Gruppe ableiten. Die Annahmen führen zum Scheitern der Arbeitsgruppe und verhindern, dass sie ihre Aufgabe erledigt. Eine Psychotherapiegruppe kann durch die Bildung von Grundannahmen von der Aufgabe, die Probleme der anderen zu verstehen, abgebracht werden. Allerdings hat Bion, ebenso wie Freud festgestellt hat, dass die Übertragung in der Psychoanalyse eher ein Instrument der Therapie als ein Hindernis ist, entdeckt, dass die Grundannahmen an sich enorm viel dazu beitragen können, dass sich die einzelnen Mitglieder der Gruppe im Kontext der Gruppe verstehen.

Bions anfängliche Beobachtungen zu den Grundannahmen waren deskriptiver Natur, doch als er mehr und mehr Erfahrungen über die Gruppendynamik sammelte, erkannte er, dass die Grundannahmen Cluster von Abwehrmechanismen gegen psychotische Ängste sind, die jeder hat. Gruppen sind in hohem Maße regressiv und geben den Patienten Einblick in ihre primitivsten Ängste. Bion erkannte, dass die mit der paranoid-schizoiden und der depressiven Position verbundenen Mechanismen, die Melanie Klein identifiziert hat (siehe Kapitel 2), auch in den Grundannahmen vorhanden sind.

Die Grundannahme der Abhängigkeit zum Beispiel kann als Cluster von Abwehrmechanismen gegen depressive Ängste betrachtet werden (Ganzarain 1980). Bei dieser Grundannahme verhalten sich die Patienten so, als wären sie schwach, unwissend und unfähig, einander zu helfen, und vollkommen vom Therapeuten abhängig, den sie als gottgleich betrachten. Dem liegt die Angst zugrunde, ihre Gier (das heißt, ihre orale Bedürftigkeit) werde den Therapeuten verschlingen, sodass er sie verlassen werde. Um ihre Angst davor und ihre Schuldgefühle im Zusammenhang damit, dass sie den Therapeuten (das heißt, auf der unbewussten Ebene ihre Mutter) vernichten könnten, abzuwehren, glauben sie, der Therapeut sei eine unermüdliche, allwissende und allmächtige Figur, die immer für sie da sein wird und immer Antworten hat.

Bei der Grundannahme von Kampf oder Flucht ist die Gruppe zu einer eindeutig paranoid-schizoiden Position regrediert. Alles „Böse" wird abgespalten und projiziert. Der Wunsch, zu kämpfen oder zu flüchten, ist ein Cluster von Abwehrmechanismen gegen paranoide Angst. Um einem als außenstehend wahrgenommenen Verfolger zu entkommen, der sie zerstören wird, kann die Gruppe entweder kämpfen oder vor dem Verfolger davonlaufen. Die Gruppe wird nichtreflektiv und betrachtet Handeln als einzige Lösung bezüglich der vermeintlichen Bedrohung.

Die Grundannahme der Paarbildung ist ein Cluster von Abwehrmechanismen gegen depressive Ängste. Die Annahme betrifft häufig zwei Gruppenmitglieder, die einen Messias hervorbringen, um die Gruppe zu retten (Rioch 1970). Es herrscht eine ausgesprochen optimistische und hoffnungsvolle Atmosphäre, die Gruppe glaubt, die Liebe werde siegen. Diese überoptimistische Einstellung kann als manischer Abwehrmechanismus gegen die Besorgnis der Gruppe darüber betrachtet werden, dass zerstörerisches Verhalten, Hass und Feindseligkeit auch in der Gruppe vorhanden sein könnten. Nach dieser Auffassung kann die Paarbildung als manische reparative Bemühung betrachtet werden (Ganzarain 1980).

Gruppenpsychotherapeuten müssen die Bildung von Grundannahmen in ihren Gruppen stets im Auge behalten, um sie interpretieren und untersuchen zu können, bevor sie hinsichtlich der Aufgabe der Gruppe zu zerstörerisch werden. Nicht untersuchte Übertragungen können dazu führen, dass einzelne Mitglieder die Psychotherapie abbrechen; nicht untersuchte Grundannahmen können zur Auflösung der Gruppentherapie führen.

Außer den Grundannahmen wirken in Gruppen noch andere einzigartige Kräfte. Zu einer emotionalen Ansteckung kommt es, wenn sich intensive Emotionen in Windeseile in der Gruppe ausbreiten (Rutan und Stone 2001). Wir alle empfinden Gefühle wie Traurigkeit, Wut oder Ausgelassenheit in der Gruppe gegebenenfalls als unwiderstehlich. Eine andere mächtige Kraft ist die „Rollensaugwirkung" (Redl 1963). Man kann häufig beobachten, wie sich das Verhalten eines Menschen im Vergleich zu einer Zweiersituation dramatisch ändert, sobald er in eine Gruppe eintritt, wie beim „guten Jungen", der „sich in schlechte Gesellschaft begibt". Menschen, die feststellen, dass sie sich in der Gruppe anders verhalten, berichten häufig, sie würden in eine Rolle hineingezogen oder „hineingesaugt", die sich ihrer Kontrolle entzieht. So tritt beispielsweise ein einziger Patient als Sprecher der gesamten Gruppe auf, während alle anderen schweigen. Ein anderes Mitglied dient möglicherweise als Sündenbock, indem es sich so verhält, dass es zur Zielscheibe der Wut der anderen wird. Sowohl das Phänomen des Sprechers als auch das des Sündenbocks kann als Gruppenversion der projektiven Identifizierung betrachtet werden (Horwitz 1983; Ogden 1982). Wenn jemand zum Sündenbock gemacht wird, werden die inakzeptablen Teile aller Gruppenmitglieder auf ein einziges Mitglied projiziert, das sich dann genötigt sieht, so zu reagieren wie die projizierten Teile der übrigen Patienten. Wenn der Therapeut den Sündenbock unterstützt und den Gruppenprozess interpretiert, können die projizierten Teile reintrojiziert werden.

Merkmale von Psychotherapiegruppen

Die meisten Gruppentherapeuten treffen sich einmal pro Woche mit ihren Gruppen (Rutan und Stone 2001), manche aber auch zweimal pro Woche. Die Dauer der Sitzungen variiert zwischen 75 und 125 Minuten, und eine durchschnittliche dynamische Psychotherapiegruppe besteht aus 6 bis 10 Mitgliedern (Rutan und Stone 2001; Sadock 1983). Kleinere Gruppen können sinnvoll sein, wenn sich die Mitglieder aktiv beteiligen.

Die Zusammensetzung der dynamischen Therapiegruppen kann recht unterschiedlich sein, wobei man der Ansicht ist, heterogene Gruppen seien vorteilhafter als homogene (Yalom 1985). Kliniker sind sich darüber einig, dass Gruppen, in denen sich alle ähnlich sind, selten über eine oberflächliche Interaktion hinauskommen. Wenn eine Gruppe jedoch zu heterogen ist, funktioniert sie möglicherweise deshalb nicht, weil die Patienten keine gemeinsame Grundlage haben. Außerdem können sich manche Menschen isoliert fühlen, wenn sie glauben, wegen ihres Alters, ihres kulturellen Hintergrunds oder ihres sozioökonomischen Status ganz anders zu sein als alle anderen in der Gruppe. Und schließlich kann es sein, dass die Gruppe keine Gestalt annimmt, wenn die Ich-Stärke ihrer Mitglieder sehr unterschiedlich ist, weil die psychologischen Fragen nicht untersucht werden können.

In der Literatur herrscht Einstimmigkeit darüber, dass dynamische Therapiegruppen hinsichtlich der Konflikte ihrer Mitglieder heterogen, hinsichtlich ihrer Ich-Stärke jedoch möglichst homogen sein sollten (Whitaker und Lieberman 1964; Yalom 2005). Beim Großteil der Literatur zur dynamischen Gruppenpsychotherapie liegt der Schwerpunkt in der Nähe des expressiven Endes des expressiv-supportiven Kontinuums. Supportivere Gruppen sind tendenziell auch homogener. Dynamische Therapiegruppen haben typischerweise ein offenes Ende, und es können neue Mitglieder hinzukommen, wenn alte die Therapie beenden.

Unter dem wachsenden Druck der gesteuerten Gesundheitsversorgung und der Rechenschaftspflicht im Gesundheitswesen sind die kürzeren Varianten der Gruppenpsychotherapie in den letzten Jahren häufiger geworden, und das selbst bei heterogenen Gruppen. MacKenzie (1997) hat unter Berücksichtigung der Bedürfnisse der Patienten und der begrenzten Ressourcen für die Behandlung ein Konzept für zeitlich definierte Gruppenpsychotherapien entwickelt: 1. Krisenintervention (1 bis 8 Sitzungen), 2. zeitlich begrenzte Therapie (8 bis 26 Sitzungen) und 3. längerfristige Therapie (mehr als 26 Sitzungen). Es wurde mit empirischen Forschungen begonnen, die die

Wirksamkeit der kürzeren Formen der dynamischen Gruppentherapie belegen sollen. Bei einer Untersuchung über expressive Therapiegruppen für ambulante Patienten, die einen Verlust nicht gut verkraftet hatten, mit einer Behandlungsdauer von 12 Wochen (Piper et al. 1992) zeigten behandelte Patienten eine größere Besserung als Kontrollpatienten auf der Warteliste, und die Folgeuntersuchung nach 6 Monaten ergab, dass die Resultate von Dauer waren oder sogar noch eine weitere Besserung erreicht worden war.

Dynamische Gruppenpsychotherapeuten wenden den gruppenzentrierten und den individuumzentrierten Ansatz in unterschiedlichem Maße an. Nach Ansicht der extremeren Vertreter des gruppenzentrierten Ansatzes (Ezriel 1950) ist die Interpretation der Gruppenkräfte viel wichtiger als die Interpretation der Konflikte des Einzelnen. Ezriel (1950) meinte sogar, der Therapeut solle auf eine Interpretation verzichten, bis eine gemeinsame Gruppenspannung oder ein gemeinsames Gruppenthema entstanden ist. Für einen weniger extremen Ansatz sprach sich Horwitz (1977) aus, indem er vorschlug, individuelle Interpretationen für die Entwicklung des Bewusstseins der Gruppe für ein gemeinsames Gruppenproblem zu nutzen, das dann ebenfalls interpretiert wird. Es gibt häufige Gruppenerfahrungen, die jeder macht und die der Interpretation wert sind, so diejenige, dass der Leiter nicht alle Bedürfnisse des Patienten befriedigt, dass es einen Wettbewerb um Unterstützung gibt, und die Angst, ignoriert zu werden. Wenn jedoch bei der Arbeit nicht auch auf die Probleme des Einzelnen eingegangen wird, können die Patienten das Gefühl bekommen, der Therapeut lasse ihre individuellen Gründe für die Teilnahme an der Therapie außer Acht. Die meisten Gruppentherapeuten sprechen sich für eine Kombination individuumzentrierter und gruppenzentrierter Maßnahmen aus (Slipp 1988).

Übertragung, Gegenübertragung, Widerstand und Gruppenbündnis

Übertragung, Gegenübertragung und Widerstand sind Eckpfeiler der dynamischen Gruppenpsychotherapie, ebenso wie es bei der Einzeltherapie der Fall ist. Die Gruppenmodalität als solche verändert die Übertragung jedoch beträchtlich. Zunächst einmal kann die Intensität der Übertragungen des Patienten durch ihre Umleitung auf Mitpatienten verringert werden. Die Gruppenpsychotherapie ermöglicht mehrere gleichzeitige Übertragungen. Der Therapeut erhält dann ein Labor, in dem die inneren Objektbeziehungen der Patienten durch die Verlegung in Beziehungen mit einzelnen Gruppenmitgliedern für alle sichtbar werden. Zwar entstehen in der Einzeltherapie ebenfalls verschiedene Übertragungen, diese treten jedoch gewöhnlich über eine längere Zeit auf. Die Gruppensituation kann es dem Therapeuten ermöglichen, die inneren Objektbeziehungen der Patienten innerhalb kürzerer Zeit umfassender zu erkennen.

Die Übertragung kann in der Gruppentherapie abgeschwächt werden, doch auch das Gegenteil kann der Fall sein. Die Übertragung kann intensiviert werden, wenn starke Gefühle positiver oder negativer Valenz die gesamte Gruppe erfassen. Therapeuten, die als Behälter für alle bösen Objektprojektionen der Gruppenmitglieder dienen, merken schon bald, dass die Gegenübertragungen in einer Gruppensituation ebenfalls verstärkt werden können. Die Gegenübertragungsanforderungen an den Gruppentherapeuten können enorm sein. Zum Glück gibt es einen eingebauten Schutz gegen das Ausleben unerwünschter Gegenübertragungen, da die Patienten unangemessenes Verhalten oder falsche Vorstellungen des Therapeuten sofort bemerken. Um die Übertragung und die Gegenübertragung zu entschärfen, arbeiten manche Therapeuten bei der Gruppenpsychotherapie mit einem Mittherapeuten. Einen Partner zu haben, hilft dem Therapeuten, die durch die Gruppe ausgelösten intensiven Gefühle zu verarbeiten.

Geschwisterrivalität und der Übertragungswunsch, das einzige oder das Lieblingskind des Therapeuten zu sein, kommen in allen dynamischen Therapien häufig vor. In der Gruppentherapie können sie jedoch stärker ausgeprägt sein, und der Therapeut muss es tunlichst vermeiden, einzelne Gruppenmitglieder zu bevorzugen (Yalom 2005).

Außer der Übertragung der Patienten auf den Therapeuten und andere Gruppenmitglieder gibt es eine dritte Form der Übertragung, die nur in Gruppen vorkommt: die Übertragung auf die Gruppe als Ganzes. Diese Form der Übertragung gibt den Patienten die Möglichkeit, ihre Erwartungen an andere Gruppen, in denen sie leben und arbeiten, zu prüfen. Die Gruppe als Einheit wird häufig als idealisierte, in jeder Hinsicht befriedigende „Mutter“ betrachtet, die die Sehnsucht des Patienten nach der Wiedervereinigung mit einer bedingungslos liebenden Figur erfüllt. Angesichts dieser Tendenz nannte Scheidlinger (1974) dieses Phänomen „Muttergruppe“. Wenn sich diese Form der Übertragung voll entfaltet, wird der Therapeut möglicherweise als furchterregende Mutterfigur im Gegensatz zur alles gebenden Güte der Gruppe als Ganzes betrachtet. Andere Verfasser (Gibbard und Hartman 1973) betrachten die idealisierte Übertragung auf die Gruppe als Ganzes als Abwehrhaltung, durch die vermieden wird, die Gruppe (die Mutter) als sadistisch zu sehen.

Ebenso wie sich anhand des therapeutischen Bündnisses der Erfolg einer Einzeltherapie voraussagen lässt, kann auch das Gruppenbündnis auf ein gutes Resultat der Gruppenpsychotherapie hindeuten. Patienten, die an einer Gruppentherapie teilnehmen, schreiben der Atmosphäre der Beziehung sogar tendenziell eine größere Bedeutung zu als Patienten in einer Einzeltherapie (Holmes und Kivlighan 2000). Auch wenn das Gruppenbündnis schwerer zu definieren ist als das therapeutische Bündnis bei einer Einzeltherapie, wird es doch im Allgemeinen als aktive Zusammenarbeit zwischen den Gruppenmitgliedern und dem Therapeuten, zwischen den Mitgliedern untereinander und zwischen den Mitgliedern und der Gruppe als Ganzes in Bezug auf die therapeutischen Ziele verstanden (Gillaspy et al. 2002). Vorläufige Daten lassen darauf schließen, dass das Gruppenbündnis der Faktor ist, der am besten zur Voraussage des Resultats von Gruppentherapien für drogenabhängige Patienten in stationärer Behandlung geeignet ist (Gillaspy et al. 2002).

Die Aufgabe des dynamischen Therapeuten besteht, ganz ähnlich wie bei der Einzelpsychotherapie, überwiegend im Durcharbeiten von Übertragungen und Widerständen. Ganzarain (1983) zufolge ist das Durcharbeiten wohl das Hauptunterscheidungsmerkmal der psychoanalytischen Gruppentherapie gegenüber anderen Formen der Gruppenbehandlung. Er betonte insbesondere das Durcharbeiten primitiver psychoseähnlicher Ängste und der mit diesen verbundenen Abwehrmechanismen. Mittels der durch die Gruppenerfahrung aktivierten regressiven Kräfte kommt der Patient viel schneller und nachhaltiger mit Ängsten der paranoid-schizoiden und der depressiven Position in Berührung als bei einer Einzelbehandlung. Das Durcharbeiten der Übertragung wird auch durch die Beiträge anderer Gruppenmitglieder erleichtert. Der Einzelne kann versuchen, seinen persönlichen Eindruck vom Therapeuten zu bestätigen, indem er ihn einer „Prüfung“ durch andere Patienten der Gruppe unterzieht. Wenn Verzerrungen der Übertragungswahrnehmung nicht vom Therapeuten, sondern von Gleichgesinnten angesprochen werden, ist der Patient möglicherweise eher bereit, die Rückmeldungen anzuhören und zu akzeptieren.

Indikationen und Kontraindikationen

Viele Indikationen für eine dynamische Gruppenpsychotherapie sind identisch mit denen für eine expressiv-supportive Einzeltherapie. Zu diesen gehören 1. ein starker Antrieb, 2. eine psychologische Einstellung, 3. eine relativ große Ich-Stärke, 4. ein Maß an Beschwerden, aufgrund dessen der Patient bereit ist, die mit diesem Prozess einhergehenden Frustrationen zu ertragen und 5. Probleme mit zwischenmenschlichen Beziehungen (Yalom 2005). Die Frage, die sich der Kliniker stellen muss, lautet jedoch: Welche spezifischen Kriterien sprechen dafür, dass der Patient besonders für eine Gruppentherapie und weniger für eine Einzeltherapie geeignet ist?

In Fachkreisen gibt es eine bedauerliche Tradition, die Gruppenpsychotherapie als zweitklassige Behandlungsform zu betrachten. Abhandlungen, in denen Einzel- und Gruppentherapie verglichen werden, untermauern dieses Vorurteil nicht (Lambert und Bergin 1994; MacKenzie 1996). In den meisten dieser Vergleichsstudien wurden keine Unterschiede hinsichtlich des Resultats ermittelt. Die dynamische Gruppentherapie wird trotz ihrer Vorteile hinsichtlich der Kosteneffizienz wahrscheinlich zu selten angewandt. Eine ambulante Gruppenpsychotherapie ist besonders für die Aufrechterhaltung von Therapieerfolgen bei Patienten mit

Persönlichkeitsstörungen nach der Entlassung aus der Tagesklinik geeignet (Bateman und Fonagy 2001; Wilberg et al. 2003). In manchen Fällen kommt es in der nach der Entlassung durchgeführten Gruppenbehandlung solcher Patienten zu einer weiteren Besserung.

Verschiedene Arten von Problemen lassen sich in einer Gruppensituation wirksamer angehen als in einer Einzelbehandlung (Sadock 1983). Einem Patienten, der besonders große Angst vor Autoritätspersonen hat, fällt es in Gegenwart Gleichgesinnter möglicherweise leichter, sich zu äußern und auf eine Beziehung einzulassen. Ein Patient, dessen Hauptproblem wahrscheinlich aus Geschwisterkonflikten herrührt, macht womöglich die Erfahrung, dass die Gruppensituation das Problem auf eine Art und Weise wieder zum Vorschein bringt, durch die es leichter zu untersuchen und zu lösen ist. Umgekehrt kann die Gruppe für ein Einzelkind, dem die Geschwistererfahrung fehlt und das als Erwachsener Schwierigkeiten mit dem Teilen hat, der beste Ort sein, um diese Fragen anzusprechen. Nichtpsychotische Patienten, die sich häufig der Projektion bedienen, können von den Konfrontationen seitens der übrigen Gruppenmitglieder profitieren, die die Verzerrungen, die in die Gruppe eingebracht werden, wiederholt infrage stellen. Borderline-Patienten, die in der Einzeltherapie ausgesprochen negative Übertragungen vornehmen, kommt gegebenenfalls die für die Gruppenarbeit charakteristische Verteilung der Übertragung zugute. Allerdings benötigen sie fast immer auch eine Einzeltherapie (siehe Kapitel 15). Wenn die beiden Behandlungsformen kombiniert werden, stellen sich sowohl in der Einzel- als auch in der Gruppenbehandlung additive und verstärkende Wirkungen ein (Porter 1993; Sperry et al. 1996). Zu den additiven Wirkungen der Einzeltherapie gehören eine eingehende Ergründung intrapsychischer Vorgänge und die korrektive emotionale Erfahrung. Die additiven Wirkungen der Gruppentherapie sind die Ergründung multipler Übertragungen und eine Situation, in der der Patient neue Verhaltensweisen riskieren kann. Eine der verstärkenden Wirkungen der Einzeltherapie besteht darin, dass sie die Möglichkeit bieten kann, die wesentlichen Entwicklungen in den Gruppensitzungen zu besprechen, und dadurch den vorzeitigen Abbruch der Gruppentherapie verhindern kann. Eine mögliche verstärkende Wirkung der Gruppentherapie ist die zusätzliche Gelegenheit, die Übertragungswiderstände der Einzelsitzungen zu analysieren.

Die Gruppentherapie ist im Allgemeinen bei Patienten mit Persönlichkeitsstörungen, unter anderem bei hysterischen, obsessiv-zwanghaften, bei einigen Borderline- und narzisstischen, passiv-aggressiven und dependenten Störungen, wirksam, da die Gruppensituation die einzige sein kann, in denen diese Patienten Rückmeldungen darüber erhalten, wie ihre Charaktermuster bei anderen ankommen. Ein Großteil der psychopathologischen Symptome von Patienten mit Persönlichkeitsstörungen betrifft ichsyntone Charaktereigenschaften (das heißt Verhaltensweisen, die andere, nicht aber den Patienten stören). Die Rückmeldungen Gleichgesinnter in einer Gruppentherapie helfen diesen Patienten oft, über ihre Verhaltensmuster zu reflektieren, wodurch die betreffenden Eigenschaften schließlich häufig ichdyston (das heißt für den Patienten selbst unangenehm) werden, was den ersten Schritt zu der Motivation, sich zu ändern, bedeutet. Die Wirkung der Gruppenpsychotherapie bei einzelnen Persönlichkeitsstörungen und die Indikationen für eine Kombination aus Einzel- und Gruppentherapie werden in Teil III dieses Buches ausführlicher besprochen.

Ein offensichtlicher Unterschied zwischen der Einzel- und der Gruppenpsychotherapie hinsichtlich der Indikation besteht darin, dass der Gruppentherapeut stets abwägen muss, ob der potenzielle Patient in die bestehende Gruppe passt. So kann eine Gruppe, deren Mitglieder ein hohes Maß an Ich-Stärke haben, einen Borderline-Patienten durchaus ertragen, zwei aber können die Gruppe durch ein unverhältnismäßiges Bedürfnis nach Aufmerksamkeit und störendes Ausleben überfordern. Ebenso ist bei den Indikationen für eine bestimmte Gruppe darauf zu achten, dass Faktoren wie Alter und Geschlecht ausgeglichen sind.

Bestimmte klinische Symptome werden einhellig als Kontraindikationen für eine dynamische Gruppenpsychotherapie bewertet. Zu diesen gehören 1. eine geringe Motivation, 2. eine psychotische Desorganisation, 3. aktive Drogenabhängigkeit, 4. eine dissoziale Persönlichkeitsstörung, 5. eine schwere Somatisierung, 6. eine kognitive Dysfunktion mit organischer Ursache und 7. eine große Selbstmordgefahr (Yalom 2005). Abhängige Patienten und solche mit dissozialen Merkmalen können jedoch in homogenen konfrontativen Gruppen erfolgreich behandelt werden (siehe Kapitel 12 und 17). Wie die Indikationen können auch die Kontraindikationen wegen der Zusammensetzung einer bestimmten Gruppe nur für diese gelten, während der Patient für die Therapie in einer anderen Gruppe geeignet ist.

Familien- und Ehetherapie

Auch wenn viele der heute praktizierenden Familien- und Ehetherapeuten nicht dynamisch orientiert sind, hat dieser Bereich seinen Ursprung doch in den Arbeiten einer Reihe früher psychoanalytisch orientierter Kliniker wie Theodore Lidz, Lyman Wynne, Nathan Ackerman, Murray Bowen und Virginia Satir. Bei diesen frühen Familientherapeuten lag der Schwerpunkt auf der Psychologie des Einzelnen, doch das hat eine Gruppe von Forschern in Palo Alto in den 1950er und 1960er Jahren, zu der unter anderem Gregory Bateson, Don Jackson und Jay Haley gehörten (Bateson et al. 1956), grundlegend geändert. Die systemische Familientherapie entwickelte sich aus der Arbeit dieser Gruppe und durch eine Verlagerung des Schwerpunkts vom Individuum auf das System der Familie. Die individuelle Psychopathologie und die Vorgeschichte des Einzelnen hatten nur sekundäre Bedeutung gegenüber der Familie als Ganzem, die als System betrachtet wurde, das ein Eigenleben hat. Bis vor Kurzem waren der systemische Ansatz der Familientherapie und seine von Minuchin (1974) und Selvini Palazzoli et al. (1978) weiterentwickelten Formen im Bereich der Familientherapie vorherrschend.

Die Familientherapie nach Bowen wurzelt in der Psychoanalyse, die auf dem Konzept von Bowen (1978) basierende Technik ist jedoch überwiegend nichtdynamisch. Bei dieser Familientherapie trifft sich ein einzelnes Mitglied der Familie in großen Abständen (oft nur einmal pro Monat) mit dem Therapeuten, um die Muster zwischen den Generationen in der Familie des Patienten eingehend zu studieren. Dem Patienten wird geholfen, zu verstehen, auf welche Weise die aktuellen Muster der Beziehungen in der Familie Wiederholungen von Mustern früherer Generationen sind. Der Ansatz ist streng kognitiv, und der Patient wird nicht ermutigt, seine Gefühle zum Ausdruck zu bringen. Übertragungen gelten nicht als wichtig und werden nicht interpretiert. Im Gegenteil, sobald der Patient die Muster in seiner Familie auf intellektueller Ebene erfasst hat, wird er ermutigt, sich mit ungelösten Fragen direkt an das jeweilige Familienmitglied zu wenden.

Aus der Psychoanalyse abgeleitete Phänomene wie Übertragung und Gegenübertragung werden in einer Reihe von Modellen zur Familien- und Ehetherapie berücksichtigt (Glick et al. 2000; Sholevar und Schwoeri 2003). Übertragungen können auch zwischen den Partnern stattfinden, nicht nur vom Patienten auf den Therapeuten. Außerdem kann das Paar oder die Familie als Ganzes intensive Übertragungen gegenüber dem Therapeuten entwickeln. Wie bei der Gruppenpsychotherapie treten beim Therapeuten möglicherweise statt bezüglich des einzelnen Patienten Gegenübertragungen bezüglich des Paars oder der Familie als Ganzem auf.

Als führend in der psychodynamischen Familientherapie gilt heute die Objektbeziehungsfamilientherapie. Da ich mich in diesem Kapitel auf die Besprechung der dynamischen Ansätze beschränke, werde ich etwas detaillierter auf die Objektbeziehungsfamilientherapie und -ehetherapie eingehen und auf die Vorstellung der nichtdynamischen Schulen der Familientherapie verzichten.

Theoretisches Konzept

Als er in den 1950er und 1960er Jahren in der Tavistock Clinic mit verheirateten Paaren arbeitete, fiel Henry Dicks (1963) mit der Zeit auf, dass relativ gesunde Paare – die eine befriedigende Ehe zu führen schienen – häufig primitive Objektbeziehungen entwickelten. Er beobachtete, dass jeder der Ehepartner den anderen so wahrnahm, als sei er eine andere Person. Typischerweise nahm der Ehemann seine Frau so wahr, als sei sie eine innere Objektbeziehung in seiner

Psyche, oftmals seine Mutter. Ebenso verhielt sich die Ehefrau gegenüber ihrem Mann, als sei er einfach eine Projektion aus ihrer inneren Welt. Dicks schloss daraus, dass eine wichtige Ursache der Disharmonie in der Ehe darin besteht, dass keiner der Partner das wahre Wesen oder die wahre Identität des anderen bestätigt. Stattdessen zwangen sie sich gegenseitig zu äußerst stereotypem und einengendem Verhalten. Die Paare zerfielen in polarisierte Einheiten wie sadistisch – masochistisch, dominant – unterwürfig, gesund – krank und unabhängig – abhängig. Dicks erkannte, dass jede dieser polarisierten Hälften eine vollständige Persönlichkeit in der Dyade der Ehe darstellte, jedes Individuum für sich jedoch unvollständig war. Ebenso wie sein Kollege Bion feststellte, dass Gruppen eine regressive Wirkung auf die Individuen ausüben, entdeckte Dicks, dass die Ehe eine ähnliche regressive Wirkung haben kann. Selbst Menschen mit einer beträchtlichen Ich-Stärke schienen in der Ehe bald in Eltern-Kind-Beziehungen zu regredieren.

Was Dicks beobachtet hatte, war natürlich eine Form der Übertragung. Die Ehepartner lebten eine frühere Beziehung in der Gegenwart nach. In der Sprache der Objektbeziehungstheorie ausgedrückt: Die Ehepartner bedienten sich der Abspaltung und der projektiven Identifizierung, um einen *inneren* Konflikt zu einem *äußeren*, oder ehelichen, zu machen, indem eine innere Objektrepräsentanz, gewöhnlich ein Elternteil, abgespalten und auf den Ehepartner projiziert wurde. Der Projizierende verhielt sich dann so, dass er den Ehepartner zwang, sich so zu verhalten wie das projizierte innere Objekt. So kann beispielsweise ein Ehemann, der es gewohnt ist, von seiner Mutter wie ein kleines Kind behandelt zu werden, diese Situation mit seiner Mutter in seiner Ehe unbewusst neu erschaffen, indem er sich kindisch benimmt und damit eine mütterliche Reaktion bei seiner Frau auslöst. Oder ein Ehepartner projiziert eine Selbstrepräsentanz auf den anderen und zwingt ihn, sich wie diese Selbstrepräsentanz zu verhalten, während er selbst sich wie eine komplementäre Objektrepräsentanz verhält. Ein Beispiel dafür ist der Fall von Herrn B in Kapitel 4. Er projizierte eine viktimisierte, unterwürfige Selbstrepräsentanz sowohl auf seine erste als auch auf seine zweite Frau und verhielt sich selbst wie sein dominanter, aggressiver Vater.

Konflikte in der Ehe können als die Neuschaffung von Konflikten mit den Eltern durch Abspaltung und projektive Identifizierung betrachtet werden. Die Wahl des Ehepartners wird eindeutig sehr stark durch solche Prozesse beeinflusst. Dicks (1963) war der Ansicht, diese Wahl „basiere zum großen Teil auf unbewussten Signalen oder Zeichen, an denen die Partner in einer mehr oder weniger zentralen ich-syntonen Person die ‚Eignung' des anderen für das gemeinsame Durcharbeiten oder die gemeinsame Wiederholung noch ungelöster Abspaltungen oder Konflikte in ihrer Persönlichkeit erkennen, während sie gleichzeitig, paradoxerweise, die Garantie dafür erkennen, dass sie mit dieser Person nicht durchgearbeitet werden" (S. 128). Somit kommen Paare durch die sich widersprechenden Wünsche zusammen, einerseits die ungelösten

Objektbeziehungen durchzuarbeiten und sie andererseits einfach an dem anderen zu wiederholen.

Mehrere Verfasser haben dieses Objektbeziehungskonzept der Ehekonflikte auf die gesamte Familie ausgedehnt (Scharff und Scharff 1987; Shapiro et al. 1975; Slipp 1984, 1988; Stewart et al. 1975; Zinner und Shapiro 1972, 1974). Sie haben festgestellt, dass der in einer Familie ausgemachte Patient häufig ein Behälter der abgespaltenen inakzeptablen Teile anderer Familienmitglieder ist. In diesem Sinne wird das Gleichgewicht in der Familie durch diese Konstellation der Abspaltung und der projektiven Identifizierung aufrechterhalten. Ein Heranwachsender kann beispielsweise aufgrund dissozialer Impulse handeln, die Aspekte einer inakzeptablen Selbstrepräsentanz seines Vaters sind, die von diesem durch Projektion verleugnet und vom Sohn aufgenommen wurden. Auf dieselbe Art und Weise wird ein Kind gegebenenfalls durch die projektive Identifizierung positiver Aspekte von Selbst- oder Objektrepräsentanzen idealisiert. Die Objektbeziehungstheorie eignet sich gut für die Familientherapie, weil ihre Konstrukte (z. B. Abspaltung und projektive Identifizierung) eine Brücke zwischen dem Intrapsychischen und dem Zwischenmenschlichen sowie zwischen dem Individuum und der Familie schlagen (Slipp 1984; Zinner 1976).

Technik

Die Technik der Objektbeziehungstherapie für Paare und Familien leitet sich aus dem theoretischen Konzept ab. Das Gesamtziel besteht darin, den Mitgliedern einer Familie oder eines Paares zu helfen, die durch projektive Identifizierung verlegten Konflikte erneut zu verinnerlichen (Scharff und Scharff 1991; Zinner 1976). Das bedeutet in der Praxis, dass das theoretische Modell den Mitgliedern des Paares gleichzeitig dabei helfen muss, sich mit ihren tatsächlichen Unterschieden zu befassen und die Projektionen jedes Ehepartners zu untersuchen, damit jedes Individuum die projizierten Teile als Resultat der Therapie schließlich aufnimmt (Polonsky und Nadelson 2003). Um das zu erreichen, hält der Therapeut im typischen Fall eine 50-minütige Sitzung pro Woche oder alle zwei Wochen mit der Familie oder dem Paar ab (Slipp 1988).

Der Therapieprozess beginnt mit einer sorgfältigen Diagnose dazu, wie innere Selbst- und Objektrepräsentanzen durch Abspaltung und projektive Identifizierung innerhalb der Familie verteilt wurden. Wenn dieses Muster erkennbar wird, versucht der Therapeut zu erklären, wie die Familienmitglieder ein unbewusstes, heimliches System entwickelt haben, um das pathologische Verhalten des ausgemachten Patienten aufrechtzuerhalten. Die Stabilität der Familie hängt von der Fähigkeit eines oder mehrerer ihrer Mitglieder ab, sich verschiedene projizierte Teile anderer Familienmitglieder zu eigen zu machen. Wie bei anderen Formen der dynamischen Psychotherapie treffen die erklärenden Interpretationen gewöhnlich zunächst auf Widerstand. Diese antitherapeutische Kraft kann sich darin äußern, dass versucht wird, den Therapeuten in das System der Familie „einzusaugen". Mit anderen Worten, die Familienmitglieder wiederholen unbewusst die pathologischen Muster der Familie, statt sie in Worte zu fassen und zu untersuchen. In der Ehetherapie beispielsweise kann ein Ehemann die projektive Identifizierung gegenüber dem Therapeuten auf dieselbe Art und Weise einsetzen wie bei seiner Frau.

Wegen dieser starken Widerstände muss der Objektbeziehungsfamilientherapeut besonders auf seine Gegenübertragungsreaktionen im weiten oder objektiven Sinne achten. Mit anderen Worten, es ist unerlässlich, dass er sich als Behälter für die projizierten Teile der Familienmitglieder zur Verfügung stellt, damit er adäquater feststellen und interpretieren kann, was in der Familie passiert (Slipp 1988). Der Therapeut hat dann die Möglichkeit, im Hier und Jetzt des Therapieprozesses auf die pathologischen heimlichen Muster hinzuweisen und sie mit dem in Verbindung zu bringen, was außerhalb der Therapie geschieht.

Die häufigste Form des Widerstands zu Beginn einer Ehetherapie ist der, dass beide Ehepartner vom Therapeuten erwarten, dass er den anderen „in Ordnung bringt" (Jones und Gabbard 1988). Da sich die Verlegung des Konflikts auf den Partner so gut bewährt hat, wollen beide Eheleute eher den Therapeuten davon überzeugen, dass sie „recht haben", als die Ehe reparieren (Berkowitz 1984). Der Therapeut muss es konsequent vermeiden, in solchen Konflikten Stellung zu beziehen. Vielmehr muss er dem Paar helfen, ihre Sicht der Dinge ausführlicher darzulegen, um zu erkennen, was sie selbst zu dem Konflikt in der Ehe beitragen.

Der Schritt von der Sichtweise, das Problem sei ein Ehekonflikt, zu der Erkenntnis, dass es sich um einen inneren Konflikt handelt, der zwischen den Partnern ausgespielt wird, ist für beide Eheleute schwer. Die projektive Identifizierung in der Dyade der Ehe erfordert einen dauerhaften Konfliktzustand – die Polarisierung, mit der der Abspaltungsprozess einhergeht, hält das Gleichgewicht aufrecht (Zinner 1976). Jeder Versuch, diese Konstruktion zu destabilisieren, wird von beiden Ehepartnern wahrscheinlich als große Bedrohung empfunden. Das Bedürfnis nach dem Ehepartner als „bösem Objekt" kann so groß sein, dass alle Bemühungen des Therapeuten vergeblich sind (Dicks 1963). Auch wenn sie die pathologischen Interaktionen, die zwischen ihnen stattfinden, verstehen, entscheiden sich manche Paare trotzdem dafür, in Aufruhr zu leben, statt sich der mit einer Veränderung verbundenen Angst zu stellen.

Letztendlich ist für eine Veränderung durch Ehetherapie nicht der Therapeut verantwortlich – nur die Ehepartner selbst können entscheiden, ob sie ihre Ehe ändern möchten. Wenn sich der Therapeut stark für ein bestimmtes Resultat einsetzt, wird er häufig Teil einer heimlichen Interaktion, in der er mit projizierten Teilen der Familienmitglieder identifiziert wird. Und je mehr er auf eine Veränderung drängt, desto wahrscheinlicher ist es, dass das Paar

Widerstand leistet. Ein großer Teil des Widerstands entsteht dadurch, dass der Versuch des Therapeuten, das System zu ändern, eine unbewusste Ehevereinbarung, die das Verhalten beider Ehepartner oder aller Familienmitglieder betrifft, infrage stellt. Manchmal muss diese unausgesprochene Vereinbarung identifiziert und für alle Teilnehmer des Prozesses sichtbar gemacht werden. Wenn die Therapie wegen eines solchen Widerstands zum Stillstand kommt, ist es manchmal hilfreich, wenn der Therapeut dem Paar mehrere Möglichkeiten aufzeigt und zu verstehen gibt, dass sie frei entscheiden können, wie sie ihr Leben weiterführen möchten. Als Möglichkeiten müssen auch Scheidung und der Verzicht auf jegliche Veränderung genannt werden, und der Therapeut muss sie als akzeptable Resultate betrachten. Erst dann werden die Partner erkennen, dass letztendlich sie entscheiden, wie sie ihr Leben leben wollen.

Intersubjektive und selbstpsychologische Ehetherapie

Seit einigen Jahren werden bei Ehekonflikten auch die Konzepte der Selbstpsychologie angewandt. Kohut (1987) selbst erklärte in einer Fußnote in seinem letzten Buch, dass „eine gute Ehe eine ist, in der sich der eine oder der andere Partner als der Herausforderung, die Selbstobjektfunktionen zu übernehmen, die das vorübergehend beeinträchtigte Selbst des anderen zu einem bestimmten Zeitpunkt braucht, gewachsen erweist“ (S. 315). Er stellte außerdem fest, dass es, wenn die Selbstobjektbedürfnisse vom Ehepartner nicht erfüllt werden, zu einer Scheidung und nicht endender Bitterkeit kommen kann – einer Form der wohlbekannten chronischen narzisstischen Wut.

Die Konflikte, die aus dem Bedürfnis nach Selbstobjektreaktionen durch den Ehepartner resultieren, können die Grundlage einer Strategie für die Ehetherapie darstellen (Ringstrom 1994, 1998; Shaddock 1998). Ringstrom (1994) hat auf die Bedeutung der Bidimensionalität der Übertragung in der Therapie mit Paaren hingewiesen (siehe Kapitel 1). Nachdem die Versuche der Partner, zu erreichen, dass ihre Selbstobjektbedürfnisse durch den anderen befriedigt werden, erfolglos geblieben sind, kann es dazu kommen, dass das Paar „in einer wechselseitig antagonistischen, repetitiven Dimension von Übertragungen gefangen ist, während jeder Ehepartner das ersehnte Selbstobjekt in der Übertragung gegenüber dem Therapeuten erlebt“ (Ringstrom 1994, S. 161). Auch wenn eine solche Entwicklung in mancherlei Hinsicht problematisch ist, kann der Therapeut, indem er sich darauf einstellt, dem Paar die Hoffnung wiedergeben. Ringstrom entwarf ein auf der Intersubjektivitätstheorie und der Selbstpsychologie basierendes Modell mit sechs Schritten. In den ersten beiden Schritten stellt sich der Therapeut auf die Subjektivität jedes der beiden Ehepartner ein und betont, dass keiner von ihnen ein wahrhaftigeres oder richtigeres Bild von der Wirklichkeit hat. In Schritt drei und vier deckt der

Therapeut die Entstehungsgeschichte der unerfüllten Selbstobjektsehnsüchte auf und zeigt, wie jeder der Partner seine früheren Konflikte erneut in Handlungen umsetzt, um so seine Selbstkohäsion aufrechtzuerhalten. In Schritt fünf wird die Fähigkeit zur Introspektion verbessert, sodass jeder Partner Verantwortung für einen Teil der Beziehungsprobleme übernehmen kann. Beim letzten Schritt steht die Fähigkeit eines jeden Ehepartners, das persönliche Wachstum und die Introspektion des anderen zu unterstützen, während er sich auf dessen Sichtweise einstellt, im Mittelpunkt.

Ringstrom (1998) hat auch eine bestimmte Form der Schwierigkeit bezüglich der Gegenübertragung hervorgehoben, bei der beide Mitglieder eines Paares darum wetteifern, dem Therapeuten Selbstobjektfunktionen abzuringen. Das Bedürfnis des Therapeuten nach Selbstobjektreaktionen kann dazu führen, dass er in geheime Absprachen mit einem Partner gegen den anderen hineingezogen wird. Der Therapeut muss versuchen, eine besondere Variante eines neutralen Standpunkts wiederherzustellen, bei der er die subjektive Wahrnehmung des einen Partners durch den anderen hört, versteht und als grundsätzlich gültig akzeptiert.

Indikationen und Kontraindikationen

Das „Verbraucher“-Modell ist ein sinnvoller Ansatz, den der Kliniker bei der Entscheidung dessen anwenden kann, ob ein Patient eine Einzeltherapie oder eine Familien-/Ehetherapie braucht. Was möchte der Patient? Kommt ein „Patient“ in die Praxis oder zwei? Ist von „meinem Problem“ oder von „unserem Problem“ die Rede? Wird das Problem als eines mit einer inneren oder mit einer äußeren Ursache betrachtet? Wenn Eltern mit einem heranwachsenden Kind in die Sprechstunde kommen, kann die Wahl der Therapie komplizierter sein. Der Heranwachsende ist oft nicht der Ansicht, dass eine Behandlung erforderlich ist, und schweigt möglicherweise während des gesamten ersten Termins. Währenddessen breiten sich die Eltern über die Probleme ihres Sohnes oder ihrer Tochter aus. Der beurteilende Kliniker muss schnell eine Entscheidung bezüglich des nächsten Termins treffen. Würde es eine geheime Absprache mit den Abspaltungsprozessen und den Prozessen der projektiven Identifizierung in der Familie bedeuten, wenn er nur einen „Patienten“ einbestellen würde (Stewart et al. 1975)? Wenn er Zweifel hat, kann er natürlich einfach den explorativen Beurteilungsprozess fortsetzen, bis er ein klareres Bild von der Dynamik der Familie hat. Wenn ein Mitglied eines Paares oder bestimmte Familienmitglieder einfach nicht bereit sind, an der Therapie teilzunehmen, kann der Therapeut gezwungen sein, nur mit einem Familienmitglied zu arbeiten oder von einer Behandlung abzusehen.

Slipp (1988) zufolge ist der Grad der Loslösung des identifizierten Patienten von der Familie ein guter Anhaltspunkt zur Bestimmung der Art der Therapie.

Bei älteren Heranwachsenden oder jungen Erwachsenen, die sich sowohl geografisch als auch psychologisch von ihrer Familie gelöst haben und unter Anwendung einigermaßen reifer Abwehrhandlungen ihr eigenes Leben führen, ist wahrscheinlich eine Einzelpsychotherapie die geeignete. Bei Menschen derselben Altersgruppe hingegen, die noch zu Hause wohnen oder emotional noch intensiv oder auf konfliktreiche Weise mit ihrer Familie verbunden sind, ist wahrscheinlich eine Familientherapie oder eine Kombination von Familientherapie und Einzeltherapie am wirksamsten.

Ein Problem, das bei der Einzelpsychotherapie häufig auftritt, ist der Wunsch des Patienten, seinen Ehepartner mit zur Sitzung zu bringen, um Fragen der Ehe zu besprechen. Wenn die Einzeltherapie gut läuft, gelingt es selten, sie in eine Ehetherapie umzuwandeln. Der Ehepartner, der dazustößt, merkt gewöhnlich, dass die Loyalität des Therapeuten in erster Linie dem anderen Partner gilt, und es gelingt ihm nur selten, ein Bündnis mit dem Therapeuten zu schließen. In solchen Fällen ist es besser, das Paar an einen Ehetherapeuten zu verweisen und die ursprüngliche Einzeltherapie fortzusetzen.

Familien- und Ehetherapeuten müssen sich heutzutage davor hüten, psychodynamische Modelle von Geschlechter- und Rollenfunktionen anzuwenden, die ausschließlich heterosexuell ausgerichtet sind. In einer Zeit, in der weniger als ein Viertel der Amerikaner in Haushalten leben, die der Standardfamilie in den Fernsehsitcoms der 1950er Jahre entsprechen (Schwartz 2004), muss der Therapeut für die spezifischen Probleme einer jeden Familie und eines jeden Paares offen sein. Annahmen in Bezug auf Mutterschaft, die Rollen der jeweiligen Partner sowie das, was projiziert und introjiziert wird, müssen bei homosexuellen Familien anhand dessen, was diese Paare und Familien in der Sitzung vortragen, neu überdacht werden. Wie verinnerlicht beispielsweise ein Kind zwei „Mütter" statt einer? Die Konkurrenz zwischen zwei Elternteilen desselben Geschlechts kann sich deutlich von der zwischen Ehepartnern unterschiedlichen Geschlechts unterscheiden. All diese Faktoren müssen im Zuge der Beurteilung und Behandlung von Familien und Paaren, die nicht in die herkömmlichen psychodynamischen Modelle passen, geklärt werden.

Dynamische Pharmakotherapie

Vor einigen Jahrzehnten hätte man den Ausdruck „dynamische Pharmakotherapie" als Widerspruch in sich betrachtet. Die Tradition des Dualismus von Geist und Körper hat die dynamischen und die pharmakologischen Ansätze bei psychiatrischen Störungen für lange Jahre polarisiert. Glücklicherweise haben die neuesten Integrationstrends in der Psychiatrie dazu geführt, dass die kombinierte Anwendung von Medikation und Psychotherapie bei nichtpsychotischen wie bei psychotischen Krankheitsbildern mittlerweile beinahe allgemein üblich ist (siehe Gabbard 1999; Gabbard und Kay 2001; Thompson und Brodie 1981).

In Situationen, in denen eine formale Psychotherapie nicht Teil der Behandlung ist, kann die psychodynamische Denkweise zu einer deutlichen Verbesserung der Einhaltung psychotroper Verordnungen führen. Etwa ein Drittel der Patienten nimmt die verordneten Medikamente vorschriftsmäßig, ein Drittel mehr oder weniger vorschriftsmäßig, und ein Drittel hält sich nicht an die Anweisungen, was darauf schließen lässt, dass ihre Befolgung bei etwa 50 % liegt (Wright 1993). Ambulante Patienten nehmen ihre Antidepressiva nach 12 Wochen nur zu etwa 40 % vorschriftsmäßig (Myers und Branthwaite 1992). Von ambulanten Patienten mit Schizophrenie nehmen 74 % ihre Neuroleptika innerhalb von 2 Jahren nach der Entlassung aus dem Krankenhaus nicht mehr wie verordnet ein (Weiden et al. 1995). Auch wenn die Umstellung auf Medikamente mit Depotwirkung diesbezüglich eine Verbesserung bedeutet, besteht nach 6 Monaten nach der Entlassung hinsichtlich der Einhaltung der Vorschriften kein Unterschied mehr zwischen denen, die Depotmedikamente erhalten, und denen, die sie oral nehmen.

Wie in Kapitel 8 dargelegt, halten sich auch bipolare Patienten in hoher Zahl nicht an die Medikamentenverordnungen. Eine weitere Schwierigkeit bei der Handhabung der Nichteinhaltung besteht darin, dass die Patienten deutlich weniger davon zugeben. In einer Reihe von Untersuchungen wurde eine auf Mikroprozessoren basierende Methode eingesetzt, um die Einhaltung zu beobachten. Bei dieser Methode zeichnet eine mikroelektronische Schaltung den Tag und die Uhrzeit jedes Öffnens und Schließens der Medikamentendose auf. Eine Untersuchung, bei der diese Technik eingesetzt wurde, hat gezeigt, dass die Nichteinhaltung nach Angaben der Patienten in Interviews 7 %, nach den Daten der kontinuierlichen Beobachtung mit der Mikroprozessormethode jedoch 53 % betrug (Dunbar-Jacob 1993).

Die Befolgung der pharmakologischen Anordnungen wurde in den vielen Medikamentenversuchen, über die in psychiatrischen Fachzeitschriften berichtet wird, nicht systematisch untersucht. Erst seit Kurzem berücksichtigen die Forscher auch die Auswirkung psychotherapeutischer Maßnahmen auf die vorschriftsmäßige Einnahme der Medikamente. Eine kürzlich durchgeführte Metaanalyse randomisierter klinischer Versuche, in denen ausschließlich aus der Gabe von Antidepressiva bestehende Behandlungen mit aus der Gabe von Antidepressiva und psychologischen Maßnahmen bestehenden kombinierten Behandlungen verglichen wurden (Pampallona et al. 2004), hat ergeben, dass die Ergebnisse bei kombinierten Behandlungen besser waren als bei ausschließlich medikamentösen Behandlungen. Außerdem schien die Ergänzung durch eine Psychotherapie bei längeren Behandlungen auch dazu beizutragen, dass die Patienten die Behandlung fortsetzten. Die in den Untersuchungen ermittelten Abbruchraten wurden durch eine zusätzliche Psychotherapie verbessert, und man kann davon ausgehen, dass die Berücksichtigung psychotherapeutischer Aspekte bei der Pharmakotherapie die Einhaltung der Medikationsvorschriften verbessern kann, selbst wenn keine formale Psychotherapie erfolgt. Aus psychodynamischer Sicht sind Konzepte wie Übertragung, Gegenübertragung, Widerstand und therapeutisches Bündnis bei der Verschreibung von Medikamenten ebenso wichtig wie bei der Durchführung einer Psychotherapie.

Übertragung

Der Psychiater, der Medikamente verschreibt, ist ebenso eine Übertragungsfigur wie der Psychotherapeut. Beim Patienten aktiviert die Entscheidung darüber, ob er die Ratschläge des Arztes befolgt oder nicht, unbewusste Aspekte elterlicher Erwartungen. Wenn ein Patient seine Medikamente nicht wie vorgeschrieben einnimmt, reagiert der Psychiater häufig mit autoritärerem Verhalten und besteht darauf, dass seine Anordnungen ohne Hinterfragung befolgt werden. Das geht gewöhnlich nach hinten los, da es die Übertragungsneigung, in dem Arzt eine fordernde Elternfigur zu sehen, nur verstärkt. Weitaus sinnvoller ist es, den Patienten zur Zusammenarbeit bei der Ergründung seiner Besorgnis zu gewinnen. Dabei können eine Reihe von Fragen wie die folgenden helfen: „Haben Sie, abgesehen von den Nebenwirkungen, irgendwelche Bedenken bezüglich der Einnahme Ihrer Medikamente¿" „Erinnern Sie sich an frühere Fälle, in denen Sie Probleme mit der Einnahme von Medikamenten hatten¿" „Haben Sie über dieses Medikament irgendetwas im Fernsehen gesehen oder in der Zeitung gelesen¿" „Gibt es in Ihrer Familie eine besondere Einstellung in Bezug auf die Einnahme von Medikamenten¿" „Hat dieses Medikament irgendeine besondere Bedeutung für Sie¿" „Wie empfinden Sie gegenüber dem verschreibenden Arzt¿"

Ein Patient erlebte die Verschreibung eines Antidepressivums als Versagen des Psychiaters. Als seine Nichteinhaltung zusammen mit ihm ergründet wurde, sagte er zu seinem Arzt: „Ich hatte jemanden gesucht, der meine Gefühle bestätigt. Statt dessen haben Sie versucht, sie mit Medikamenten zu beseitigen." Als der Psychiater ihn ermutigte, dies weiter auszuführen, konnte der Patient dieses Gefühl mit einem früheren Erlebnis mit seinem Vater in Verbindung bringen, den er als gleichgültig gegenüber seinen Sorgen erfahren hatte.

Andere Patienten, insbesondere diejenigen, die eine charakterologische Neigung zu Kontrolle und Dominanz haben, sehen in Medikamenten eine Bedrohung ihrer Unabhängigkeit. Ciechanowski et al. (2001) bedienten sich der Erwachsenen-Bindungstheorie, um die Nichteinhaltung der Vorschriften bei Diabetikern, die sich ihre Medikamente selbst verabreichten, besser zu verstehen. Sie stellten fest, dass Patienten mit einem abweisenden Bindungsverhalten deutliche höhere Werte für glykolysiertes Hämoglobin aufwiesen. Außerdem waren die Werte der Patienten mit einem abweisenden Bindungsverhalten, die meinten, ihre Kommunikation mit ihrem Gesundheitsfürsorgeanbieter sei schlecht, höher als die Werte derer, die sie als gut bewerteten. Erwachsene mit einem abweisenden Bindungsverhalten haben ihre Betreuer oder Eltern im Allgemeinen als Menschen erlebt, die konsequent keine emotionalen Reaktionen gezeigt haben. Infolgedessen werden sie zwanghaft selbstständig und versuchen, die Art von Zusammenarbeit zu vermeiden, die für die Behandlung erforderlich ist. Obwohl es in dieser Untersuchung nicht um psychiatrische Medikamente ging, hat sie doch deutlich gezeigt, dass die Einhaltung von Medikationsvorschriften bedeuten kann, sich der Dominanz einer starken Elternfigur zu unterwerfen. Solchen Patienten muss man eine gewisse Entscheidungsfreiheit darüber lassen, ob sie die Medikamente nehmen (Thompson und Brodie 1981). Bei übermäßig unterwürfigen Patienten verhält es sich häufig umgekehrt. Tabletten geben ihnen in einem Maße das Gefühl, „gefüttert" und umsorgt zu werden, dass sie möglicherweise zu der Überzeugung gelangen, dass sie keinerlei Verantwortung mehr für ihre Krankheit zu übernehmen brauchen.

Bei jammernden, „manipulativen Hilfeabweisern" können die Übertragungskämpfe besonders intensiv sein (Groves 1978). Diese Patienten machen systematisch alle Behandlungsmaßnahmen zunichte, seien es pharmakologische oder andere. Sie haben häufig eine ganze Reihe psychotroper Mittel ausprobiert, ohne irgendeinen Nutzen verzeichnet zu haben. Die Ergründung der Übertragungsdynamik kann dazu führen, dass starker Groll und Verbitterung gegenüber Elternfiguren aufgedeckt werden, von denen sie meinen, sie hätten sich nicht genug um sie gekümmert. Möglicherweise versuchen sie unbewusst, sich an ihren Eltern zu rächen, indem sie die ihnen angebotene Hilfe zurückweisen (Gabbard 1988). Wenn solche Patienten merken, dass sich ihr Arzt ihretwegen schlecht fühlt, triumphieren sie oft heimlich.

Ein einzigartiger Aspekt der Übertragung in der dynamischen Psychotherapie ist die Übertragung gegenüber den Medikamenten selbst (Gutheil 1982). Bei Placeboreaktionen auf Medikamente liegt häufig dieselbe Art der Übertragung vor. Ein manischer Patient zum Beispiel wurde nach der Einnahme von 300 mg Lithiumkarbonat auffallend zurückhaltend, was pharmakologisch nicht zu erklären war. Placebonebenwirkungen sind ebenfalls häufig. Eine andere Manifestation der Übertragung auf Medikamente ist die Reaktion auf eine Änderung des Rituals der Medikamenteneinnahme bei chronisch Kranken (Appelbaum und Cutheil 1980). Diese Patienten dekompensieren gegebenenfalls bei der kleinsten Änderung ihrer Medikation in eine Psychose.

Die Übertragungsbeziehung zu einem Medikament wird oft in Situationen am offensichtlichsten, in denen die Tabletten den Platz des nicht anwesenden Arztes einnehmen. Tabletten können bei manchen Patienten als Übergangsobjekte dienen, die es ihnen ermöglichen, ein gewisses Gefühl der

Verbundenheit mit ihrem Psychiater aufrechtzuerhalten, auch wenn sie ihn nur selten aufsuchen (Book 1987). Die Tablette zu berühren oder zu betrachten, kann den Patienten trösten. Im Falle von Schulungsprogrammen, bei denen die Assistenzärzte nach dem Rotationsprinzip jedes Jahr in eine andere Abteilung versetzt werden, verarbeiten die Patienten den Verlust ihres Arztes gegebenenfalls dadurch, dass sie eine intensive Bindung zu dem von ihm verschriebenen Medikament entwickeln (Gutheil 1977).

Übertragungen dieser Art sind stark und können zu einer anderen Form der Nichtbefolgung von Anweisungen führen: zur Verweigerung der Absetzung der Medikamente wegen der unbewussten Bedeutung, die sie für den Patienten haben. Übertragungserscheinungen müssen stets bedacht werden, wenn paranoiden Patienten psychotrope Mittel verschrieben werden. In weniger ausgeprägten Fällen setzt der Patient das Medikament möglicherweise wegen angeblicher unangenehmer Nebenwirkungen ab. Besteht der Behandelnde auf der Befolgung der Anweisungen, wird die Paranoia deutlich verstärkt, während eine empathische Erforschung der Ängste dem Patienten helfen kann, zu erkennen, dass sie unbegründet sind, und den Therapeuten als weniger bedrohlich wahrzunehmen (Book 1987).

Gegenübertragung

Bei der Verschreibung von Medikamenten ist die Wahrscheinlichkeit dessen, dass eine störende Gegenübertragung auftritt, ebenso groß wie bei jeder anderen Behandlungsmaßnahme. Eine häufige Manifestation der Gegenübertragung ist das Verschreiben zu vieler Medikamente. Nicht selten kommen Patienten mit einer ganzen Tüte psychoaktiver Medikamente ins Krankenhaus oder in die Notaufnahme. Ein solcher Patient nahm drei Neuroleptika, zwei Antidepressiva, Lithiumkarbonat und zwei Benzodiazepine. Nach einigen Tagen im Krankenhaus wurde klar, dass er bei den Behandelnden starke Gefühle von Machtlosigkeit und Wut auslöste. Die große Menge an Medikamenten war ein Ausdruck der Gegenübertragungsverzweiflung seines behandelnden Psychiaters.

Ein Faktor der Gegenübertragung kann auch narzisstische Verletztheit sein. Es kommt vor, dass Psychotherapeuten ein dringend benötigtes Medikament deshalb nicht verschreiben, weil sie denken, das wäre gleichbedeutend mit einem Eingeständnis dessen, dass ihre psychotherapeutischen Fähigkeiten wirkungslos sind. Diese Angst kann sich auch auf die Besprechung der Nebenwirkungen auswirken. So erwähnt ein Psychiater die sexuellen Nebenwirkungen eines Medikaments gegebenenfalls deshalb nicht, weil ihm die offene Besprechung sexueller Fragen unangenehm ist. Das kann dazu führen, dass ein Patient, der diese Nebenwirkungen bemerkt, das Medikament einfach absetzt, ohne den Arzt zu informieren.

Die Gegenübertragungswut, eine häufige Reaktion auf die Nichteinhaltung von Verordnungen durch den Patienten, kann viele Formen annehmen. Manche Psychiater nehmen sie stillschweigend hin, um zu zeigen, wie krank ihre Patienten werden, wenn sie die „Anweisungen des Arztes" nicht befolgen (Book 1987). Andere schüchtern den Patienten so weit ein, dass er die Medikamente einnimmt, oder drohen ihm, die Behandlung abzubrechen, wenn er sich nicht an die Verordnungen hält. Psychiater, die Schwierigkeiten haben, ihre Wut zu kontrollieren, setzen Patienten, die immer mehr Medikamente wollen, gegebenenfalls keine Grenzen. In solchen Fällen hofft der Psychiater, Aggression und Feindseligkeit aus der Therapiebeziehung auszuklammern, indem er den Forderungen des Patienten nachkommt. Aber leider stellt der Patient gewöhnlich noch mehr Forderungen, und seine Wut nimmt zu.

Widerstand

Widerstand gegen die Behandlung ist bei der Pharmakotherapie ebenso stark wie bei der Psychotherapie. Es gibt eine Reihe von Gründen, weshalb der Patient die Krankheit der Gesundheit gegebenenfalls vorzieht. So ist zum Beispiel allgemein bekannt, dass manche Patienten mit bipolaren affektiven Störungen ihre manischen Episoden so sehr genießen, dass sie das Lithium absetzen. In einer Studie mit schizophrenen Patienten (Van Putten et al. 1976) wurde ein ähnlicher Grund für den Widerstand festgestellt. In diesem Fall hatten die Nebenwirkungen und die sekundären positiven Effekte wenig mit der Nichteinhaltung zu tun. Der wichtigste Unterscheidungsfaktor zwischen Patienten, die die Anweisungen befolgten, und denen, die sie nicht befolgten, war eine ichsyntone grandiose Psychose. Diejenigen, die die Anweisungen nicht beachteten, gaben eindeutig der Erfahrung der psychotischen Großartigkeit den Vorzug.

Ein weiterer wichtiger Grund für den Widerstand gegen die Pharmakotherapie ist das Verleugnen der Krankheit. Bei manchen Patienten ist jedes psychotrope Medikament mit dem Stigma der Geisteskrankheit behaftet. Wenn eine akute psychotische Episode remittiert, setzt der Patient das Neuroleptikum, dem die Remission zu verdanken ist, möglicherweise deshalb ab, weil die Erhaltungsbehandlung die Konnotation einer chronischen mentalen Erkrankung hat. Nichtpsychotische Patienten, die sich bereitwillig einer psychotherapeutischen Behandlung unterziehen, schrecken gegebenenfalls davor zurück, Medikamente zu nehmen, weil sie glauben, das bedeute, sie seien schwerer gestört, als sie wahrhaben möchten. Ebenso identifizieren sich Patienten, die einen Verwandten haben, der sich einer psychopharmakologischen Behandlung unterzogen hat, unbewusst mit diesem Verwandten, wenn ihnen dasselbe Medikament vorgeschlagen wird

(Book 1987). Diese Identifizierung kann Widerstand gegen die Behandlung auslösen, besonders wenn das Behandlungsresultat bei dem betreffenden Verwandten besonders ungünstig, zum Beispiel ein Selbstmord, war.

Therapeutisches Bündnis

Die obigen Ausführungen über die Nichteinhaltung zeigen, dass das therapeutische Bündnis bei der dynamischen Pharmakotherapie eine entscheidende Rolle spielt. Zahlreiche Verfasser haben betont, dass sich der Behandelnde als Teil des Verschreibungsprozesses auch um das therapeutische Bündnis kümmern muss (Docherty und Fiester 1985; Elkin et al. 1988; Gutheil 1982; Howard et al. 1970). Auch wenn die Beziehung zwischen Arzt und Patient in vielen aktuellen Untersuchungen zur Psychopharmakologie nicht quantifiziert wird, haben viele Forscher darauf hingewiesen, dass sie einen Einfluss auf die Einhaltung der Vorschriften hat. In einer Untersuchung (Howard et al. 1970) wurde festgestellt, dass die Unterschiede zwischen Psychiatern mit niedrigen und solchen mit hohen Abbruchraten auf subtile Aspekte des Verhaltens des Therapeuten wie Begeisterung in der Stimme, Körpersprache und die Verwendung des Namens des Patienten zurückzuführen sind. In dieser Untersuchung wurde auch darauf hingewiesen, dass die Beschäftigung mit dem therapeutischen Bündnis in der ersten Sitzung die Nichteinhaltung der Medikationsvorschriften verhindert hat.

Untersuchungen mit depressiven Patienten deuten darauf hin, dass das therapeutische Bündnis unabhängig von der Art der Behandlung möglicherweise ein Schlüsselfaktor ist. Selbst wenn ein Patient in erster Linie mit Antidepressiva behandelt wird, ist das psychodynamische Konstrukt des therapeutischen Bündnisses ebenso wichtig wie bei einem Patienten, der nur eine Psychotherapie erhält. Ein Forschungsteam (Krupnick et al. 1996) untersuchte im Rahmen des National Institute of Mental Health Treatment of Depression Collaborative Research Program 225 depressive Patienten. Kliniker werteten Videoaufzeichnungen von Sitzungen aus allen vier Abschnitten der Behandlung aus: 16 Wochen kognitive Therapie, 16 Wochen interpersonelle Psychotherapie, 16 Wochen Imipramin plus klinische Betreuung und 16 Wochen Placebo plus klinische Betreuung. Die Auswertung der Resultate der Patienten zeigte, dass sich das therapeutische Bündnis in allen vier Abschnitten signifikant auf das Resultat auswirkt. Der Beitrag der Patienten zum therapeutischen Bündnis war sogar für 21 % der Abweichung hinsichtlich der standardisierten Ergebnismessungen verantwortlich, wobei die Abweichungen der Resultate zu einem größeren Teil dem therapeutischen Bündnis als Ganzem denn der Behandlungsmethode zugeschrieben wurden! In keinem der vier Abschnitte zeigten sich signifikante Gruppenunterschiede bezüglich des Verhältnisses zwischen dem therapeutischen Bündnis und dem klinischen

Resultat. Diese war die erste empirische Untersuchung, in der nachgewiesen wurde, dass das therapeutische Bündnis ungeachtet dessen, ob es sich um eine psychotherapeutische oder eine pharmakologische Behandlung handelt, dieselbe Wirkung auf das Resultat hat.

Untersuchungen zur Abbruchrate bei psychotherapeutischen und psychopharmakologischen Behandlungen haben ergeben, dass die Erwartungen des Patienten hinsichtlich des Abbruchs von Bedeutung sein können (Freedman et al. 1958; Overall und Aronson 1963). Die Patienten, die einen Psychiater aufsuchen, haben jeweils unterschiedliche Erwartungen bezüglich der möglichen Behandlungen. Der Psychiater sollte im Laufe des ersten Interviews in Erfahrung bringen, was der Patient erwartet, damit die verordnete Behandlung dem in einem gewissen Maße entspricht. Wenn die gewählte Behandlung den vorgefassten Vorstellungen des Patienten widerspricht, kann eine Belehrung erforderlich sein, um den Patienten davon zu überzeugen, dass sie wirksam ist.

Neuere Untersuchungen zu Placeboeffekten liefern interessante Erkenntnisse bezüglich der Bedeutung der Erwartungen des Patienten. In einer Studie (Wager et al. 2004) erhielten die Versuchspersonen eine wirkungslose Creme mit der Information, sie werde zur Schmerztherapie verwendet. Ihnen wurde eine schmerzhafte Hitzeeinwirkung oder ein Schlag am Handgelenk zugefügt. Bei denjenigen, bei denen vor der Stimulierung eine erhöhte Aktivität im präfrontalen Kortex beobachtet wurde, trat auch die größte Reduzierung der Aktivität schmerzempfindlicher Hirnregionen ein, und sie berichteten von einer subjektiven Schmerzlinderung. Die Forscher schlossen daraus, dass die Erwartung der Schmerzlinderung eng mit der tatsächlichen Linderung verbunden ist. Möglicherweise hilft die mit der präfrontalen Aktivität verbundene kognitive Kontrolle den Patienten, sich eine mit der Schmerzlinderung verbundene Denkweise zu eigen zu machen. Ebenso können die sorgfältige Belehrung des Patienten über das verschriebene Medikament und die Pflege der Beziehung zwischen Arzt und Patient zu einer positiven Erwartungshaltung führen, die eine Linderung bei den kognitiven Komponenten der Depression bewirkt.

In Kapitel 4 habe ich bei der Besprechung des therapeutischen Bündnisses bei der Psychotherapie das Konzept der Zusammenarbeit hervorgehoben. Bei der Pharmakotherapie ist das analoge Konzept der „Beteiligung an der Verschreibung“ (Gutheil 1982) von Bedeutung. Die unbewusste Neigung mancher Psychiater, sich autoritärer zu verhalten, wenn sie Medikamente verschreiben, kann leicht nach hinten losgehen, indem sie zu Nichteinhaltung führt. Die Variable der Belehrung des Patienten hat einen positiven Einfluss auf das therapeutische Bündnis bei der Pharmakotherapie. Jeder Patient sollte gründlich über die therapeutischen und die Nebenwirkungen jedes Medikaments aufgeklärt werden, das ihm verordnet wird. Bei akut psychotischen Patienten jedoch muss man damit manchmal warten, bis die akute Episode pharmakologisch unter Kontrolle ist.

Häufig treten besondere Probleme bezüglich der Befolgung von Anweisungen auf, wenn ein Medikament zusätzlich zu einer laufenden Psychotherapie verschrieben wird, wie im folgenden Beispiel:

> Frau D, eine 39-jährige verheiratete Akademikerin, begab sich wegen Depressionen, Kraftlosigkeit und Unzufriedenheit mit ihrer Arbeit, Schlafstörungen und verringerter Libido in psychiatrische Behandlung. Sie schien ausgesprochen dankbar dafür zu sein, dass ihr jemand zuhörte. Nach einigen Wochen und mehreren Psychotherapiesitzungen entwickelte Frau D großes Vertrauen zu ihrem Therapeuten. Sie schüttete ihm in den Sitzungen auf erschütternde und bewegende Weise ihr Herz aus. Tränenüberströmt berichtete sie über die außerordentlichen Schwierigkeiten in ihrem Leben und über die Probleme, die sie zu Hause und bei der Arbeit hatte.
>
> Nach 6 Wochen mit solchen Sitzungen teilte ihr Therapeut ihr mit, dass ihre Symptome schwerwiegend genug seien, um ihr ein Antidepressivum zu verschreiben. Er stellte das Rezept aus, informierte sie über die Nebenwirkungen und entließ sie mit der Anweisung, sofort mit der Einnahme des Medikaments zu beginnen.
>
> In der folgenden Woche erschien Frau D zu ihrer Sitzung und begann erneut über ihre Probleme zu sprechen, ohne jedoch das Medikament zu erwähnen. Als ihr Therapeut sie fragte, wie sie mit dem Medikament zurechtkomme, das er ihr verschrieben hatte, antwortete sie, sie habe keine Zeit gehabt, in die Apotheke zu gehen und das Rezept einzulösen, sie würde dies jedoch in den nächsten Tagen tun. Der Therapeut betonte erneut, wie wichtig es sei, so bald wie möglich mit der Einnahme zu beginnen. Frau D spielte ihr Versäumnis, das Rezept einzulösen, herunter und versicherte dem Therapeuten, sie werde dies vor der nächsten Sitzung nachholen.
>
> Eine Woche verging, und Frau D erschien zur nächsten Therapiesitzung. Wieder berichtete sie, sie habe es nicht geschafft, in die Apotheke zu gehen. Da er wusste, dass diese Nichtbefolgung der Anweisungen ein Zeichen einer Dynamik war, die nicht offensichtlich war, suchte der Therapeut mit ihr gemeinsam nach ihren Gründen dafür, dass sie das Medikament nicht nehmen wollte. Etwas widerwillig gab Frau D zu, dass sie befürchte, der Therapeut habe ihr das Medikament verschrieben, weil er sich die vielen Beschwerden nicht anhören wolle, die sie in jeder Sitzung vorbrachte. Sie hatte die Verordnung des Medikaments so verstanden, als hätte man ihr gesagt, sie solle „den Mund halten". Der Therapeut fragte sie, ob sie jemals zuvor ähnliche Erfahrungen gemacht habe. Sie erzählte, ihr Vater sei kein Mann des Wortes, und er habe sie als Kind und Heranwachsende ständig ausgeschimpft, weil sie sich dauernd über etwas beschwerte. Sie fügte hinzu, ihr Mann sei ähnlich und habe sie gedrängt, einen Psychiater aufzusuchen, damit er sich ihre Beschwerden nicht anhören müsse. Sie befürchtete, ihr Therapeut würde die Psychotherapie nicht fortsetzen, wenn sie gut auf das Medikament ansprach.
>
> Der Therapeut erklärte ihr, dass sich die Einnahme von Medikamenten und die Psychotherapie nicht ausschließen und dass er die Psychotherapie mit ihr fortsetzen würde, während sie das Medikament nahm. Frau D schien erleichtert über diese Versicherung und nahm ihr Medikament nach dieser Sitzung vorschriftsmäßig ein.

Kombinierte Behandlung

Trotz der traditionellen Polarisierung zwischen Psychotherapeuten und Pharmakotherapeuten ist die Kombination von Psychotherapie und Medikation eine bewährte klinische Praxis in der Psychiatrie. Luborsky et al. (1975) werteten 26 Forschungsvorhaben zur kombinierten Behandlung aus und kamen zu dem Ergebnis, dass die kombinierte Methode in 69 % der Vergleiche wirksamer war als Psychotherapie beziehungsweise Pharmakotherapie allein. Einige analytisch eingestellte Kliniker hegen noch immer Bedenken, dass die Medikation den Psychotherapieprozess stören könnte. Bei einer Umfrage unter Therapeuten der American Academy of Psychoanalysts gaben 90 % der Befragten an, dass sie auch Medikamente verschreiben (Normand und Bluestone 1986). Eine Untersuchung der Columbia University (Roose und Stern 1995) ergab, dass in 29 % der überwachten Schulungsfälle des Instituts für Psychoanalyse in Verbindung mit der Psychoanalyse auch eine Pharmakotherapie durchgeführt wurde, was darauf schließen lässt, dass die Medikation heute nicht mehr als Störfaktor bei der Qualifizierung frisch diplomierter Analytiker betrachtet wird.

Die Frage lautet heute nicht mehr, ob die Kombination von Psychotherapie und Medikation von Nutzen ist, sondern wie sie von Nutzen ist (Gabbard und Bartlett 1998; Gabbard und Kay 2001). Es gibt eine unbegrenzte Zahl von Möglichkeiten für die Wechselwirkungen der beiden Formen innerhalb einer konkreten Behandlung. Ebenso reagieren Patienten sehr unterschiedlich auf die Ergänzung einer Psychotherapie durch Medikation. Manche Patienten denken, die Behandlung werde auf eine medikamentöse umgestellt und der Therapeut gebe sie auf (Roose und Stern 1995). Andere sind der Ansicht, durch ein Medikament stärker von der Therapie zu profitieren. Häufig bewerten Patient und Therapeut den Anteil von Medikamenten und Therapie am Ergebnis genau entgegengesetzt. In einem Fall, in dem die Analyse durch einen SSRI ergänzt wurde (Solomon 1995), war der Patient davon überzeugt, dass der Therapeut die positive Wirkung des Medikaments in erster Linie für eine psychologische hielt. Der Patient hingegen meinte, 90 % der Wirkung des Medikaments seien pharmakologischer Natur.

Kliniker, die die Methoden kombinieren, müssen sich der „bimodalen Bezogenheit", die die zweifache Rolle mit sich bringt, bewusst sein (Docherty et al. 1977). Der Patient muss gleichzeitig als gestörte Person und als krankes zentrales Nervensystem betrachtet werden. Erstere erfordert einen empathischen, subjektiven Ansatz, Letzteres dagegen einen objektiven, medizinischen. Der Kliniker muss in der Lage sein, elegant zwischen diesen beiden Modalitäten zu wechseln und gleichzeitig die Wirkung dieses Wechsels auf den Patienten berücksichtigen.

Für Psychiater, die Psychotherapie und Medikation kombinieren, kann sich auch die Frage stellen, wie die Fragen bezüglich der Medikation in der

Psychotherapiesitzung am taktvollsten anzusprechen sind (Gabbard und Kay 2001). Leider kann die technische Strategie nicht auf „kochbuchartige“ Anleitungen reduziert werden. Bei manchen Patienten dient die Besprechung der Medikation als Widerstand bezüglich der Aufarbeitung psychotherapeutischer Fragen. Andere Patienten konzentrieren sich auf psychodynamische Themen, während sie Fragen bezüglich der Medikation wie sexuelle Nebenwirkungen, die peinlich sein können, gänzlich meiden. Bei manchen Patienten ist es ideal, die Frage der Medikamente im Verlauf des Therapieprozesses zu Beginn der Sitzung zu besprechen. Bei anderen ist es hinsichtlich der Therapie günstiger, 5 Minuten am Ende der Sitzung dafür aufzuwenden. Bei wieder anderen können diesbezügliche Fragen in die psychotherapeutischen Themen integriert und so während der gesamten Sitzung periodisch besprochen werden.

Die grundlegende Kompatibilität von Biologie und Psychodynamik habe ich in Kapitel 1 herausgestellt. Ein Beispiel für diese Verbindung ist die Kombination von Pharmakotherapie und Psychotherapie, die zunehmend Verbreitung findet. Da sich die konzeptuellen Brücken zwischen den beiden Methoden noch im Bau befinden, ist ein Großteil dieser Praxis zurzeit noch empirischer Natur. Wie in der gesamten Psychiatrie muss es auch hierbei in erster Linie darum gehen, dem Patienten zu helfen, und nicht darum, dass man seinen theoretischen Überzeugungen treu bleibt.

Literaturhinweise

Appelbaum, P. S., Gutheil, T. G.: Drug refusal: a study of psychiatric inpatients. Am J Psychiatry 137: 340–346, 1980.

Bateman, A., Fonagy, P.: Treatment of borderline personality disorder with psychoanalytically oriented partial hospitalization: an 18–month follow-up. Am J Psychiatry 158: 36–42, 2001.

Bateson, G., Jackson, D. D., Haley, J., et al.: Toward a theory of schizophrenia. Behav Sci 1: 251–264, 1956.

Berkowitz, D. A.: An overview of the psychodynamics of couples: bridging concepts, in: Marriage and Divorce: A Contemporary Perspective. Edited by Nadelson, C. C., Polonsky, D. C. New York, Guilford, 1984, S. 117–126.

Bion, W. R.: Erfahrungen in Gruppen und andere Schriften. 3. Aufl., Stuttgart, Klett-Cotta, 2001; engl. Experiences in Groups and Other Papers. New York, Basic Books, 1961.

Book, H. E.: Some psychodynamics of non-compliance. Can J Psychiatry 32: 115–117, 1987.

Bowen, M.: Family Therapy in Clinical Practice. New York, Jason Aronson, 1978.

Ciechanowski, P. S., Katon, W., Russo, J., et al.: The patient–provider

relationship: attachment theory and adherence to treatment in diabetes. Am J Psychiatry 158: 29–35, 2001.
Dicks, H. V.: Object relations theory and marital studies. Br J Med Psychol 36: 125–129, 1963.
Docherty, J. P., Fiester, S. J.: The therapeutic alliance and compliance with psychopharmacology, in: Psychiatry Update: American Psychiatric Association Annual Review. Vol. 4. Edited by Hales, R. E., Frances, A. J. Washington, DC, American Psychiatric Press, 1985, S. 607–632.
Docherty, J. P., Marder, S. R., Van Kammen, D. P., et al.: Psychotherapy and pharmacotherapy: conceptual issues. Am J Psychiatry 134: 529–533, 1977.
Dunbar-Jacob, J.: Contributions to patient adherence: is it time to share the blame? Health Psychol 12: 91–92, 1993.
Elkin, I., Pilkonis, P. A., Docherty, J. P., et al.: Conceptual and methodological issues in comparative studies of psychotherapy and pharmacotherapy, I: active ingredients and mechanisms of change. Am J Psychiatry 145: 909–917, 1988.
Ezriel, H.: A psycho-analyric approach to group treatment. Br J Med Psychol 23: 59–74, 1950.
Freedman, N., Engelhardt, D. M., Hankoff, L. D., et al.: Drop-out from outpatient psychiatric treatment. Arch Neurol Psychiatry 80: 657–666, 1958.
Gabbard, G. O.: A contemporary perspective on psychoanalytically informed hospital treatment. Hosp Community Psychiatry 39: 1291–1295, 1988.
Gabbard, G. O.: Combined pharmacotherapy and psychotherapy, in: Comprehensive Textbook of Psychiatry VII. Vol. 2. Edited by Kaplan, H. I., Sadock, B. J. Baltimore, MD, Williams & Wilkins, 1999, S. 2225–2234.
Gabbard, G. O., Bartlett, A. B.: Selective serotonin reuptake inhibitors in the context of an ongoing analysis. Psychoanalytic Inquiry 18: 657–672, 1998.
Gabbard, G. O., Kay, J.: The fate of integrated treatment: whatever happened to the biopsychosocial psychiatrist? Am J Psychiatry 158: 1956–1963, 2001.
Ganzarain, R. C.: Psychotic-like anxieties and primitive defenses in group analytic psychotherapy. Issues in Ego Psychology 3: 42–48, 1980.
Ganzarain, R. C.: Working through in analytic group psychotherapy. Int J Group Psychother 33: 281–296, 1983.
Gibbard, G. R., Hartman, J. J.: The significance of utopian fantasies in small groups. Int J Group Psychother 23: 125–147, 1973.
Gillaspy, J. A. Jr., Wright, A. R., Campbell, C., et al.: Group alliance and cohesion as predictors of drug and alcohol abuse treatment outcomes. Psychotherapy Research 12: 213–229, 2002.
Glick, I. D., Berman, E. M., Clarkin, J. F., et al.: Marital and Family Therapy. 4th Edition. Washington, DC, American Psychiatric Press, 2000.
Groves, J.: Taking care of the hateful patient. N Engl J Med 298: 883–887, 1978.
Gutheil, T. G.: Psychodynamics in drug prescribing. Drug Ther 2: 35–40, 1977.
Gutheil, T. G.: The psychology of psychopharmacology. Bull Menninger Clin 46: 321–330, 1982.

Holmes, S. E., Kivlighan, Jr. D. M.: Comparison of therapeutic factors in group and individual treatment processes. J Couns Psychol 47: 478–484, 2000.

Horwitz, L.: A group-centered approach to group psychotherapy. Int J Group Psychother 27: 423–439, 1977.

Horwitz, L.: Projective identification in dyads and groups. Int J Group Psychother 33: 259–279, 1983.

Howard, K., Rickels, K., Mock, J. E., et al.: Therapeutic style and attrition rate from psychiatric drug treatment. J Nerv Ment Dis 150: 102–110, 1970.

Jones, S. A., Gabbard, G. O.: Marital therapy of physician couples, in: Medical Marriages. Edited by Gabbard, G. O., Menninger, R. W. Washington, DC, American Psychiatric Press, 1988, S. 137–151.

Kohut, H.: Wie heilt die Psychoanalyse? Frankfurt am Main, Suhrkamp, 1987; engl. How Does Analysis Cure? Chicago/London, University of Chicago Press, 1984.

Krupnick, J. L., Sotsky, S. M., Simmens, S., et al.: The role of therapeutic alliance in psychotherapy and pharmacotherapy outcome: findings in the National Institute of Mental Health Treatment of Depression Collaborative Research Program. J Consult Clin Psychol 64: 532–539, 1996.

Lambert, M. J., Bergin, A. E.: The effectiveness of psychotherapy, in: Handbook of Psychotherapy and Behavior Change. 4th Edition. Edited by Bergin, a. E., Garfield, S. L. New York, Wiley, 1994, S. 143–189.

Luborsky, L., Singer, B., Luborsky, L.: Comparative studies of psychotherapies: is it true that „everyone has won and all must have prizes"? Arch Gen Psychiatry 32: 995–1008, 1975.

MacKenzie, K. R.: The time-limited psychotherapies: an overview, in: American Psychiatric Press Review of Psychiatry. Vol. 15. Edited by Dickstein, L. J., Riba, M. B., Oldham, J. M. Washington, DC, American Psychiatric Press, 1996, S. 11–21.

MacKenzie, K. R.: Time-Managed Group Psychotherapy: Effective Clinical Applications. Washington, DC, American Psychiatric Press, 1997.

Minuchin, S.: Families and Family Therapy. Cambridge, MA, Harvard University Press, 1974.

Myers, E. D., Branthwaite, A.: Out-patient compliance with antidepressant medication. Br J Psychiatry 160: 83–86, 1992.

Normand, W. C., Bluestone, H.: The use of pharmacotherapy in psychoanalytic treatment. Contemp Psychoanal 22: 218–234, 1986.

Ogden, T. H.: Projective Identification and Psychotherapeutic Technique. New York, Jason Aronson, 1982.

Overall, B., Aronson, H.: Expectations of psychotherapy in patients of lower socioeconomic class. Am J Orthopsychiatry 33: 421–430, 1963.

Pampallona, S., Bollini, P., Tibaldi, G., et. al.: Combined pharmacotherapy and psychological treatment for depression: a systematic overview. Arch Gen Psychiatry 61: 714–719, 2004.

Piper, W. E., McCallum, M., Azim, H. F. A.: Adaptation to Loss Through Short-Term Group Psychotherapy. New York, Guilford, 1992.

Polonsky, D. C., Nadelson, C. C.: Psychodynamic couples therapy, in: Textbook of Family and Couples Therapy: Clinical Applications. Edited by Sholevar, G. P., Schwoeri, L. D. Washington, DC, American Psychiatric Publishing, 2003, S. 439–459.

Porter, K.: Combined individual and group psychotherapy, in: Comprehensive Group Psychotherapy. 3rd Edition. Edited by Kaplan, H. I, Sadock, B. J. Baltimore, MD, Williams & Wilkins, 1993, S. 314–324.

Redl, F.: Psychoanalysis and group therapy: a developmental point of view. Am J Orthopsychiatry 33: 135–147, 1963.

Ringstrom, P. A.: An intersubjective approach to conjoint therapy, in: Progress in Self Psychology. Vol. 10. Edited by Goldberg, A. Hillsdale, NJ, Analytic Press, 1994, S. 159–182.

Ringstrom, P. A.: Competing selfobject functions: the bane of the conjoint therapist. Bull Menninger Clin 62: 314–325, 1998.

Rioch, M. J.: The work of Wilfred Bion on groups. Psychiatry 33: 56–66, 1970.

Roose, S. P., Stern, R. H.: Medication use in training cases: a survey. J Am Psychoanal Assoc 43: 163–170, 1995.

Rutan, J. S., Stone, W. N.: Psychodynamic Group Psychotherapy: Third Edition. New York, Guilford, 2001.

Sadock, B. J.: Preparation, selection of patients, and organization of the group, in: Comprehensive Group Psychotherapy. 2nd Edition. Edited by Kaplan, H. I., Sadock, B. J. Baltimore, MD, Williams & Wilkins, 1983, S. 23–32.

Scharff, D. E., Scharff, J. S.: Object Relations Family Therapy. Northvale, NJ, Jason Aronson, 1987.

Scharff, D. E., Scharff, J. S.: Object Relations Couple Therapy. Northvale, NJ, Jason Aronson, 1991.

Scheidlinger, S.: On the concept of the „mother-group". Int J Group Psychother 24: 417–428, 1974.

Schwartz, A. E.: Ozzie and Harriet are dead: new family narratives in a postmodern world, in: Uncoupling Convention: Psychoanalytic Approaches to Same-Sex Couples and Families. Edited by D'Ercole, A., Drescher, J. Hillsdale, NJ, Analytic Press, 2004, S. 13–29.

Selvini Palazzoli, M., Boscolo, L. Cecchin, G., et al.: Paradox and Counterparadox: A New Model in the Therapy of the Family in Schizophrenic Transaction. New York, Jason Aronson, 1978.

Shaddock, D.: From Impasse to Intimacy: How Understanding Unconscious Needs Can Transform Relationships. Northvale, NJ, Jason Aronson, 1998.

Shapiro, E. R., Zinner, J., Shapiro, R. L., et al.: The influence of family experience on borderline personality development. International Review of Psychoanalysis 2: 399–411, 1975.

Sholevar, G. P., Schwoeri, L. D.: Psychodynamic family therapy, in: Textbook of Family and Couples Therapy: Clinical Applications. Edited by Sholevar, G. P., Schwoeri, L. D. Washington, DC, American Psychiatric Publishing, 2003, S. 77–102.

Slipp, S.: Object Relations: A Dynamic Bridge Between Individual and Family Treatment. New York, Jason Aronson, 1984.

Slipp, S.: The Technique and Practice of Object Relations Family Therapy. Northvale, NJ, Jason Aronson, 1988.

Solomon, J. L.: A clinical study of the effect of the introduction of antidepressant medication on the psychoanalytic process in an analysis of long duration. Journal of Clinical Psychoanalysis 4: 169–184, 1995.

Sperry, L., Brill, P. L., Howard, K. I., et al.: Treatment Outcomes in Psychotherapy and Psychiatric Interventions. New York, Brunner/Mazel, 1996.

Stewart, R. H., Peters, T. C., Marsh, S., et al.: An object-relations approach to psychotherapy with marital couples, families, and children. Fam Process 14: 161–178, 1975.

Thompson, E. M., Brodie, H. K. H.: The psychodynamics of drug therapy. Curr Psychiatr Ther 20: 239–251, 1981.

Van Putten, T., Crumpton, E., Yale, D.: Drug refusal in schizophrenia and the wish to be crazy. Arch Gen Psychiatry 33: 1443–1446, 1976.

Wager, T. D., Rilling, J. K., Smith, E. E., et al.: Placebo-induced changes in fMRI in the anticipation and experience of pain. Science 303: 1162–1167, 2004.

Weiden, P., Rapkin, B., Zymunt, A., et al.: Postdischarge medication compliance of inpatient converted from an oral to a depot neuroleptic regimen. Psychiatr Serv 46: 1049–1054, 1995.

Whitaker, D. S., Lieberman, M. A.: Psychotherapy Through the Group Process. New York, Atherton Press, 1964.

Wilberg, T., Karterud, S., Pedersen, G., et al.: Outpatient group psychotherapy following day treatment for patients with personality disorders. J Pers Disord 17: 510–521, 2003.

Wright, E. C.: Non-compliance – or how many aunts has Matilda¿ Lancet 342: 909–913, 1993.

Yalom, I. D.: Theorie und Praxis der Gruppenpsychotherapie. Ein Lehrbuch. 8. Aufl. Stuttgart, Klett-Cotta, 2005; engl. The Theory and Practice of Group Psychotherapy. 3rd Edition. New York, Basic Books, 1985.

Zinner, J.: The implications of projective identification for marital interaction, in: Contemporary Marriage: Structure, Dynamics, and Therapy. Edited by Grunebaum, H., Christ, J. Boston, MA, Little, Brown, 1976, S. 293–308.

Zinner, J., Shapiro, R.: Projective identification as a mode of perception and behavior in families of adolescents. Int J Psychoanal 53: 523–530, 1972.

Zinner, J., Shapiro, R.: The family as a single psychic entity: implications for acting out in adolescence. International Review of Psychoanalysis 1: 179–186, 1974.

KAPITEL 6

BEHANDLUNG IN DER DYNAMISCHEN PSYCHIATRIE

Dynamisch orientierte Krankenhäuser und Tageskliniken

Da sich die Grundsätze der Psychodynamik überwiegend aus der Praxis der Psychoanalyse entwickelt haben, werden sie manchmal eng ausgelegt und so verstanden, als seien sie nur für die Behandlung ambulanter Patienten gultig. Ein Assistenzarzt der Psychiatrie bat seinen Supervisor um Hilfe, damit er seinen stationären Patienten verstehen könne, und wurde mit der folgenden Antwort abgespeist: „Die Dynamik gilt nur für ambulante Patienten, nicht für stationäre." Natürlich ist nichts weiter entfernt von der Wahrheit. Die Bemerkung des Supervisors spiegelt jedoch den bedauerlichen Trend in der modernen Krankenhauspsychiatrie wider, die psychiatrische Station lediglich als Verwahrungsort zu verwenden, an dem die Patienten darauf warten, dass ihre Medikamente anschlagen. Die Behandlung vieler Patienten wird deutlich besser, wenn die Behandlung im Krankenhaus nach dem dynamischen Ansatz erfolgt.

In den letzten beiden Jahrzehnten war in psychiatrischen Kliniken infolge der aggressiven Umstellung der Nutzung durch Versicherungen und Unternehmen der gesteuerten Gesundheitsversorgung ein dramatischer Rückgang der Länge der Aufenthalte zu verzeichnen (Gabbard 1992a, 1994).

Infolgedessen wurde ein großer Teil der bei der ausgedehnten Krankenhausbehandlung schwer gestörter Patienten gewonnenen wertvollen Erkenntnisse der Nutzung unter anderen Voraussetzungen wie beispielsweise in Tageskliniken angepasst. Doch auch im Krankenhaus sind psychodynamisch ausgerichtete Strategien auch weiterhin von großem Nutzen, da sie so geändert wurden, dass sie für die jeweilige Behandlungssituation geeignete Schwerpunkte enthalten (Gabbard 1997). Ungeachtet dessen, ob die Behandlung während eines kurzen Krankenhausaufenthaltes oder über längere Zeit in einer Tagesklinik vorgenommen wird, hat die Behandlung durch mehrere Personen gewisse Vorteile und stellt zugleich eine gewisse Herausforderung dar. In diesem Kapitel untersuche ich, wie die psychodynamische Denkweise an solche Situationen angepasst werden kann. Die hier besprochenen Modelle sind als solche zu verstehen, die sich für die Behandlung durch mehrere Personen sowohl im Krankenhaus als auch in einer Tagesklinik oder in Form einer intensiven ambulanten Therapie eignen.

Historischer Überblick

Praktizierende Therapeuten können aus einer langen Tradition der Anwendung psychoanalytischer Prinzipien bei der Behandlung im Krankenhaus schöpfen. Die Geschichte der Vorstellung der psychiatrischen Klinik begann mit Simmels (1929) Arbeit im Schloss Tegel in Berlin, wo er feststellte, dass bestimmte Patienten wegen verschiedener symptomatischer Verhaltensweisen wie Alkoholismus oder Phobien außerhalb des Krankenhauses nicht analysiert werden konnten. Er hatte die Idee, die Zeit des Patienten auf der Couch zu verlängern, indem er dem Krankenhauspersonal beibrachte, im Milieu quasianalytische Behandlungen durchzuführen, wenn Probleme in Bezug auf Übertragung oder Widerstand auftraten.

In seinem kreativen und hervorragenden *Guide to the Order Sheet* verzichtete Will Menninger (1939/1982) auf die Einzelpsychoanalyse als Schwerpunkt und versuchte, die Grundsätze der Psychoanalyse durch die Manipulation des Milieus unmittelbar im Krankenhaus anzuwenden. Von der Annahme ausgehend, dass alle Symptome und gestörten Verhaltensweisen von Störungen der korrekten Verschmelzung und Expression der beiden Haupttriebe – der Libido und der Aggression – herrühren, entwickelte er ein System der Behandlung im Milieu, das überwiegend auf der Sublimierung basierte und keine Einsicht erforderte. Statt unbewusste Wünsche zu verwehren oder zu interpretieren, war dieser Ansatz darauf ausgerichtet, die Energien in eine weniger gefährliche Richtung umzulenken. So ermunterte Menninger beispielsweise zu offener Feindseligkeit gegenüber Ersatzobjekten

– Verordnungen für einen Patienten konnten von der Demolierung eines Gebäudes bis zum Einschlagen auf einen Sandsack reichen. Leider war dieses zweite Modell nicht für Patienten mit Ich-Schwächen und damit verbundenen Schwierigkeiten der Impulskontrolle geeignet, die eine Behandlung benötigten, die ihnen half, die Expression ihrer Triebe besser zu kontrollieren, statt sie umzuleiten. Außerdem beschränkte sich dieses Verständnis auf die damalige duale Instinkttheorie, die den Kontext der Objektbeziehungen, in dem gestörte Triebe auftreten, unberücksichtigt ließ und keine systematische Untersuchung der Übertragung und der Gegenübertragung im Milieu ermöglichte.

Das dritte Modell entstand aufgrund der Beobachtung, dass die Patienten die Konflikte mit ihren Familienmitgliedern mit Angehörigen des Personals in der Krankenhausumgebung wiederholten (Hilles 1968). Bei diesem Modell wurden maladaptive Verhaltensmuster anhand ihres Ursprungs in der Vergangenheit interpretiert, und es beruhte immer weniger darauf, Ersatzventile für unbewusste Bedürfnisse zu schaffen. Das Milieu wurde nicht als therapeutische Gemeinschaft betrachtet, in der reale, konstruktive Erfahrungen mit Gleichgesinnten betont werden, sondern als Leinwand, auf die die archaischen Muster projiziert werden, um dann untersucht zu werden.

Eine Reihe von Verfassern (Gabbard 1986, 1988, 1989c, 1992a; Harty 1979; Stamm 1985b; Wesselius 1968; Zee 1977) betrachtete das Verstehen der Gegenübertragung als wesentlichen Bestandteil dieses Modells. Gegenübertragungseinflüsse treten regelmäßig und nicht nur gelegentlich auf, und die systematische Untersuchung der Gegenübertragung sollte Teil der Routine des Behandlungsteams sein. Ein wiederkehrendes Thema in den verschiedenen Konzepten zur psychoanalytisch ausgerichteten Krankenhausbehandlung ist, dass die Patienten ihre inneren Objektbeziehungen in diesem Milieu neu erschaffen. Diese Ansicht spiegelt auch Kernbergs (1973) Versuch einer Integration der psychoanalytischen Objektbeziehungstheorie, der Systemtheorie und der Anwendung der Gruppenprozesse zu einem allgemeinen Ansatz für die Krankenhausbehandlung wider. Eine wichtige Lehre aus seinem Ansatz ist, dass wir alle ein Potenzial sowohl für Objektbeziehungen der höheren Ebene – die für die Übertragungsneurose in der Einzelpsychoanalyse typisch sind – als auch für solche der primitiveren Ebenen, die zu psychotischen Regressionen in Gruppensituationen führen, haben. Er stellte die Theorie auf, dass die höhere Ebene der Objektbeziehungen in Einzeltherapiebeziehungen aktiviert wird, während die primitivere Variante eher bei Gruppenbehandlungen aktiviert wird. Die Kombination von Einzel- und Gruppentherapie im Rahmen der stationären Behandlung gewährleistet die Behandlung beider Ebenen.

Dynamische Grundsätze der stationären Behandlung in der Gegenwart

Ein dynamischer Ansatz gewährleistet eine diagnostische Auffassung, bei der die Ich-Schwächen und Ich-Stärken des Patienten, seine intrapsychischen Objektbeziehungen, die sich in Familien- und sozialen Beziehungen manifestieren, seine Fähigkeit zur psychologischen Arbeit und die Ursprünge seiner aktuellen Probleme in der Kindheit berücksichtigt werden. Aufgrund einer psychodynamischen Beurteilung kann der Kliniker zu dem Schluss kommen, dass interpretative Maßnahmen und die Offenlegung unbewusster Inhalte nicht zu empfehlen sind. Bei Patienten mit deutlichen Ich-Schwächen und/oder kognitiven Beeinträchtigungen mit organischer Ursache sind gegebenenfalls Ansätze zu empfehlen, die das Ich unterstützen und der Stärkung des Selbstwertgefühls dienen.

Psychoanalytische Entwicklungstheorien sind bei der Erstellung von Behandlungsplänen für stationäre Patienten von Nutzen. Ein psychoanalytisch orientiertes Krankenhausteam erkennt, dass die Mehrzahl der Patienten in ihrer Entwicklung stehen geblieben ist. Die Kenntnis der psychoanalytischen Theorie ermöglicht es dem Team, entsprechend der jeweiligen Entwicklungsstufe zu reagieren, indem es akzeptiert, dass der Patient ein Kind im Körper eines Erwachsenen ist. Diese Sicht hilft dem Personal, der Depersonifizierung vorzubeugen (Rinsley 1982), die bewirkt, dass vom Patienten erwartet wird, dass er sich trotz einer schwerwiegenden Psychopathologie wie ein reifer und höflicher Erwachsener verhält. Eine solche Depersonifizierung begleitet schwer gestörte Patienten häufig ein Leben lang in ihren Interaktionen mit den Mitgliedern ihrer Familie.

Die psychoanalytische Theorie bietet Modelle für Maßnahmen, die auf die der Entwicklungsphase des Patienten entsprechenden Bedürfnisse ausgerichtet sind, so zum Beispiel empathische Spiegelung (Kohut 1973) und die Bereitstellung einer Halt gebenden Umgebung (Stamm 1985a; Winnicott 1965). In diesem Kontext werden die mit der Krankenhausstruktur einhergehenden Einschränkungen nicht als Strafen für unreifes und irritierendes Verhalten, sondern als äußerer Ersatz für fehlende intrapsychische Strukturen betrachtet. In diesem Sinne müssen die Mitglieder des Personals Hilfs-Ich-Funktionen wie Realitätsprüfung, Impulskontrolle, Abwägen der Konsequenzen (Urteilsvermögen) und die Verstärkung der Differenzierung zwischen Selbst und Objekt übernehmen. Aus der Sicht der Bindungstheorie ist das Krankenhauspersonal eine sichere Basis für den Patienten. Intensive Affekte werden anstelle des Patienten begrenzt, bis er sie selbst modulieren kann. Die Behandelnden fördern die Entstehung von Bindungen, indem sie sich die persönlichen Darstellungen des Patienten anhören und versuchen, seine Sichtweise zu verstehen (Adshead 1998).

Patienten, die stationär oder in einer Tagesklinik behandelt werden, wiederholen gewöhnlich ihre Familiensituation im Milieu. Genauer gesagt, sie verlegen ihre inneren Objektbeziehungen. Die Rekapitulation der inneren Objektbeziehungen des Patienten im interpersonellen Bereich des Milieus ist am besten anhand der Untersuchung der Abwehrmechanismen der Abspaltung und der projektiven Identifizierung zu verstehen. Diese Mechanismen treten bis zu einem gewissen Grad auch bei neurotischen Patienten auf, am häufigsten sind sie jedoch bei Menschen mit einer Ich-Organisation auf der Borderline- und der psychotischen Ebene – Merkmale, die für die Gruppe von Patienten charakteristisch sind, die am häufigsten stationär behandelt werden. Außerdem werden diese Mechanismen eindeutig zum Teil durch die für die Teamarbeit auf einer Station oder in einer Tagesklinik typische Gruppendynamik aktiviert. Abspaltung und projektive Identifizierung wirken hinsichtlich der Verleugnung und der Verlegung von Selbst- oder Objektrepräsentanzen, die häufig mit bestimmten affektiven Zuständen verbunden sind, zusammen. Diese projektive Verleugnung ist auch ein Mittel, mit dem Menschen in der Umgebung gezwungen werden, Teil der verlegten Variante einer inneren Objektbeziehung zu werden.

Die projektive Identifizierung erfolgt unbewusst, automatisch und mit einer unwiderstehlichen Kraft. Kliniker fühlen sich gedrängt oder gezwungen, die Rolle zu spielen, die ihnen auf projektivem Wege zugeteilt wurde. Ein grundlegendes Axiom der psychodynamisch ausgerichteten Behandlung besagt, dass die Behandelnden den Patienten eher ähnlich sind, als dass sie sich von ihnen unterscheiden. Die Gefühle, Fantasien, Identifizierungen und Introjektionen der Patienten haben Pendants bei den Behandelnden. Da diese Pendants beim Personal gegebenenfalls stark unterdrückt sind, werden sie, wenn sie durch einen Patienten aktiviert werden, oft als fremde Kräfte erlebt, die den Behandelnden vereinnahmen. Symington (1990) bezeichnete diesen Prozess der projektiven Identifizierung als Schläger-Opfer-Paradigma, in dem einem die Freiheit genommen wird, seine eigenen Gedanken zu denken. Kliniker, die Ziele projizierter Inhalte sind, fühlen sich häufig, als stünden sie insofern in einem Verhältnis der Sklaverei zum Patienten, als sie nicht denken, fühlen oder funktionieren können, wie sie es gewöhnlich als Therapeuten tun.

Diese Definition der projektiven Identifizierung deutet darauf hin, dass ein großer Teil der intensiven Gegenübertragung, die die Behandelnden erfahren, aus unbewussten Identifizierungen mit projizierten Aspekten der inneren Welt des Patienten resultiert. Es wäre jedoch naiv und eine zu große Vereinfachung, all ihre emotionalen Reaktionen auf das Verhalten des Patienten zurückzuführen. Kliniker zeigen auch emotionale Reaktionen, die der klassischen, oder enggefassten, Form der Gegenübertragung entsprechen, bei der sie so auf den Patienten reagieren, als sei dieser jemand aus ihrer Vergangenheit. Einer der Vorteile der Arbeit in einem Behandlungsteam besteht darin, dass die Mitglieder sich gegenseitig helfen können, die typischen Gegenübertragungsmuster, die auf ihren eigenen psychologischen Problemen basieren, von denen zu unterscheiden, die erzwungene Identifizierungen mit der projizierten inneren Welt des Patienten darstellen. Es wäre ideal, wenn jedes Teammitglied diese Unterscheidungen selbst vornehmen könnte, doch das ist keine realistische Erwartung in einer Situation mit mehreren Behandelnden.

Die Beschreibung der Mechanismen der Abspaltung und der projektiven Identifizierung liefert nur einen Teil der Erklärung dafür, dass die Patienten ihre inneren Objektbeziehungen in die Beziehungen im Krankenhausmilieu verlegen. Die Feststellung, dass diese Wiederholung unbewusst, automatisch und zwingend erfolgt, bietet keine angemessene Erklärung für die unbewussten Motivationsfaktoren der Wiederholung. Es können mindestens vier Kräfte identifiziert werden, die zur Wiederholung innerer Objektbeziehungen beitragen (Gabbard 1992b; Pine 1990).

Aktive Beherrschung oder passiv erlebtes Trauma

Indem er verinnerlichte Beziehungsmuster im Kontext der stationären Behandlung oder der Tagesklinik wiederholt, versucht der Patient möglicherweise, passiv erlebte Traumata aktiv zu beherrschen. Durch die Reaktivierung problematischer Beziehungen bekommt er gegebenenfalls das Gefühl, dass er die Kontrolle über frühere traumatische Beziehungen hat, weil dieses Mal er die Verantwortung hat.

Aufrechterhaltung von Bindungen

Objektbeziehungseinheiten werden gegenüber den Behandelnden auch deshalb wiederholt, weil die neue Beziehung als eine Form der Aufrechterhaltung von Bindungen zu wichtigen Menschen aus der Kindheit, vor allem den Eltern, dient. Selbst wenn die Beziehungen zu den Eltern in der Kindheit durch Missbrauch und Konflikte gekennzeichnet waren, betrachtet das Kind sie dennoch als Quelle der Freude (Pine 1990). Eine sadomasochistische Beziehung ist besser als gar keine (Gabbard 1989b). Außerdem können selbst „schlechte" oder qualvolle Beziehungen insofern Trost bieten, als sie vorhersagbar und zuverlässig sind und dem Patienten ein Gefühl der Kontinuität und der Bedeutsamkeit geben (Gabbard 1998). Die Alternative ist ein starkes Gefühl des Verlassenseins und der damit verbundenen Trennungsangst.

Ein Hilfeschrei

Die projektive Identifizierung lediglich als Abwehrmechanismus zu betrachten, ist eine grobe Vereinfachung (siehe Kapitel 2). So spürt die Person, die Ziel der projizierten Inhalte ist, deutlich, dass es sich auch um eine Form der

Kommunikation handelt (Casement 1990; Gabbard 1989a; Ogden 1982). Primitive Ängste wirken so, dass der Patient einen enormen Druck empfindet, nicht zu handhabende Affekte, zusammen mit den mit ihnen verbundenen Selbst- und Objektrepräsentanzen, loszuwerden. Eine gewisse Linderung tritt ein, wenn ein Behandelnder gezwungen wird, projizierte Inhalte zu erleben, die den Patienten überwältigen. Der Patient teilt dem Kliniker gegebenenfalls unbewusst mit: „Ich kann meine innere Erfahrung nicht in Worte fassen, aber vielleicht können Sie meine inneren Kämpfe nachempfinden und mir irgendwie helfen, wenn ich bei Ihnen ähnliche Gefühle auslöse." Deshalb bedeutet die projektive Identifizierung, auch wenn sie darauf ausgerichtet ist, überwältigende Gefühle loszuwerden und sie in eine zwischenmenschliche Begegnung zu verlegen, auch, dass der Betreffende mittels einer einfachen Form der Empathie Hilfe in Bezug auf diese Gefühle sucht (Casement 1990).

Der Wunsch nach Umwandlung

Missbräuchliche innere Objektbeziehungen können auch in der Hoffnung verlegt werden, dass sie umgewandelt werden können. Sandler und Sandler (1978) haben beobachtet, dass Patienten eine gewünschte Interaktion, eine Fantasie einer Beziehung zu einem Elternteil, der auf eine Art und Weise auf sie reagiert, die eine Erfüllung von Wünschen bedeutet, verinnerlichen. In diesem Sinne kann man davon ausgehen, dass frühere Beziehungen in der unbewussten Hoffnung wiederholt werden, dass sie sich dieses Mal anders gestalten (das heißt, sowohl das Objekt als auch das Selbst entsprechend der Fantasiebeziehung umgewandelt wird, nach der sich der Patient sehnt).

Eine Tagesklinik oder eine Krankenhausstation kann eine andere Form der zwischenmenschlichen Bezogenheit bieten, die die Verinnerlichung einer weniger pathologischen Objektbezogenheit erleichtert. In einem optimalen Milieu besteht das Ziel der Behandelnden darin, eine Beziehung zum Patienten aufzubauen, in der sie es vermeiden können, dazu provoziert zu werden, so zu reagieren, wie es die inneren Objektrepräsentanzen des Patienten tun würden. Indem sie sich nicht so verhalten wie alle anderen in der Umgebung des Patienten, können sie ihm neue Objekte und neue Formen der Bezogenheit anbieten.

Die anfänglichen Reaktionen auf einen Patienten können denen anderer Menschen in seiner Umgebung ähnlich sein, doch sobald die Behandelnden die innere Objektwelt des Patienten besser kennen, sind sie bestrebt, die Projektionen aufzunehmen, statt sich mit ihnen zu identifizieren. Dadurch durchbrechen sie einen Teufelskreis. Der Patient steht einer Gruppe von Menschen gegenüber, die anders reagieren als alle anderen. Diese Menschen versuchen, den zwischenmenschlichen Prozess zu verstehen, statt sich automatisch in den „Reigen" einzureihen.

Weiss et al. (1986) kamen aufgrund der Untersuchung von Tonbandaufnahmen von Analyseniederschriften zu dem Schluss, dass ein heilender Faktor der Analyse darin besteht, dass der Analytiker nicht so reagiert, wie es der Analysierte erwartet. Nach Ansicht dieser Forscher entwickelt der Patient aufgrund früher Interaktionen mit Elternfiguren pathologische Überzeugungen, die er dann in der Analyse unbewusst zu widerlegen sucht, damit eine Entwicklung stattfinden kann. Diese Erkenntnis trifft genau auf Situationen mit mehreren Behandelnden zu, in denen der Patient sie ständig, aber unbewusst auf die Probe stellt, um zu sehen, ob sie anders sind als frühere Figuren aus seinem Umfeld außerhalb der Klinik. Hierbei ist jedoch Folgendes zu beachten. Behandelnde, die lediglich „nett" zu dem Patienten sind, können verhindern, dass er alte Muster der Bezogenheit neu durchlebt und durcharbeitet. Deshalb gibt es für jede Behandlungssituation ein ideales Gleichgewicht zwischen dem Funktionieren als neues Objekt und der Annahme der Rolle als altes Objekt (Gabbard und Wilkinson 1994). Die Bezogenheitsmuster „alter Objekte" werden schrittweise durch neue Arten der Bezogenheit ersetzt, die auf den neuen Erfahrungen mit den Behandelnden und einem neu erworbenen Verständnis des Patienten in Bezug auf sein unbewusstes Bedürfnis, frühere Beziehungen zu wiederholen, basieren.

Innerhalb dieser Formulierung der inneren Objektbeziehungen besteht die therapeutische Aufgabe darin, die Selbst- und Objektrepräsentanzen des Patienten sorgfältig zu diagnostizieren und die Art der projizierten inneren Selbste und Objekte ständig zu beobachten. Diese Aufgabe beinhaltet die Annahme, dass die Behandelnden hinreichend mit ihren eigenen inneren Selbst- und Objektkonfigurationen vertraut sind und somit zwischen den beiden Varianten der Gegenübertragung unterscheiden können.

Bei diesem auf Übertragung und Gegenübertragung basierenden Modell der Behandlung muss das Behandlungspersonal offen für die starken Gefühle bleiben, die diese Patienten auslösen. Die Untersuchung der Gegenübertragung muss ein fester Bestandteil des Behandlungsprozesses sein. Die Behandelnden sollten bereitwillig als Behälter für die Selbst- und Objektrepräsentanzen des Patienten und für die mit den Objektbeziehungen verbundenen Affekte dienen. Auf individueller Basis bedeutet dieser Ansatz die Vermeidung der Haltung des „engagierten Arztes", wie sie Searles (1967/1979) beschrieben hat, bei der der Behandelnde zur Abwehr der Neigung zu Sadismus und Hass gegenüber dem Patienten stets versucht, liebevoll zu sein. Wenn der Behandelnde gegenüber emotionalen Reaktionen des Patienten zu kontrolliert ist oder eine zu starke Abwehr einsetzt, wird der diagnostische Prozess der Beschreibung dieser inneren Objektbeziehungen beeinträchtigt, und, was noch wichtiger ist, der Behandlungsprozess wird zu einer Farce. Der Patient kann den Behandelnden dann nicht als echten Menschen betrachten, der eine mit Leben gefüllte vollwertige Objektbeziehung eingeht.

Dieselbe Offenheit für Gegenübertragungsreaktionen muss auf der Gruppenebene vorhanden sein. Die Stationsleiter müssen eine nicht kritisierende, annehmende Haltung gegenüber den verschiedenen emotionalen Reaktionen der Mitglieder des Personals auf den Patienten fördern. Wenn die Leiter ihnen vermitteln, sie sollten persönliche Gefühle im Interesse einer guten Behandlung für den Patienten zurückhalten, werden solche Ermahnungen die ohnehin hypertrophen Über-Ich-Strukturen der meisten der im Bereich der mentalen Gesundheit Beschäftigten ansprechen und ihre inneren Abwehrmechanismen der Verdrängung, der Unterdrückung oder der Abspaltung inakzeptabler Gefühle und Identifizierungen nur noch stärker aktivieren.

Auch wenn seit einigen Jahren ein wachsender Druck zu verzeichnen ist, Personalbesprechungen für die Dokumentierung verhaltensorientierter Behandlungspläne zu nutzen, müssen die emotionalen Reaktionen des Personals auf die Patienten offen und verständnisvoll besprochen werden. Wenn Personalbesprechungen zu aufgabenorientierten administrativen Sitzungen werden, in denen keine Zeit für die Verarbeitung von Paradigmen der Übertragung und Gegenübertragung ist, wird sich das daraus resultierende Fehlverhalten des Personals zum Nachteil der klinischen Arbeit auswirken. Außerdem führt das Team dann keine dynamisch orientierte Behandlung mehr durch, sondern nur eine einfache „Fallverwaltung".

Die Einstellung des Stations- oder Teamleiters ist entscheidend für die Atmosphäre der Besprechung von Gegenübertragungen. Der Leiter muss den übrigen Mitgliedern des Personals als Vorbild dienen, indem er seine eigenen Gefühle offen untersucht und sie mit den inneren Objektbeziehungen des Patienten in Verbindung bringt. Außerdem muss er die Gefühle, die die Teammitglieder zum Ausdruck bringen, wertschätzen und akzeptieren und vermeiden, sie als Manifestationen ungelöster und nicht analysierter Konflikte des jeweiligen Teammitglieds zu interpretieren. Wenn ein Teammitglied über ein beunruhigendes Gefühl im Zusammenhang mit der Behandlung eines Patienten berichtet, muss der Leiter Fragen wie die folgenden stellen: „Warum muss der Patient dieses Gefühl bei Ihnen auslösen?" „Was wiederholt er?" „Mit welcher Figur aus der Vergangenheit des Patienten identifizieren Sie sich?" „Wie können wir die Gefühle, die der Patient bei Ihnen auslöst, verwenden, um zu verstehen, wie sein Ehepartner oder seine Freunde auf ihn reagieren?" Der Leiter des Behandlungsteams sollte sich auch ein Bild davon machen, wie sich die einzelnen Mitglieder gewöhnlich gegenüber Patienten verhalten. Dazu gehört das Wissen über typische Gegenübertragungsreaktionen gegenüber bestimmten Arten von Patienten sowie über adaptiveres und konfliktfreies Verhalten. Dieses Wissen hilft ihm, Abweichungen von den typischen Mustern der Beziehungen zu Patienten auszumachen. Natürlich muss der Teamleiter in manchen Fällen einzelne Mitglieder unter vier Augen darauf ansprechen, dass sie möglicherweise eine persönliche Behandlung brauchen oder den Beruf wechseln sollten.

Die Mitglieder des Behandlungsteams sollten darauf vorbereitet werden, dass sie starke Gefühle gegenüber dem Patienten entwickeln werden, die als Instrumente der Diagnose und der Therapie verwendet werden können. Es ist ein Unterschied, Gefühle zu haben oder nach ihnen zu handeln. Selbstverständlich muss der Leiter den Teammitgliedern raten, Gefühle zu beachten und mit anderen Mitgliedern zu besprechen, jedoch keine Gefühle destruktiver oder erotischer Natur auszuleben. Sie sollten ermutigt werden, ihre Gefühle bei den Personalbesprechungen zu verarbeiten und sie einzusetzen, um die inneren Objektbeziehungen des Patienten zu verstehen. Mit dem Fortschreiten der Behandlung werden sie mit einem besseren Verständnis der inneren Objektbeziehungen des Patienten gewappnet sein, dadurch weniger zu Gegenübertragungsidentifizierungen neigen und statt dessen in der Lage sein, die Verzerrungen und die Art der inneren Objektwelt des Patienten zu erkennen. Wenn ihnen also erlaubt wird, starke Gegenübertragungsgefühle zu empfinden und diese in einer frühen Phase der Behandlung eines Patienten zu besprechen, sind sie mit Fortschreiten der Behandlung in der Lage, sich dem Patienten objektiver zu nähern.

Wenn die Behandelnden ihren Gegenübertragungshass, ihre Gegenübertragungswut und ihre Geringschätzung aufgrund von Schuldgefühlen eher verleugnen, teilen sie ihre intensiven negativen Gefühle auf nonverbalem Wege dennoch mit (Poggi und Ganzarain 1983). Die Patienten haben ein außerordentliches Talent, solche Mitteilungen wahrzunehmen und werden infolgedessen gegebenenfalls zunehmend paranoid. Wenn die Behandelnden ihre eigene Zwiespältigkeit zugeben und offener damit umgehen, können auch die Patienten ihre Zwiespältigkeit zugeben und haben weniger Angst vor ihrem Hass. Solange die Behandelnden ihren Hass jedoch verleugnen, bestätigen sie nur die Angst des Patienten, über solche Gefühle könne man nicht sprechen, und sie seien um jeden Preis zu vermeiden.

Das hier vorgestellte Modell der Interaktion zwischen den Behandelnden und dem Patienten steht in direkter Analogie zu dem, was ich in Kapitel 4 in Bezug auf den Psychotherapeuten vorgeschlagen habe. Das Krankenhauspersonal darf nicht reserviert sein und muss auf spontane, aber kontrollierte Art und Weise Teil des zwischenmenschlichen Bereichs des Patienten sein. Diese Fähigkeit, zuzulassen, dass man „hineingesaugt" wird, aber nur zum Teil, ist ein Vorzug, der den Behandelnden ein empathisches Verständnis der Beziehungsprobleme des Patienten ermöglicht (Hoffman und Gill 1988).

Abspaltung in Situationen mit mehreren Behandelnden

Ein Vorteil der Behandlung durch mehrere Personen gegenüber der Einzeltherapie besteht darin, dass die Selbst- und Objektrepräsentanzen des Patienten mit einem Schlag auf verschiedene Mitglieder des Behandlungsteams verlegt werden und nicht nach und nach auf den Psychotherapeuten allein. Eine solche Situation ist somit ein hervorragendes Diagnose- und Therapieinstrument, um den Prozess der Abspaltung zu verstehen (siehe Kapitel 2).

Die Abspaltung während der stationären Behandlung wird in mehreren Abhandlungen über die von Patienten mit einer behandlungsresistenten Borderline-Persönlichkeitsstörung ausgelöste intensive Gegenübertragung ausführlich beschrieben (Burnham 1966; Gabbard 1986, 1989c, 1992b, 1994, 1997; Main 1957). Empirische Forschungen deuten jedoch darauf hin, dass Abspaltung nicht nur bei Borderline-Patienten, sondern bei einer Vielfalt von Persönlichkeitsstörungen vorkommt (Allen et al. 1988; Perry und Cooper 1986). Die Behandelnden können stark polarisierte Positionen einnehmen und sie gegenüber den anderen mit einer Vehemenz verteidigen, die nicht der Bedeutung der Angelegenheit entspricht. Der Patient hat gegenüber einer Gruppe von Behandelnden die eine und gegenüber einer anderen Gruppe von Behandelnden eine andere Selbstrepräsentanz gezeigt (Burnham 1966; Cohen 1957; Gabbard 1986, 1989c, 1992b, 1994, 1997; Searles 1965). Mittels der projektiven Identifizierung löst jede Selbstrepräsentanz im Behandelnden eine entsprechende Reaktion aus, die als unbewusste Identifizierung mit dem projizierten inneren Objekt des Patienten betrachtet werden kann. Das durch eine Selbst-Objekt-Konstellation entstandene Paradigma von Übertragung und Gegenübertragung kann völlig anders sein als ein durch eine andere entstandenes. Diese Diskrepanz wird gegebenenfalls erstmals bei einer Personalbesprechung deutlich, bei der über den Patienten gesprochen wird. Die unvereinbaren Beschreibungen können die Teammitglieder verwirren, sodass sie einander fragen: „Sprechen wir über ein und denselben Patienten?"

Die vollständig ausgeprägte Abspaltung dieser Art ist ein hervorragendes Beispiel für das altbewährte Konzept, demzufolge der Patient seine innere Objektwelt im Krankenhausmilieu wiederholt (Gabbard 1989c). Die verschiedenen Behandelnden identifizieren sich unbewusst mit den inneren Objekten des Patienten und spielen Rollen aus einem Drehbuch, das vom Unbewussten des Patienten geschrieben wird. Wegen des Elements der Kontrolle, das Bestandteil der projektiven Identifizierung ist, haben die Reaktionen der Behandelnden außerdem häufig einen verpflichtenden Charakter. Sie fühlen sich gezwungen, sich so zu verhalten „wie jemand anderes". Wenn keine projektive Identifizierung im Spiel wäre, würde die so zustande kommende rein intrapsychische Abspaltung in der Gruppe der Behandelnden so gut wie keine Verwirrung stiften, weil ihre Mitglieder wahrscheinlich keine Polarisierung und keinen Ärger untereinander empfinden würden.

Die Abspaltung, wie sie bei der stationären Behandlung auftritt, ist ein besonderer Fall, bei dem es gleichzeitig zu intrapsychischer und zwischenmenschlicher Abspaltung kommt (Hamilton 1988). Die zwischenmenschlichen Aspekte der Abspaltung, die in den Gruppen der

Behandelnden auftritt, zeigen eindeutige Parallelen zur intrapsychischen Abspaltung des Patienten. Zu zwischenmenschlicher Abspaltung wird die intrapsychische Abspaltung mittels der projektiven Identifizierung.

Patienten wählen die Teammitglieder, auf die sie ihre inneren Objekte projizieren, nicht zufällig aus. Die meisten Borderline-Patienten besitzen eine außergewöhnliche Fähigkeit, bestehende latente Konflikte zwischen den Behandelnden auszumachen, und dementsprechend gestalten sich dann ihre Projektionen. Ein Ausschnitt aus einem wahren Fall (Gabbard 1989c) verdeutlicht dieses Muster.

> Frau E, eine 25-jährige Borderline-Patientin, wurde in einer Selbstmordkrise von ihrem Psychiater Dr. F ins Krankenhaus eingewiesen. Zehn Tage nach ihrer Aufnahme, während sie noch immer über Selbstmordgedanken berichtete, wandte sich Dr. F mit der Bitte, Frau E zum örtlichen College fahren zu dürfen, damit sie sich für das Semester einschreiben könne, an den Oberpfleger Herrn G. Herr G erwiderte, dass Patienten, die wegen Selbstmordgefahr aufgenommen wurden, die Station laut den Vorschriften des Krankenhauses nicht verlassen dürften. Er schlug Dr. F vor, an der Personalbesprechung der Station teilzunehmen, um die Behandlung der Patientin ausführlicher zu besprechen. Als Herr G Frau E erklärte, sie könne die Station nicht verlassen, um sich einzuschreiben, wurde sie wütend auf Herrn G und beschuldigte ihn, er sein ein „Tyrann", der die individuellen Bedürfnisse der Patienten nicht berücksichtige. Sie verglich ihn mit Dr. F, den sie idealisierte, indem sie sagte, er sei „der Einzige, der mich versteht". Bei der darauf folgenden Personalbesprechung kam es zu einer hitzigen Debatte zwischen Dr. F und Herrn G, der als Sprecher des Stationspersonals auftrat. Im Eifer des Gefechts sagte Herr G zu Dr. F, dieser sei allgemein bekannt dafür, dass er Krankenhausvorschriften verachte und dazu neige, seine Patienten als „etwas Besonderes" zu behandeln. Um diese Anschuldigung zu widerlegen, ließ Dr. F Herrn G wissen, er gelte als der strengste und der am meisten bestrafende Pfleger des ganzen Krankenhauses.

Dieses Beispiel zeigt, dass Abspaltung und projektive Identifizierung nicht in einem Vakuum auftreten. Frau E hatte eindeutig Menschen ausgewählt, die gut in die inneren Objektbeziehungsparadigmen passten, die sie ihnen zugewiesen hatte. Wie mehrere Verfasser (Adler 1985; Burnham 1966; Shapiro et al. 1977) dargelegt haben, liegt oft ein Körnchen Wahrheit in der Zuweisung innerer Objektprojektionen an Teammitglieder. Der obige Ausschnitt ist auch ein Beispiel für die Beobachtung Burnhams (1966), dass gewöhnlich eine Kluft zwischen den Behandelnden, die den administrativen Bezugsrahmen (das heißt, das, was für die Gruppe gut ist) betonen, und denen, die einen individualistischen Bezugsrahmen bevorzugen, der danach ausgerichtet ist, was für den einzelnen Patienten gut ist, besteht. Und schließlich kommt das in dem obigen Ausschnitt beschriebene Muster, auch wenn alle Behandelnden von einer Abspaltung betroffen sein können, wohl bei der Behandlung von Borderline-Patienten am häufigsten vor: Der Psychotherapeut ist eine idealisierte Figur, das Stationspersonal hingegen wird als unsensibel und strafend abgewertet. Ein anderes typisches Merkmal dieser Konstellation ist, dass der Patient in den Psychotherapiesitzungen gegebenenfalls Informationen, die er aus den täglichen Aktivitäten auf der Station gewonnen hat, auslässt und sich ausschließlich mit Erinnerungen und Übertragungsinformationen aus seiner Kindheit beschäftigt (Adler 1985; Kernberg 1984). Der Psychotherapeut hat in solchen Fällen keine Kenntnis über die problematischen Interaktionen auf der Station und ist überrascht, wenn das Pflegepersonal diese zur Sprache bringt.

Adler (1985) hat aufgezeigt, dass die Behandelnden den Psychotherapeuten infolge dieser Form der Abspaltung bei der Planung des Behandlungsprozesses gegebenenfalls nicht hinzuziehen. Auf diese Weise können sie ihr Bündnis festigen, indem sie „Böses" und Inkompetenz nach außerhalb des Stationsteams auf den Psychotherapeuten projizieren. Wenn dieser Prozess unkontrolliert abläuft, ist es nicht mehr möglich, dass das Stationspersonal und der Psychotherapeut ihre Differenzen beilegen und sich in der Mitte treffen. Wie die inneren Objekte des Patienten können auch diese beiden Seiten des Behandlungsteams nicht integriert werden. Die regressive Kraft von Gruppen ist allgemein bekannt und kann bei sonst gut integrierten Fachkräften zu Abspaltung und projektiver Identifizierung führen (Bion 1961; Kernberg 1984; Oldham und Russakoff 1987).

Die intensive Überprüfung der Nutzung von Ressourcen, wie sie bei der gesteuerten Gesundheitsversorgung vorgenommen wird, ist ebenfalls ein guter Vorwand für eine Abspaltung. Die Behandelnden versuchen gegebenenfalls, das Bündnis mit dem Patienten zu stärken, indem sie jegliche potenzielle Wut und Aggression verlegen. Der Prüfer der gesteuerten Gesundheitsversorgung ist ein natürlicher und willkommener Behälter für alle negativen Gefühle, die zwischen den Behandelnden und dem Patienten aufkommen können. Somit kann dem Prüfer der Versicherung sowohl vom Patienten als auch von den Behandelnden die Rolle des „bösen Objekts" zugeteilt werden, die so hinsichtlich der Viktimisierung durch den Prüfer miteinander mitfühlen und die direkte Besprechung der Übertragungs- und Gegenübertragungsangst und der Aggression vermeiden können (Gabbard et al. 1991).

Wenn eine Personalgruppe diesen Zustand der Fragmentierung erreicht, wird allzu oft der Patient beschuldigt, er versuche zu teilen und zu siegen (Rinsley 1980). Dabei wird häufig vergessen, dass die Abspaltung ein unbewusster Vorgang ist, den der Patient automatisch einsetzt, um sein emotionales Überleben zu sichern. Bei anderen Abwehrmechanismen schieben wir im Allgemeinen nicht dem Patienten die Schuld zu. Das Besondere bei der Abspaltung scheint darin zu liegen, dass die Behandelnden den Eindruck haben, der Patient verhalte sich bewusst und auf boshafte Weise destruktiv.

Ein empathischer Bezugsrahmen kann das Personal daran erinnern, dass die Abspaltung ein Versuch des Patienten ist, die Zerstörungswut zu seinem Schutz abzuwehren.

Zusammenfassend kann man sagen, dass die Abspaltung in Situationen mit mehreren Behandelnden vier Hauptmerkmale aufweist: 1. der Vorgang erfolgt auf der unbewussten Ebene; 2. der Patient nimmt die einzelnen Mitglieder des Behandlungsteams aufgrund von Projektionen seiner inneren Objektrepräsentanzen auf extrem unterschiedliche Weise wahr und behandelt alle Mitglieder entsprechend dieser Projektionen unterschiedlich; 3. die Teammitglieder reagieren mittels projektiver Identifizierung so, als wären sie tatsächlich die projizierten Aspekte des Patienten, und 4. infolgedessen vertreten die Behandelnden in den Personalbesprechungen über den Patienten stark polarisierte Positionen und verteidigen sie mit außerordentlicher Vehemenz (Gabbard 1989c).

Handhabung der Abspaltung in Situationen mit mehreren Behandelnden

Jede Besprechung der Frage, wie die Abspaltung zu handhaben sei, muss mit Burnhams (1966) Hinweis beginnen, dass die vollständige Verhinderung der Abspaltung weder möglich noch wünschenswert ist. Wie jeder andere Abwehrmechanismus stellt auch die Abspaltung ein Sicherheitsventil dar, das den Patienten vor dem schützt, was er als enorme Gefahr empfindet. Es handelt sich um einen Vorgang, der trotz präventiver Maßnahmen der Behandelnden erfolgt. Wichtig ist, dass die Behandelnden die Abspaltung stets im Auge behalten müssen, damit sie die Behandlung nicht zunichtemacht und somit die Moral der Behandelnden untergräbt und bestimmte Beziehungen zwischen ihnen unwiderruflich schädigt. Solche Situationen haben schon zu Fällen schwerer psychiatrischer Erkrankungen und Kündigungen von Mitarbeitern geführt (Burnham 1966; Main 1957).

Eine der wichtigen Maßnahmen, mit denen dem Personal geholfen wird, mit der Abspaltung umzugehen, ist Schulung. Alle psychiatrischen Fachkräfte, die mit schwer gestörten Patienten arbeiten, sollten die Abspaltung und ihre Varianten sehr gut kennen. Wenn die Behandelnden die Abspaltung nicht erkennen, wenn sie entsteht, kann die Handhabung der Situation aussichtslos sein. Im Rahmen der Besprechung der Gegenübertragung können sie ermutigt werden, darauf hinzuarbeiten, projizierte Aspekte des Patienten aufzunehmen, statt nach ihnen zu handeln. Intensive Gefühle gegenüber dem Patienten sollten als wertvolles Material für Diskussionen und Supervision und nicht als verbotene Reaktionen, die vor dem Supervisor verheimlicht werden müssen, betrachtet werden. Indem sie die Mechanismen der Abspaltung verstehen, können die Teammitglieder lernen, zu vermeiden, dass sie sie ausnutzen, indem sie eine Idealisierung akzeptieren, die einer stillschweigenden Abwertung anderer Behandelnder gleichkäme (Adler 1973; Shapiro et al. 1977). Sie müssen außerdem lernen, ihre Gegenübertragungsneigungen, Aspekte ihrer selbst auf den Patienten zu projizieren, zu beobachten.

Schulung ist jedoch erst der Anfang. Regelmäßige und häufige Personalbesprechungen, an denen auch der Psychotherapeut des Patienten teilnimmt, sollten Teil der Routine auf der psychiatrischen Station sein. Es sollte eine Atmosphäre der offenen Besprechung von Differenzen geschaffen werden, für deren Aufrechterhaltung das Personal sorgt. Stanton und Schwartz (1954) haben vor vielen Jahren überzeugend gezeigt, welchen prophylaktischen Wert es hat, verborgene Meinungsverschiedenheiten zwischen den Teammitgliedern aufzuspüren und zu besprechen. Der Psychotherapeut muss sich als Teil des Behandlungsteams betrachten und sich den administrativen Entscheidungen des Stationsteams anschließen (Adler 1985). Das strikte Festhalten an Vertraulichkeitsvorstellungen kann den Abspaltungstendenzen des Patienten Vorschub leisten.

Eines der wichtigsten Ziele der Behandlung von Patienten mit einer schwerwiegenden Charakterpathologie ist die Integration abgespaltener Selbst- und Objektrepräsentanzen. Die Interpretation des Abspaltungsmechanismus kann dem Patienten zwar helfen, sich und andere differenzierter und realistischer zu sehen, sie reicht jedoch selten aus, die Kluft zu überwinden, die auf der Gruppenebene im Krankenhaus entsteht. Interpretationen gegenüber dem Patienten sollten als Ergänzungen zu anderen Maßnahmen auf der Ebene der Interaktionen zwischen den Behandelnden betrachtet werden. Dem Zugang des Psychotherapeuten zur inneren Welt des Patienten entspricht das Ziel des Behandlungsteams, die äußeren Objekte zu integrieren und zu differenzieren.

Um dies zu erreichen, ist es häufig sinnvoll, wenn das mit dem bösen Objekt identifizierte und das mit dem guten Objekt identifizierte Teammitglied sich gemeinsam mit dem Patienten hinsetzen und offen besprechen, wie der Patient die Vorgänge wahrnimmt. Dadurch wird es für den Patienten viel schwerer, seine polarisierte Sichtweise aufrechtzuerhalten, da sich beide Behandelnden human und vernünftig verhalten. Außerdem rücken Behandelnde in dieser Situation häufig von ihren polarisierten Standpunkten ab und bewegen sich in Richtung eines Kompromisses. Auch wenn eine solche Konfrontation die Angst des Patienten vorübergehend steigern kann, vermittelt sie ihm zugleich, dass negative Gefühle Teil zwischenmenschlicher Beziehungen sein können, ohne dass dies katastrophale Folgen hat.

Wenn die Situation emotional so geladen ist, dass die Betroffenen nicht bereit sind, sich zusammenzusetzen, kann ein objektiver Konsultant hinzugezogen werden, um bei der Besprechung zu vermitteln (Gabbard 1986). Der Konsultant kann in der Gruppe die Rolle eines beobachtenden Ich übernehmen und dadurch die von der Abspaltung Betroffenen ermutigen, sich mit dieser Funktion zu identifizieren, etwa so, wie Shapiro et al. (1977) die Funktion beschrieben haben, die der Psychotherapeut hat, wenn er sich mit Heranwachsenden mit einer Borderline-Störung und ihren Familien trifft.

Solche Besprechungen setzten voraus, dass alle Beteiligten erkannt haben, dass ein Abspaltungsprozess im Gange ist. Das anzuerkennen, ist ein wichtiger Schritt in Richtung der Handhabung der Abspaltung. Gewöhnlich sehen sich die Teammitglieder nur ungern als Beteiligte einer Abspaltung. Wenn eine Besprechung zur Erörterung der Dynamik der Behandelnden in Bezug auf einen bestimmten Patienten angesetzt wird, kann das bei ihnen auf starken Widerstand stoßen, da eine solche Besprechung den Anschein erwecken kann, als sei der betreffende Patient etwas Besonderes (Burnham 1966). Wenn der Psychotherapeut des Patienten an der Abspaltung beteiligt ist und bereitwillig an der Besprechung teilnimmt, kann es anders aussehen. Besonders wenn er vom Patienten idealisiert wird, ist zu erwarten, dass er eine herablassende Haltung einnimmt und als Lehrer auftritt, damit die Teammitglieder ihre Gegenübertragungsreaktionen und die Dynamik des Patienten ebenso gut verstehen wie er selbst. Die indirekte Botschaft des Psychotherapeuten in einer solchen Situation lautet, dass es dem Team helfen wird, nicht mehr dem Patienten die Schuld zu geben, wenn sie ihn verstehen. Statt die Personalbesprechung als produktive Art der Erörterung des Abspaltungsprozesses zu betrachten, ist der Psychotherapeut davon überzeugt, dass er recht und alle anderen unrecht haben. Idealisiert zu werden, kann so befriedigend sein, dass der Therapeut gegebenenfalls nicht bereit ist, die Idealisierung als Teil des Abwehrvorgangs beim Patienten zu untersuchen (Finell 1985). Diese Einstellung erbost die Behandelnden natürlich noch mehr und vertieft die Kluft.

Wenn eine Personalbesprechung zur Erörterung einer möglichen Abspaltung angesetzt wird, sollten alle Parteien sie mit der Annahme angehen, dass sie alle vernünftige und kompetente Kliniker sind, denen das Wohl des Patienten am Herzen liegt. Wenn dies gelingt, hat die Gruppe das Gefühl, dass jedes Teammitglied ein Teil des Puzzles beigetragen hat und das Ganze dadurch klarer wird (Burnham 1966). Manche Abspaltungen scheinen jedoch irreparabel zu sein, und ebenso wie die inneren Objekte des Patienten nicht integriert werden können, können sich auch die äußeren Objekte nicht miteinander aussöhnen. Wenn der Therapeut die Rolle des abgewerteten Objekts hat, enden solche Sackgassen manchmal damit, dass das Team einen neuen Therapeuten empfiehlt (Adler 1985).

Je früher eine Abspaltung entdeckt wird, desto weniger kann sie sich verfestigen und desto eher lässt sie sich ändern. Bei den Personalbesprechungen sollten bestimmte Warnzeichen kontinuierlich beachtet werden: 1. wenn ein Behandelnder sich gegenüber einem Patienten ungewöhnlich strafend verhält, 2. wenn ein Behandelnder ungewöhnlich nachsichtig ist, 3. wenn ein Behandelnder den Patienten wiederholt gegen kritische Bemerkungen anderer

Teammitglieder verteidigt und 4. wenn ein Teammitglied glaubt, niemand außer ihm verstehe den Patienten (Gabbard 1989c).

Wenn die Teammitglieder ihren Stolz überwinden und akzeptieren können, dass sie möglicherweise von einer unbewussten Identifizierung mit projizierten Aspekten des Patienten betroffen sind, können sie die Gefühle und die Sichtweisen ihrer Kollegen nachempfinden. Diese Bereitschaft, die Meinung eines anderen in Betracht zu ziehen, kann zu einer Zusammenarbeit im Interesse des Patienten führen, die zu einer deutlichen Verbesserung hinsichtlich des Abspaltungsprozesses führt. Die Heilung der inneren Abspaltung des Patienten beginnt häufig dann, wenn die Teammitglieder ihre äußere Kluft überwinden (Gabbard 1986). Diese parallele Entwicklung kann als dritter Schritt der projektiven Identifizierung betrachtet werden – die zuvor abgespaltenen und projizierten Objektrepräsentanzen des Patienten wurden von den Behandelnden aufgenommen und modifiziert und vom Patienten in einem bedeutsamen zwischenmenschlichen Kontext (in modifizierter Form) reintrojiziert. Indem die Teammitglieder ihre eigenen Differenzen wohlwollend angehen, können sie im Milieu eine Atmosphäre schaffen, in der die guten Erfahrungen gegenüber den schlechten überwiegen – was eine wesentliche Voraussetzung für die Beförderung der Integration von Liebe und Hass beim Patienten ist.

Die Rolle der Gruppenbehandlung im Milieu

Die vorstehenden Ausführungen über die Introjektion und die Projektion von Selbst- und Objektrepräsentanzen zeigen, dass Gruppenprozesse auf jeder psychiatrischen Station sorgfältig beobachtet werden müssen. Häufige Personalbesprechungen sind für die Integration abgespaltener Bruchstücke, die unter Teammitgliedern und Patienten die Runde machen, unerlässlich. Ebenso fördern regelmäßige Gruppenbesprechungen mit Patienten die gründliche Verarbeitung der Interaktionen zwischen Personal und Patienten sowie unter den Patienten; außerdem dienen sie dazu, das Ausleben von Konflikten, die in diesen Beziehungen entstehen, zu verhindern. Die Objektbeziehungstheorie bietet einen guten konzeptuellen Rahmen für das Verständnis von Gruppenprozessen auf der Station (Kernberg 1973, 1991; Oldham und Russakoff 1987). Stanton und Schwartz (1954) haben dargelegt, wie die Dynamik in der Gruppe der Patienten eine ähnliche Dynamik in der Gruppe der Behandelnden widerspiegeln kann. Besonders häufig leben einzelne Patienten verborgene Konflikte der Teammitglieder aus. Eine systematische Aufarbeitung zwischenmenschlicher Konflikte bei Personalbesprechungen und bei Besprechungen von Patienten und Behandelnden kann sehr viel zur Identifizierung paralleler Prozesse in den beiden Gruppen beitragen.

Der Schwerpunkt kleiner Patientengruppen auf einer Station oder in einer Tagesklinik ist je nach der Ich-Stärke und der diagnostischen Kategorien der Patienten unterschiedlich. Im Allgemeinen dienen psychotherapeutische Gruppenbesprechungen jedoch als Schnittstelle zwischen den intrapsychischen Schwierigkeiten der Patienten und ihren Konflikten im Milieu. Kibel (1987) meinte, Schwerpunkt solcher Gruppen sollten die zwischenmenschlichen Schwierigkeiten sein, die sich im täglichen Leben auf der Station ergeben. Diese können mit den intrapsychischen Konflikten oder Defiziten der Patienten zusammenhängen. Er empfahl, sich in solchen Gruppen weniger mit der Übertragung zu beschäftigen, da die durch die Auseinandersetzung mit Übertragungen ausgelöste Angst sowohl die individuellen Ichs als auch das kollektive Ich der Gruppe überwältigen könne. Horwitz (1987) hingegen war davon überzeugt, es könne für Gruppen stationärer Patienten von Nutzen sein, wenn der Schwerpunkt auf der Übertragung liegt, da dadurch das therapeutische Bündnis innerhalb der Gruppe gestärkt werde. Wenn die Besprechungen kleiner Gruppen auf angemessene Weise durchgeführt werden, können sie sogar zu Zufluchtsorten oder Heiligtümern werden, in denen die Patienten ihre Gefühle hinsichtlich der Erfahrung, dass sie auf einer psychiatrischen Station behandelt werden, äußern können, und die Teammitglieder ihrerseits diese Gefühle und Erfahrungen bestätigen können (Kibel 1987). Die Einzelheiten bezüglich der Gruppen stationärer Patienten bespreche ich in Teil II und III dieses Buches im Kontext einzelner Diagnosen.

Indikationen für einen dynamisch ausgerichteten Ansatz

Man könnte anführen, dieses auf Übertragung und Gegenübertragung basierende Behandlungsmodell sei eher für Borderline-Patienten und solche mit affektiven Störungen geeignet als für Schizophrene. Es kann so aussehen, als entwickle der zurückgezogene schizophrene Patient keine Übertragungsbeziehung zu den Behandelnden. Tatsächlich aber wiederholt er seine inneren Objektbeziehungen ebenso im Milieu wie der Borderline-Patient. Sie sind lediglich weniger dramatisch. Rangell (1982) hat darauf hingewiesen, dass Freuds Behauptung, Patienten mit narzisstischen Neurosen entwickelten keine Übertragungen, seine einzige klinische Beobachtung war, die nicht durch spätere analytische Erfahrungen bestätigt wurde. Wie Brenner (1986) darlegte, ist das scheinbare Fehlen der Übertragung die Übertragung. Der schizophrene Patient wiederholt seine innere Objektwelt ebenso wie der Borderline-Patient. Auch schizophrene Patienten haben individuelle charakterologische Abwehrmechanismen. Auch wenn es bei vielen Patienten nicht erforderlich ist, dieses Modell bei einem kurzen Klinikaufenthalt einzusetzen, ist diese Form der

Behandlung bei solchen, deren Abwehrmechanismen die Einhaltung der Anweisungen verhindern, mit Sicherheit von Nutzen (siehe Kapitel 7).

Ein anderer möglicher Einwand ist der, dass ein Konzept, das auf der Modifizierung der Objektbeziehungen basiert, für eine kurze Behandlung nicht auf dieselbe Art und Weise gilt wie für eine längere stationäre Behandlung. Hier geht man jedoch von der falschen Vorstellung aus, die stationäre Behandlung erfolge in einem Vakuum und nicht als Teil monate- oder jahrelanger kontinuierlicher Bemühungen. Mit der Zeit stellt sich eine kumulative Wirkung vieler Widerlegungen der unbewussten Erwartungen des Patienten ein. Erst wenn es ihm wiederholt nicht gelingt, bei den Behandelnden dieselben Reaktionsmuster auszulösen, beginnt er, die ihm angebotenen neuen Objektbeziehungen zu integrieren und zu verinnerlichen. Schließlich bieten die Behandelnden einer Station oder einer Tagesklinik, der Psychotherapeut sowie Freunde und Familie genügend neue Erfahrungen und Reaktionen, um das Ich des Patienten zu stärken und seine Objektbeziehungen so weit zu verbessern, dass er in der Gesellschaft besser funktionieren kann.

Schwere Behandlungsfehler können bei einer kurzen Behandlung ebenso vorkommen wie bei einer langfristigen. Ein differenziertes psychodynamisches Verständnis des Patienten hilft den Behandelnden, Irrtümer hinsichtlich der Technik zu vermeiden. So können sie zum Beispiel die Falle umgehen, der passiven Haltung des Patienten gegenüber der Behandlung zu entsprechen. Einer grundlegenden dynamischen Vorstellung zufolge ist der Patient ein Mitwirkender des Behandlungsprozesses. Bei einer psychodynamisch ausgerichteten Behandlung wird der Patient ermutigt, über Verbindungen zwischen seiner aktuellen Situation und seinem Vorleben in der Kindheit zu reflektieren, damit er langsam versteht, wie er vor langer Zeit entstandene Muster aufrechterhält. Eng verbunden mit dieser Vorstellung ist die, dass der Patient in der Lage ist, aktive Schritte zu unternehmen, um seine Situation zu ändern.

So wie Sigmund Freud (1914) den Begriff *Agieren* (acting out) ursprünglich verwendete, drückte er die Neigung des Patienten aus, etwas aus der Vergangenheit in Form von Handlungen zu wiederholen, statt sich daran zu erinnern und es in Worte zu fassen. Dasselbe Phänomen ist bei der stationären Behandlung oder der Behandlung in einer Tagesklinik zu beobachten, bei der der Patient auf die für ihn typische Art und Weise versucht, andere dazu zu bewegen, seine Bedürfnisse und Wünsche zu erfüllen. Eine weitere psychodynamische Vorstellung ist, dass sich der Patient dahin gehend entwickeln muss, dass er über seine innere Erfahrung reflektiert und spricht, statt zuzulassen, dass sie durch Handlungen zum Ausdruck kommt. Patienten, die, infolge von kognitiver Dysfunktion, geringer Intelligenz oder psychotischem Rückzug, nicht zu einem produktiven verbalen Austausch mit den Behandelnden in der Lage sind, können trotzdem von den nichtverbalen Aspekten der Erfahrung neuer Formen der Objektbezogenheit profitieren. Wie

Ogden (1986) betont hat, muss eine Behandlung nicht in verbaler Form erfolgen, um eine psychoanalytische zu sein.

Seit einigen Jahren mehren sich die Beweise dafür, dass eine psychoanalytische stationäre Behandlung wirksam ist, insbesondere bei Persönlichkeitsstörungen (Dolan et al. 1997; Gabbard et al. 2000). Die Daten deuten darauf hin, dass die Nachsorge für ein gutes Resultat ebenso wichtig ist. Chiesa et al. (2003) haben zwei Modelle der psychosozialen Intervention bei Persönlichkeitsstörungen verglichen. Die Patienten erhielten entweder eine erweiterte stationäre Behandlung von 1 Jahr ohne eine ambulante Behandlung durch einen Spezialisten nach der Entlassung oder eine 6–monatige stationäre Behandlung, auf die eine 18-monatige, zweimal wöchentlich stattfindende psychoanalytisch ausgerichtete ambulante Therapie und eine 6–monatige psychosoziale Unterstützung in der Gemeinde folgten. Die dritte Gruppe bestand aus einer gleichartigen Stichprobe von Patienten mit Persönlichkeitsstörungen, die eine psychiatrische Standardbehandlung ohne Psychotherapie erhielten. Bei den beiden Patientengruppen, die eine psychoanalytisch ausgerichtete Behandlung erhielten, zeigte sich nach 2 Jahren eine signifikante Besserung, während der Zustand der Standardgruppe im Wesentlichen unverändert blieb. Der Vergleich der Patienten, die nur eine erweiterte stationäre Behandlung erhalten hatten, mit denen, die an dem Zweistufenmodell teilgenommen hatten, ergab, dass die Resultate derer mit einer kurzen stationären und einer auf diese folgenden ambulanten Behandlung besser waren.

In der anspruchsvollsten Untersuchung über die psychoanalytisch ausgerichtete Behandlung in einer Tagesklinik führten Bateman und Fonagy (1991, 2001) 38 Patienten mit einer Borderline-Persönlichkeitsstörung nach dem Zufallsprinzip entweder einer teilstationären Behandlung oder einer allgemeinen psychiatrischen Behandlung zu. Die Patienten der Tagesklinikgruppe erreichten in allen Bereichen viel bessere Resultate, und ihr Zustand verbesserte sich auch nach der Beendung der Behandlung weiter. Zudem war ihre Behandlung im Vergleich zu der allgemeinen psychiatrischen Behandlung äußerst kosteneffizient (Bateman und Fonagy 2003). Diese Untersuchung wird in Kapitel 13 ausführlicher besprochen.

In der Psychiatrie der Gegenwart muss neben den psychopharmakologischen Maßnahmen, Familienarbeit, Systemtheorie und soziokulturellen Überlegungen auch die psychodynamische Theorie und Praxis ihren Platz einnehmen. Selbst bei nichtresistenten Patienten hat dieser Objektbeziehungsansatz den großen Vorteil, dass er den Behandelnden das Gefühl gibt, dass sie die intensiven Gegenübertragungsreaktionen im Griff haben. Die Schulung der Mitglieder des Personals durch einen psychodynamisch orientierten Kliniker und das Verständnis, das er ihnen entgegenbringt, machen ihre Arbeit, die mit ständigen emotionalen Angriffen schwer gestörter Patienten einhergeht, erträglicher und verleihen ihr einen tieferen Sinn.

Literaturhinweise

Adler, G.: Hospital treatment of borderline patients. Am J Psychiatry 130: 32–36, 1973.

Adler, G.: Borderline Psychopathology and Its Treatment. New York, Jason Aronson, 1985.

Adshead, G.: Psychiatric staff as attachment figures. Br J Psychiatry 172: 64–69, 1998.

Allen, J. G., Deering, C. D., Buskirk, J. R., et al.: Assessment of therapeutic alliances in the psychiatric hospital milieu. Psychiatry 51: 291–299, 1988.

Bateman, A. W., Fonagy, P.: The effectiveness of partial hospitalization in the treatment of borderline personality disorder: a randomized controlled trial. Am J Psychiatry 158: 1563–1569, 1991.

Bateman, A. W., Fonagy, P.: Treatment of borderline personality disorder with psychoanalytically oriented partial hospitalization: an 18-month follow-up. Am J Psychiatry 158: 36–42, 2001.

Bateman, A. W., Fonagy, P.: Health service utilization costs for borderline personality disorder patients treated with psychoanalytically oriented partial hospitalization versus general psychiatric care. Am J Psychiatry 160: 169–171, 2003.

Bion, W. R.: Experiences in Groups and Other Papers. New York, Basic Books, 1961.

Brenner, C.: Elemente des seelischen Konfliktes. Frankfurt am Main, Fischer, 1986; engl. The Mind in Conflict. New York, International Universities Press, 1982.

Burnham, D. L.: The special-problem patient: victim or agent of splitting? Psychiatry 29: 105–122, 1966.

Casement, P. J.: The meeting of needs in psychoanalysis. Psychoanalytic Inquiry 10: 325–346, 1990.

Chiesa, M., Fonagy, P., Holmes, J.: When more is less: an exploration of psychoanalytically oriented hospital-based treatment for severe personality disorder. Int J Psychoanal 84: 637–650, 2003.

Cohen, R. A.: Some relations between staff tensions and the psychotherapeutic process, in: The Patient and the Mental Hospital: Contributions of Research in the Science of Social Behavior. Edited by Greenblatt, M., Levinson, D. J., Williams, R. H. Glencoe, IL, Free Press, 1957, S. 301–308.

Dolan, B., Warren, F., Norton, K.: Change in borderline symptoms one year after therapeutic community treatment for severe personality disorder. Br J Psychiatry 171: 274–279, 1997.

Finell, J. S.: Narcissistic problems in analysts. Int J Psychoanal 66: 433–445, 1985.

Freud, S.: Erinnern, Wiederholen und Durcharbeiten. GW Bd X, 1914g, S. 125–136.

Gabbard, G. O.: The treatment of the „special“ patient in a psychoanalytic hospital. International Review of Psychoanalysis 13: 333–347, 1986.

Gabbard, G. O.: A contemporary perspective on psychoanalytically informed hospital treatment. Hosp Community Psychiatry 39: 1291–1295, 1988.

Gabbard, G. O.: On „doing nothing“ in the psychoanalytic treatment of the refractory borderline patient. Int J Psychoanal 70: 527–534, 1989a.

Gabbard, G. O.: Patients who hate. Psychiatry 52: 96–106, 1989b.

Gabbard, G. O.: Splitting in hospital treatment. Am J Psychiatry 146: 444–451, 1989c.

Gabbard, G. O.: Comparative indications for brief and extended hospitalization, in: American Psychiatric Press Review of Psychiatry. Vol. 11. Edited by Tasman, A., Riba, M. B. Washington, DC, American Psychiatric Press, 1992a, S. 503–517.

Gabbard, G. O.: The therapeutic relationship in psychiatric hospitalization. Bull Menninger Clin 56: 4–19, 1992b.

Gabbard, G. O.: Treatment of borderline patients in a multiple-treater setting. Psychiatr Clin North Am 17: 839–850, 1994.

Gabbard, G. O.: Training residents in psychodynamic psychiatry, in: Acute Care Psychiatry: Diagnosis and Treatment. Edited by Sederer, L. I., Rothschild, A. J. Baltimore, MD, Williams & Wilkins, 1997, S. 481–491.

Gabbard, G. O.: Treatment-resistant borderline personality disorder. Psychiatric Annals 28: 651–656, 1998.

Gabbard, G. O., Wilkinson, S. M.: Management of Countertransference With Borderline Patients. Washington, DC, American Psychiatric Press, 1994.

Gabbard, G. O., Takahashi, T., Davidson, J. E., et al.: A psychodynamic perspective on the clinical impact of insurance review. Am J Psychiatry 148: 318–323, 1991.

Gabbard, G. O., Coyne, L., Allen, J. G., et al.: Evaluation of intensive inpatient treatment of patients with severe personality disorders. Psychiatr Serv 51: 893–898, 2000.

Hamilton, N. G.: Self and Others: Object Relations Theory in Practice. Northvale, NJ, Jason Aronson, 1988.

Harty, M. K.: Countertransference patterns in the psychiatric treatment team. Bull Menninger Clin 43: 105–122, 1979.

Hilles, L.: Changing trends in the application of psychoanalytic principles to a psychiatric hospital. Bull Menninger Clin 32: 203–218, 1968.

Hoffman, I. Z., Gill, M. M.: Critical reflections on a coding scheme. Int J Psychoanal 69: 55–64, 1988.

Horwitz, L.: Transference issues in hospital groups. Yearbook of Psychoanalysis and Psychotherapy 2: 117–122, 1987.

Kernberg, O. F.: Psychoanalytic object-relations theory, group processes and administration: toward an integrative theory of hospital treatment. Annual of Psychoanalysis 1: 363–388, 1973.

Kernberg, O. F.: Schwere Persönlichkeitsstörungen. Theorie, Diagnose, Behandlungsstrategien. Stuttgart, Klett-Cotta, 1991; engl. Severe Personality Disorders: Psychotherapeutic Strategies. New Haven, CT, Yale University Press, 1984.

Kibel, H. D.: Inpatient group psychotherapy: where treatment philosophies converge. Yearbook of Psychoanalysis and Psychotherapy 2: 94–116, 1987.

Kohut, H.: Narzißmus. Eine Theorie der psychoanalytischen Behandlung narzisstischer Persönlichkeitsstörungen. Frankfurt am Main, Suhrkamp, 1973; engl. The Analysis of the Self. A Systematic Approach to the Psychoanalytic Treatment of Narcisstic Personality Disorders. New York, International University Press, 1971.

Main, T. F.: The ailment. Br J Med Psychol 30: 129–145, 1957.

Menninger, W. C.: The Menninger Hospital's Guide to the Order Sheet (1939). Bull Menninger Clin 46: 1–112, 1982.

Ogden, T. H.: Projective Identification and Psychotherapeutic Technique. New York, Jason Aronson, 1982.

Ogden, T. H.: The Matrix of the Mind: Object Relations and the Psychoanalytic Dialogue. Northvale, NJ, Jason Aronson, 1986.

Oldham, J. M., Russakoff, L. M.: Dynamic Therapy in Brief Hospitalization. Northvale, NJ, Jason Aronson, 1987.

Perry, J. C., Cooper, S. H.: A preliminary report on defenses and conflicts associated with borderline personality disorder. J Am Psychoanal Assoc 34: 863–893, 1986.

Pine, F.: Drive, Ego, Object, and Self: A Synthesis for Clinical Work. New York, Basic Books, 1990.

Poggi, R. G., Ganzarain, R.: Countertransference hate. Bull Menninger Clin 47: 15–35, 1983.

Rangell, L.: The self in psychoanalytic theory. J Am Psychoanal Assoc 30: 863–891, 1982.

Rinsley, D. B.: Treatment of the Severely Disturbed Adolescent. New York, Jason Aronson, 1980.

Rinsley, D. B.: Borderline and Other Self Disorders: A Developmental and Object-Relations Perspective. New York, Jason Aronson, 1982.

Sandler, J., Sandler, A. M.: On the development of object relations and affects. Int J Psychoanal 59: 285–296, 1978.

Searles, H. F.: Collected Papers on Schizophrenia and Related Subjects. New York, International Universities Press, 1965.

Searles, H. F.: The „dedicated physician" in the field of psychotherapy and psychoanalysis (1967), in: Countertransference and Related Subjects. Madison, CT, International Universities Press, 1979, S. 71–88.

Shapiro, E. R., Shapiro, R. L., Zinner, J., et al.: The borderline ego and the working alliance: indications for family and individual treatment in adolescence. Int J Psychoanal 58: 77–87, 1977.

Simmel, E.: Psycho-analytic treatment in a sanatorium. Int J Psychoanal 10: 70–89, 1929.

Stamm, I.: Countertransference in hospital treatment: basic concepts and paradigms. Bull Menninger Clin 49: 432–450, 1985a.

Stamm, I.: The hospital as a „holding environment“. International Journal of Therapeutic Communities 6: 219–229, 1985b.

Stanton, A. H., Schwartz, M. S.: The Mental Hospital: A Study of Institutional Participation in Psychiatric Illness and Treatment. New York, Basic Books, 1954.

Symington, N.: The possibility of human freedom and its transmission (with particular reference to the thought of Bion). Int J Psychoanal 71: 95–106, 1990.

Weiss, J., Sampson, H., the Mount Zion Psychotherapy Research Group: The Psychoanalytic Process: Theory, Clinical Observations, and Empirical Research. New York, Guilford, 1986.

Wesselius, L. F.: Countertransference in milieu treatment. Arch Gen Psychiatry 18: 47–52, 1968.

Winnicott, D. W. (1974) Reifungsprozesse und fördernde Umwelt. München, Kindler, 1974; engl. The Maturational Processes and the Facilitating Environment. Studies in the Theory of Emotional Development. New York, International University Press, 1965.

Zee, J. J.: Purpose and structure of a psychoanalytic hospital. J Natl Assoc Priv Psychiatr Hosp 84: 20–26, 1977.

II.

PSYCHODYNAMISCHE ANSÄTZE BEI ACHSE-I-STÖRUNGEN

KAPITEL 7

SCHIZOPHRENIE

> Es gibt keine Entwicklungsphase, in der der Mensch außerhalb der zwischenmenschlichen Bezogenheit existiert.
>
> *Harry Stack Sullivan*

Bei der Entstehung von Schizophrenie spielen genetische Faktoren eine wichtige Rolle. Die Ergebnisse der am strengsten kontrollierten Studien deuten auf eine Konkordanz von Schizophrenie bei eineiigen Zwillingen zwischen 40 und 50 % hin, während die Konkordanz bei zweieiigen Zwillingen in etwa dieselbe ist wie bei Geschwistern (Kety 1996; Plomin et al. 1990). Wie bei praktisch allen psychiatrischen Störungen erfolgt jedoch auch hier keine Vererbung nach eindeutig mendelschem Muster. Wahrscheinlich liegt eine genetische Homogenität vor – mit anderen Worten, wahrscheinlich ist mehr als ein defektes Gen beteiligt, und der Störung liegen mehrere genetische Konstellationen zugrunde. Auch Umweltfaktoren scheinen bei der Entstehung der Schizophrenie eine Rolle zu spielen, da weniger als die Hälfte der eineiigen Zwillinge konkordant sind, wobei noch keine Übereinstimmung über die genaue Art dieser Umweltschäden herrscht. Zu den möglichen Ursachen gehören Geburtsschäden, Virusinfektionen während der Schwangerschaft, Probleme mit der Blutversorgung im Uterus, Ernährungsfaktoren, Entwicklungsstörungen und bestimmte Arten von Kindheitstraumata (Kety 1996; Olin und Mednick 1996). Neuere Forschungen lassen darauf schließen, dass sowohl das Aufwachsen in einer städtischen Umgebung (Pedersen und Mortensen 2001) als auch Kopfverletzungen in der Kindheit (Abdelmalik et al. 2003) das Risiko für Schizophrenie erhöhen.

Es gibt keine biologischen Forschungen, die die eine unumstößliche Tatsache widerlegen würden – dass nämlich die Schizophrenie eine Krankheit ist, die bei Menschen mit einer einzigartigen psychologischen Struktur auftritt. Selbst wenn die Ätiologie der Schizophrenie zu 100 % mit genetischen Faktoren zu erklären wäre, würden die Kliniker dennoch einer dynamisch komplexen individuellen Reaktion auf eine äußerst beunruhigende Krankheit begegnen. Gut ausgearbeitete psychodynamische Ansätze werden stets unerlässliche Komponenten des Instrumentariums sein, das der Kliniker bei der Behandlung von Patienten mit Schizophrenie einsetzt. Es können wohl höchstens 10 % der schizophrenen Patienten, die nur eine aus Neuroleptika und kurzen stationären Aufenthalten bestehende Behandlung erhalten, angemessen funktionieren (McGlashan und Keats 1989). Die übrigen 90 % profitieren möglicherweise von dynamisch orientierten Behandlungsansätzen, deren wesentliche Bestandteile zur erfolgreichen Handhabung ihrer Schizophrenie unter anderem dynamische Pharmakotherapie, Einzeltherapie, Gruppentherapie, familientherapeutische Ansätze und das Erlernen von Fertigkeiten sind.

Die Behandlung für Schizophrenie gibt es nicht. Alle therapeutischen Maßnahmen müssen auf die individuellen Bedürfnisse des jeweiligen Patienten abgestimmt werden. Schizophrenie ist eine heterogene Krankheit mit wandelbaren klinischen Manifestationen. Eine sinnvolle Aufteilung der deskriptiven Symptomatologie der Störung ist die Gruppierung in drei Cluster: 1. positive Symptome, 2. negative Symptome und 3. gestörte persönliche Beziehungen (Andreasen et al. 1982; Keith und Matthews 1984; Munich et al. 1985; Strauss et al. 1974). Nach diesem erstmals von Strauss empfohlenen Modell wird zwischen drei psychopathologischen Prozessen unterschieden, die bei schizophrenen Patienten vorkommen. Es ist eine von mehreren bisher erarbeiteten Klassifizierungen. Manche sind der Ansicht, dass der dritte Cluster auch Symptome der mentalen oder kognitiven Desorganisation enthalten sollte. Ich habe mich für gestörte persönliche Beziehungen als Schwerpunkt entschieden, weil sie für einen dynamisch orientierten Behandlungsansatz von Bedeutung sind. Zu den positiven Symptomen gehören Störungen der Gedankeninhalte (wie Wahnvorstellungen), Störungen der Wahrnehmung (wie Halluzinationen) und Manifestationen im Bereich des Verhaltens (wie Katatonie und Erregung), die innerhalb kurzer Zeit entstehen und häufig Begleiterscheinungen einer akuten psychotischen Episode sind.

Während die vollständig ausgeprägten positiven Symptome eine unbestrittene „Präsenz" darstellen, lassen sich die negativen Symptome der Schizophrenie eher als das „Fehlen" bestimmter Funktionen beschreiben. Zu diesen negativen Symptomen gehören eingeschränkte Affekte,

Gedankenarmut, Apathie und Anhedonie. Patienten, bei denen die negativen Symptome überwiegen, können durch eine Reihe von Merkmalen beschrieben werden, die auf eine strukturelle Abnormität des Gehirns hindeuten, so zum Beispiel schlechte prämorbide Anpassung, schlechte Schulleistungen, größere Schwierigkeiten, eine Arbeitsstelle zu behalten, schlechtere Leistungen bei kognitiven Tests, schlechtes Ansprechen auf Behandlung, früher Ausbruch der Krankheit und prämorbide Schwierigkeiten im Bereich der sozialen Funktionen und des Werkzeuggebrauchs (Andreasen et al. 1990).

Carpenter et al. (1988) haben sich für eine weitere Unterscheidung innerhalb der negativen Symptome ausgesprochen. Sie haben darauf hingewiesen, dass bestimmte Formen des sozialen Rückzugs, der abgestumpften Aspekte und der scheinbaren Gedankenarmut in Relation zu Angst, Depression, Vernachlässigung durch die Umwelt oder der Wirkung von Medikamenten sekundär sein können. Deshalb sollten diese Manifestationen nicht als *negative Symptome* bezeichnet werden, da sie von kurzer Dauer und sekundär sind. Carpenter et al. (1988) haben für eindeutig negative Symptome, die von Dauer sind, den Begriff *Defizitsyndrom* vorgeschlagen. Die Dauer negativer Symptome ist auch für die Prognose von Bedeutung. Kirkpatrick et al. (2001) haben betont, dass die Defizitpathologie eine Gruppe von Patienten umschreibt, deren Krankheit sich grundlegend von einer Schizophrenie ohne Defizitmerkmale unterscheidet. Sie haben darauf hingewiesen, dass die Defizitkrankheit einen anderen Verlauf sowie andere biologische Korrelate hat und anders auf Behandlung anspricht.

Ebenso wie die negativen Symptome entwickeln sich auch gestörte persönliche Beziehungen gewöhnlich über eine lange Zeit. Solche Probleme entspringen einem charakterologischen Substrat und umfassen eine Fülle von zwischenmenschlichen Beziehungen, die so vielfältig sind wie die menschliche Persönlichkeit. Zu den auffälligen Manifestationen gestörter zwischenmenschlicher Beziehungen gehören Rückzug, der unangemessene Ausdruck von Aggression und Sexualität, fehlendes Bewusstsein für die Bedürfnisse anderer, ein übermäßig forderndes Verhalten und die Unfähigkeit, bedeutsame Kontakte zu anderen Menschen zu knüpfen. Diese dritte Kategorie ist weniger eng definiert als die anderen beiden, weil so gut wie jeder schizophrene Patient mit Problemen in zwischenmenschlichen Beziehungen zu kämpfen hat. Es ist sogar so, dass sich die drei Kategorien stark überschneiden und der Patient im Verlauf der Krankheit von einer Gruppe in eine andere übergehen kann. Der größte Nutzen der drei Modelle besteht darin, dass sie die Kategorisierung der vorherrschenden Manifestationen der Krankheit erleichtern, sodass die Behandlung entsprechend angepasst werden kann. Die Unterscheidungen sind nicht nur auf der Ebene der deskriptiven Symptome, sondern auch hinsichtlich der Gewichtung dynamischer Überlegungen von heuristischer und praktischer Bedeutung.

Die psychodynamische Auffassung zur Schizophrenie

Es sind schon viele psychodynamische Modelle vorgeschlagen worden, die dem Kliniker helfen sollen, den schizophrenen Prozess zu verstehen. Einen zentralen Platz in der Diskussion über die Theorien zur Schizophrenie nimmt die Kontroverse über Konflikt oder Defizit (siehe Kapitel 2) ein. Auch Freud schwankte zwischen einem Konfliktmodell und einem Defizitmodell der Schizophrenie, während er sein eigenes Konzept entwickelte (Arlow und Brenner 1969; Grotstein 1977a, 1977b; London 1973a, 1973b; Pao 1973). Ein Großteil von Freuds (1911c, 1914c, 1915e, 1924a, 1924e) Konzept wurzelte in seiner Vorstellung über die Besetzung, welche die Menge an Energie bezeichnet, die zu einer intrapsychischen Struktur oder Objektrepräsentanz gehört. Er war davon überzeugt, dass die Schizophrenie durch den Abzug der Besetzung der Objekte gekennzeichnet ist. Manchmal verwandte er das Konzept des Abzugs der Besetzung, um den Abzug emotionaler oder libidinöser Ressourcen von intrapsychischen Objektrepräsentanzen zu beschreiben; dann wieder benutzte er den Begriff, um den Rückzug von realen Personen im Umfeld zu beschreiben (London 1973a). Freud definierte die Schizophrenie als eine Regression als Reaktion auf intensive Frustration in Bezug auf andere und intensive Konflikte mit ihnen. Mit dieser Regression von der Objektbezogenheit in ein autoerotisches Entwicklungsstadium gehe der Abzug emotionaler Ressourcen von Objektrepräsentanzen und externen Figuren einher, was das Auftreten des autistischen Rückzugs bei schizophrenen Patienten erkläre. Freud (1914c) vertrat die These, die Besetzung des Patienten werde dann in das Selbst oder das Ich reinvestiert.

Einige Verfasser (London 1973a, 1973b; Wexler 1971) haben Freuds Abzug der Besetzung als Anerkennung eines Defizitmodells der Schizophrenie betrachtet, obwohl Freud eindeutig versucht hatte, auch den Konflikt zu berücksichtigen. Nachdem er sein Strukturmodell erarbeitet hatte, revidierte er seine Ansicht über die Psychose dementsprechend (Freud 1924a, 1924e). Während er die Neurose als Konflikt zwischen dem Ich und dem Es betrachtete, deutete er die Psychose als Konflikt zwischen dem Ich und der äußeren Welt. Bei der Psychose, so meinte er, kommt es zunächst zu einer Verleugnung und dann zu einer Umgestaltung der Wirklichkeit. Trotz dieser Revidierung sprach Freud auch weiterhin vom Abzug der Besetzung und ihrer Reinvestition in das Ich. Mit dem Abzug der Objektbesetzung erklärte er seine Beobachtung, dass schizophrene Patienten im Unterschied zu neurotischen nicht zu Übertragungen fähig waren.

Freuds Vorstellung, schizophrene Patienten entwickelten keine Übertragungsbindungen, hing eindeutig damit zusammen, dass er bei solchen Patienten keine intensiven therapeutischen Anstrengungen unternahm. Er war der Überzeugung, die Störung resultiere aus frühen zwischenmenschlichen

Schwierigkeiten (besonders in der Kind-Eltern-Beziehung) und konzeptualisierte die Behandlung als einen langfristigen zwischenmenschlichen Prozess, in dem versucht wird, diese frühen Probleme anzusprechen. Sullivan (1962) zufolge führt die falsche Betreuung durch die Mutter zu einem angsterfüllten Selbst beim Kleinkind und verhindert, dass die Bedürfnisse des Kindes befriedigt werden. Dieser Aspekt der Selbsterfahrung wird dann, so meint er, dissoziiert, das Selbstwertgefühl erleidet jedoch beträchtlichen Schaden. Der Ausbruch der Schizophrenie ist nach Sullivans Ansicht ein Wiederaufleben des dissoziierten Selbst, das zu einem panischen Zustand und dann zu psychotischer Desorganisation führt. Sullivan ist stets davon ausgegangen, dass die Fähigkeit zu zwischenmenschlicher Bezogenheit selbst bei extrem zurückgezogenen Schizophrenen vorhanden ist. Seine bahnbrechende Arbeit mit schizophrenen Patienten führte seine Schülerin Frieda Fromm-Reichmann (1950) fort, die betonte, schizophrene Menschen seien nicht glücklich in ihrer Zurückgezogenheit. Sie seien sehr einsame Menschen, die ihre Angst und ihr Misstrauen gegenüber anderen wegen schlechter Erfahrungen in jungen Jahren nicht überwinden können.

Während Sullivan und seine Anhänger ihre zwischenmenschlichen Theorien entwickelten, beobachteten die frühen Ich-Psychologen, dass die fehlerhafte Ich-Grenze eines der Hauptdefizite schizophrener Patienten ist. Federn (1956) stimmte Freuds Behauptung, bei Schizophrenie werde die Objektbesetzung abgezogen, nicht zu. Statt dessen hob er den Abzug der Ich-Grenzen-Besetzung hervor. Er erklärte, bei schizophrenen Patienten gebe es keine Grenze zwischen dem, was innen, und dem, was außen ist, da ihre Ich-Grenze psychologisch nicht mehr besetzt sei (wie bei neurotischen Patienten).

Viele dieser frühen psychoanalytischen Definitionen verursachten enorme Schwierigkeiten zwischen den Klinikern, die Patienten mit Schizophrenie behandelten, und den Familien dieser Patienten. Begriffe wie *schizophrenogene Mutter* schufen eine Atmosphäre, in der die Mütter das Gefühl hatten, dafür verantwortlich gemacht zu werden, dass ihre Kinder an Schizophrenie litten. In den letzten Jahrzehnten sind differenziertere Definitionen der Schizophrenie entstanden (Arlow und Brenner 1969; Blatt und Wild 1976; Grand 1982; Grotstein 1977a, 1977b; Mahler 1952; Ogden 1980, 1982). Die meisten dieser Theorien basieren auf Rekonstruktionen anhand der Arbeit mit erwachsenen Patienten. Mit anderen Worten, die Kliniker haben die mentalen Prozesse im Rahmen der Psychotherapie untersucht und sie auf die Fragen der Entwicklung in der Kindheit extrapoliert. Leider werden die Erkenntnisse der biologischen Forschung bei vielen psychoanalytischen Theorien zur Ätiologie nicht berücksichtigt.

Mehrere psychologische Konfigurationen zeigen die Schnittstelle zwischen dem Neurobiologischen und dem Psychologischen auf. Kinder, die schließlich an Schizophrenie erkranken, haben eine Aversion gegen Objektbeziehungen, was eine Bindung zu ihnen erschwert. Häufige präschizophrene

Persönlichkeitsmerkmale sind auch Überempfindlichkeit gegen Stimulierung und Schwierigkeiten mit Aufmerksamkeit und Konzentration. Die Forschungsergebnisse lassen darauf schließen, dass regionale diffuse Verluste des sensorischen Gating im zentralen Nervensystem charakteristisch für Schizophrenie sein können (Freedman et al. 1996; Judd et al. 1992), sodass die Patienten Schwierigkeiten haben, irrelevante Stimuli herauszufiltern und dadurch eine chronische sensorische Überlastung empfinden. Robbins (1992) vermutete eine Korrelation zwischen emotionalen Zuständen mentalen Vergessens sowie kortikaler Atrophie und verminderter Aktivität in den Frontallappen des schizophrenen Patienten. Diese Gruppe von Merkmalen stellt Eltern und Betreuer, die den Bedürfnissen solcher Kinder gerecht werden müssen, vor enorme Herausforderungen. In einer sorgfältig konzipierten prospektiven Studie (Cannon et al. 2002) wurde nachgewiesen, dass anhand von signifikanten Beeinträchtigungen der neuromotorischen Entwicklung, der rezeptiven Sprachentwicklung und der kognitiven Entwicklung in der Kindheit eine schizophreniforme Störung vorhergesagt werden kann.

Bei Theorien zur Ätiologie und zur Pathogenese müssen die stichhaltigen Beweise dafür, dass genetische Faktoren eine Schlüsselrolle spielen, berücksichtigt werden. Liegen solche Faktoren nicht vor, erkranken die Nachkommen selbst in einem äußerst dysfunktionalen familiären Umfeld nicht an Schizophrenie (Wahlberg et al. 1997). Eine der überzeugendsten Hypothesen ist die von Kendler und Eaves (1986), laut welcher die Gene bestimmen, wie empfänglich ein Individuum für die prädisponierenden Faktoren der Umwelt, die das Risiko erhöhen, beziehungsweise für die schützenden, die das Risiko mindern, ist. Tatsächlich reagieren Patienten mit einem größeren familiären Risiko, an Psychose zu erkranken, im Vergleich zu Kontrollpersonen emotional intensiver auf den Stress des Alltags (Myrin-Germeys 2001). Diese Theorie der genetischen Kontrolle der Empfindlichkeit gegenüber dem Umfeld wurde durch eine finnische Studie untermauert, bei der eine Gruppe von 58 Adoptivkindern mit schizophrenen biologischen Müttern mit einer Gruppe von 96 Adoptivkindern mit einem normalen genetischen Risiko verglichen wurde (Wahlberg et al. 1997). Die Adoptivkinder mit einem hohen genetischen Risiko, deren Adoptiveltern ein vom normalen abweichendes Kommunikationsverhalten hatten, zeigten in größerer Zahl Gedankenstörungen als die Gruppe der Vergleichsadoptivkinder. Bei diesem Modell liegt der Schwerpunkt darauf, wie gut Kind und Familie „zusammenpassen". Eine Untergruppe der Adoptivkinder mit hohem genetischen Risiko „passte" nicht zu ihren Adoptiveltern mit stark abweichendem Kommunikationsverhalten.

Aus diesem Modell folgt unter anderem, dass positive Erfahrungen während des Heranwachsens Menschen mit einem hohen Risiko dagegen schützen können, später an Schizophrenie zu erkranken. Diese Ansicht wurde durch die Finnish Adoptive Family Study (Tienari et al. 1994) belegt. Bei dieser

Untersuchung waren die Kinder schizophrener Mütter, die in ihrer Adoptivfamilie positive Erfahrungen gemacht hatten, gegen eine spätere Schizophrenie geschützt, während die Störung bei genetisch anfälligen Kindern, die eine gestörte Adoptivfamilie hatten, zumeist ausbrach. Im Rahmen einer neueren Untersuchung über die zur Adoption freigegebenen Kinder schizophrener Mütter besuchten Tienari und seine Kollegen (2004) die Adoptivkinder zu Hause bei ihren Adoptivfamilien und bestimmten das Ausmaß der Dysfunktionalität der Familien anhand einer Skala von „gesund" bis „schwerwiegend dysfunktional". Die Forscher kamen zu dem Schluss, dass die Adoptivkinder mit hohem Risiko mit größerer Wahrscheinlichkeit an Schizophrenie erkranken, wenn eine signifikante Dysfunktion der Familie vorliegt. Dieser Zusammenhang bestand bei den Kindern mit einem niedrigen genetischen Risiko nicht. Somit sprechen diese Erkenntnisse dafür, dass hinsichtlich der Schizophrenie eine Wechselwirkung zwischen genetischem Risiko und der Umgebung besteht, in der ein Kind aufwächst.

Bei einer umfassenden Analyse der Literatur identifizierten Olin und Mednick (1996) prämorbide Merkmale, anhand welcher das Risiko für eine spätere Psychose bewertet werden kann. Diese Merkmale können in zwei Kategorien aufgeteilt werden: 1. frühe ätiologische Faktoren, unter anderem perinatale Komplikationen, Schizophrenie in der Familie, Grippeerkrankung der Mutter, neurobehaviorale Defizite, Trennung der Eltern im ersten Lebensjahr, zerrüttete Familienverhältnisse und Aufwachsen in öffentlichen Einrichtungen; 2. von Klinikern und Lehrern festgestellte behaviorale und soziale Vorläufer einer Geisteskrankheit und durch Interviews und Fragebögen ermittelte Abweichungen der Persönlichkeit. Mit anderen Worten, es kommt zu einer Wechselwirkung zwischen genetischer Anfälligkeit, Merkmalen des Umfelds und den Eigenschaften des Individuums.

Bei einem großen Teil der psychodynamischen Literatur zur Schizophrenie liegt der Schwerpunkt auf Überlegungen zur Behandlung. Und die psychodynamische Auffassung ist in der Tat von Bedeutung für die Behandlung von Schizophrenie, und zwar unabhängig von der Ätiologie der Krankheit. Viele psychodynamische Theorien darüber, wie der Kliniker an den Patienten herangehen sollte, weisen gemeinsame Züge auf. Erstens wird festgestellt, dass psychotische Symptome eine Bedeutung haben (Karon 1992). Grandiose Wahnvorstellungen oder Halluzinationen beispielsweise folgen häufig unmittelbar auf eine Verletzung des Selbstwertgefühls des Patienten (Garfield 1985; Garfield et al. 1987). Mit dem grandiosen Inhalt des Gedankens oder der Wahrnehmung versucht der Patient, die narzisstische Verletzung auszugleichen.

Die zweite gemeinsame Aussage ist, dass die Bezogenheit zu Menschen bei diesen Patienten mit Angst behaftet ist. Die starken Ängste, die mit dem Kontakt mit anderen einhergehen, sind offensichtlich, auch wenn ihr Ursprung nicht vollständig erklärt werden kann. Die Sorge über die Integrität der

Grenzen des Ich und die Angst vor der Verschmelzung mit anderen sind ein ständiges Problem, das häufig durch Isolation gelöst wird. Behandlungsbeziehungen stellen den Patienten vor die Herausforderung, darauf vertrauen zu müssen, dass der Kontakt mit anderen nicht zu einer Katastrophe führt. Die dritte Gemeinsamkeit schließlich ist die Überzeugung aller psychodynamisch ausgerichteten Verfasser, dass dynamisch orientierte Therapiebeziehungen mit sensiblen Klinikern die Lebensqualität von Schizophrenen grundlegend verbessern können. 80 % der vollständig geheilten schizophrenen Patienten in einer Studie (Rund 1990) hatten eine langfristige Psychotherapie erhalten und dieser große Bedeutung beigemessen. Selbst wenn keine vollständige Heilung erreicht wird, kann die Therapiebeziehung die Adaptation des Patienten an das Leben enorm verbessern.

Behandlungsansätze

Pharmakotherapie

Gut konzipierte kontrollierte Untersuchungen zeigen deutlich, dass die Verabreichung von Neuroleptika hinsichtlich der positiven Symptome der Schizophrenie sehr wirksam ist. Der bedachte Einsatz von Neuroleptika macht den schizophrenen Patienten weitaus zugänglicher für alle anderen Formen therapeutischer Maßnahmen. Keith und Matthews (1984) behaupteten sogar, „das Freisein von positiven Symptomen ist beinahe ein Sine-qua-non-Zustand für psychosoziale Behandlungen“ (S. 71). Negative Symptome und gestörte zwischenmenschliche Beziehungen hingegen beeinflussen die Medikamente in viel geringerem Maße, sodass hier psychosoziale Maßnahmen erforderlich sind. Einige neue und atypische Neuroleptika (wie Clozapin, Risperidon und Olanzapin) scheinen eine stärkere Wirkung auf negative Symptome zu haben.

Da es eine Vielzahl von hervorragenden Texten zur Pharmakologie gibt, konzentriere ich mich hier auf die psychosozialen Behandlungsansätze. Wie in Kapitel 5 dargelegt, ist die Nichteinhaltung der Medikamentenverordnung bei der Behandlung vieler schizophrener Patienten ein ständiges Problem. Dynamische Psychiater, die an der Langzeitbehandlung von Patienten mit Schizophrenie beteiligt sind, müssen die Befolgung der Medikationsanweisungen als Problem bei der Behandlung betrachten. Jeder Patient muss darüber belehrt werden, dass ein Rückfall zu erwarten ist, wenn er die Medikamente absetzt, weiterhin über tardive Dyskinesie und die Handhabung der leichteren Nebenwirkungen. Außerdem muss von Zeit zu Zeit festgestellt werden, was die Medikamente für ihn bedeuten, besonders bei den ersten Anzeichen einer nicht vorschriftsmäßigen Einnahme. Wie ich in

Kapitel 5 betont habe, muss die Verschreibung von Neuroleptika im Kontext eines therapeutischen Bündnisses erfolgen, das durch einfühlsames Eingehen auf alle inneren Erfahrungen des Patienten bezüglich aller Behandlungen aufrechterhalten wird.

Die neuen atypischen Neuroleptika, die seit einigen Jahren weithin angewendet werden, haben die Behandlung der Schizophrenie revolutioniert. Diese Mittel, unter anderem Risperidon, Clozapin, Olanzapin, Quetiapin und Ziprasidon, sind gegen positive Symptome mindestens ebenso wirksam wie die konventionellen Neuroleptika und gegen negative Symptome wirksamer als diese. Es hat sich außerdem gezeigt, dass Clozapin bei einem beträchtlichen Teil der behandlungsresistenten Patienten psychotische Symptome mildert. Zudem befreien diese Mittel die Patienten häufig von einer Reihe unangenehmer Nebenwirkungen, sodass sie eher bereit sind, die Medikamenteneinnahme fortzusetzen und an psychosozialen Behandlungen teilzunehmen. Die Behandlung mit Risperidon hat eine günstigere Wirkung auf das verbale Arbeitsgedächtnis als die Gabe konventioneller Neuroleptika, was die Mitarbeit bei einer psychotherapeutischen oder psychosozialen Behandlung begünstigt (Green et al. 1997). Eine Studie, in der Patienten, die Clozapin nahmen, mit solchen verglichen wurden, die ein konventionelles Neuroleptikum erhielten, hat ergeben, dass die mit Clozapin behandelten mit größerer Wahrscheinlichkeit an einer psychosozialen Rehabilitation teilnehmen (Rosenheck et al. 1998).

Die Einführung der atypischen Neuroleptika hat auch neue Herausforderungen für den Kliniker mit sich gebracht. Bei manchen Patienten, die jahrelang chronisch krank waren, weil sie nicht auf die konventionellen Mittel angesprochen hatten, tritt plötzlich eine Remission ein. Manche Forscher (Degen und Nasper 1996; Duckworth et al. 1997) haben diese Remissionen mit dem verglichen, was Oliver Sacks (1990) als „Erwachen“ bezeichnet hat. Eine Psychose kann bei vielen Patienten als Abwehrmechanismus dienen, um sich nicht mit den Unsicherheiten von Beziehungen, der Vielschichtigkeit der Probleme am Arbeitsplatz und dem Sinn des Lebens auseinandersetzen zu müssen. Die gesamte Identität eines Menschen kann von dem Bewusstsein bestimmt sein, dass er an einer chronischen Krankheit leidet. Wenn die Symptome endlich zurückgehen, setzt bei den Betroffenen häufig eine Trauer darüber ein, was sie verloren haben, und sie sind verwirrt, weil sie nicht wissen, wer sie in nichtpsychotischem Zustand sind. Wie Degen und Nasper (1996) festgestellt haben: „Es hat sich gezeigt, dass eine eindeutige Besserung, ein plötzlicher Rückgang der Symptome für manche Menschen mindestens so schmerzlich ist wie die Psychose“ (S. 9). Psychotherapeutische Maßnahmen können dem Patienten helfen, das alte und das neue Selbst zu integrieren.

Patienten mit chronischen Psychosen waren möglicherweise von den Risiken der Intimität abgeschottet. Die Remission der psychotischen

Symptome kann nach Jahren erstmals wieder die Möglichkeit für romantische und sexuelle Beziehungen eröffnen, was bei vielen Patienten enorme Angst auslösen kann. Sie müssen das damit einhergehende Risiko des Verlusts und der Abweisung in Kauf nehmen, wenn sie beginnen, sich anderen zu nähern (Duckworth et al. 1997). Und schließlich kann die Befreiung von der Psychose eine existenzielle Krise in Bezug auf den Sinn und Zweck des Lebens auslösen. Ihnen wird klar, dass die chronische Krankheit ihnen einen beträchtlichen Teil ihres Lebens genommen hat, und sie sind gezwungen, ihre persönlichen und spirituellen Werte neu zu überdenken. Diejenigen, die wieder arbeiten, müssen die Bedeutung der Arbeit in ihre Vorstellung von Sinn und persönlicher Identität integrieren, nachdem sie lange Zeit nicht arbeiten konnten.

Außer dem Erlernen von Fähigkeiten, der Rehabilitation und anderen Modalitäten brauchen Patienten, die gut auf atypische Neuroleptika ansprechen, auch eine unterstützende menschliche Beziehung, in der sie diese Änderungen ausloten können.

Einzelpsychotherapie

Obwohl die psychoanalytisch orientierte Einzelpsychotherapie bei Schizophrenie eine reiche Tradition hat, haben die Forscher große Mühe, nachzuweisen, dass der durchschnittliche Schizophreniepatient mit einiger Wahrscheinlichkeit von solchen Maßnahmen profitiert (Gomez-Schwartz 1984). Häufig zitiert wird in diesem Zusammenhang die Camarillo State Hospital Study (Mai 1968), weil sie die erste groß angelegte Studie war, bei der die Resultate psychotherapeutisch und mit Neuroleptika behandelter schizophrener Patienten verglichen wurden. Bei den medikamentös behandelten Patienten zeigte sich eine deutlich größere Besserung als bei denen, die keine Medikamente bekommen hatten, und bei denen, die nur eine Psychotherapie erhalten hatten. Zudem wurde keine Wechselwirkung zwischen der Psychotherapie und der Behandlung mit Neuroleptika festgestellt. Diese Studie wurde jedoch kritisiert, weil die Behandlungen von unerfahrenen Therapeuten vorgenommen wurden, die der Art der Psychotherapie, die sie mit den Probanden durchführen sollten, nicht in besonderer Weise verpflichtet waren. Außerdem waren die Messinstrumente nicht empfindlich genug, um Veränderungen der zwischenmenschlichen und der allgemeinen psychologischen Funktionen zu registrieren, die möglicherweise nur der Psychotherapie zuzuschreiben waren (Conte und Plutchik 1986). Auch in zwei anderen Studien, die ebenfalls methodologische Mängel hatten (Grinspoon et al. 1972; Rogers et al. 1967), wurde eine fragliche Wirksamkeit der Psychotherapie festgestellt. Karon und VandenBos (1981) wiesen bei schizophrenen Patienten, die von erfahrenen Therapeuten behandelt worden waren, eine größere Besserung nach als bei der Kontrollgruppe, die

Phenothiazine und eine supportive Therapie erhalten hatte, doch auch bei dieser Studie wurden methodologische Mängel wie das Fehlen der zufälligen Auswahl und der frühen Überweisung der medikamentös behandelten Patienten auf eine chronische Station beanstandet (Keith und Matthews 1984; Klein 1980).

Die bei Weitem am sorgfältigsten konzipierte Untersuchung zur Wirkung der Psychotherapie bei schizophrenen Patienten ist die Boston Psychotherapy Study, über die Stanton, Gunderson und ihre Kollegen berichtet haben (Gunderson et al. 1984; Stanton et al. 1984). Ein grundsätzlicher Fehler früherer Studien war es gewesen, dass die Form der Psychotherapie, die die Therapeuten der Projekte angewandt hatten, nicht definiert worden war. In der Bostoner Studie erhielten nicht chronisch kranke schizophrene Patienten, die in verschiedenen Einrichtungen und in verschiedenen ambulanten Konstellationen behandelt wurden, entweder eine adaptive, supportive oder eine explorative, einsichtorientierte Psychotherapie. Diejenigen, die bei der Auswertung berücksichtigt wurden, wurden mindestens 6 Monate lang in der ihnen zugewiesenen Form behandelt. Bei der Folgeuntersuchung nach 2 Jahren konnten die Forscher von 47 Personen der ursprünglichen Stichprobe vollständige Datensätze erheben. Zu diesem Zeitpunkt wurde bei Patienten, die eine adaptive, supportive Therapie erhalten hatten, eine geringere Rückfallquote und eine bessere Rollenleistung festgestellt. Bei denen, die eine explorative, einsichtorientierte Therapie erhalten hatten, zeigte sich dagegen eine größere Besserung der Kognition und der Ich-Funktionen. Die Forscher bewerteten die Unterschiede zwischen den beiden Gruppen insgesamt als relativ geringfügig.

Leider können die Ergebnisse der Bostoner Studie trotz ihrer anspruchsvollen Methodologie und ihres sorgfältig erarbeiteten Konzepts aus mehreren Gründen nur begrenzt verallgemeinert werden. Erstens nahmen nur 47 Patienten bis zum Schluss an dem zweijährigen Projekt teil, sodass viele der abschließenden Vergleiche aus den Daten von nur etwa 20 Probanden in jeder Gruppe gezogen wurden (Carpenter 1984). Zweitens wurde die Erhebung von Daten nach zwei Jahren eingestellt. Viele Therapeuten, die Erfahrung mit Schizophreniepatienten haben, sind der Ansicht, dass nach zwei Jahren erst die mittlere Phase der Therapie beginnt. Patienten mit Schizophrenie sind bekanntlich sehr schwer für eine Psychotherapie zu gewinnen. Zudem ist es realitätsfremd, von einem Therapeuten zu erwarten, dass er sich bei der Behandlung eines schizophrenen Patienten an ein überwiegend expressives oder ein überwiegend supportives Behandlungsmodell hält. Flexibilität ist nirgends so wichtig wie bei der Psychotherapie schizophrener Menschen. Wie ich in Kapitel 4 betont habe, wechselt der Therapeut bei einer realitätsnahen Behandlung je nach den aktuellen Bedürfnissen des Patienten ständig zwischen expressiven und supportiven Maßnahmen.

Die Forscher selbst (Glass et al. 1989) haben den Therapieprozess im Nachhinein blind, anhand von Tonbandaufnahmen bewertet und sind zu dem

Schluss gekommen, dass sich hinter den zuvor festgestellten geringen Unterschieden „gesonderte Prozesse innerhalb der Therapie verbergen, die wichtige und spezifische Auswirkungen haben" (S. 607). Therapeuten, die als im Bereich der dynamischen Exploration qualifiziert bewertet wurden, erreichten eine größere Besserung hinsichtlich der allgemeinen Psychopathologie, der Verleugnung der Krankheit sowie der Retardierung und der Apathie.

Schließlich muss bei der Interpretation der Daten der Bostoner Studie auch ein grundlegender Unterschied zwischen den Anforderungen der Forschung und der klinischen Praxis berücksichtigt werden. Die bewussten und unbewussten Motivationen, die einen Psychotherapeuten veranlassen, sich auf etwas einzulassen, das zu einer lebenslangen Verpflichtung zur Behandlung eines schizophrenen Patienten wird, sind zugleich mysteriös und sehr persönlich. Welche Kräfte es auch sein mögen, die den Therapeuten und den Patienten dazu bewegen, einander zu „wählen", sie werden bei Untersuchungen mit großen Gruppen, die eine streng zufällige Zuweisung des Patienten an einen Therapeuten erfordern, außer Acht gelassen (Müller 1984). Nur das intensive Studium von Einzelfällen kann diesen wichtigen Faktor des Erfolgs der Psychotherapie erhellen.

In einer späteren Abhandlung räumte Gunderson (1987) ein, dass es schwer ist, schizophrene Patienten für eine langfristige Psychotherapie zu gewinnen. Er erklärte, seine und andere Studien haben ergeben, dass etwa zwei Drittel der Schizophreniepatienten die Therapie abbrechen, wenn ihnen im Rahmen einer wissenschaftlichen Untersuchung nach dem Zufallsprinzip ein Therapeut zugeteilt wird. Gunderson nahm eine sorgfältige Analyse der Daten der Bostoner Studie vor, um die typischen Merkmale derer zu ermitteln, die die Psychotherapie fortgesetzt hatten. Zu seiner Überraschung zeigte sich, dass sie sozial isoliert, emotional abgestumpft und innerlich desorganisiert waren. Ihre Rollenleistung war jedoch beständiger als die der Abbrecher. Er stellte außerdem fest, dass die Abbruchrate von kulturellen Normen im Krankenhaus beeinflusst wird. So brachen beispielsweise die Patienten aus dem Krankenhaus der Veterans Administration die Behandlung mit größerer Wahrscheinlichkeit als die stationären Patienten des McLean Hospital, wo die Psychotherapie ein fester Bestandteil der Behandlung ist. Gunderson kam weiterhin zu dem Schluss, dass ein längerer stationärer Aufenthalt die Bereitschaft der Patienten zu einer Psychotherapie erhöhen kann. Als er die Patienten danach aufteilte, ob sie eine adaptive, supportive oder eine explorative, einsichtorientierte Psychotherapie erhalten hatten, stellte er fest, dass emotional distanzierte Patienten mit Gedankenstörungen, die ihre Krankheit optimistisch betrachteten, ihre Therapie mit der größten Wahrscheinlichkeit im Falle der ersteren Modalität, solche mit einer relativ intakten Realitätsprüfung und einer akzeptablen zwischenmenschlichen Bezogenheit, die ihre psychotische Episode als bedauerliches Ereignis betrachteten, die Therapie eher im Falle der letzteren fortsetzten.

Gundersons Erkenntnisse stimmen mit denen überein, die McGlashan (1984, 1987) in einer Langzeitfolgestudie über Patienten der Chestnut Lodge gewonnen hat. Dabei führte er bei 163 schizophrenen Patienten, die zuvor in der Chestnut Lodge stationär behandelt worden waren und gleichzeitig eine intensive psychoanalytisch orientierte Psychotherapie erhalten hatten, durchschnittlich 15 Jahre nach ihrer Entlassung eine Folgeuntersuchung durch. Etwa ein Drittel der Patienten hatte mäßige bis gute Resultate erreicht (McGlashan 1984). Von den beiden identifizierbaren Gruppen derer, deren Psychose remittiert war, hatten die Mitglieder der einen Gruppe versucht, die psychotische Erfahrung in ihr Leben zu integrieren. Sie waren der Ansicht, aus der psychotischen Episode wichtige Informationen gewonnen zu haben, und interessierten sich für die Bedeutung ihrer Symptome. Bei der zweiten Gruppe war der Weg zur dauerhaften Genesung ein anderer, und zwar der der „Versiegelung" der Krankheit. Sie hatten überwiegend eine feste, negative Meinung über ihre Krankheit und kein Interesse daran, ihre psychotischen Symptome zu verstehen. Beide Gruppen hatten eine relativ dauerhafte Besserung erreicht, die Resultate derer, die ihre Erfahrungen integriert hatten, schienen jedoch etwas besser zu sein.

Diese Ergebnisse lassen darauf schließen, dass Patienten, die eine psychotische Erfahrung in ihr Leben integrieren können, von der explorativen Arbeit im Rahmen einer Therapie profitieren, während sie für diejenigen, die eine psychotische Episode vergessen wollen, vermutlich nicht von Nutzen ist und ihnen möglicherweise schadet. Selbst bei Psychotherapien, die nur zum Teil auf Einsicht abzielen, muss der Therapeut ein hohes Maß an Unterstützung gewähren. Die Unterscheidung zwischen expressiv und supportiv ist bei der Psychotherapie schizophrener Menschen auf jeden Fall weniger streng als bei Patienten mit einem höheren Funktionsniveau.

Die am strengsten geprüfte unter den einzelpsychotherapeutischen Maßnahmen bei Schizophrenie ist die personale Therapie (Hogarty et al. 1995, 1997a, 1997b). Im Gegensatz zu den psychodynamischen Therapien, die im Allgemeinen nicht störungsspezifisch sind, ist die personale Therapie störungsspezifisch. Sie leitet sich ebenfalls aus den Forschungen über die Krankheit ab und basiert daher auf dem Modell der Stressempfindlichkeit, sodass hierbei davon ausgegangen wird, dass die stressbezogene Affektdysregulation für die Verschlimmerung der Symptome von zentraler Bedeutung ist. Manche psychodynamischen Therapeuten gründen ihre Annahmen über die Krankheit auf psychoanalytische Theorien, die möglicherweise keine empirische Grundlage haben. Andererseits ist die personale Therapie durch eine Reihe von Therapietechniken gekennzeichnet, und viele Therapeuten passen ihre Ansätze den Bedürfnissen des Patienten ebenso flexibel an.

Die personale Therapie erfolgt in Phasen. In der Anfangsphase liegt der Schwerpunkt auf der klinischen Stabilisierung der Symptome, der Entwicklung des therapeutischen Bündnisses und der Vermittlung einer grundlegenden

Psychoedukation. Diese Phase findet gewöhnlich in den ersten paar Monaten nach der Entlassung aus dem Krankenhaus statt. Die mittlere Phase ist darauf ausgerichtet, dem Patienten zu helfen, innere affektive Signale zu erkennen, die mit Stressfaktoren verbunden sind. Manche Patienten beginnen zu diesem Zeitpunkt gegebenenfalls mit dem Erlernen sozialer Fertigkeiten sowie mit Relaxationsübungen und Schulungen zur Verbesserung der sozialen Wahrnehmung. Die fortgeschrittene Phase der Therapie dient dazu, Möglichkeiten zur Introspektion zu bieten. Außerdem erhält der Patient eine Unterweisung über die Prinzipien der Konfliktlösung und den Umgang mit Kritik. Die Therapie ist in jeder Phase auf die individuellen Bedürfnisse des Patienten abgestimmt.

Hogarty et al. (1997a, 1997b) führten 151 Patienten mit Schizophrenie nach dem Zufallsprinzip einer personale Therapie oder einer von zwei Vergleichsbehandlungen, einer Familientherapie oder einer supportiven Einzeltherapie, zu. Sie verfolgten die Entwicklung über einen Zeitraum von 3 Jahren nach der Entlassung aus der Klinik. Nur 18 % brachen die Teilnahme an der Studie vorzeitig ab, und die meisten der Abbrecher waren nicht in der Gruppe für persönliche Therapie. Die persönliche Therapie erwies sich hinsichtlich der Verhinderung psychotischer und affektiver Rückfälle sowie der Nichteinhaltung der Medikationsvorschriften als wirksamer als die Familientherapie und die supportive Therapie, wobei sich diese größere Wirksamkeit nur bei Patienten zeigte, die bei ihren Familien lebten. Von den Patienten, die nicht bei ihren Familien lebten, waren die Resultate derer, die eine persönliche Therapie erhalten hatten, schlechter – sie hatten deutlich mehr psychotische Dekompensationen als die mit einer supportiven Therapie Behandelten. Die Forscher folgerten daraus, dass man mit der persönlichen Therapie wahrscheinlich warten sollte, bis die Patienten ein stabiles Zuhause gefunden und ihre Symptome sich verbessert haben.

In dieser Untersuchung schien die personale Therapie hinsichtlich der Rollenleistung oder sozialen Anpassung äußerst wirksam zu sein, hinsichtlich der Symptome jedoch keine wesentlich besseren Ergebnisse zu erbringen als die Vergleichsbehandlungen. Patienten, die eine personale Therapie erhalten hatten, hatten sogar *mehr* Angst als diejenigen, die an einer Familientherapie oder einer supportiven Therapie teilgenommen hatten. Außerdem schien die Wirkung der personalen Therapie dauerhafter zu sein als die der supportiven Therapie. Bei Patienten, die eine personale Therapie erhalten hatten, erfolgte auch im zweiten und dritten Jahr nach der Entlassung eine weitere Verbesserung der sozialen Anpassung, während die Wirkung hinsichtlich der Anpassung bei denen, die eine supportive Therapie – ob mit oder ohne Familienmaßnahmen – erhalten hatten, 12 Monate nach der Entlassung ihren Höhepunkt erreichte und dann auf diesem Niveau blieb.

In Übereinstimmung mit der heutigen Auffassung bezüglich der optimalen Behandlungsstrategie bei Schizophrenie war die personale Therapie in der

Untersuchung von Hogarty et al. nur eine Modalität im Gesamtbehandlungsplan. Die Patienten erhielten Neuroleptika, und in Verbindung mit der persönlichen Therapie kamen mehrere Rehabilitationsansätze zur Anwendung. Wie Fenton und McGlashan (1997) dargelegt haben, ist die personale Therapie ein idealer Kontext, um „die spezifische Kombination von Maßnahmen" zusammenzustellen, „die genau diesem Patienten bei genau dieser Form der Schizophrenie in genau dieser Phase der Krankheit oder der Genesung am besten helfen" (S. 1495). Die Bemühungen, die Maßnahmen nach den individuellen Bedürfnissen des Patienten auszuwählen, sind aus klinischer Sicht ausgesprochen sinnvoll. Die personale Therapie kann auf jeden Fall im Rahmen eines psychodynamischen Verständnisses der Abwehrmechanismen, der Objektbeziehungen und des Selbstempfindens des Patienten angewandt werden.

Zudem haben randomisierte kontrollierte Versuche mit einer kognitiv-behavioralen Therapie gezeigt, dass psychotherapeutische Maßnahmen bei Schizophrenie ein sinnvoller Bestandteil eines Gesamtbehandlungsplans sein können (Kuipers et al. 1998; Tarrier et al. 1998). Eine Studie ergab, dass die durch eine kognitiv-behaviorale Therapie erreichte Besserung bei den Patienten zum großen Teil auch bei einer Folgeuntersuchung nach 18 Monaten bestand (Kuipers et al. 1998). In dieser Studie erwiesen sich die Schulungen zur Konfliktlösung und zur Vermeidung von Rückfällen als besonders wirksam und sollten deshalb Teil jedes psychotherapeutischen Ansatzes sein.

Sobald sich die Symptome der Patienten stabilisiert haben, besteht die Hauptaufgabe des Therapeuten darin, mit dem Aufbau eines therapeutischen Bündnisses zu beginnen. Da diesen Patienten die Einsicht bezüglich ihrer Krankheit fehlt, ist das häufig außerordentlich schwierig, sodass der Therapeut innovativ sein muss, um eine gemeinsame Grundlage zu finden. Selzer und Carsky (1990) betonten, wie wichtig es sei, ein organisierendes Objekt – eine Person, eine Idee oder ein unbelebtes Objekt – zu finden, das es dem Patienten und dem Therapeuten ermöglicht, darüber zu sprechen, was zwischen ihnen vorgeht. In diesem frühen Abschnitt der Behandlung können die Patienten oft nicht zugeben, dass sie krank sind und eine Behandlung brauchen, und der Hauptschwerpunkt muss sein, eine Bezogenheit zu schaffen. Frese (1997) zum Beispiel riet Klinikern, die Wahnvorstellungen des Patienten nicht infrage zu stellen. Er wies darauf hin, dass Patienten, wenn sie Wahnvorstellungen haben, natürlich glauben, sie seien wahr, auch wenn gegenteilige Beweise vorliegen. Frese, der selbst viele Jahre an Schizophrenie litt, während er erfolgreich als Psychologe arbeitete, riet Klinikern, die Patienten so zu sehen, als sprächen sie eine poetische oder metaphorische Sprache. Er war der Ansicht, es sei von Nutzen, den Patienten zu helfen, zu erkennen, wie andere ihre Überzeugungen sehen, damit sie bestimmte Handlungsweisen vermeiden können, deretwegen sie in eine psychiatrische Klinik eingewiesen werden könnten. Indem er sich dem Wunsch des Patienten anschließt, eine stationäre Behandlung zu vermeiden, kann der Therapeut ihn zur Kooperation bewegen und erreichen, dass er sich an andere Vorgaben des Behandlungsplans wie die Medikation hält.

Ein Großteil der Arbeit zu Beginn der Psychotherapie muss aus Anweisungen bestehen und darauf ausgerichtet sein, Defizite des Patienten zu beseitigen, die das Zustandekommen eines therapeutischen Bündnisses verhindern (Selzer 1983; Selzer und Carsky 1990; Selzer et al. 1989). Die darauf folgenden Bemühungen zum Aufbau eines therapeutischen Bündnisses können beträchtliche Gewinne bringen. Als Frank und Gunderson (1990) die Rolle des therapeutischen Bündnisses hinsichtlich des Verlaufs und des Resultats der Behandlung der 143 schizophrenen Patienten der Boston Psychotherapy Study untersuchten, stellten sie fest, dass es ein Schlüsselfaktor für die Prognose des Behandlungserfolgs war. Patienten mit einem guten therapeutischen Bündnis setzten ihre Psychotherapie mit größerer Wahrscheinlichkeit fort, nahmen ihre Medikamente mit größerer Wahrscheinlichkeit nach Vorschrift und erzielten nach Ablauf der 2 Jahre mit größerer Wahrscheinlichkeit gute Resultate.

Das Zustandekommen des therapeutischen Bündnisses kann auch gefördert werden, indem man die Abwehrmechanismen des Patienten wiederherstellt, den Schwerpunkt auf seine Stärken legt und ihm einen sicheren Zufluchtsort bietet. McGlashan und Keats (1989) betonten, dass die Psychotherapie vor allem Zuflucht bieten sollte. Der Psychotherapeut akzeptiert Gefühle und Gedanken, die andere nicht verstehen. Er akzeptiert und versteht Rückzug oder merkwürdiges Verhalten, ohne zu verlangen, dass der Patient sich ändert, um akzeptiert zu werden. Bei diesem Aspekt der Technik geht es zum großen Teil darum, „bei jemandem zu sein“ (McGlashan und Keats 1989) – um die Bereitschaft, sich konsequent in die Gesellschaft eines anderen Menschen zu begeben, ohne übermäßige Anforderungen zu stellen. Wie Karon (1992) dargelegt hat, ist Angst der primäre Affekt bei Menschen mit Schizophrenie. Der Therapeut muss in der Lage sein, Gefühle der Angst anzunehmen, wenn sie auf ihn projiziert werden, und es vermeiden, sich zurückzuziehen und von solch starken Affekten überwältigen zu lassen.

Sowie sich das Bündnis festigt, kann der Therapeut anfangen, für den jeweiligen Patienten geltende Rückfallfaktoren zu identifizieren und dem Patienten zu helfen, die Tatsache zu akzeptieren, dass er ernsthaft krank ist. Der Therapeut muss auch als Hilfs-Ich des Patienten dienen. Wenn ausgeprägte Ich-Schwächen wie schlechtes Urteilsvermögen offensichtlich sind, kann der Therapeut dem Patienten helfen, die Folgen seiner Handlungen abzusehen.

Für Therapeuten, die eine Psychotherapie mit Schizophrenen durchführen, ist Bions (1967) Unterscheidung zwischen den psychotischen und den nichtpsychotischen Teilen der Persönlichkeit sehr hilfreich. Der psychotische Teil des Geistes des Patienten greift das auf der Realität basierende, rationale Denken des nichtpsychotischen Teils an. Auch schmerzliche Gefühle werden auf andere projiziert, weil der psychotische Teil des Patienten die Frustration nicht ertragen kann, also muss der Therapeut in den vom Patienten ausgelösten Gegenübertragungsgefühlen nach Hinweisen suchen (Lucas 2003). Und, so psychotisch der Patient auch sein mag, es gibt immer einen nichtpsychotischen Teil, den der Therapeut ansprechen kann.

Der Therapeut muss mit Defiziten rechnen. Manche Patienten haben erhebliche neurokognitive Einschränkungen, auf die der Therapeut taktvoll hinweisen kann. Wenn diese Defizite angesprochen werden, kann der Therapeut dem Patienten auch Ratschläge geben, wie er sie kompensieren kann, damit er nicht über sie verzweifelt.

Kingdon und Turkington (1994) haben ausführlich über hervorragende Arbeiten zur kognitiv-behavioralen Therapie und die empirischen Forschungen, die ihre Wirksamkeit belegen, berichtet. Ihr Ansatz steht zum großen Teil der dynamisch orientierten supportiven Therapie sehr nahe, die die Fragilität berücksichtigt und die Stärkung der Ich-Funktionen anstrebt. So kann der Therapeut beispielsweise bei der Besprechung der Halluzinationen des Patienten feststellen, inwieweit die Wahrnehmungen idiosynkratisch sind. Er kann Fragen wie „Kann sonst noch jemand hören, was gesagt wird?“ stellen und den Patienten fragen, wo die Stimmen seiner Meinung nach herkommen. Bei der Auseinandersetzung mit Wahnvorstellungen kann der Therapeut taktvoll fragen, ob es eine andere mögliche Erklärung für die Erscheinungen gibt, an die er glaubt. Kann es sein, dass der Patient Dinge persönlich nimmt oder Dinge in das Verhalten anderer hineininterpretiert? Auch eine logische Kette kann untersucht werden. Wenn der Patient zum Beispiel glaubt, in seinem Gehirn befinde sich ein Silikonchip, kann der Therapeut ihn fragen, wie der Strom dort hinkommen soll. Im Allgemeinen sollten die Erfahrungen des Patienten akzeptiert werden, und der Therapeut sollte eine positive Atmosphäre schaffen, die dazu führen kann, dass der Patient kritisch über andere Möglichkeiten nachdenkt.

Der Versuch eines expressiven Ansatzes, bei dem Einsicht oder Interpretation im Mittelpunkt stehen, sollte erst gemacht werden, nachdem ein stabiles Bündnis aufgebaut wurde, die für den Patienten spezifischen Rückfallfaktoren festgestellt und besprochen wurden, Defizite angesprochen wurden und der Patient ein stabiles Zuhause bei seiner Familie oder mit anderen hat. Manche Patienten kommen nie so weit. Wenn supportive und Rehabilitationsstrategien ausreichen, kann der Therapeut den Patienten auch in Ruhe lassen. Er muss sich vor der Vorstellung hüten, den Patienten vor der Schizophrenie zu retten – das ist die denkbar schlechteste Einstellung für einen Therapeuten. Der Therapeut muss sich mit der Möglichkeit abfinden, dass sich der Patient für das „Übel, das er kennt“ entscheidet, statt sich den Unsicherheiten einer Veränderung oder Verbesserung zu stellen. Um eine wirksame Psychotherapie durchführen zu können, muss der Therapeut sie mit einer Einstellung angehen, die es ermöglicht, dass der Wunsch des Patienten, krank zu bleiben, eine akzeptable Alternative zu einer psychotherapeutischen

Veränderung bleibt (Searles 1976/1979). Ein Großteil der Menschen mit Schizophrenie wird jedoch zur Zusammenarbeit mit dem Therapeuten bereit sein, um ihre Krankheit und die Art und Weise zu verstehen, wie sie ihr Bild von sich selbst zerstört hat. Schizophrene Patienten haben in der Fachliteratur ausführlich über den Nutzen der Einzelpsychotherapie berichtet (Anonymous 1986; Ruocchio 1989). Sie erklären, wie wichtig es ist, einen verlässlichen Menschen zu haben, der über viele Jahre in jeder Not für sie da ist. Sie beschreiben, wie sich ihr subjektives Erleben ihrer selbst und ihres Lebens durch eine langfristige psychotherapeutische Beziehung wesentlich geändert hat, auch wenn die Instrumente zur Messung der Resultate gegebenenfalls nicht empfindlich genug sind, um diese Veränderungen zu registrieren. Ein Patient (Anonymous 1986) hat das so ausgedrückt: „Ein zerbrechliches Ich, das alleine gelassen wird, bleibt zerbrechlich. Medikamente oder oberflächliche Unterstützung alleine sind kein Ersatz für das Gefühl, von einem anderen Menschen verstanden zu werden" (S. 70).

Gruppenpsychotherapie

Untersuchungen über die Gruppentherapie bei schizophrenen Patienten deuten darauf hin, dass diese Modalität von Nutzen sein kann, zugleich wird jedoch betont, dass der Zeitpunkt der Anwendung von Bedeutung ist. Optimal scheint der Zeitpunkt zu sein, wenn die positiven Symptome durch pharmakologische Maßnahmen stabilisiert wurden (Kanas et al. 1980; Keith und Matthews 1984). Ein akut desorganisierter Patient kann die Stimuli aus der Umgebung nicht ausblenden, und die vielfältigen Beiträge aus der Gruppe können das ohnehin schon überlastete Ich des Patienten überwältigen, wenn es gerade damit beschäftigt ist, sich wieder zu sammeln. Bei einer Auswertung kontrollierter Studien über die Gruppentherapie bei Schizophrenie (Kanas 1986) konnte die Wirksamkeit der Gruppentherapie bei stationären Patienten nachgewiesen werden, aber auch, dass auf chronischen Stationen, auf denen Langzeitbehandlungen erfolgen, eindeutig größere Erfolge zu verzeichnen sind als auf akuten. Sobald die positiven Symptome unter Kontrolle sind, können stationäre Gruppen eine große Unterstützung für den schizophrenen Patienten sein, der sich selbst neu organisiert und sieht, wie andere sich auf ihre Entlassung vorbereiten. Wirksamkeitsstudien lassen darauf schließen, dass die ambulante Gruppentherapie ebenso effektiv sein kann wie eine Einzeltherapie (O'Brien 1983). Bei Patienten, die durch Medikamente stabil sind, können wöchentliche Sitzungen von 60 bis 90 Minuten dazu dienen, Vertrauen aufzubauen, und eine unterstützende Gruppe bieten, in der die Patienten Probleme wie auditive Halluzinationen und den Umgang mit dem Stigma einer mentalen Erkrankung offen besprechen können.

Familienmaßnahmen

In der Literatur über empirische Forschungen zur Wirksamkeit psychosozialer Maßnahmen bei Schizophrenie schneidet keine Modalität so gut ab wie Familienmaßnahmen. In zahlreichen Studien (Falloon et al. 1982; Goldstein et al. 1978; Hogarty 1984; Leff et al. 1982) wurde nachgewiesen, dass Familientherapie zusammen mit der Gabe von Neuroleptika dreimal so wirksam gegen Rückfälle ist wie eine ausschließlich medikamentöse Behandlung. Bei diesen Untersuchungen wurde ein von Brown et al. (1972) eingeführter, als „expressed emotion" (EE) bezeichneter Faktor verwendet. Mit diesem Begriff wird die Art der Interaktion zwischen den Familienmitgliedern und dem Patienten beschrieben, die durch ein großes Überengagement und übermäßige Kritik gekennzeichnet ist. Auch wenn dieses Konzept nicht den Eltern die Schuld daran gibt, dass ihr Kind Schizophrenie hat, erkennt es doch an, dass die Schizophrenie Auswirkungen auf die Familie hat und diese durch die Intensivierung ihrer Interaktionen mit dem schizophrenen Patienten sekundär zu Rückfällen beitragen kann. Kurz gesagt, High-EE-Familien führen zu häufigeren Rückfällen des schizophrenen Patienten als Low-EE-Familien.

Eine Metaanalyse von 27 Studien über den Zusammenhang zwischen EE-Resultat und Schizophrenie hat bestätigt, dass EE ein signifikanter und verlässlicher Faktor für die Rückfallprognose ist (Butzlaff und Hooley 1998). Am stärksten schien der Zusammenhang zwischen High-EE und Rückfällen bei Patienten mit chronischeren Formen der Schizophrenie zu sein. Neuere Forschungen deuten darauf hin, dass eine besondere Synergie zwischen neurokognitiven Anfälligkeiten und der Kritik durch die Familie besteht. Rosenfarb (2000) hat gezeigt, dass die Kombination von Defiziten des Arbeitsgedächtnisses und Kritik seitens der Familienmitglieder bei 41 Patienten mit einer kurz zuvor ausgebrochenen Schizophrenie die Vorhersage psychotischen Denkens ermöglichte.

Die umfangreichen Forschungen über EE haben zur Erarbeitung eines differenzierten Ansatzes für die Psychoedukation der Familien schizophrener Menschen geführt. Den Familien wird beigebracht, die prodromalen Anzeichen und Symptome zu erkennen, die einen Rückfall ankündigen, sowie das Ausmaß der Kritik und des Überengagements zu verringern, und ihnen wird gezeigt, dass eine konsequente Medikation ein optimales Funktionsniveau aufrechterhalten kann. Die Schulung beinhaltet auch Aufklärung über die Nebenwirkungen der Medikamente und den Umgang mit ihnen, den langfristigen Verlauf und die Prognose sowie die genetische und biologische Grundlage der Schizophrenie. Kliniker, die nach diesem Ansatz arbeiten, können die Familie wirksam in die Vorbeugung von Rückfällen einbeziehen.

Die Strenge, mit der Forschungen über Familienmaßnahmen bei Menschen mit Schizophrenie durchgeführt werden, ist bewundernswert. Die Studien werden generell nach dem Zufallsprinzip, unter Anwendung bewährter Auswahlkriterien durchgeführt, die Resultate und die Einhaltung der Maßnahmen werden systematisch registriert, und es kommen geeignete Kontrollen zum Einsatz. Auswertungen der Wirksamkeit solcher Familienmaßnahmen lassen darauf schließen, dass langfristige Familienmaßnahmen die Rückfallquote und EE verringern und die Resultate verbessern (Dixon und Lehman 1995; Penn und Mueser 1996). Die Behandlungserfolge scheinen außerdem relativ dauerhaft zu sein und halten häufig bis zu 2 Jahre an.

Die mit diesem Konzept der Familienmaßnahmen erreichten beeindruckenden Ergebnisse wurden jedoch auch infrage gestellt. Einige Forscher haben Zweifel daran geäußert, dass die Kontrolle von EE der einzige Faktor bezüglich der Vorbeugung gegen Rückfälle ist. In einer Studie (MacMillan et al. 1986) wurde festgestellt, dass die regelmäßige Einnahme von Neuroleptika und die Dauer der Krankheit vor der stationären Behandlung Faktoren sind, die, wenn sie berücksichtigt werden, die Wirkung von EE bei der Prognose von Rückfällen aufheben. In einer anderen Studie (Parker et al. 1988) wurde das EE-Niveau der Haushalte von 57 schizophrenen Patienten untersucht. Als für die Prognose von Rückfällen relevant erwiesen sich Haushalte mit einem Elternteil und ein schlechter vorheriger Verlauf der Krankheit, nicht jedoch das EE-Niveau. Die Forscher vermuteten, dass Patienten mit einem schlechten Krankheitsverlauf bei ihren Angehörigen möglicherweise Reaktionen mit einem hohen EE-Niveau auslösen, insbesondere wenn sie in einem Haushalt mit einem Elternteil leben. Falloon (1988) hat darauf hingewiesen, dass die Forschungen über EE keine Messreihen enthielten, anhand welcher festgestellt werden könnte, ob die Verhaltensstörungen schizophrener Patienten High-EE-Reaktionen bei ihren Eltern *auslösen* oder aus dem Stress durch eine High-EE-Bezogenheit *resultieren*.

Bezüglich des High-EE-Konstrukts und der darauf basierenden Familienmaßnahmen wurden noch andere Fragen aufgeworfen. Viele Familien schizophrener Patienten haben das Gefühl, für Rückfälle verantwortlich gemacht zu werden, obwohl sie lediglich auf eine schwierige Situation reagieren, so gut sie können (Lefley 1992). Wie Kanter et al. (1987) dargelegt haben, reagieren Familien, denen dringend geraten wird, sich nicht einzumischen, möglicherweise nicht in angemessener Weise, wenn das schizophrene Familienmitglied provokantes Verhalten und mangelnde Kontrolle zeigt. Zudem kann man davon ausgehen, dass in manchen Fällen ein Wechsel von High-EE zu Low-EE zu einer Besserung des Zustands des Patienten geführt hat, nachdem die Familie ihre EE *infolge* der Besserung seines Zustands verringert hatte (Hogarty et al. 1986). Die Forscher bezweifeln auch, ob EE eine beständige Größe ist (Lefley 1992). Anlass zu weiteren Bedenken geben unter anderem die Beobachtung, dass High-EE auch bei anderen Krankheiten eine Rolle spielt, die Tatsache, dass High-EE nur bei einem Teil der Menschen mit Schizophrenie eine Rolle spielt, und die Erkenntnis, dass das ganze Konstrukt im Wesentlichen kultureller Natur ist (Jenkins und Karno 1992).

Die Kontroverse um den Zusammenhang zwischen Rückfällen und EE kann die Kliniker in Bezug darauf verunsichern, welche die wirksamsten Familienmaßnahmen sind. Kanter et al. (1987) haben betont, dass Maßnahmen der Psychoedukation, also Informationen über die Krankheit, Unterstützung und Beratung ebenso beeindruckende Ergebnisse bewirken können, wie sie in den Studien zur EE nachgewiesen wurden. Hatfield (1990) hat darauf hingewiesen, dass die Aufklärung bei der Arbeit mit den Familien wahrscheinlich wirksamer ist als Behandlung, und dass keine besonderen Maßnahmen erforderlich sind. Da Schizophrene jedoch gewöhnlich schwer mit einer stark stimulierenden Umgebung zurechtkommen, ist es dennoch ratsam, die Intensität der Stimuli in ihrem Umfeld zu reduzieren. Außerdem deuten neuere Forschungsergebnisse darauf hin, dass die beiden Elemente der EE – nämlich emotionales Überengagement und übermäßige Kritik – nicht in einen Topf geworfen werden sollten (King und Dixon 1996). Bei dieser Untersuchung mit 69 Patienten und 108 Angehörigen schien ein Zusammenhang zwischen emotionalem Überengagement und einem *besseren* sozialen Resultat der Patienten zu bestehen, was darauf schließen lässt, dass übermäßige Kritik der Faktor ist, der Rückfälle begünstigt.

Schulung im Bereich der psychosozialen Fertigkeiten

Die psychosoziale Rehabilitation, die gewöhnlich den therapeutischen Ansatz bezeichnet, der den Patienten ermutigt, seine Möglichkeiten mithilfe von Unterstützung aus seinem Umfeld und durch Lernprozesse voll auszuschöpfen (Bachrach 1992), sollte heute bei allen Schizophrenen ein wichtiger Bestandteil der Behandlung sein. Bei diesem auf den Einzelnen zugeschnittenen Ansatz sollten die Stärken und Fähigkeiten des Patienten genutzt werden, um ihm wieder Hoffnung zu geben, sein berufliches Potenzial auszuschöpfen, ihn zu ermutigen, aktiv an seiner Behandlung teilzunehmen, und ihm zu helfen, seine sozialen Fertigkeiten weiterzuentwickeln. Diese unterschiedlichen Ziele werden häufig unter dem Begriff Schulung im Bereich der psychosozialen Fertigkeiten zusammengefasst. Hogarty et al. (1991) haben festgestellt, dass sich die Parameter der sozialen Anpassung von Patienten, die eine solche Schulung erhalten hatten, im Vergleich zu einer Kontrollgruppe deutlich verbessert hatten und sie bei einer Folgeuntersuchung nach 1 Jahr niedrigere Rückfallquoten hatten. Allerdings verlor sich diese Besserung innerhalb von 2 Jahren nach der Behandlung.

Zu diesen Strategien gehört auch die kognitive Rehabilitation oder Förderung. Durch das wiederholte Üben entsprechender Techniken können verschiedene kognitive Defizite modifiziert werden. Bei der Schulung im Bereich der sozialen Fertigkeiten machen die Patienten Rollenspiele und andere Übungen, die ihre Funktionen in zwischenmenschlichen Situationen verbessern. Bei den diesbezüglichen Forschungen konnte eine Wirksamkeit bisher noch nicht überzeugend nachgewiesen werden. Zwar kann bei bestimmten motorischen Verhaltensweisen während der Schulung eine eindeutige Besserung eintreten, diese Fertigkeiten gehen jedoch mit der Zeit wieder verloren. Außerdem gibt es kaum Belege dafür, dass die Ergebnisse der Schulung von der klinischen Situation auf das tägliche Leben übertragen werden können (Penn und Mueser 1996; Scott und Dixon 1995). Dennoch herrscht allgemein die Ansicht, dass die Vermittlung spezifischer Fertigkeiten und die Modifizierung kognitiver Defizite als Teil des Gesamtbehandlungsplans vielversprechend sind.

Stationäre Behandlung

Für einen schizophrenen Patienten, der einen akuten psychotischen Zusammenbruch hat, bedeutet eine kurze stationäre Behandlung eine „Auszeit" – die Möglichkeit, sich neu zu sortieren und zu orientieren. Die Struktur der Krankenhausstation ist ein sicherer Zufluchtsort, an dem verhindert wird, dass der Patient sich selbst oder andere verletzt. Das Behandlungsteam kann außerdem Stressfaktoren der Achse IV des DSM-IV-TR (American Psychiatric Association 2000) ermitteln, die zu der jeweils aktuellen psychotischen Episode beigetragen haben könnten. Es können Maßnahmen der Psychoedukation mit dem Patienten und der Familie begonnen werden, um so ein optimales Umfeld für die Zeit nach dem Krankenhausaufenthalt zu gewährleisten. Sie sollten darüber aufgeklärt werden, dass es sich um eine lebenslange Krankheit handelt und das Ziel die Minderung der Einschränkungen und nicht eine dauerhafte Heilung ist. Es wird betont, dass die Fortsetzung der Medikamenteneinnahme wichtig ist, und auch die Erläuterung des EE-Konzepts kann sinnvoll sein. Zugleich muss das Behandlungsteam Hoffnung vermitteln. Oftmals ist es von Nutzen, darauf hinzuweisen, dass die Krankheit zwar chronisch ist, zahlreiche Forschungsergebnisse jedoch darauf schließen lassen, dass sich die Funktionen mancher schizophrener Patienten mit zunehmendem Alter stetig verbessern (Harding et al. 1987).

Eine kurze stationäre Behandlung wirkt Rückfällen entgegen. Die Abwehrmechanismen werden wiederhergestellt, und der Patient sollte so schnell wie möglich entlassen werden. Wenn der Patient noch nicht in psychotherapeutischer Behandlung ist, kann der Krankenhausaufenthalt als Vorbereitungsphase für eine ambulante Psychotherapie genutzt werden (Selzer 1983). Die Allmacht des Patienten wird infrage gestellt, weil er sich nach den Bedürfnissen anderer richten muss. Indem sein Leben durch routinemäßige Abläufe strukturiert wird, ist die Verwehrung der Erfüllung einiger seiner Bedürfnisse und Wünsche unvermeidlich. Dieses optimale Frustrationsniveau hilft ihm, seine Realitätsprüfung und seine Ich-Funktionen zu verbessern

(Selzer 1983). Wenn während der stationären Behandlung mit der Psychotherapie begonnen werden kann, bedeutet das für den Patienten eine gewisse Kontinuität, da er den Therapeuten auch außerhalb des Krankenhauses trifft. Nachdem die positiven Symptome des Patienten bis zu einem gewissen Grad gelindert wurden, kann auch eine Gruppentherapie erfolgen, die je nachdem, wie er auf diese Modalität anspricht, ebenfalls ambulant fortgesetzt werden kann. Für isolierte ambulante Patienten kann sie der einzige nennenswerte soziale Kontakt sein.

Bei Patienten mit überwiegend negativen Symptomen können die Diagnose und die Medikation überprüft werden. Gibt es sekundäre Ursachen wie Depression, Angst und Nebenwirkungen von Medikamenten, die für die negativen Symptome verantwortlich sein könnten? Ebenso kann die Psychotherapie, sofern sie im Gange ist, unter Mitwirkung des Therapeuten neu bewertet werden, um festzustellen, ob eine Änderung der Strategie sinnvoll ist. Die Familienarbeit kann in Form der Psychoedukation erfolgen, und die Familienmitglieder können in die Suche nach dauerhaften Stressfaktoren, die verhindern, dass der Patient auf die konventionelle Behandlung anspricht, einbezogen werden. Vor allem benötigen Patienten mit negativen Symptomen eine Schulung im Bereich der psychosozialen Fertigkeiten und berufliche Rehabilitation. Soziale-Fertigkeiten-Gruppen, in denen es um einfache tägliche Aktivitäten wie Essen, Konversation, Spazierengehen und Manieren geht, können für diese Patienten von größtem Nutzen sein. Auch eine sorgfältige berufliche Beurteilung in einer kontrollierten Situation, bei der konkrete Fertigkeiten vermittelt und weiterentwickelt werden, kann eine wichtige Komponente sein.

Die Untersuchungen zur Anpassung nach dem Krankenhausaufenthalt und der Quote der wiederholten stationären Behandlung zeigen, dass die Wahrscheinlichkeit für letztere geringer ist, wenn den Patienten adaptive Verhaltensweisen und Fertigkeiten beigebracht werden und sie während ihres stationären Aufenthalts gelernt haben, symptomatische und maladaptive Verhaltensweisen zu kontrollieren (Mosher und Keith 1979). Auch wenn es den Anschein haben mag, dass der behaviorale Schwerpunkt solcher Programme im Milieu im Widerspruch zur dynamischen Psychiatrie steht, kann er hinsichtlich dynamischer Behandlungen synergetisch wirken. Patienten, die ihre zwischenmenschlichen Beziehungen durch eine behavioral ausgerichtete psychosoziale Schulung verbessern, stellen fest, dass sich ihre Objektbeziehungen verändern, was Stoff für die Psychotherapie liefert.

Bei behandlungsresistenten schizophrenen Patienten können auch auffällige Störungen der zwischenmenschlichen Beziehungen vorliegen. Diese Menschen haben zusätzlich zur Schizophrenie häufig schwerwiegende charakterologische Schwierigkeiten. Kliniker vergessen manchmal, dass auch ein schizophrener Patient eine Persönlichkeit hat. Somit können die charakterologischen Schwierigkeiten zur Nichteinhaltung der Medikationsvorschriften, zur

Entfremdung von den Familienmitgliedern und anderen Menschen in seinem Umfeld, zur Verleugnung der Krankheit und dazu führen, dass er nicht in der Lage ist, im beruflichen Umfeld zu funktionieren. Eine Krankenhausstation oder eine Tagesklinik können ein ideales Umfeld sein, um sich mit der charakterologischen Dimension auseinanderzusetzen, die mit der Schizophrenie einhergeht, und die Ursachen für die Nichteinhaltung von Anweisungen zu ermitteln.

Die stationäre Behandlung oder die Behandlung in einer Tagesklinik erfolgt bei solchen Patienten überwiegend nach dem in Kapitel 6 beschriebenen Modell. Durch projektive Identifizierung versuchen die Patienten, ihre innere Objektwelt im Milieu zu reproduzieren. Die Mitglieder des Personals nehmen diese Projektionen auf und bieten neue Muster der Bezogenheit zur erneuten Verinnerlichung an. Außerdem werden die Patienten auf maladaptive Interaktionsmuster hingewiesen, wenn sie in der Behandlungssituation auftreten.

Das folgende Fallbeispiel verdeutlicht viele der in diesem Kapitel beschriebenen Behandlungsgrundsätze:

> Herr H, ein 22-jähriger Single aus dem Südosten der Vereinigten Staaten, litt seit drei Jahren an Schizophrenie, die weder auf eine ambulante Behandlung mit Medikamenten noch auf kurze stationäre Aufenthalte angesprochen hatte. Als er in eine psychiatrische Klinik überwiesen wurde, erschien er mit seinen Eltern zur Aufnahme. Als er gebeten wurde, seine Probleme zu beschreiben, zählte er eine lange Reihe physischer Beschwerden auf, die praktisch alle Regionen seines Körpers betrafen, stritt psychiatrische Probleme jedoch beharrlich ab. Als er erfuhr, dass er in eine psychiatrische Einrichtung aufgenommen werden sollte, wollte er sich nicht anmelden. Er war erst bereit, sich in stationäre Behandlung zu begeben, als man ihm wiederholt versichert hatte, dass die psychiatrische Beurteilung auch eine vollständige physische und neurologische Untersuchung enthält.
>
> Die somatischen Beschwerden des Patienten machten eine Anamnese seiner psychiatrischen Störung unmöglich. Glücklicherweise konnten seine Eltern die fehlenden Informationen erteilen. Herr H war das dritte von drei Kindern außerordentlich erfolgreicher Eltern. Der Vater des Patienten war ein angesehener leitender Angestellter in einem Wirtschaftsunternehmen, seine Mutter hatte eine leitende Stellung in der Schulverwaltung. Sein älterer Bruder hatte seinen Abschluss an einer renommierten medizinischen Fakultät gemacht, und seine ältere Schwester hatte das Studium der Betriebswirtschaftslehre mit Auszeichnung abgeschlossen. Der Patient hatte für kurze Zeit ein College besucht, hatte sein Studium nach dem Ausbruch seiner Krankheit jedoch abbrechen müssen. Er hatte über Überempfindlichkeit gegen Lärm im Studentenwohnheim geklagt und erklärt, er befürchte, andere sprächen über ihn. Er hatte schließlich verlangt, wieder zu Hause zu wohnen, damit ihn die anderen jungen Männer im Studentenwohnheim, die ihn seinen Angaben zufolge mitten in der Nacht „Verlierer“, „Homo“ und „Irrer“ nannten, nicht demütigen könnten.

Nachdem er das College verlassen hatte, zog Herr H wieder bei seinen Eltern ein und nahm sie zeitlich immer mehr in Anspruch. Wenn sein Vater morgens zur Arbeit gehen wollte, rannte der Patient ihm hinterher und sprang manchmal auf die Motorhaube seines Wagens, um zu verhindern, dass er wegfuhr. Außerdem weckte er seinen Vater mitten in der Nacht und verlangte, dass er sich seine Ausführungen über seine physischen Beschwerden anhörte. Er warf seinem Vater wiederholt vor, er vernachlässige ihn, indem er sagte: „Was willst Du gegen meinen Schmerz machen?" Herr H war von einer Reihe von Spezialisten untersucht worden, häufig von mehreren desselben Fachbereichs, ohne dass eine physische Krankheit diagnostiziert worden wäre. Er bestand darauf, dass er ständige „Beobachtung" durch seine Eltern benötige, damit sie sich vom Auf und Ab seiner physischen Symptome überzeugen könnten. Herr H war mit liebenden und fürsorglichen Eltern gesegnet, die versuchten, seinem Wunsch nach Aufmerksamkeit nachzukommen, indem sie viel Zeit mit ihm verbrachten. Einmal hörte sich der Vater 10 Stunden lang ohne jede Pause die physischen Beschwerden des Patienten an.

Herr H hörte auch weiterhin Stimmen, die abfällig über ihn sprachen, und einmal griff er auf der Straße einen Fremden an, weil er davon überzeugt war, dass dieser unangenehme Dinge über ihn gesagt hatte. Herr H war zweimal für jeweils mehrere Wochen in stationärer Behandlung gewesen, und man hatte ihm zu verschiedenen Zeiten vier verschiedene Neuroleptika verschrieben. Er hatte die Medikamente jedes Mal abgesetzt, weil er bestritt, an einer psychiatrischen Erkrankung zu leiden, die die Einnahme psychotroper Medikamente erfordert, und weil er anticholinerge Nebenwirkungen hatte, die ihn störten.

Kurz nach seiner Aufnahme wurde bei der Untersuchung seines mentalen Status festgestellt, dass er auch weiterhin an auditiven Halluzinationen litt, obwohl er sich nicht beklagte, „Stimmen zu hören". Vielmehr war er überzeugt, dass die Leute tatsächlich über ihn sprachen. In den ersten Tagen seines Krankenhausaufenthaltes stellte er mehrmals verärgert andere Patienten zur Rede, weil er dachte, sie machen sich über ihn lustig. Alle stritten vehement ab, über ihn gesprochen zu haben. Außerdem hatte Herr H wegen einer formalen Denkstörung, die in Gedankenstopp und Gedankenentgleisung bestand, Schwierigkeiten, einen Gedanken zu Ende zu bringen. Er brach mitten im Satz ab, wechselte das Thema und begann einen neuen Satz.

Herr H zeigte im Krankenhaus große Angst, weil keines der Mitglieder des Personals seine physischen Symptome „beobachtete", wie es seine Eltern getan hatten. Erwartungsgemäß versuchte der Patient, sein familiäres Umfeld im Milieu neu zu erschaffen. Er entwickelte eine starke Übertragungsbindung zu seinem Arzt und der Schwester, die ihn hauptsächlich betreute, von der er erwartete, ständig bei ihm zu sein. Als sein Arzt nach einer Visite bei ihm die Station verließ, versuchte Herr H, ihm hinterherzulaufen, wie er es bei seinem Vater getan hatte, um ihn daran zu hindern, dass er zur Arbeit fuhr.

Die physischen und neurologischen Untersuchungen ergaben keine nennenswerten Befunde. Nach einer sorgfältigen psychiatrischen Beurteilung erarbeiteten die Behandelnden eine Erklärung. Hinter den paranoiden und somatischen Beschwerden des Patienten verbarg sich ein außerordentlich geringes Selbstwertgefühl. Herr H war mit dem Gefühl aufgewachsen, das „schwarze Schaf“ der Familie zu sein, weil seine beschränkten Fähigkeiten es ihm nicht ermöglicht hatten, mit den hohen Leistungen der übrigen Mitglieder der Familie mitzuhalten. Um ein gewisses Selbstwertgefühl bewahren zu können, hatte er sich die Identität eines „Opfers“ einschränkender physischer Probleme zugelegt, die ihn daran hinderten, angemessene Leistungen zu erbringen. Dadurch konnte Herr H sein Versagen in der Schule und an verschiedenen Arbeitsplätzen seinen physischen Erkrankungen zuschreiben.

Die somatischen Beschwerden dienten auch als Organisationsprinzip der Gedanken des Patienten, wodurch er eine ausgeprägtere psychotische Fragmentierung oder Selbstauflösung verhindern konnte. Diese schwerwiegende ständige Beschäftigung mit somatischen Beschwerden ging mit der auf dem Mechanismus der Introjektion und der Projektion basierenden paranoiden Vorstellung einher, andere würden sich über ihn lustig machen. Herr H hatte die Erwartungen und die Anforderungen seiner Eltern (als verfolgende Objekte) in jungen Jahren verinnerlicht. Dadurch waren Fremde auf der Straße oder im Flur, von denen er dachte, sie sprächen über ihn, zu diesen verfolgenden Objekten geworden, die er auf die Umwelt projiziert hatte. Als er die Verfolger reintrojizierte, wurden sie in Form von verschiedenen Wehwehchen und Schmerzen zu inneren Verfolgern, die sofortige Aufmerksamkeit erforderten. Auf diese Weise fühlte sich der Patient sowohl in seinem Umfeld als auch in seinem Körper ständig von einer ganzen Schar von Peinigern belagert.

Auf der neurophysiologischen Ebene hat womöglich Herrn Hs Unfähigkeit, bestimmte Stimuli auszublenden, sein Gefühl verstärkt, er erleide eine Reihe von Schmerzen und Qualen. Und schließlich hatte die Somatisierung noch eine weitere Funktion: Es war die einzige Art und Weise, die der Patient kannte, um eine Objektbezogenheit aufrechtzuerhalten und dadurch seine große Trennungsangst abzuwehren. Es war eindeutig, dass er sich kaum für die diagnostischen Erkenntnisse oder die Behandlungsvorschläge interessierte. Solche Befunde und Empfehlungen waren für ihn von weitaus geringerer Bedeutung als seine Sorge darüber, dass er ständige „Beobachtung“ brauchte. Das Aufzählen seiner physischen Beschwerden diente im Grunde nicht dazu, bei den Menschen in seinem Umfeld Reaktionen auszulösen, die zu einer Besserung führen würden, sondern dazu, eine ständige äußere Präsenz zu gewährleisten, damit er sich seiner Angst vor dem Verlassenwerden nicht stellen musste. Paradoxerweise löste seine Flut von Beschwerden eher gegenteilige Reaktionen aus, das heißt, sie entfremdete und vertrieb andere. Anfangs hatten die Behandelnden versucht, Herrn Hs positive Symptome durch Medikamente zu kontrollieren. Doch er verweigerte die Einnahme hartnäckig, da er sie mit früheren Ärzten in Verbindung brachte, die ihm gesagt hatten: „Das Ganze ist nur in Ihrem Kopf.“

Herrn Hs Klinikarzt respektierte, dass Herr H die intensive Beschäftigung mit den physischen Symptomen brauchte, um sein Selbstwertgefühl aufrechtzuerhalten und seine Gedanken zu ordnen, und versicherte ihm, niemand stelle die Schwere seines Schmerzes infrage. Er erklärte dem Patienten, seine Krankheit habe sowohl psychologische als auch physische Aspekte. Er erklärte ihm weiterhin, eine physische Manifestation der Krankheit bestehe darin, dass er Stimuli in der

Umgebung und im Körper nicht herausfiltern könne (Freedman et al. 1996; Spohn et al. 1977). Durch diesen pädagogischen Ansatz überzeugte der Arzt Herrn H, dass es einen Versuch wert sei, die Neuroleptika zu nehmen, da sie das „Filtersystem“ häufig positiv beeinflussten. Nachdem sich der Patient bereit erklärt hatte, die Medikamente zu nehmen, stellte sich eine beträchtliche Besserung seiner Denkstörung ein, wodurch er in der Lage war, sich gegenüber den Behandelnden und den anderen Patienten verständlicher zu äußern. Seine auditiven Halluzinationen bestanden weiter, ihre Häufigkeit und ihre Schwere nahmen jedoch etwas ab.

Dann versuchten die Behandelnden, einige der Ich-Defizite des Patienten zu beheben, indem sie die Rolle von Hilfs-Ichs übernahmen. Einmal zum Beispiel traf sich eine Schwester in einem geschlossenen Raum der Station zu einer Besprechung mit Herrn H. Er behauptete, draußen im Flur würden die Leute über ihn sprechen. Um ihm zu beweisen, dass niemand dort war, öffnete die Schwester die Tür und trat zusammen mit Herrn H auf den Flur. Dann erklärte sie ihm, es gehöre zu seiner Krankheit, dass er Stimmen im Inneren habe, die er dann so wahrnehme, als kämen sie von außen. Diese Maßnahme wurde durch die Rückmeldungen von Mitpatienten in den Gruppensitzungen verstärkt.

Wegen der starken Stimulierung hatte man den Patienten zunächst von den Gruppensitzungen auf der Station ferngehalten. Nachdem er durch die Medikamente stabilisiert war, nahm Herr H jedoch an den Gruppensitzungen teil und brachte immer wieder vor, andere sprächen über ihn. Die anderen Patienten bestritten diese Anschuldigungen standhaft und ermutigten ihn, „der Sache auf den Grund zu gehen“, wenn er die Stimme hörte. Als der Patient erkannte, dass die Stimmen tatsächlich aus seinem Inneren kamen, wurden aus seinen feindlichen Anschuldigungen gegenüber den anderen Patienten und den Behandelnden nach und nach vorsichtige Fragen.

Als Herr H seine positiven Symptome schon besser im Griff hatte, wurde der Behandlungsschwerpunkt auf seine gestörte zwischenmenschliche Bezogenheit verlegt. Der Patient versuchte, mit seinem Krankenhausarzt dieselbe Beziehung aufzubauen, die er zu seinem Vater hatte. Der Arzt verbrachte mehr Zeit mit Herrn H als mit jedem seiner anderen Patienten. Die Dringlichkeit, mit der Herr H sich wegen Durchfalls, Magenschmerzen, Gelenkschmerzen und so weiter an ihn wandte, führte dazu, dass der Arzt Herrn H nur ungern alleine ließ und die Station verließ. Als Herr H ihm eines Tages verzweifelt hinterherlief, als er die Station verließ, und dann auf dem Gehweg mit ihm weiterging, erkannte der Arzt, in welchem Maße der Patient sein familiäres Umfeld im Krankenhaus nachgestellt hatte. Herr H meinte, er habe Anspruch auf die volle Aufmerksamkeit seines Arztes und war sich der Bedürfnisse der anderen Patienten nicht bewusst, die dieser ebenfalls betreute. Der Arzt forderte Herrn H auf, seine Erwartungen hinsichtlich der Zeit, die er mit ihm verbringen würde, zurückzuschrauben. Er teilte ihm mit, er werde Termine von jeweils 30 Minuten mit ihm vereinbaren und ihm außerhalb dieser Zeiten nicht zur Verfügung stehen. Diese Einschränkung zielte auf das Anspruchsdenken des Patienten ab.

Diese Maßnahme bedeutete für den Patienten auch eine neue Form der Objektbezogenheit, die er verinnerlichen musste. Sein

Objektbeziehungsparadigma eines klagenden, fordernden Selbst, das eine Bindung zu einem nachgiebigen Objekt hatte, wurde durch seine Erfahrung mit einem neuen Objekt modifiziert, das fürsorglich war, aber auch Grenzen setzte. Dementsprechend führte die Erfahrung mit diesem neuen Objekt auch zu Veränderungen der Selbstrepräsentanz des Patienten. Er war anfangs frustriert, ertrug die Abwesenheit des Arztes dann jedoch besser und akzeptierte, dass er seinen Erwartungen an andere Grenzen setzen musste. Außerdem führten die Einschränkungen, die Herr H in dieser Beziehung erlebte, dazu, dass er mit dem Arzt über seine Trennungsangst sprach. Er brachte seine Sorge darüber zum Ausdruck, dass seine Grundbedürfnisse nicht befriedigt würden, wenn keine Betreuerfigur anwesend sei.

Als der Patient in der Lage war, sich mit diesen und anderen psychologischen Problemen auseinanderzusetzen, wurde er an einen Einzelpsychotherapeuten verwiesen, der nichts mit der Station zu tun hatte. Zu Beginn der Psychotherapie berichtete der Patient ausführlich über seine physischen Symptome. Der Therapeut hörte sich diese Ausführungen mit Interesse und Besorgnis an und empfand sein Bedürfnis, sich statt mit den psychologischen mit den somatischen Beschwerden zu befassen, nach. In regelmäßigen Abständen merkte er jedoch an, dass er in Bezug auf die physischen Leiden wirklich nicht mehr für den Patienten tun könne, als was die Behandelnden und die Therapeuten auf der Station mit ihrer sorgfältigen Arbeit bereits geleistet hatten. Als der Patient Vertrauen entwickelte, begann er über seine starken Minderwertigkeitsgefühle gegenüber seiner Familie zu sprechen. Sein Bruder und seine Schwester haben sich durch akademische Leistungen ausgezeichnet, er selbst zeichne sich jedoch lediglich durch eine Reihe seltsamer Leiden aus, die ihn daran hinderten, ähnlich erfolgreich zu sein. Da der Patient seine psychiatrische Erkrankung verleugnete, nicht psychologisch eingestellt war und sich nicht für seine Symptome interessierte, entschied sich der Therapeut für einen überwiegend supportiven Ansatz. Auf dieser Basis konnte der Patient dann endlich über eine überraschend große Bandbreite von Gefühlen in Bezug auf sich selbst und seinen Platz in seiner Familie sprechen.

Im Rahmen der Behandlung nahm der Patient auch an einer Soziale-Fertigkeiten-Gruppe mit wenigen Gleichgesinnten teil. In diesem Umfeld wurde er vorsichtig mit seinen Problemen bezüglich der Körperpflege, damit, dass er in einer Konversation nicht auf die Fragen seiner Gesprächspartner antwortete, mit seiner Ichbezogenheit und damit, dass er die Bedürfnisse anderer außer Acht ließ, konfrontiert. Er erreichte eine Besserung in all diesen Bereichen sowie hinsichtlich seiner zwischenmenschlichen Funktionen. Beispielsweise begrüßte er Menschen, die ihn ansprachen, mit „Guten Morgen" und erkundigte sich sogar, wie es ihnen gehe. Er nahm auch an einem beruflichen Einstufungs- und Schulungsprogramm teil, bei dem er unter Aufsicht einfache Aufgaben ausführen musste. Der Therapeut, der dieses Programm leitete, achtete sorgfältig darauf, Aufgaben zu stellen, die den Fähigkeiten des Patienten entsprachen, um sein Selbstwertgefühl nicht ernsthaft zu erschüttern. Schließlich erfolgte eine psychoedukationale Maßnahme mit den Eltern des Patienten, die ihnen half, seine Grenzen zu

> akzeptieren. Ihnen wurde mitgeteilt, Überengagement und hohe Erwartungen seien kontraproduktiv, dass er sie als Druck empfinden würde, mehr leisten zu müssen, als es seine Fähigkeiten erlaubten.

Dieser Auszug aus einer dynamisch orientierten Behandlung zeigt, wie die verschiedenen Theorien, die in Kapitel 2 besprochen wurden, bei der Behandlung eines Patienten genutzt werden können. Die Grundsätze der Selbstpsychologie haben dazu geführt, dass das Behandlungsteam ein empathisches Bewusstsein dafür entwickelt hat, dass der Patient sein Selbstwertgefühl aufrechterhalten muss, weshalb die Behandelnden seine Somatisierung nicht infrage gestellt haben. Ein Ansatz nach der Objektbeziehungstheorie hat es dem Arzt leichter gemacht, das problematische Verhältnis des Patienten zu ihm zu verstehen. Und die Perspektive der Ich-Psychologie war in zweierlei Hinsicht von Nutzen: 1. Indem die Mitglieder des Pflegepersonals Techniken zur Stärkung des Ich einsetzten, kam ein Ich-Defizit-Modell zur Anwendung, und 2. um die auditiven Halluzinationen zu verstehen, wurde ein Konfliktmodell verwendet. Die verfolgenden Stimmen, die den Patienten „Verlierer“ oder „Irrer“ nannten, waren das Resultat eines Konflikts zwischen den verinnerlichten Erwartungen seiner Eltern (in Form seines Ich-Ideals und seines Über-Ich) und der Realität seiner Einschränkungen (realistische Ich-Funktion). Diese Stimmen wurden nach jedem beruflichen Rückschlag des Patienten lauter.

Zusammenfassend kann man sagen, dass Patienten mit Schizophrenie Therapeutenfiguren brauchen. Sie brauchen Hilfe, um sich in der komplizierten Realität des mentalen Gesundheitswesens zurechtzufinden. Außerdem brauchen sie jemanden, der ihnen hilft, ihre Ängste und Fantasien zu verstehen, die sie daran hindern, die Vorschriften der verschiedenen Komponenten des Behandlungsplans einzuhalten. Es ist sogar eine besonders wichtige Aufgabe des Therapeuten, Probleme bezüglich der Einhaltung von Anweisungen in anderen Bereichen der Behandlung zu untersuchen. Heute wird diese Aufgabe häufig einem klinischen Fallmanager zugeteilt, gewöhnlich deshalb, weil der Patient keine Therapie möchte oder weil die öffentlichen Einrichtungen ihm keine Psychotherapie zukommen lassen können. Der Fallmanager ist eine Art Anwalt des Patienten, ein Führer, der die Möglichkeiten im System der mentalen Gesundheit kennt, und der Koordinator der gesamten Behandlung. Auch wenn das Fallmanagement auf die Realität und auf Anpassung ausgerichtet ist, kommt es doch zu Übertragungen und Gegenübertragungen, sodass der Fallmanager auch in der Lage sein muss, wirksame psychotherapeutische Maßnahmen durchzuführen (Kanter 1989). Schizophrene Patienten brauchen vor allem Menschen, die sich um sie kümmern, die ihnen als Zufluchtsort vor der verwirrenden und bedrohlichen Welt von Mitgefühl geprägte menschliche Beziehungen anbieten, ob sie nun Fallmanager oder Psychotherapeuten heißen.

Literaturhinweise

Abdelmalik, P., Husted, J., Chow, E. W. C., et al.: Childhood head injury and expression of schizophrenia in multiply affected families. Arch Gen Psychiatry 60: 231–236, 2003.

American Psychiatric Association: Diagnostic and Statistical Manual of Mental Disorders. 4th Edition. Text Revision. Washington, DC, American Psychiatric Association, 2000.

Andreasen, N. C., Olsen, S. A., Dennert, J. W., et al.: Ventricular enlargement in schizophrenia: relationship to positive and negative symptoms. Am J Psychiatry 139: 297–302, 1982.

Andreasen, N. C., Flaum, M., Swayze, V. W., et al.: Positive and negative symptoms in schizophrenia: a critical reappraisal. Arch Gen Psychiatry 47: 615–621, 1990.

Anonymus: Can we talk? The schizophrenic patient in psychotherapy: a recovering patient. Am J Psychiatry 143: 68–70, 1986.

Arlow, J. A., Brenner, D.: The psychopathology of the psychoses: a proposed revision. Int J Psychoanal 50: 5–14, 1969.

Bachrach, L. L.: Psychosocial rehabilitation and psychiatry in the care of long-term patients. Am J Psychiatry 149: 1455–1463, 1992.

Bion, W. R.: Differentiation of the psychotic from non-psychotic personalities (1957), in: Second Thoughts: Selected Papers on Psycho-Analysis. New York, Jason Aronson, 1967, S. 43–64.

Blatt, S. J., Wild, C. M.: Schizophrenia: A Developmental Analysis. New York, Academic Press, 1976.

Brown, G. W., Birley, J. L. T., Wing, J. K.: Influence of family life on the course of schizophrenic disorders: a replication. Br J Psychiatry 121: 241–258, 1972.

Butzlaff, R. L., Hooley, J. M.: Expressed emotion and psychiatric relapse: a meta-analysis. Arch Gen Psychiatry 55: 547–552, 1998.

Cannon, M., Caspi, A., Moffit, T., et al.: Evidence for early childhood, pan-developmental impairment specific to schizophreniform disorder. Arch Gen Psychiatry 59: 449–456, 2002.

Carpenter, W. T. Jr.: A perspective on the Psychotherapy of Schizophrenia Project. Schizophr Bull 10: 599–602, 1984.

Carpenter, W. T. Jr., Henrichs, D. W., Wagman, A. M. I.: Deficit and nondeficit forms of schizophrenia: the concept. Am J Psychiatry 145: 578–583, 1988.

Conte, H. R., Plutchik, R.: Controlled research and supportive psychotherapy. Psychiatric Annals 16: 530–533, 1986.

Degen, K., Nasper, E.: Return From Madness: Psychotherapy With People Taking the New Antipsychotic Medications and Emerging From Severe, Lifelong, and Disabling Schizophrenia. Northvale, NJ, Jason Aronson, 1996.

Dixon, L. B., Lehman, A. F.: Family interventions for schizophrenia. Schizophr Bull 21: 631–643, 1995.
Duckworth, K., Nair, V., Patel, J. K., et al.: Lost time, found hope and sorrow: the search for self, connection, and purpose during „awakenings" on the new antipsychotics. Harv Rev Psychiatry 5: 227–233, 1997.
Falloon, I. R. H.: Expressed emotion: current status. Psychol Med 18: 269–274, 1988.
Falloon, I. R. H., Boyd, J. L., McGill, C. W., et al.: Family management in the prevention of exacerbations of schizophrenia: a controlled study. N Engl J Med 306: 1437–1440, 1982.
Federn, P.: Ichpsychologie und die Psychosen. Bern/Stuttgart, Huber, 1956; engl. Ego Psychology and the Psychoses. New York, Basic Books, 1952.
Fenton, W. S., McGlashan, T. H.: We can talk: individual psychotherapy for schizophrenia. Am J Psychiatry 154: 1493–1495, 1997.
Frank, A. F., Gunderson, J. G.: The role of the therapeutic alliance in the treatment of schizophrenia: relationship to course and outcome. Arch Gen Psychiatry 47: 228–236, 1990.
Freedman, R., Adler, L. E., Myles-Worsley, M., et al.: Inhibitory gating of an evoked response to repeated auditory stimuli in schizophrenic and normal subjects: human recordings, computer simulation, and an animal model. Arch Gen Psychiatry 53: 1114–1121, 1996.
Frese, F. J.: Recovery: myths, mountains, and miracles. Presentation to The Menninger Clinic staff. Topeka, KS, 30. Mai 1997.
Freud, S.: Psychoanalytische Bemerkungen über einen autobiographisch beschrieben Fall von Paranoia. GW Bd. VIII, 1911c, S. 239–320.
Freud, S.: Zur Einführung des Narzißmus. GW Bd. X, 1914c, S. 137–170.
Freud, S.: Das Unbewußte. GW Bd. X, 1915e, S. 263–303.
Freud, S.: Neurose und Psychose. GW Bd. XIII, 1924b, S. 387–391.
Freud, S.: Der Realitätsverlust bei Neurose und Psychose. GW Bd. XIII, 1924e, S. 395–402.
Fromm-Reichmann, F.: Intensive Psychotherapie. Grundzüge und Technik. Stuttgart, Hippokrates-Verlag, 1959; engl. Principles of Intensive Psychotherapy. Chicago, Ill., University of Chicago Press, 1950.
Garfield, D.: Self-criticism in psychosis: enabling statements in psychotherapy. Dynamic Psychotherapy 3: 129–137, 1985.
Garfield, D., Rogoff, M., Steinberg, S.: Affect-recognition and self-esteem in schizophrenia. Psychopathology 20: 225–233, 1987.
Glass, L., Katz, H., Schnitzer, R., et al.: Psychotherapy of schizophrenia: an empirical investigation of the relationship of process to outcome. Am J Psychiatry 146: 603–608, 1989.
Goldstein, M. J., Rodnick, E. H., Evans, J. R., et al.: Drug and family in the aftercare of acute schizophrenics. Arch Gen Psychiatry 35: 1169–1177, 1978.

Gomez-Schwartz, B.: Individual psychotherapy of schizophrenia, in: Schizophrenia: Treatment, Management, and Rehabilitation. Edited by Bellack, A. S. Orlando, FL, Grune & Stratton, 1984, S. 307–335.

Grand, S.: The body and ist boundaries: a psychoanalytic view of cognitive process disturbances in schizophrenia. International Review of Psychoanalysis 9: 327–342, 1982.

Green, M. F., Marshall, B. D. Jr., Wirshing, W. C., et al.: Does risperidone improve verbal working memory in treatment-resistant schizophrenia? Am J Psychiatry 154: 799–804, 1997.

Grinspoon, L., Ewalt, J. R., Shader, R. I.: Schizophrenia: Pharmacotherapy and Psychotherapy. Baltimore, MD, Williams & Wilkins, 1972.

Grotstein, J. S.: The psychoanalytic concept of schizophrenia, I: the dilemma. Int J Psychoanal 58: 403–425, 1977a.

Grotstein, J. S.: The psychoanalytic concept of schizophrenia, II: reconciliation. Int J Psychoanal 58: 427–452, 1977b.

Gunderson, J. G.: Engagement of schizophrenic patients in psychotherapy, in: Attachment and the Therapeutic Process: Essays in Honor of Otto Allen Will, Jr. Edited by Sacksteder, J. L., Schwartz, D. P., Akabane, Y. Madison, CT, International Universities Press, 1987, S. 139–153.

Gunderson, J. G., Frank, A. F., Katz, H. M., et al.: Effects of psychotherapy in schizophrenia, II: comparative outcome of two forms of treatment. Schizophr Bull 10: 564–598, 1984.

Harding, C. M., Zubin, J., Strauss, J. S.: Chronicity in schizophrenia: fact, partial fact, or artifact? Hosp Community Psychiatry 38: 477–486, 1987.

Hatfield, A. B.: Family Education in Mental Illness. New York, Guilford, 1990.

Hogarty, G. E.: Depot neuroleptics: the relevance of psychosocial factors – a United States perspective. J Clin Psychiatry 45: 36–42, 1984.

Hogarty, G. E., Anderson, C. M., Reiss, D. J., et al.: Family psychoeducation, social skills training, and maintenance chemotherapy in the aftercare treatment of schizophrenia, I: one-year effects of a controlled study on relapse and expressed emotion. Arch Gen Psychiatry 43: 633–642, 1986.

Hogarty, G. E., Anderson, C. M., Reiss, D. J., et al.: Family psychoeducation, social skills training, and maintenance chemotherapy in the aftercare treatment of schizophrenia, II: two-year effects of a controlled study on relapse and adjustment. Arch Gen Psychiatry 48: 340–347, 1991.

Hogarty, G. E., Kornblith, S. F., Greenwald, D., et al.: Personal therapy: a disorder-relevant psychotherapy for schizophrenia. Schizophr Bull 21: 379–393, 1995.

Hogarty, G. E., Kornblith, S. F., Greenwald, D., et al.: Three-year trials of personal therapy among schizophrenic patients living with or independent of family, I: description of study and effects on relapse rates. Am J Psychiatry 154: 1504–1513, 1997a.

Hogarty, G. E., Greenwald, D., Ulrich, R. F., et al.: Three-year trials of personal therapy among schizophrenic patients living with or independent of family, II: effects on adjustment of patients. Am J Psychiatry 154: 1514–1524, 1997b.

Jenkins, J. H., Karno, M.: The meaning of expressed emotion: theoretical issues raised by cross-cultural research. Am J Psychiatry 149: 9–21, 1992.

Judd, L. L., McAdams, L. A., Budnick, B., et al.: Sensory gating deficits in schizophrenia: new results. Am J Psychiatry 149: 488–493, 1992.

Kanas, N.: Group therapy with schizophrenics: a review of controlled studies. Int J Group Psychother 36: 339–351, 1986.

Kanas, N., Rogers, M., Kreth, E., et al.: The effectiveness of group psychotherapy during the first three weeks of hospitalization: a controlled study. J Nerv Ment Dis 168: 487–492, 1980.

Kanter, J.: Clinical case management: definition, principles, components. Hosp Community Psychiatry 40: 361–368, 1989.

Kanter, J., Lamb, H. R., Loeper, C.: Expressed emotion in families: a critical review. Hosp Community Psychiatry 38: 374–380, 1987.

Karon, B. P.: The fear of understanding schizophrenia. Psychoanalytic Psychology 9: 191–211, 1992.

Karon, B. P., VandenBos, G.: Psychotherapy of Schizophrenia. New York, Jason Aronson, 1981.

Keith, S. J., Matthews, S. M.: Schizophrenia: a review of psychosocial treatment strategies, in: Psychotherapy Research: Where Are We and Where Should We Go? Edited by Williams, J. B. W., Spitzer, R. L. New York Guilford, 1984, S. 70–88.

Kendler, K. S., Eaves, L. J.: Models for the joint effect of genotype and environment on liability to psychiatric illness. Am J Psychiatry 143: 279–289, 1986.

Kety, S. S.: Genetic and environmental factors in the etiology of schizophrenia, in: Psychopathology: The Evolving Science of Mental Disorder. Edited by Matthysse, H., Levy, D. L., Kagan, J., et al. New York, Cambridge University Press, 1996, S. 477–487.

King, S., Dixon, M. J.: The influence of expressed emotion, family dynamics, and symptom type on the social adjustment of schizophrenic young adults. Arch Gen Psychiatry 53: 1098–1104, 1996.

Kingdon, D. G., Turkington, D.: Cognitive-Behavioral Therapy in Schizophrenia. New York, Guilford, 1994.

Kirkpatrick, B., Buchanan, R. W., Ross, D. E., et al.: A separate disease within the syndrome of schizophrenia. Arch Gen Psychiatry 58: 165–171, 2001.

Klein, D. F.: Psychosocial treatment of schizophrenia, or psychosocial help for people with schizophrenia? Schizophr Bull 6: 122–130, 1980.

Kuipers, E., Fowler, D., Garety, P., et al.: London-East Anglia randomised controlled trial of cognitive-behavioural therapy for psychosis, III: follow-up and economic evaluation at 18 months. Br J Psychiatry 173: 61–68, 1998.

Leff, J., Kuipers. L., Berkowitz, R., et al.: A controlled trial of social intervention in the families of schizophrenic patients. Br J Psychiatry 141: 121–134, 1982.

Lefley, H. P.: Expressed emotion: conceptual, clinical, and social policy issues. Hosp Community Psychiatry 43: 591–598, 1992.

London, N. J.: An essay on psychoanalytic theory: two theories of schizophrenia, part I: review and critical assessment of the development of the two theories. Int J Psychoanal 54: 169–178, 1973a.

London, N. J.: An essay on psychoanalytic theory: two theories of schizophrenia, part II: discussion and restatement of the specific theory of schizophrenia. Int J Psychoanal 54: 179–193, 1973b.

Lucas, R.: The relationship between psychoanalysis and schizophrenia. Int J Psychoanal 84: 3–15, 2003.

MacMillan, J. F., Gold, A., Crow, T. J., et al.: Expressed emotion and relapse. Br J Psychiatry 148: 133–143, 1986.

Mahler, M.: On child psychosis and schizophrenia: autistic and symbiotic infantile psychoses. Psychoanal Study Child 7: 286–305, 1952.

May, P. R. A.: Treatment of Schizophrenia: A Comparative Study of Five Treatment Methods. New York, Science House, 1968.

McGlashan, T. H.: The Chestnut Lodge follow-up study, II: long-term outcome of schizophrenia and the affective disorders. Arch Gen Psychiatry 41: 586–601, 1984.

McGlashan, T. H.: Recovery style from mental illness and long-term outcome. J Nerv Ment Dis 175: 681–685, 1987.

McGlashan, T. H., Keats, C. J.: Schizophrenia: Treatment Process and Outcome. Washington, DC, American Psychiatric Press, 1989.

Mosher, L. R., Keith, S. J.: Research on the psychosocial treatment of schizophrenia: a summary report. Am J Psychiatry 136: 623–631, 1979.

Müller, C.: Psychotherapy and schizophrenia: the end of the pioneers‘ period. Schizophr Bull 10: 618–620, 1984.

Munich, R. L., Carsky, M., Appelbaum, A.: The role and structure of long-term hospitalization: chronic schizophrenia. Psychiatr Hosp 16: 161–169, 1985.

Myrin-Germeys, I., van Os, J., Schwartz, J. E.: Emotional reactivity to daily life stress in psychosis. Arch Gen Psychiatry 58: 1137–1144, 2001.

O'Brien, C.: Group psychotherapy with schizophrenia and affective disorders, in: Comprehensive Group Psychotherapy. 2nd Edition. Edited by Kaplan, H. I., Sadock, B. J. Baltimore, MD, Williams & Wilkins, 1983, S. 242–249.

Ogden, T. H.: On the nature of schizophrenic conflict. Int J Psychoanal 61: 513–533, 1980.

Ogden, T. H.: The schizophrenic state of nonexperience, in: Technical Factors in the Treatment of the Severely Disturbed Patient. Edited by Giovacchini, P. L., Boyer, L. B. New York, Jason Aronson, 1982, S. 217–260.

Olin, S. S., Mednick, S. A.: Risk factors of psychosis: identifying vulnerable populations premorbidly. Schizophr Bull 22: 223–240, 1996.

Pao, P.-N.: Notes on Freud's theory of schizophrenia. Int J Psychoanal 54: 469–476, 1973.

Parker, G., Johnston, P., Hayward, L.: Parental „expressed emotion“ as a predictor of schizophrenic relapse. Arch Gen Psychiatry 45: 806–813, 1988.

Pedersen, C. B., Mortensen, P. B.: Evidence of a dose-response relationship between urbanicity during upbringing and schizophrenia risk. Arch Gen Psychiatry 58: 1039–1046, 2001.

Penn, D. L., Mueser, K. T.: Research update on the psychosocial treatment of schizophrenia. Am J Psychiatry 153: 607–617, 1996.

Plomin, R., Defries, J. C., McClearn, G. E.: Behavioral Genetics: A Primer. 2nd Edition. New York, W. H. Freeman, 1990.

Robbins, M.: Psychoanalytic and biological approaches to mental illness: schizophrenia. J Am Psychoanal Assoc 40: 425–454, 1992.

Rogers, C. R., Gendlin, E. T., Kiesler, D. J., et al. (Hrsg.): The Therapeutic Relationship and Its Impact: A Study of Psychotherapy With Schizophrenics. Madison, University of Wisconsin Press, 1967.

Rosenfarb, I. S., Nuechterlein, K. H., Goldstein, M. J., et al.: Neurocognitive vulnerability, interpersonal criticism, and the emergence of unusual thinking by schizophrenic patients during family transactions. Arch Gen Psychiatry 57: 1174–1179, 2000.

Rosenheck, T., Tekell, J., Peters, J., et al.: Does participation in psychosocial treatment augment the benefit of clozapine? Arch Gen Psychiatry 55: 618–625, 1998.

Rund, B. R.: Fully recovered schizophrenics: a retrospective study of some premorbid and treatment factors. Psychiatry 53: 127–139, 1990.

Ruocchio, P. J.: How psychotherapy can help the schizophrenic patient. Hosp Community Psychiatry 40: 188–190, 1989.

Sacks, O.: Awakenings. New York, HarperPerennial, 1990.

Scott, J. E., Dixon, L. B.: Psychological interventions for schizophrenia. Schizophr Bull 21: 621–630, 1995.

Searles, H. F.: Psychoanalytic therapy with schizophrenic patients in a private-practice context (1976), in: Countertransference and Related Subjects: Selected Papers. New York, International Universities Press, 1979, S. 582–602.

Selzer, M. A.: Preparing the chronic schizophrenic for exploratory psychotherapy: the role of hospitalization. Psychiatry 46: 303–311, 1983.

Selzer, M. A., Carsky, M.: Treatment alliance and the chronic schizophrenic. Am J Psychiatry 44: 506–515, 1990.

Selzer, M. A., Sullivan, T. B., Carsky, M., et al.: Working With the Person With Schizophrenia: The Treatment Alliance. New York, New York University Press, 1989.

Spohn, H. E., Lacoursiere, R. B., Thompson, K., et al.: Phenothiazine effects on psychological and psychophysiological dysfunction in chronic schizophrenics. Arch Gen Psychiatry 34: 633–644, 1977.

Stanton, A. H., Gunderson, J. G., Knapp, P. h., et al.: Effects of psychotherapy on schizophrenic patients, I: design and implementation of a controlled study. Schizophr Bull 10: 520–563, 1984.

Strauss, J. S., Carpenter, W. T., Bartko, J. J.: The diagnosis and understanding of schizophrenia, part III: speculations on the process that underline schizophrenic symptoms and signs. Schizophr Bull 11: 61–69, 1974.

Sullivan, H. S.: Schizophrenia as a Human Process. New York, W. W. Norton, 1962.

Tarrier, N., Yusupoff, L., Kinney, C., et al.: Randomised controlled trial of intensive cognitive-behaviour therapy for patients with chronic schizophrenia. BMJ 317: 303–307, 1998.

Tienari, P., Wynne, L. C., Moring, J., et al.: The Finnish Adoptive Family Study of Schizophrenia: implications for family research. Br J Psychiatry 164 (suppl 23). 20–26, 1994.

Tienari, P., Wynne, L. C., Sorri, A., et al.: Genotype-environemnt interaction in schizophrenia-spectrum disorder: long-term follow-up study of Finnish adoptees. Br J Psychiatry 184: 216–222, 2004.

Wahlberg, K.-E., Lyman, C. W., Oja, H., et al.: Gene-environment interaction in vulnerability to schizophrenia: findings from the Finnish Adoptive Family Study of Schizophrenia. Am J Psychiatry 154: 355–362, 1997.

Wexler, M.: Schizophrenia: conflict and deficiency. Psychoanal Q 40: 83–99, 1971.

KAPITEL 8

AFFEKTIVE STÖRUNGEN

Moderne psychodynamische Ansätze, die dem Verständnis der Depression dienen, berücksichtigen die Tatsache, dass affektive Störungen stark durch genetische und biologische Faktoren beeinflusst werden. Die Depression ist sogar ein ideales Modell, um zu untersuchen, wie die Wechselwirkungen von Genen und Umgebung klinische Symptome verursachen. Man weiß heute, dass die unipolare Depression zu etwa 40 % genetische und zu etwa 60 % umweltbedingte Ursachen hat (Nemeroff 2003).

Kendler und seine Kollegen (1993) haben 680 weibliche Zwillingspaare mit bekannter Zygosität beobachtet, um gegebenenfalls ein ätiologisches Modell für die Vorhersage schwererer depressiver Episoden zu entwickeln. Sie stellten fest, dass die genetischen Faktoren eine wichtige, aber nicht entscheidende Rolle spielten. Am wichtigsten für die Prognose waren kürzlich erlebte belastende Ereignisse. Eine bedeutende ätiologische Rolle spielten auch zwei weitere Faktoren: zwischenmenschliche Beziehungen und ein durch Neurotizismus gekennzeichnetes Temperament. Neurotizismus schien Menschen im Umfeld davon abzuhalten, soziale Unterstützung zu gewähren.

In einer späteren Untersuchung an einer erweiterten Stichprobe der Zwillingsstudie gewannen Kendler und seine Kollegen (1995) weitere Erkenntnisse über die Ätiologie der Depression. Das überzeugendste Modell, das sie anhand ihrer Erkenntnisse erarbeiteten, war eines, nach dem die Empfindlichkeit gegenüber den Auswirkungen belastender Lebensereignisse, die eine Depression auslösen, durch genetische Faktoren bestimmt wird. So ergab beispielsweise die Untersuchung der Probanden mit dem niedrigsten genetischen Risiko für eine klassische Depression, dass die Wahrscheinlichkeit für den Ausbruch der klassischen Depression im Falle des Fehlens belastender

Lebensereignisse bei ihnen bei 0,5 % pro Monat lag. Wenn sie jedoch Stressfaktoren ausgesetzt wurden, stieg diese Wahrscheinlichkeit auf 6,2 %. Bei den Probanden mit dem höchsten genetischen Risiko lag die Wahrscheinlichkeit für den Ausbruch der Depression im Falle des Fehlens belastender Lebensereignisse nur bei 1,1 %, stieg jedoch beim Vorliegen belastender Lebensereignisse auf dramatische 14,6 %.

Für dieses Modell spricht auch eine prospektive Studie mit 1 037 Kindern aus Neuseeland (Caspi et al. 2003), bei der die Forscher feststellten, dass ein funktionaler Polymorphismus in der Promoterregion des Serotonin-Transporter-Gens *(5HTT)* den Einfluss belastender Lebensereignisse auf die Depression minderte.

Bei einer darauf folgenden Analyse stellten Kendler et al. (1999) fest, dass etwa ein Drittel des Zusammenhangs zwischen belastenden Lebensereignissen und den Ausbrüchen der Depression nicht kausal war, da die für die klassische Depression prädisponierten Personen sich in Umfelder begeben, die ein hohes Risiko darstellen. So können zum Beispiel Menschen mit einem neurotischen Temperament andere entfremden und dadurch den Abbruch einer wichtigen Beziehung verursachen. Der Studie zufolge sind die stärksten Stressfaktoren der Tod eines nahen Angehörigen, Vergewaltigung, gravierende Eheprobleme und Scheidung/Trennung. Es gibt jedoch auch Belege dafür, dass Missbrauch, Vernachlässigung oder Trennung in der Kindheit möglicherweise zu einer neurobiologischen Empfindlichkeit führen, durch die das Individuum dazu prädisponiert wird, als Erwachsener mit einer klassischen depressiven Episode auf Stressfaktoren zu reagieren. So dokumentierten Kendler et al. (1992) bei Frauen, die als Kinder oder Heranwachsende von ihrer Mutter oder ihrem Vater getrennt worden waren, ein erhöhtes Risiko für die klassische Depression. In einer späteren Arbeit stellten Kendler et al. (2001) weitere Unterschiede hinsichtlich der depressionsauslösenden Wirkung belastender Lebensereignisse zwischen den Geschlechtern fest. Männer erwiesen sich als empfindlicher gegenüber Scheidungs-/Trennungsproblemen und Problemen am Arbeitsplatz, Frauen dagegen gegenüber Problemen mit Menschen in ihrem näheren Umfeld.

Wie Nemeroff (1999) dargelegt hat, wurde Freuds Ansicht, frühe Verluste prädisponierten zur Depression im Erwachsenenalter, durch neuere Forschungen bestätigt. Agid et al. (1999) haben über eine Fall-Kontroll-Studie berichtet, bei der das Vorliegen des frühen Verlusts der Eltern durch Tod oder dauerhafte Trennung im Alter von weniger als 17 Jahren bei erwachsenen Patienten mit verschiedenen psychiatrischen Störungen untersucht wurde. Der Verlust eines Elternteils in der Kindheit erhöhte die Wahrscheinlichkeit einer klassischen Depression im Erwachsenenalter deutlich. Der Verlust durch dauerhafte Trennung hatte eine stärkere Wirkung als der Verlust durch Tod, ebenso der Verlust im Alter von weniger als 9 Jahren im Vergleich zu einem späteren Verlust. Gilman et al. (2003) haben außerdem nachgewiesen, dass die Scheidung der Eltern in der frühen Kindheit ein lebenslang erhöhtes Risiko für

Depression nach sich zieht. Die Anfälligkeit für eine Depression scheinen nicht nur Verluste in der frühen Kindheit zu erhöhen. Misshandlung und sexueller Missbrauch wurden in voneinander unabhängigen Untersuchungen (Bernet und Stein 1999; Bifulco et al. 1998; Brown 1993; Brown und Eales 1993) ebenfalls mit einer Depression bei erwachsenen Frauen in Verbindung gebracht. Bei Frauen, die als Kinder missbraucht oder vernachlässigt wurden, ist die Wahrscheinlichkeit negativer Beziehungen und eines geringen Selbstwertgefühls im Erwachsenenalter doppelt so hoch wie bei denen ohne eine solche Vorgeschichte (Bifulco et al. 1998). Als Kind missbrauchte oder vernachlässigte Frauen mit solchen negativen Beziehungen haben dann ein zehnmal höheres Risiko, an einer Depression zu erkranken.

Die frühe Traumatisierung, die bei einer beträchtlichen Zahl der Erwachsenen mit einer Depression von Bedeutung zu sein scheint, kann zu dauerhaften biologischen Veränderungen führen. Vythilingam et al. (2002) haben festgestellt, dass der linke Hippocampus bei depressiven Frauen, die als Kinder missbraucht worden sind, um durchschnittlich 18 % kleiner als bei nicht missbrauchten depressiven Patienten und um durchschnittlich 15 % kleiner als bei gesunden Menschen ist. Außerdem wurde vielfach nachgewiesen, dass der Wert für den Corticotropin-Releasing-Faktor (CRF), der die Hypophyse zur Ausscheidung des adrenocorticotropen Hormons (ACTH) anregt, in der Gehirn-Rückenmark-Flüssigkeit depressiver Patienten im Vergleich zu nichtdepressiven Kontrollpersonen ständig erhöht ist (Heim et al. 2000; Nemeroff 1998a). Wenn Versuchstieren CRF direkt ins Gehirn injiziert wird, legen sie ein Verhalten an den Tag, das der Depression beim Menschen sehr ähnlich ist. Mit anderen Worten, möglicherweise führt ein genetisches Substrat zur Verringerung des Monoaminspiegels in den Synapsen oder zu einer erhöhten Reaktivität der Achse vom Hypothalamus über die Hypophyse bis zur Nebennierenrinde. Wenn das Individuum keinem größeren Stress ausgesetzt ist, reicht der genetisch determinierte Schwellenwert nicht unbedingt aus, um eine Depression auszulösen. Vernachlässigung und Missbrauch in der Kindheit können jedoch die Stressreaktion auslösen und eine erhöhte Aktivität in den Neuronen verursachen, die den CRF enthalten, von denen man weiß, dass sie auf Stress reagieren und bei depressiven Menschen sehr aktiv sind. Diese Zellen können bei manchen Menschen eine Überempfindlichkeit entwickeln und dann selbst bei geringem Stress dramatische Reaktionen zeigen. Hammen et al. (2000) haben bestätigt, dass ungünstige Erfahrungen in der Kindheit vermutlich zu einer Anfälligkeit für eine durch Stressfaktoren ausgelöste Depression bei erwachsenen Frauen führen.

Heim et al. (2000) haben in einer sorgfältig konzipierten Studie 49 gesunde Frauen im Alter zwischen 18 und 45 Jahren untersucht, die keine Hormonpräparate oder psychotropen Medikamente nahmen. Die Teilnehmer wurden in vier Gruppen aufgeteilt: 1. solche ohne eine Vorgeschichte mit Missbrauch in der Kindheit oder einer psychiatrischen Störung, 2. solche mit einer aktuellen klassischen Depression, die als Kinder sexuell missbraucht oder misshandelt worden waren, 3. solche ohne eine aktuelle klassische Depression, die als Kinder sexuell missbraucht oder misshandelt worden waren, und 4. solche mit einer aktuellen klassischen Depression, die als Kinder nicht missbraucht worden waren. Die in ihrer Kindheit missbrauchten Frauen zeigten im Vergleich zu den Kontrollpersonen verstärkte Reaktionen der Hypophyse und der Nebennierenrinde sowie verstärkte autonome Reaktionen. Diese waren bei Frauen, die aktuell Symptome von Depression und Angst hatten, besonders ausgeprägt. Die ACTH-Reaktion auf Stress war bei Frauen, die als Kinder missbraucht worden waren und aktuell unter einer klassischen Depression litten, sechsmal stärker als bei Kontrollpersonen im selben Alter. Die Forscher schlossen daraus, dass die Hyperreaktivität der Achse vom Hypothalamus über die Hypophyse bis zur Nebennierenrinde und des autonomen Nervensystems im Zusammenhang mit der Hyposekretion des CRF eine dauerhafte Folge des Missbrauchs in der Kindheit ist, die zur Anfälligkeit für eine Depression im Erwachsenenalter beiträgt.

Stressfaktoren in der frühen Kindheit werden auch in einem psychodynamischen Modell berücksichtigt, laut welchem die Pathologie im Erwachsenenalter mit frühen Traumata zusammenhängt. Die dynamische Auffassung berücksichtigt jedoch auch die Bedeutung eines bestimmten Stressfaktors. Kliniker müssen sich dessen bewusst sein, das etwas, das einem Außenstehenden als relativ schwacher Stressfaktor erscheinen mag, für den Patienten eine große bewusste oder unbewusste Bedeutung haben kann, die seine Wirkung enorm verstärkt. Hammen (1995) stellte fest, dass „unter Fachleuten weitgehend Übereinstimmung darüber herrscht, dass es nicht einfach um das Eintreten eines negativen Lebensereignisses geht, sondern darum, welche Bedeutung der Betreffende dem Ereignis beimisst und welches Gewicht er ihm in dem Kontext, in dem es eingetreten ist, zuschreibt" (S. 98). In einer längerfristigen Studie über den Zusammenhang zwischen depressiven Reaktionen und Stressfaktoren haben Hammen et al. (1985) festgestellt, dass am ehesten Stressfaktoren, deren Inhalt den Bereich der Selbstbeschreibung des Patienten betrifft, depressive Episoden auslösen. Mit anderen Worten, bei einem Menschen, der sich selbst zum Teil über soziale Verbundenheit definiert, kann der Verlust einer wichtigen zwischenmenschlichen Beziehung eine klassische Depression auslösen. Bei jemandem, dessen Selbstwertgefühl besonders an Können und Leistung geknüpft ist, wird eine depressive Episode dagegen mit größerer Wahrscheinlichkeit als Reaktion auf vermeintliches Versagen bei der Arbeit oder in der Schule ausgelöst.

In einer kürzlich veröffentlichten Arbeit kamen Kendler et al. (2003) zu dem Schluss, dass Lebensereignisse, die für das Individuum von besonderer Bedeutung sind, vermutlich enger mit dem Ausbruch einer klassischen Depression bei Erwachsenen zusammenhängen. Ihre Interviews mit der Zwillingsstichprobe aus der Virginia Twin Registry, bei der die gesamte Bevölkerung berücksichtigt wurde, ergaben, dass der Ausbruch einer klassischen

Depression anhand höherer Werte für Verlust und Demütigung innerhalb der Stressfaktoren vorausgesagt werden kann. Weiterhin stellten sie fest, dass Ereignisse mit einer Kombination aus Demütigung (durch die von einem wichtigen anderen Menschen initiierte Trennung) und Verlust eine stärkere depressionsauslösende Wirkung haben als reine Verlustereignisse wie Tod. Demütigende Ereignisse, die den Betreffenden hinsichtlich einer Schlüsselrolle direkt abwerten, hingen eng mit dem Risiko einer depressiven Episode zusammen. Deshalb ist dem dynamischen Kliniker zu empfehlen, die Bedeutung aller Stressfaktoren zu ermitteln, um die einzigartige Wirkung eines bestimmten Stressfaktors auf den Patienten festzustellen.

Die psychodynamische Auffassung zur Depression

Die Geschichte der psychoanalytischen/psychodynamischen Ansätze bei Depression beginnt mit Freuds klassischem Werk „Trauer und Melancholie" (Freud 1917e). Ein zentraler Punkt seiner Auffassung war, dass Verluste in der frühen Kindheit zu einer Anfälligkeit für Depression im Erwachsenenalter führen. Außerdem beobachtete er, dass die ausgeprägte Selbstabwertung, die bei depressiven Patienten so häufig ist, die Folge nach innen gekehrter Wut ist. Genauer gesagt, er ging davon aus, dass Zorn nach innen gerichtet wird, weil sich das Selbst des Patienten mit dem verlorenen Objekt identifiziert hat. Er hat das so ausgedrückt: „Der Schatten des Objekts fiel so auf das Ich, welches nun von einer besonderen Instanz wie ein Objekt, wie das verlassene Objekt, beurteilt werden konnte" (S. 249). 1923 erklärte Freud, ein verlorenes Objekt in sein Inneres aufzunehmen und sich mit ihm zu identifizieren, sei für manche Menschen möglicherweise die einzige Art und Weise, sich von einem wichtigen Menschen in ihrem Leben lösen zu können. Im selben Jahr postulierte er in „Das Ich und das Es" (Freud 1923b), melancholische Patienten haben ein starkes Über-Ich, was er mit ihren Schuldgefühlen darüber, dass sie Aggression gegenüber einem geliebten Menschen an den Tag gelegt hatten, in Verbindung brachte.

Karl Abraham (1924) entwickelte Freuds Ideen weiter, indem er die Gegenwart mit der Vergangenheit verband. Er vertrat die Ansicht, das Selbstwertgefühl depressiver Erwachsener habe in der Kindheit einen schweren Schlag erlitten und die Depression im Erwachsenenalter werde durch einen erneuten Verlust oder eine neuerliche Enttäuschung ausgelöst, der/die starke negative Gefühle gegenüber Figuren der Vergangenheit wie der Gegenwart auslöst, die den Patienten durch den tatsächlichen oder vermeintlichen Entzug von Liebe verletzt haben.

Klein (1940/1975) erklärte, manische Abwehrmechanismen wie Allmacht, Verleugnung, Verachtung und Idealisierung seien Reaktionen auf die schmerzhaften Affekte, die durch die Sehnsucht nach den verlorenen geliebten Objekten ausgelöst werden. Diese Abwehrmechanismen werden eingesetzt, um 1. die verlorenen geliebten Objekte zu retten und wiederherzustellen, 2. die bösen inneren Objekte zu verleugnen und 3. die sklavische Abhängigkeit von geliebten Objekten zu leugnen. Aus klinischer Sicht können Patienten diese manischen Handlungen durch die Ablehnung jeglicher Aggression oder Destruktivität gegenüber anderen, eine euphorische Stimmung, die im Widerspruch zu ihrer tatsächlichen Lebenslage steht, die Idealisierung anderer oder eine verhöhnende und verachtende Haltung gegenüber anderen, die der Verleugnung dessen dient, dass sie Beziehungen brauchen, zum Ausdruck bringen. Ein fester Bestandteil der manisch defensiven Haltung ist häufig der Wunsch, über die Eltern zu triumphieren und auf diese Weise das Kind-Eltern-Verhältnis umzukehren. Dieser Wunsch nach Triumph kann wiederum zu Schuldgefühlen und Depression führen. Nach Kleins Ansicht ist dieser Mechanismus teilweise für die Depression verantwortlich, die häufig nach einem Erfolg oder einer Beförderung auftritt.

Kleins Konzept ist hilfreich, weil es Klinikern hilft, zu verstehen, wie die psychologische Funktion einer manischen Episode gleichzeitig mit biologischen Determinanten bestehen kann. Am deutlichsten wird die Abwehrfunktion der Manie bei dysphorischen manischen Patienten (Post et al. 1989), deren Angst und Depression die manische Episode „durchbrechen“ und die Erneuerung der manischen Verleugnung erforderlich machen. Außerdem werden hypomanische Abwehrmechanismen, in stark abgeschwächter Form, typischerweise zur Abwehr der Bedrohung durch depressive Affekte oder Trauer eingesetzt. Ein Patient beispielsweise berichtete, er habe sich gefühlt, als sei er „high“, nachdem er vom Tod seiner Mutter erfahren hatte. Er fühlte sich stark, überschwänglich und wie aus einer Abhängigkeit befreit. Trotz dieser Gefühle merkte er nicht, wie merkwürdig es war, dass er nicht voller Trauer war.

In den 1950er Jahren wurden die Beiträge von Bibring (1953) veröffentlicht, in denen er hinsichtlich der Rolle der Aggression eine Ansicht vertrat, die sich deutlich von der Freuds und Kleins unterschied. Er war der Meinung, die Depression sei eher als primärer affektiver Zustand zu verstehen, der nichts mit der nach innen gewandten Aggression zu tun hat, von der Freud und Klein sprachen. Für ihn waren melancholische Zustände solche, die aus der Spannung zwischen den Idealen und der Realität entstehen. Drei äußerst bedeutsame narzisstische Ambitionen – geschätzt und geliebt zu werden, stark oder überlegen zu sein und gut und liebevoll zu sein – gelten als Verhaltensstandards.

Die tatsächliche oder vermeintliche Unfähigkeit, diesen Standards zu entsprechen, löst jedoch eine Depression aus. Dadurch fühlt sich der depressive Mensch hilflos und machtlos. Bibring war davon überzeugt, jede Verletzung des Selbstwertgefühls eines Menschen könne zu einer klinischen Depression führen. Somit war die narzisstische Verletzlichkeit ein zentraler Punkt seiner

Erklärung dafür, wodurch ein depressiver Prozess in Gang gesetzt wird. Seiner Ansicht nach spielt das Über-Ich bei diesem Prozess keine wesentliche Rolle.

Sandler und Joffe (1965) kamen nach der Analyse der Krankenblätter depressiver Kinder in der Hampstead Clinic im Vereinigten Königreich zu dem Schluss, dass Kinder depressiv werden, wenn sie das Gefühl haben, etwas verloren zu haben, das für ihr Selbstwertgefühl unerlässlich ist, und das Gefühl haben, nichts gegen den Verlust tun zu können. Sie betonten, der Verlust sei mehr als ein reales oder imaginäres geliebtes Objekt, er sei auch ein Zustand des Wohlbefindens, den das Objekt dem Individuum beschert hat. Dieser Zustand wird zu einer Art „verlorenem Paradies", das idealisiert wird und nach dem sich der Betreffende sehnt, obwohl es unerreichbar ist.

Jacobson (1971a) knüpfte an Freuds Konzept an, indem sie behauptete, depressive Patienten benähmen sich im Grunde so, als seien sie die wertlosen, verlorenen geliebten Objekte, auch wenn sie nicht alle Eigenschaften der Person annehmen, die sie verloren haben. Schließlich wird dieses böse innere Objekt – oder verlorene geliebte äußere Objekt – in ein sadistisches Über-Ich umgewandelt. Der depressive Patient wird dann „zum Opfer des Über-Ich, so hilflos und machtlos wie ein kleines Kind, das von seiner grausamen, mächtigen Mutter gequält wird" (S. 252).

> Frau I war eine 49-jährige Hausfrau, die an einer psychotischen Depression litt. Sie war davon überzeugt, dass sie vollkommen wertlos sei, und beschäftigte sich damit, dass ihr Vater sie als Kind geschlagen hatte, weil sie so ein „böses kleines Mädchen" gewesen war. Manchmal nahm sie das böse Introjekt des verhassten misshandelnden Vaters in ihr Selbstbild auf, und dann schnitt sie sich, was sowohl der Selbstbestrafung diente als auch ein Angriff gegen das innere Objekt war. Dann wieder erlebte sie den Vater als gesondertes inneres Objekt oder als strenges Über-Ich, das sie dafür rügte, dass sie böse gewesen war. Dabei hatte Frau I Halluzinationen in Form einer Stimme, die sagte „Du bist böse" und „Du verdienst zu sterben".

Frau Is innere Objektwelt zeigt, wie es bei einer psychotischen Depression einerseits zu einer Verschmelzung mit dem Objekt und andererseits zu einer inneren Objektbeziehung kommen kann, in der ein quälendes böses Objekt oder primitives Über-Ich ein böses Selbst verfolgt. Jacobson war der Ansicht, die Manie könne als magisches Wiedersehen des Selbst mit der strengen Über-Ich-Figur betrachtet werden, die auf diese Weise von einem bestrafenden Peiniger in eine liebende, nur gute und versöhnliche Figur umgewandelt wird. Dieses idealisierte Objekt könne dann auf die äußere Welt projiziert werden, um auf diese Weise stark idealisierte Beziehungen mit anderen zu knüpfen, wodurch jegliche Aggression und Zerstörungswut verleugnet würden.

Arieti (1977) postulierte, bei Menschen, die an einer schweren Depression erkranken, bestehe schon zuvor eine feste Vorstellung. Bei der Behandlung

TABELLE 8–1: Wichtige frühere Beiträge zu psychodynamischen Modellen der Depression/Dysthymie

Freud (1917)	Nach innen gewandte Wut
Abraham (1924)	Verlust in der Gegenwart reaktiviert einen in der Kindheit erfolgten Schlag gegen das Selbstbewusstsein.
Klein (1940)	Fehlentwicklung während der depressiven Position
Bibring (1953)	Spannung im Ich zwischen den Idealen und der Realität
Sandler und Joffe (1965)	Hilflosigkeit als Reaktion auf Verlust in der Kindheit oder eines realen oder imaginären geliebten Objekts
Bowlby (1975)	Verlust reaktiviert das Gefühl, nicht liebenswert zu sein und verlassen zu werden, infolge einer unsicheren Bindung.
Jacobson (1971a, 1971b)	Verlorenes geliebtes Objekt wird in ein sadistisches Über-Ich umgewandelt.
Arieti (1977)	Leben für einen dominanten Anderen

schwer depressiver Patienten beobachtete er, dass sie häufig für jemand anderen und nicht für sich selbst lebten.

Er bezeichnete diese Person als *dominanten Anderen*. Nach diesem Konzept ist häufig der Ehepartner der dominante Andere, manchmal erfüllt aber auch ein Ideal oder eine Organisation diese Funktion. Wenn ein transzendenter Zweck oder ein transzendentes Ziel diesen Platz in der psychologischen Welt des Individuums einnahm, verwandte er die Begriffe *dominantes Ziel* oder *dominante Ätiologie*. Diese Menschen erkennen, dass es bei ihnen nicht funktioniert, für jemand andern zu leben, sie fühlen sich jedoch nicht in der Lage, etwas zu ändern. Sie meinen, das Leben sei nicht lebenswert, wenn sie beim dominanten Anderen nicht die Reaktion auslösen können, die sie sich wünschen, oder ihr unerreichbares Ziel nicht erreichen können.

Auch die Bindungstheorie hat wichtige Erkenntnisse über die Depression geliefert. John Bowlby (1975) vertrat die Ansicht, die Bindung von Kindern zu ihrer Mutter sei überlebensnotwendig. Wenn die Bindung durch den Verlust eines Elternteils oder eine instabile Bindung zu einem Elternteil gestört wird, betrachten sich Kinder als nicht liebenswert und ihre Mutter oder ihren Betreuer als unzuverlässig und jemanden, der sie verlässt. Dadurch können sie als Erwachsene depressiv werden, wenn sie einen Verlust erleben, weil dieser das Gefühl, nicht liebenswert und ein verlassener Versager zu sein, reaktiviert.

Die verschiedenen psychodynamischen Konzepte durchziehen mehrere Themen, die in der Tabelle 8–1 zusammengefasst sind. Fast alle psychoanalytischen Auffassungen heben eine grundlegende narzisstische

Verletzlichkeit oder ein schwaches Selbstwertgefühl bei depressiven Patienten hervor (Busch et al. 2004). Auch Wut und Aggression werden in den meisten Theorien berücksichtigt, besonders im Zusammenhang mit den Schuldgefühlen und der Selbstverunglimpfung, die sie auslösen. Weiterhin gehört die Suche nach einer äußerst perfektionistischen Betreuerfigur mit der Gewissheit, keine solche zu finden, zum Bild des depressiven Menschen. Ein forderndes und perfektionistisches Über-Ich scheint eine zentrale Rolle zu spielen und kann durch seine Anforderungen an das Individuum zur Qual werden. In manchen Fällen entsteht ein Teufelskreis (Busch et al. 2004). Wer depressiv ist, versucht das möglicherweise zu kompensieren, indem er sich selbst oder einen wichtigen anderen Menschen idealisiert. Diese Idealisierung erhöht jedoch nur die Wahrscheinlichkeit dessen, dass es schließlich zu einer Enttäuschung kommt, die dann eine Depression auslöst, weil die hohen Anforderungen nicht erfüllt wurden. Dieser Fehlschlag führt auch zur Selbstabwertung und zu gegen die eigene Person gerichteter Wut.

Ein heutiges psychodynamisches Modell der Depression würde den Umstand berücksichtigen, dass frühe traumatische Erfahrungen dazu führen, dass das Kind problematische Selbst- und Objektrepräsentanzen entwickelt. Bei körperlicher Misshandlung und sexuellem Missbrauch verinnerlicht das Kind ein böses Selbst, das Missbrauch verdient und hinsichtlich der Viktimisierung besonders wachsam ist. Die Objektrepräsentanz ist wahrscheinlich die einer missbrauchenden, bestrafenden Figur, die das Selbst angreift. Das Gefühl, von diesem missbrauchenden inneren Objekt gequält und verfolgt zu werden, passt gut zu Beobachtungen, laut welchen ein bestrafendes Über-Ich vorliegt. Dementsprechend führt der frühe Verlust eines Elternteils dazu, dass sich das Kind als verlassenes Selbst empfindet, dessen Bedürfnisse nicht auf die übliche Weise durch einen Elternteil befriedigt werden können. Das Kind verinnerlicht außerdem eine verlassende Objektrepräsentanz und wächst mit einem Gefühl des Verlusts und der Sehnsucht auf, das beim Erwachsenen in jeder Stresssituation, die mit Verlust zu tun hat, reaktiviert wird. Deshalb werden die Auswirkungen von Verlusten verstärkt, wenn sie im Erwachsenenalter auftreten. Da das Selbstwertgefühl des Kindes zum großen Teil daraus resultiert, wie es in früher Kindheit bei den Interaktionen in der Familie behandelt wird, ist ein verletzliches Selbstwertgefühl auch eine Folge von Verlusten und Traumata in der Kindheit. Wenn sich die Persönlichkeit des Kindes im Rahmen problematischer Beziehungen zu den Eltern und anderen wichtigen Menschen entwickelt, führt das mit großer Wahrscheinlichkeit zu Schwierigkeiten mit Beziehungen im Erwachsenenalter. Deshalb können Erwachsene mit einem solchen Hintergrund Schwierigkeiten haben, Beziehungen zu knüpfen und aufrechtzuerhalten, und reagieren gegebenenfalls empfindlicher auf Verluste und narzisstische Verletzungen durch andere.

Ein anderer Bereich der psychodynamischen Theorie, der für ein psychodynamisches Modell der Depression von Bedeutung ist, ist die Untersuchung der Abwehrmechanismen. Abwehrmechanismen werden in der frühen Kindheit entwickelt, um mit schmerzlichen Affektzuständen umgehen zu können. Die Arbeiten von Kwon (1999; Kwon und Lemmon 2000) deuten darauf hin, dass bestimmte Abwehrmechanismen zur Entstehung einer Depression beitragen, während andere möglicherweise gegen eine Depression schützen. Sich gegen das Selbst zu richten, was mit übertriebener und ständiger Selbstkritik einhergeht, ist ein unreifer Abwehrmechanismus, der die negative Zuweisung bei der Entstehung einer Dysphorie verstärkt. Auch andere unreife Abwehrmechanismen scheinen das Risiko einer Depression und anderer psychiatrischer Störungen zu erhöhen (Vaillant und Vaillant 1992). Auf der anderen Seite können bestimmte, auf einer höheren Stufe angesiedelte Abwehrmechanismen wie Prinzipalisierung (auch Intellektualisierung genannt), die eine Neuinterpretation der Realität anhand allgemeiner und abstrakter Prinzipien bedeutet, die Auswirkungen der Zuweisung auf die Dysphorie positiv beeinflussen. Somit kann die psychodynamische Sicht der Abwehrmechanismen das Verständnis und die Behandlung der Depression erleichtern (Hayes et al. 1996; Jones und Pulos 1993).

Ein weiterer Grundsatz der psychodynamischen Auffassung besteht darin, sich auf das zu konzentrieren, was an einem Patienten einzigartig ist, statt die Patienten als Mitglieder einer großen Gruppe zu betrachten. Diesbezüglich berücksichtigen psychodynamische Modelle der Depression die einzigartigen Merkmale der Abwehrmechanismen und der Objektbeziehungen jedes einzelnen depressiven Menschen. Blatt (1998, 2004) zum Beispiel untersuchte große Populationen depressiver Patienten und ermittelte dabei zwei psychodynamische Grundtypen. Den *anaklitischen Typ* kennzeichnen Gefühle von Hilflosigkeit, Einsamkeit und Schwäche gegenüber einer chronischen Angst, verlassen zu werden und schutzlos zu sein. Diese Menschen sehnen sich danach, umsorgt, beschützt und geliebt zu werden. Sie reagieren empfindlich auf Störungen in zwischenmenschlichen Beziehungen und setzen typischerweise die Abwehrmechanismen des Abstreitens, der Verleugnung, der Verschiebung und der Verdrängung ein. Im Gegensatz dazu geht es *introjektiven* Patienten, die depressiv sind, vor allem um die Entfaltung des Selbst. Sie betrachten enge Beziehungen als sekundär und verwenden andere Abwehrmechanismen: Intellektualisierung, Reaktionsbildung und Rationalisierung. Sie sind extrem perfektionistisch und leistungsorientiert und bestrebt, bei der Arbeit und in der Schule etwas zu erreichen. Bei Menschen des anaklitischen Typs manifestiert sich die Depression in erster Linie in Gefühlen des Verlassenseins, des Verlusts und der Einsamkeit. Beim introjektiven Typ äußert sich die Depression in Gefühlen von Schuld und Wertlosigkeit. Sie haben außerdem das Gefühl, versagt sowie ihre Autonomie und die Kontrolle verloren zu haben.

Die Psychodynamik des Selbstmords

Eine Vielzahl psychiatrischer Störungen kann in einem Selbstmord gipfeln. Da diese tragische Handlung jedoch vor allem mit schweren affektiven Störungen in Verbindung gebracht wird, wird sie in diesem Kapitel ausführlich besprochen. Bevor ich zur psychodynamischen Perspektive des Selbstmords komme, muss ich noch auf einen Vorbehalt eingehen. Determinanten suizidalen Verhaltens können sowohl biologischer als auch psychologischer Natur sein. Da die Psychodynamik, die durch die psychoanalytische Arbeit mit selbstmordgefährdeten Patienten aufgedeckt wird, in Relation zu neurochemischen Veränderungen in mancherlei Hinsicht *sekundär* sein kann, müssen parallel zur psychotherapeutischen Behandlung alle erdenklichen somatischen Behandlungsmodalitäten intensiv eingesetzt werden. Eine Vergleichsstudie (Lesse 1978) ergab, dass das Resultat bei nur 16 % der schwer depressiven Patienten, die eine Psychotherapie erhalten hatten, positiv war, während 83 % der Patienten, die sowohl eine Psychotherapie als auch eine Pharmakotherapie erhalten hatten, und 86 % derjenigen, die eine Elektroschocktherapie (ECT) erhalten hatten, gute Resultate erzielten. Das Leben eines Patienten zu retten, ist weitaus wichtiger als die Theorietreue.

Suizidales Verhalten und suizidale Ideation sind, wie alle anderen Handlungen und Gedanken, Endprodukte der Grundsätze der Überdetermination und der multiplen Funktion (siehe Kapitel 1). Die Motive für einen Selbstmord sind äußerst vielfältig und häufig unklar (Meissner 1986). Deshalb muss der Kliniker jedem einzelnen Patienten gut zuhören, um die spezifische Entwicklung der Übertragung und Gegenübertragung zu ermitteln, bevor er Schlüsse über die dynamischen Grundlagen des Selbstmords zieht.

Im Sinne dieser Auffassung der Dynamik der Depression ging Freud (1917e) davon aus, dass das Ich sich nur töten konne, indem es sich als Objekt behandelt, und postulierte deshalb, Selbstmord resultiere aus verdrängten Mordimpulsen – das heißt, Zerstörungswünsche gegenüber einem verinnerlichten Objekt werden gegen das Selbst gerichtet. Nach der Erarbeitung seines Strukturmodells (Freud 1923b) änderte Freud die Definition des Selbstmords in eine Viktimisierung des Ich durch ein sadistisches Über-Ich. Karl Menningers (1933) Sicht des Selbstmords war etwas komplexer. Er war davon überzeugt, dass vermutlich mindestens drei Wünsche zu einer Selbstmordhandlung beitragen: der Wunsch, zu töten, der Wunsch, getötet zu werden, und der Wunsch, zu sterben. Der Wunsch, zu töten, kann sich nicht nur auf ein *inneres* Objekt beziehen. Die klinische Praxis bestätigt immer wieder, dass mit einem Selbstmord häufig das Leben der Überlebenden zerstört werden soll. Depressive Patienten denken zum Beispiel oft, Selbstmord sei die einzige angemessene Rache an ihren Eltern. Ebenso kann der Ehepartner des Patienten das „Ziel“ des Selbstmords sein.

Ein wiederkehrendes Thema in den Objektbeziehungen suizidaler Patienten ist die Dramatik zwischen einem sadistischen Peiniger und einem gepeinigten Opfer. Wie in dem weiter oben beschriebenen Fall der Frau I gibt es oft ein verfolgendes inneres Objekt, das den Patienten unglücklich macht. Oder ein Patient, der sich mit dem Verfolger identifiziert, quält alle Menschen in seinem Umfeld. In manchen Fällen glaubt der Patient, das Drama könne nur beendet werden, indem er sich dem Verfolger durch einen Selbstmord ergibt (Meissner 1986). Dieser innere Verfolger wird als „innerer Scharfrichter“ bezeichnet (Asch 1980).

In anderen Fällen spielt Aggression als Motiv für einen Selbstmord eine weitaus geringere Rolle. Fenichel (1945) wies darauf hin, dass ein Selbstmord die Erfüllung eines Wiedersehenswunsches sein kann, also eine freudige und magische Wiedervereinigung mit einem verlorenen geliebten Menschen oder eine narzisstische Vereinigung mit einer liebenden Über-Ich-Figur. Hinter suizidalem Verhalten verbirgt sich häufig der Verlust eines Objekts, und viele suizidale Patienten zeigen eine starke Sehnsucht nach Abhängigkeit von einem verlorenen Objekt (Dorpat 1973). In dieser Hinsicht kann ein Selbstmord ein regressiver Wunsch nach dem Wiedersehen mit einer verlorenen Mutterfigur sein. Die letzten Worte von Reverend Jim Jones bei dem Massenmord und -selbstmord in Guyana im Jahr 1978, die er aussprach, bevor er sich in den Kopf schoss, lauteten: „Mutter ... Mutter.“ Bei Selbstmorden spielt häufig ein pathologischer Trauerprozess eine Rolle, insbesondere bei denen, die am Jahrestag des Todes eines geliebten Menschen begangen werden. Forschungsergebnisse belegen, dass zum Beispiel zwischen Selbstmord und dem Jahrestag des Todes eines Elternteils eine statistisch signifikante Korrelation besteht (Bunch und Barraclough 1971). Wenn das Selbstwertgefühl und die Integrität des Selbst eines Menschen von der Bindung zu einem verlorenen Objekt abhängen, kann Selbstmord als die einzige Möglichkeit zur Wiederherstellung der Selbstkohäsion erscheinen.

> Frau J war eine 24-jährige psychotisch depressive Patientin, deren Zwillingsbruder 2 Jahre zuvor Selbstmord begangen hatte. Nach seinem Tod hatte sie sich zurückgezogen und war entschlossen, sich umzubringen. Außerdem hatte sie sich auf psychotische Weise mit ihrem Bruder identifiziert, was so weit ging, dass sie sich als Mann ausgab und seinen Namen benutzte. Sie hatte nicht auf Antidepressiva, Lithiumkarbonat und ECT angesprochen. Sie meinte, sie könne ohne ihren Bruder nicht weiterleben. Frau J beging schließlich am Jahrestag des Todes ihres Bruders Selbstmord.

Um das Selbstmordrisiko eines Patienten zu beurteilen, müssen diese psychodynamischen Aspekte im Kontext einer Reihe von Faktoren für die Prognose des Selbstmordrisikos betrachtet werden. Eine prospektive Untersuchung von 954 Patienten (Clark und Fawcett 1992) ergab, dass es bei der Selbstmordprognose sinnvoll ist, zwischen kurzfristigen und langfristigen Risikofaktoren zu unterscheiden. Auf einen Selbstmord innerhalb eines Jahres ab Beginn der Untersuchung deuteten sieben Faktoren hin: Panikattacken, psychische Anspannung, schwerwiegender Verlust von Freude und Interesse, depressive Verwirrung mit schnellen Stimmungswechseln von Angst zu Depression und zu Wut oder umgekehrt, Alkoholmissbrauch, verringerte Konzentration und allgemeine Schlaflosigkeit. Zu den langfristigen Risikofaktoren gehörten Hoffnungslosigkeit, Selbstmordgedanken, Selbstmordabsichten und frühere Selbstmordversuche. Die Hoffnungslosigkeit, die sich als besserer Prognosefaktor erwiesen hat als die Depression, kann mit einer Sicht des Selbst zusammenhängen, an der konsequent festgehalten wird und die trotz wiederholter Enttäuschungen nicht geändert werden kann. Wenn man seinen festen Erwartungen in Bezug darauf, wie das Selbst sein sollte, nicht entsprechen kann, kann das zu Hoffnungslosigkeit führen und Selbstmord als der einzige Ausweg erscheinen. So wies auch Arieti (1977) darauf hin, dass manche Patienten, die ihre beherrschende Vorstellung oder ihre Erwartungen an den dominanten Anderen nicht ändern können, ebenfalls ein hohes Selbstmordrisiko haben können. Bei Selbstmordgedanken ist das Risiko höher, wenn die Ideation ichsynton ist – für diese Patienten sind Selbstmordgedanken akzeptabel, und sie scheinen den Kampf gegen den Drang, sich selbst zu töten, aufgegeben zu haben.

Um den Selbstmord in einem psychodynamischen Kontext zu untersuchen, muss der Kliniker die Art des auslösenden Ereignisses, die bewussten und unbewussten Motive und die bereits bestehenden psychologischen Variablen kennen, die die Wahrscheinlichkeit der Umsetzung von Selbstmordgedanken erhöhen. Durch den Einsatz prospektiver psychologischer Tests haben Forscher (Smith 1983; Smith und Eyman 1988) die Ich-Funktionen und die inneren Objektbeziehungsparadigmen untersucht, und vier Muster ermittelt, die Menschen, die ernsthafte Versuche unternehmen, von denen unterscheiden, die lediglich Andeutungen machen, um wichtige andere Menschen zu kontrollieren. Bei Menschen, die ernsthafte Versuche unternehmen, zeigten sich 1. die Unfähigkeit, infantile Wünsche nach Umsorgung und mit diesen einhergehende Konflikte wegen offen gezeigter Anhängigkeit aufzugeben; 2. eine nüchterne, aber ambivalente Einstellung zum Tod; 3. extrem hohe Erwartungen an sich selbst und 4. eine übermäßige Kontrolle der Affekte, insbesondere der Aggression. Obwohl dieses Muster eher auf Männer als auf Frauen zutrifft (Smith und Eyman 1988), unterscheidet eine inhibitorische Einstellung gegenüber der Aggression Frauen, die ernsthafte Versuche unternehmen, von denen, die nur Andeutungen machen. Diese Testergebnisse deuten darauf hin, dass die bereits bestehenden psychologischen Strukturen, die einen Selbstmord begünstigen, bei dem jeweiligen Patienten beständiger sind als die verschiedenen Motive für die jeweilige Selbstmordhandlung.

Überlegungen zur Behandlung

Es gibt weniger Forschungsergebnisse zur psychoanalytischen oder psychodynamischen Psychotherapie bei Depression/Dysthymie als zur kognitiv-behavioralen und zur interpersonalen Psychotherapie. Die Forschung im Bereich der psychoanalytischen Psychotherapie stellt die Wissenschaftler vor eine Reihe besonderer Herausforderungen und kann deshalb problematisch sein. Die Definition der therapeutischen Maßnahmen, die nur in der psychoanalytischen Psychotherapie angewandt werden, die standardisierte Anwendung dieser Techniken durch gut geschulte Therapeuten, die Berücksichtigung des offenen Endes und der häufigen Langfristigkeit dieser Arbeit, die Auswahl geeigneter Kontrollpersonen und die Handhabung der Argumente, die gegen eine zufällige Zuweisung sprechen, erschweren Forschungen in diesem Bereich von vorneherein erheblich.

Trotz der Komplexität und der Schwierigkeiten gibt es immer mehr Literatur zur psychoanalytischen und psychodynamischen Psychotherapie der Depression. Bei frühen Untersuchungen wurden kurze dynamische Therapien als Vergleichsgruppen verwendet, um einen anderen therapeutischen Ansatz zu bewerten und gewöhnlich auch zu bestätigen. Neuere und streng kontrollierte Studien haben gezeigt, dass die psychodynamische Psychotherapie mindestens ebenso wirksam ist wie andere Therapieformen. Bei einer Untersuchung depressiver Menschen, die ältere Familienmitglieder betreuten (Gallagher-Thompson und Steffen 1994) wurden die Teilnehmer nach dem Zufallsprinzip zwei verschiedenen Behandlungen zugewiesen: einer kurzen psychodynamischen Therapie oder einer kognitiv-behavioralen Therapie. Nach 20 Sitzungen hatten 71 % der Betreuer keine klinische Depression mehr. Insgesamt wurden keine Unterschiede zwischen den beiden Gruppen festgestellt.

Über ähnliche Ergebnisse wurde auch beim Sheffield Psychotherapy Project (Shapiro et al. 1994, 1995) berichtet. Bei dieser im Vereinigten Königreich durchgeführten randomisierten kontrollierten Studie erhielten 120 depressive Patienten jeweils eine aus 8 oder 16 Sitzungen bestehende psychodynamisch-interpersonale oder eine kognitiv-behaviorale Therapie. Beide Behandlungen erwiesen sich als gleich wirksam, und ihre Wirkung stellte sich gleich schnell ein. Bei Patienten mit einer leichten oder mäßigen Depression war das Resultat unabhängig davon, ob sie eine 8- oder eine 16-wöchige Therapie erhalten hatten, dasselbe. Bei schwer depressiven Patienten hingegen waren die Ergebnisse nach der 16-wöchigen Therapie wesentlich besser, und zwar unabhängig davon, ob es eine psychodynamisch-interpersonale oder eine kognitiv-behaviorale gewesen war. Bei der Folgeuntersuchung nach 1 Jahr konnten zwischen den beiden Formen der Therapie insgesamt keine Unterschiede hinsichtlich des Resultats oder seines Fortbestehens festgestellt werden. Längere Therapien schienen zu besseren Langzeitresultaten geführt zu haben, insbesondere im Falle der psychodynamisch-interpersonalen Therapie.

Im Rahmen einer anderen randomisierten kontrollierten Studie, bei der die sehr kurze kognitiv-behaviorale und die psychodynamisch-interpersonale Therapie bei subsyndromaler Depression verglichen wurden, entwickelten Barkham et al. (1999) ein „Zwei-plus-eins-Modell“: Auf zwei 1-stündige Sitzungen im Abstand von einer Woche folgte 3 Monate später eine dritte 1-stündige Sitzung. Bei allen Behandlungsgruppen stellte sich eine Besserung ein, und es gab keine wesentlichen Unterschiede zwischen den Behandlungsmodalitäten, mit Ausnahme der Folgeuntersuchung nach 1 Jahr, bei der sich die kognitiv-behaviorale Therapie anhand des Beck Depression Inventory als deutlich wirksamer erwies.

Bei einer im Vereinigten Königreich durchgeführten randomisierten kontrollierten Untersuchung über die Wirkung einer kurzen psychodynamisch-interpersonalen Therapie im Vergleich zu der üblichen Versorgung nach einer absichtlichen Selbstvergiftung (Guthrie et al. 2001) wurden bei der Folgeuntersuchung nach 6 Monaten deutlich weniger Selbstmordgedanken und Selbstverletzungen festgestellt als bei der Kontrollgruppe. In einer neueren kontrollierten Studie zur Kurz- und zur Langzeitwirkung der psychologischen Behandlung bei postpartaler Depression (Cooper et al. 2003) wurde die Wirksamkeit der nichtdirektiven Beratung, der kognitiv-behavioralen Therapie und der psychodynamischen Therapie im Vergleich zur Routineversorgung nach der Entbindung untersucht. Nach 4,5 Monaten hatten die Mitglieder aller drei behandelten Gruppen auf der Edinburgh Postnatal Depression Scale deutlich niedrigere Werte als die Kontrollgruppe, aber nur die psychodynamische Therapie erwies sich nach dem Structured Clinical Interview für DSM-III-R hinsichtlich der Verringerung der Depressionsrate als wesentlich wirksamer als die Routineversorgung.

Bei der neuesten Metaanalyse zur Wirksamkeit der kurzfristigen psychodynamischen Psychotherapie bei einer klassischen Depression nach DSM-III (American Psychiatric Association 1980) im Vergleich zur kognitiv-behavioralen Therapie oder Verhaltenstherapie (Leichsenring 2001) wurden nur Untersuchungen berücksichtigt, bei denen 13 oder mehr Therapiesitzungen stattgefunden hatten und mehr als 20 Patienten behandelt worden waren. Hinsichtlich der Besserung der depressiven Symptome, der allgemeinen psychiatrischen Symptome und der sozialen Funktionen oder der Remission oder Besserung der Patienten laut den Behandlungsberichten wurden keine wesentlichen Unterschiede zwischen den Behandlungsarten festgestellt. Der Verfasser zog daraus den Schluss, dass eine kurzfristige psychodynamische Psychotherapie und eine kognitiv-behaviorale oder Verhaltenstherapie bei der Behandlung einer Depression wohl gleich wirksam ist.

Eine Übersicht über die Behandlung der Depression in einem höheren Lebensalter (Karel und Hinrichsen 2000) bestätigt, dass die psychodynamische

Psychotherapie wirksamer ist als keine Behandlung und wohl ebenso wirksam ist wie andere Formen der Psychotherapie. In dieser Übersicht wird unterstrichen, dass es wenig neue Forschungsergebnisse zur Depression im Alter gibt und dass mehr Studien und Metaanalysen zur Pharmakologie und zur psychologischen Behandlung depressiver älterer Menschen benötigt werden (Gerson et al. 1999).

In einer neuen Studie wird anhand eines Effektivitäts- und Wirksamkeitsmodells die Wirkung einer kurzfristigen psychodynamischen Psychotherapie bei Depression in einer natürlichen Umgebung beschrieben (Hilsenroth et al. 2003). 21 Patienten mit einer klassischen depressiven Störung, einer nicht näher bestimmten depressiven Störung, Dysthymie oder einer Anpassungsstörung mit depressiver Stimmung nahmen ein- oder zweimal pro Woche an Sitzungen teil. Anders als bei den meisten früheren Studien wurden Patienten nicht aufgrund einer Komorbidität ausgeschlossen. Außerdem war die Behandlungsdauer nicht, wie bei randomisierten kontrollierten Studien, festgelegt, sondern wurde vom Kliniker und vom Patienten und anhand des Verlaufs der Arbeit bestimmt. Alle Patienten absolvierten mindestens 9 Sitzungen, und die durchschnittliche Zahl der Sitzungen betrug 30 in durchschnittlich 7 Monaten. Bewertet wurden die depressive und die allgemeine Symptomatologie nach DSM-IV (American Psychiatric Association 1994), beziehungsbezogene, soziale und berufliche Funktionen, und zwar anhand der Einschätzung durch den Kliniker sowie der Selbsteinschätzung der Patienten sowohl vor als auch nach der Behandlung. Bei allen Funktionen trat eine statistisch signifikante Besserung ein. Am interessantesten war, dass zwischen den verschiedenen Therapietechniken und der Besserung der depressiven Symptome ein deutlicher direkter Zusammenhang in Bezug auf Prozess und Resultat festgestellt wurde. Ganz konkret schien es am wichtigsten zu sein, den Schwerpunkt der Sitzungen auf die Affekte und den Ausdruck von Gefühlen zu legen. Die Verfasser räumten ein, dass es sich um eine kleine Stichprobe handelte und die Probanden nur leichte bis mäßige Beschwerden hatten, die Studie ist jedoch die erste, die sich mit der Wirksamkeit in einer natürlichen Umgebung beschäftigt.

Bei neueren Forschungen hat man begonnen, die Wirksamkeit der Kombination von Psychotherapie und Antidepressiva bei der Behandlung einer Depression zu untersuchen. Für eine holländische Studie erhielten 167 ambulante Patienten mit einer klassischen Depression nach dem Zufallsprinzip jeweils eine 6-monatige Behandlung mit Antidepressiva oder eine kombinierte Therapie (de Jonghe et al. 2001). Das verabreichte Antidepressivum war zunächst Fluoxetin, und der nächste Schritt des Protokolls sah bei Intoleranz oder Wirkungslosigkeit Amitriptylin und Moclobemid vor. Bei der kombinierten Behandlung kam eine aus 16 Sitzungen bestehende kurze supportive psychodynamische Psychotherapie hinzu. Nach 8, 16 und 24 Wochen Behandlung zeigten sich statistisch signifikante Unterschiede bezüglich des Erfolgs, und zwar stets zugunsten der kombinierten Therapie.

Nach 6 Monaten hatten 40 % der Patienten, die nur Antidepressiva erhalten hatten, ihre Medikamente abgesetzt, jedoch nur 22 % derjenigen mit einer kombinierten Therapie. Die durchschnittliche Erfolgsquote nach 24 Wochen betrug bei der Pharmakotherapiegruppe 40,7 % und bei der kombinierten Gruppe beinahe 60 %. Bei Patienten, die eine kombinierte Therapie erhielten, war die Wahrscheinlichkeit, dass sie ihre Medikamente absetzten oder die Behandlung abbrachen, geringer und somit die Aussicht auf Besserung wesentlich höher.

Eine andere Studie, die ebenfalls die höhere Wirksamkeit einer kombinierten Therapie im Vergleich zu einer rein medikamentösen Behandlung bei klassischer Depression belegt, wurde von Burnand et al. (2002) durchgeführt. Bei dieser Schweizer Untersuchung wurden 74 Patienten nach dem Zufallsprinzip nur mit Clomipramin behandelt oder erhielten Clomipramin und eine 10-wöchige psychodynamische Gruppenpsychotherapie in einer Behandlungsumgebung für akute ambulante Patienten. Die Patienten, die nur Clomipramin nahmen, erhielten eine unterstützende Betreuung, deren Umfang mit dem der strukturierten Psychotherapie vergleichbar war, den die kombinierte Gruppe erhielt. Bei beiden Gruppen traten Besserungen ein. Bei den Patienten der kombinierten Gruppe war jedoch nach 10 Wochen die Rate der erfolglosen Behandlungen niedriger und die Anpassung am Arbeitsplatz besser. Außerdem waren die Funktionen dieser Gruppe insgesamt besser, und weniger von ihnen mussten nach Beendung der Behandlung stationär aufgenommen werden. Zudem erwies sich die kurzfristige psychodynamische Psychotherapie als kosteneffektiv: Bei der kombinierten Gruppe wurden durch eine geringere Zahl verlorener Arbeitstage und durch weniger stationäre Aufnahmen $ 2 311 pro Patient eingespart, was mehr war als die Kosten für die Psychotherapie.

Diese Kosteneffektivität hatte sich schon in einer früheren Studie mit 110 nichtpsychotischen Patienten angedeutet, die 6 Monate lang nicht auf eine Routinebehandlung durch einen Spezialisten für mentale Gesundheit angesprochen hatten (Guthrie et al. 1999). Bei 75,5 % von ihnen wurde eine Depression festgestellt. Alle Patienten erhielten nach dem Zufallsprinzip 8 Wochen lang einmal wöchentlich eine psychodynamisch-interpersonale Psychotherapie oder eine Kontrollbehandlung in Form der üblichen Behandlung durch ihren Psychiater. Bei der Folgeuntersuchung nach 6 Monaten zeigten diejenigen, die eine Therapie erhalten hatten, im Bereich der sozialen Funktionen und des psychologischen Stresses eine deutlich größere Besserung als die Kontrollpersonen. Außerdem hatten sie die Leistungen des Gesundheitswesens in den 6 Monaten nach der Behandlung wesentlich seltener in Anspruch genommen als die Kontrollpersonen. Die zusätzlichen Kosten für die Psychotherapie wurden durch die Einsparungen bei den Leistungen des Gesundheitswesens in 6 Monaten ausgeglichen.

Es gibt nach wie vor keine randomisierten kontrollierten Studien zur langfristigen psychodynamischen Therapie und Psychoanalyse bei depressiven

Patienten. Viele Kliniker räumen ein, dass es eine Untergruppe depressiver Patienten gibt, die eine solche Behandlung brauchen. Blatt et al. (1995) analysierten die Daten des National Institute of Mental Health Treatment of Depression Collaborative Research Program erneut und stellten fest, dass extrem perfektionistische und selbstkritische Patienten (das heißt, depressive Patienten des introjektiven Typs) auf keine der vier Behandlungsarten gut angesprochen hatten, die folgende waren: 16 Wochen kognitive Therapie, 16 Wochen interpersonale Therapie, 16 Wochen Imipramin plus klinische Betreuung sowie 16 Wochen Placebo plus klinische Betreuung. Zwei in einer natürlichen Umgebung durchgeführte Begleitstudien (Blatt 1992; Blatt et al. 1994) ließen darauf schließen, dass eine langfristige psychodynamische Therapie bei den selbstkritischen und perfektionistischen Patienten, die auf die kurzen Formen nicht angesprochen hatten, wirksam sein könnte. Viele dieser Patienten haben vermutlich ausgeprägte obsessiv-zwanghafte oder narzisstische Charakterzüge. Bei diesen perfektionistischen Patienten kann auch ein hohes Selbstmordrisiko bestehen (Blatt 1998; Hewitt et al. 1997), sodass der Aufwand an Zeit, Energie und Ressourcen durchaus gerechtfertigt sein kann. Um diese Hypothese zu bestätigen, bedarf es weiterer Forschungen.

Behandlungsgrundsätze

Manie

Die meisten manischen Patienten profitieren erst von einer psychotherapeutischen Maßnahme, wenn ihre Manie mit Medikamenten unter Kontrolle gebracht wurde. Ein großer Teil der dann folgenden Behandlung zielt darauf ab, Rückfälle zu verhindern, indem der Schwerpunkt auf Probleme mit der Nichteinhaltung der Medikationsvorschriften und die fehlende Einsicht bezüglich der Krankheit gelegt wird. Bei bipolaren Patienten liegen häufig mehrere wichtige psychodynamische Schwierigkeiten vor, mit denen man sich befassen muss. Da sie ihre Krankheit im Allgemeinen abstreiten, behaupten diese Patienten oft, ihre manischen oder hypomanischen Symptome seien nicht Teil einer Krankheit, sondern zeigten, wer sie wirklich sind. Patienten mit einer bipolaren Erkrankung sind bekannt für ihre fehlende Einsicht. In einer Untersuchung mit 28 manischen Patienten, die stationär behandelt wurden (Ghaemi et al. 1995) wurde die Einsicht bei der Aufnahme und bei der Entlassung gemessen. Die Forscher stellten fest, dass die Einsicht auch dann fehlte, wenn bei allen anderen Symptomen der Manie eine Besserung oder eine Remission eingetreten war.

Mit diesem Leugnen ist oft eine andere psychodynamische Erscheinung, die Abspaltung oder psychische Diskontinuität verbunden. Viele bipolare Patienten streiten die Bedeutung vorheriger manischer Episoden auch weiterhin ab, wenn sie euthymisch sind. Sie behaupten zum Beispiel, ihr Verhalten sei lediglich eine Folge dessen gewesen, dass sie nicht auf sich aufgepasst hätten, und sie beharren oft hartnäckig darauf, dass das, was passiert ist, nie wieder vorkommen werde. Bei dieser Form der Abspaltung wird die Selbstrepräsentanz der manischen Episode als von dem Selbst in der euthymischen Phase völlig getrennt betrachtet. Diese fehlende Kontinuität des Selbst scheint den Patienten nicht zu stören, während es die Familienmitglieder und die Kliniker zur Verzweiflung bringen kann. Der Kliniker, der für den Patienten zuständig ist, muss die Bruchstücke des Selbst durch psychotherapeutische Maßnahmen zu einer kontinuierlichen Schilderung zusammensetzen, um den Patienten von der Notwendigkeit der erhaltenden Pharmakotherapie überzeugen zu können. Manchmal kann es helfen, manische Episoden (mit der Zustimmung des Patienten) auf Band aufzunehmen und dem Patienten die Aufnahmen in der euthymischen Phase vorzuspielen, um ihn von der Verbindung zwischen dem manischen und dem euthymischen Selbst zu überzeugen.

Aus kleinianischer Sicht besteht die Hauptaufgabe der Psychotherapie beim bipolaren Patienten womöglich darin, die Trauerarbeit zu erleichtern. Der frühe Verlust eines Elternteils, insbesondere der Mutter, hängt eng mit der Entstehung der bipolaren Erkrankung zusammen (Mortensen et al. 2003). Bei Kindern, die ihre Mutter im Alter von weniger als 5 Jahren verlieren, ist das Risiko einer bipolaren Störung viermal so hoch. Ein enger Zusammenhang besteht auch zwischen physischen Traumata in der Kindheit und einer manischen Erkrankung im Erwachsenenalter (Levitan et al. 1998), und es kann sein, dass die Notwendigkeit, Aggression zu leugnen, ihre Wurzeln in den ersten Lebensjahren hat. Die Bedrohung durch aggressive und Verfolgungsgefühle veranlasst ihre Leugnung durch manische Abwehrmechanismen. Nach einer manischen Episode wird den Patienten ihre Destruktivität gegebenenfalls sehr bewusst, und sie bereuen möglicherweise, was sie anderen in der manischen Phase angetan haben. Dies kann für den Psychotherapeuten ein idealer Moment sein, dem Patienten zu helfen, die liebende und die aggressive Seite seiner inneren Selbst- und Objektrepräsentanzen zu integrieren. Diese Aspekte seiner selbst auch weiterhin abzuspalten, kann dem Patienten eine vorübergehende Linderung seiner Schmerzen verschaffen, verhindert aber, dass er seine depressiven Ängste endgültig verarbeitet. Klein (1940) hat festgestellt, dass der Patient die manischen Abwehrmechanismen weniger braucht, wenn seine Gefühle von Verfolgung und Aggression abnehmen. Deshalb besteht ein weiteres Ziel darin, dem Patienten zu helfen, eine Beziehung zu verinnerlichen, in der das Gute gegenüber dem Bösen und die Liebe gegenüber dem Hass überwiegt.

In einer zweijährigen Studie über Rückfälle mit 61 ambulanten Patienten mit einer bipolaren Erkrankung (Ellicott et al. 1990) konnten die Rückfälle nicht mit Veränderungen des Lithiumspielgels oder bezüglich der Einhaltung der Medikationsvorschriften erklärt werden. Es bestand jedoch ein deutlicher Zusammenhang zwischen belastenden Lebensereignissen und Rückfällen. Die

Forscher kamen zu dem Schluss, dass psychologische Maßnahmen in Zeiten, in denen der Patient großem Stress ausgesetzt ist, für die Verhinderung von Rückfällen unerlässlich sind. Der dynamische Psychiater muss eine Antenne dafür haben, was die einzelnen Stressfaktoren für den Patienten bedeuten, und sie beobachten, während er auch den Stimmungsstabilisierer dosiert.

Lithium und andere Stimmungsstabilisierer erlangen bei bipolaren Patienten häufig eine besondere Bedeutung. Für manche sind die Medikamente Mittel, durch die ihnen die ichsyntone Euphorie ihrer manischen Perioden vorenthalten wird. Oder sie erinnern sie an Familienmitglieder, die an einer bipolaren Erkrankung litten, die widrige Folgen wie Selbstmord hatte. Jamison (1995) beschrieb ihren Kampf mit der bipolaren Erkrankung und betonte, wie enorm wichtig die Psychotherapie gewesen sei, sie dazu zu bewegen, die Lithiumeinnahme fortzusetzen und ihre Ängste bezüglich der Einhaltung der Medikationsvorschriften zu verstehen: „Im Innersten befürchtete ich eigentlich insgeheim, dass das Lithium *nicht* wirken könnte: Was wäre, wenn ich es nähme und trotzdem krank würde? Wenn ich es aber nicht nähme, müsste ich nicht erleben, wie meine schlimmsten Ängste wahr werden" (S. 103).

Probleme bezüglich der vorschriftsmäßigen Einnahme müssen entschlossen angesprochen werden, die medikamentöse Behandlung ist bei der bipolaren Störung hinsichtlich der längerfristigen Vorbeugung gegen Rückfälle jedoch nur bedingt wirksam. Nur etwa 40 % der Patienten, die Lithium einnahmen, hatten bei der Folgeuntersuchung nach 5 Jahren keine Rückfälle gehabt (Maj 1999). Eine große Häufigkeit von Schwierigkeiten am Arbeitsplatz und in der Familie ist eher die Regel als die Ausnahme (Miklowitz und Frank 1999). Deshalb besteht Einigkeit darüber, dass die Ziele der Psychotherapie mehr umfassen müssen als nur die Verbesserung der Einhaltung der Medikationsvorschriften. Sie sollte auch die Identifizierung von Stressfaktoren, die Verbesserung des Funktionierens in der Familie und die Verarbeitung der Auswirkungen der Krankheit auf den Patienten und andere beinhalten. Miklowitz et al. (2003) haben in einer nach strengen Regeln konzipierten Studie gezeigt, dass die Ergänzung der Pharmakotherapie durch Psychoedukation der Familie sowohl die ordnungsgemäße Einnahme der Medikamente als auch die symptomatische Anpassung nach der Episode verbessert.

Salzman (1998) hat überzeugend für die Integration von Pharmakotherapie und Psychotherapie bei der Behandlung bipolarer Patienten plädiert. Die erste Aufgabe ist der Aufbau eines therapeutischen Bündnisses, was eher durch psychotherapeutische Ergründung, Empathie und Belehrung als durch Diskussionen erreicht wird. Die Erstellung eines Stimmungsdiagramms kann ebenfalls von Nutzen sein. Ein Wechsel der Übertragung zwischen Idealisierung und Abwertung ist häufig, und es besteht ständig ein Risiko für das Ausleben von Gegenübertragungen als Reaktion auf Frustrationen. Jamison (1995) stimmte der Ansicht zu, dass eine kombinierte Behandlung erforderlich ist: „Auf unaussprechliche Weise heilt die Psychotherapie. Sie verleiht der Verwirrung ein wenig Sinn, sie hält die furchterregenden Gedanken und Gefühle im Zaum, gibt einem wieder etwas Kontrolle und Hoffnung und die Möglichkeit, aus all dem zu lernen ... Keine Pille kann mir helfen, damit fertig zu werden, dass ich keine Pillen nehmen will, und ebenso kann auch die ausgiebigste Psychotherapie alleine meine Manie und meine Depressionen nicht verhindern. Ich brauche beides" (S. 89).

Depression

Der erste Schritt der psychotherapeutischen Behandlung ist, unabhängig davon, ob es sich um einen stationären oder einen ambulanten Patienten handelt, der Aufbau eines therapeutischen Bündnisses. Um die entsprechende Atmosphäre zu schaffen, muss der Kliniker einfach zuhören und die Sichtweise des Patienten nachempfinden. Der wohl häufigste Fehler bei Familienmitgliedern wie bei unerfahrenen Klinikern besteht darin, dass sie versuchen, den Patienten aufzumuntern, indem sie sich auf das Positive konzentrieren. Bemerkungen wie „Du/Sie hast/haben keinen Grund, depressiv zu sein, Du/Sie hast/haben doch so viele gute Eigenschaften" oder „Warum solltest/sollten Du/Sie sich umbringen? Es gibt doch so vieles, für das es sich lohnt zu leben" gehen höchstwahrscheinlich nach hinten los. Solche „Mut machenden" Bemerkungen empfinden depressive Patienten als völliges Fehlen von Empathie, was bewirken kann, dass sie sich noch mehr missverstanden und allein fühlen und deshalb eher zu Selbstmord neigen.

Im Gegenteil, Kliniker, die mit solchen Patienten arbeiten, müssen zum Ausdruck bringen, dass sie verstehen, dass der Patient sehr wohl einen Grund hat, depressiv zu sein. Sie können den Schmerz der Depression nachempfinden und den Patienten zugleich dazu bewegen, an einer gemeinsamen Suche nach den Ursachen teilzunehmen. Zu Beginn ist ein supportiver, aber entschiedener Ansatz erforderlich (Arieti 1977; Lesse 1978). Verfrühte Interpretationen wie „Sie sind eigentlich nicht depressiv, sondern wütend" werden ebenfalls als fehlende Empathie und fehl am Platze erlebt. Am meisten hilft der Kliniker dem Patienten, wenn er einfach zuhört und versucht, zu verstehen, wie der Patient zu seiner Krankheit steht.

Ein psychodynamischer Therapeut befasst sich eingehend mit dem Stressfaktor, der die Depression ausgelöst zu haben scheint. Waren Demütigung und Verlust im Spiel? Hat der Stress Verluste oder Traumata aus der frühen Kindheit wieder aufleben lassen? Was genau hat der Stressfaktor für den Patienten bedeutet? Der dynamische Therapeut möchte wissen, was der Patient mit dem Stressfaktor verbindet. Erinnert ihn das Ereignis an andere Gefühle, Gedanken oder Fantasien, die in seinem Geist vorhanden waren? Ein dynamischer Therapeut fordert den Patienten gegebenenfalls auf, über Träume zu berichten, die erhellen können, was in seinem Unterbewusstsein vorgeht.

Während der Aufnahme der Anamnese und der Beurteilung des Stressfaktors achtet der psychodynamische Therapeut auch genau auf alles, was mit Beziehungsmustern und dem Selbstwertgefühl des Patienten zu tun hat. Er berücksichtigt die verschiedenen oben genannten psychodynamischen Aspekte, um festzustellen, welche von ihnen am ehesten zur Entstehung der Depression des Patienten beigetragen haben können. Ist seine Wut nach innen gerichtet? Haben seine Destruktivität oder seine Gier möglicherweise geliebte Menschen verletzt? Liegt ein perfektionistisches Selbstbild vor, das der Patient nicht erreichen kann? Wird der Patient von einem boshaften und unnachgiebigen Über-Ich gequält, das ständig mehr erwartet, als er leisten kann? Hat der Patient Sehnsucht nach verlorenen geliebten Objekten der Gegenwart oder der Vergangenheit, deretwegen er Hoffnungslosigkeit empfindet? Hat der Patient für einen „dominanten Anderen" gelebt, statt sich seine eigenen einmaligen Träume und Wünsche zu erfüllen? Gehört die Depression eher zum anaklitischen Typ, mit starken Gefühlen der Hilflosigkeit, der Schwäche und der Einsamkeit oder eher zum introjektiven Typ, für den die Entfaltung des Selbst wichtiger ist, als ein fürsorgliches und schützendes geliebtes Objekt zu finden? Und welche Abwehrmechanismen setzt der Patient ein, um die schmerzhaften Affektzustände zu bewältigen?

Während er diese Aspekte der Lebensgeschichte des Patienten ergründet, beobachtet der psychodynamische Therapeut auch Übertragungs- und Gegenübertragungserscheinungen und Widerstände. Die Art und Wiese, wie sich der Patient gegenüber dem Therapeuten verhält, und die Gefühle, die er beim Therapeuten auslöst, liefern Anhaltspunkte über häufige Probleme mit Beziehungen außerhalb der Therapie. Das Muster des Widerstands kann auch Aufschluss über die Abwehrmechanismen des Patienten in anderen Lebenssituationen geben. Schließlich macht sich der Therapeut ein Bild von den Schwierigkeiten des Patienten, die sowohl Angelegenheiten seiner frühen Entwicklung als auch die Gegenwart betreffen. Innerhalb dessen kommt dem Stressfaktor höchstwahrscheinlich eine besonders große Bedeutung zu.

Der Therapeut sucht nach Antworten auf Fragen wie die folgenden: Welche Ereignisse haben die Depression ausgelöst? Welche als narzisstisch zu bewertenden Ambitionen konnte der Patient nicht umsetzen? Welches ist die beherrschende Vorstellung des Patienten? Wer ist der dominante Andere, für den der Patient lebt und von dem er nicht die gewünschten Reaktionen erhält? Hat der Patient Schuldgefühle verbunden mit Aggression und Wut, und wenn ja, auf wen ist er wütend? Liegt eine Nichterfüllung des Strebens des Selbst nach Selbstobjektreaktionen vor? Hat der Patient eine Depression, die in erster Linie dem anaklitischen Typ zuzurechnen ist, bei dem Veränderungen durch die Therapie auch zwischenmenschliche Beziehungen betreffen werden? Oder hat der Patient eine eher introjektive Depression, bei der eher Selbstbeschreibung und Selbstwertgefühl im Mittelpunkt stehen?

Während sich der Kliniker die Geschichte des Patienten anhört und eine

Hypothese über die psychodynamische Basis der Depression aufstellt, entwickelt der Patient eine Übertragungsbindung zu ihm. Mit Arietis (1977) Worten, der Therapeut wird ein „dominanter Dritter", und zwar zusätzlich zu dem dominanten Anderen im Leben des Patienten. Viele der Probleme, die der Patient mit primären Beziehungen hat, treten in der Übertragung ebenfalls auf. Arieti hat darauf hingewiesen, dass es für den Aufbau eines therapeutischen Bündnisses erforderlich sein kann, dass der Therapeut in der Anfangsphase der Therapie gewissen Erwartungen des Patienten entspricht, um so die Wiederholung der Pathologie des Patienten in der therapeutischen Beziehung zu erleichtern. Wenn er genug Informationen gesammelt hat, muss der Therapeut gegebenenfalls zu einem expressiveren Ansatz übergehen und dem Patienten das Muster des „dominanten Anderen" erklären, das ihm so viele Schwierigkeiten bereitet hat. Arieti hat erklärt, dass „der Patient sich dessen bewusst werden muss, dass er nicht in der Lage war, für sich selbst zu leben. Er hat nie auf sich gehört; in Situationen von großer affektiver Bedeutung war er nie in der Lage, sich zu behaupten. Er war nur darauf bedacht, Zustimmung, Zuneigung, Liebe, Bewunderung oder Fürsorge von dem dominanten Anderen zu erhalten" (S. 866). Wenn er dies erkennt, kann eine große Portion Wut gegenüber dem dominanten Anderen hochkommen.

Nachdem die beherrschende Vorstellung offengelegt wurde, besteht die Aufgabe des Therapeuten darin, dem Patienten zu helfen, neue Vorstellungen zur Gestaltung seines Lebens zu entwickeln. Mit Bibrings (1953) Worten müssen entweder die idealisierten Erwartungen so weit modifiziert werden, dass sie erfüllt werden können, oder sie müssen aufgegeben und durch andere Ziele ersetzt werden. Wenn er vor der Aufgabe steht, sein Leben neu zu gestalten und ihm einen neuen Sinn zu geben, verlässt sich der Patient möglicherweise darauf, dass sein Therapeut ihm die Antworten liefert. Wenn sich der Therapeut darauf einlässt, indem er dem Patienten sagt, was er tun soll, verstärkt er nur das geringe Selbstwertgefühl und das Gefühl der Untauglichkeit (Betcher 1983; Maxmen 1978). Bitten des Patienten, seine Dilemmata zu lösen, können einfach abgelehnt werden, indem man ihm erklärt, dass er am besten in der Lage sei, sein Leben neu zu planen.

Wichtig bei der Anwendung des psychodynamischen Ansatzes bei depressiven Patienten ist die Feststellung der zwischenmenschlichen Bedeutung und des zwischenmenschlichen Kontextes ihrer Depression. Leider wehren sich die Patienten oftmals hartnäckig gegen diese zwischenmenschlichen Implikationen (Betcher 1983). Sie ziehen es vor, ihre Depression und ihre Selbstmordwünsche so zu betrachten, als bestünden sie in einem luftleeren Raum, und bestehen darauf, dass niemand außer ihnen dafür verantwortlich ist. Eine sorgfältige Prüfung der Übertragung und der Gegenübertragung kann den Durchbruch bei dieser Form des Widerstands bringen. Sowohl in der Psychotherapie als auch bei der stationären Behandlung reproduzieren die Patienten ihre inneren Objektbeziehungen und die Muster ihrer Bezogenheit zu externen Personen. Depressive Patienten lösen besonders starke Gefühle aus. Im Laufe der Behandlung empfindet der Therapeut gegebenenfalls Verzweiflung, Wut, den Wunsch, den Patienten loszuwerden, starke Rettungsfantasien und eine Fülle anderer Emotionen. Diese emotionalen Reaktionen können dem entsprechen, wie andere Menschen im Umfeld des Patienten empfinden. Diese zwischenmenschlichen Dimensionen können zur Entstehung oder zum Fortbestand der Erkrankung beitragen. Um die Auswirkungen der Krankheit des Patienten auf andere zu untersuchen, muss der Therapeut ihn zur Mitarbeit bewegen, indem er diese Gefühle in der therapeutischen Beziehung konstruktiv einsetzt. Viele hartnäckige Fälle von Depression geraten wegen der Wiederholung typischer Muster der Objektbezogenheit, die tief im Charakter verwurzelt und deshalb schwer zu ändern sind, in eine Sackgasse.

Herr K war ein angesehener Chemiker, der stationär behandelt werden musste, als er im Alter von 41 Jahren depressiv wurde und Selbstmordgedanken hatte. Während seiner ambulanten Behandlung hatte man alle bekannten Antidepressiva in therapeutischen Dosen bei gelichzeitiger Kontrolle der Serumwerte ausprobiert, und in den ersten Wochen seines Krankenhausaufenthaltes hatte er eine ECT erhalten. All diese somatischen Maßnahmen hatten seine Depression nicht im Geringsten gelindert. Der Patient bestand jedoch auch weiterhin darauf, er leide an einem „chemischen Ungleichgewicht", dessen Behebung die Aufgabe des Arztes sei. Herr K klagte über Selbstzweifel, Gefühle von Wertlosigkeit, Schlaflosigkeit und die Unfähigkeit, zu arbeiten oder sich zu konzentrieren, sowie Hoffnungslosigkeit im Hinblick auf die Zukunft. Er hatte das Gefühl, alles, was er erreicht hatte, sei bedeutungslos, und er habe seine Frau durch seine wiederholten Forderungen, ihn zu trösten, in den Wahnsinn getrieben. Frau K war verzweifelt, weil nichts, was sie für ihren Mann tat, ihm auch nur ansatzweise zu helfen schien. Wenn sie versuchte, die positiven Aspekte seines Lebens hervorzuheben, antwortete er jedes Mal mit „Ja, aber" und tat das, was sie sagte, als unbedeutend ab.

Der Assistenzarzt, der für Herrn Ks Behandlung zuständig war, und die übrigen Mitglieder des Stationspersonals waren ebenso frustriert wie Frau K. Herr K verlangte, dass sie auf seine Bedürfnisse eingingen, tat jedoch all ihre Vorschläge und ihr Verständnis als wertlos ab. Alle Behandelnden fühlten sich angesichts der Depression von Herrn K unfähig, machtlos und erschöpft. Wenn die verschiedenen Assistenzärzte, die in den Abendstunden Bereitschaft hatten, ihre Runde auf der Station machten, verwickelte Herr K sie jedes Mal in lange Gespräche über seine Depression. Er zählte die Medikamente auf, die er ausprobiert hatte, und ließ sich über die Rolle der Neurotransmitter bei Depression aus. Dann bat er um Rat bezüglich seiner Krankheit. Die jeweiligen Bereitschaftsärzte wurden, da sie versuchten, das Leiden dieses offensichtlich intelligenten und gut informierten Menschen zu lindern, unweigerlich in diese Diskussionen verwickelt. Herr K aber tat alle Vorschläge, die sie machten, als „nutzlos" ab. Am Ende dieser Gespräche hatten die Assistenzärzte jedes Mal das Gefühl, die mit Herrn K verbrachte Zeit sei vergeblich gewesen, und sie fühlten sich ausgelaugt und gering geschätzt.

Die Mitglieder des Behandlungsteams wandten sich mit ihrem Dilemma in Bezug auf Herrn K an den Supervisor des Assistenzarztes, der ihnen erklärte, wie der Patient seine innere Welt im Milieu reproduzierte. Indem er die Rolle des „sich Beschwerenden, der Hilfe ablehnt", einnahm, wiederholte Herr K eine innere Objektbeziehung, die durch eine duldsame und viktimisierte Selbstrepräsentanz in Verbindung mit einer unfähigen und nutzlosen Objektrepräsentanz gekennzeichnet war. Mit der Wiederholung dieser Objektbeziehung peinigte Herr K alle Menschen in seinem Umfeld. Auf diese Weise konnte er seinem enormen Zorn Luft machen, der aus seiner Interaktion mit seiner Mutter in der Kindheit resultierte, die seine Bedürfnisse seiner Meinung nach nicht erfüllt hatte.

Infolge dieser Besprechung wurde der Behandlungsansatz grundlegend geändert. Der Assistenzarzt und die Pfleger, die hauptsächlich mit Herrn K zu tun hatten, konnten von ihren heroischen therapeutischen Anstrengungen Abstand nehmen und begannen, den Patienten in die Beantwortung der Frage, was eigentlich vorgehe, einzubeziehen. Er war somit nicht mehr ein passiver Empfänger einer „medizinischen" Behandlung, sondern ein aktiver Mitwirkender eines psychologischen Prozesses, in dem es um Reflexion und Verstehen ging.

Man erklärte dem Patienten das Objektbeziehungsparadigma, das er im Milieu auslebte. Der für den Fall zuständige Sozialarbeiter erläuterte Frau K die auf psychoanalytischen Erkenntnissen basierende Bewertung der Lage, um sie von ihren enormen Schuldgefühlen zu befreien und ihr zu helfen, zu verstehen, dass die gegenwärtige Situation die Wiederholung einer nicht verarbeiteten Kindheitserfahrung war. Als das Behandlungsteam nicht mehr so reagierte wie Frau Ks innere Objektrepräsentanz, begann Herr K, sich anders zu verhalten. Zunächst war er erbost, als man ihm empfahl, die Verantwortung für seine Krankheit zu übernehmen. Doch der Assistenzarzt erklärte ihm, dass alles, was an Medikation möglich war, bereits versucht worden sei, und dass es nun an Herrn K sei, zu überlegen, wie er selbst dazu beigetragen hatte, dass er tief verzweifelt war. Diese Änderung des Ansatzes bot Herrn K eine neue Objektbeziehung an, mit der er fertig werden musste. Nach anfänglichem Trotz leistete er ein beachtliches Maß an psychologischer Arbeit. Er beschäftigte sich mit seiner Wut auf seine Mutter, weil sie ihm nicht die Bestätigung und die Liebe gegeben hatte, die er seiner Meinung nach gebraucht hätte, und mit der Freude, die er daran hatte, seine Frau zu peinigen, um sich an seiner Mutter zu rächen.

Herrn Ks Fall zeigt, wie eine schwere Depression, die nicht auf konventionelle somatische Behandlungsmaßnahmen anspricht, mit starken charakterologischen Widerständen zusammenhängen kann, die dazu führen, dass der Patient in einer nicht verarbeiteten Objektbeziehung „stecken" bleibt. Wie in Kapitel 6 dargelegt, kann es bei einer solchen Behandlung zum Durchbruch kommen, wenn die Behandelnden der Erwartung des Patienten, sie würden so reagieren wir die projizierte Objektrepräsentanz, nicht entsprechen und statt dessen ein neues Verständnis und eine Reihe neuer Objekte und Interaktionen anbieten, die der Patient verinnerlichen kann.

Ein anderer Aspekt des Durchbruchs bei Herrn K bestand darin, dass die Mitglieder des Personals bemerkten, dass er nicht nur Opfer einer Krankheit war, sondern auch die Menschen in seinem Umfeld zu Opfern machte. Bei der Besprechung des sekundären Vorteils, der häufig mit der Depression verbunden ist, hat Bibring (1953) darauf hingewiesen, dass manche depressiven Patienten ihre Krankheit ausnutzen, um ihre versteckten Formen des Ausdrucks destruktiver und sadistischer Impulse gegenüber anderen zu rechtfertigen. Herr K hatte seine Frau gezwungen, ihm gegenüber eine Mutterrolle einzunehmen, nur um ihr dann zu verstehen zu geben, dass ihre Bemutterung wertlos sei. In Bezug auf den bei depressiven Patienten häufigen versteckten Sadismus erklärte Jacobson (1971b): „Der depressive Mensch schafft es immer, dass sein Partner und oftmals seine gesamte Umgebung, insbesondere seine Kinder, furchtbare Schuldgefühle haben, und zieht dadurch auch sie immer mehr in einen depressiven Zustand hinunter" (S. 295). Tatsächlich hatten alle Mitglieder des Behandlungsteams begonnen, sich wie Frau K zu fühlen. Sie hatten immer stärkere Schuldgefühle, weil sie keine therapeutische Maßnahme finden konnten, die Herrn K half, und wurden mit jedem Fehlschlag deprimierter und erschöpfter. Jacobson hat auch darauf hingewiesen, dass manche depressiven Patienten (wie Herr K) einen Teufelskreis schaffen, der ihre Partner gerade dann vertreibt, wenn sie ihre Liebe am meisten brauchen. Ehepartner solcher Patienten haben schnell genug und verhalten sich dann wegen des Gefühls der Unzulänglichkeit möglicherweise grausam oder vernachlässigen die Patienten, wodurch sie sie gerade dann verletzen, wenn sie am meisten Zuwendung brauchen und am verletzlichsten sind. Auch die Behandelnden können ähnlich reagieren, indem sie sarkastisch oder kalt werden, weil die Patienten ihre Hilfe wiederholt zurückweisen.

Der Ausschnitt aus dem Behandlungsbericht von Herrn K unterstreicht, wie wichtig es ist, die Familie in die Behandlung eines schwer depressiven Patienten mit einzubeziehen. Die Literatur über die Familien depressiver Patienten zeigt deutlich, dass die Funktionen der Familie einen Einfluss auf die Rückfallquote, den Verlauf der Depression und das Selbstmordverhalten haben (Keitner und Miller 1990). In einer Studie (Hooley und Teasdale 1989) war der für die Rückfallprognose am besten geeignete Faktor die Meinung des depressiven Patienten, sein Ehepartner sei sehr kritisch. Wie die Forschungen über die Familien schizophrener Patienten haben auch Untersuchungen zur Depression gezeigt, dass eine hohe expressed emotion bei den Familienmitgliedern depressiver Patienten für Rückfälle mitverantwortlich sein kann (Hooley et al. 1986; Vaughn und Leff 1976). Depressive Patienten lösen bei ihren Familienmitgliedern ein beträchtliches Maß an Feindseligkeit und Sadismus aus, und die Kliniker müssen den Angehörigen helfen, ihre Schuldgefühle wegen solcher Reaktionen zu überwinden, um sie als verständliche Reaktionen auf ein depressives Familienmitglied sehen zu können.

Indikationen und Kontraindikationen

Bei vielen Patienten mit Depression oder Dysthymie scheint eine Kombination aus Psychotherapie und medikamentöser Behandlung optimal zu sein. Nemeroff (1998b) hat festgestellt, dass während etwa 65 % der depressiven Patienten mit einer um 50 % verringerten Schwere auf ein einziges Antidepressivum ansprechen, den auf den entsprechenden Skalen erreichten Werten zufolge nur 30 % wieder einen vollkommen euthymischen Zustand erreichen. Thase et al. (1997) haben festgestellt, dass die Kombination von Psychotherapie und Medikation bei wiederkehrenden schweren Depressionen wesentlich wirksamer ist. Bei den leichteren Formen der Depression hingegen war die kombinierte Therapie nicht wirksamer als eine reine Psychotherapie. Medikamente sind bei einer leichteren Depression häufig unwirksam, und diese Patienten brauchen möglicherweise eine Psychotherapie, um ihre normalen Funktionen wiederzuerlangen.

Manche depressiven Patienten nehmen die ihnen verordneten Medikamente aus verschiedenen Gründen nicht vorschriftsmäßig ein, unter anderem deshalb, weil sie meinen, sie haben es nicht verdient, dass es ihnen besser geht, oder die Einnahme von Medikamenten stigmatisiere sie als Geisteskranke. De Jonghe et al. (2001) kamen zu dem Schluss, dass die kombinierte Therapie im Vergleich zu einer reinen Pharmakotherapie bei Patienten mit einer klassischen Depression deutlich wirksamer ist. Die Patienten in der kombinierten Gruppe hielten sich wesentlich besser an die Medikationsvorschriften und im Allgemeinen an die Behandlungsanweisungen und erreichten deshalb mit größerer Wahrscheinlichkeit eine Besserung. Ein wichtiger Vorteil der kombinierten Behandlung besteht also darin, dass die Nichteinhaltung von Anordnungen im Rahmen der Psychotherapie direkt sowie auf wirksamere Weise und früher angesprochen werden kann.

Manche Patienten weigern sich standhaft, Medikamente zu nehmen, können wegen bereits betsehender Krankheiten keine Medikamente nehmen oder ertragen die Nebenwirkungen nicht. In solchen Fällen kann eine Psychotherapie erforderlich sein, um die Bedeutung der Medikation und die Gründe für ihre Ablehnung zu verstehen. In der klinischen Praxis hat sich gezeigt, dass manche Patienten nach einer Vorbereitungsphase mit psychodynamischer Psychotherapie zu einer medikamentösen Behandlung bereit sind.

Andere haben eine Erkrankung, die teilweise oder gar nicht auf somatische Behandlungen anspricht. In Fällen, in denen die Gabe verschiedener Medikamente und/oder kurze Therapien ergebnislos geblieben sind, kann eine langfristige psychodynamische Psychotherapie angezeigt sein. Die Kliniker, die diese Fälle beurteilen, sollten besonders einem Verdacht auf die folgenden drei Kategorien nachgehen (Gabbard 2000): 1. klassische Depression der Achse I mit einer Komorbidität der Achse II, 2. depressive

Persönlichkeit und 3. charakterologische Depression im Zusammenhang mit Persönlichkeitsstörungen. In Bezug auf die erste Kategorie haben mehrere Studien (Duggan et al. 1991; Reich und Green 1991; Shea et al. 1990) nahegelegt, dass bestimmte Persönlichkeitsstörungen dafür verantwortlich sein können, dass eine Depression aufrechterhalten wird, wenn sie einmal vorgekommen ist, und dass auch charakterologische Merkmale für eine Neigung, Medikationsvorschriften nicht einzuhalten, verantwortlich sein können. Für die wirksame Behandlung dieser Population kann zusätzlich zur Medikation eine psychodynamische Psychotherapie erforderlich sein.

Hinsichtlich der zweiten Kategorie hat es große Meinungsverschiedenheiten darüber gegeben, ob sich die depressive Persönlichkeitsstörung tatsächlich von der Dysthymie unterscheidet. Forschungsergebnisse deuten darauf hin, dass die Unterscheidung zwischen den beiden Krankheitsbildern angebracht und klinisch sinnvoll ist (Phillips et al. 1998) und die Psychotherapie bei Menschen, die eine depressive Persönlichkeitsstörung haben, deutlich länger dauert als bei solchen, die keine haben. Um optimale Ergebnisse zu erzielen, kann auch bei dysthymischen Patienten eine kombinierte Therapie erforderlich sein. In solchen Fällen ist eine psychodynamische Psychotherapie einen Versuch wert, um die Diagnose zu klären, Komorbiditäten festzustellen und die Genesung voranzutreiben.

Zur dritten Kategorie gehören in erster Linie Patienten mit schweren Persönlichkeitsstörungen, besonders solche mit einer Borderline-Störung, die über „Depressionen" klagen, jedoch die Kriterien einer Störung der Achse I nach DSM-IV-TR (American Psychiatric Association 2000) nicht erfüllen. Diese Patienten stellen eine besondere Herausforderung sowohl für den Psychotherapeuten als auch für den Pharmakotherapeuten dar, und die praktischen Leitlinien der American Psychiatric Association (2001) empfehlen in solchen Fällen eine kombinierte Behandlung.

Die Behandlung des suizidalen Patienten

Kaum etwas im Berufsleben eines Psychiaters ist so beunruhigend wie der Selbstmord eines Patienten. Eine Studie (Chemtob et al. 1988) hat ergeben, dass etwa die Hälfte der Psychiater, die einen Patienten durch Selbstmord verloren haben, ein Ausmaß an Stress erlebt, das mit dem von Menschen vergleichbar ist, die den Tod eines Elternteils zu verarbeiten haben. Weitere Forschungen (Hendin et al. 2004) deuten darauf hin, dass für den Schmerz, den Psychotherapeuten empfinden, wenn ein Patient Selbstmord begangen hat, mehrere spezifische Faktoren verantwortlich sind. Von den in die Studie einbezogenen 34 Therapeuten, die den Selbstmord eines Patienten zu beklagen hatten, berichteten 38 % über schweren Schmerz. Die vier wichtigsten Auslöser dieses

Schmerzes waren das Versäumnis, einen unmittelbar selbstmordgefährdeten Patienten, der dann starb, in stationäre Behandlung zu nehmen, das Treffen einer Behandlungsentscheidung, die nach Ansicht des Therapeuten zu dem Selbstmord beigetragen hatte, negative Reaktionen seitens der Einrichtung des Therapeuten und die Angst vor einem von der Familie des Patienten angestrengten Gerichtsverfahren. Ein vollendeter Selbstmord hält uns die Grenzen unseres Faches vor Augen. Es ist ganz natürlich, dass Therapeuten, sei es im Krankenhaus oder im Rahmen der Psychotherapie, alles Erdenkliche tun, um einen Selbstmord zu verhindern. Sinnvolle Maßnahmen zu ergreifen, um zu verhindern, dass ein Patient sich das Leben nimmt, ist aus klinischer Sicht eindeutig angebracht, aus ethischer Sicht verantwortungsvolles Handeln und aus forensischer Sicht eine solide Vorsichtsmaßnahme. Wenn die Retterrolle aber über allem anderen steht, kann das zu Resultaten führen, die kontraproduktiv zur Therapie sind.

Vor allem müssen sich Kliniker stets einer unwiderlegbaren Tatsache bewusst sein: Ein Patient, der die feste Absicht hat, sich umzubringen, wird es schließlich auch tun. Keine physische Einschränkung, keine noch so sorgfältige Beobachtung und kein fachliches Können kann einen wirklich entschlossenen suizidalen Patienten aufhalten. Ein solcher Patient wurde in einem Raum untergebracht, in dem nur Matratzen waren. Man nahm ihm all seine Kleidung und seine persönlichen Gegenstände ab, und er wurde in Abständen von 15 Minuten rund um die Uhr kontrolliert. Zwischen den viertelstündlichen Runden der Pfleger sprang der Patient mit solcher Kraft auf der Matratze herum, dass es ihm gelang, mit dem Kopf wiederholt gegen die Decke zu stoßen, bis er sich schließlich das Genick brach. Solche Vorfälle zeigen, dass sich die Mitglieder des Krankenhauspersonals eingestehen müssen, dass sie nicht alle Selbstmorde auf der Station verhindern können. Olin (1976) hat sogar die Behauptung gewagt, dass die Behandelnden im Milieu möglicherweise zu viel Verantwortung für das Verhalten der Patienten übernehmen, wenn es in einer Klinik niemals zu einem Selbstmord kommt. Statt dessen sollten Kliniker immer wieder betonen, dass es letztendlich in der Verantwortung eines jeden Patienten liegt, zu lernen, Selbstmordimpulse in Worte zu fassen, statt sie in die Tat umzusetzen.

Nach vollendeten Selbstmorden haben die Kliniker häufig Schuldgefühle, weil sie Warnsignale für einen unmittelbar bevorstehenden Selbstmordversuch nicht erkannt haben. Trotz der immer umfangreicheren Literatur über die kurz- und langfristigen Risikofaktoren für Selbstmord sind unsere Möglichkeiten, den Selbstmord eines einzelnen Patienten vorherzusagen, auch weiterhin sehr eingeschränkt. Goldstein et al. (1991) untersuchten eine Gruppe von 1 906 stationären Patienten mit affektiven Störungen. Unter Verwendung von Daten über Risikofaktoren wandten die Forscher die schrittweise multiple logistische Regression an, um ein statistisches Modell zu entwickeln, das eine zuverlässige Vorhersage eines Selbstmords ermöglichen würde. Ein Patient, der Selbstmord beging, konnte mithilfe dieses Modells nicht identifiziert werden. Die Forscher mussten daraus schließen, dass die Vorhersage eines Selbstmords bei unserem gegenwärtigen Kenntnisstand selbst bei einer Gruppe stationärer Patienten mit einem hohen Risiko nicht möglich ist. Die Einschätzung des Selbstmordrisikos erfolgt im klinischen Umfeld in erster Linie aufgrund der verbalen Absichtserklärung des Patienten oder einer eindeutig auf Selbstmord ausgerichteten Handlung. Kliniker können keine Gedanken lesen und dürfen sich nicht für ein vermeintliches Versagen ihrerseits rügen, wenn keine klaren verbalen oder nonverbalen Anzeichen für einen Selbstmord vorgelegen haben. Eine Studie (Isometsä et al. 1995) hat ergeben, dass von 571 Selbstmordfällen nur 36 % derer, die in psychiatrischer Behandlung waren, ihre Absicht mitgeteilt hatten.

Zur Behandlung einer suizidalen Depression gehört gewöhnlich auch eine optimale Pharmakotherapie oder eine ECT. Es sollten mehrere Risikofaktoren bewertet werden, unter anderem folgende: Gefühle der Hoffnungslosigkeit, starke Angst oder schwere Panikattacken, Drogenmissbrauch, kürzlich eingetretene belastende Ereignisse, finanzielle Probleme oder Arbeitslosigkeit, wenn der Patient alleine lebt, verwitwet oder geschieden ist, wenn der Patient ein Mann ist und 60 Jahre oder älter ist (Clark und Fawcett 1992; Hirschfeld und Russell 1997). Wenn der Patient einen klaren Plan hat und es scheint, als sei er entschlossen, ihn sofort in die Tat umzusetzen, muss er unverzüglich in die Psychiatrie eingewiesen werden. Wenn das Selbstmordrisiko groß, aber nicht akut ist, sollte ein Familienmitglied oder eine dem Patienten nahestehende Person hinzugezogen werden. Es ist zu prüfen, ob sich in der Wohnung oder anderswo Schusswaffen befinden. Die Auswertung der Literatur (Cummings und Koepsell 1998; Miller und Hemenway 1999) belegt, dass die Verfügbarkeit von Schusswaffen das Selbstmordrisiko erheblich erhöht. In einer solchen Situation ist regelmäßige Kommunikation unerlässlich, außerdem muss geprüft werden, ob Drogenmissbrauch vorliegt. Bei starker Angst oder Panik ist die Gabe von Benzodiazepan zu erwägen (Hirschfeld und Russell 1997). Um herauszufinden, weshalb der Patient sterben will und was seiner Meinung nach nach seinem Tod geschehen wird, kann auch die Psychotherapie von großer Bedeutung sein.

Psychodynamische Kliniker sind sich im Allgemeinen darüber einig, dass Behandelnde, die der Illusion erliegen, sie könnten ihre Patienten vor dem Selbstmord retten, tatsächlich geringere Chancen haben, dies zu tun (Hendin 1982; Meissner 1986; Richman und Eyman 1990; Searles 1967/1979; Zee 1972). Ein besonders wichtiger Wunsch ernsthaft selbstmordgefährdeter Patienten ist der, von einer bedingungslos liebenden Mutter umsorgt zu werden (Richman und Eyman 1990; Smith und Eyman 1988). Manche Therapeuten machen den Fehler, zu versuchen, dieser Fantasie zu entsprechen, indem sie alle Bedürfnisse des Patienten erfüllen. So nehmen sie zum Beispiel zu jeder Tages- und Nachtzeit und während ihres Urlaubs Anrufe des Patienten entgegen oder empfangen ihn 7 Tage die Woche in ihrer Praxis. Manche versuchen so verzweifelt, die nie endenden Forderungen des depressiven Patienten zu erfüllen, dass sie eine sexuelle Beziehung mit einem Patienten eingehen (Twemlow und Gabbard 1989). Ein solches Verhalten verschlimmert das, was

Hendin (1982) als eines der tödlichsten Merkmale suizidaler Patienten bezeichnet, nämlich, dass sie dazu neigen, anderen die Verantwortung dafür zu übertragen, dass sie am Leben bleiben. Indem er versucht, die immer höheren Anforderungen zu erfüllen, entspricht der Therapeut der Fantasie des Patienten, es gebe irgendwo eine bedingungslos liebende Mutter, die anders ist als alle anderen Menschen. Der Therapeut kann diese Illusion nicht ewig aufrechterhalten. Wer es trotzdem versucht, setzt den Patienten einer herben Enttäuschung aus, die das Selbstmordrisiko erhöhen kann.

Kliniker, die sich in die Rolle des Retters eines suizidalen Patienten drängen lassen, handeln häufig im Sinne der bewussten oder unbewussten Annahme, sie könnten ihm die Liebe und Fürsorge geben, die andere ihm nicht geben konnten, und seinen Wunsch, zu sterben, dadurch auf magische Weise in den Wunsch, zu leben, umwandeln. Diese Vorstellung ist jedoch eine Falle, denn, wie Hendin (1982) festgestellt hat: „Der Patient beabsichtigt insgeheim, zu beweisen, dass nichts, was der Therapeut tut, ausreicht. Da sich der Therapeut als Retter des suizidalen Patienten sehen möchte, übersieht er leicht, dass dieser ihm die Rolle des Scharfrichters zugeteilt hat" (S. 171–172). Für den suizidalen Patienten ist es von größerem Nutzen, wenn der Therapeut versucht, den Ursprung des Selbsttötungswunsches in allen Einzelheiten zu ermitteln und zu analysieren, statt sich zu seinem Sklaven zu machen.

Der Therapeut sollte auf idealisierende Übertragungen achten, die häufig sehr schnell zustande kommen, wenn der Patient nach einem Retter sucht. Es kann von Nutzen sein, wenn er Übertragungsenttäuschungen in einem frühen Stadium vorhersieht und interpretiert. Manche Therapeuten geben offen zu, dass sie nicht verhindern können, dass der Patient Selbstmord begeht, und bieten ihm an, zu versuchen, zu verstehen, weshalb er meint, Selbstmord sei die einzige Möglichkeit (Henseler 1984). Dieses Eingeständnis wirkt häufig beruhigend und kann dazu führen, dass sich der Patient intensiver an der psychotherapeutischen Arbeit beteiligt.

Man muss zwischen der *Behandlung* und dem *Management* eines suizidalen Patienten unterscheiden. Letzteres umfasst Maßnahmen wie kontinuierliche Beobachtung, physische Einschränkungen und die Entfernung scharfer Gegenstände aus dem Umfeld des Patienten. Diese Maßnahmen tragen zwar dazu bei, den Patienten davon abzuhalten, Selbstmordimpulse in die Tat umzusetzen, Managementtechniken verringern jedoch nicht zwangsläufig die zukünftige Anfälligkeit des Patienten für suizidales Verhalten. Um ihn von seinem Todeswunsch abzubringen, ist eine Behandlung erforderlich, die aus einer Pharmakotherapie und psychotherapeutischen Maßnahmen besteht, durch die die inneren Faktoren und die äußeren Stressfaktoren ermittelt werden, die zur Selbstmordgefährdung des Patienten führen.

Die durch suizidale Patienten ausgelöste Gegenübertragung erschwert die Behandlung erheblich. Manche Kliniker lehnen einfach jegliche Verantwortung für selbstmordgefährdete depressive Patienten ab. Diejenigen, die versuchen, solche Patienten zu behandeln, haben häufig das Gefühl, ihre *Daseinsberechtigung* werde durch den Todeswunsch des Patienten zunichtegemacht. Der Selbstmord eines Patienten bedeutet für den Behandelnden eine extreme narzisstische Verletzung. Die Angst des Klinikers vor dem Selbstmord eines Patienten resultiert gegebenenfalls viel mehr aus der Befürchtung, andere könnten ihn dafür verantwortlich machen, als aus der Sorge um das Wohlergehen des Patienten (Hendin 1982; Hendin et al. 2004). Es ist gang und gäbe, dass Therapeuten einen Maßstab für andere und einen für sich selbst haben. Ein Therapeut, der Kollegen versichert, sie seien nicht für den Selbstmord eines Patienten verantwortlich, fühlt sich womöglich in übertriebenem Maße verantwortlich dafür, dass seine eigenen Patienten am Leben bleiben, nicht selten, weil er annimmt, andere Therapeuten würden ihn kritisieren, wenn einer seiner Patienten stirbt.

Therapeuten, die ernsthaft selbstmordgefährdete Patienten behandeln, leiden früher oder später darunter, dass ihre Anstrengungen immer wieder vergeblich sind. Dann entsteht mit großer Wahrscheinlichkeit ein Gegenübertragungshass, und sie hegen oftmals den unbewussten Wunsch, der Patient möge sterben, damit die Qual ein Ende hat. Maltsberger und Buie (1974) haben festgestellt, dass Bösartigkeit und Abneigung zu den häufigsten Gegenübertragungsreaktionen im Zusammenhang mit der Behandlung ernsthaft selbstmordgefährdeter Patienten gehören. Die Unfähigkeit, ihre sadistischen Wünsche bezüglich solcher Patienten zu ertragen, kann dazu führen, dass die Therapeuten ihre Gegenübertragungsgefühle ausleben. Die Verfasser haben betont, dass Bösartigkeit zwar weniger akzeptabel und unbequemer sein kann, potenziell jedoch Abneigung gefährlicher ist, weil sie dazu führen kann, dass der Kliniker seinen Patienten vernachlässigt und somit die Gelegenheit für einen Selbstmordversuch schafft. Diese Form der Gegenübertragung kann sich auf einer Krankenhausstation darin äußern, dass er einfach „vergisst", den Patienten nach den für Selbstmordgefährdete geltenden Beobachtungsregeln zu kontrollieren.

Gegenübertragungshass muss als Teil der Erfahrung bei der Behandlung suizidaler Patienten akzeptiert werden. Er entsteht häufig als direkte Reaktion auf die Aggression des Patienten. Selbstmorddrohungen können über dem Kopf des Therapeuten hängen wie das Damoklesschwert der Mythologie und ihn Tag und Nacht verfolgen. Ebenso können Familienmitglieder des Patienten von der Sorge geplagt sein, für einen Selbstmord verantwortlich zu sein, wenn sie auch nur eine falsche Bewegung oder eine weniger einfühlsame Bemerkung machen. Wenn der Therapeut den Gegenübertragungshass abspaltet und verleugnet, kann er auf den Patienten projiziert werden, der sich dann zusätzlich zu seinen bestehenden Selbstmordimpulsen auch mit den mörderischen Wünschen des Therapeuten auseinandersetzen muss. Kliniker können ihren Gefühlen auch durch Reaktionsbildung begegnen, die zu Retterfantasien und übertriebenen Bemühungen zur Verhinderung des Selbstmords führen kann. Searles (1967/1979) hat Therapeuten auf die Gefahren dieser Art der Abwehr hingewiesen:

> Und der selbstmordgefährdete Patient, der sieht, wie unfähig wir sind, uns der mörderischen Gefühle bewusst zu werden, die er durch seine Schuldgefühle und Angst auslösenden Selbstmorddrohungen in uns auslöst, fühlt sich durch den Therapeuten, der durch seine Reaktionsbildung gegen seinen immer stärker werdenden unbewussten Wunsch, den Patienten zu töten, immer „beschützender" über ihm – für den er eine auf Allmacht basierende ärztliche Besorgnis empfindet – schwebt, zunehmend in die Enge getrieben, möglicherweise bis zum Selbstmord. Somit ist es, paradoxerweise, der Arzt, der sich so sehr anstrengt, den Patienten am Leben zu halten, der ihn, unbewusst, am ehesten zu dem treibt, was ihm mittlerweile als einzige noch mögliche autonome Handlung bleibt – nämlich Selbstmord. (S. 74)

Psychotherapeuten, die suizidale Patienten behandeln, müssen ihnen helfen, sich mit ihrer beherrschenden Vorstellung (Arieti 1977) und ihren Vorstellungen vom Leben, an denen sie eisern festhalten (Richman und Eyman 1990; Smith und Eyman 1988), zu arrangieren. Wenn eine Disparität zwischen der Realität und der eingeschränkten Auffassung des Patienten darüber, wie das Leben sein sollte, besteht, kann der Therapeut dem Patienten helfen, den Verlust einer Vorstellung von Leben zu betrauern. Diese Technik erfordert paradoxerweise, dass der Therapeut zugibt, dass die Lage des Patienten aussichtslos ist, damit der verlorene Traum betrauert und durch neue, realistischere ersetzt werden können. Ein junger Mann zum Beispiel wurde suizidal, als er erkannte, dass er niemals für ein Studium in Harvard zugelassen werden würde, ein Traum, den er seit seiner Kindheit gehegt hatte. Der Therapeut bestätigte, eine Zulassung für Harvard sei sehr unwahrscheinlich, und half dem Patienten dann, den Verlust dieses Traums zu akzeptieren. Gleichzeitig half er ihm, andere Wege zu einer Ausbildung, die sein Selbstwertgefühl stärken würden, in Betracht zu ziehen. Dadurch half der Therapeut dem Patienten, zu erkennen, wie viel Leid übermäßige Erwartungen verursachen können (Richman und Eyman 1990).

Um suizidale Patienten wirksam behandeln zu können, müssen Kliniker zwischen der Verantwortung des Patienten und der Verantwortung des Behandelnden unterscheiden. Ärzte im Allgemeinen und insbesondere Psychiater neigen aufgrund ihrer charakterologischen Merkmale zu einem übertriebenen Verantwortungsgefühl (Gabbard 1985). Wir neigen dazu, uns selbst die Schuld für negative Resultate zu geben, die sich unserer Kontrolle entziehen. Letztendlich müssen wir uns damit abfinden, dass es unheilbare psychiatrische Krankheiten gibt. Die Patienten müssen die Verantwortung für ihre Entscheidung darüber übernehmen, ob sie Selbstmord begehen oder mit ihrem Therapeuten zusammenarbeiten, um ihren Todeswunsch zu verstehen. Der Teil des selbstmordgefährdeten Menschen, der Selbstmord als Lösung infrage stellt, kann einen solchen Patienten dazu bringen, das Leben dem Tod vorzuziehen.

Literaturhinweise

Abraham, K.: Versuch einer Entwicklungsgeschichte der Libido auf Grund der Psychoanalyse seelischer Störungen. Leipzig/Wien/Zürich, Internationaler Psychoanalytischer Verlag, 1924.

Agid, O., Shapiro, B., Zislan, J., et al.: Environment and vulnerability to major psychiatric illness: a case control study of early parental loss in major depression, bipolar disorder, and schizophrenia. Mol Psychiatry 4: 163–172, 1999.

American Psychiatric Association: Diagnostic and Statistical Manual of Mental Disorders. 3rd Edition. Washington, DC, American Psychiatric Association, 1980.

American Psychiatric Association: Diagnostic and Statistical Manual of Mental Disorders. 4th Edition. Washington, DC, American Psychiatric Association, 1994.

American Psychiatric Association: Diagnostic and Statistical Manual of Mental Disorders. 4th Edition. Text Revision. Washington, DC, American Psychiatric Association, 2000.

American Psychiatric Association: Practice Guideline for the Treatment of Patients With Borderline Personality Disorder. Washington, DC, American Psychiatric Association, 2001.

Arieti, S.: Psychotherapy of severe depression. Am J Psychiatry 134: 864–868, 1977.

Asch, S. S.: Suicide and the hidden executioner. International Review of Psychoanalysis 7: 51–60, 1980.

Barkham, M., Shapiro, D. A., Hardy, G. E., et al.: Psychotherapy in two plus one sessions: outcomes of a randomized controlled trial of cognitive-behavioral and psychodynamic-interpersonal therapy for subsyndromal depression. J Consult Clin Psychol 67: 201–211, 1999.

Bernet, C. Z., Stein, M. B.: Relationship in child mistreatment to the onsetting course of major depression in adulthood. Depress Anxiety 9: 169–174, 1999.

Betcher, R. W.: The treatment of depression in brief inpatient group psychotherapy. Int J Group Psychother 33: 365–385, 1983.

Bibring, E.: The mechanism of depression, in: Affective Disorders: Psychoanalytic Contributions to Their Study. Edited by Greenacre, P. New York, International Universities Press, 1953, S. 13–48.

Bifulco, A., Brown, G. W., Moran, P., et al.: Predicting depression in women: the role of past and present vulnerability. Psychol Med 28: 39–50, 1998.

Blatt, S. J.: The differential effect of psychotherapy and psychoanalysis with anaclitic and introjective patients: the Menninger Psychotherapy Research Project revisited. J Am Psychoanal Assoc 40: 691–724, 1992.

Blatt, S. J.: Contributions of psychoanalysis to the understanding and treatment of depression. J Am Psychoanal Assoc 46: 723–752, 1998.

Blatt, S. J.: Experiences of Depression: Theoretical, Clinical and Research Perspectives. Washington, DC, American Psychological Association, 2004.

Blatt, S. J., Ford, R., Berman, W. H., et al.: Therapeutic Change: An Object Relations Perspective. New York, Plenum, 1994.

Blatt, S. J., Quinlan, D. M., Pilkonis, P. A., et al.: Impact of perfectionism and the need for approval in the brief treatment of depression: the National Institute of Mental Health Treatment of Depression Collaborative Research Program Revisited. J Consult Clin Psychol 63: 125–132, 1995.

Bowlby, J.: Bindung. München, Kindler, 1975; engl. Attachment and Loss. Vol. 1: Attachment. London, Hogarth Press, 1969.

Brown, G.: Life events and affective disorder: replications and limitations. Psychosom Med 55: 248–259, 1993.

Brown, G., Eales, M.: Etiology of anxiety and depressive disorders in an inner-city population. Psychol Med 23: 155–165, 1993.

Bunch, J., Barraclough, B.: The influence of parental death and anniversaries upon suicide dates. Br J Psychiatry 118: 621–626, 1971.

Burnand, Y., Andreoli, A., Kolatte, E., et al.: Psychodynamic psychotherapy and clomipramine in the treatment of depression. Psychiatr Serv 53: 585–590, 2002.

Busch, F. N., Rudden, M., Shapiro, T.: Psychodynamic Treatment of Depression. Washington, DC, American Psychiatric Publishing, 2004.

Caspi, A., Sugden, K., Moffitt, T. E., et al.: Influence of life stress on depression: moderation by polymorphism in the 5–HTT gene. Science 301: 386–389, 2003.

Chemtob, C. M., Hamada, R. S., Bauer, G., et al.: Patients' suicides: frequency and impact on psychiatrists. Am J Psychiatry 145: 224–228, 1988.

Clark, D. C., Fawcett, J.: An empirically based model of suicide risk assessment for patients with affective disorder, in: Suicide and Clinical Practice. Edited by Jacobs, D. Washington, DC, American Psychiatric Press, 1992, S. 55–73.

Cooper, P. J., Murray, L., Wilson, A., et al.: Controlled trial of the short- and long-term effect of psychological treatment of postpartum depression, I: impact on maternal mood. Br J Psychiatry 182: 412–419, 2003.

Cummings, P., Koepsell, T. D.: Does owning a firearm increase or decrease the risk of death? JAMA 280: 471–473, 1998.

De Jonghe, F., Kool, S., van Aalst, G., et al.: Combining psychotherapy and antidepressants in the treatment of depression. J Affect Disord 64: 217–229, 2001.

Dorpat, T. L.: Suicide, loss, and mourning. Suicide Life Threat Behav 3: 213–224, 1973.

Duggan, C. F., Lee, A. S., Murray, R. M.: Do different subtypes of hospitalized depressives have different long-term outcomes? Arch Gen Psychiatry 48: 308–312, 1991.

Ellicott, A., Hammen, C., Gitlin, M., et al.: Life events and the course of bipolar disorder. Am J Psychiatry 147: 1194–1198, 1990.

Fenichel, O.: The Psychoanalytic Theory of Neurosis. New York, W. W. Norton, 1945.

Freud, S.: Trauer und Melancholie. GW Bd. X, 1917e, S. 427–446.

Freud, S.: Das Ich und das Es. GW Bd. XIII, 1923b, S. 235–289.

Gabbard, G. O.: The role of compulsiveness in the normal physician. JAMA 254: 2926–2929, 1985.

Gabbard, G. O.: Psychodynamic Psychotherapy in Clinical Practice. 3rd Edition. Washington, DC, American Psychiatric Press, 2000.

Gallager–Thompson, D., Steffen, A. M.: Comparative effects of cognitive-behavioral and brief psychodynamic psychotherapies for depressed family caregivers. J Consult Clin Psychol 62: 543–549, 1994.

Gerson, S., Belin, T. R., Kaufman, A., et al.: Pharmacological and psychological treatments for depressed older patients: a meta-analysis and overview of recent findings. Harv Rev Psychiatry 7: 1–28, 1999.

Ghaemi, S. N., Stoll, S. L., Pope, H. G.: Lack of insight in bipolar disorder: the acute manic episode. J Nerv Ment Dis 183: 464–467, 1995.

Gilman, S. E., Kawachi, I., Fitzmaurice, G. M., et al.: Family disruption in childhood and risk of adult depression. Am J Psychiatry 160: 939–946, 2003.

Goldstein, R. B., Black, D. W., Nasrallah, A., et al.: The prediction of suicide: sensitivity, specificity, and predictive value of a multimyriad model applied to suicide among 1,906 patients with affective disorders. Arch Gen Psychiatry 48: 418–422, 1991.

Guthrie, E., Moorey, J., Margison, F., et al.: Cost-effectiveness of brief psychodynamic-interpersonal therapy in high utilizers of psychiatric services. Arch Gen Psychiatry 56: 519–526, 1999.

Guthrie, E., Kapur, N., Macckway–Jones, K., et al.: Randomised controlled trial of brief psychological intervention after deliberate self poisoning. BMJ 323: 135–137, 2001.

Hammen, C. L.: Stress and the course of unipolar and bipolar disorders, in: Does Stress Cause Psychiatric Illness? Edited by Mazure, D. M. Washington, DC, American Psychiatric Press, 1995, S. 87–110.

Hammen, C., Marks, T., Mayol, A., et al.: Depressive self-schemas, life stress, and vulnerability to depression. J Abnorm Psychol 94: 308–319, 1985.

Hammen, C., Henry, R., Daley, S.: Depression and sensitization to stressors among young women as a function of childhood adversity. J Consult Clin Psychol 68: 782–787, 2000.

Hayes, A. M., Castonguay, L. G., Goldfried, M. R.: Effectiveness of targeting vulnerability factors of depression in cognitive therapy. J Consult Clin Psychol 64: 623–627, 1996.

Heim, C., Newport, D. J., Heit, S., et al.: Pituitary-adrenal and autonomic responses to stress in women after sexual and physical abuse in childhood. JAMA 284: 592–597, 2000.

Hendin, H.: Psychotherapy and suicide, in: Suicide in America. New York, W. W. Norton, 1982, S. 160–174.
Hendin, H., Haas, A. P., Maltsberger, J. T.: Factors contributing to therapists' distress after the suicide of a patient. Am J Psychiatry 161: 1442–1446, 2004.
Henseler, H.: Narzißtische Krisen. Zur Psychodynamik des Selbstmords. Opladen, Westdeutscher Verlag, 1984.
Hewitt, P. L., Newton, J., Flett, G. L., et al.: Perfectionism and suicide ideation in adolescent psychiatric patients. J Abnorm Child Psychol 25: 95–101, 1997.
Hilsenroth, M J., Ackerman, S. J., Blagys, M. D., et al.: Short-term psychodynamic psychotherapy for depression: an examination of statistical, clinically significant, and technique-specific change. J Nerv Ment Dis 191: 349–357, 2003.
Hirschfeld, R. M. A., Russell, J. M.: Assessment and treatment of suicidal patients. N Engl J Med 337: 910–915, 1997.
Hooley, J. M., Teasdale, J. D.: Predictors of relapse in unipolar depressives: expressed emotion, marital distress, and perceived criticism. J Abnorm Psychol 98: 229–235, 1989.
Hooley, J. M., Orley, J., Teasdale, J. D.: Levels of expressed emotion and relapse in depressed patients. Br J Psychiatry 148: 642–647, 1986.
Isometsä, E. T., Heikkinen, M. E., Marttunen, M. J., et al.: The last appointment before suicide: is suicide intent communicated? Am J Psychiatry 152: 919–992, 1995.
Jacobson, E.: Psychotic identifications, in: Depression: Comparative Studies of Normal, Neurotic, and Psychotic Conditions. Edited by Jacobson, E. New York, International Universities Press, 1971a, S. 242–263.
Jacobson, E.: Transference problems in depressives, in: Depression: Comparative Studies of Normal, Neurotic, and Psychotic Conditions. Edited by Jacobson, E. New York, International Universities Press, 1971b, S. 284–301.
Jamison, K. R.: An Unquiet Mind. New York, Vintage Books, 1995.
Jones, E. E., Pulos, S. M.: Comparing the process of psychodynamic and cognitive behavioral therapies. J Consult Clin Psychol 61: 306–316, 1993.
Karel, M. J., Hinrichsen, G.: Treatment of depression in late life: Psychotherapeutic interventions. Clin Psychol Rev 20: 707–729, 2000.
Keitner, G. I., Miller, I. W.: Family functioning and major depression: an overview. Am J Psychiatry 147: 1128–1137, 1990.
Kendler, K. S., Neale, M. C., Kessler, R. C., et al.: Childhood parental loss and adult psychopathology in women: a twin study perspective. Arch Gen Psychiatry 49: 109–116, 1992.
Kendler, K. S., Kessler, R. C., Neale, M. C.: The prediction of major depression in women: toward an integrated etiological model. Am J Psychiatry 150: 1139–1148, 1993.

Kendler, K. S., Kessler, R. C., Walters, E. E., et al.: Stressful life events, genetic liability, and onset of an episode of major depression in women. Am J Psychiatry 152: 833–842, 1995.

Kendler, K. S., Karkowski, L. M., Prescott, C. A.: Causal relationship between stressful life events and the onset of major depression. Am J Psychiatry 156: 837–841, 1999.

Kendler, K. S., Thornton, L. M., Prescott, C. A.: Gender differences in the rates of exposure to stressful life events and sensitivity to their depressogenic effects. Am J Psychiatry 158: 587–593, 2001.

Kendler, K. S., Hettema, J. M., Butera, F., et al.: Life event dimensions of loss, humiliation, entrapment, and danger in the prediction of onsets of major depression and generalized anxiety. Arch Gen Psychiatry 60: 789–796, 2003.

Klein, M.: Die Trauer und ihre Beziehung zu manisch-depressiven Zuständen, 1940. In: Klein, M. (Hg.) Das Seelenleben des Kleinkindes. Stuttgart, Klett, 1962, S. 95–130.

Kwon, P.: Attributional style and psychodynamic defense mechanisms: toward an integrative model of depression. J Pers 67: 645–658, 1999.

Kwon, P., Lemmon, K. E.: Attributional style and defense mechanisms: a synthesis of cognitive and psychodynamic factors in depression. J Clin Psychol 56: 723–735, 2000.

Leichsenring, F.: Comparative effects of short-term psychodynamic psychotherapy and cognitive-behavioral therapy in depression: a meta-analytic approach. Clin Psychol Rev 21: 401–419, 2001.

Lesse, S.: Psychotherapy in combination with antidepressant drugs in severely depressed outpatients: 20–year evaluation. Am J Psychother 32: 48–73, 1978.

Levitan, R. D., Parikh, S. V., Lesage, A. D., et al.: Major depression in individuals with a history of childhood physical or sexual abuse: relationship to neurovegetative features, mania and gender. Am J Psychiatry 155: 1746–1752, 1998.

Maj, M.: Lithium prophylaxis of bipolar disorder in ordinary clinical conditions: patterns of long-term outcome, in: Bipolar Disorders: Clinical Course and Outcome. Edited by Goldberg, J. F., Harrow, M. Washington, DC, American Psychiatric Press, 1999, S. 21–37.

Maltsberger, J. T., Buie, D. H.: Countertransference hate in the treatment of suicidal patients. Arch Gen Psychiatry 30: 625–633, 1974.

Maxmen, J. S.: An educative model for inpatient group therapy. Int J Group Psychother 28: 321–338, 1978.

Meissner, W. W.: Psychotherapy and the Paranoid Process. Northvale, NJ, Jason Aronson, 1986.

Menninger, K. A.: Psychoanalytic aspects of suicide. Int J Psychoanal 14: 376–390, 1933.

Miklowitz, D. J., Frank, E.: New psychotherapies for bipolar disorder, in: Bipolar Disorders: Clinical Course and Outcome. Edited by Goldberg, J. F., Harrow, M. Washington, DC, American Psychiatric Press, 1999, S. 57–84.

Miklowitz, D. J., George, E. L., Richards, J. A., et al.: A randomized study of family focused psychoeducation and pharmacotherapy in the outpatient management of bipolar disorder. Arch Gen Psychiatry 60: 904–912, 2003.
Miller, M., Hemenway, D.: The relationship between firearms and suicide: a review of the literature. Aggress Violent Behav 4: 59–75, 1999.
Mortensen, P. B., Pedersen, C. B., Melbye, M., et al.: Individual and familial risk factors for bipolar affective disorders in Denmark. Arch Gen Psychiatry 60: 1209–1215, 2003.
Nemeroff, C. B.: The neurobiology of depression. Sci Am 278: 42–49, 1998a.
Nemeroff, C. B.: Polypharmacology in psychiatry: good or bad? CNS Spectrums 3: 19, 1998b.
Nemeroff, C.: The pre-eminent role of early untoward experience on vulnerability to major psychiatric disorders: the nature-nurture controversy revisited and soon to be resolved. Mol Psychiatry 4: 106–108, 1999.
Nemeroff, C.: The neurobiological consequences of child abuse. Presentation at the 156th annual meeting of the American Psychiatric Association. San Francisco, CA, 17.–22. Mai 2003.
Olin, H. S.: Psychotherapy of the chronically suicidal patient. Am J Psychother 30: 570–575, 1976.
Phillips, K. A., Gunderson, J. G., Triebwasser, J., et al.: Reliability and validity of depressive personality disorder. Am J Psychiatry 155: 1044–1048, 1998.
Post, R. M., Rubinow, E. R., Uhde, T. W., et al.: Dysphoric mania: clinical and biological correlates. Arch Gen Psychiatry 46: 353–358, 1989.
Reich, J. H., Green, A. I.: Effect of personality disorders on outcome of treatment. J Nerv Ment Dis 179: 74–82, 1991.
Richman, J., Eyman, J. R.: Psychotherapy of suicide: individual, group, and family approaches, in: Understanding Suicide: The State of the Art. Edited by Lester, D. Philadelphia, PA, Charles C. Thomas, 1990, S. 139–158.
Salzman, C.: Integrating pharmacotherapy and psychotherapy in the treatment of a bipolar patient. Am J Psychiatry 155: 686–688, 1998.
Sandler, J., Joffe, W. G.: Notes on childhood depression. Int J Psychoanal 46: 88–96, 1965.
Searles, H. F.: The „dedicated physician" in the field of psychotherapy and psychoanalysis (1967), in: Countertransference and Related Subjects. Madison, CT, International Universities Press, 1979, S. 71–88.
Shapiro, D. A., Barkham, M., Rees, A., et al.: Effects of treatment duration and severity of depression on the effectiveness of cognitive-behavioral and psychodynamic-interpersonal psychotherapy. J Consult Clin Psychol 62: 522–534, 1994.
Shapiro, D. A., Barkham, M., Rees, A., et al.: Effects of treatment duration and severity of depression on the maintenance of gains after cognitive-behavioral and psychodynamic-interpersonal psychotherapy. J Consult Clin Psychol 63: 378–387, 1995.

Shea, M. T., Pilkonis, P. A., Beckham, E., et al.: Personality disorders and treatment outcome in the NIMH Treatment of Depression Collaborative Research Program. Am J Psychiatry 147: 711–718, 1990.

Smith, K.: Using a battery of tests to predict suicide in a long term hospital: a clinical analysis. Omega 13: 261–275, 1983.

Smith, K., Eyman, J.: Ego structure and object differentiation in suicidal patients, in: Primitive Mental States of the Rorschach. Edited by Lerner, H. D., Lerner, P. M. Madison, CT, International Universities Press, 1988, S. 175–202.

Thase, M. E., Greenhouse, J. B., Frank, E., et al.: Treatment of major depression with psychotherapy or psychotherapy-pharmacotherapy combinations. Arch Gen Psychiatry 54: 1009–1015, 1997.

Twemlow, S. W., Gabbard, G. O.: The lovesick therapist, in: Sexual Exploitation in Professional Relationships. Edited by Gabbard, G. O. Washington, DC, American Psychiatric Press, 1989, S. 71–87.

Vaillant, G. E., Vaillant, C. A.: A cross-validation of two methods of investigating defenses, in: Ego Mechanisms of Defense: A Guide for Clinicians and Researchers. Edited by Vaillant, G. E. Washington, DC, American Psychiatric Press, 1992, S. 159–170.

Vaughn, C. E., Leff, J. P.: The influence of family and social factors on the course of psychiatric illness: a comparison of schizophrenic patients and neurotic patients. Br J Psychiatry 129: 125–137, 1976.

Vythilingam, M., Heim, C., Newport, J., et al.: Childhood trauma associated with smaller hippocampal volume in women with major depression. Am J Psychiatry 159: 2072–2080, 2002.

Zee, H. J.: Blindspots in recognizing serious suicidal intentions. Bull Menninger Clin 36: 551–555, 1972.

KAPITEL 9

ANGSTSTÖRUNGEN

Gewöhnlich beunruhigt die Menschen das, was sie nicht sehen können, mehr als das, was sie sehen.

Julius Cäsar

Angst ist ein Affekt, der zur Entstehung der Psychoanalyse und der psychodynamischen Psychiatrie beigetragen hat. Freud (1895b) prägte den Begriff *Angstneurose* und unterschied zwei Formen der Angst. Eine Form war das diffuse Gefühl der Besorgnis oder Furcht, die aus einem verdrängten Gedanken oder Wunsch resultierte und durch psychotherapeutische Maßnahmen geheilt werden konnte. Die zweite Form der Angst war durch ein überwältigendes Gefühl der Panik gekennzeichnet und von autonomen Entladungen wie intensivem Schwitzen, erhöhter Atem- und Herzfrequenz, Durchfall und einem subjektiven Gefühl des Schreckens begleitet. Die letztere Form war laut Freud nicht auf psychologische Faktoren zurückzuführen, sondern das Ergebnis der physiologischen Aufstauung der Libido durch fehlende sexuelle Aktivität. Er bezeichnete sie als *Aktualneurose*.

1926 hatte Freud sein Konzept der Angst anhand seines gerade entwickelten Strukturmodells (Freud 1926d) weiter verfeinert. Er betrachtete die Angst nun als Ergebnis eines psychischen Konflikts zwischen unbewussten sexuellen oder aggressiven Wünschen, die aus dem Es stammten, und der dafür drohenden Bestrafung durch das Über-Ich. Angst war somit ein *Signal* des Vorhandenseins

TABELLE 9–1: Eine Hierarchie der Entwicklung der Angst
Über-Ich-Angst
Kastrationsangst
Angst vor dem Verlust der Liebe
Angst vor dem Verlust eines Objekts (Trennungsangst)
Verfolgungsangst
Desintegrationsangst

einer Gefahr im Unbewussten. Als Reaktion auf dieses Signal mobilisiert das Ich Abwehrmechanismen, um zu verhindern, dass inakzeptable Gedanken und Gefühle in das Bewusstsein vordringen. Wenn die Signalangst die Abwehrressourcen des Ich nicht auf adäquate Weise aktivieren kann, führt das zu anhaltender Angst oder anderen neurotischen Symptomen. In diesem Sinne verstand Freud Angst sowohl als symptomatische Manifestation eines neurotischen Konflikts als auch als ein adaptives Signal zur Abwehr der Bewusstwerdung eines neurotischen Konflikts.

Nach Freuds Modell ist die Angst ein Affekt des Ich. Das Ich kontrolliert den Zugang zum Bewusstsein und trennt sich durch Verdrängung von einer etwaigen Verbundenheit mit Triebimpulsen aus dem Es. Es zensiert sowohl den Impuls als solchen als auch die entsprechende intrapsychische Repräsentanz. Ein verdrängter Triebwunsch oder Triebimpuls kann trotzdem in Form eines Symptoms zum Ausdruck kommen, obwohl er mit großer Wahrscheinlichkeit verschoben oder verschleiert wird, ehe er zum Symptom wird. Je nach den Abwehrhandlungen und symptomatischen Manifestationen kann die daraus resultierende Neurose die Form eines Zwangsgedankens, einer hysterischen Lähmung oder einer phobischen Vermeidung annehmen.

Die Angst kann an eine akzeptable bewusste Furcht geknüpft sein, die eine weniger akzeptable, tiefere verdeckt. Manche Patienten haben Angst, aber nicht die geringste Ahnung, warum. Die Aufgabe des psychodynamischen Klinikers besteht darin, den unbewussten Ursprung einer solchen Angst zu ergründen. Die Vorstellung, jede Phase in der Entwicklung eines Kindes bringe eine spezifische Form der Angst hervor, stammt von Freud. Anhand seiner Erkenntnisse und der späterer Forscher im Bereich der Psychoanalyse kann man eine Hierarchie der Entwicklung der Angst aufstellen (Tabelle 9–1), die dem psychodynamischen Kliniker hilft, die unbewussten Quellen der symptomatischen Angst des Patienten zu bestimmen.

Auf der reifsten Stufe kann die aus dem Über-Ich stammende Angst als Schuldgefühle oder als Schmerz des Bewusstseins darüber, dass der Betreffende einem inneren moralischen Anspruch nicht gerecht wird, betrachtet werden. In der ödipalen Phase konzentriert sich die Angst auf eine potenzielle Schädigung oder einen potenziellen Verlust der Genitalien durch eine vergeltende Elternfigur. Diese Angst kann metaphorisch als Verlust eines anderen Körperteils oder durch eine andere Form der physischen Verletzung ausgedrückt werden. Weiter unten in der Hierarchie der Entwicklung findet sich die etwas frühere Angst vor dem Verlust der Liebe eines wichtigen anderen Menschen (ursprünglich eines Elternteils) oder der Bestätigung durch ihn. Eine hinsichtlich der Entwicklung primitivere Quelle der Angst ist die Möglichkeit, nicht nur die Liebe des Objekts, sondern das Objekt selbst zu verlieren – was gewöhnlich als *Trennungsangst* bezeichnet wird. Die primitivsten Formen der Angst sind *Verfolgungsangst* und *Desintegrationsangst*. Die Erstere leitet sich aus der kleinianischen paranoid-schizoiden Position ab, bei der der Patient vor allem davor Angst hat, dass ein verfolgendes Objekt von außen eindringt und ihn von innen vernichtet. Die Desintegrationsangst kann entweder von der Angst davor herrühren, sein Selbstempfinden durch die Verschmelzung mit einem Objekt zu verlieren, oder von der Angst davor, das Selbst könne ohne Spiegelung oder idealisierende Reaktionen durch andere im Umfeld des Betreffenden zerbrechen oder seine Integrität verlieren.

Wenn Angst Teil des klinischen Erscheinungsbildes ist, muss der psychodynamische Psychiater den Patienten dazu bewegen, bei der Ergründung des Ursprungs der Angst in der Entwicklung mitzuwirken. Dies kann in einem einstündigen Interview gelingen, aber auch umfangreiche Nachforschungen erfordern. Wie die meisten Symptome resultiert die Angst häufig aus mehreren Problemen, die verschiedenen Entwicklungsstufen zuzurechnen sind (Gabbard und Nemiah 1985).

Die Hierarchie dieser Varianten der Angst verleitet zu der fälschlichen Annahme, man „wachse“ mit fortschreitender Entwicklung aus ihren primitiveren Stufen „heraus“. Tatsächlich aber sind die primitivsten Stufen der Angst bei jedem Menschen vorhanden und in traumatischen oder Stresssituationen oder bei großen Gruppen leicht auszulösen. So haben zum Beispiel Verfolgungsängste vor „Außenstehenden“ oder vor Menschen, die anders sind, im Laufe der Geschichte wesentlich zu Kriegen, geografischen und politischen Spannungen sowie Rassenvorurteilen beigetragen. Die Hierarchie der Entwicklung ist lediglich eine Hilfestellung für den Kliniker. Jeder Mensch hat eine einmalige Mischung von Ängsten, und manche haben solche, die sich nicht in diese Kategorien einordnen lassen. Der Kliniker muss kreativ sein, um die spezifischen Ängste des einzelnen Patienten und ihren Ursprung zu verstehen.

Es ist empirisch bewiesen, dass biologische und genetische Faktoren an der Entstehung von Angst beteiligt sind. Obwohl in der neurowissenschaftlichen Forschung zur Angst beeindruckende Fortschritte zu verzeichnen sind, besteht doch die Gefahr eines biologischen Reduktionismus. Neurophysiologische Mechanismen können sowohl eine adaptive Form der Signalangst als auch die pathologischeren Formen der chronischen symptomatischen Angst auslösen.

Genetische Forschungen (Lesch et al. 1996) haben gezeigt, dass Menschen, die eine etwas kürzere Variante des am Serotonintransport beteiligten Gens haben, gegebenenfalls größere Angst im Zusammenhang mit dem neurotizistischen Temperament haben als diejenigen mit der längeren Genvariante. Das kürzere Gen kann Serotonin schlechter transportieren als das längere. Menschen mit einem oder zwei Exemplaren des kurzen Allels zeigen als Reaktion auf Angststimuli eine stärkere neuronale Aktivität der Amygdala als Menschen mit der längeren Variante (Hariri et al. 2002). Fast 70 % der Menschen haben die kürzere und weniger effektive Variante des Gens, mit der eine größere Angst einhergeht. Eine mögliche Interpretation dieser Erkenntnis ist, dass diese Verteilung auf die natürliche Auslese zurückzuführen ist, da Menschen mit größerer Angst die Gefahren in ihrer Umgebung möglicherweise besser überstehen als solche, die weniger besorgt oder ängstlich sind.

Wenn man Angst als Krankheit einstuft, statt sie auch als überdeterminiertes Symptom unbewusster Konflikte zu betrachten, übersieht man womöglich den adaptiven Aspekt der Angst. Sich Sorgen darüber zu machen, was in Zukunft geschehen wird, kann zu ausgesprochen kreativem Denken führen. Lösungen für Probleme werden infolge der Besorgnis gefunden. Gesunde Selbstzweifel können ebenfalls mit Besorgnis zusammenhängen. Wenn Angst ausschließlich als Problem betrachtet wird, das mit pharmakologischen Mitteln beseitigt werden muss, kann die menschliche Psyche einen beträchtlichen Verlust erleiden.

Beim Menninger Foundation Psychotherapy Research Project zeigten 18 von 35 Patienten bei Beendung der Psychoanalyse oder Psychotherapie ein erhöhtes Maß an Angst, obwohl unabhängige Bewerter bei 13 von diesen 18 Patienten eine erhebliche Besserung festgestellt hatten (Appelbaum 1977). Bei der Auswertung der Ergebnisse unterschieden die Forscher (Appelbaum, 1977; Siegal und Rosen 1962) zwischen primärer Angst, die (analog zu einer Panikstörung) desorganisierend wirkt, und Signalangst, die auch adaptiver Natur sein kann. Die Forscher stellten fest, dass sich die Angsttoleranz – definiert als Fähigkeit, Angst zu erleben, ohne sie entladen zu müssen – infolge einer dynamischen Psychotherapie häufig erhöht und eine Erweiterung des Ich widerspiegelt. Die Forscher kamen zu dem Schluss, dass allein das Vorhandensein oder das Fehlen von Angst nach der Behandlung nicht für eine Beurteilung der Veränderung ausreicht. Angst kann adaptiv oder maladaptiv sein, und die Annahme, Angst sollte beseitigt werden, ist angesichts der klinischen Erfahrung und der Realität mit Sicherheit unbegründet.

Das psychoanalytische Konzept der Signalangst wird durch neurowissenschaftliche Erkenntnisse neuerer Forschungen zu den unbewussten mentalen Prozessen, die hinsichtlich des Vorhersehens von Gefahren eine Signalfunktion haben, gestützt (Wong 1999). Während die Teilnehmer der Untersuchung unterschwellige (unbewusste) Bilder eines

Gesichts sahen, wurden ihre Gehirnaktivität (ihr ereignisbezogenes Potenzial) und ihre elektrodermale Aktivität gemessen. In der zweiten Phase des Versuchs ging es um Konditionierung, bei der supraliminale (bewusste) Bilder eines unangenehmen Gesichts mit aversiven elektrischen Schlägen an den Fingern verbunden waren. Da das Gesicht bewusst wahrgenommen wurde, lernten die Probanden, dass einige Sekunden, nachdem sie das unangenehme Gesicht gesehen hatten, ein kleiner Schlag folgen würde. In der letzten Phase des Versuchs wurden subliminale (unbewusste) Bilder der zuvor konditionierten Stimuli – des unangenehmen Gesichts – gezeigt, ohne dass damit ein Schlag verbunden war. In dieser letzten Phase wurde kurz vor dem Zeitpunkt, zu dem zuvor ein Schlag erfolgt war, eine Gehirnaktivität im Deltafrequenzband beobachtet. Bei einem angenehmen Gesicht wurde keine Aktivität festgestellt. Die Forscher stellten fest, dass diese Gehirnaktivität im Deltafrequenzband ein unbewusster Ausdruck der Erwartung oder ein Vorhersageprozess war. Mit anderen Worten, obwohl keine bewusste Wahrnehmung des unangenehmen Gesichts erfolgt war, war der Stimulus unbewusst wahrgenommen worden, und das Gehirn hatte mit der Erwartung eines Schlags reagiert. Diese physiologische Reaktivität wurde als Zeichen für mentale Prozesse wie Erwartung bewertet. Der Nachweis dessen, dass eine geistige Erwartungshaltung beim Menschen unbewusst ausgelöst werden kann, ist ein wichtiger Beweis im Sinne des Signalkonzepts. Diese Untersuchung zeigt auch, dass Angst zunächst unbewusst sein kann und als Reaktion auf die Erwartung einer gefürchteten Situation erst nach und nach ins Bewusstsein vordringt. Eine solche Angst hat eine adaptive Funktion, indem sie den Betreffenden vor einer Gefahrensituation warnt, die bewältigt werden kann, indem die Gefahr gemieden wird.

Schließlich muss ich noch auf ein Problem hinweisen, indem ich die Angststörungen nach DSM-IV-TR (American Psychiatric Association 2000) vorstelle. Unter Forschern und Klinikern machen sich dahin gehende Bedenken breit, dass die Taxonomie der Angststörungen des DSM-IV-TR eher illusorisch als realistisch ist (Tyrer et al. 2003). Studien über die Komorbidität bei Angststörungen zeigen, dass die Patienten mit größerer Wahrscheinlichkeit zwei oder mehr Angststörungen als eine reine Form eines der diagnostischen Krankheitsbilder haben. Deshalb muss ein Kliniker, der einen umfassenden Behandlungsplan erstellt, berücksichtigen, dass die Behandlung wahrscheinlich auf mehr als eine Angststörung ausgerichtet sein muss. Außerdem haben Tyrer et al. (2003) nahegelegt, dass der Kern des neurotischen klinischen Erscheinungsbildes eine Mischung aus Angst und depressiven Merkmalen ist, die mit einer deutlichen Persönlichkeitsstörung einhergehen. Dieses allgemeine neurotische Erscheinungsbild kann aus klinischer Sicht relevanter sein als die Aufteilung der Angststörungen in gesonderte Einheiten, deren Behandlungsstrategien sich nicht wesentlich voneinander unterscheiden.

Panikstörung

Obwohl Panikattacken gewöhnlich nur einige Minuten dauern, lösen sie beim Patienten große Besorgnis aus. Sie verursachen nicht nur alarmierende physiologische Symptome wie Atemnot, Benommenheit, Schwitzen, Zittern und Tachykardie, sondern die Patienten haben auch das Gefühl, ein Unheil stünde unmittelbar bevor. Die meisten Patienten mit einer Panikstörung haben auch eine Agoraphobie (das heißt, Angst davor, an einem Ort oder in einer Situation zu sein, von wo/aus der zu entkommen schwierig oder äußerst peinlich wäre). Da Panikattacken wiederkehren, entwickeln die Patienten häufig eine sekundäre Form der Erwartungsangst und machen sich ständig Sorgen darüber, wann und wo die nächste Attacke eintreten wird. Patienten mit einer Panikstörung und Agoraphobie schränken häufig ihre Mobilität ein, um die Situation, die sie besonders fürchten, nämlich eine Panikattacke an einem Ort zu bekommen, den sie nicht ohne Weiteres verlassen können, zu vermeiden.

Eine Panikstörung kann als psychologisch inhaltslos erscheinen. Die Attacken können „aus heiterem Himmel", ohne offensichtliche Auslöser im Umfeld oder in der Psyche des Betreffenden auftreten. Deshalb wird die Rolle des psychodynamischen Psychiaters bei der Behandlung solcher Patienten häufig – und bedauerlicherweise – als unwichtig betrachtet. Bei einem erheblichen Teil der Patienten mit einer Panikstörung sind die Attacken auf psychodynamische Faktoren zurückzuführen, sodass sie durchaus auf psychologische Maßnahmen ansprechen können (Milrod et al. 1997; Nemiah 1984). Der psychodynamische Kliniker sollte die Umstände der Attacken und die Vorgeschichte des Patienten gründlich ermitteln, um festzustellen, auf welche Weise psychologische Faktoren von Bedeutung sind.

Obwohl die Belege für die neurophysiologischen Faktoren der Panikstörung beeindruckend sind, sind sie eher hinsichtlich der Pathogenese als hinsichtlich der Ätiologie überzeugend. Es gibt keine neurobiologischen Daten, die eine Erklärung für den Ausbruch einer Panikattacke liefern. In einer Pilotstudie anhand von psychodynamischen Interviews mit neun aufeinanderfolgenden Patienten mit einer Panikstörung konnte ein objektiver forschender Psychiater in jedem Fall Stressfaktoren ermitteln, die den Panikattacken vorausgegangen und für diese von Bedeutung waren (Busch et al. 1991). Diese Stressfaktoren hingen überwiegend mit Veränderungen der Höhe der an den Patienten gestellten Erwartungen zusammen. Veränderungen der Erwartungen im Berufsleben waren häufig, ebenso der Verlust eines Menschen, der eine zentrale Rolle im Leben des Patienten gespielt hatte. Viele der Verlusterfahrungen hingen mit Situationen in der Kindheit zusammen, in denen die Bindung zu einem Elternteil oder einem anderen wichtigen Menschen gefährdet gewesen war. Ein anderer gemeinsamer Nenner der untersuchten Patienten war, dass Eltern als bedrohlich, launisch, kritisch, kontrollierend und fordernd wahrgenommen wurden. Bei der genaueren Analyse der Interviews zeigte sich ein Muster aus der Angst, die die Probanden in der Kindheit davor gehabt hatten, unter Menschen zu sein, aus Beziehungen zu den Eltern, in denen sie keine Unterstützung erfuhren, und aus dem Gefühl, gefangen zu sein. Die meisten Patienten konnten nur schlecht mit Wut und Aggression umgehen.

Viele der Beobachtungen dieser explorativen Studie wurden durch empirische Forschungen belegt. Es hat sich gezeigt, dass belastende Lebensereignisse, insbesondere Verluste, bei Patienten mit Panikstörungen in den Monaten vor dem Ausbruch der Panikstörung im Vergleich zu Kontrollpersonen häufiger sind (Faravelli und Pallanti 1989; Venturello et al. 2002). Die Probanden einer anderen kontrollierten Studie mit Patienten mit einer Panikstörung (Roy Byrne et al. 1986) hatten in dem Jahr vor dem Ausbruch der Panikstörung nicht nur mehr belastende Lebensereignisse erlebt, sondern empfanden angesichts dieser Ereignisse auch eine größere Verzweiflung als die Kontrollgruppe. In einer großen Studie mit 1 018 weiblichen Zwillingspaaren (Kendler et al. 1992a) zeigte sich ein starker und wesentlicher Zusammenhang zwischen der Panikstörung und der Trennung von den Eltern sowie ihrem Tod, insbesondere der frühen Trennung von der Mutter. Milrod et al. (2004) haben darauf hingewiesen, dass die Panikstörung in manchen Fällen die Folge eines zwischenmenschlichen Verlusts sein und eine komplizierte Form der Trauer darstellen kann. Die Auswertung der Panik bei 51 Patienten ergab, dass die Panikstörung bei 47 % von ihnen innerhalb von 6 Wochen nach einem schweren zwischenmenschlichen Verlust ausgebrochen war.

Laut einer Theorie zur Pathogenese, die bis zu einem gewissen Grad durch empirische Erkenntnisse gestützt ist, haben Patienten mit einer Panikstörung eine prädisponierende neurophysiologische Anfälligkeit, die zusammen mit bestimmten Stressfaktoren in ihrem Umfeld zu der Störung führen kann. Kagan et al. (1988) stellten bei einer Reihe von Kindern ein angeborenes Charaktermerkmal fest, das sie „Verhaltenshemmung gegenüber Unbekanntem" nannten. Solche Kinder erschrecken vor allem Fremden in ihrem Umfeld. Um ihre Angst zu bewältigen, verlassen sie sich darauf, dass ihre Eltern sie beschützen. Wenn sie aber größer und reifer werden, erkennen sie, dass ihre Eltern nicht immer zur Verfügung stehen, um sie zu beschützen und zu trösten. Dann verlegen sie gegebenenfalls ihre eigenen Unzulänglichkeiten, indem sie sie auf ihre Eltern projizieren, die sie dann als unzuverlässig und unberechenbar betrachten. Solche Kinder können eine Wut darüber entwickeln, dass ihre Eltern nicht immer zur Verfügung stehen, diese Wut verursacht jedoch weitere Probleme, da sie befürchten, ihre Wutfantasien könnten zerstörerisch sein und ihre Eltern vertreiben, sodass sie einen Elternteil verlieren würden, den sie brauchen, weil er ihnen Sicherheit gibt (Busch et al. 1991; Milrod et al. 1997). Es entsteht ein Teufelskreis, bei dem die Wut des Kindes die Verbindung zu dem Elternteil bedroht und so seine angsterfüllte und feindselige Abhängigkeit verstärkt.

Für einen psychodynamischen Behandlungsansatz von Nutzen ist auch die Betrachtung der Pathogenese der Panikstörung aus der Sicht der Bindungstheorie (Shear 1996). Die Ergebnisse einer kleinen vorbereitenden Studie zur Art der Bindung bei 18 Frauen mit einer Angststörung deuteten darauf hin, dass sie alle problematische Bindungsmuster hatten (Manassis et al. 1994). Bei 14 der 18 Patientinnen wurde eine Panikstörung diagnostiziert; bei ihnen waren problematische Bindungen häufiger. Für Patienten mit einer Panikstörung sind Trennung und Bindung oft zwei Dinge, die sich gegenseitig ausschließen. Sie haben Schwierigkeiten, sich auf den normalen Wechsel zwischen Trennung und Bindung einzustellen, weil sie sowohl auf den Verlust der Freiheit als auch auf den Verlust von Sicherheit und Schutz besonders empfindlich reagieren. Diese Schwierigkeit führt dazu, dass sie ein extrem eingeschränktes Verhaltensrepertoire haben, durch das zu beängstigende Trennungen und zu intensive Bindungen gleichermaßen verhindert werden sollen. Diese eingeschränkte Komfortzone manifestiert sich häufig in einer übermäßig kontrollierenden Interaktion mit anderen, die durch Mentalisierungsschwierigkeiten gekennzeichnet ist.

Die extreme Panik, die diese Patienten an den Tag legen, kann Ausdruck einer Signalangstfunktion sein, die nicht geeignet ist, die Abwehrressourcen des Ich zu aktivieren. Diese überwältigende Panik wird, so scheint es, vor allem durch Bedrohungen der Bindung ausgelöst. Milrod (1998) hat darauf hingewiesen, dass Menschen, die eine Panikstörung entwickeln, zu Gefühlen der Selbst-Fragmentierung neigen und gegebenenfalls einen Therapeuten oder einen anderen Begleiter brauchen, der ihnen ein stabiles Identitätsbewusstsein vermittelt. Vorhandene Ich-Defizite bezüglich der Verwechslung zwischen dem Selbst und anderen können mit diesen Schwierigkeiten, Angst als Signal zu verwenden, zusammenhängen.

Andere ätiologische Faktoren bei weiblichen Patienten, die ebenfalls mit Bindungsproblemen zusammenhängen, sind Misshandlung und sexueller Missbrauch in der Kindheit. Bei einer Untersuchung wurde festgestellt, dass sexueller Missbrauch in der Kindheit bei 45,1 % der Frauen mit einer Angststörung vorliegt, im Unterschied zu 15,4 % bei einer Gruppe von Frauen ohne Angststörungen (Stein et al. 1996). Die gezielte Untersuchung der Panikstörung ergab, dass 60 % der Frauen mit dieser Erkrankung als Kinder sexuell missbraucht worden waren, während es bei Frauen mit anderen Angststörungen nur 31 % waren. Da Kindheitstraumata die Bindung des Kindes zu den Eltern stören, können einige der Schwierigkeiten, die Patienten mit einer Panikstörung damit haben, sich mit Objekten, die eine wichtige Rolle in ihrem Leben spielen, sicher zu fühlen, möglicherweise auf den sexuellen Missbrauch zurückgeführt werden. Die Verinnerlichung missbräuchlicher Repräsentanzen der Eltern stört auch die Entwicklung von Vertrauen beim Erwachsenen.

De Masi (2004) vertritt die Ansicht, dass im impliziten Gedächtnis gespeicherte traumatische Angst möglicherweise durch einen konditionierten

Stimulus ausgelöst wird, der mit einer früheren Gefahrensituation verbunden ist. Er berücksichtigt in seinem Modell sowohl Erkenntnisse der Neurowissenschaft als auch psychodynamische Konzepte. Dieses Modell stützt sich auf die Arbeit von LeDoux (2004), der darauf hingewiesen hat, dass die unbewussten Erinnerungen an die Angst, die in der Amygdala gespeichert werden, allem Anschein nach unauslöschliche Spuren im Gehirn hinterlassen. Die Amygdala ist die Gehirnregion, die bei einem Angstsignal als erste aktiviert wird. Diese Aktivierung kann vollkommen unbewusst erfolgen, und die Kampf-oder-Flucht-Reaktion kann schon einsetzen, bevor der Thalamus die Gelegenheit hat, Informationen an den Kortex weiterzuleiten, damit der präfrontale Kortex mit rationalem Denken auf die Situation reagieren kann. So kann beispielsweise die subliminale Wahrnehmung einer Schlange die Amygdala aktivieren, der Kortex jedoch die Information gründlicher verarbeiten und feststellen, dass eine harmlose Strumpfbandnatter keinerlei Gefahr darstellt. De Masi ist der Meinung, die überwältigende Angst der Panikstörung sei im primitiven Kreislauf der Amygdala und des limbischen Systems stecken geblieben und könne von den Kräften der Vernunft im Kortex nicht auf adäquate Weise verarbeitet werden. Deshalb wird nicht zwischen imaginären Gefahren, die häufig auf frühere Traumata zurückzuführen sind, und tatsächlichen Gefahren unterschieden.

Berichte über die erfolgreiche Behandlung von Patienten mit einer Panikstörung mit Psychoanalyse oder psychodynamischer Psychotherapie (Abend 1989; Milrod und Shear 1991; Milrod et al. 1997; Sifneos 1972) lassen darauf schließen, dass psychodynamische Maßnahmen bei der Behandlung der Panikstörung eine wichtige Rolle spielen. Vielversprechende Ergebnisse eines offenen Versuchs mit einer auf Panik ausgerichteten psychodynamischen Psychotherapie (Milrod et al. 2001) haben zu einer kontrollierten Studie dieser Behandlungsmodalität geführt, die erfolgreich abgeschlossen wurde (Milrod et al. 2007).

Im Laufe der psychodynamischen Therapie konzentrieren sich die Schwierigkeiten des Patienten oftmals in der Übertragung gegenüber dem Therapeuten. Besonders häufig sind Konflikte im Zusammenhang mit Wut, Unabhängigkeit und Trennung.

Der Therapeut muss auch die Angst des Patienten davor, mit dem Fortschreiten der Behandlung zu sehr in Abhängigkeit zum Therapeuten zu geraten, untersuchen. Ebenso kann die unbegründete Angst bestehen, den Therapeuten zu verlieren, sei es vorübergehend wegen Urlaubs oder auf Dauer infolge der Beendung der Behandlung.

In vielen Fällen können Fantasien über unkontrollierbare oder sogar mörderische Wut im Mittelpunkt der Therapie stehen. Die Wut der Eltern kann so intensiv gewesen sein, dass jeder Ausbruch von Wut als potenziell zerstörerisch angesehen wird. Manche Kinder haben möglicherweise erlebt, dass ihre Eltern sie emotional vernachlässigt haben, wenn sie ihre Wut zum Ausdruck gebracht haben. Die Untersuchung typischer Abwehrmechanismen, die zur Vermeidung von Wut dienen sollen, ist oft von großem Nutzen. Patienten mit einer Panikstörung setzen gewöhnlich eine Kombination der folgenden Abwehrmechanismen ein: Reaktionsbildung, Ungeschehenmachen, Somatisierung und Verlegen (Busch et al. 1995). Sowohl das Ungeschehenmachen als auch die Reaktionsbildung kann dem Patienten helfen, negative Affekte wie Wut zu verleugnen. Der Psychotherapeut muss dem Patienten möglicherweise helfen, sich seiner Angst davor, seine Wut zum Ausdruck zu bringen, und des damit verbundenen Bedürfnisses, dies abzuwehren, bewusst zu werden. Außerdem muss der dynamische Therapeut den Patienten drängen, die Einzelheiten dessen durchzugehen, was die Panikattacke ausgelöst hat, und zu beginnen, seine Angst vor Katastrophen mit seinen Lebensereignissen in Verbindung zu bringen. Auf diese Weise verbessert sich die Mentalisierungsfähigkeit des Patienten so weit, dass er erkennen kann, dass die Panikattacke etwas repräsentiert. Mit anderen Worten, die Wahrnehmung einer wirklichen Katastrophe ist nur eine Repräsentanz und nicht Realität.

Die Abwehrmechanismen der Somatisierung und des Verlegens arbeiten oftmals Hand in Hand, um die innere Reflexion zu verhindern. Bei der Somatisierung richtet sich die Aufmerksamkeit des Patienten statt auf psychologische Ursachen oder Bedeutungen auf physiologische Erscheinungen. Beim Verlegen werden Probleme externen Personen zugeschrieben, die so betrachtet werden, als würden sie den Patienten auf irgendeine Weise schlecht behandeln. Wenn sie gleichzeitig eingesetzt werden, können diese Abwehrmechanismen zu einer besonderen Form der Objektbeziehung führen, bei der andere (zum Beispiel Familienmitglieder, Freunde oder Ärzte) als Heiler hinzugezogen werden, von denen erwartet wird, dass sie etwas im Körper des Patienten in Ordnung bringen. Diese Art der Objektbeziehung kommt häufig auch in der Übertragung zur Geltung.

Patienten mit einer Panikstörung brauchen gewöhnlich eine Kombination aus medikamentöser Behandlung und Psychotherapie. Selbst wenn ihre Symptome durch Medikamente unter Kontrolle gebracht wurden, wagen sich Patienten mit Panikattacken und Agoraphobie oft nicht wieder in die Welt hinaus und brauchen gegebenenfalls psychotherapeutische Maßnahmen, um diese Angst zu überwinden (Cooper 1985; Zitrin et al. 1978). Mindestens eine Studie deutet darauf hin, dass die Kombination aus dynamischer Therapie und Medikation bei Patienten mit einer Panikstörung zur Verringerung der Rückfallquote beitragen kann. Die Patienten in der Studie von Wiborg und Dahl (1996) erhielten nach dem Zufallsprinzip 9 Monate lang nur Clomipramin oder 9 Monate lang Clomipramin und eine 15-wöchige kurze dynamische Therapie mit einer Sitzung pro Woche. Die Patienten in beiden Gruppen hatten keine Panikattacken gehabt, als sie nach 20 Wochen bewertet wurden, die Patienten, die nur mit Clomipramin behandelt worden waren, hatten jedoch nach der Beendung der Pharmakotherapie deutlich höhere Rückfallquoten. Die Forscher schlossen daraus, dass eine kurze dynamische Therapie die mit der Panikstörung verbundene psychosoziale Anfälligkeit verringern kann.

Manche Patienten zeigen starken Widerstand gegen die Medikation, häufig deshalb, weil sie denken, sie stigmatisiere sie als Geisteskranke, sodass psychotherapeutische Maßnahmen erforderlich sind, um ihnen zu helfen, ihre Vorbehalte bezüglich der Pharmakotherapie zu verstehen und zu beseitigen. Andere setzten die Medikamente eigenmächtig ab, weil sie die Nebenwirkungen nicht ertragen können. Bei wieder anderen können charakterologische Schwierigkeiten die Einhaltung der Medikationsvorschriften verhindern. Es ist erwiesen, dass das Vorliegen von Persönlichkeitsstörungen, insbesondere denen in Cluster B (also dissoziale, Borderline , narzisstische und histrionische Persönlichkeitsstörung), die Behandlungsresultate von Patienten mit einer Panikstörung ungünstig beeinflusst (Reich 1988). Ein umfassender und wirksamer Behandlungsplan für solche Patienten muss zusätzlich zu der angemessenen Medikation auch psychotherapeutische Maßnahmen enthalten. Bei allen Patienten mit den Symptomen einer Panikstörung oder Agoraphobie hilft eine sorgfältige psychodynamische Beurteilung bei der Feststellung dessen, inwieweit biologische beziehungsweise dynamische Faktoren eine Rolle spielen.

Herr L, ein 27-jähriger Büroangestellter, suchte eine ambulante Klinik auf, weil er Panikattacken hatte, sobald er versuchte, die Stadt zu verlassen. Anfangs konnte er die Panik nicht mit psychologischen Inhalten in Verbindung bringen, doch eingehende Untersuchungen durch den beurteilenden Psychiater brachten eine Reihe von Faktoren zutage, die dazu beitrugen. Herr L hatte gerade ein neues Haus gekauft, und seine Frau war mit ihrem ersten Kind schwanger. Als der Psychiater die größere Verantwortung zur Sprache brachte, die mit diesen Ereignissen verbunden war, erklärte der Patient, er fühle sich eher wie ein 7-Jähriger als wie ein 27-Jähriger. Er sagte, er sei sich nicht sicher, ob er die Verantwortung als Ehemann und Vater tragen könne, der für die Hypothek auf einem Haus zuständig ist. Der Psychiater bat Herrn L, die Umstände der Panikattacken genauer zu beschreiben. Herr L erklärte erneut, er bekomme sie, wenn er sich auf den Weg aus der Stadt begab. Der Psychiater fragte ihn, welchem Zweck diese Fahrten dienten, und Herr L erklärte, er ginge mit seinem Vater zur Jagd. Der Psychiater fragte, ob bei diesen Ausflügen jemals etwas Unangenehmes passiert sei. Herr L überlegte kurz und berichtete dann, er habe seinen Vater zweimal versehentlich angeschossen, dieser habe bei diesen Jagdunfällen aber zum Glück nur kleinere Verletzungen erlitten.

Der Psychiater formulierte aufgrund seiner Erkenntnis, dass Herrn Ls Panikstörung mit psychologischen Konflikten zusammenhing, eine vorläufige Erklärung. Die jüngsten Ereignisse in seinem Leben hatten dazu geführt, dass er als Ehemann, Vater und Hauptverdiener in direkterer Konkurrenz zu seinem Vater stand. Sie hatten seit Langem bestehende aggressive Wünsche gegenüber seinem Vater aktiviert, die aus einer verdrängten und unbewussten ödipalen Rivalität resultierten. Der Impuls, seinen Vater zu zerstören, war in Form der beiden Jagdunfälle zum Ausdruck gekommen. Jedes Mal, wenn Herr L plante, die Stadt zu verlassen, um mit seinem Vater zur Jagd zu gehen, löste das drohende Auftreten des aggressiven Impulses Signalangst aus, die in eine voll ausgeprägte Panikattacke umgewandelt wurde, da dieser Patient das neurale Substrat hatte, das für die Umwandlung von Angst in Panik erforderlich ist. Das Ergebnis war, dass er Situationen mied, in denen die zerstörerischen Wünsche und die Vergeltung (Kastration), die er sich vorstellte, in die Tat umgesetzt werden könnten.

Um die dynamischen Faktoren zu verstehen, die die Panik auslösten, begann der Patient eine expressiv-supportive Psychotherapie mit expressivem Schwerpunkt. Im Laufe des Prozesses sprach Herr L immer mehr über seine Bindung zu seiner Mutter. Es stellte sich bald heraus, dass auch seine Mutter Angst vor Trennungen gehabt hatte. Jedes Mal, wenn Herr L als Kind nach draußen gegangen war, hatte sie ihn auf die vielen Gefahren hingewiesen, die ihm begegnen könnten. Durch den Therapieprozess erkannte Herr L schließlich, dass er, wie seine Mutter, Angst vor Trennungen hatte. Er berichtete, dass er sich jedes Mal, wenn seine Frau beruflich unterwegs war, die ganze Zeit Sorgen machte, weil er befürchtete, sie könne sterben und ihn somit verlassen. Die ödipalen Ängste des Patienten wurden eindeutig durch primitivere Ängste vor dem Verlust eines Objekts, ursprünglich seiner Mutter, nun aber seiner Frau, verschlimmert.

Nach etwa 2 Jahren Psychotherapie hatte Herr L keine Panikattacken und auch keine Erwartungsangst mehr. Er war befördert worden und hatte dies ohne Angst verarbeitet. In seiner neuen Position musste er fast an jedem Arbeitstag die Stadt verlassen, was er ohne die geringste Panik schaffte.

Mehrere Jahre später begab sich Herr L erneut in Behandlung, weil zwei Ereignisse in seinem Leben die neuralen Strukturen, die zu seinen Panikattacken beigetragen hatten, erneut aktiviert hatten. Die Firma, die er gegründet hatte, war enorm erfolgreich, was ihm einen viel großzügigeren Lebensstil ermöglichte. Außerdem war bei seinem Vater eine unheilbare Krebserkrankung diagnostiziert worden. Dieses Mal war eine Kombination aus Medikation (Alprazolam) und Psychotherapie erforderlich, um Herrn Ls Panikattacken auf ein Maß zu reduzieren, mit dem er leben konnte.

Phobien

Die Gruppe der Angststörungen ist die am häufigsten vorkommende unter den Hauptgruppen mentaler Störungen (Regier et al. 1988), und die weitaus häufigsten Angststörungen sind Phobien. Phobien werden im DSM-IV-TR in drei Kategorien eingeteilt: 1. Agoraphobie ohne eine Panikstörung in der Vorgeschichte, 2. spezifische Phobie und 3. soziale Phobie. Der im DSM-III-R (American Psychiatric Association 1987) verwendete Begriff einfache Phobie wurde im DSM-IV (American Psychiatric Association 1994) durch spezifische Phobie ersetzt, weil der Zusammenhang zwischen phobischen Symptomen und Panikattacken unklar ist und die Aufstellung von Untergruppen anhand des

Auslösers der Phobie (zum Beispiel situativ, im natürlichen Umfeld vorkommend) die Spezifität zu erhöhen schien. Ebenso wurde im DSM-IV die soziale Phobie in Untergruppen aufgeteilt, da die immer umfangreichere Literatur zu dieser Störung gezeigt hatte, dass eine soziale Phobie entweder allgemeiner oder eingeschränkter Art sein kann.

Das psychodynamische Konzept der Phobien veranschaulicht den neurotischen Mechanismus der Entstehung von Symptomen, den ich am Anfang dieses Kapitels beschrieben habe. Wenn verbotene sexuelle oder aggressive Gedanken, die zu einer vergeltenden Bestrafung führen können, aus dem Unbewussten hervorzutreten drohen, wird die Signalangst aktiviert, was den Einsatz von drei Abwehrmechanismen auslöst: Verschiebung, Projektion und Vermeidung (Nemiah 1981). Diese Abwehrmechanismen beseitigen die Angst, indem sie den verbotenen Wunsch erneut verdrängen, der Preis der Kontrolle der Angst ist jedoch die Entstehung einer phobischen Neurose. Das folgende Beispiel aus der klinischen Praxis veranschaulicht die Entstehung der phobischen Symptome.

> Herr M war ein 25-jähriger leitender Angestellter der unteren Führungsebene, der gerade seinen Master in Betriebswirtschaftslehre gemacht und seine erste Stelle bei einem Unternehmen angetreten hatte. Er hatte eine soziale Phobie, die sich darin äußerte, dass er ungeheure Angst davor hatte, bei der Arbeit oder in Gesellschaft neuen Menschen zu begegnen. Außerdem hatte er unheimliche Angst, wenn er an seinem Arbeitsplatz vor einer Gruppe von Menschen sprechen musste. Wenn er gezwungen war, sich den gefürchteten Situationen zu stellen, geriet er in Atemnot und verhaspelte sich dermaßen, dass er seine Sätze nicht zu Ende bringen konnte.
>
> Herrn M wurde wegen seiner beachtlichen Ich-Stärke, der Beschränkung seiner Symptome auf bestimmte Situationen, seiner guten allgemeinen Funktionen und seiner ausgeprägten psychologischen Einstellung eine kurze dynamische Therapie empfohlen. In der dritten Sitzung wurde dem Therapeuten klar, dass das Schlimmste bei der Begegnung mit neuen Menschen für Herrn M darin bestand, sich vorzustellen. Es kam zu folgendem Dialog:
>
> THERAPEUT: Was ist so schwer daran, Ihren Namen zu sagen?
>
> HERR M: Ich habe keine Ahnung.
>
> THERAPEUT: Was fällt Ihnen ein, wenn Sie kurz über Ihren Namen nachdenken?
>
> HERR M (nachdem er kurz innegehalten hat): Tja, es ist auch mein Vater.
>
> THERAPEUT: Wie fühlen Sie sich dabei?
>
> HERR M: Ein bisschen unwohl, würde ich sagen.
>
> THERAPEUT: Wie kommt das?
>
> HERR M: Na ja, ich hatte kein besonders gutes Verhältnis zu ihm. Nachdem er meine Mutter verlassen hatte, als ich 4 Jahre alt war, habe ich ihn kaum zu Gesicht bekommen.
>
> THERAPEUT: Sie haben also alleine mit Ihrer Mutter gelebt, nachdem er gegangen war?

> HERR M: Genau. Meine Mutter hat nicht wieder geheiratet, und ich musste schon früh der Mann im Haus sein, und ich war noch nicht bereit, so viel Verantwortung zu übernehmen. Ich habe das immer gehasst. Als ich ein Kind war, haben alle immer gesagt, wie erwachsen ich mich benehme. Das hat mich gestört, weil ich das Gefühl hatte, ich würde nur so tun, als wäre ich erwachsen, während ich innerlich eigentlich ein Kind war. Ich hatte das Gefühl, alle zu täuschen, und dass sie mir böse sein würden, wenn sie dahinterkämen.
>
> THERAPEUT: Kann es sein, dass Sie heute dasselbe empfinden, wenn Sie sich vorstellen?
>
> HERR M: Ja, das stimmt. Meinen Namen zu sagen, bedeutet, zu sagen, ich versuche, mein Vater zu sein.
>
> Die Interpretation des Therapeuten half Herrn M, zu erkennen, dass seine Angst mit Schuldgefühlen und Scham darüber zusammenhing, dass er zu früh in die Fußstapfen seines Vaters getreten war. Er stellte sich vor, andere würden sein Spiel, oder seine Täuschung, durchschauen und ihn kritisieren. Nach 10 Sitzungen der kurzen dynamischen Therapie überwand der Patient seine soziale Phobie und war in der Lage, sowohl am Arbeitsplatz als auch in Gesellschaft gut zu funktionieren.

Auf dem Höhepunkt von Herrn Ms ödipaler Phase hatte sein Vater ihn mit seiner Mutter alleine gelassen. In dieser ursprünglichen Angst auslösenden Situation hatte er sich vor Kastration oder vergeltender Bestrafung (durch seinen Vater) gefürchtet, weil er bei seiner Mutter den Platz seines Vaters eingenommen hatte. Als Erwachsener hatte Herr M die Angst bewältigt, indem er die ursprüngliche gefürchtete Situation durch ein unbedeutendes und scheinbar triviales Derivat derselben, nämlich das Nennen seines Namens beim Vorstellen, ersetzt hatte. Diese einfache Form des gesellschaftlichen Anstands hatte auf symbolische Weise die Bedeutung dessen angenommen, dass er seinen Vater ersetzte. Die zweite Abwehrhandlung des Patienten war, dass er die gefürchtete Situation nach außen, auf sein Umfeld projizierte, sodass die drohende Bestrafung oder Missbilligung von außen und nicht von innen (das heißt, vom Über-Ich) kam. Der dritte und letzte Abwehrmechanismus des Patienten war Vermeidung. Indem er alle Situationen mied, in denen er sich vorstellen oder vor Publikum sprechen musste, konnte Herr M die Kontrolle über seine Angst behalten, wenn auch um den Preis der Einschränkung seines gesellschaftlichen Lebens und der Gefährdung seiner Leistung am Arbeitsplatz.

Herrn Ms Angst, vor anderen zu sprechen, kennen viele Menschen. In einer Studie (Pollard und Henderson 1988) wurde festgestellt, dass ein Fünftel der in St. Louis Befragten eine soziale Phobie in Bezug auf das Sprechen oder das Auftreten vor Publikum hatte. Als die Forscher das Ergebnis modifizierten, indem sie auch die Kriterien für „beträchtlichen Leidensdruck" nach DSM-III (American Psychiatric Association 1980) anwandten, fiel die Prävalenz auf 2 %. Genaue Zahlen für die soziale Phobie lassen sich jedoch schwer ermitteln, da die

Diagnose häufig auf Fälle allgemeiner zwischenmenschlicher Verhaltensmuster der Schüchternheit und der Meidung des anderen Geschlechts wegen der Angst vor Zurückweisung angewandt wird. Das Kontinuum reicht von der sozialen Phobie bis zu einer allgemeinen, charakterologisch begründeten Art, mit Beziehungen umzugehen, die als ängstlich-vermeidende Persönlichkeitsstörung (siehe Kapitel 19) bezeichnet wird.

Phobien passen gut in das Modell der genetisch-konstitutionellen Veranlagung bezüglich der Interaktion mit Stressfaktoren im Umfeld. Kendler et al. (1992b) haben 2 163 weibliche Zwillinge untersucht und sind zu dem Schluss gekommen, dass das beste Modell für die Störung das ist, laut welchem eine ererbte Neigung zur Phobie vorliegt und für den Betreffenden spezifische ätiologische Faktoren im Umfeld erforderlich sind, damit es zu einem voll ausgeprägten phobischen Syndrom kommt. Einer der Stressfaktoren des Umfelds, die das Risiko einer Phobie eindeutig erhöhen, war bei der Population ihrer Studie der Tod der Eltern von Kindern, die jünger als 17 Jahre waren (Kendler et al. 1992a). Auch eine bestimmte Art der elterlichen Fürsorge wurde mit der Entstehung von Phobien bei Jugendlichen in Verbindung gebracht. Lieb et al. (2000) führten eine Nachfolgeuntersuchung bei einer Stichprobe von 1 047 Heranwachsenden durch und stellten fest, dass eine übermäßig beschützende und ablehnende Haltung der Eltern zusammen mit einer Psychopathologie (insbesondere Depression und sozialer Phobie) der Eltern die Entstehung von Phobien bei dieser Altersgruppe begünstigt.

Die Ergebnisse von Positronenemissionstomografiestudien deuten darauf hin, dass bei Patienten mit einer sozialen Phobie, ebenso wie bei solchen mit einer Panikstörung, die subkortikale Aktivität als Grundlage der Angst eine große Rolle spielt. Tillfors et al. (2001) haben den regionalen zerebralen Blutfluss (rCBF) von Menschen mit einer sozialen Phobie mit dem von Menschen, die vor Publikum sprachen, jedoch keine soziale Phobie hatten, verglichen. Patienten mit einer sozialen Phobie hatten einen rCBF mit erhöhter subkortikaler Aktivität im amygdaloiden Komplex, während bei nichtphobischen Probanden eine relativ erhöhte Durchblutung des Kortex zu beobachten war.

Es sieht so aus, als könne die Arbeit von Kagan et al. (1988) über die behaviorale Inhibition fast ebenso auf die soziale Phobie angewandt werden, wie sie für die Panikstörung gilt. Obwohl Kagan und seine Kollegen festgestellt haben, dass Säuglinge mit einem solchen Temperament mit einer niedrigeren Erregungsschwelle des limbischen Systems und des Hypothalamus als Reaktion auf unerwartete Veränderungen in ihrem Umfeld geboren werden, sind sie zu dem Schluss gekommen, dass ein chronischer Stress in der Umgebung zu der ursprünglichen charakterlichen Veranlagung hinzukommen muss, damit das Kind im Alter von 2 Jahren schüchtern, scheu und still ist. Sie postulierten, dass Demütigung und Kritik seitens eines älteren Geschwisterkindes, Streitigkeiten der Eltern und der Tod eines Elternteils oder die Trennung von ihm zu den wichtigsten äußeren Faktoren gehören.

Rosenbaum et al. (1992) ergänzten die Arbeit von Kagan et al. (1988), indem sie die Eltern verhaltensgestörter Kinder aus einer nichtklinischen Gruppe, die Kagan untersucht hatte, beurteilten. Die Eltern dieser Kinder hatten ein erhöhtes Risiko für Angststörungen, vor allem für eine soziale Phobie. Bei den Eltern von Kindern mit einer Verhaltenshemmung und Angst waren zwei oder mehr Angststörungen deutlich häufiger als bei zwei verschiedenen Kontrollgruppen von Eltern. Eine mögliche Interpretation ihrer Erkenntnisse lautet, dass die Eltern von Kindern mit einer Verhaltenshemmung, bei denen sich später Angststörungen manifestieren, mehr Angst haben und ihren Kindern vermitteln, dass die Welt ein gefährlicher Ort ist. Außerdem scheinen eine hohe expressed emotion und insbesondere Kritik durch die Mutter den Zusammenhang zwischen einer Angststörung der Mutter und einer Verhaltenshemmung des Kindes zu verstärken, was dann ein Risiko für eine Psychopathologie bewirkt (Hirshfeld et al. 1997).

Die soziale Phobie ist eine Erkrankung mit einer hohen Komorbidität. Eine Untersuchung von 13 000 Erwachsenen (Schneier et al. 1992) hat ergeben, dass 69 % der Probanden mit einer sozialen Phobie ihr Leben lang schwere komorbide Störungen hatten. Die Forscher betonten, dass eine soziale Phobie ohne Komorbidität nur selten von Psychologen oder Psychiatern behandelt wird. Man kann sagen, dass die von Kagan et al. (1988), Rosenbaum et al. (1992) und anderen beschriebene genetisch-konstitutionelle Veranlagung eine Prädisposition für eine Reihe von Angststörungen darstellt.

Die klinische Arbeit mit Patienten mit einer sozialen Phobie zeigt, dass bei ihnen bestimmte charakteristische innere Objektbeziehungen bestehen. Diese Patienten haben verinnerlichte Repräsentanzen von Eltern, Betreuern oder Geschwistern, die sie beschämen, kritisieren, auslachen, demütigen, im Stich lassen und in Verlegenheit bringen (Gabbard 1992). Diese Introjekte entstehen sehr früh und werden wiederholt auf Menschen im Umfeld des Betreffenden projiziert, die dann gemieden werden. Auch wenn diese Patienten gegebenenfalls genetisch prädisponiert sind, andere als verletzend zu erleben, können positive Erfahrungen diese Wirkung zum Teil neutralisieren. Es ist, als existiere schon bei der Geburt eine genetisch programmierte Schablone. Der Betreffende zeigt dann in dem Maße eine zunehmende Angst vor anderen, in dem sich seine Betreuer nach dieser Schablone verhalten, und entwickelt eine soziale Phobie. Die Introjekte gestalten sich um so wohlwollender und weniger bedrohlich, je mehr die Betreuer auf die Ängstlichkeit des Kindes eingehen und sie kompensieren, wodurch die Wahrscheinlichkeit einer sozialen Phobie im Erwachsenenalter verringert wird.

Auch wenn viele Patienten mit einer sozialen Phobie gut auf selektive Serotonin-Wiederaufnahmehemmer (SSRI) und/oder eine kognitiv-behaviorale Therapie ansprechen, kann eine dynamische Therapie ebenfalls von Nutzen sein. Manche Patienten haben eine besonders behandlungsresistente Erkrankung, weil sie jede Situation fürchten, in der sie beurteilt oder kritisiert werden könnten. Da sie die Therapiesituation als ebensolche betrachten, kann die Übertragungsangst davor, gedemütigt oder beurteilt zu werden, dazu führen, dass sie ihre Termine häufig nicht wahrnehmen oder die Behandlung ganz abbrechen. Wegen der hohen Komorbidität bei dieser Störung ist es sogar recht häufig, dass eine soziale Phobie erst entdeckt wird, wenn sich der Patient aus einem anderen Grund in Behandlung begibt. Verlegenheit und Scham sind zentrale affektive Zustände, und ein Therapeut, der sich auf sie einstellt, hat bessere Aussichten, schon bei den ersten Treffen mit dem Patienten ein therapeutisches Bündnis aufzubauen. Wenn der Therapeut die Vorstellungen des Patienten darüber kennt, wie er und andere nach Meinung des Patienten auf ihn reagieren werden, hilft das dem Patienten auch, zu erkennen, dass seine Eindrücke darüber, wie andere ihn wahrnehmen, möglicherweise nicht mit dem übereinstimmen, wie andere ihn tatsächlich sehen. Widerstand gegen die Behandlung sollte energisch angegangen werden, da die Patienten ohne eine Behandlung häufig der Schule oder ihrem Arbeitsplatz fernbleiben und so möglicherweise als Sozialhilfeempfänger oder Empfänger einer Erwerbsunfähigkeitsrente enden (Schneier et al. 1992). Spezifische Phobien sprechen gewöhnlich gut auf direkte Exposition an und erfordern keine psychodynamische Behandlung.

Auch hinsichtlich der zwischenmenschlichen Konsequenzen von Phobien tritt durch einen dynamischen Ansatz häufig eine Besserung ein. Da sie ans Haus gefesselt sind, müssen Menschen mit einer schweren Agoraphobie oft von einem für sie wichtigen Menschen wie dem Ehepartner oder einem Elternteil versorgt werden. So kommt es häufig vor, dass sich eine Frau mit einer Agoraphobie und ihr Ehemann über die Jahre auf ihre Erkrankung einstellen. Dabei kann sich der Ehemann sogar sicherer fühlen, da er weiß, dass seine Frau immer zu Hause ist. Wenn die Agoraphobie behandelt wird, kann dieses Gleichgewicht gestört werden. Der Ehemann macht sich möglicherweise größere Sorgen, weil er befürchtet, seine Frau könnte sich für andere Männer interessieren, wo sie wieder aus dem Haus geht. Eine adäquate Beurteilung und Behandlung einer Phobie muss auch eine sorgfältige Bewertung dessen enthalten, wie sich die Phobie in das Beziehungsnetzwerk des Patienten einfügt. Somit kann ein psychodynamisches Verständnis des zwischenmenschlichen Kontextes einer Phobie entscheidend sein, um Widerstände gegen konventionelle Behandlungen wie behaviorale Desensibilisierung und Medikation zu handhaben.

Obsessiv-zwanghafte Störung

Zwangsvorstellungen werden als wiederkehrende ichsyntone Gedanken definiert, *Zwänge* dagegen als rituelle Handlungen, die ausgeführt werden *müssen*, um die Angst zu lindern. Die Beschwerden dieser Patienten lassen sich in fünf Hauptkategorien einordnen: 1. Kontrollrituale, 2. Reinigungsrituale, 3. Zwangsgedanken ohne Zwänge, 4. zwanghafte Langsamkeit und 5. gemischte Rituale (Baer und Jenike 1986). Patienten, die Reinigungsrituale oder Zwangsgedanken in Bezug auf Keime oder Verunreinigungen haben, haben eine große Ähnlichkeit mit phobischen Patienten. Neuere Forschungen haben ergeben, dass die obsessiv-zwanghafte Störung (OCD) weitaus häufiger ist als bisher angenommen (Karno et al. 1988). Ihre Prävalenz für die gesamte Lebensdauer liegt zwischen 1,2 % und 2,4 % und ist somit um ein Vielfaches höher als alle bisherigen Schätzungen. Die OCD geht häufig mit einer Depression und einer gravierenden Einschränkung der beruflichen und sozialen Funktionen einher, sodass auch die Familienmitglieder und die Kollegen solcher Patienten in hohem Maße von der Krankheit betroffen sein können.

Eine Reihe von Untersuchungen hat gezeigt, dass bei dieser Störung genetische und neurologische Faktoren eine Rolle spielen. Zu diesen gehört eine erhöhte Konkordanz der OCD bei eineiigen als bei zweieiigen Zwillingen (Jenike 2004), eine erhöhte Prävalenz bei Patienten mit dem Tourette-Syndrom und in ihren Familien sowie eine dramatische Reaktion mancher Patienten auf Psychochirurgie (Elkins et al. 1980; Lieberman 1984; Turner et al. 1985). In einer anderen Studie wurden 41 OCD-Patienten, die keine Medikamente nahmen, hinsichtlich der Ausführung von Aufgaben im Bereich der feinmotorischen Koordination, der unwillkürlichen Bewegungen sowie der sensorischen und der visuell-räumlichen Funktionen mit 29 nicht psychiatrisch kranken Kontrollpersonen verglichen (Hollander et al. 1990). Bei der OCD-Gruppe zeigten sich deutlich mehr Anzeichen einer Dysfunktion des zentralen Nervensystems als bei den Kontrollpersonen, was ein weiterer Beleg für ein neurologisches Defizit bei manchen Patienten mit einer OCD ist. Eine spätere Studie hat gezeigt, dass die bei Patienten mit einer OCD beobachteten neuropsychologischen Defizite bei entsprechenden Kontrollpersonen mit einer Panikstörung oder einer unipolaren Depression nicht vorliegen (Purcell et al. 1998). Und schließlich haben Patienten mit einer OCD insgesamt deutlich weniger weiße Gehirnmasse, jedoch insgesamt einen wesentlich größeren Kortex und ein wesentlich größeres Operculum als gesunde Kontrollpersonen (Jenike et al. 1996).

Die Literatur zu Behandlungsresultaten deutet außerdem auf eine biologische Komponente hin. Medikamente wie Clomipramin und Fluvoxamin haben bei manchen OCD-Patienten eine gute Wirkung gezeigt (Jenike et al. 1986; Perse 1988; White und Cole 1988). Außerdem sind die Symptome der OCD bekanntermaßen resistent gegen Psychoanalyse und einsichtorientierte Psychotherapie (Jenike et al. 1986; Nemiah 1988; Perse 1988; Zetzel 1970). (Die obsessiv-zwanghafte Persönlichkeitsstörung hingegen scheint, wie in Kapitel 19 dargelegt, gut auf diese Behandlungen anzusprechen.) Ein Ansprechen auf eine Medikation liefert jedoch keine eindeutigen Antworten auf Fragen der Ätiologie oder der Pathogenese (Zetin und Kramer 1992).

Veränderungen hinsichtlich der Neurotransmitter im Zusammenhang mit Medikamenten können unmittelbar oder mittelbar mit der primären Ursache der Krankheit zu tun haben. Außerdem kann die OCD, ebenso wie die Panikstörung, durch Stressfaktoren im Umfeld ausgelöst werden. 69 % der Patienten mit einer OCD, die an einer Untersuchung (Buttolph und Holland 1990) teilnahmen, konnten den Ausbruch oder die Verschlimmerung ihrer Symptome mit einer Schwangerschaft, einer Geburt oder der Versorgung ihrer Kinder in Verbindung bringen. In einer anderen Studie mit 106 OCD-Patientinnen (Neziroglu et al. 1992) wurde Schwangerschaft – mehr als jedes andere Lebensereignis – mit dem Auftreten der Störung in Verbindung gebracht. 39 % der Patientinnen der Stichprobe, die Kinder zur Welt gebracht hatten, berichteten über das Einsetzen der Symptome während der Schwangerschaft. Zudem war es bei vier der fünf Frauen, die eine Abtreibung oder eine Fehlgeburt gehabt hatten, während der Schwangerschaft zum Ausbruch oder zur Verschlimmerung der OCD-Symptome gekommen. Allgemein bekannt ist auch, dass die Symptome je nach dem Vorhandensein oder dem Fehlen von Stress im Leben des Patienten kommen und gehen. Wenn der Druck nachlässt, kann eine Besserung eintreten, während erhöhter Stress oder das erneute Eintreten der Situation, die der ursprüngliche Auslöser war, die Symptome verschlimmert (Black 1974).

Obwohl die meisten Kliniker der Aussage, eine Pharmakotherapie sei ein wesentlicher Bestandteil einer umfassenden Behandlung von OCD-Patienten, zustimmen würden, sollten Medikamente wie Clomipramin nicht als alleinige Behandlung eingesetzt werden. Die Clomipramine Collaborative Study Group (1991) untersuchte 520 Patienten mit einer OCD in 21 Zentren und stellte fest, dass sich die Symptome am Ende einer 10-wöchigen Behandlung mit Clomipramin im Durchschnitt nur um 38 % bis 44 % verringert hatten. In vielen Zentren durchgeführte plazebokontrollierte Versuche mit Fluoxetin, Fluvoxamin, Sertralin und Paroxetin haben ergeben, dass all diese SSRI wirksamer sind als Plazebos (Greist und Jefferson 1995). Allerdings wurde bei diesen Versuchen auch eine unvollständige Besserung festgestellt, sodass gewöhnlich eine Kombination der Gabe von SSRI und einer Verhaltenstherapie empfohlen wird. Die meisten Experten plädieren heute außerdem für die Durchführung einer kognitiven Therapie, um den Patienten auf Expositionsbehandlungen vorzubereiten, bei denen maladaptive Gedanken infrage gestellt werden (Clark 2004; Jenike 2004).

Psychodynamische Strategien können in einer Vielzahl von Situationen von großem Nutzen sein. Viele Patienten mit einer OCD scheinen an ihren Symptomen festzuhalten und leisten hartnäckigen Widerstand gegen Behandlungsversuche. Die Symptome können bei manchen Patienten eine psychotische Desintegration verhindern, wodurch sie im Hinblick auf das psychologische Gleichgewicht eine äußerst nützliche Funktion haben. Da die Symptome der OCD bei jeder Stufe der Persönlichkeits- oder Ich-Organisation auftreten können (Cornfield und Malen 1978), sollte bei einer sorgfältigen psychodynamischen Beurteilung auch die Funktion der Symptome hinsichtlich der intrapsychischen Struktur des Patienten als Ganzem berücksichtigt werden. Auch wenn manche obsessiv-zwanghaften Symptome resistent sind, kann eine psychodynamische Therapie die zwischenmenschlichen Funktionen von OCD-Patienten erheblich verbessern. Außerdem können dynamische Ansätze entscheidend zur Überwindung von Widerständen gegen die Einnahme von Medikamenten beitragen, wie der folgende Fall zeigt:

> Herr N war ein 29-jähriger Single mit einer OCD. Als er in die psychiatrische Klinik aufgenommen wurde, berichtete er über eine 10-jährige Vorgeschichte obsessiv-zwanghafter Symptome und klagte darüber, dass er seit 8 Jahren vollständig ans Haus gefesselt war, weil er „groteske und schreckliche" Gedanken hatte, die ihn außer Gefecht setzten und nie aufhörten. Acht Jahre vor Herrn Ns Einweisung, zu dem Zeitpunkt, seit welchem er nicht mehr aus dem Haus ging, hatte seine Mutter ihre Arbeit aufgegeben, um ihn zu Hause versorgen zu können und seinen Anforderungen an die Sauberkeit entsprechen zu können. Ihr Leben drehte sich nur um ihn.
>
> Herr N war besessen davon, Verunreinigungen zu vermeiden. Er hatte auch Angst, er könnte Frauen schwängern, da er befürchtete, er könnte Sperma an den Händen haben. Also wusch er sich zwanghaft die Hände. Er bestand darauf, dass seine Mutter 24 Stunden am Tag bei ihm war. Sie schlief zwar nicht zusammen mit ihm und ging auch nicht mit ihm in die Dusche, aber sie half ihm beim Anziehen, damit er seine Kleider nicht anfassen und sich somit nicht schmutzig machen musste. Er verlangte außerdem, dass sie ein Ritual aus 58 Schritten einhielt, wenn sie sein Essen kochte und auf den Tisch stellte. Wenn sie das Ritual nicht genau einhielt, musste sie das ganze Essen wegwerfen und von vorne anfangen. Sie warf jedes Jahr Essen im Wert von Tausenden von Dollar in den Mülleimer, um diesen Anforderungen zu entsprechen. Herr N bestand auch darauf, dass sein Vater sich entweder nicht im Haus oder in einem anderen Teil des Hauses aufhielt, damit er nicht durch die Keime verunreinigt würde, die dieser von der Arbeit mitbrachte.
>
> Berichten zufolge war Herrn Ns Entwicklung in der Kindheit unauffällig verlaufen, er erinnerte sich jedoch an einen sehr unangenehmen Vorfall aus der Zeit, als er etwa 5 Jahre alt war. Sein Vater hatte seine Mutter an den Brüsten gepackt, und sie hatte nach dem Sohn geschrien, der sie retten sollte. Herr N hatte versucht, seinen Vater zu stoppen, wurde jedoch von dem älteren Mann außer Gefecht gesetzt. Er erinnerte sich, dass er sich wegen dieses Vorfalls furchtbar gefühlt und geweint hatte, weil er seine Mutter nicht hatte retten können.
>
> Herr N war bei vielen Psychiatern gewesen, war nach dem ersten Treffen jedoch nicht bereit gewesen, ein zweites Mal hinzugehen. Einmal hatte er sich bereit erklärt, Clomipramin zu nehmen, es jedoch nach der ersten Dosis abgesetzt, weil ihn die Nebenwirkungen gestört hatten, wie er sagte. Seine Funktionen wurden schlechter, und schließlich beschlossen seine Eltern, ihn in eine Klinik aufnehmen zu lassen. Als er im Krankenhaus ankam, fragte ihn sein Arzt, weshalb er sich behandeln

lassen wolle. Er antwortete: „Ich bin entschlossen, abhängig zu sein – ich meine, unabhängig." Der Arzt kam darauf zu sprechen, dass er zuerst „abhängig" gesagt hatte, und fragte: „Möchte ein Teil von Ihnen vielleicht abhängig sein?" Herr N antwortete: „Sie meinen von meiner Mutter?" Der Arzt erwiderte, das wisse Herr N selbst am besten. Herr N überlegte einen Moment und sagte: „Na ja, sie versorgt mich wirklich gut."

Herrn Ns Versprecher gewährte einen kleinen Einblick in seine unbewussten Motive für seinen Widerstand gegen eine Behandlung. Jede erfolgreiche Behandlung gefährdete seine Abhängigkeit von seiner Mutter. Wenn zu erwarten war, dass Clomipramin ihm helfen würde, dann nahm er es nicht. Ebenso machte er alle anderen ambulanten und stationären Behandlungsversuche zunichte.

Nach etwa einer Woche in der Klinik übertraf Herr N alle Erwartungen des Personals. Er zeigte eine dramatische Besserung. Er konnte Türklinken anfassen, ohne sich vor einer Verunreinigung zu fürchten, er konnte Zeitschriften lesen, die auch andere angefasst hatten, und er verbrachte deutlich weniger Zeit mit Händewaschen. Diese Besserung war ohne die Einnahme von Medikamenten eingetreten. Herr N erklärte, er sei im Krankenhaus „viel weniger nervös", als er erwartet hatte. Als er der Frage nachging, wie sich seine Angst durch das Krankenhausumfeld verringert haben könnte, wurde deutlich, dass ihm seine sexuellen Wünsche in Bezug auf seine Mutter immer größere Sorgen bereitet hatten. Er erklärte, „es sei etwas Sexuelles daran", wenn seine Mutter ihm beim Anziehen half. Dadurch, dass er den emotionsgeladenen Haushalt verlassen hatte, waren seine sexuellen Wünsche in Bezug auf seine Mutter viel weniger problematisch für ihn. Ebenso beunruhigten ihn seine aggressiven Wünsche, seinen Vater aus seinem Leben herauszuhalten, weniger. Da sich seine Angst wegen sexueller und aggressiver Wünsche verringert hatte, brauchte er seine obsessiv-zwanghaften Symptome nicht in dem Maße wie zuvor, um seine Angst abzureagieren.

In welchem Maße Herrn Ns obsessiv-zwanghafte Symptome auch biologisch bestimmt gewesen sein mögen, sie zeigten auch seinen symbolischen Wunsch, seine Mutter seinem Vater abzugewinnen, was die Erinnerungen aus seiner frühen Kindheit eindringlich verdeutlichen. Seine Zwangsrituale dienten als Abwehr gegen sein sexuelles Verlangen nach seiner Mutter; Händewaschen und verschiedene andere Handlungen nahmen all seine Zeit in Anspruch. Zugleich aber führten diese symptomatischen Rituale dazu, dass er von seiner Mutter angekleidet wurde und ihre gesamte Aufmerksamkeit genoss, solange sein Vater nicht zu Hause war. Somit enthielt der unbewusst gemachte Kompromiss sowohl den direkten Ausdruck eines tiefer liegenden Wunsches als auch einen Abwehrmechanismus gegen diesen Wunsch. Die Einnahme von Medikamenten oder eine andere Behandlung hätte seinen Triumph über seinen Vater gefährdet, da er seine Mutter dadurch nicht mehr gebraucht hätte. Andererseits löste dieser ödipale Sieg enorme Angst und Schuldgefühle aus, die ihn veranlassten, vermehrt in Ritualen und Zwangsvorstellungen Zuflucht zu suchen. Als er aus der Dreiecksbeziehung, die er zu Hause mit seinen Eltern aufgebaut hatte, herausgenommen wurde, brauchte Herr N seine obsessiv-zwanghaften Symptome in viel geringerem Maße, um mit der Angst fertig zu werden, und zeigte eine bemerkenswerte Besserung.

Obwohl eine formale dynamische Psychotherapie nicht Teil von Herrn Ns Behandlung war, war der Umstand, dass der Psychiater den allgemeinen Widerstand seines Patienten gegen eine Behandlung dynamisch anging, entscheidend dafür, dass er Herrn N helfen konnte, sich mit seiner Weigerung, Medikamente einzunehmen, auseinanderzusetzen und sich auf andere Weise auf eine Behandlung einzulassen. Sein Versprecher machte ihm bewusst, dass jede Besserung seiner Symptome dazu führen könnte, dass er seine privilegierte Stellung bei seiner Mutter verlieren würde.

Herrn Ns Fall zeigt auch ein Problem auf, das in den Familien von Patienten mit einer OCD häufig ist. In einer Studie mit 34 Eltern oder Ehepartnern von OCD-Patienten wurde untersucht, in welchem Maße die Angehörigen dem Patienten entgegenkommen, indem sie aktiv an Ritualen teilnehmen oder ihren Tagesablauf wesentlich ändern (Calvocoressi et al. 1995). 88,2 % dieser Angehörigen berichteten, sie kämen dem Patienten auf die eine oder andere Weise entgegen. Diese Form der Anpassung korreliert eindeutig mit Stress in der Familie, einer ablehnenden Haltung gegenüber dem Patienten und einem niedrigen Funktionsniveau der Familie. Bei diesem Entgegenkommen handelt es sich häufig um Bemühungen, die Angst des Patienten zu mindern oder seine Äußerungen von Wut zu kontrollieren. Viele Angehörige berichteten, sie fühlten sich von dem Patienten genötigt, Dinge zu tun, um seinen Zwangsvorstellungen oder Zwangshandlungen entgegenzukommen. Dieses Muster der Bezogenheit wird verinnerlicht und häufig wiederholt, wenn die Patienten in eine Tagesklinik oder ins Krankenhaus aufgenommen werden. Bei manchen Patienten mit einer OCD wird das Bestehen darauf, dass sich alle – ohne Ausnahme – nach ihrer Krankheit richten müssen, von einer typischen Anspruchshaltung begleitet.

Die Symptome der OCD führen bei den Patienten häufig zu enormen Beziehungsproblemen, und die Diagnose OCD geht mit einem hohen Scheidungs- oder Trennungsrisiko einher (Zetin und Kramer 1992). Deshalb kann eine psychodynamische Therapie die einzige Modalität sein, um die in Relation zu den Symptomen sekundären Beziehungsprobleme anzusprechen. Einige Kliniker (Leib 2001; Meares 2001) haben beobachtet, wie der Umstand, dass die Patienten mit Ritualen und Zwangsgedanken beschäftigt sind, zu einem extrem eingeschränkten und idiosynkratischen Dasein führen kann, das eine problematische Entwicklung des Selbst und maladaptive Objektbeziehungen zur Folge hat. Gegebenenfalls ist eine psychoanalytische Therapie erforderlich, um den Patienten zu helfen, ein Selbst außerhalb der Erfahrungen der Rituale und Zwangsgedanken zu finden und ein stärkeres Bewusstsein für die Mentalisierung des inneren Lebens anderer Menschen zu entwickeln oder ihre diesbezüglichen Fähigkeiten zu verbessern. Leib (2001) hat einen neuen Ansatz für die Kombination von Expositionstechniken und Pharmakotherapie mit Psychoanalyse bei einer Frau mit einer OCD beschrieben. Der integrierte Behandlungsansatz erwies sich als die umfassendste Strategie für die Auseinandersetzung mit den vielfältigen Problemen der Patientin.

Nützlich ist es auch, wenn der psychodynamische Kliniker bei der Behandlung der OCD die Auslöser ermitteln kann, die die Symptome hervorrufen oder verschlimmern. Dadurch, dass er den Patienten und ihren Familien hilft, die Art dieser Stressfaktoren zu verstehen, können die Symptome besser gehandhabt werden.

Posttraumatische Belastungsstörung

In den letzten Jahrzehnten des zwanzigsten Jahrhunderts wurde das Vorkommen der posttraumatischen Belastungsstörung (PTSD) in der Gesamtbevölkerung in deutlich höherem Maße anerkannt. Die Prävalenz im Laufe des Lebens wird auf etwa 7,8 % geschätzt (Kessler et al. 1995). Mehr als ein Drittel der Menschen mit einer PTSD-Indexepisode erholt sich selbst über viele Jahre nicht. Bei einer Umfrage mit 2 181 Menschen aus der Region Detroit wurde ein bedingtes Risiko von 9,2 % für eine PTSD nach einem Trauma ermittelt (Breslau et al. 1998). Außerdem war das von Menschen mit einer PTSD am häufigsten genannte auslösende Ereignis der plötzliche, unerwartete Tod eines geliebten Menschen, was darauf hindeutet, dass die Schwerpunktlegung auf Vergewaltigung, Gewalt und Kriegserfahrung nur einem Teil der Menschen mit einer PTSD gerecht wird. Wer an einer PTSD leidet, hat mit großer Wahrscheinlichkeit 20 Jahre lang aktive Symptome und eine signifikant eingeschränkte Arbeitsfähigkeit (Davidson 2001). Die Erkrankung bleibt bei der primären Versorgung wegen der Somatisierung häufig unerkannt, während bis zu 11,8 % der Patienten in der primären Versorgung die Kriterien für eine vollständige oder teilweise PTSD erfüllen (Stein et al. 2000).

Traumaopfer wechseln zwischen der Verleugnung des Ereignisses und seiner zwanghaften Wiederholung durch Flashbacks oder Albträume. Dadurch versucht das Gehirn, überwältigende Reize zu verarbeiten und einzuordnen. Horowitz (1976) identifizierte acht häufige psychologische Erscheinungen, die nach schweren Traumata auftreten: 1. Trauer oder Traurigkeit, 2. Schuldgefühle wegen Wut oder zerstörerischer Impulse, 3. Angst davor, zerstörerisch zu werden, 4. Schuldgefühle, weil man überlebt hat, 5. Angst davor, sich mit den Opfern zu identifizieren, 6. Scham darüber, dass man sich hilflos und leer fühlt, 7. Angst davor, dass man das Trauma wiederholen wird und 8. starke Wut gegenüber der Ursache des Traumas.

Man dachte einst, die Schwere der posttraumatischen Symptome sei proportional zu der Schwere des Stressfaktors, empirische Studien haben jedoch etwas anderes ergeben. Laut einer prospektiven Studie mit 51 Patienten, die Brandverletzungen erlitten hatten (Perry et al. 1992), ist eine PTSD bei kleineren Verbrennungen, vermeintlich geringer emotionaler Unterstützung und größerem emotionalem Leid zu erwarten. Die Erkenntnisse aus dieser Studie stehen im Einklang mit der Ansicht, die sich zunehmender Zustimmung erfreut, dass die PTSD wohl eher von subjektiven Faktoren als von der Schwere des Stressfaktors abhängt. Es hat sich gezeigt, dass sich die spätere Entstehung einer PTSD bei Unfallopfern anhand der subjektiven Bewertung der Schwere des Traumas und somit seiner Bedeutung für den Betreffenden sehr gut vorhersagen lässt (Malt und Olafsen 1992; Schnyder et al. 2001). Deshalb sprach sich die Mehrzahl der Mitglieder des Beratungskomitees des DSM-IV für eine Änderung des Stressfaktorkriteriums aus, durch die das Gewicht auf die subjektive Reaktion des Betreffenden auf das Ereignis gelegt würde (Kilpatrick und Resnick 1993).

Bei der Beurteilung von Auslösern in der Umgebung muss sowohl die Bedeutung, die der Patient dem Ereignis zuschreibt, als auch seine spezifische psychologische Anfälligkeit einer sorgfältigen psychodynamischen Bewertung unterzogen werden (Ursano 1987; West und Coburn 1984). In einer Studie (Breslau et al. 1991) wurde festgestellt, dass das Risiko der Entstehung einer PTSD mit einer frühen Trennung von den Eltern, Neurotizismus, einer familiären Vorgeschichte von Angst und einer bereits bestehenden Angst oder Depression in Verbindung gebracht werden kann. Die Verfasser kamen zu dem Schluss, dass für das Auftreten der Symptome eine persönliche Veranlagung erforderlich ist. Zu diesen Aspekten der subjektiven Wahrnehmung, die weithin dokumentiert sind, gehören das Erleben extremer Angst, die Zuschreibung von persönlicher Hilflosigkeit, die Wahrnehmung einer Lebensbedrohung und die Wahrnehmung möglicher physischer Gewalt (March 1993).

Bei den meisten Menschen entsteht keine PTSD, wenn sie ein furchtbares Trauma erleben. Bei Menschen, die vor dem Trauma gesund waren, ist sie sogar ziemlich selten (Schnyder et al. 2001). Außerdem können Ereignisse von einer scheinbar geringen Schwere bei bestimmten Menschen wegen der subjektiven Bedeutung, die sie ihnen zuschreiben, eine PTSD auslösen. Aktuelle Umstände können alte Traumata neu beleben. Davidson und Foa (1993) zufolge können folgende Anfälligkeitsfaktoren einen Einfluss darauf haben, ob eine PTSD entsteht oder nicht: 1. genetisch-konstitutionelle Anfälligkeit für psychiatrische Erkrankungen; 2. ungünstige oder traumatische Erlebnisse in der Kindheit; 3. bestimmte Persönlichkeitsmerkmale (wie solche, die bei dissozialen, dependenten, paranoiden und Borderline-Patienten vorkommen); 4. kürzlich erfolgte Belastungen oder Veränderungen im Leben des Betreffenden; 5. ein schädliches oder inadäquates Unterstützungssystem; 6. kürzlich erfolgter übermäßiger Alkoholkonsum und 7. der Eindruck, Kontrolle sei extern und nicht intern angesiedelt. Eine Studie mit 105 Vietnamveteranen deutet außerdem darauf hin, dass ein niedrigerer Gesamt-IQ ein Risikofaktor für eine

PTSD sein kann (McNally und Shin 1995). Eine größere Schwere der PTSD wurde mit geringerer Intelligenz in Verbindung gebracht, was darauf schließen lässt, dass kognitive Variablen einen Einfluss auf die Fähigkeit zur Bewältigung von Traumata haben können. Peritraumatische Dissoziation kann ebenfalls auf eine größere Wahrscheinlichkeit der Entstehung einer PTSD hindeuten (Griffin et al. 1997).

Auch wenn dissoziative Abwehrmechanismen aktiviert werden können, um intensive und schmerzliche Affekte aus dem Bewusstsein fernzuhalten, führt die Bedeutung traumatischer Erinnerungen dazu, dass sie in einem Zustand hoher kognitiver Aktivierung erhalten werden. Deshalb können kognitive und affektive Faktoren gegeneinander arbeiten und zu den bei der PTSD so häufigen Schwankungen zwischen Gedächtnisstörungen und Gedächtnisausfällen führen. Obwohl Freud behauptet hat, der Zwang zur Wiederholung sei die Ursache für intensive traumatische Erinnerungen, können wir heute sagen, dass unverarbeitete traumatische Erinnerungen gerade deshalb in kognitiv aktiviertem Zustand bleiben, weil sie *affektiv* durch Abwehrmechanismen wie Dissoziation gehemmt werden. Das unbewusste Überwachungssystem, das traumatische Erinnerungen unter Kontrolle hält, weil sie mit schmerzhaften affektiven Zuständen verbunden werden, geht auch davon aus, dass sie nicht durchgearbeitet werden können.

Menschen, die Traumata erlebt haben, sind häufig nicht in der Lage, Affekte als Signale einzusetzen (Krystal 1968, 1984, 1988). Da jede starke Emotion als Gefahr betrachtet wird, dass das ursprüngliche Trauma wiederkehrt, somatisieren diese Patienten ihre Affekte oder behandeln sie, indem sie verschreibungspflichtige Medikamente missbrauchen. Krystal hat auch beobachtet, dass die Fähigkeit, sich selbst zu versorgen und sich selbst zu trösten bei Menschen in posttraumatischen Zuständen eingeschränkt sein kann. Sie können sich nicht mehr so weit entspannen und beruhigen, wie es für das natürliche Einschlafen erforderlich ist.

Eine Implikation von Krystals Beobachtungen zur PTSD ist, dass eine explorative Psychotherapie, die dazu dient, das Trauma „erneut zu erleben", diesen Patienten schaden kann. Diejenigen, die an Alexithymie leiden, erleben nur die physiologischen Erscheinungen der emotionalen Zustände, ohne im psychologischen Bereich Gefühle wahrzunehmen, was zu einer weiteren Verschlechterung ihrer psychosomatischen Erkrankung führt (Sifneos 1973). Diese Überlegungen können zum Teil für die enttäuschenden Ergebnisse bezüglich der Wirksamkeit der Besprechung nach traumatischen Ereignissen sein (van Emmerick et al. 2002). Bei Patienten, die keiner solchen Besprechung unterzogen werden, kann eine größere Besserung eintreten. Bei den meisten Behandlungen werden heute Techniken aus kognitiv-behavioralen Ansätzen eingesetzt, so unter anderem Exposition, Angstbewältigung, kognitive Restrukturierung und Selbstdialog (Foa et al. 1999). Außerdem hat sich in einem in mehreren Zentren durchgeführten plazebokontrollierten Versuch gezeigt, dass Sertralin die Symptome der PTSD sicher und wirksam lindert (Davidson et al. 2001).

Es gibt keine völlig zufriedenstellende Behandlung für die PTSD, mehrere Verfasser (Brom et al. 1989; Gaston 1995; Lindy et al. 1983) haben sich jedoch gründlich mit dem Einsatz einer dynamischen Therapie auseinandergesetzt. Ein massives Trauma zwingt das Ich, primitive Abwehrmechanismen wie Verleugnung, Minimierung und projektive Verleugnung einzusetzen. Die Wut darüber, dass man viktimisiert wurde, wird häufig auf andere projiziert, was bei manchem traumatisierten Menschen dazu führt, dass sie übermäßig wachsam werden, um sich vor der Aggression zu schützen, die sie bei Menschen in ihrem Umfeld wahrnehmen. Bei anderen dient die Angst als Abwehrmechanismus gegen die noch beunruhigenderen Gefühle der Verletzlichkeit. Manchmal werden Prozesse angestrengt, um mit der Wut fertig zu werden, was auf ein starkes Rachemotiv sowie auf den Wunsch hindeutet, die Gefühle der Hilflosigkeit zu bewältigen, indem man eine gewisse Kompensation für das durch das Trauma ausgelöste Leid erhält. Schuldgefühle können ebenfalls der Abwehr dienen. Vergewaltigungsopfer denken häufig, sie seien selbst für die Vergewaltigung verantwortlich – eine Abwehrhaltung, die den beunruhigenderen Gedanken verschleiert, dass sie in einer Welt, in der Gewalt nach dem Zufallsprinzip geschieht, völlig hilflos sind.

In einer streng kontrollierten Studie zur kurzen psychodynamischen Therapie bei Überlebenden von Bränden (Lindy et al. 1983) zeigte sich bei den 30 Teilnehmern, von denen 19 die Kriterien für eine PTSD oder für eine PTSD mit einer komorbiden Depression nach DSM-III erfüllten, eine deutliche Besserung. Die Therapie bestand aus 6 bis 12 Sitzungen nach einem festgelegten Protokoll, das dazu ermunterte, sich gefürchteten Situationen auszusetzen.

Die meisten Forscher sind sich darüber einig, dass eine medikamentöse Behandlung als Ergänzung zu einer Psychotherapie am wirksamsten ist (Friedman 1991; Solomon et al. 1992). Die verschiedenen Formen der Psychotherapie können verschiedene Wirkungen haben. Brom et al. (1989) haben Patienten verglichen, die eine dynamische Therapie, eine Hypnotherapie beziehungsweise eine systematische Desensibilisierung erhalten hatten. Bei allen drei Gruppen zeigte sich eine größere Besserung als bei der Kontrollgruppe. Die dynamische Therapie bewirkte einen stärkeren Rückgang der Vermeidungssymptome, jedoch eine geringere Änderung hinsichtlich der Störungssymptome. Bei der Desensibilisierungsgruppe und der Hypnotherapiegruppe war es umgekehrt. Behaviorale Techniken haben sich als wirksam erwiesen, wegen der eingeschränkten Fähigkeit zur Selbsttröstung kann es für PTSD-Patienten jedoch schwer sein, die für diese erforderliche Entspannung zu erreichen (Krystal 1984).

Eine Einzelpsychotherapie bei einer PTSD muss sehr stark auf den Betreffenden abgestimmt sein. Bestimmte Patienten werden von der Rekonstruktion des Traumas überwältigt und reagieren mit einer klinischen

Verschlechterung. Die Einbeziehung abgespaltener traumatischer Erfahrungen muss je nach der Fähigkeit des einzelnen Patienten zu einer solchen Integration erfolgen. Der Therapeut muss gegebenenfalls projizierte Aspekte des traumatisierten Selbst aufnehmen, bis der Patient so weit ist, sie zu reintegrieren (Peebles 1989). Der Kliniker muss sich dessen bewusst sein, dass bei einer PTSD auch Selbstmordversuche und Selbstmordgedanken vorkommen. In einer Studie über Vietnamveteranen mit einer PTSD stellten Hendin und Haas (1991) fest, dass die Schuldgefühle bezüglich der Kampfhandlungen am besten geeignet waren, um vorherzusagen, ob ein Selbstmordwunsch bestand. Viele dieser Patienten meinten, sie verdienten es, bestraft zu werden, weil sie zu Mördern gemacht worden waren.

Wegen dieser Überlegungen muss die dynamische Psychotherapie von PTSD-Patienten eine ausgewogene Mischung aus einer beobachtenden, distanzierten Haltung, die es dem Patienten ermöglicht, belastende Informationen für sich zu behalten, und einer vorsichtigen Ermutigung sein, die dem Patienten hilft, das Trauma vollständig zu rekonstruieren. Die Integration der Erinnerung an das Trauma in das kontinuierliche Selbstempfinden des Patienten ist möglicherweise kein realistisches Ziel, da er nicht zu einem Tempo gezwungen werden darf, das ihn überwältigt und desorganisierend wirkt. Der Aufbau eines soliden therapeutischen Bündnisses, das dem Patienten Sicherheit gibt, ist entscheidend für den Erfolg der Therapie. Das Zustandekommen eines solchen Bündnisses kann durch die Belehrung über häufige Reaktionen auf Traumata erleichtert werden.

Lindy (1996) hat vier Arten von Übertragungen identifiziert, die bei PTSD-Patienten häufig vorkommen: 1. die Übertragung von Figuren, die mit dem traumatischen Ereignis zu tun haben, auf den Therapeuten, 2. die Übertragung bestimmter verleugneter Erinnerungen an das traumatische Ereignis auf die Behandlungssituation, 3. die Übertragung intrapsychischer Funktionen des Patienten, die durch das Trauma entstellt wurden, auf den Therapeuten (in der Hoffnung, dass eine gesündere Funktionsweise wiederhergestellt wird) und 4. die Übertragung einer allmächtigen und weisen Rolle auf den Therapeuten, in der dieser dem Patienten helfen kann, zu begreifen, was geschehen ist, und das Gefühl einer persönlichen Bedeutsamkeit wiederherzustellen.

All diese Übertragungen lösen natürlich entsprechende Gegenübertragungen aus. Der Therapeut, der entschlossen ist, den Patienten von dem furchtbaren Trauma zu befreien, das er erlebt hat, entwickelt gegebenenfalls Allmachtsfantasien. Oder er fühlt sich überwältigt, ist wütend und fühlt sich hilflos angesichts der vermeintlichen Weigerung des Patienten, sich von dem Trauma zu lösen. Wenn der Patient besonders hartnäckig an den Erinnerungen an das Trauma festhält, kann der Therapeut in Gleichgültigkeit und Hoffnungslosigkeit verfallen.

In den meisten Fällen sollten bei der Psychotherapie dieser Patienten bescheidene Ziele gesetzt werden – es kann schon zu ehrgeizig sein, eine Heilung oder die vollständige Beseitigung der Symptome anzustreben. Realistischer ist es, eine weitere Verschlimmerung zu verhindern, die adäquaten Funktionen zu stärken und die persönliche Integrität des Patienten wiederherzustellen (Lindy et al. 1984). Anlass zu einem gewissen Optimismus gibt die Erkenntnis, dass in mehr als der Hälfte aller Fälle einer akuten PTSD nach einer Vergewaltigung nach 3 Monaten eine Remission erfolgt (Davidson und Foa 1993) und die Patienten gegebenenfalls lediglich Unterstützung benötigen.

Akute Belastungsreaktion

Die Kriterien bezüglich der Stressfaktoren bei einer akuten Belastungsreaktion sind dieselben wie bei einer PTSD: Der Betreffende muss etwas erlebt haben, das mit einer Todesbedrohung oder einer ernsthaften Verletzung zu tun hat, und muss darauf mit starken Gefühlen der Hilflosigkeit, des Schreckens oder der Angst reagiert haben. Die durch den Stressfaktor ausgelösten Symptome müssen jedoch innerhalb von 4 Wochen nach dem traumatischen Ereignis aufgetreten sein sowie mindestens 2 Tage und höchstens 4 Wochen gedauert haben. Mit anderen Worten, diese Kategorie umfasst Syndrome, die einer PTSD ähnlich sind, gegebenenfalls früher auftreten als eine PTSD, eine kürzere Dauer haben oder Vorstufen einer typischen PTSD sind. Laut einer Studie über Katastrophenhelfer (Fullerton et al. 2004) zufolge entwickelten 42 % der Menschen mit einer akuten Belastungsreaktion eine PTSD.

Zusätzlich zu den Kriterien bezüglich der PTSD-Symptome (wie das erneute Erleben des Ereignisses, die Vermeidung von Reizen, die Erinnerungen an das Trauma auslösen, und übermäßige Erregung) müssen für die Diagnose einer akuten Belastungsreaktion mindestens drei der folgenden dissoziativen Symptome vorliegen: Amnesie in Bezug auf wichtige Aspekte des Traumas, Depersonalisierung, Derealisation, verminderte Wahrnehmung des Umfeldes oder ein subjektives Gefühl der Distanz, der Betäubtheit oder der emotionalen Reaktivität. Die Behandlung bei dieser Erkrankung ist im Wesentlichen dieselbe wie bei anderen Formen der dissoziativen Störung, die in Kapitel 10 unter „Allgemeine Überlegungen" besprochen werden.

Generalisierte Angststörung

Die Kriterien des DSM-IV-TR für die generalisierte Angststörung (GAD) sollen der Abgrenzung dieser Störung von der normalen Besorgnis dienen. Die Angst muss übermäßig, schwer zu kontrollieren und so häufig sein, dass es über einen Zeitraum von mindestens 6 Monaten mehr Tage gibt, an denen sie auftritt, als solche, an denen sie nicht vorhanden ist. Außerdem muss sie einen klinisch signifikanten Leidensdruck verursachen oder das Funktionieren im beruflichen, im sozialen oder in anderen Bereichen beeinträchtigen. Für die Diagnose darf sich der Schwerpunkt der Angst nicht auf die Merkmale anderer Störungen der Achse I wie Angst vor einer Panikattacke, vor Verunreinigung, vor einer öffentlichen Bloßstellung und so weiter beschränken. Die Angst muss so beherrschend sein, dass die Aufmerksamkeit des Patienten einer Reihe von Aktivitäten oder Ereignissen gilt, vor denen er Angst hat. Die Lebensqualität von GAD-Patienten wird durch ihre ständige Sorge um ihre Zukunft, ihre aktuellen Lebensumstände, ihre finanzielle Situation, wegen der Möglichkeit, ihren Angehörigen könnte etwas zustoßen, und in Bezug auf diverse andere Aspekte des Lebens wesentlich beeinträchtigt. Sie empfinden gegebenenfalls eine physische Anspannung und leichte Symptome einer sympathischen Entladung, die jedoch nicht annähernd dem Niveau bei der Panikstörung entsprechen.

Die GAD ist auch weiterhin umstritten. Sie ist die Angststörung mit der höchsten Komorbiditätsrate. Fast 90 % der GAD-Patienten, die an einer in mehreren Zentren durchgeführten Studie (Goisman et al. 1995) teilnahmen, hatten mindestens eine andere Angststörung. Auf jeden Fall haben es Kliniker gewöhnlich mit chronisch besorgten Patienten zu tun, und da diese wegen ihrer alles beherrschenden Angst nur schwer arbeiten können, kann eine Behandlung für sie außerordentlich wichtig sein.

Zahlreiche Studien belegen die Wirksamkeit behavioraler Techniken, der Pharmakotherapie und sogar der kurzen dynamischen Psychotherapie bei Angstpatienten. Ob die Patienten jedes Mal Medikamente nehmen sollten, wenn sie Angst haben, sollte der Psychiater sorgfältig abwägen. Physiologische Komponenten der Angst können durch Medikamente beseitigt werden, ohne dass die kognitiven Aspekte angesprochen werden, die somit bestehen bleiben. Hier ein Auszug aus einem Fall zur Illustration.

Frau O war eine 23-jährige Studentin, die die Sprechstunde wegen wiederkehrender Episoden starker Angst aufsuchte. Etwa dreimal pro Monat überkam sie die Angst vor dem Tod, während sie im Bett lag. Sie grübelte dann wie folgt: „Ich bin jetzt 23; in nur 7 Jahren bin ich 30. Und dann werde ich bald 40, und meine Kinder werden erwachsen sein. Dann werde ich Großmutter und gehe in Rente, und dann sterbe ich." Dann machte sie sich Sorgen darüber, dass ihre Eltern, die beide lebten und wohlauf waren, bald sterben könnten. Diese Gedanken eskalierten immer weiter, bis ihr Herz raste, sodass sie nicht einschlafen konnte.

Nach der diagnostischen Beurteilung besprach der Therapeut mehrere mögliche Maßnahmen mit ihr: die Verschreibung eines angsthemmenden Medikaments, die psychotherapeutische Untersuchung der Ursachen ihrer Angst und eine Kombination der beiden. Sie erklärte spitz, sie wolle keine Medikamente nehmen. „Wie kann eine Pille meine Angst vertreiben?", fragte sie. Sie erklärte, sie wolle die Ursachen ihrer Angst verstehen, um sie bewältigen zu können.

Sie begann eine Psychotherapie, die zu einer zunehmenden ideellen Bewältigung des beunruhigenden Affekts führte. Der Therapeut gab Frau O zu verstehen, dass er nachempfinden könne, dass sie den Tod als beängstigend empfindet, merkte aber auch an, dass Sorgen im Zusammenhang mit dem Leben zur Angst vor dem Tod beitragen können. Er fragte sie, was in ihrem Leben eventuell zu ihrer Angst beitragen könnte. Sie erwiderte sofort, das habe nichts damit zu tun, dass ihr Mann in Übersee stationiert ist. Ihre Augen füllten sich mit Tränen, und der Therapeut reichte ihr eine Box mit Taschentüchern.

Frau O ignorierte die Taschentücher und sprach darüber, dass junge Menschen an AIDS und Krebs starben. Der Therapeut fragte sie, weshalb sie kein Taschentuch genommen habe, als er ihr die Box gereicht hatte. Sie sagte, sie habe gedacht, es wäre ein Zeichen von Schwäche gewesen. Der Therapeut fragte sie, ob es ihr schon immer schwergefallen sei, zuzugeben, dass sie die Hilfe anderer braucht. Sie erwiderte, ihr Leben lang hätten andere ihr über ihre Probleme berichtet, und sie habe niemals zugeben können, dass sie Probleme hatte und die Hilfe anderer Menschen brauchte. Der Therapeut meinte, vielleicht müsse sie den Schein der Unabhängigkeit wahren, um ihre Bedürftigkeit zu leugnen. Sie gab bereitwillig zu, dass sie das Gefühl der Schwäche fürchtete, das mit der Verletzlichkeit und der Bedürftigkeit einhergeht. Der Therapeut erklärte ihr, der Tod sei die Situation der ultimativen Verletzlichkeit und Bedürftigkeit. Darauf erwiderte sie, das Schlimmste am Tod sei ihrer Meinung nach, wenn man dabei alleine wäre.

Als Frau O weiter nach den Ursachen ihrer Angst forschte, stellte sich heraus, dass sie schon immer beträchtliche Schwierigkeiten gehabt hatte, ihre Wut auszudrücken. Sie befürchtete, ihre Wut würde explosionsartig hervorbrechen und somit andere Menschen vertreiben. Die nächtliche Angst überkam sie oft, nachdem sie sich Filme mit Gewaltszenen angesehen hatte. Sie sagte, es störe sie, dass andere ihre Wut so gewaltsam und unumwunden zum Ausdruck brachten, während sie sich solche Mühe gab, ihre Wut zu kontrollieren. Im weiteren Verlauf der Psychotherapie stellte sich heraus, dass sie große Wut gegenüber ihrem Vater empfand, die sie niemals hatte ausdrücken können. Unbewusst hatte sie Angst, ihre Wut könne so explosionsartig hervorbrechen, dass sie ihn zerstören würde.

Nach 2 Monaten Psychotherapie verschwanden die Episoden starker Angst. Frau O hatte immer noch eine gewisse Angst vor dem Tod, aber sie hatte eine größere Kontrolle über ihre Ängste erlangt, nachdem sie verstanden hatte, dass diesen Befürchtungen bezüglich der Auswirkungen ihrer Wut und ihrer Angst vor dem Verlassen- und Alleinsein zugrunde lagen. Mit anderen Worten, eine erweiterte ideelle Bewältigung des Affekts hatte dazu geführt, dass sie ihre Symptome kontrollieren konnte.

Der Fall von Frau O bestätigt den bewährten Grundsatz, dass die Behandlung in der klinischen Psychiatrie an den Patienten angepasst werden muss. Im Gegensatz zu dem, was einige Drittfinanzierer vertreten, ist die angemessenste Behandlung für einen Patienten nicht unbedingt die kosteneffektivste. Manche Kliniker würden vielleicht sagen, ein angsthemmendes Medikament hätte das Symptom der Patienten schneller und billiger beseitigt, Frau O aber wollte etwas anderes als die Linderung ihres Symptoms. Wie Barber und Luborsky (1991) betont haben, erfordern unterschiedliche Angststörungsdiagnosen unter unterschiedlichen Umständen und bei verschiedenen Patienten jeweils eine andere Behandlung. Eine psychodynamische Psychotherapie kann für einen Patienten geeignet sein, der eine psychologische Einstellung hat, motiviert ist, die Hintergründe seiner Symptome zu verstehen, und bereit ist, die Zeit, das Geld und die eigenen Bemühungen für den Therapieprozess aufzuwenden. Frau O hatte nicht um ein Medikament gebeten und hätte es wahrscheinlich auch nicht genommen, wenn man es ihr verschrieben hätte.

Die Gabe von Medikamenten kann manchmal eine entscheidende kurzfristige Ergänzung psychotherapeutischer Maßnahmen bei einer GAD sein. Man darf sie den Patienten jedoch nicht als endgültiges Mittel gegen Angst verkaufen. Die Patienten müssen im Laufe der Psychotherapie lernen, Angst als bedeutsames Signal zu akzeptieren. Menschen mit einer akzeptablen Ich-Stärke gelangen zu der Erkenntnis, dass Angst ein Fenster ins Unbewusste ist.

Die Behandlung der Angst muss mit einer umsichtigen und gründlichen psychodynamischen Beurteilung beginnen, bei der die Angst als durch viele Faktoren bestimmte „Spitze des Eisbergs" verstanden wird. Der Kliniker muss die Art der zugrunde liegenden Befürchtungen des Patienten feststellen (siehe Tabelle 9–1). Außerdem muss er ermitteln, welche Rolle die Angst in der Persönlichkeitsstruktur des Patienten spielt. Inwieweit kann das Ich Angst tolerieren und die Ermittlung ihrer Ursachen ertragen? Lösen vielleicht bestimmte Konstellationen innerer Objektbeziehungen die Angst aus? Ist die Angst mit Befürchtungen bezüglich der Auflösung des Selbst verbunden? Welche psychodynamische Maßnahme geeignet ist, hängt zum Teil von der klinischen Situation und den Erwartungen des Patienten ab. Manche Patienten sprechen schnell und gut auf kurze pädagogische und aufklärende Ausführungen an und brauchen danach keine weitere Behandlung mehr. Bei anderen, die stark fokussierte Symptome und beachtliche Ich-Stärken haben, kann eine kurze dynamische Therapie zu einer Besserung führen. Neurotische Patienten mit weniger klar umrissenen Beschwerden und dem Bestreben, eine grundlegende Änderung ihrer Persönlichkeit zu erreichen, benötigen gegebenenfalls eine Psychoanalyse. Und Patienten mit einer schweren Charakterpathologie, die über Angst klagen, können erst nach einer langfristigen expressiv-supportiven Psychotherapie mit der Besserung ihrer Symptome rechnen.

Wenn er bei GAD-Patienten eine Psychotherapie vornimmt, muss der Therapeut Verständnis dafür aufbringen, dass sich der Patient auf somatische Symptome und andere scheinbar oberflächliche Probleme konzentriert. Laut einer Arbeitshypothese bezüglich der Abwehrfunktion lenkt die Schwerpunktlegung auf diese Probleme den Patienten von den beunruhigenderen Sorgen ab, die ihnen zugrunde liegen. Dieses typische

Abwehrmuster des Vermeidens kann sowohl mit einer unsicheren, konfliktreichen Bindung in der Kindheit als auch mit frühen Traumata zusammenhängen (Crits Christoph et al. 1995). Nachdem er sich die Sorgen des Patienten mit Empathie angehört hat, kann der Therapeut beginnen, nach Familienbeziehungen, zwischenmenschlichen Schwierigkeiten und der beruflichen Situation des Patienten zu fragen. Er kann Verbindungen zwischen den verschiedenen Bereichen herstellen, die dem Patienten Sorge bereiten, wodurch sich nach und nach die Hauptkonflikte in Beziehungen abzeichnen. Wie bei jeder dynamischen Therapie können einige der wichtigsten Belege solcher Muster in der Übertragungsbeziehung zutage treten. Wenn die Ursachen der Angst mit wiederkehrenden Konflikten in Verbindung gebracht werden, erkennt der Patient, dass er seine Angst bewältigen kann, indem er seine unbewusste Erwartung, in Beziehungen oder im Beruf zu versagen, versteht. Ein positives Resultat kann auch darin bestehen, dass er lernt, die Angst als Signal für einen wiederkehrenden Konflikt zu verstehen, was zu Introspektion und zu einem tieferen Verständnis führt.

Literaturhinweise

Abend, S. M.: Psychoanalytic psychotherapy, in: Handbook of Phobia Therapy: Rapid Symptom Relief in Anxiety Disorders. Edited by Lindemann, D. Northvale, NJ, Jason Aronson, 1989, S. 395–403.

American Psychiatric Association: Diagnostic and Statistical Manual of Mental Disorders. 3rd Edition. Washington, DC, American Psychiatric Association, 1980.

American Psychiatric Association: Diagnostic and Statistical Manual of Mental Disorders. 3rd Edition. Revised. Washington, DC, American Psychiatric Association, 1987.

American Psychiatric Association: Diagnostic and Statistical Manual of Mental Disorders. 4th Edition. Washington, DC, American Psychiatric Association, 1994.

American Psychiatric Association: Diagnostic and Statistical Manual of Mental Disorders. 4th Edition. Text Revision. Washington, DC, American Psychiatric Association, 2000.

Appelbaum, S. A.: The Anatomy of Change: A Menninger Report on Testing the Effects of Psychotherapy. New York, Plenum, 1977.

Baer, L., Jenike, M. A.: Introduction, in: Obsessive-Compulsive Disorders: Theory and Management. Edited by Jenike, M. A., Baer, L., Minichiello, W. E. Littleton, MA, PSG Publishing, 1986, S. 1–9.

Barber, J. P., Luborsky, L.: A psychodynamic view of simple phobia and prescriptive matching: a commentary. Psychotherapy 28: 469–472, 1991.

Barlow, D. H., Beck, J. G.: The psychosocial treatment of anxiety disorders: current status, future directions, in: Psychotherapy Research: Where Are We and Where Should We Go? Edited by Williams, J. B. W., Spitzer, R. L. New York, Guilford, 1984, S. 29–69.
Black, A.: The natural history of obsessional neurosis, in: Obsessional States. Edited by Beech, H. R. London, Methuen, 1974, S. 19–54.
Breslau, N., Davis, G. C., Andreski, P., et al.: Traumatic events and posttraumatic stress disorder in an urban population of young adults. Arch Gen Psychiatry 48: 216–222, 1991.
Breslau, N., Kessler, R. C., Chilcoat, H. D., et al.: Trauma and posttraumatic stress disorder in the community: the 1996 Detroit Area Survey of Trauma. Arch Gen Psychiatry 55: 626–632, 1998.
Brom, D., Kleber, R. J., Defares, P. B.: Brief psychotherapy for posttraumatic stress disorders. J Consult Clin Psychol 57: 607–612, 1989.
Busch, F. N., Cooper, A. M., Klerman, G. L., et al.: Neurophysiological, cognitive-behavioral, and psychoanalytic approaches to panic disorder: toward an integration. Psychoanalytic Inquiry 11: 316–332, 1991.
Busch, F. N., Shear, M. K., Cooper, A. M., et al.: An empirical study of defense mechanisms in panic disorder. J Nerv Ment Dis 183: 299–303, 1995.
Buttolph, M. L., Holland, A. D.: Obsessive-compulsive disorders in pregnancy and childbirth, in: Obsessive-Compulsive Disorders: Theory and Management. 2nd Edition. Edited by Jenike, M. A., Baer, L., Minichiello, W. E. Chicago. IL, Year Book Medical, 1990, S. 89–95.
Calvocoressi, L., Lewis, B., Harris, M., et al.: Family accommodation in obsessive-compulsive disorder. Am J Psychiatry 152: 441–443, 1995.
Clark, D. A.: Cognitive-Behavioral Therapy for OCD. New York, Guilford, 2004.
Clomipramine Collaborative Study Group: Clomipramine in the treatment of patients with obsessive-compulsive disorder. Arch Gen Psychiatry 48: 730–738, 1991.
Cooper, A. M.: Will neurobiology influence psychoanalysis? Am J Psychiatry 142: 1395–1402, 1985.
Cornfield, R. B., Malen, R. L.: A multidimensional view of the obsessive character. Compr Psychiatry 19: 73–78, 1978.
Crits Christoph, P., Crits Christoph, K., Wolf Palacio, D., et al.: Brief supportive-expressive psychodynamic therapy for general anxiety disorder, in: Dynamic Therapies for Psychiatric Disorders (Axis I). Edited by Barber, J. P., Crits Christoph, P. New York, Basic Books, 1995, S. 43–83.
Davidson, J. R. T.: Recognition and treatment of posttraumatic stress disorder. JAMA 286: 584–587, 2001.
Davidson, J. R. T., Foa, E. B. (Hrsg.): Epilogue, in: Posttraumatic Stress Disorder: DSM IV and Beyond. Washington, DC, American Psychiatric Press, 1993, S. 229–235.

Davidson, J. R. T., Rothbaum, B. O., van der Kolk, B. A., et al.: Multicenter, double-blind comparison of sertraline and placebo in the treatment of posttraumatic stress disorder. Arch Gen Psychiatry 58: 485–492, 2001.

De Masi, F.: The psychodynamic of panic attacks: a useful integration of psychoanalysis and neuroscience. Int J Psychoanal 85: 311–336, 2004.

Elkins, R., Rapoport, J. L., Lipsky, A.: Obsessive-compulsive disorder of childhood and adolescence: a neurobiological viewpoint. J Am Acad Child Psychiatry 19: 511–524, 1980.

Faravelli, D., Pallanti, S.: Recent life events and panic disorder. Am J Psychiatry 146: 622–626, 1989.

Foa, E. B., Davidson, J. R. T., Frances, A.: Expert consensus guideline series: treatment of posttraumatic stress disorder. J Clin Psychiatry 60: 1–76, 1999.

Freud, S.: Über die Berechtigung von der Neurasthenie einen bestimmten Symptomenkomplex als Angstneurose abzutrennen. GW Bd. I, 1895b, S. 313–342.

Freud, S.: Hemmung, Symptom und Angst. GW Bd XIV, 1926d, S. 111–205.

Friedman, M. J.: Biological approaches to the diagnosis and treatment of post-traumatic stress disorder. J Trauma Stress 4: 67–91, 1991.

Fullerton, C. S., Ursano, R. J., Wang, L.: Acute stress disorder, post-traumatic stress disorder, and depression in disaster or rescue workers. Am J Psychiatry 161: 1370–1376, 2004.

Gabbard, G. O.: Psychodynamics of panic disorder and social phobia. Bull Menninger Clin 56 (suppl. A): A3–A13, 1992.

Gabbard, G. O., Nemiah, J. C.: Multiple determinants of anxiety in a patient with borderline personality disorder. Bull Menninger Clin 49: 161–172, 1985.

Gaston, L.: Dynamic therapy for post-traumatic stress disorder, in: Dynamic Therapies for Psychiatric Disorders (Axis I). Edited by Barber, J. P., CritsChristoph, P. New York, Basic Books, 1995, S. 161–192.

Goisman, R. M., Goldenberg, I., Vasile, R. G., et al.: Comorbidity of anxiety disorders in a multicenter anxiety study. Compr Psychiatry 36: 303–311, 1995.

Greist, J. H., Jefferson, J. W.: Obsessive-compulsive disorder, in: Treatments of Psychiatric Disorders. 2nd Edition. Vol. 2. Edited by Gabbard, G. O. Washington, DC, American Psychiatric Press, 1995, S. 1477–1498.

Griffin, M. G., Resick, P. A., Mechanic, M. B.: Objective assessment of peritraumatic dissociation: psychophysiological indicators. Am J Psychiatry 154: 1081–1088, 1997.

Hariri, A. R., Mattay, V. S., Tessitore, A., et al.: Serotonin transporter genetic variation and the response of the human amygdala. Science 297: 400–403, 2002.

Hendin, H., Hass, A. P.: Suicide and guilt as manifestations of PTSD in Vietnam combat veterans. Am J Psychiatry 148: 586–591, 1991.

Hirshfeld, D. R., Biederman, J., Brody, L., et al.: Expressed emotion toward children with behavioral inhibition: associations with maternal anxiety disorder. J Am Acad Child Adolesc Psychiatry 36: 910–917, 1997.

Hollander, E., Schiffman, E., Cohen, B., et al.: Signs of central nervous system dysfunction in obsessive-compulsive disorder. Arch Gen Psychiatry 47: 27–32, 1990.

Horowitz, M. J.: Stress Response Syndromes. New York, Jason Aronson, 1976.

Jenike, M. A.: Obsessive-compulsive disorder. N Engl J Med 350: 259–264, 2004.

Jenike, M. A., Baer, L., Minichiello, W. E. (Hrsg.): Obsessive-Compulsive Disorders: Theory and Management. Littleton, MA, PSG Publishing, 1986.

Jenike, M. A., Breiter, H. C., Baer, L., et al.: Cerebral structural abnormalities in obsessive-compulsive disorder: a quantitative morphometric magnetic resonance imaging study. Arch Gen Psychiatry 53: 625–632, 1996.

Kagan, J., Reznick, J. S., Snidman, N.: Biological bases of childhood shyness. Science 240: 167–171, 1988.

Karno, M., Golding, J. M., Sorenson, S. B.: The epidemiology of obsessive-compulsive disorder in five U. S. communities. Arch Gen Psychiatry 45: 1094–1099, 1988.

Kendler, K. S., Neale, M. C., Kessler, R. C., et al.: Childhood parental loss and adult psychopathology in women: a twin study perspective. Arch Gen Psychiatry 49: 109–116, 1992a.

Kendler, K. S., Neale, M. C., Kessler, R. C., et al.: The genetic epidemiology of phobias in women: the interrelationship of agoraphobia, social phobia, situational phobia, and simple phobia. Arch Gen Psychiatry 49: 273–281, 1992b.

Kessler, R. C., Sonnega, A., Bromet, E., et al.: Posttraumatic stress disorder in the National Comorbidity Survey. Arch Gen Psychiatry 52: 1048–1060, 1995.

Kilpatrick, D. G., Resnick, H. S.: Appendix III: a description of the posttraumatic stress disorder field trial, in: Posttraumatic Stress Disorder: DSM IV and Beyond. Edited by Davidson, J. R. T., Foa, E. B. Washington, DC, American Psychiatric Press, 1993, S. 243–250.

Krystal, H. (Hrsg.): Massive Psychic Trauma. New York, International Universities Press, 1968.

Krystal, H.: Psychoanalytic views on human emotional damages, in: Post-Traumatic Stress Disorder: Psychological and Biological Sequelae. Edited by van der Kolk, B. A. Washington, DC, American Psychiatric Press, 1984, S. 1–28.

Krystal, H.: Integration and Self-Healing: Affect, Trauma, Alexithymia. Hillsdale, NJ, Analytic Press, 1988.

LeDoux, J.: Das Netz der Gefühle. Wie Emotionen entstehen. München, dtv, 2004; engl. The Emotional Brain: The Mysterious Underpinnings of Emotional Life, 1996.

Lesch, K. P., Bengel, D., Heils, A., et al.: Association of anxiety-related traits with a polymorphism in the serotonin transporter gene regulatory region. Science 274: 1527–1531, 1996.

Leib, P. T.: Integrating behavior modification and pharmacotherapy with the psychoanalytic treatment of obsessive-compulsive disorder: a case study. Psychoanalytic Inquiry 21: 222–241, 2001.

Lieb, R., Wittchen, H. U., Hofler, M., et al.: Parental psychopathology, parenting styles, and the risk of social phobia in offspring: a prospective-longitudinal community study. Arch Gen Psychiatry 57: 859–866, 2000.

Lieberman, J.: Evidence for a biological hypothesis of obsessive-compulsive disorder. Neuropsychobiology 11: 14–21, 1984.

Lindy, J. D.: Psychoanalytic psychotherapy of posttraumatic stress disorder: the nature of the therapeutic relationship, in: Traumatic Stress: The Effects of Overwhelming Experience of Mind, Body, and Society. Edited by van der Kolk, B. A., McFarlane, A. C., Weisaeth, L. New York, Guilford, 1996, S. 525–536.

Lindy, J. D., Green, B. L., Grace, M. C., et al.: Psychotherapy with survivors of the Beverly Hills Super Club fire. Am J Psychother 37: 593–610, 1983.

Lindy, J. D., Grace, M. C., Green, B. L.: Building a conceptual bridge between civilian trauma and war trauma: preliminary psychological findings from a clinical sample of Vietnam veterans, in: Post-Traumatic Stress Disorder: Psychological and Biological Sequelae. Edited by van der Kolk, B. A. Washington, DC, American Psychiatric Press, 1984, S. 43–57.

Malt, U. F., Olafsen, O. M.: Psychological appraisal and emotional response to physical injury: a clinical, phenomenological study of 109 adults. Psychiatr Med 10: 117–134, 1992.

Manassis, K., Bradley, S., Goldberg, S., et al.: Attachment in mothers with anxiety disorders and their children. J Am Acad Child Adolesc Psychiatry 33: 1106–1113, 1994.

March, J. S.: What constitutes a stressor? The „criterion A“ issue, in: Posttraumatic Stress Disorder: DSM IV and Beyond. Edited by Davidson, J. R. T., Foa, E. B. Washington, DC, American Psychiatric Press, 1993, S. 37–54.

McNally, R. J., Shin, L. M.: Association of intelligence with severity of posttraumatic stress disorder symptoms in Vietnam combat veterans. Am J Psychiatry 152: 936–938, 1995.

Meares, R.: A specific developmental deficit in obsessive-compulsive disorder: the example of the wolf man. Psychoanalytic Inquiry 21: 289–319, 2001.

Milrod, B.: Unconscious pregnancy fantasies as an underlying dynamism in panic disorder. J Am Psychoanal Assoc 46: 673–790, 1998.

Milrod, B., Shear, M. K.: Psychodynamic treatment of panic: three case histories. Hosp Community Psychiatry 42: 311–312, 1991.

Milrod, B. L., Busch, F. N., Cooper, A. M., et al.: Manual of Panic-Focused Psychodynamic Psychotherapy. Washington, DC, American Psychiatric Press, 1997.

Milrod, B., Busch, F., Leon, A. C., et al.: A pilot open trial of brief psychodynamic psychotherapy for panic disorder. Journal of Psychotherapy Research 10: 239–245, 2001.

Milrod, B., Leon, A.C., Shear, M.K.: Can interpersonal loss precipitate panic disorder? (Brief) Am J Psychiatry 161: 758-759, 2004.

Milrod, B. L., Leon, A., Busch, F. N., Rudden, M., Schwalberg, M., Clarkin, J. F., Aronson, A., Singer, M., Turchin, W., Klass, E., Graf, E., Reres, J., Shear, M.: A randomized controlled trial of psychoanalytic psychotherapy for panic disorder. Am J Psychiatry 164: 265–272, 2007.

Nemiah, J. C.: A psychoanalytic view of phobias. Am J Psychoanal 41: 115–120, 1981.

Nemiah, J. C.: The psychodynamic view of anxiety, in: Diagnosis and Treatment of Anxiety Disorders. Edited by Pasnau, R. O. Washington, DC, American Psychiatric Press, 1984, S. 115–137.

Nemiah, J. C.: Psychoneurotic disorders, in: The New Harvard Guide to Psychiatry. Edited by Nicholi, A. M. Jr. Cambridge, MA, Belknap Press of Harvard University Press, 1988, S. 234–258.

Neziroglu, F., Anemone, R., Yaryura Tobias, J. A.: Onset of obsessive-compulsive disorder in pregnancy. Am J Psychiatry 149: 947–950, 1992.

Peebles, M. J.: Posttraumatic stress disorder: a historical perspective on diagnosis and treatment. Bull Menninger Clin 53: 274–286, 1989.

Perry, S., Difede, J., Musngi, G., et al.: Predictors of posttraumatic stress disorder after burn injury. Am J Psychiatry 149: 931–935, 1992.

Perse, T.: Obsessive-compulsive disorder: a treatment review. J Clin Psychiatry 49: 48–55, 1988.

Pollard, C. A:, Henderson, J. G.: Four types of social phobia in a community sample. J Nerv Ment Dis 176: 440–445, 1988.

Purcell, R., Maruff, P., Kyrios, M., et al.: Neuropsychological deficits in obsessive-compulsive disorder: a comparison with unipolar depression, panic disorder, and normal controls. Arch Gen Psychiatry 55: 415–423, 1998.

Regier, D. A., Boyd, J. H., Burke, J. D., et al.: One-month prevalence of mental disorders in the United States. Arch Gen Psychiatry 45: 977–986, 1988.

Reich, J. H.: DSM III personality disorders and the outcome of treated panic disorder. Am J Psychiatry 145: 1149–1152, 1988.

Rosenbaum, J. F., Biederman, J., Bolduc, E. A., et al.: Comorbidity of parental anxiety disorders as risk for childhood-onset anxiety in inhibited children. Am J Psychiatry 149: 475–481, 1992.

RoyByrne, P. P., Geraci, M., Uhde, T. W.: Life events of the onset of panic disorder. Am J Psychiatry 143: 1424–1427, 1986.

Schneier, F. R., Johnson, J., Hornig, C. D., et al.: Social phobia: comorbidity and morbidity in an epidemiological sample. Arch Gen Psychiatry 49: 282–288, 1992.

Schnyder, U., Morgeli, H., Klaghofer, R., et al.: Incidence and prediction of posttraumatic stress disorder symptoms in severely injured accident victims. Am J Psychiatry 158: 594–599, 2001.

Shear, M. K.: Factors in the etiology and pathogenesis of panic disorder: revisiting the attachment-separation paradigm. Am J Psychiatry 153 (suppl.): 125–136, 1996.

Siegal, R. S., Rosen, I. C.: Character style and anxiety tolerance: a study of intrapsychic change, in: Research in Psychotherapy. Vol. 2. Edited by Strupp, H., Luborsky, L. Baltimore, MD, French-Bray Printing Co., 1962, S. 206–217.

Sifneos, P. E.: Short-Term Psychotherapy and Emotional Crisis. Cambridge, MA, Harvard University Press, 1972.

Sifneos, P. E.: The prevalence of „alexithymic“ characteristics in psychosomatic patients. Psychother Psychosom 22: 257–262, 1973.

Solomon, S. D., Gerrity, E. T., Muff, A. M.: Efficacy of treatment of posttraumatic stress disorder: an empirical review. JAMA 268: 633–638, 1992.

Stein, M. B., Walker, J. R., Anderson, G., et al.: Childhood physical and sexual abuse in patients with anxiety disorders and in a community sample. Am J Psychiatry 153: 275–277, 1996.

Stein, M. B., McQuaid, J. R., Pedrelli, P., et al.: Posttraumatic stress disorder in the primary care medical setting. Gen Hosp Psychiatry 22: 261–269, 2000.

Tillfors, M., Furmark, T., Marteinsdottir, I., et al.: Cerebral blood flow in subjects with social phobia during stressful speaking tasks: a PET study. Am J Psychiatry 158: 1220–1226, 2001.

Turner, S. M., Beidel, D. C., Nathan, R. S.: Biological factors in obsessive-compulsive disorder. Psychol Bull 97: 430–450, 1985.

Tyrer, P., Seivewright, H., Johnson, T.: The core elements of neurosis: mixed anxiety-depression (cothymia) and personality disorder. J Personal Disord 17: 129–138, 2003.

Ursano, R. J.: Posttraumatic stress disorder: the stressor criterion (commentary). J Nerv Ment Dis 175: 273–275, 1987.

Van Emmerick, A. A., Kamphuis, J. H., Hulsbosch, A. F., et al.: Single session debriefing after psychological trauma: a meta-analysis. Lancet 360: 766–771, 2002.

Venturello, S., Barzega, G., Maina, G., et al.: Premorbid conditions and precipitating events in early onset panic disorder. Compr Psychiatry 43: 28–36, 2002.

West, L. J., Coburn, K.: Posttraumatic anxiety, in: Diagnosis and Treatment of Anxiety Disorders. Edited by Pasnau, R. O. Washington, DC, American Psychiatric Press, 1984, S. 79–133.

White, K., Cole, J. O.: Is there a drug treatment for obsessive-compulsive disorder? (Forum) Harv Ment Health Lett 5: 8, 1988.

Wiborg, I. M., Dahl, A. A.: Does brief dynamic psychotherapy reduce the relapse rate of panic disorder? Arch Gen Psychiatry 53: 689–694, 1996.

Wong, P. S.: Anxiety, signal anxiety, and unconscious anticipation: neuroscientific evidence for an unconscious signal function in humans. J Am Psychoanal Assoc 47: 817–841, 1999.
Zetin, M., Kramer, M. A.: Obsessive-compulsive disorder. Hosp Community Psychiatry 43: 689–699, 1992.
Zetzel, E. R.: The Capacity for Emotional Growth. New York, International Universities Press, 1970.
Zitrin, C. M., Klein, D. F., Woerner, M. G.: Behavior therapy, supportive psychotherapy, imipramine, and phobias. Arch Gen Psychiatry 35: 307–316, 1978.

KAPITEL 10

DISSOZIATIVE STÖRUNGEN

Als die dynamische Psychiatrie entstand, waren zwei Männer, Janet und Freud, von der Vielzahl der hysterischen Phänomene überrascht, die sie beobachteten. Um veränderte Bewusstseinszustände wie Amnesie und Fugue zu erklären, postulierte Janet, Erinnerungen an Traumata bestünden als relativ unassimilierte fixe Ideen, die als Herde für die Entstehung solcher Zustände dienen. Er vertrat die Ansicht, Nervenenergien, die die mentalen Funktionen zusammenhalten, könnten sich so weit verringern, dass sich bestimmte Funktionen der zentralen Kontrolle entziehen, und bezeichnete diesen Prozess als *Dissoziation*.

Freud dagegen vertrat die These der Verdrängung, einer aktiven Verbannung bestimmter mentaler Inhalte aus dem Bewusstsein in den Bereich des dynamischen Unbewussten. Obwohl diese inakzeptablen Gefühle außerhalb des Bewusstseins bleiben, sind sie im Unbewussten weiterhin aktiv und können in Form von Symptomen erneut zutage treten. In diesem Punkt schieden sich die Wege von Freud und Janet, da Freud die Ansicht vertrat, hysterische Phänomene resultierten aus aktiven mentalen Prozessen, Janet dagegen der Meinung war, es handle sich um passive mentale Prozesse (Nemiah 1989).

Seit einigen Jahren wird der Dissoziation im Zusammenhang mit dem Interesse an der posttraumatischen Belastungsstörung (PTSD) und den Reaktionen auf Traumata im Allgemeinen verstärkte Aufmerksamkeit zuteil. Psychoanalytisches Denken konzentrierte sich traditionell auf unbewusste Bedürfnisse, Wünsche und Triebe sowie die Abwehrmechanismen gegen sie. Die intrapsychische Fantasie spielte eine größere Rolle als externe Traumata. Dissoziative Störungen und die PTSD haben dies ausgeglichen, sodass psychodynamische Kliniker der pathogenen Wirkung realer Ereignisse heute eine ebenso große Bedeutung zuschreiben.

Pathologische Formen der Dissoziation werden anhand von Störungen oder Veränderungen der normalerweise integrativen Funktionen des Gedächtnisses, der Identität oder des Bewusstseins identifiziert (Putnam 1991). Das DSM-IV-TR (American Psychiatric Association 2000) enthält folgende diagnostische Einheiten innerhalb der dissoziativen Störungen: dissoziative Identitätsstörung (multiple Persönlichkeitsstörung), Depersonalisierungsstörung, nicht näher bezeichnete dissoziative Störung, dissoziative Amnesie und dissoziative Fugue (wobei die letzten beiden vormals als „psychogene Amnesie" und „psychogene Fugue" bezeichnet wurden).

Allgemeine Überlegungen

Vor der ausführlichen Besprechung der einzelnen dissoziativen Störungen muss ich einige allgemeine Überlegungen zum Phänomen der Dissoziation darlegen, die einen Kontext für das Verständnis der einzelnen dissoziativen Störungen schaffen. Der Zusammenhang zwischen der Hypnotisierbarkeit und der Dissoziation ist seit vielen Jahren bekannt, und es ist hinreichend dokumentiert, dass hysterische Patienten mit dissoziativen Symptomen zugleich sehr gut zu hypnotisieren sind (Bliss 1980; Spiegel 1984; Spiegel und Fink 1979; Steingard und Frankel 1985). Gegenwärtig gibt es jedoch widersprüchliche Ansichten über die konzeptuelle Beziehung zwischen Hypnose und Dissoziation (Bremner und Marmar 1998). Frankel (1990) vertrat die Meinung, Dissoziation und Hypnotisierbarkeit seien eng verwandte, aber verschiede Phänomene, die bei Gruppen, bei denen beide stark ausgeprägt sind, schwer zu unterscheiden seien. Viele Symptome, die für dissoziative Störungen typisch sind, können bei bestimmten, leicht hypnotisierbaren Probanden durch Hypnose hervorgerufen werden (Putnam 1991). Manche Fachleute betrachten das Konzept der hypnotischen Trance als Metapher für dissoziative Zustände, Spiegel (1990) aber hat die Hypnose als „in einer strukturierten Situation hervorgerufene kontrollierte Dissoziation" definiert (S. 247). Der Hypnose und den Zuständen schwerer Dissoziation ist das vollständige Vertieftsein in bestimmte Aspekte der Erfahrung gemein, das mit dem völligen Vergessen anderer Aspekte einhergeht.

Im Wesentlichen ist Dissoziation das Misslingen der Integration der Aspekte der Wahrnehmung, der Erinnerung, der Identität und des Bewusstseins. Kleinere Dissoziationen wie die „Autobahntrance", vorübergehende Gefühle von Fremdheit oder „Weggetretensein" kommen in der Gesamtbevölkerung häufig vor. Eine Vielzahl empirischer Belege lässt darauf schließen, dass Dissoziation insbesondere als Abwehrmechanismus gegen Traumata vorkommt. Besonders häufig sind dissoziative Symptome infolge von Feuerstürmen (Koopman et al. 1994), Erdbeben (Cardeña und Spiegel 1993),

Kriegshandlungen (Marmar et al. 1994), Folter (Van Ommeren et al. 2001) und bei Menschen, die Zeugen einer Hinrichtung waren (Freinkel et al. 1994). Die Dissoziation ermöglicht es den Betreffenden, die Illusion der psychologischen Kontrolle aufrechtzuerhalten, wenn sie sich hilflos fühlen und die Kontrolle über ihren Körper verlieren. Dissoziative Abwehrmechanismen dienen zum einen dazu, den Opfern zu helfen, sich einem traumatischen Ereignis zu entziehen, während es abläuft, und zum anderen dazu, das notwendige Durcharbeiten, bei dem das Ereignis in ihr Leben eingeordnet wird, zu verzögern.

Traumata als solche können als plötzliche Unterbrechung der Erfahrung betrachtet werden (Spiegel 1997). Die Dissoziation während eines Traumas führt auch zu einer Unterbrechung der Speicherung von Erinnerungen. Etwa 25 % bis 50 % der Traumaopfer erleben eine Art der Distanzierung von dem Trauma, während andere eine teilweise oder vollständige Amnesie in Bezug auf das Ereignis haben (Spiegel 1991). Diese mentalen Mechanismen ermöglichen es den Opfern, die Erfahrung getrennt zu verwahren, sodass sie für das Bewusstsein nicht mehr zugänglich ist – als hätten sie das Trauma gar nicht erlebt. Es ist nicht bekannt, weshalb manche Menschen dissoziieren und andere nicht. Eine Untersuchung von Soldaten, die an einem Überlebenstraining teilnahmen, deutet darauf hin, dass diejenigen, die über eine frühere Bedrohung ihres Lebens berichtet hatten, infolge des durch das Training verursachten Stresses mit größerer Wahrscheinlichkeit dissoziierten (Morgan et al. 2001). Die Ergebnisse einer anderen Studie (Griffin et al. 1997) lassen darauf schließen, dass physiologische Unterschiede bei der Neigung zur Dissoziation eine Rolle spielen könnten.

Bei Vietnamveteranen durchgeführte Untersuchungen mit der Magnetresonanztomografie (MRI) haben gezeigt, dass der rechte Hippocampus bei denen mit einer PTSD kleiner ist als bei denen ohne diese Störung (Bremner et al. 1995). Auch bei depressiven Frauen, die als Kinder über längere Zeit schwere körperliche Misshandlungen und/oder schweren sexuellen Missbrauch erlitten haben, ist der Hippocampus kleiner als bei Kontrollpersonen (Vythilingam et al. 2002). Der Hippocampus spielt die entscheidende Rolle bei der Speicherung und beim Abrufen von Erinnerungen, worauf manche Forscher die Hypothese gründen, Gedächtnisprobleme im Zusammenhang mit Dissoziation seien auf Schädigungen dieser Region zurückzuführen (Spiegel 1997). Yehuda (1997) meinte, eine erhöhte Reaktivität der Achse vom Hypothalamus über die Hypophyse bis zur Nebennierenrinde führe zu einer erhöhten Aktivität der Glukokortikoidrezeptoren, die eine Atrophie des Hippocampus verursache. Wenn das hohe Maß an Stress, das mit einem traumatischen Ereignis verbunden ist, den Hippocampus effektiv ausschaltet, wird die autobiografische Erinnerung an dieses Ereignis beeinträchtigt (Allen et al. 1999). Eine häufige Abwehrreaktion gegen Traumata ist die dissoziative Distanzierung, die eine Art der Abwehr intensiver Affekte darstellt. Allen et al.

(1999) haben dargelegt, dass eine solche Distanzierung das Bewusstsein des Betreffenden stark einschränkt, sodass die verminderte Erkennung des Kontextes den Prozess der sorgfältigen Encodierung der Erinnerung behindert. Ohne die für die Speicherung erforderliche Reflexion wird die Erinnerung nicht in die Autobiografie integriert. Diese Verfasser meinten auch, bei der dissoziativen Distanzierung könne eine kortikale Unterbrechung vorliegen (Krystal et al. 1995), die höhere kognitive Funktionen wie die Sprache beeinträchtigt. Rauch und Shin (1997) haben mithilfe der Positronenemissionstomografie (PET) festgestellt, dass eine PTSD mit einer Hypoaktivität des Broca-Sprachzentrums einhergeht. Die Kombination einer Schädigung des Hippocampus und der Hypoaktivität im Broca-Sprachzentrum deutet auf eine eingeschränkte Fähigkeit zur lexikalen Bewältigung von Erinnerungen hin. Somit können dissoziative Phänomene anfangs als Abwehrmechanismen von Nutzen sein, letztendlich jedoch die Fähigkeit des Gehirns zur Verarbeitung traumatischer Erinnerungen einschränken (Spiegel 1997).

Es scheint, als seien jeweils unterschiedliche Muster neuronaler Aktivierung mit den verschiedenen Arten des Gedächtnisses verbunden. Mehrere Verfasser (Brewin 2001; Driessen et al. 2004) haben sich für eine duale Repräsentanz traumatischer Erinnerungen ausgesprochen. Verbal zugängliche Erinnerungen sind unabhängiger von Stichworten und Situationen, während traumatische Erinnerungen unkontrollierbar, unbewusst und von Stichworten abhängig zu sein scheinen. Die letztere Art der Erinnerungen, die mit der Amygdala, dem Thalamus und den primären sensorischen Rindenarealen zusammenhängen, können durch die höheren Hirnregionen wie das Cingulum, die präfrontalen Areale, den Hippocampus und die Sprachbereiche kaum gehemmt werden.

Ob genetische Faktoren einen Einfluss auf die Anfälligkeit für die Dissoziation haben, ist nicht geklärt. Im Rahmen einer Studie mit 177 eineiigen und 152 zweieiigen Zwillingspaaren aus der Gesamtbevölkerung, die freiwillig daran teilnahmen (Jang et al. 1998), bearbeiteten die Probanden zwei Elemente zum Dissoziationsvermögen der Dissociative Experiences Scale (DES), einem aus 28 Items bestehenden Fragebogen zur Selbstbeurteilung mit anerkannter Reliabilität und Validität (Putnam 1991). Die Ergebnisse zeigten, dass genetische Faktoren für 48 % und 55 % der Varianz bei den Skalen für pathologische beziehungsweise nicht pathologische dissoziative Erfahrungen verantwortlich waren. Bei einer anderen Studie (Waller und Ross 1997) hingegen konnte keine Erblichkeit nachgewiesen werden.

Der Zusammenhang zwischen Dissoziation und Traumata in der Kindheit wurde in einer Reihe von Studien nachgewiesen. Bei einer Untersuchung (Brodsky et al. 1995) berichteten 60 % von den 50 % der Probanden, deren DES-Werte auf eine pathologische Dissoziation hindeuteten, über körperliche Misshandlung und/oder sexuellen Missbrauch in der Kindheit. In einer anderen Studie (Mulder et al. 1998) mit 1 028 nach dem Zufallsprinzip ausgewählten

Probanden wurde festgestellt, dass 6,3 % drei oder mehr häufig auftretende dissoziative Symptome hatten und diese Probanden als Kinder fünfmal so oft Opfer von körperlicher Misshandlung und doppelt so oft Opfer von sexuellem Missbrauch gewesen waren.

Dissoziative Störungen

Psychodynamische Auffassung

Verdrängung und Dissoziation sind gleichermaßen Abwehrmechanismen, und bei beiden werden mentale Inhalte aus dem Bewusstsein verbannt. Sie unterscheiden sich jedoch hinsichtlich der Art und Weise der Handhabung der mentalen Inhalte. Im Falle der Verdrängung kommt es durch die Verdrängungsbarriere zu einer horizontalen Spaltung, und die Inhalte werden ins dynamische Unbewusste übertragen. Bei der Dissoziation dagegen kommt es zu einer vertikalen Spaltung, sodass die mentalen Inhalte in einer Reihe paralleler Bewusstseine vorhanden sind (Kluft 1991b). Außerdem kommt die Verdrängung gewöhnlich als Reaktion auf verbotene Wünsche wie ödipales Verlangen nach dem Elternteil des anderen Geschlechts und nicht als Reaktion auf äußere Ereignisse zum Einsatz. Das heißt, eine Dissoziation kann durch ein Trauma ausgelöst werden, die Verdrängung hingegen durch stark konfliktbeladene Wünsche (Spiegel 1990). Allerdings kann die Dissoziation, wenn sie einmal aktiviert ist, durch Wünsche und Verlangen reaktiviert werden.

Bei einer Dissoziation müssen in den meisten Fällen unvereinbare Selbstschemen oder Repräsentanzen des Selbst in getrennten Abteilungen des Gedächtnisses gespeichert werden, weil sie im Widerspruch zueinander stehen (Horowitz 1986). Erinnerungen des traumatisierten Selbst müssen dissoziiert werden, weil sie nicht mit dem alltäglichen Selbst in Einklang stehen, das scheinbar die vollständige Kontrolle hat. Der Betreiber eines kleinen Ladens zum Beispiel hatte das Trauma einer analen Vergewaltigung bei einem Raubüberfall auf seinen Laden dissoziiert, weil sein Selbstbild als überwältigter und gedemütigter Mensch, der er in dieser Situation war, genau das Gegenteil von seinem normalen Selbstbild als Manager war, der alle Situationen meistern kann.

Die dissoziative Amnesie, die dissoziative Fugue, die dissoziative Identitätsstörung und die akute Belastungsreaktion (die den Angststörungen zugerechnet wird [siehe Kapitel 9]) haben gemeinsame psychodynamische Grundlagen. Bei der dissoziativen Amnesie kommt es zu einer oder mehreren Episoden, in denen sich der Betreffende nicht an ein wichtiges persönliches Trauma erinnern kann. Bei der dissoziativen Fugue kommt es zum plötzlichen, unerwarteten Weggehen von zu Hause, zur Unfähigkeit, sich an seine Vergangenheit zu erinnern, und zur Verwirrung über die eigene Identität. Bei der dissoziativen Persönlichkeitsstörung (DID), früher als multiple Persönlichkeitsstörung bezeichnet, bestehen zwei oder mehr verschiedene Identitäten oder Persönlichkeitszustände mit jeweils einem relativ beständigen Muster der Wahrnehmung der Umgebung und des Selbst sowie mit der Bezogenheit zu diesen und den Ansichten über sie. Mindestens zwei dieser Identitäten oder Persönlichkeitszustände müssen wiederholt die Kontrolle über das Verhalten des Betreffenden übernehmen. Die DID ist auch durch eine Erinnerungslücke in Bezug auf wichtige persönliche Informationen gekennzeichnet, die zu groß ist, um sie mit gewöhnlicher Vergesslichkeit zu erklären.

All diese Störungen werden häufig falsch diagnostiziert. Bei einem typischen Fall von DID vergehen durchschnittlich 7 Jahre in Behandlung, bevor die Diagnose DID gestellt wird (Loewenstein und Ross 1992; Putnam et al. 1986). Die Diagnose zu stellen, ist besonders schwierig, weil 80 % der DID-Patienten nur bestimmte „Fenster der Diagnostizierbarkeit" haben, in denen ihre Krankheit für den Kliniker klar zu erkennen ist (Kluft 1991b). Die Genauigkeit der Diagnose ist durch die DES, die sich sehr gut für die Identifizierung hochgradig gefährdeter Patienten eignet, verbessert worden. Eine definitive Diagnose erfordert jedoch ein strukturiertes Interview wie beispielsweise das Structured Clinical Interview for Dissociative Disorders (Steinberg et al. 1991).

Die dissoziative Amnesie ist zwar die häufigste dissoziative Störung (Coons 1998), die Stellung der Diagnose wird jedoch oft durch den Umstand erschwert, dass bei fast allen Patienten mit dieser Erkrankung auch andere psychiatrische Diagnosen zutreffen. Außerdem berichten viele Patienten, wenn man sie nicht gezielt danach fragt, nicht über Perioden der Amnesie, was mit der Natur amnesischer Episoden zu erklären ist. Es kann gut sein, dass sie die verlorenen Zeiträume nicht für nennenswert halten oder nicht für wert erachten, dem Kliniker über sie zu berichten, weil jeder Mensch Gedächtnislücken hat.

Allen et al. (1999) haben betont, wie wichtig die Unterscheidung zwischen reversiblem Gedächtnisverlust, wie er mit der DID und der dissoziativen Amnesie einhergeht, und irreversiblen Erinnerungslücken (bei denen autobiografische Erinnerungen nicht encodiert wurden und deshalb nicht abgerufen werden können), wie sie bei der dissoziativen Distanzierung vorkommen, ist. Es besteht die Gefahr, fälschlicherweise eine DID zu diagnostizieren, wenn alle Gedächtnislücken der dissoziativen Amnesie zugeschrieben werden, die wiederherstellbare Erinnerungen bedeutet.

Wenn Fälle von DID in den Medien als Sensation dargestellt werden, wird der Umstand außer Acht gelassen, dass Patienten mit dieser Störung sehr geheimnistuerisch sind und ihre Symptome nach Möglichkeit verbergen. Die getrennten dissoziierten Selbstzustände oder „Alter Egos" werden vom missbrauchten Kind zunächst als Adaptation eingesetzt, das auf diese Weise versucht, sich von der traumatischen Erfahrung zu distanzieren. Schon bald erlangen die Alter Egos sekundäre Formen der Autonomie, und der Patient glaubt gegebenenfalls quasi-wahnhaft an ihre Getrenntheit. Die Persönlichkeit des Patienten besteht in Wirklichkeit natürlich aus der Gesamtheit aller Persönlichkeiten, und Putnam (1989) hat klargestellt, dass die Alter Egos völlig unterschiedliche Bewusstseinszustände sind, die anhand eines vorherrschenden Affekts, eines Selbstempfindens und eines Körperbildes, eines eingeschränkten Verhaltensrepertoires und eines Satzes zustandsabhängiger Erinnerungen organisiert sind. Die alte Bezeichnung multiple Persönlichkeitsstörung war irreführend, weil das Hauptproblem bei dieser Störung nicht darin besteht, dass die Betreffenden mehr als eine Persönlichkeit haben, sondern darin, dass sie weniger als eine Persönlichkeit haben (Spiegel und Li 1997).

Die DID wird zu den psychiatrischen Störungen gerechnet, die zumindest teilweise durch Traumata verursacht werden. Obwohl einige Fachleute die Ansicht vertreten, auch genetische Faktoren könnten eine Rolle spielen und der Einfluss von Traumata in der Kindheit sei überbewertet worden, gibt es immer mehr Belege dafür, dass sexueller Missbrauch in der frühen Kindheit der Hauptgrund für eine Reihe psychiatrischer Störungen ist. Frauen, die in einer Zwillingsstudie in Australien (Nelson et al. 2002) über sexuellen Missbrauch in der Kindheit berichteten, hatten ein deutlich erhöhtes Risiko für eine klassische Depression, Selbstmordgefährdung, Verhaltensstörungen, Alkoholabhängigkeit, Nikotinabhängigkeit, soziale Angst, Vergewaltigung im Alter von mehr als 18 Jahren und Scheidung. Wie andere Studien mit großen Stichproben (Browne und Finkelhor 1986) hat auch diese gezeigt, dass manche Formen des sexuellen Missbrauchs in der Kindheit wohl eine stärkere pathogene Wirkung haben als andere. Das größte Risiko einer späteren Psychopathologie wird mit den Formen verbunden, bei denen es zum Geschlechtsverkehr kommt. Diese Studie hat gezeigt, dass das Risiko für langfristige negative Folgen, die denen bei sexuell missbrauchten Frauen ähnlich sind, bei Männern größer ist.

Selbst bei Menschen, die das Trauma erst als Heranwachsende erlitten hatten, wurde eine ganze Reihe negativer psychosozialer Folgen nachgewiesen (Silverman et al. 2001). Sowohl körperliche Misshandlung als auch sexueller Missbrauch bei Rendezvous zieht ein höheres Risiko für Drogenmissbrauch, ungesunde Maßnahmen zur Gewichtskontrolle wie die Einnahme von Abführmitteln oder Erbrechen, riskantes Sexualverhalten, Selbstmordgefährdung und Schwangerschaft bei Mädchen im Schulalter nach sich. MacMillan et al. (2001) haben festgestellt, dass in einer Stichprobe von 7 016 Personen aus der Provinz Ontario, die einen Fragebogen zur Selbstbeurteilung über Missbrauch in der Kindheit ausgefüllt hatten, die Häufigkeit bestimmter psychiatrischer Erkrankungen bei denen größer war, die als Kinder körperlich misshandelt worden waren. Dazu gehörte ein vermehrtes Auftreten von Angststörungen, Alkoholmissbrauch und Alkoholabhängigkeit sowie dissozialem Verhalten im Laufe des Lebens. Außerdem war bei Frauen, nicht jedoch bei Männern mit einer solchen Vorgeschichte die Prävalenz der klassischen Depression sowie des Missbrauchs und der Abhängigkeit von illegalen Drogen höher als bei Frauen ohne eine solche Vorgeschichte.

Die meisten Fachleute vertreten jedoch die Ansicht, dass Traumata allein nicht ausreichen, um eine DID auszulösen. Kluft (1984) erarbeitete eine Vier-Faktor-Theorie ihrer Ätiologie: 1. Die Fähigkeit zur defensiven Dissoziation angesichts des Traumas muss vorhanden sein; 2. überwältigende traumatische Lebenserfahrungen wie körperliche Misshandlung und sexueller Missbrauch übersteigen die adaptiven Fähigkeiten des Kindes und können durch seine üblichen Abwehrhandlungen nicht bewältigt werden; 3. die jeweiligen Formen, die die dissoziativen Abwehrmechanismen während der Herausbildung des Alter Egos annehmen, werden durch prägende Einflüsse und die verfügbaren Substrate bestimmt; 4. ein tröstender oder stärkender Kontakt mit Betreuern oder wichtigen anderen Menschen ist nicht möglich, sodass das Kind eine grundlegende Unzulänglichkeit der Impulsbarrieren erlebt.

Aus dem Vier-Faktor-Modell zur Ätiologie geht eindeutig hervor, dass ein Trauma für die Entstehung einer DID erforderlich, aber nicht ausreichend ist. Auch wenn ich riskiere, etwas Offensichtliches zu formulieren: Nicht bei jedem, der als Kind missbraucht wurde, entsteht eine DID. Die psychodynamische Psychiatrie kann wesentlich zum Verständnis der Faktoren beitragen, die zum voll ausgeprägten Syndrom führen. Die Konzepte des intrapsychischen Konflikts und des Defizits sind, ebenso wie für andere Erkrankungen, auch für die DID von Bedeutung (Marmer 1991). Traumatische Erfahrungen können von einer Reihe von Konflikten wie Schuldgefühlen darüber, gemeinsame Sache mit Missbrauchenden gemacht zu haben, oder Schuldgefühlen wegen durch ein inzestuöses Objekt ausgelöster sexueller Erregung verursacht werden.

Weiterhin kann es bei Menschen, die sehr fantasiebezogen und beeinflussbar sind, auch ohne ein Trauma zur Dissoziation kommen (Brenneis 1996; Target 1998). Somit ist eine Dissoziation an sich kein Beweis für ein in der Kindheit erlittenes Trauma. Eine Möglichkeit besteht darin, dass die Dissoziation eine Vermittlerrolle zwischen einem in der frühen Kindheit erlittenen Trauma und der Entstehung einer schweren psychiatrischen Erkrankung einnimmt. In einer Studie mit 114 Kindern und Heranwachsenden, die Mündel des Staates waren (Kisiel und Lyons 2001), hat sich gezeigt, dass die Dissoziation in einem viel engeren Zusammenhang mit dem sexuellen Missbrauch als mit der körperlichen Misshandlung von Kindern steht. Außerdem stellten die Forscher fest, dass die Dissoziation mit mehr Symptomen, häufigerem riskanten Verhalten und weniger guten Funktionen einherging. Mit anderen Worten, es kann sein, dass die Dissoziation von großer Bedeutung ist, dass sie schwere psychiatrische Symptome vorhersagt oder sie vermittelt.

Nash et al. (1993) haben betont, dass anhand von rückblickenden Studien mit Frauen, die über Missbrauch in der Kindheit berichten, kein eindeutiger kausaler Zusammenhang zwischen dem Trauma und den psychologischen Symptomen im

Erwachsenenalter hergestellt werden kann. Nach der Analyse von Studien, in denen versucht wurde, die schädlichen Auswirkungen des Missbrauchs zu bestimmen, kamen sie zu dem Schluss, dass die Psychopathologie, die als Kinder sexuell missbrauchte Menschen zeigen, zu einem großen Teil auf ein generell pathogenes familiäres Umfeld zurückzuführen ist. Sie haben jedoch betont, dass sexueller Missbrauch in der Kindheit auf jeden Fall dazu führt, dass das Kind seinen Körper und sein Selbstempfinden als geschädigt und inadäquat betrachtet. Obwohl Nash und seine Kollegen nicht behauptet hatten, eine sexuelle Viktimisierung ohne Störungen in der Familie sei irrelevant, merkten sie doch an, dass sie „der relativen Bedeutung der Theorien zur Entstehung von Traumata in der Psychopathologie, die isolierten und objektiv definierten Ereignissen eine akute und insbesondere langfristige traumatische Wirkung zuschreiben, ohne die sozialen und kognitiven Mediatoren im Leben derer zu berücksichtigen, die sie erlitten haben, sehr skeptisch gegenüberstehen" (S. 570).

Die Bindungstheorie kann viel zum tieferen Verständnis der selektiven Wirkung von sexuellem Missbrauch in der Kindheit beitragen. Laut einer Studie mit 92 erwachsenen weiblichen Inzestopfern (Alexander et al. 1998) waren die Art der Bindung und die Schwere des Missbrauchs wesentliche Faktoren für die Vorhersage posttraumatischer Symptome und Belastungen sowie das Auftreten von Persönlichkeitsstörungen. Es bestand kein signifikanter Zusammenhang zwischen der Schwere des Missbrauchs und der Bindung im Erwachsenenalter. In dieser Stichprobe war eine sichere Bindung bei Frauen, die von einer Vaterfigur missbraucht worden waren, häufiger als bei Frauen, die von jemand anderem missbraucht worden waren. Mit der Schwere des Missbrauchs konnten nur die Intrusivität der Gedanken über den Missbrauch und die Vermeidung der Erinnerungen an den Missbrauch, beides klassische Symptome der PTSD, erklärt werden. Die Forscher kamen zu dem Schluss, dass die spezifische Missbrauchserfahrung und der Beziehungskontext eindeutige langfristige Auswirkungen auf die Funktionen von Inzestopfern haben. Zu den verheerendsten und dauerhaftesten Auswirkungen des Inzests scheinen diejenigen bezüglich der Familie und der Bedeutung, die der Betreffende intimen Beziehungen zuschreibt, zu gehören.

Die Bindung des Kindes wird fast ausschließlich durch seine Beziehung zu seinen Eltern geprägt und ist relativ unabhängig von genetischen Einflüssen (Fonagy 2003; Fonagy et al. 1991a, 1991b). Die mentalen Modelle der Bindung werdender Eltern ermöglichen eine Vorhersage der Bindung zwischen dem Säugling und der Mutter sowie zwischen dem Säugling und dem Vater. Jeder Elternteil verfügt über ein inneres Arbeitsmodell für Beziehungen, das seine Neigung zum Aufbau sicherer – beziehungsweise unsicherer – Bindungen zu seinen Kindern zu bestimmen scheint. Außerdem scheint die Fähigkeit der Mutter, über den mentalen Zustand eines anderen Menschen zu reflektieren, zur Vorhersage der Art der Beziehung zwischen ihr und dem Säugling geeignet zu sein. Eltern, die in der Lage sind, mit Konstrukten wie inneren

Repräsentanzen zu arbeiten, haben mit einer drei- bis viermal größeren Wahrscheinlichkeit Kinder mit einer sicheren Bindung als Eltern mit einer eingeschränkten Fähigkeit zur Reflexion.

Diese Forschungen zum Thema Trauma und Bindung können zum Verständnis einiger der Schwierigkeiten beitragen, die schwer traumatisierte Patienten infolge ihrer verminderten Fähigkeit zur Reflexion über sich selbst und über Beziehungserfahrungen haben. Diese Patienten haben mit der unerträglichen Erwartung zu kämpfen, sich den mentalen Zustand ihrer Peiniger vorzustellen, indem sie Gefühle und Gedanken zur Abwehr abbrechen (Fonagy 1998). Forschungen zur Bindung bestätigen auch Klufts vierten Faktor, indem sie die ermutigende Möglichkeit aufzeigen, dass bei missbrauchten Kindern, die die Fähigkeit zur Mentalisierung entwickeln können oder den repräsentativen Charakter des eigenen Denkens und des Denkens anderer zu verstehen lernen, was häufig mit der Hilfe eines fürsorglichen Erwachsenen geschieht, keine schwere Psychopathologie auftritt.

Selbstzerstörerisches Verhalten bei DID-Patienten schreit nach einer psychodynamischen Erklärung. Die Reviktimisierung ist ein Verhaltensmuster, das bei DID-Patienten und bei anderen Opfern von Inzest und Missbrauch in der Kindheit gleichermaßen vorkommt (Browne und Finkelhor 1986; van der Kolk 1989). Vergewaltigung, Prostitution und sexuelle Ausbeutung durch Therapeuten sind bei Inzestopfern häufiger als bei anderen Patienten. Dieses Muster der Wiederholung der Viktimisierung weist gewisse Unterschiede zwischen den Geschlechtern auf. Missbrauchte Männer und Jungen neigen dazu, sich mit ihren Aggressoren zu identifizieren und als Erwachsene andere Menschen zu viktimisieren, während missbrauchte Frauen Bindungen zu missbrauchenden Männern eingehen und zulassen, dass sie und ihre Kinder weiter viktimisiert werden (Carmen et al. 1984).

Kinder, die in Familien aufwachsen, in denen sie von ihren Eltern missbraucht werden, haben häufig keinen tröstenden Menschen, an den sie sich wenden können, um das Trauma zu lindern. Wenn kein solcher Mensch da ist, wenden sich die Opfer an ihre Peiniger (van der Kolk 1989), und dieses Muster der Objektbeziehungen setzt sich im Erwachsenenalter fort, das heißt, sie suchen sich Partner, die das „Spiel" fortsetzen, das sie als Kind gelernt haben. Missbrauchte Kinder gelangen zu der Überzeugung, ein missbrauchender Elternteil sei besser als gar kein Elternteil. Die Vorhersagbarkeit solcher Beziehungen hilft ihnen, die Gefahr des Verlassenwerdens abzuwenden: Der Teufel, den man kennt, ist oft besser als der, den man nicht kennt. Die Wiederholung traumatischer Beziehungen ist auch ein Beispiel für den Versuch, passiv erfahrene Traumata aktiv zu bewältigen. Die Opfer versuchen, eine größere Kontrolle über das zu erlangen, über das sie als Kinder keinerlei Kontrolle hatten.

Die Dimensionen des sexuellen Missbrauchs hinsichtlich der Generationen sind wohl bekannt (Carmen et al. 1984; Gelinas 1986; van der Kolk 1989). Eltern, die ihre Kinder missbrauchen, sind meist selbst Missbrauchsopfer.

Häufig sind diese Eltern empört darüber, dass ihnen ihre Unschuld in einem so frühen Alter genommen wurde. Gegebenenfalls beneiden sie ihre eigenen Kinder um ihre Unschuld und verderben durch den Missbrauch ihrer eigenen Kinder aus Neid das, was auch ihnen genommen wurde (Grotstein 1992).

Wenn sich DID-Patienten an den sexuellen Missbrauch in ihrer Kindheit erinnern, machen sie häufig sich selbst für das Geschehene verantwortlich. Sie bezeichnen sich häufig als „Schlampe" oder „Hure", die verdient hat, was sie bekommen hat. Als Kinder dachten viele von ihnen, sie würden auf diese Weise bestraft, weil sie sich schlecht benommen hatten. Obwohl diese Scham und diese Schuldgefühle bis zu einem gewissen Grad durch eine introjektive Identifizierung mit den „bösen" Eltern zu erklären sind, kann die Selbstbeschuldigung auch als verzweifelter Versuch betrachtet werden, eine furchtbare Situation zu verstehen. Wenn sie sich eine gewisse Fähigkeit zur Mentalisierung erhalten können, können sie die Situation verstehen, indem sie sich einreden, ihre Eltern seien im Grunde gute Menschen, denen das Wohl ihrer Kinder am Herzen liegt. Dass ihre Eltern sie so behandeln, muss ein Zeichen dafür sein, dass sie böse sind und es verdienen. Wenn Kliniker versuchen, diese Patienten davon zu überzeugen, dass das, was geschehen ist, nicht ihre Schuld war, fühlen sich die Patienten häufig missverstanden. Möglicherweise hat diese Haltung einen adaptiven Aspekt, da als Ort der Kontrolle statt eines äußeren ein innerer wahrgenommen wird, sodass ein vermindertes Gefühl der Hilflosigkeit vorliegt (van der Kolk 1989).

In der Literatur zur DID wird häufig hervorgehoben, inwiefern sich die Dissoziation von der Abspaltung unterscheidet. Young (1988) hat festgestellt, dass Alter Egos zumeist nicht aufgrund widersprüchlicher Ich-Zustände entstehen, sondern zahlreiche identische Merkmale aufweisen. Marmer (1991) zufolge umfasst die Spaltung des Selbst bei einer DID mehr als die Objekte, während es bei einer Borderline-Persönlichkeitsstörung genau umgekehrt ist. Kluft (1991d) hat darauf hingewiesen, dass sich die Dissoziation in drei Punkten von der Abspaltung unterscheidet: Erstens hat sie mit einem psychobiologischen Umschaltungsprozess zu tun; zweitens weisen die verschiedenen Zustände, die so zustande kommen, unterschiedliche psychophysiologische Merkmale auf; und drittens werden zwischen den Alter Egos häufig Amnesiebarrieren errichtet. Laut Davies und Frawley (1992) besteht der Unterschied zwischen der Dissoziation und der Abspaltung darin, dass bei der Ersteren eine Kluft zwischen den Ich-Zuständen vorliegt, während die Letztere eine Teilung zwischen einem guten und einem bösen Objekt ist – was auch Kluft (1991a) angeführt hat.

Die sorgfältige Untersuchung der Mechanismen der Dissoziation und der Abspaltung deutet darauf hin, dass es sowohl Ähnlichkeiten als auch Unterschiede zwischen ihnen gibt (P. Lerner: *Some Thoughts on Dissociation*. Nicht veröffentlichtes Manuskript, 1992). Beide sind durch eine aktive Trennung mentaler Inhalte gekennzeichnet. Beide werden defensiv eingesetzt, um unangenehme Erfahrungen und Affekte abzuwehren. Beide stören die

Entstehung eines abgerundeten und kontinuierlichen Selbstempfindens. Andererseits unterscheiden sich Dissoziation und Abspaltung hinsichtlich der Ich-Funktionen, die gestört werden. Kernberg (1983) hat aufgezeigt, dass die Impulskontrolle und die Angst- und Frustrationstoleranz im Falle der Abspaltung besonders eingeschränkt sind. Im Gegensatz dazu sind bei der Dissoziation die Erinnerung und das Bewusstsein betroffen. Und schließlich ist die Dissoziation breiter angelegt als die Abspaltung: Sie umfasst vielfältige Trennungen, nicht nur Aufteilungen in polarisierte Extreme affektiver Valenz.

Die Literatur zur Dissoziation bei der DID befasst sich fast ausschließlich mit den Teilungen innerhalb des Selbst und nimmt die entsprechende Teilung der mit den Selbstrepräsentanzen verbundenen Objekte kaum zur Kenntnis. Als Erster hat Fairbairn (1940/1952, 1944/1952) betont, dass ein Kind nicht ein Objekt, sondern eine Objektbeziehung verinnerlicht. Davies und Frawley (1992) brachten diese Dimension zur Sprache, indem sie feststellten, dass die Dissoziation nicht nur ein Abwehrmechanismus ist, sondern auch ein Prozess, der die gesamte innere Objektwelt des missbrauchten Kindes in abgespaltener Form schützt und aufrechterhält. Grotstein (1992) führte Fairbairns Überlegungen an und kam zu ähnlichen Schlussfolgerungen:

> Alle mentalen Klüfte basieren letztendlich auf der Teilung von Wahrnehmungen und Erfahrungen in Bezug auf Objekte – und den mit ihnen verbundenen jeweiligen Selbsten. Somit ist die für die multiple Persönlichkeitsstörung typische Dissoziation von diesem Standpunkt aus betrachtet eine Teilung des Ich in vertikale Abteilungen auf der Grundlage der entsprechenden vertikalen Abteilungen in den inkompatiblen Erfahrungen des Betreffenden mit den Objekten (S. 68).

Eine praktische Implikation dieses Konzepts ist, dass jedes Alter Ego ein Selbst in seiner Beziehung zu einem inneren Objekt der Fantasie darstellt. Brenner (2001) meinte, diese Konstellationen des Selbst, des inneren Selbst und der Objektbeziehungen könnten auch den verschiedenen Stufen der Charakterpathologie entsprechen. Er postulierte ein Kontinuum solcher charakterologischer Stufen, auf dem die dissoziative Persönlichkeit der niedrigeren Stufe dem Patienten mit einer klassischen „multiplen Persönlichkeit" entspricht. Bei einer dissoziativen Persönlichkeit der mittleren Stufe sind die intrapsychischen Funktionen stärker integriert. Er stellte weiterhin fest, dass es eine Persönlichkeit mit einer stärkeren Dissoziation gibt, bei der die veränderten Zustände des Bewusstseins nur eine minimale Störung der Identität verursachen.

Überlegungen zur Behandlung

Eine Psychotherapie bei Patienten mit einer DID oder einer anderen dissoziativen Störung ist gewöhnlich langwierig und mühselig. Es gibt keine bestimmte kurze Psychotherapie für diese Erkrankungen. Um zum Erfolg zu führen, muss die Psychotherapie der DID mit der Festlegung eines festen und sicheren Behandlungsrahmens beginnen. Wegen der Verletzungen, die diese Patienten als Kinder erlitten haben, müssen Einzelheiten wie die Länge der Sitzungen, die Zahlung der Honorare, die Sitzungstermine und der Gebrauch von Worten statt Berührungen von Anfang an festgelegt werden. Ein starkes therapeutisches Bündnis ist entscheidend für den Therapiefortschritt und kann leichter aufgebaut werden, wenn der Therapeut die subjektive Erfahrung des Patienten in der Anfangsphase der Therapie nachempfindet.

Für Patienten mit einem Kindheitstrauma, insbesondere für Inzestopfer, stellt sich häufig die Frage, wer was für wen tut. So beginnt zum Beispiel eine Tochter, die eine inzestuöse Beziehung mit ihrem Vater hatte, sich als jemand zu sehen, der die Bedürfnisse ihres Vaters befriedigt. Ihr Vater rationalisiert die Situation möglicherweise so, dass er seiner Tochter etwas beibringt. Die Tochter kann außerdem das Gefühl haben, dass sie jemand Besonderes für ihren Vater ist, weil er sie als Objekt seiner Begierde ausgewählt hat. Zugleich können diese Gefühle furchtbare Konflikte in ihr auslösen. Sie erwartet, dass Eltern für die Bedürfnisse ihrer Kinder da sind, erlebt jedoch das Gegenteil. Sie denkt, sie müsse sich auf die Bedürfnisse ihrer Eltern einstellen. Die Psychotherapie beginnt sie mit einer ähnlichen Verwirrung: Wer tut was für wen in der Therapiesituation?

Eine solche Patientin begegnet der Vorstellung, der Therapeut sei dazu da, ihr zu helfen oder für sie zu sorgen, verständlicherweise skeptisch. Sie kann Zweifel darüber haben, was tatsächlich passieren wird, wenn sie sich durchsetzt. Möglicherweise versucht sie einfach, herauszufinden, was der Therapeut will, und versucht, statt ihrer eigenen die Bedürfnisse des Therapeuten zu befriedigen.

Der Therapeut muss vor allem dafür sorgen, dass der Patient aktiv wird. Mit anderen Worten, er muss dem Patienten helfen, zu erkennen, dass er Muster aus der Vergangenheit wiederholt. In einer kürzlich veröffentlichten Neubewertung des Falles der Frau Emmy von N., des ersten von Freud veröffentlichten Falls von Hysterie, stellte Bromberg (1996) Folgendes fest: „Wir behandeln Patienten wie Emmy nicht, um sie von etwas zu heilen, das ihnen in der Vergangenheit angetan wurde; vielmehr versuchen wir, sie von dem zu heilen, was sie sich selbst und anderen noch immer antun, um das zu bewältigen, was ihnen in der Vergangenheit angetan wurde" (S. 70).

Interpretative Maßnahmen sind bei DID-Patienten sparsam anzuwenden, insbesondere in der frühen Phase der Therapie. Traumatisierte Patienten empfinden Interpretationen häufig als Infragestellung ihres Realitätssinns (Gabbard 1997). Obwohl es bei der Interpretation einer konfliktbasierten Pathologie um die verdeckte Bedeutung geht, die der Therapeut dem Patienten aufzuzeigen versucht, empfinden traumatisierte Patienten diesen Ansatz häufig als Retraumatisierung und als Widerlegung. Killingmo (1989) empfiehlt bestätigende Maßnahmen, um die Zweifel solcher Patienten auszuräumen. Die Bestätigung dessen, dass der Patient das Recht hat, zu fühlen, was er fühlt, kann zum Aufbau eines stabilen Bündnisses beitragen und so eine Atmosphäre schaffen, in der der Patient für Interpretationen offen ist und diese schätzt.

Kliniker, die über die Behandlung der DID schreiben, sind sich weitgehend einig darüber, dass die Berücksichtigung der Grundsätze der psychodynamischen Psychotherapie entscheidend für eine erfolgreiche Behandlung ist (Allen 2001; Ganaway 1989; Kluft 1991b; Loewenstein und Ross 1992; Marmer 1991). Eine einfache Katharsis oder Abreaktion führt weder zu einer Integration noch zu einer Besserung. Die mehrfache Wiederholung des Traumas in der Psychotherapie kann sogar die Beschäftigung des Patienten mit diesem und die Fixierung auf dieses verstärken (van der Kolk 1989). Ohne ein ausreichendes Verständnis der psychodynamischen Grundsätze kann die Therapie in einem „Status abreacticus" stecken bleiben (Gabbard 1992).

Für eine zufriedenstellende Besserung ist die Beachtung von psychodynamischen Konzepten wie Übertragung, Widerstand, Gegenübertragung und Durcharbeiten erforderlich. Bei der Behandlung von DID-Patienten wird häufig festgestellt, dass sie dem missbrauchenden inneren Objekt gegenüber außerordentlich loyal und nicht bereit sind, durch den Prozess der Integration und der Trauer auf die Bindung zu verzichten. Es erfordert ein intensives Durcharbeiten, um die feste Bindung an dieses starke Introjekt zu lockern. Der Kliniker muss sich stets vor Augen halten, dass die missbrauchende Person in vielen Fällen von Kindheitstraumata zugleich ein Elternteil oder Betreuer ist, bei dem das Kind auch Schutz und Sicherheit sucht (Allen 2001)!

Wenn sich bei einem Patienten mit einer DID in der klinischen Situation mehrere Alter Egos zeigen, muss der Kliniker sie nüchtern als Aspekte einer Person behandeln. Außerdem muss er darauf achten, wann der Patient von einem Alter Ego zu einem anderen wechselt, und versuchen, zusammen mit dem Patienten herauszufinden, was diesen Wechsel verursacht hat. Die Dissoziation in der Therapie ist im Allgemeinen eine defensive Flucht vor etwas, das Schmerz oder Angst auslöst. Diese Fluchtreaktion kann dem Patienten mit der Zeit bewusst gemacht werden.

Die psychodynamische Therapie von Patienten mit schweren dissoziativen Störungen wird oft durch ihre fehlende Mentalisierungsfähigkeit erschwert. Ihr Denken kann in einem psychischen Äquivalenzmodus feststecken, und sie sind gegebenenfalls nicht in der Lage, die „Als-ob"-Qualität der Übertragung zu erkennen. Mit anderen Worten, DID-Patienten können möglicherweise nicht zwischen der Wahrnehmung des Therapeuten als Repräsentanz und dem, wie er wirklich ist, unterscheiden. Statt dessen glauben sie, ihre Wahrnehmungen seien absolute Tatsachen und keine Vorstellungen, mit denen man „spielen" und die man verstehen kann. Außerdem kann auch ihre Selbsterfahrung „feststecken", indem sie ihre Rolle als passive Opfer als „in Stein gemeißelt" betrachten (Gabbard 1997).

Dimensionen der Gegenübertragung

Nur wenige Störungen erzeugen so intensive Gegenübertragungsreaktionen wie die DID. Ganzarain und Buchele (1988) haben festgestellt, dass Inzestopfer zu Hause entweder als Lieblinge oder als Objekte von Gewalt und Sadismus behandelt werden. Ebenso intensive Reaktionen, die in dieselben Richtungen gehen, treten bei der Behandlung erwachsener DID-Patienten auf. Ein Großteil der emotionalen Reaktion auf sie hängt mit einer Dialektik von Glauben und Skepsis zusammen. Einerseits sind viele Psychologen und Psychiater noch immer nicht überzeugt davon, dass die DID eine echte psychiatrische Störung ist. Manche Kliniker sind der Ansicht, sie sei durch leichtgläubige Therapeuten bewirkt, die die Hypnose falsch anwenden.

Andererseits sind manche Therapeuten völlig unkritisch und glauben alles, was ihre DID-Patienten ihnen erzählen, so absonderlich es auch sein mag. Sie sind von der Erkrankung fasziniert und vergessen alle professionellen Grenzen. Sie versuchen, die Patienten gesund zu lieben und bessere Elternteile zu sein, als es die eigentlichen Eltern waren. Gegebenenfalls behandeln sie die Patienten mit einer „Kaminkehrermentalität", die darin besteht, dass sie das Abreagieren traumatischer Erinnerungen bis zum Letzten forcieren und erwarten, dass alles gut wird, sobald die Patienten „gereinigt" sind. Dieses Muster illustriert der folgende Auszug:

> Frau P war eine 26-jährige Frau, die in eine Abteilung für dissoziative Störungen in einer Fachklinik überwiesen wurde, nachdem sie 1 Jahr lang bei einem männlichen Therapeuten in Psychotherapie gewesen war, der berichtete, es sei hinsichtlich der Selbstmordgefährdung und der Selbstverstümmelung der Patientin trotz der Behandlung keine Besserung eingetreten. Er hatte sie während dieses Jahres jeweils 5 bis 6 Stunden pro Woche behandelt. Als die Patientin verlangt hatte, in ein Krankenhaus eingewiesen zu werden, hatte er mit ihr Stunden in einem abgeschiedenen Raum verbracht, damit sie die Erinnerungen ihres Traumas abreagierte. Er hatte zugelassen, dass sie unbezahlte Rechnungen in Höhe von mehreren Tausend Dollar ansammelte, indem er sie monatelang nicht zur Zahlung aufgefordert hatte. Er gab außerdem an, er schreibe zusammen mit Frau P ein Buch über die Behandlung.
>
> Nach ihrer Aufnahme in die Abteilung für dissoziative Störungen, in die sie überwiesen worden war, erzählte Frau P furchtbare Geschichten darüber, wie sie im Rahmen eines satanistischen Kultes missbraucht worden war. Sie berichtete über grausame Einzelheiten von Menschenopfern und zeigte äußerst überzeugende affektive Reaktionen. Sie „erinnerte sich", ein „Brutkasten" des Kultes gewesen zu sein, der Säuglinge produzierte, die geopfert werden konnten. Sie berichtete, die Mitglieder des Kultes hätten die Babys, nachdem sie sie geboren habe, durch einen Fleischwolf gedreht und dann mit der Erde im Garten vermischt, um die Beweise für die Morde zu vernichten. Frau P wurde einer routinemäßigen gynäkologischen Untersuchung unterzogen, bei der sich herausstellte, dass sie nie ein Kind geboren hatte.

> Der Arzt, der für Frau Ps Behandlung zuständig war, rief ihren früheren Therapeuten an, um eine Erklärung für diese Erkenntnisse zu bekommen. Doch der Therapeut tat den gynäkologischen Befund ab und erklärte, es sei enorm wichtig, dass die Behandelnden Frau P glaubten. Wenn sie ihren Berichten nicht glaubten, würden sie nur ihr früheres Trauma wiederholen, als die Erwachsenen ihr ihre Geschichten über Missbrauch nicht geglaubt hatten.

Die Frage, ob Erinnerungen an Traumata präzise sind, kann sich zu einer Kontroverse im Sinne eines Entweder-oder auswachsen, bei der das weite Mittelfeld außer Acht gelassen wird, in dem gut ausgebildete psychodynamische Kliniker sich bewegen und praktizieren. Die meisten Patienten, die missbraucht wurden, haben klare Erinnerungen, die sie ein Leben lang begleiten, und in solchen Fällen kann der Therapeut ihre Erfahrungen nachempfinden und die spezifische Bedeutung des Traumas für den Betreffenden ergründen.

Wenn Erinnerungen im Rahmen einer Therapie besprochen werden, können Therapeut und Patient einfach nicht wissen, wie präzise sie sind. Umfassende Forschungen lassen darauf schließen, dass die Erinnerung keine unveränderliche Aufzeichnung des Erlebten ist, die im Gehirn festgeschrieben ist wie ein auf Film festgehaltenes Ereignis. Allem Anschein nach erfolgt sogar jedes Mal, wenn die Erinnerung an eine Erfahrung wachgerufen wird, eine neuerliche Synthese von Proteinen (LeDoux 2006). Das Abrufen einer Erinnerung ähnelt eher einer Theaterproduktion, bei der jede Aufführung ein bisschen anders ist als die vorherige. Es gibt keine reine Rekapitulation oder Neubelebung der Vergangenheit, sondern nur Rekonstruktionen anhand individueller Bedeutungen, die der Patient dem Ereignis zuschreibt (Edelman 1992; Modell 1996; Novick und Novick 1994).

Erinnerungen können wahr und dennoch ungenau sein (Barclay 1986). Wie Spiegel und Scheflin (1994) dargelegt haben, kann eine Erinnerung falsche Einzelheiten enthalten und trotzdem von einer wahren Begebenheit herrühren. Wahrnehmung und Erinnerung sind immer aktive Prozesse der Entwicklung. Eine Erinnerung, die nicht durch den Beobachtenden beeinflusst wird, ist nicht vorstellbar. Somit begegnen wir in der klinischen Praxis einem breiten Spektrum der Genauigkeit von Erinnerungen, das von völlig falschen Erinnerungen, die durch Therapeuten ausgelöst werden, die entweder schlecht ausgebildet oder skrupellos sind, bis zu einigermaßen präzisen Erinnerungen, deren Einzelheiten mehr oder weniger korrekt sind, reicht (siehe Tabelle 10–1). Zwischen diesen Extremen liegt ein Kontinuum von Erinnerungen unterschiedlicher Genauigkeit (Allen 1995).

In seinem Aufsatz „Erinnern, Wiederholen und Durcharbeiten" von 1914 erklärte Freud, dass das, woran sich der Patient nicht erinnern kann, in der analytischen Situation wiederholt wird (Freud 1914g). Er bezog sich auf Muster unbewusster verinnerlichter Objektbeziehungen, die vor den Augen des

TABELLE 10–1: Das Spektrum der Genauigkeit der Erinnerung an Traumata

Tatsächlich erlebtes Trauma
Kontinuierliche/deutliche Erinnerung mit Beweisen
Verzögerte/bruchstückhafte Erinnerung mit Beweisen
Kontinuierliche/deutliche Erinnerung ohne Beweise
Verzögerte/bruchstückhafte Erinnerung ohne Beweise
Übertriebene/verzerrte Erinnerung
Kein Trauma
Falsche Erinnerung – vom Patienten konstruiert
Falsche Erinnerung – vom Therapeuten suggeriert

Quelle: nach Allen 1995

Analytikers enthüllt werden, weil der Patient sich nicht an sie erinnert und nicht über sie sprechen kann.

Die Unterscheidung zwischen dem System des impliziten und des expliziten sowie des prozeduralen und des deklarativen Gedächtnisses sind für Freuds Beobachtungen von Bedeutung (Clyman 1991; Squire 1992). Wie in Kapitel 1 dargelegt, betrifft das explizite deklarative Gedächtnis autobiografische Ereignisse. Wenn vor dem Alter von 3 oder 4 Jahren ein Trauma erlebt wird, erinnert sich der Betreffende daran gegebenenfalls nicht anhand des expliziten Gedächtnisses, es kann jedoch im prozeduralen Gedächtnis gespeichert sein (siehe Abbildung 1–1 in Kapitel 1). Traumata, die im Alter von mehr als 4 Jahren erlebt werden, werden normalerweise bis zu einem gewissen Grad im expliziten Gedächtnis gespeichert, wobei Forschungsergebnisse darauf hindeuten, dass manche Erwachsenen sich lange nicht an sexuellen Missbrauch in der Kindheit oder andere Traumata erinnern können (Allen 2001; Brown et al. 1998; Williams 1994).

Die Nachstellung von Traumata scheint vom impliziten prozeduralen Gedächtnis auszugehen (Siegal 1995). Zu dieser Kategorie gehören demnach viele der Umsetzungen von Übertragungen und Gegenübertragungen, die Freud meinte, als er behauptete, Erinnerungen würden eher wiederholt als in Worte gefasst. Mit anderen Worten, unbewusste innere Objektbeziehungen werden im impliziten Gedächtnis gespeichert und treten in der Therapie in der Form zutage, die der Beziehung des Patienten zum Therapeuten entspricht (Gabbard 1997; Target 1998). Somit sind die Informationen, die in dem psychologischen Drama zwischen dem Therapeuten und dem Patienten enthüllt werden, durch andere Mittel kaum zugänglich. Durch die Projektion und Introjektion zwischen dem Therapeuten und dem Patienten erhält der Therapeut einen einzigartigen Einblick in die Vergangenheit und die innere Welt des Patienten. Obwohl der Therapeut nicht mit Sicherheit wissen kann, ob die impliziten Erinnerungen, die in der Beziehung zwischen ihm und dem Patienten enthüllt werden, das, was in der Kindheit des Patienten geschehen ist, präzise wiedergeben, zeigen sie doch zumindest, was das Kind zum damaligen Zeitpunkt erlebt hat, einschließlich seiner Vorstellungen bezüglich der Interaktionen.

Aufgrund dieser neuen Auffassung über das Gedächtnis sind wir heute der Ansicht, dass die archäologische Suche nach überzeugenden Relikten von Traumata in der Vergangenheit eine falsche Therapiestrategie ist. Dieser Ansatz ist häufig eine Form der geheimen Absprache mit dem Patienten in der Gegenübertragung, um zu vermeiden, dass der Patient seine Aggression oder Wut gegenüber dem Therapeuten direkt zum Ausdruck bringt und der Therapeut sich mit dem missbrauchenden Objekt identifiziert, ein Phänomen, das ich als „Desidentifizierung mit dem Aggressor" bezeichne (Gabbard 1997, S. 7). Ein solcher Ansatz kann den Patienten auch dazu drängen, Missbrauchserinnerungen vorzubringen, die im Grunde seine unbewusste Erfahrung widerspiegeln, dass der Therapeut sich einmischt (Brenneis 1997). Ein anderes Problem im Zusammenhang damit, dass der Patient gedrängt wird, Erinnerungen wachzurufen, ist, dass die Erinnerung im Falle dissoziativer Distanzierung möglicherweise erst gar nicht gespeichert wurde, sodass das, was abgerufen wird, eine konstruierte Erinnerung ist, die der Patient nennt, um es dem Therapeuten recht zu machen, indem er Inhalte präsentiert, die für die Behandlung von Bedeutung sind.

Außerdem scheint eine Besserung des autobiografischen oder expliziten deklarativen Gedächtnisses für einen Therapiefortschritt nicht erforderlich zu sein. Der Therapeut beobachtet und interpretiert die unbewussten Handlungsdialoge, die durch ebenso unbewusste Muster innerer Objektbeziehungen ausgelöst werden. Erinnerungen, die mit diesen Mustern in Einklang stehen, werden möglicherweise sekundär aktiviert, ihre Rückkehr sollte jedoch am besten als Begleiterscheinung bewertet werden, und zu beurteilen, ob sie zutreffend sind, ist schlicht unmöglich (Fonagy und Target 1997; Gabbard 1997). Entscheidend scheint die Änderung der Muster des Zusammenlebens mit sich selbst und mit anderen zu sein, die aus den Einsichten des Patienten bezüglich dieser bis dahin unbewussten Muster resultiert. Zudem treten manche Veränderungen mit der Verinnerlichung der Interaktion mit dem Therapeuten unbewusst ein.

Der Therapeut muss klarstellen, dass das Ziel der Psychotherapie nicht in der Genesung von traumatischen Erinnerungen besteht. Durch die für sie typische Gedächtnisstörung eignen sich Patienten mit einer dissoziativen Störung nicht besonders für eine Therapie, die auf eine Wiedererlangung der Erinnerung ausgerichtet ist. Ein realistischeres Ziel ist es, ihnen zu helfen, ihre normalen mentalen Funktionen wiederzuerlangen, insbesondere die Fähigkeit der Reflexion und der Mentalisierung, sodass sie zu einer kohärenteren Repräsentanz ihrer selbst und anderer gelangen können. Im Kontext einer starken Bindung an den

Therapeuten kann der traumatisierte Patient von der Fähigkeit des Therapeuten profitieren, über das zu reflektieren, was zwischen ihnen geschieht. Schließlich verinnerlicht der Patient möglicherweise den Reflexionsprozess des Therapeuten und schafft es, dissoziierte Aspekte seiner selbst ins Bewusstsein zurückzuholen, sodass er eine größere Kontinuität erlebt. Eine Integration der Alter Egos ist nur bei wenigen Patienten mit einer DID möglich.

Der Therapeut sollte die Rolle des „Vermittlers der historischen Wahrheit" vermeiden. Das, woran sich ein Mensch erinnert, ist immer eine komplexe Mischung aus Fantasie und Wirklichkeit (Arlow 1969; Gediman 1991; Grotstein 1992). Der Therapeut muss sich die Inhalte mit Interesse und einer nicht wertenden Haltung anhören, ohne sich zu einer Aussage darüber drängen zu lassen, ob das Gehörte zu hundert Prozent zutrifft oder völlig falsch ist. Kluft (1988) hat betont, dass Kliniker sich davor hüten müssen, „Faszination, Überraschung, Aufregung, Bestürzung, Überzeugtsein, Zweifel oder eine andere Meinung zum Ausdruck zu bringen, die dazu führen könnte, dass die Alter Egos sich genötigt fühlen, ihre Authentizität unter Beweis zu stellen" (S. 53).

Ein sinnvoller Umgang mit Übertragung und Gegenübertragung in der Psychotherapie von DID-Patienten ist es, sie als Episoden eines sich entwickelnden Dramas zu betrachten, in dem es vier Hauptpersonen gibt: ein Opfer, einen Missbraucher, einen idealisierten allmächtigen Retter und eine unbeteiligte Mutter (Davies und Frawley 1992; Gabbard 1992). Diese Figuren oszillieren infolge des Auslebens der Übertragungen und Gegenübertragungen, die während der Psychotherapie zustande kommen, in verschiedenen komplementären Paarungen zwischen dem Patienten und dem Therapeuten. Die ersten drei Figuren – das Opfer, der Missbraucher und der idealisierte allmächtige Retter – interagieren nach einem vorhersagbaren Muster, das eine Konvergenz der Gegenübertragung im engen und der Gegenübertragung im weiten Sinne mittels der projektiven Identifizierung darstellt. Wenn sich die frühere Opferrolle des Patienten abzeichnet, geht das dem Therapeuten sehr nahe und drängt ihn dazu, den Schaden irgendwie zu beheben, indem er zu dem guten Elternteil wird, den der Patient nie hatte.

Das Retter-Opfer-Paradigma, mit dem die Therapie häufig beginnt, birgt jedoch unzählige Probleme. Der Patient sieht die Motive des Therapeuten mit großer Wahrscheinlichkeit nicht so wie der Therapeut selbst. Menschen, die als Kinder missbraucht wurden, nehmen häufig an, alle würden sie missbrauchen, da sie keinen Grund haben, etwas anderes zu erwarten. Wegen dieser Sicht der Dinge reagieren solche Patienten von Natur aus misstrauisch auf Versicherungen ihres Therapeuten, er würde sie nicht missbrauchen. Durch die Versicherungen fühlt sich der Therapeut möglicherweise besser, auf den Patienten trifft das jedoch nur selten zu. Angehörige der medizinischen Berufe sind Patienten, die unter dem Vorwand, man liebe sie, ausgenutzt wurden, von vorneherein suspekt.

Die meisten DID-Patienten durften nicht mit Grenzen zwischen den Generationen aufwachsen, deren Einhaltung von fähigen und fürsorglichen Eltern gewährleistet wurde. Sie erleben die professionellen Grenzen der Therapiesituation häufig als eine grausame Art des Entzugs. Sie fordern gegebenenfalls Beweise der Fürsorge in Form von verlängerten Sitzungen, körperlichem Kontakt, Selbstoffenbarungen des Therapeuten und einer Erreichbarkeit rund um die Uhr. Wenn der Therapeut sich auf zusätzliche Anstrengungen einlässt, um solchen Erwartungen zu entsprechen, sind seine Bemühungen zum Scheitern verurteilt. Der Versuch, ein Ersatzelternteil zu sein, entspricht nicht dem, was der Patient braucht, nämlich der Trauer, und weckt dahin gehende falsche Hoffnungen, eine elterliche Beziehung des Patienten sei möglich, wenn er nur den richtigen Menschen dafür findet.

Wenn der Therapeut versucht, den immer weiter gehenden Forderungen des Patienten nach Beweisen dafür, dass er dem Therapeuten wichtig ist, nachzukommen, bekommt der Patient das Gefühl, er hätte gewisse Ansprüche. Bei der Behandlung von DID-Patienten zeigt sich in den meisten Fällen früher oder später, dass sie davon überzeugt sind, dass sie einen Anspruch darauf haben, für den in der Vergangenheit erlebten Missbrauch in der Gegenwart entschädigt zu werden (Davies und Frawley 1992). Mit zunehmenden Forderungen fühlt sich der Therapeut schon bald gepeinigt. Durch die Prozesse der introjektiven und der projektiven Identifizierung hat sich die Rollenverteilung dahin gehend geändert, dass der Therapeut zum Opfer und der Patient zum Missbraucher geworden ist. Missbräuchliche oder böswillige Introjekte des Patienten haben die Oberhand gewonnen, und das Opfer-Selbst des Patienten wird auf den Therapeuten projiziert. Zudem schafft der Therapeut durch seine Schuldgefühle wegen seines wachsenden Grolls und Hasses gegenüber dem Patienten möglicherweise ideale Bedingungen für diese Identifizierung mit der Selbstrepräsentanz des Patienten/Opfers. Der Patient kann diese Entwicklung wahrnehmen und den Therapeuten beschuldigen, der Patient kümmere ihn nicht wirklich. Um seinen Groll darüber, dass man von ihm verlangt, zu viel zu tun und zu weit zu gehen, zu leugnen, gibt sich der Therapeut noch mehr Mühe, die Lauterkeit seiner Beweggründe zu beweisen. In solchen Momenten fühlt er sich möglicherweise „ertappt“ und reagiert darauf, indem er seine Verärgerung verbirgt. Wenn es so weit gekommen ist, besteht die therapiegerechteste Art und Weise der Bewältigung seiner Gegenübertragungsgefühle wohl darin, dass er sich seine eigenen Grenzen eingesteht (Gabbard 1986; Gabbard und Wilkinson 1994).

Zum dritten Akt des Dramas kommt es, wenn die immer weiter gehenden Forderungen des Patienten mit immer größeren Anstrengungen des Therapeuten einhergehen, diesen zu entsprechen. Auf dem Gipfel seiner Verzweiflung darüber, dass all seine therapeutischen Bemühungen vergeblich waren, begeht er womöglich eine schwerwiegende Grenzüberschreitung, die im Grunde eine Wiederholung des Missbrauchs ist, den der Patient als Kind erlebt hat. Dann wird der Therapeut zum Missbraucher und der Patient erneut zum Opfer. Die tragischste – und leider allzu häufige – Manifestation dieser dritten Stufe ist der offene sexuelle Kontakt zwischen Therapeut und Patient. Andere häufige Formen sind sadistische verbale Misshandlungen des Patienten, Versuche, den Patienten zu umsorgen, indem er auf den Schoß des Therapeuten gesetzt wird, und der Ersatz der Eltern, indem der Therapeut den Patienten zu Ausflügen mit seiner eigenen Familie mitnimmt, und so weiter. In solchen Situationen streitet der Therapeut seine Wut über seine Niederlage oftmals völlig ab. Was als Rettungsversuch begonnen hat, endet mit einer Wiederholung von Ausbeutung und Missbrauch.

Viele Patienten mit einer DID kennzeichnet eine Form der erlernten Hilflosigkeit, die sie glauben lässt, keine Anstrengung ihrerseits könne ihr Schicksal ändern. Sie meinen, sie könnten sich nirgendwohin wenden, wenn sie in die Enge getrieben werden. Sie haben das Gefühl, nicht handeln oder etwas bewirken zu können. In diesem Sinne sind sie das, was Kluft (1990) als „leichte Beute" hinsichtlich jeglicher Art des Missbrauchs und der Grenzverletzung durch den Therapeuten bezeichnet, der sie zur Befriedigung seiner eigenen Bedürfnisse benutzt.

Die drei Rollen des Opfers, des Missbrauchers und des idealisierten allmächtigen Retters sind die dramatischsten und offensichtlichsten Manifestationen der introjektiven und projektiven Prozesse, die sich bei der Psychotherapie von DID-Patienten abspielen. Die vierte Rolle, die der unbeteiligten Mutter, kommt auf subtilere Weise zum Ausdruck (Gabbard 1992). Die Patienten erkennen diese Figur häufig im Schweigen des Therapeuten, das sie als Gleichgültigkeit und Zurückweisung interpretieren. Als Reaktion auf diese wahrgenommene Gleichgültigkeit kann der Patient eine Art des Nichtseins empfinden – das Bigras und Biggs (1990) als „negativen Inzest" bezeichnen –, eine Taubheit oder Leere in Verbindung mit der nicht anwesenden Mutter, die nichts unternommen hat, um die inzestuöse Beziehung zwischen ihrem Mann und ihrer Tochter zu unterbinden.

Die Taubheit oder Leere, die der Patient erlebt, kann beim Psychotherapeuten entsprechende Gefühle der Hilflosigkeit und der Verzweiflung auslösen. Es kann in der Psychotherapie lange Phasen geben, in denen sich der Patient gegenüber dem Therapeuten reserviert und distanziert verhält und in der Gegenübertragung ein Gefühl von Taubheit oder Nichtsein auslöst (Levine 1990; Lisman-Pieczanski 1990).

Der folgende Auszug einer Psychotherapiesitzung mit einer DID-Patientin zeigt diese Gegenübertragungsidentifizierung mit der unbeteiligten Mutter:

> Frau Q: Wenn ich nur dieses verdammte Krankenhaus verlassen könnte, dann wäre alles in Ordnung. Mein einziges Problem ist, dass ich es hasse, so eingesperrt zu sein, und dass ich dadurch den Drang habe, mich zu verstümmeln.

THERAPEUT: Ich frage mich allerdings, ob Eingesperrtsein Ihr einziges Problem ist. Sie haben sich so oft verstümmelt, bevor Sie ins Krankenhaus aufgenommen wurden.

FRAU Q: Aber ich muss meine Kinder und meinen Mann sehen. Verstehen Sie das denn nicht? Sie dürfen mich hier nicht besuchen.

THERAPEUT: Das letzte Mal, als sie Sie hier besucht haben, haben Sie einen ernsthaften Selbstmordversuch unternommen.

FRAU Q *(ausdruckslos)*: Ich wollte mir die Pulsadern aufschneiden und alles beenden.

THERAPEUT: Na ja, dann kann ich schon verstehen, dass man nicht zulassen will, dass Sie die strukturierte und schützende Umgebung des Krankenhauses verlassen.

FRAU Q: Ich muss es eine Weile draußen versuchen. Ich glaube, wenn ich einfach nur außerhalb des Krankenhauses mit meiner Familie zusammen sein könnte, dann würde es mir gut gehen.

THERAPEUT: Was würden Sie tun, wenn die Angst Sie überkäme und Sie den Drang verspürten, sich zu verstümmeln?

FRAU Q *(mit vollem Ernst)*: Ich könnte ein, zwei Bier trinken, um mich zu beruhigen.

THERAPEUT: Es ist sehr wichtig, dass Sie erkennen, dass Ihre Probleme keine äußeren sind. Sie nehmen Sie mit, wohin Sie auch gehen, und Sie haben sie, ganz gleich, ob Sie in einem Krankenhaus eingesperrt oder zu Hause bei Ihrer Familie sind. Solange Sie keine Anstrengungen unternehmen, Ihre schmerzlichen früheren Erfahrungen zu integrieren und sich ihnen zu stellen, werden Sie sich weiter verstümmeln und Selbstmord begehen wollen.

FRAU Q: Ich will mich dem Schmerz, den die Integration der Persönlichkeiten bedeuten würde, nicht stellen. Das wäre unerträglich.

THERAPEUT: Aber Sie erleben schon jetzt starken Schmerz. Viel schlimmer kann es doch nicht mehr werden, oder?

FRAU Q *(ausdruckslos)*: Ich weiß es nicht, aber ich will es nicht ausprobieren.

Als der Therapeut mit seinen Argumenten auch weiterhin nichts erreichte, bemerkte er, dass er immer schläfriger wurde. Gleichzeitig hatte er das Gefühl, er würde sich immer weiter von der Patientin zurückziehen. Er fing an, auf die Uhr zu sehen, und wünschte, die Zeit wäre um. Er ertappte sich dabei, wie er daran dachte, was er später noch machen würde. Er hatte sogar das Gefühl, es interessiere ihn nicht wirklich, ob es der Patientin besser ging oder nicht. Die Patientin schien ebenfalls immer weiter von ihm wegzutreiben. Als er sich dieses enormen Mangels an Empathie bewusst wurde, dämmerte ihm, dass er zu der nicht anwesenden, unbeteiligten Mutter aus der Kindheit der Patientin wurde. Seine Bemühungen, ihr zu helfen, waren vergeblich gewesen, und er empfand eine tiefe Verzweiflung und hatte keine Hoffnung, dass sich jemals etwas ändern würde. Er fragte sich, ob die Mutter der Patientin auch so empfunden hatte, als ihr klar geworden war, dass sie für immer aus dem Bund zwischen ihrer Tochter und ihrem Mann ausgeschlossen war, und sie sich machtlos und außerstande gefühlt hatte, das zu ändern.

Gegenübertragungsreaktionen wie die von Frau Qs Therapeut beschriebenen können auch eine empathische Identifizierung mit dem Gefühl des Nichtseins im Kern des Selbst des Patienten als Reaktion auf seine distanzierte Identifizierung mit seiner Mutter widerspiegeln (Gabbard 1992). In der Psychotherapie von DID-Patienten kommt irgendwann der Punkt, an dem die Forderungen des Patienten so überwältigend sind, dass der Therapeut sich wünscht, der Patient würde verschwinden oder sich anderswo in Behandlung begeben. Die Identifizierung mit der unbeteiligten Mutter ist in solchen Reaktionen leicht zu erkennen, und der Therapeut muss sich vor Augen halten, dass solche geheimen Absprachen unbeabsichtigterweise zu Selbstmordversuchen des Patienten führen können.

Die primitiven Zustände der psychologischen Taubheit, die in diesem Übertragungs- und Gegenübertragungsparadigma zum Ausdruck kommen, können mit einer groben Vernachlässigung durch die Mutter zusammenhängen, die die Entwicklung des Selbstempfindens des Kindes schwer beeinträchtigt hat. Ohne die von der Mutter gebotene tröstende sensorische Erfahrung entwickelt das Kind möglicherweise kein sicheres Gefühl für eine sensorische Begrenztheit. Die bei Menschen mit einer DID so häufige Selbstverstümmelung kann als eine Art der Wiederherstellung der Begrenztheit an der Hautgrenze betrachtet werden, die dazu dient, mit der Angst vor dem Verlust der Unversehrtheit der Ich-Grenze fertig zu werden. Ogden (1989) hat diese Art der Erzeugung von Erfahrung als *autistisch-berührende Position* bezeichnet. In diesem primitiven Zustand hört die Zuordnung von Bedeutungen zu Erfahrungen auf. Der Therapeut erlebt den DID-Patienten möglicherweise als so gefangen in diesem primitiven Zustand, dass er völlig unerreichbar ist. Den Therapeuten kann dann ein Gefühl der Hoffnungslosigkeit bezüglich der Handhabung der Angst des Patienten wegen der fehlenden körperlichen Integrität, die gegenüber der Entbehrung der engen sensorischen Erfahrungen mit der Mutter sekundär ist, überkommen.

Stationäre Behandlung

Je nach dem Niveau ihrer Ich-Organisation ist bei vielen DID-Patienten irgendwann im Laufe der Psychotherapie eine stationäre Behandlung erforderlich (Kluft 1991c).

DID-Patienten, die auf eine allgemeine psychiatrische Station aufgenommen werden, finden sich oft in der Rolle des klassischen „besonderen" Patienten (Burnham 1966; Gabbard 1986). Sowohl die Mitglieder des Personals als auch die anderen Patienten betrachten sie als Menschen, die eine besondere Beziehung zu ihrem Psychotherapeuten haben, und sie werden infolgedessen häufig zu Sündenböcken. Skeptische Mitglieder des Personals geraten in Auseinandersetzungen darüber, mit welchem Namen sie diese Patienten anreden sollen, ob die Missbrauchsgeschichte wahr ist, ob die Patienten für ihre Handlungen verantwortlich sind und über unzählige andere Fragen. Die Lage kann noch verschlimmert werden, wenn andere Patienten in Milieugruppen ungläubig und verächtlich reagieren, wenn ein DID-Patient Handlungen abstreitet, deren Zeugen sie waren.

Kluft (1991c) bietet mehrere nützliche Leitlinien. Mit dem Patienten muss zu Beginn des Aufenthaltes vertraglich vereinbart werden, dass er im Milieu mit seinem offiziellen Namen angesprochen wird. Dem Patienten muss mitgeteilt werden, dass er von den Mitgliedern des Personals nicht erwarten kann, dass sie unterschiedlich auf die verschiedenen Alter Egos reagieren, wenn diese auf der Station zutage treten, sondern nur der Einzeltherapeut sich mit ihnen befasst. Ein Patient, der keine Vereinbarung im Namen aller Alter Egos abschließen kann, muss auf dem Niveau des gefährlichsten oder selbstzerstörerischsten strukturiert werden. Durch eine solche Vereinbarung wird die unvermeidliche Verwirrung des Personals bezüglich Privilegien und Verantwortlichkeiten angesichts der Variabilität der Funktionen der verschiedenen Alter Egos vermieden. Kluft (1991c) empfiehlt außerdem, das Pflegepersonal solle dem Patienten die Regeln und Vorschriften immer wieder erklären, da manche Alter Egos diese nicht kennen.

Depersonalisierungsstörung

Die Depersonalisierungsstörung unterscheidet sich deutlich von den übrigen dissoziativen Störungen. Sie ist im Allgemeinen durch das dauerhafte oder wiederkehrende Gefühl gekennzeichnet, vom eigenen Körper oder von den eigenen mentalen Prozessen losgelöst zu sein oder sie von außen zu beobachten. Die Wahrnehmung der Realität ist intakt, das beschriebene Gefühl verursacht jedoch beträchtlichen Stress und eine gewisse Einschränkung der Funktionen im beruflichen und sozialen Umfeld.

Gewöhnlich geht mit der Depersonalisierung auch die Derealisierung einher, die die Entfremdung vom eigenen Umfeld bezeichnet. Die Depersonalisierung kann eine Vielzahl von Formen annehmen, unter anderem das Gefühl, der eigene Körper sei taub oder tot, das Gefühl, bestimmte Körperteile (beispielsweise die Füße oder die Hände) seien nicht mit dem Rest des Körpers verbunden, das Gefühl, von seinem eigenen Selbstbild losgelöst zu sein, sodass man sich fremd vorkommt, und das Gefühl, sich selbst aus einer gewissen Entfernung zu beobachten (Gabbard und Twemlow 1984). Das subjektive Gefühl, man sei einfach von seinem eigenen Körper losgelöst, ist bei der Depersonalisierung eher selten: Es kommt nur bei 19 % der Psychiatriepatienten mit dieser Störung vor (Noyes et al. 1977). Déjà-vu-Erlebnisse werden zwar gewöhnlich mit der Depersonalisierung in Verbindung gebracht, sie sind jedoch das Gegenteil der Depersonalisierung und sollten als gesonderte Einheiten behandelt werden (Nemiah 1989). Mit anderen Worten, beim Déjà-vu wird Neues als bekannt erlebt, während bei der Depersonalisierung Bekanntes als neu oder nicht real erlebt wird.

In den Kriterien des DSM-IV-TR werden Dauerhaftigkeit und Schwere betont, da bis zu 50 % der Gesamtbevölkerung gelegentlich eine vereinzelte Depersonalisierung erleben (Nemiah 1989). Weitere demografische Merkmale der Depersonalisierung sind, dass sie bei Frauen doppelt so häufig ist wie bei Männern und überwiegend bei Menschen unter 40 vorkommt (Nemiah 1989). Eine vorübergehende Depersonalisierung kann auch als Reaktion auf lebensbedrohliche Ereignisse wie Unfälle oder schwere Krankheiten auftreten (Gabbard und Twemlow 1984; Noyes et al. 1977; Steinberg 1991). Es kann dem Überleben dienen, das beobachtende und das teilnehmende Selbst in Krisensituationen voneinander zu trennen, sodass der Betreffende die nötige Distanz hat, um darüber nachzudenken, wie er aus der gefährlichen Situation herauskommt.

In ihrer reinen Form ist die Depersonalisierung relativ selten, sie ist zumeist ein Symptom bei anderen Erkrankungen wie Schizophrenie, DID, Depression oder Angststörungen (Nemiah 1989). Das Erleben der Depersonalisierung, ob als Begleiterscheinung einer Erkrankung oder nicht, ist gewöhnlich unangenehm und löst Affekte wie Angst, Panik und Leere aus. Sie wird als pathologisch, fremd und traumartig erlebt und veranlasst die Betreffenden häufig, einen Arzt aufzusuchen (Gabbard und Twemlow 1984). Die Depersonalisierung verläuft in etwa der Hälfte der Fälle chronisch, das Ausmaß der Dysfunktion beim Einzelnen kann jedoch sehr unterschiedlich sein (Steinberg 1991).

Eine Komorbidität bei Patienten mit einer Depersonalisierungsstörung scheint hoch zu sein. In einer Studie mit 30 Patienten lag die Prävalenz der klassischen Depression und der sozialen Phobie im Laufe des Lebens jeweils bei 53 % (Simeon et al. 1997). Außerdem wurde für eine Panikstörung eine Prävalenz von 37 % im Laufe des Lebens festgestellt. Störungen der Achse II waren bei diesen Patienten ebenfalls häufig: 30 % hatten eine vermeidende, 27 % eine Borderline- und 23 % eine obsessiv-zwanghafte Persönlichkeitsstörung. 60 % der gesamten Stichprobe hatten mindestens eine Persönlichkeitsstörung.

Psychodynamische Auffassung

Obwohl die Ätiologie der Depersonalisierung in den meisten Fällen nicht bekannt ist, haben sich psychodynamische Erklärungen anhand von Behandlungssituationen als klinisch nützlich erwiesen. Rosenfeld (1947/1966) betrachtete die Depersonalisierung als Abwehrmechanismus gegen primitive destruktive Impulse und Verfolgungsängste, die aus der paranoid-schizoiden

Position stammen. Blank (1954) verstand die Depersonalisierung als Abwehrmechanismus gegen die primitive Angst, die von oraler Wut und oraler Entbehrung herrührt. Stamm (1962) stimmte mit Rosenfeld und Blank hinsichtlich der stark regressiven Aspekte der Depersonalisierung als Abwehrmechanismus überein. Jacobson (1959) beobachtete, dass inakzeptable Identifizierungen abgewehrt werden, indem der unerwünschte Teil des Ich verstoßen und geleugnet wird. Sarlin (1962) teilte Jacobsons Meinung und wies darauf hin, dass die Depersonalisierung möglicherweise einen Konflikt zwischen den Eltern des Patienten widerspiegelt, der in Form von zwei widersprüchlichen Aspekten des Kindes verinnerlicht wurde. Arlow (1966) betrachtete die Depersonalisierung als Abwehrmechanismus, durch den abgewehrte Impulse in einer Gefahrensituation dem teilnehmenden Selbst zugeschrieben werden, das dann von dem beobachtenden Selbst als entfremdet wahrgenommen wird. Auf diese Weise wird der gefährliche Konflikt als einer erlebt, der in einem Fremden und nicht im Selbst stattfindet.

Dieser Wunsch, sich von einer gefährlichen Situation zu distanzieren, die im Widerspruch zu der vorherrschenden Ich-Identifizierung steht, kann in Fällen, in denen die Depersonalisierung im Kontext eines Missbrauchs in der Kindheit auftritt, von großer Bedeutung sein.

> Frau R war 19 Jahre alt und wegen chronischer Selbstmordgefährdung und unkontrollierbarer Selbstverstümmelung in psychiatrischer Behandlung. Sie hatte eine inzestuöse sexuelle Beziehung zu ihrem Stiefvater gehabt, seit sie 8 Jahre alt war, und diese Beziehung erst kurz zuvor beendet. Sie klagte häufig über Depersonalisierung und konnte ihren Ursprung auf die Zeit datieren, als sie 8 Jahre alt war und die sexuelle Beziehung begann. Wenn ihr Stiefvater mit den sexuellen Handlungen begann, wurde ihre durch den sexuellen Kontakt ausgelöste Angst so groß, dass sie sich in einer distanzierten Position auf der anderen Seite des Zimmers wiederfand, von wo aus sie die sexuellen Handlungen wie eine Zuschauerin beobachtete. Ihr Körper erschien ihr dabei unwirklich, wie eine „Gummipuppe".
>
> Die Depersonalisierung hatte unter diesen inzestuösen Umständen begonnen, trat jedoch schon bald in allen Situationen ein, die großen Stress und große Angst auslösten, wie beispielsweise eine Auseinandersetzung bei Tisch. Als sie 19 war, hatte sie sich zu einem chronischen Zustand entwickelt, in dem sie sich meistens unwirklich und tot fühlte. Sie schnitt sich in die Unterarme, um diesen unangenehmen Zustand der Depersonalisierung zu lindern. Die durch die Schnitte verursachten Schmerzen waren besser als die Entfremdung, die sie erlebte.
>
> Die Abwehrfunktion von Frau Rs Depersonalisierung konnte in Form einer inneren Versicherung formuliert werden: „Das bin

> nicht ich, die die sexuelle Belästigung erlebt. Das ist nicht mein Körper, denn ich bin hier auf der anderen Seite des Zimmers und beobachte, wie sie einer Fremden geschieht." Die sexuelle Beziehung zu ihrem Stiefvater konnte dann einem bösen und erniedrigten Selbst zugeschrieben werden, das abgespalten und nicht Teil ihrer selbst war. Es gelang ihr, sich gegen ihre eigene triebhafte Lust zu wehren, die mit der Befriedigung des ödipalen Wunsches und dem Triumph über ihre Mutter einherging.

In der Literatur wird die Ansicht vertreten, bei Patienten mit einer Depersonalisierungsstörung sei ein Trauma in der Kindheit etwas häufiger als bei Kontrollpersonen mit nichtpsychiatrischen Erkrankungen (Simeon et al. 1997), sie sind jedoch, anders als Frau R, gewöhnlich weniger stark traumatisiert als Patienten mit anderen dissoziativen Störungen. Dennoch berichten Patienten, die als Kinder sexuell missbraucht wurden, häufig über eine Depersonalisierung, wenn sie sich an die Einzelheiten ihrer Viktimisierung erinnern. Bei einem Vergleich zwischen 49 Probanden mit einer Depersonalisierungsstörung und 26 gesunden Probanden stellten Simeon et al. (2001) fest, dass Missbrauch in der Kindheit bei der Pathogenese der Depersonalisierungsstörung möglicherweise eine Rolle spielt. Sie stellten außerdem fest, dass sich eine Depersonalisierung als Symptom und auch als Störung anhand eines zwischenmenschlichen Traumas in der Kindheit mit großer Sicherheit vorhersagen ließ. Als wichtigster Faktor für die Vorhersage erwies sich der emotionale Missbrauch.

Überlegungen zur Behandlung

Der Ausgangspunkt von Erwägungen bezüglich einer Behandlung muss die Anerkennung dessen sein, dass bei einer vorübergehenden oder normalen Depersonalisierung kaum mehr als Bestärkung nötig ist. In manchen Fällen einer chronischen Depersonalisierung sehen Patienten, die sich auf die Störung eingestellt haben, keine wirkliche Notwendigkeit einer Behandlung (Steinberg 1991; Torch 1981). Wenn die Depersonalisierung eine Begleiterscheinung einer zugrunde liegenden primären Erkrankung ist, kann die klinische Besserung der primären Störung durch eine geeignete Behandlung auch die Depersonalisierung beseitigen.

Als primäre psychiatrische Erkrankung ist die Depersonalisierungsstörung leider oftmals behandlungsresistent. In einer Studie mit 117 Probanden, die die Kriterien der Depersonalisierungsstörung erfüllten, stellten Simeon et al. (2003) fest, dass die Störung gegen verschiedene medikamentöse und psychotherapeutische Behandlungen gleichermaßen resistent war. Die meisten Patienten, die eine Psychotherapie machen, berichten zwar über Besserungen in anderen Lebensbereichen, jedoch nicht über einen signifikanten Rückgang der Depersonalisierungssymptome. Dennoch kann eine dynamische Therapie ihnen manchmal helfen, die unmittelbaren Auslöser und ihre Bedeutung zu identifizieren. Häufig führen negative Affekte, als bedrohlich empfundene soziale Interaktionen und Stress zu einer Verschlimmerung der Symptome (Simeon et al. 2003). Diese Faktoren können untersucht werden, ebenso die Anpassung des Patienten an die Störung. Wenn widersprüchliche Identifizierungen eine Rolle spielen, kann eine produktive Besprechung dessen stattfinden, wie diese Identifizierungen Stressfaktoren in der Ursprungsfamilie widerspiegeln.

Literaturhinweise

Alexander, P. C., Anderson, C. L., Brand, B., et al.: Adult attachment and long-term effects in survivors of incest. Child Abuse Negl 22: 45–61, 1998.

Allen, J. G.: The spectrum of accuracy in memories of childhood trauma. Harv Rev Psychiatry 3: 84–95, 1995.

Allen, J. G.: Traumatic Relationships and Serious Mental Disorders. New York, Wiley, 2001.

Allen, J. G., Console, D. A., Lewis, L.: Dissociative detachment and memory impairment: reversible amnesia or encoding failure? Compr Psychiatry 40: 160–171, 1999.

American Psychiatric Association: Diagnostic and Statistical Manual of Mental Disorders. 4th Edition. Text Revision. Washington, DC, American Psychiatric Association, 2000.

Arlow, J. A.: Depersonalization and derealization, in: Psychoanalysis – A General Psychology: Essays in Honor of Heinz Hartmann. Edited by Loewenstein, R. M., Newman, L. M., Schur, M., et al. New York, International Universities Press, 1966, S. 456–478.

Arlow, J. A.: Fantasy, memory, and reality testing. Psychoanal Q 38: 28–51, 1969.

Barclay, C. R.: Schematization of autobiographical memory, in: Autobiographical Memory. Edited by Rubin, D. C. New York, Cambridge University Press, 1986, S. 82–99.

Bigras, J., Biggs, K. H.: Psychoanalysis as incestuous repetition: some technical considerations, in: Adult Analysis and Childhood Sexual Abuse. Edited by Levine, H. B. Hillsdale, NJ, Analytic Press, 1990, S. 173–196.

Blank, H. R.: Depression, hypomania, and depersonalization. Psychoanal Q 23: 20–37, 1954.

Bliss, E. L.: Multiple personalities: report of 14 cases with implications for schizophrenia and hysteria. Arch Gen Psychiatry 37: 1388–1397, 1980.

Bremner, J. D., Marmar, C. R. (Hrsg.): Trauma, Memory, and Dissociation. Washington, DC, American Psychiatric Press, 1998.
Bremner, J. D., Randall, P., Scott, T. M., et al.: MRI-based measurement of hippocampal volume in patients with combat-related posttraumatic stress disorder. Am J Psychiatry 152: 973–981, 1995.
Brenneis, C. B.: Multiple personality: fantasy proneness, demand characteristics, and indirect communication. Psychoanalytic Psychology 13: 367–387, 1996.
Brenneis, C. B.: Recovered Memories of Trauma: Transferring the Present to the Past. Madison, CT, International Universities Press, 1997.
Brenner, I.: Dissociation of Trauma: Theory, Phenomenology, and Technique. Madison, CT, International Universities Press, 2001.
Brewin, C.: Memory processes in posttraumatic stress disorder. Int Rev Psychiatry 13: 159–163, 2001.
Brodsky, B. S., Cloitre, M., Dulit, R. A.: Relationship of dissociation to self-mutilation and childhood abuse in borderline personality disorder. Am J Psychiatry 152: 1788–1792, 1995.
Bromberg, P. M.: Hysteria, dissociation, and cure: Emmy von N revisited. Psychoanalytic Dialogues 6: 55–71, 1996.
Brown, D., Scheflin, A. W., Hammond, D. C.: Memory, Trauma Treatment, and the Law. New York, WW Norton, 1998.
Browne, A., Finkelhor, D.: Impact of child sexual abuse: a review of the research. Psychol Bull 99: 66–77, 1986.
Burnham, D. L.: The special-problem patient: victim or agent of splitting? Psychiatry 29: 105–122, 1966.
Cardeña, E., Spiegel, D.: Dissociative reactions to the Bay Area earthquake. Am J Psychiatry 150: 474–478, 1993.
Carmen, E. H., Reiker, P. P., Mills, T.: Victims of violence and psychiatric illness. Am J Psychiatry 141: 378–379, 1984.
Clyman, R. B.: The procedural organization of emotions: a contribution from cognitive science to the psychoanalytic theory of therapeutic action. J Am Psychoanal Assoc 39 (suppl): 349–382, 1991.
Coons, P. M.: The dissociative disorders: rarely considered and underdiagnosed. Psychiatr Clin North Am 21: 637–648, 1998.
Davies, J. M., Frawley, M. G.: Dissociative processes and transference-countertransference paradigms in the psychoanalytically oriented treatment of adult survivors of childhood sexual abuse. Psychoanalytic Dialogues 2: 5–36, 1992.
Driessen, M., Bedlo, T., Mertens, N., et al.: Posttraumatic stress disorder and fMRI activation patterns in traumatic memory in patients with borderline personality disorder. Biol Psychiatry 55: 603–611, 2004.
Edelman, G.: Bright Air, Brilliant Fire: On the Matter of the Mind. New York, Basic Books, 1992.

Fairbairn, W. R. D.: Schizoid factors in the personality (1940), in: Psychoanalytic Studies of the Personality. London, Routledge & Kegan Paul, 1952, S. 3–27.

Fairbairn, W. R. D.: Endopsychic structure considered in terms of object-relationships (1944), in: Psychoanalytic Studies of the Personality. London, Routledge & Kegan Paul, 1952, S. 82–136.

Fonagy, P.: An attachment theory approach to treatment of the difficult patient. Bull Menninger Clin 62: 147–169, 1998.

Fonagy, P.: Bindungstheorie und Psychoanalyse. Stuttgart, Klett-Cotta, 2003; engl. Attachment Theory and Psychoanalysis. New York, Other Press, 2001.

Fonagy, P., Target, M.: Perspectives on the recovered memories debate, in: Recovered Memories of Abuse: Ture or False? Edited by Sandler, J., Fonagy, P. London, Karnac Books, 1997, S. 183–216.

Fonagy, P., Steele, M., Steele, H., et al.: The capacity for understanding mental states: the reflective self in parent and child and its significance for security of attachment. Infant Ment Health J 12: 201–218, 1991a.

Fonagy, P., Steele, H., Steele, M.: Maternal representations of attachment during pregnancy predict the organization of infant–mother attachment at one year of age. Child Dev 62: 891–905, 1991b.

Frankel, F. H.: Hypnotizability and dissociation. Am J Psychiatry 147: 823–829, 1990.

Freinkel, A., Koopman, C., Spiegel, D.: Dissociative symptoms in media eyewitnesses of execution. Am J Psychiatry 151: 1335–1339, 1994.

Freud, S.: Erinnern, Wiederholen und Durcharbeiten. GW Bd. X, 1914g, S. 125–136.

Gabbard, G. O.: The treatment of the „special patient" in a psychoanalytic hospital. International Review of Psychoanalysis 13: 333–347, 1986.

Gabbard, G. O.: Commentary on „Dissociative processes and transference-countertransference paradigms" by Jody Messler Davies and Mary Gail Frawley. Psychoanalytic Dialogues 2: 37–47, 1992.

Gabbard, G. O.: Challenges in the analysis of adult patients with histories of childhood sexual abuse. Canadian Journal of Psychoanalysis 5: 1–25, 1997.

Gabbard, G. O., Twemlow, S. W.: With the Eyes of the Mind: An Empirical Analysis of Out-of-Body States. New York, Praeger, 1984.

Gabbard, G. O., Wilkinson, S. M.: Management of Countertransference With Borderline Patients. Washington, DC, American Psychiatric Press, 1994.

Ganaway, G. K.: Historical versus narrative truth: clarifying the role of exogenous trauma in the etiology of DID and its variants. Dissociation 2: 205–220, 1989.

Ganaway, G. K.: Hypnosis, dissociation and multiple personality disorder: a psychodynamic clinician's perspective. Paper presented at the annual meeting of the Society of Clinical and Experimental Hypnosis. Washington, DC, Oktober 1992.

Ganzarain, R. C., Buchele, B. J.: Fugitives of Incest: A Perspective From Psychoanalysis and Groups. Madison, CT, International Universities Press, 1988.

Gediman, H. K.: Seduction trauma: complemental intrapsychic and interpersonal perspectives on fantasy and reality. Psychoanalytic Psychology 8: 381–401, 1991.

Gelinas, D. J.: Unexpected resources in treating incest families, in: Family Resources: The Hidden Partner in Family Therapy. Edited by Karpel, M. A. New York, Guilford, 1986, S. 327–358.

Griffin, M. G., Resick, P. A., Mechanic, M. B.: Objective assessment of peritraumatic dissociation: psychophysiological indicators. Am J Psychiatry 154: 1081–1088, 1997.

Grotstein, J. S.: Commentary on „Dissociative processes and transference-countertransference paradigms“ by Jody Messler Davies and Mary Gail Frawley. Psychoanalytic Dialogues 2: 61–76, 1992.

Horowitz, M. J.: Stress Response Syndromes. 2nd Edition. Northvale, NJ, Jason Aronson, 1986.

Jacobson, E.: Depersonalization. J Am Psychoanal Assoc 7: 581–610, 1959.

Jang, K. L., Paris, J., Zweig–Frank, H., et al.: Twin study of dissociative experience. J Nerv Ment Dis 186: 345–351, 1998.

Kernberg, O. F.: Borderlinestörungen und pathologischer Narzißmus. Frankfurt, Suhrkamp, 1983; engl. Borderline Conditions and Pathological Narcissism. New York, Aronson, 1975.

Killingmo, B.: Conflict and deficit: implications for technique. Int J Psychoanal 70: 65–79, 1989.

Kisiel, C. L., Lyons, J. S.: Dissociation as a mediator of psychopathology among sexually abused children and adolescents. Am J Psychiatry 158: 1034–1039, 2001.

Kluft, R. P.: Treatment of multiple personality disorder: a study of 33 cases. Psychiatr Clin North Am 7: 9–29, 1984.

Kluft, R. P.: The phenomenology and treatment of extremely complex multiple personality disorder. Dissociation 1: 47–58, 1988.

Kluft, R. P. (Hrsg.): Incest-Related Syndromes of Adult Psychopathology. Washington, DC, American Psychiatric Press, 1990.

Kluft, R. P.: Clinical presentations of multiple personality disorder. Psychiatr Clin North Am 14: 605–629, 1991a.

Kluft, R. P.: Multiple personality, in: American Psychiatric Press Review of Psychiatry. Vol. 10. Edited by Tasman, A., Goldfinger, S. M. Washington, DC, American Psychiatric Press, 1991b, S. 161–188.

Kluft. R. P.: Hospital treatment of multiple personality disorder: an overview. Psychiatr Clin North Am 14: 695–719, 1991c.

Kluft, R. P.: Thoughts on the psychodynamic psychotherapy of the dissociative disorders. The Psychodynamic Letter 1: 1–5, 1991d.

Koopman, C., Classen, C., Spiegel, D. A.: Predictors of posttraumatic stress symptoms among survivors of the Oakland/Berkeley, Calif., firestorm. Am J Psychiatry 151: 888–894, 1994.

Krystal, J. H., Bennett, A., Bremner, J., et al.: Toward a cognitive neuroscience of dissociation and altered memory functions in post-traumatic stress disorder, in: Neurobiological and Clinical Consequences of Stress: From Normal Adaptation to PTSD. Edited by Friedman, M., Charney, D., Deutch, A. New York, Lippincott-Raven, 1995, S. 239–269.

LeDoux, J.: Das Netz der Persönlichkeit. München, dtv, 2006; engl. The Synaptic Self. How Our Brains Become Who We Are. New York, Viking Penguin, 2002.

Levine, H. B.: Clinical issues in the analysis of adults who were sexually abused as children, in: Adult Analysis and Childhood Sexual Abuse. Edited by Levine, H. B. Hillsdale, NJ, Analytic Press, 1990, S. 197–218.

Lisman-Pieczanski, N.: Countertransference in the analysis of an adult who was sexually abused as a child, in: Adult Analysis and Childhood Sexual Abuse. Edited by Levine, H. B. Hillsdale, NJ, Analytic Press, 1990, S. 137–147.

Loewenstein, R. J., Ross, D. R.: Multiple personality and psychoanalysis: an introduction. Psychoanalytic Inquiry 12: 3–48, 1992.

MacMillan, H. L., Fleming, J. E., Streiner, D. L.: Childhood abuse and lifetime psychopathology in a community sample. Am J Psychiatry 158: 1878–1883, 2001.

Marmar, C. R., Weiss, D. S., Schlenger, W. E., et al.: Peritraumatic dissociation and posttraumatic stress in male Vietnam theater veterans. Am J Psychiatry 151: 902–907, 1994.

Marmer, S. S.: Multiple personality disorder: a psychoanalytic perspective. Psychiatr Clin North Am 14: 677–693, 1991.

Modell, A. H.: Trauma, memory, and the therapeutic setting, in: Understanding Therapeutic Action: Psychodynamic Concepts of Cure (Psychoanalytic Inquiry Series, Vol. 15). Edited by Lifson, L. E. Hillsdale, NJ, Analytic Press, 1996, S. 41–50.

Morgan, C. A., Hazlett, G., Wang, S., et al.: Symptoms of dissociation in humans experiencing acute, uncontrollable stress: a prospective investigation. Am J Psychiatry 158: 1239–1247, 2001.

Mulder, R. T., Beautrais, A. L., Joyce, P. R., et al.: Relationship between dissociation, childhood sexual abuse, childhood physical abuse, and mental illness in a general population sample. Am J Psychiatry 155: 806–811, 1998.

Nash, M. R., Hulsey, T. C., Sexton, M. C., et al.: Long-term sequelae of childhood sexual abuse: perceived family environment, psychopathology, and dissociation. J Consult Clin Psychol 61: 276–283, 1993.

Nash, M. R., Neimeyer, R. A., Hulsey, T. L., et al.: Psychopathology associated with sexual abuse: the importance of complementary designs and common ground. J Consult Clin Psychol 66: 568–571, 1998.

Nelson, E. C., Heath, A. C., Madden, T. A. F., et al.: Association between self-reported childhood sexual abuse and adverse psychosocial outcomes: results from a twin study. Arch Gen Psychiatry 59: 139–145, 2002.

Nemiah, J. C.: Dissociative disorders (hysterical neuroses, dissociative type), in: Comprehensive Textbook of Psychiatry. 5th Edition. Edited by Kaplan, H. I., Sadock, B. J. Baltimore, MD, Williams & Wilkins, 1989, S. 1028–1044.

Novick, K. K., Novick, J.: Postoedipal transformations: latency, adolescence, and pathogenesis. J Am Psychoanal Assoc 42: 143–169, 1994.

Noyes, R. Jr., Hoenk, P. R., Kuperman, S., et al.: Depersonalization in accident victims and psychiatric patients. J Nerv Ment Dis 164: 401–407, 1977.

Ogden, T. H.: The Primitive Edge of Experience. Northvale, NJ, Jason Aronson, 1989.

Putnam, F. W.: Diagnosis and Treatment of Multiple Personality Disorder. New York, Guilford, 1989.

Putnam, F. W.: Dissociative phenomena, in: American Psychiatric Press Review of Psychiatry. Vol. 10. Edited by Tasman, A., Goldfinger, S. M. Washington, DC, American Psychiatric Press, 1991, S. 145–160.

Putnam, F. W., Guroff, J. J., Silberman, E. K., et al.: The clinical phenomenology of multiple personality disorder: review of 100 recent cases. J Clin Psychiatry 47: 285–293, 1986.

Rauch, S. L., Shin, L. M.: Functional neuroimaging studies in posttraumatic stress disorder. Ann N Y Acad Sci 821: 83–98, 1997.

Rosenfeld, H.: Analysis of a schizophrenic state with depersonalization (1947), in: Psychotic States: A Psycho-Analytic Approach. New York, International Universities Press, 1966, S. 13–33.

Sarlin, C. N.: Depersonalization and derealization. J Am Psychoanal Assoc 10: 784–804, 1962.

Siegal, D. J.: Memory, trauma, and psychotherapy: a cognitive science view. J Psychother Pract Res 4: 93–122, 1995.

Silverman, J. G., Raj, A., Mucci, L. A., et al.: Dating and violence against adolescent girls and associated substance use, unhealthy weight control, sexual risk behavior, pregnancy and suicidality. JAMA 286: 572–579, 2001.

Simeon, D., Gross, S., Guralnik, O., et al.: Feeling unreal: 30 cases of DSM–III–R depersonalization disorder. Am J Psychiatry 154: 1107–1113, 1997.

Simeon, D., Guralnik, O., Schmeidler, J., et al.: The role of childhood interpersonal trauma in depersonalization disorder. Am J Psychiatry 158: 1027–1033, 2001.

Simeon, D., Knutelska, M., Nelson, D., et al.: Feeling unreal: a depersonalization disorder update of 117 cases. J Clin Psychiatry 64: 990–997, 2003.

Spiegel, D.: Multiple personality as a post-trauamatic stress disorder. Psychiatr Clin North Am 7: 101–110, 1984.

Spiegel, D.: Trauma, dissociation, and hypnosis, in: Incest-Related Syndromes of Adult Psychopathology. Edited by Kluft, R. P. Washington, DC, American Psychiatric Press, 1990, S. 247–261.

Spiegel, D.: Dissociation and trauma, in: American Psychiatric Press Review of Psychiatry. Vol. 10. Edited by Tasman, A., Goldfinger, S. M. Washington, DC, American Psychiatric Press, 1991, S. 261–275.

Spiegel, D.: Trauma, dissociation, and memory. Ann N Y Acad Sci 821: 225–237, 1997.

Spiegel, D., Fink, R.: Hysterical psychosis and hypnotizability. Am J Psychiatry 136: 777–781, 1979.

Spiegel, D., Li, D.: Dissociated cognition and disintegrated experience, in: Cognitive Science and Unconscious. Edited by Stein, D. J. Washington, DC, American Psychiatric Press, 1997, S. 177–187.

Spiegel, D., Scheflin, A. W.: Dissociated or fabricated? Psychiatric aspects of repressed memory in criminal and civil cases. Int J Clin Exp Hypn 42: 411–432, 1994.

Squire, L. R.: Declarative and nondeclarative memory: multiple brain systems supporting learning and memory. J Cogn Neurosci 4: 232–243, 1992.

Stamm, J.: Altered ego states allied to depersonalization. J Am Psychoanal Assoc 10: 762–783, 1962.

Steinberg, M.: The spectrum of depersonalization: assessment and treatment, in: American Psychiatric Press Review of Psychiatry. Vol. 10. Edited by Tasman, A., Goldfinger, S. M. Washington, DC, American Psychiatric Press, 1991, S. 223–247.

Steinberg, M., Rounsaville, B., Cicchetti, D.: Detection of dissociative disorders in psychiatric patients by a screening instrument and a structured diagnostic interview. Am J Psychiatry 148: 1050–1054, 1991.

Steingard, S., Frankel, F. H.: Dissociation and psychotic symptoms. Am J Psychiatry 142: 953–955, 1985.

Target, M.: Book review essay: the recovered memories controversy. Int J Psychoanal 79: 1015–1028, 1998.

Torch, E. M.: Depersonalization syndrome: an overview. Psychiatr Q 53: 249–258, 1981.

Van der Kolk, B. A.: The compulsion to repeat the trauma: re-enactment, revictimization, and masochism. Psychiatr Clin North Am 12: 389–411, 1989.

Van Ommeren, M., de Jong, J. T. V. M., Sharma, B., et al.: Psychiatric disorders among tortured Bhutanese refugees in Nepal. Arch Gen Psychiatry 58: 475–482, 2001.

Vythilingam, M., Heim, C., Newport, J., et al.: Childhood trauma associated with smaller hippocampal volume in women with major depression. Am J Psychiatry 159: 2072–2080, 2002.

Waller, N. G., Ross, C. A.: The prevalence and biometric structure of pathological dissociation in the general population: taxometric and behavior genetic findings. J Abnorm Psychol 106: 499–510, 1997.

Williams, L. M.: Recall of childhood trauma: a prospective study of women's memories of child sexual abuse. J Consult Clin Psychol 62: 1167–1176, 1994.
Yehuda, R.: Sensitization of the hypothalamic-pituitary-adrenal axis in posttraumatic stress disorder. Ann N Y Acad Sci 821: 57–75, 1997.
Young, W. C.: Psychodynamics and dissociation: all that switches is not split. Dissociation 1: 33–38, 1988.

KAPITEL 11

PARAPHILIEN UND SEXUELLE DYSFUNKTIONEN

Paraphilien

Nur wenige psychiatrische Störungen haben so viele moralische Konnotationen wie Paraphilien. Um sagen zu können, dass jemand im sexuellen Bereich von der Norm abweicht, müsste es eine klare Norm für das sexuelle Verhalten geben. Wer sollte solche Normen aufstellen? Soll die Psychiatrie der Hüter der Moral des sexuellen Verhaltens sein? Können wir Begriffe wie *sexuelle Devianz, Perversion* oder gar *Paraphilie* verwenden, ohne pejorativ zu klingen?

Die Entwicklung der Definition der perversen Handlungen zeigt, in welchem Maße die psychiatrische Nosologie ein Spiegel der Gesellschaft ist, in der sie aufgestellt wird. Im Kontext einer Kultur, in der die normale Sexualität relativ eng gefasst war, definierte Freud (1905d) die sexuelle Betätigung anhand folgender Kriterien als pervers: 1) wenn sie sich auf nichtgenitale Körperregionen konzentrierte; 2) wenn sie nicht neben dem üblichen Genitalverkehr mit einem Partner des anderen Geschlechts bestand, sondern diesen ersetzte; 3) wenn sie praktisch die ausschließliche Sexualpraktik des Betreffenden war. Freud hat festgestellt, dass Spuren der Perversion in nahezu jedem Menschen vorhanden sind, dessen Unbewusstes einer psychoanalytischen Exploration unterzogen wurde.

Seit Freuds Aufsatz hat sich die Auffassung über die Sexualität dramatisch gewandelt. Als die Sexualität ein anerkanntes wissenschaftliches Forschungsgebiet wurde, stellte sich heraus, dass das sexuelle Verhalten

„normaler" Paare sehr vielfältig ist. So wurden beispielsweise oral-genitale Kontakte weithin als gesundes Sexualverhalten anerkannt. Homosexualität und Analverkehr wurden ebenfalls von der Liste der perversen Handlungen gestrichen.

Psychoanalytische Fachautoren haben Freuds Beobachtung, laut welcher wir alle einen latenten perversen Teil in uns tragen, wiederholt bestätigt (Chasseguet-Smirgel 1983; McDougall 1980, 1986; Stoller 1979, 1985). Dadurch ging der Fortschritt in der Psychoanalyse mit einer toleranteren Auffassung hinsichtlich der perversen Sexualität einher. McDougall (1986) hat darauf hingewiesen, dass perverse Fantasien bei allen sexuellen Verhaltensweisen Erwachsener regelmäßig vorkommen, jedoch zumeist keine Probleme bereiten, da sie nicht als zwanghaft erlebt werden. Sie schlug vor, den Begriff Neosexualität zu verwenden, um die Neuheit der jeweiligen Betätigung und das intensive Streben des Betreffenden, sie auszuführen, zum Ausdruck zu bringen. Sie betonte, Kliniker müssten Patienten, die diese sexuellen Bedürfnisse als für ihr emotionales Überleben unentbehrlich erleben, mit Empathie begegnen. Ihrer Ansicht nach könnte man die Verwendung des Begriffs Perversion auf Fälle beschränken, in denen jemand seine persönlichen Wünsche einem anderen aufzwingt, der nicht bereit ist, auf diese einzugehen, oder einen unmündigen Menschen, zum Beispiel ein Kind oder einen geistig behinderten Erwachsenen, verführt (McDougall 1995).

Stoller (1979, 1985) plädierte für eine enge Definition der perversen Betätigung. Er bezeichnete Perversion als „erotische Form des Hasses" (1979, S. 13) und behauptete, Grausamkeit und der Wunsch, den Sexualpartner und sich selbst zu demütigen und zu erniedrigen, seien die entscheidenden Faktoren perversen Verhaltens. Später arbeitete Stoller (1985) sein Konzept weiter aus und ergänzte die Definition um eine weitere Dimension. Da er erkannt hatte, dass normale sexuelle Erregung auch einen Hauch von Feindseligkeit und dem Wunsch nach Demütigung enthält, kam er zu dem Schluss, Intimität sei ein entscheidender Differenzierungsfaktor. Ein Mensch ist nur dann pervers, wenn er den erotischen Akt vornimmt, um eine langfristige intime emotionale Beziehung zu einem anderen Menschen zu vermeiden. Dementsprechend ist das Sexualverhalten nicht pervers, wenn es dazu dient, eine stabile intime Beziehung aufzubauen.

In der Absicht, wertfreie Kategorien aufzustellen, wird im DSM-IV-TR (American Psychiatric Association 2000) vorgeschlagen, mit dem Begriff nur Situationen zu bezeichnen, in denen nichtmenschliche Objekte verwendet werden, in denen jemand sich oder seinen Partner tatsächlich demütigt oder sich oder seinem Partner tatsächlich Schmerz zufügt, oder an denen Kinder oder Erwachsene, die nicht eingewilligt haben, beteiligt sind. Um das Kontinuum zwischen Fantasie und Handeln zu erfassen, wurde im DSM-IV-TR eine Skala der Schwere erarbeitet. Bei „milden" Formen sind die paraphilen sexuellen Triebe eine deutliche Belastung für die Patienten, sie leben sie jedoch nicht aus. In Fällen „mittlerer" Schwere setzen die Patienten ihre Triebe in Handlungen um, jedoch nur gelegentlich. In „schweren" Fällen leben die Patienten ihre paraphilen Triebe wiederholt aus. Und um wissenschaftlicher und weniger pejorativ zu sein, wird im DSM-IV-TR statt Perversion oder Devianz der Begriff *Paraphilie* verwendet.

Obwohl die Absicht im DSM-IV-TR anerkennenswert ist, meinte Stoller (1985), die Änderung der offiziellen Bezeichnung von Perversion in Paraphilie (die im DSM-III-R [American Psychiatric Association 1987] vorgenommen wurde) sei ein fehlgeleiteter Versuch, Perversionen „salonfähig" zu machen. Die Bezeichnung Perversion ist seiner Ansicht nach gerade deshalb angebracht, weil sie schlimme und sündhafte Konnotationen hat: „Perversion ist absolut pejorativ. Sie riecht nach Sünde, Anschuldigung, Rachsucht und Selbstgerechtigkeit. Sie hat etwas Absolutes. In ihr wettern Gott und seine Vertreter auf Erden" (S. 4).

Stoller hat für die Beibehaltung des Begriffs Perversion plädiert, weil das Gefühl, zu sündigen, eine Voraussetzung dafür ist, dass die perverse Handlung erotische Erregung auslöst. Da beide Sichtweisen ihre Vorzüge haben, werden die beiden Begriffe in diesem Kapitel als Synonyme verwendet.

Psychodynamische Auffassung

Die Ätiologie von Paraphilien bleibt zum großen Teil im Dunkeln. Bei der Wahl der Paraphilie und hinsichtlich der zugrunde liegenden Bedeutung sexueller Handlungen spielen psychologische Faktoren eindeutig eine entscheidende Rolle. Die Psychoanalyse hat viel Licht in die dunklen Winkel der perversen Psyche gebracht. Mit der gebührenden Bescheidenheit ist hier jedoch auch anzumerken, dass psychodynamische Modelle die Bedeutung einer Perversion erhellen können, ohne zugleich eine definitive Ätiologie zu ermitteln (Person 1986).

Die klassische Auffassung über Perversionen ist tief in der Triebtheorie verwurzelt. Freud (1905d) war der Ansicht, diese Störungen zeigten, wie Trieb und Objekt voneinander getrennt werden: „Der Geschlechtstrieb ist wahrscheinlich zunächst unabhängig von seinem Objekt" (S. 47). Weiterhin definierte er Perversionen teilweise durch eine Gegenüberstellung mit Neurosen. Bei letzteren Störungen stellen die neurotischen Symptome eine Umwandlung unterdrückter perverser Fantasien dar. Bei Perversionen hingegen werden die Fantasien bewusst und unmittelbar als ichsyntone und angenehme Handlungen ausgedrückt. Somit beschrieb Freud Neurosen als Negative von Perversionen: Neurotische Symptome seien desexualisierte perverse Fantasien. Nach der klassischen Auffassung können Perversionen Fixierungen oder Regressionen zu infantilen Formen der Sexualität sein, die bis ins Erwachsenenalter bestehen (Fenichel 1945; Sachs 1986). Überreste der kindlichen Erfahrung werden im Bewusstsein bewahrt und sind im Prozess der

Verschiebung Träger aller infantilen Sexualität. Eine perverse Handlung wird zu einem fixierten und ritualisierten Vorgang, der die einzige Möglichkeit darstellt, einen genitalen Orgasmus zu erreichen. Nach der klassischen Formulierung (Fenichel 1945) ist der entscheidende Faktor, der einen Orgasmus durch herkömmlichen Genitalverkehr verhindert, die Kastrationsangst. Perversionen dienen somit dem Verleugnen der Kastration. (Da die überwiegende Mehrheit der Patienten mit Paraphilien Männer sind, wird hier eine auf das männliche Geschlecht bezogene Terminologie verwendet.)

Freud (1905d) war sich der Komplexität von Perversionen, die vielschichtig sind, bewusst. So nahm er zum Beispiel die unzähligen unbewussten Auslöser des Voyeurismus und des Exhibitionismus zur Kenntnis, die die beiden Seiten derselben Medaille sind. Bei seiner klinischen Arbeit beobachtete er, dass zu jeder „aktiven" Perversion ein „passives" Gegenstück gehörte. Demzufolge hätte ein Sadist auch eine masochistische Seite und ein Voyeur exhibitionistische Wünsche.

Bei jüngeren psychoanalytischen Forschungen kam man zu dem Schluss, dass die Triebtheorie allein bei vielen perversen Fantasien und Verhaltensweisen, die in der klinischen Praxis vorkommen, keine ausreichende Erklärung bietet, und die Beziehungsaspekte von Perversionen für ein umfassendes Verständnis entscheidend sind (McDougall 1980, 1986; Mitchell 2003). Laut Stoller (1979, 1985) liegt das Wesentliche der Perversion in einer Umwandlung „eines Kindheitstraumas in einen Triumph des Erwachsenen" (Stoller 1975, S. 4). Die Patienten werden von ihren Fantasien darüber angetrieben, sich für von ihren Eltern verursachte demütigende Kindheitstraumata zu rächen. Die Rache erfolgt, indem sie ihren Partner während der perversen Handlung oder in der Fantasie entmenschlichen und demütigen. Bergner (2002) hat beobachtet, dass die von Menschen mit sexuellen Zwängen bevorzugten Szenarien zumeist in erniedrigenden Kindheitserfahrungen wurzeln. Die sexuell erregenden Fantasien solcher Menschen sollen die Genesung von der in jungen Jahren erlittenen Erniedrigung durch persönliche Wiedergutmachung herbeiführen. Bedauerlicherweise werden die bevorzugten Szenarien zu unmöglichen Standards, neben denen tatsächliche Beziehungen verblassen. Somit wird der Wunsch, über die Erniedrigung hinwegzukommen, niemals erfüllt.

Perverse sexuelle Handlungen können auch eine Flucht vor einer Objektbezogenheit sein (Mitchell 2003). Viele Menschen mit Paraphilien haben sich nur unvollständig von den intrapsychischen Repräsentanzen ihrer Mutter gelöst und individuiert. Deshalb haben sie das Gefühl, ihre Identität als eigenständiger Mensch sei ständig durch Verschmelzung oder Vereinnahmung durch innere oder äußere Objekte bedroht. Der Ausdruck der Sexualität ist gegebenenfalls der einzige Bereich, in dem sie ihre Unabhängigkeit behaupten können. Während Stoller (1979, 1985) Perversionen als Ausdruck des Wunsches, andere zu demütigen, betrachtete, verstand Mitchell (2003) sie als Auflehnung gegen den beherrschenden Einfluss der inneren Mutterfigur. Ein Element der

Erleichterung, die paraphile Patienten verspüren, nachdem sie ihre sexuellen Wünsche ausgelebt haben, ist das Gefühl des Triumphes über die sie kontrollierende Mutter in ihnen.

McDougall (1986) führte andere Bedeutungen der neosexuellen Verhaltensweisen hinsichtlich der Objektbeziehungen an. Sie vertrat die Ansicht, sexuelles Verhalten resultiere aus einer komplizierten Matrix unserer Identifizierungen und Gegenidentifizierungen in Bezug auf unsere Eltern. Jedes Kind ist an einem unbewussten psychologischen Schauspiel beteiligt, das auf den unbewussten erotischen Wünschen und Konflikten der Eltern basiert. Somit wird die Verbindlichkeit jeglicher Neosexualität anhand der Drehbücher der Eltern programmiert, die das Kind verinnerlicht. Nach McDougalls Ansicht kann deviantes Sexualverhalten zum Teil dazu dienen, die introjizierten Objekte vor der Aggression des Patienten zu schützen, indem das von den Eltern „geschriebene" unbewusste Schauspiel in die Tat umgesetzt wird.

Kohut (1973, 1979) betrachtete die Funktion der Perversionen aus selbstpsychologischer Sicht. Seiner Ansicht nach sind perverse Handlungen verzweifelte Versuche, die Integrität und die Kohäsion des Selbst ohne empathische Selbstobjektreaktionen anderer wiederherzustellen. Die sexuelle Handlung oder Fantasie kann dem Patienten helfen, sich lebendig und intakt zu fühlen, wenn ihm Verlassenwerden oder Trennung drohen. Somit kann perverses Verhalten während der Psychotherapie oder der Analyse eine Reaktion auf fehlende Empathie seitens des Therapeuten sein, die zu einer vorübergehenden Störung der zwischen dem Patienten und dem Therapeuten aufgebauten Selbst-Selbstobjekt-Beziehungen führt (Miller 1985). Kohut (1979) zufolge sind die Manifestationen von Perversionen im Verhalten sekundäre Phänomene: „Nach der Auflösung der primären psychologischen Einheit (der selbstsicher geforderten empathischen Verschmelzung mit dem Selbstobjekt) tritt der Trieb als Produkt der Desintegration auf; der Trieb wird dann eingesetzt, um zu versuchen, die verlorene Verschmelzung (und somit die Wiederherstellung des Selbst) mit pathologischen Mitteln, das heißt, wie in den Fantasien und Handlungen des Perversen umgesetzt, zu erreichen" (S. 128).

Obwohl sie keine Selbstpsychologin ist, stellte McDougall (1986) im Hintergrund zahlreicher perverser Handlungen auch eine starke Angst vor dem Verlust der Identität oder des Selbstempfindens fest. Bestimmte sexuelle Praktiken oder sexuelle Objekte werden zu einer Art Heilmittel, das der Patient gegen das Gefühl der inneren Taubheit und der Angst vor der Desintegration des Selbst anwendet. Bei diesen Patienten beobachtete McDougall einen fehlerhaften Verinnerlichungsprozess, der sie als Kinder daran gehindert hat, bei dem Versuch, sich von Mutterfiguren zu lösen, Übergangsobjekte einzusetzen.

Goldberg (1995) erweiterte die selbstpsychologische Auffassung der Perversionen. Er war überzeugt davon, dass die Sexualisierung ein Versuch ist, einen strukturellen Defekt des Selbst zu beheben, der mit der Unfähigkeit, schmerzliche emotionale Zustände zu handhaben und zu erleben, zusammenhängt. Außerdem brachte er die Perversion mit einer vertikalen Spaltung innerhalb der Persönlichkeit zwischen dem „wirklichen Ich" und einem verleugneten Teil, der als Initiator und Ausführer perverser Handlungen betrachtet wird, in Verbindung. Zugleich betonte er jedoch auch, dass Verallgemeinerungen über psychodynamische Fragen bei Perversionen nicht gerechtfertigt sind, da jedes einzelne sexualisierte Szenario eine vielfältige Dynamik haben kann.

Verfasser wie Mitchell, McDougall, Kohut und Goldberg haben den Weg für eine weiter gefasste Betrachtungsweise der Perversionen geebnet, die sich nicht nur auf die Sexualität beschränkt, sondern auch den Bereich der Selbst- und Objektrepräsentanzen berücksichtigt. Ogden (1996) meinte, Menschen schüfen eine perverse Form der Bezogenheit, um der Erfahrung der psychologischen Taubheit zu entgehen. Sie führten ein Schauspiel auf, um den falschen Eindruck zu erwecken, sie seien durch ihre Fähigkeit zur Erregung lebendig und nicht abgestumpft und leer. Parsons (2000) zufolge rührt perverses Verhalten von der Unfähigkeit her, das „Anderssein" eines separaten Menschen zu ertragen. Der Patient führt ein perverses Schauspiel auf, um einen anderen Menschen nicht als komplex, real und anders als er selbst erleben zu müssen. Bei der Perversion liegt eine Art der Bezogenheit vor, die eine echte Verbindung mit dem anderen Menschen umgeht und Macht einsetzt, um den anderen zu verführen, zu dominieren oder auszunutzen, ohne dass der Betreffende sich selbst und den anderen in einer intimen Beziehung wirklich zur Kenntnis nimmt. Viele dieser Patienten erleben Intimität in ihrer Kindheit als gefährlich oder tödlich und meiden sie ein Leben lang. Diejenigen, die sich infantil verhalten oder ein Erwachsenes-Baby-Syndrom (Pate und Gabbard 2003) entwickeln, kleiden sich gegebenenfalls wie Babys, tragen Windeln und verhalten sich wie Kinder, die hoffen, andere in eine Quasimutterrolle zu zwingen, bei der die Subjektivität des anderen völlig außer Acht gelassen wird.

Das traditionelle klinische Wissen besagt, Perversionen seien bei Frauen selten. Diese Auffassung hat sich in den letzten Jahren aufgrund empirischer Forschungen und klinischer Beobachtungen geändert, die gezeigt haben, dass perverse Fantasien bei Frauen häufig sind. In einer umfassenden Studie über weibliche Perversionen hat Louise Kaplan (1991) darauf hingewiesen, dass die Kliniker Perversionen bei Frauen nicht erkannt haben, weil sie eine subtilere Dynamik haben als die offensichtlichere Sexualität der Perversionen bei Männern. Sexuelle Handlungen, die auf Paraphilien bei Frauen zurückzuführen sind, betreffen unbewusste Fragen der Trennung, des Verlassenwerdens und des Verlusts. Manche Frauen, die als Kinder sexuell missbraucht wurden, verhalten sich in übertriebenem Maße nach dem Klischee der weiblichen sexuellen Attraktivität, um sich an den Männern zu rächen und sich ihrer Weiblichkeit zu versichern.

Vor der Besprechung der Dynamik der einzelnen Paraphilien ist anzumerken, dass die Gründe, weshalb der Einzelne eine perverse Fantasie oder Handlung einer anderen vorzieht, weiterhin ungeklärt sind. Außerdem treten bei ein und derselben Person häufig mehrere Paraphilien gleichzeitig auf. Die herkömmliche Auffassung über Perversionen besagte, ein perverser Mensch sei auf ein sexuelles Szenario fixiert, in einer Studie mit 561 Männern, die sich wegen Paraphilie einer Beurteilung und einer Behandlung unterzogen, stellte sich jedoch heraus, dass sich weniger als 30 % der Probanden (ohne Transsexuelle) auf eine einzige Perversion beschränkten (Abel et al. 1988). Manche Betroffenen wechseln nacheinander mehrmals von einer Paraphilie zu einer anderen. In einem Ergebnisbericht, der einen Zeitraum von 40 Jahren abdeckte, beschrieben Lehne und Money (2000) einen 65-jährigen Mann, der in seiner Jugend ein paraphiler Transvestit war, mit der Zeit zum Pädophilen wurde und schließlich dem prolongierten Infantilismus verfiel.

Bei paraphilen Menschen kann eine ganze Reihe von psychiatrischen Diagnosen und Stufen der Persönlichkeitsorganisation vorliegen. So wurden Perversionen beispielsweise bei psychotischen Patienten, bei solchen mit Persönlichkeitsstörungen und bei relativ gesunden oder neurotischen Patienten beobachtet. Eine polymorphe perverse Sexualität findet sich häufig bei Patienten mit einer Borderline-Organisation der Persönlichkeit (Kernberg 1983). Paraphilien mit offener Grausamkeit gegenüber anderen sind bei Patienten mit einer dissozialen Persönlichkeitsstörung häufig. Somit erfordert das psychodynamische Verständnis des einzelnen Patienten mit perversen sexuellen Handlungen die gründliche Ermittlung dessen, wie die Perversion mit seiner zugrunde liegenden Charakterstruktur interagiert. Patienten mit einer neurotischen Organisation zum Beispiel führen eine paraphile Handlung möglicherweise aus, um ihre genitale Potenz zu erhöhen, während dieselbe Handlung bei Patienten, die nahe an der Grenze zum Psychotischen stehen, dazu dienen kann, das Gefühl der Selbstauflösung abzuwehren (Person 1986).

Exhibitionismus und Voyeurismus

Indem er seine Genitalien vor fremden Frauen oder Mädchen zur Schau stellt, versichert sich der Exhibitionist dessen, dass er nicht kastriert ist (Fenichel 1945; Freud 1905d). Die Schockreaktion, die seine Handlungen auslöst, hilft ihm, mit der Kastrationsangst fertig zu werden, und gibt ihm das Gefühl, Macht über das andere Geschlecht zu haben. Stoller (1985) hat dargelegt, dass exhibitionistische Handlungen typischerweise nach Situationen erfolgen, in denen der Täter sich gedemütigt gefühlt hat, häufig durch eine Frau. Der Exhibitionist rächt sich für diese Demütigung, indem er fremde Frauen erschreckt. Außerdem ermöglicht ihm die Zurschaustellung seiner Genitalien, ein gewisses Selbstwertgefühl und das Gefühl einer positiven männlichen Identität zu wiederzuerlangen. Diese Männer sind hinsichtlich ihrer Männlichkeit oftmals zutiefst unsicher. Stoller (1985) erklärte, die Kastrationsangst sei nicht das ganze Motiv für die exhibitionistische Handlung. Seiner Ansicht nach lässt sich die Bedrohung „am besten von der Identität her beschreiben; denn bei der Demütigung geht es um ‚Existenzangst', die Bedrohung der grundlegenden geschlechtlichen Identität" (S. 20). Exhibitionisten haben oft das Gefühl, auf niemanden in ihrer Familie Eindruck gemacht zu haben, und deshalb zu ungewöhnlichen Mitteln greifen zu müssen, um beachtet zu werden (Mitchell 1988). Somit kann jede exhibitionistische Handlung ein Versuch sein, eine in der Kindheit erlebte traumatische Situation rückgängig zu machen.

Auch beim Gegenteil des Exhibitionismus, dem Voyeurismus, geht es um die Verletzung der Privatsphäre einer fremden Frau, einen aggressiven, aber heimlichen Triumph über das weibliche Geschlecht. Fenichel (1945) brachte voyeuristische Neigungen mit einer Fixierung auf eine Primärsituation in der Kindheit in Verbindung, in der das Kind entweder Zeuge des Geschlechtsverkehrs der Eltern wird oder ihn mit anhört. Dieses frühe traumatische Erlebnis könne die Kastrationsangst des Kindes erwecken und es dann veranlassen, die Situation als Erwachsener immer wieder zu wiederholen, um so zu versuchen, ein passiv erlittenes Trauma aktiv zu beherrschen. Fenichel entdeckte auch eine aggressive Komponente im Zusehen, die er als Verschiebung des Wunsches, unmittelbar zerstörerisch gegen Frauen vorzugehen, durch die Schuldgefühle vermieden werden, verstand. Selbst bei Patienten, die nicht zu offen voyeuristischen Handlungen neigen, können weitverbreitete Ableitungen wie Neugier und Angst im Zusammenhang mit dem Schauen auftreten. Manche Patienten sind nicht einmal bereit, sich in der Praxis ihres Therapeuten umzusehen, weil sie befürchten, ihre Neugier könnte als zerstörerisch bewertet werden oder sie könnten etwas Verbotenes sehen. Mitchell (2003) hat beobachtet, dass Exhibitionismus und Voyeurismus eine für alle Perversionen typische Eigenschaft haben: „eine Dialektik zwischen Oberfläche und Tiefe, zwischen dem Sichtbaren und dem Geheimen, zwischen dem Erreichbaren und dem Vorenthaltenen" (S. 111).

Sadismus und Masochismus

Menschen, die sadistische Fantasien oder Handlungen brauchen, um sexuelle Befriedigung zu erlangen, versuchen häufig unbewusst, Situationen aus ihrer Kindheit, in denen sie Opfer körperlicher Misshandlung oder sexuellen Missbrauchs waren, rückgängig zu machen. Indem sie anderen antun, was ihnen als Kindern zugefügt wurde, nehmen sie Rache und erlangen zugleich das Gefühl, das Kindheitstrauma zu bewältigen. Stoller (1991) hat festgestellt, dass ein ziemlich hoher Prozentsatz der Mitglieder sadomasochistischer Klubs, die Körperpiercing praktizierten, als Kinder im Krankenhaus behandelt worden waren und ständig Spritzen gegen ihre Krankheiten bekommen hatten. Möglicherweise wiederholen auch masochistische Patienten, die Demütigung und sogar Schmerzen brauchen, um sexuelle Lust zu empfinden, Missbrauchserfahrungen aus der Kindheit. Fenichel (1945) war der Meinung, masochistische Patienten brächten ein Opfer – indem sie anstelle der Kastration das „geringere Übel" akzeptierten. Sie sind gegebenenfalls auch fest davon überzeugt, dass sie für ihre konfliktreichen sadistischen Wünsche eine Bestrafung verdienen. In manchen Fällen wehren diese Patienten die Trennungsangst ab, indem sie sich dem Missbrauch unterwerfen. Sie meinen häufig, eine sadomasochistische Beziehung sei die einzige erreichbare Form der Objektbezogenheit: Eine Missbrauchsbeziehung ist besser als gar keine Beziehung.

Sadismus und Masochismus sind insofern einzigartig, als sie die einzigen klassischen Perversionen sind, die anerkanntermaßen bei beiden Geschlechtern regelmäßig vorkommen (Person 1986). Obwohl Masochismus auf stereotype Weise mit Frauen in Verbindung gebracht wird, treten abgeschwächte Formen sadistischer und masochistischer Fantasien bei fast jedem Menschen regelmäßig auf. Die Praktiken männlicher Homosexueller und die Berichte weiblicher Prostituierter deuten sogar darauf hin, dass masochistische sexuelle Handlungen bei Männern vielleicht häufiger sind. Sacher-Masoch, der österreichische Schriftsteller aus dem 19. Jahrhundert, von dessen Namen der Begriff abgeleitet wurde, war ein Dichter des männlichen Masochismus. In der Tat kann alle sexuelle Erregung mit aggressiven Wünschen in Verbindung gebracht werden (Stoller 1985). Patienten, die sich wegen sexueller Hemmungen einer Psychotherapie oder Psychoanalyse unterziehen, haben oft ausgesprochen sadistische Fantasien, die sie daran hindern, sexuelle Kontakte zu anderen Menschen zu knüpfen.

Was Beziehungen angeht, entwickelt sich der Sadismus häufig aus einer bestimmten inneren Objektbeziehung, in der es große Anstrengungen erfordert, den Widerstand des vorenthaltenden und distanzierten Objekts gegen die entsprechende Selbstrepräsentanz zu überwinden (Mitchell 2003). Ebenso kann masochistische Unterwerfung die Umsetzung einer inneren Objektbeziehung sein, in der das Objekt nur auf das Selbst reagiert, wenn es gedemütigt wird.

Aus der Sicht der Selbstpsychologie ist masochistisches Verhalten ein verzweifelter Versuch, das Gefühl der Lebendigkeit oder Selbstkohäsion wiederherzustellen. Obwohl Masochismus offensichtlich selbstzerstörerisch ist, kann der Patient ihn als das Selbst wiederherstellend empfinden. Stolorow et al. (1988) haben über die Behandlung einer schwer gestörten 19-jährigen Patientin berichtet, die den Therapeuten wiederholt gebeten hatte, sie zu schlagen. Auf die wiederholten Fragen des Therapeuten, weshalb sie wolle, dass er sie schlage, schrieb sie: „Körperlicher Schmerz ist besser als spiritueller Tod" (S. 506). Ohne von anderen zugefügten körperlichen Schmerz und Missbrauch durch andere hatte diese Patientin das Gefühl, sie existiere nicht und sei mit keinem Menschen verbunden. Die Verfasser haben festgestellt, dass masochistische Patienten häufig ihr gesamtes Leben auf die Befriedigung der

Bedürfnisse ihrer Eltern ausrichten. Die Folge ist, dass ihre eigene innere affektive Erfahrung in die Ferne rückt und nicht zugänglich ist, weil sie dem Dienst an den Eltern geopfert wurde.

Durch die Verbreitung des Internets sind aktive gesellschaftliche Organisationen von Einzelnen und Paaren entstanden, die sich häufig als BDSM bezeichnen. Neben Sadismus und Masochismus steht dieses Kürzel für Verbindungen in Form von Sklaverei/Disziplin und Dominanz/Unterwerfung. Manche bevorzugen es, gefesselt und gebändigt zu werden, andere legen es aktiv auf Bestrafung an. Das Ertragen von Schmerzen dient häufig einer Art der Bezogenheit. In manchen Verbindungen genießen es die sich Unterwerfenden einfach, die Autorität an dominante Partner abzutreten, sodass ihnen in allen Lebensbereichen gesagt wird, was sie zu tun haben. In dieser Hinsicht ist gegebenenfalls nicht der Schmerz das primäre Ziel. Die Organisationen haben Regeln aufgestellt, um zu gewährleisten, dass die Praktiken sicher sind und einvernehmlich erfolgen, so unter anderem, dass der Partner nicht alleine gelassen wird und dass klar ausgesprochen wird, wenn eine Handlung zu weit geht, damit sie eingestellt werden kann. Die meisten Menschen, die diese Art der einvernehmlichen Bindungen eingehen, begeben sich nicht in psychiatrische Behandlung.

Fetischismus

Um zu sexueller Erregung zu gelangen, brauchen Fetischisten ein unbelebtes Objekt, häufig ein Stück Damenunterwäsche oder einen Schuh, oder aber einen nichtgenitalen Körperteil. Freud erklärte Fetischismus ursprünglich damit, dass er von der Kastrationsangst herrühre. Das als Fetisch gewählte Objekt stelle symbolisch den „weiblichen Penis“ dar, eine Verschiebung, die dem Fetischisten helfe, seine Kastrationsangst zu überwinden. Aufgrund der Prämisse, dass die Wahrnehmung der weiblichen Genitalien durch den Mann seine Angst davor, seine eigenen Genitalien zu verlieren und wie eine Frau zu werden, steigert, meinte Freud, diese unbewusste Symbolisierung erkläre die relative Häufigkeit des Fetischismus. Diesen Ansatz verwendete er auch bei der Erarbeitung seines Konzepts über die Spaltung des Ich (Freud 1940e) – im Denken des Fetischisten bestehen zwei widersprüchliche Vorstellungen nebeneinander: die Leugnung der Kastration und die Bestätigung der Kastration. Der Fetisch repräsentiert beide.

Auch Greenacre (1970, 1979) betrachtete die Kastrationsangst als zentralen Aspekt für das Verständnis des Fetischismus, sie merkte jedoch an, dass er seinen Ursprung in früheren prägenitalen Störungen hat. Somit können chronische traumatische Interaktionen in den ersten Lebensmonaten zur Entstehung von Fetischismus führen. Wegen schwerwiegender Probleme in der Beziehung zwischen Mutter und Säugling kann der Säugling nicht von der Mutter oder von

Übergangsobjekten getröstet werden. Deshalb braucht er, um körperliche Integrität zu erleben, einen Fetisch, etwas, das „beruhigend hart ist, nicht nachgibt, seine Form nicht verändert und auf zuverlässige Weise strapazierfähig ist“ (Greenacre 1979, S. 102). Diese frühen prägenitalen Störungen werden später, wenn sich das männliche Kind oder der männliche Erwachsene um seine genitale Integrität sorgt, reaktiviert. Im Wesentlichen betrachtete Greenacre den Fetisch als etwas, das die Funktion eines Übergangsobjekts erfüllt.

Kohut (1979) vertrat eine ähnliche Auffassung über den Fetischismus, formulierte sie jedoch in der Terminologie der Selbstpsychologie. Er berichtete von einem männlichen Patienten, dessen Kindheit durch die traumatische Nichtverfügbarkeit seiner Mutter geprägt war. Der Patient machte Unterhosen zum Fetisch, die als Ersatz für das nicht verfügbare Selbstobjekt dienten. Im Gegensatz zu seiner Hilflosigkeit in Bezug auf seine Mutter konnte der Patient über dieses nichtmenschliche Selbstobjekt vollständige Kontrolle ausüben. Das bedeutet, dass das, was als intensives sexuelles Bedürfnis nach einem fetischistischen Objekt erscheint, in Wirklichkeit eine große Angst vor dem Verlust des Selbstempfindens widerspiegeln kann (Mitchell 2003).

In der neueren Literatur zum Fetischismus wurde das Konzept dahin gehend erweitert, dass Fetischismus Teil eines Spektrums von Phänomenen ist, mit denen die Angst kontrolliert wird, indem einem äußeren Objekt Magie und Illusionen zugeschrieben werden (Nersessian 1998). Außerdem wurde der Fetischismus auch über unbelebte Objekte hinaus erweitert, und man ist der Ansicht, dass er sowohl bei Frauen als auch bei Männern vorkommt. Statt zu versuchen, den Fetischismus mit einer zu einem bestimmten Punkt in der Entwicklung entstandenen Angst in Verbindung zu bringen, konzentrieren sich moderne Auffassungen darauf, dass das Ich ein äußeres Objekt braucht, um seine Angst zu bewältigen. Massie und Szajnberg (1997) haben in einer prospektiven Langzeitstudie über einen Fall von Amputiertenfetischismus berichtet, in dem sich ein 30-jähriger Mann daran erinnerte, dass er seit seinem fünften oder sechsten Lebensjahr einen sexuellen Fetisch hatte. Die Informationen zur Vorgeschichte und Filmaufzeichnungen von Eltern und Kind, die für die Studie zur Verfügung standen, ermöglichten zusammen mit den Erinnerungen der Eltern komplexe und aufschlussreiche Einblicke in die Entstehung eines Fetischs. Es kamen eindeutig mehrere Faktoren zum Tragen, so unter anderem ein ungewöhnlich intensives und sexuell erregendes Verhältnis sowohl zur Mutter als auch zum Vater, eine Neigung zu starker psychophysiologischer Erregung, Schwierigkeiten, sich selbst zu trösten, eine überstimulierende und große Aufmerksamkeit beider Eltern hinsichtlich des psychologischen Lebens des Kindes und die frühe Erfahrung des Verlusts des Vaters für 10 Wochen im dritten Lebensjahr des Kindes. Dieses Trauma schien zu einer Anfälligkeit für Trennungsangst beigetragen zu haben. Die spezifische Form des Fetischs, bei der es um Bilder von Amputierten ging, konnte außerdem mit einer Betreuerin in Verbindung gebracht werden, die einen Gips am Bein hatte, und der Angst des Kindes, der Gips könne „abgehen". Massie und Szajnberg vermuteten, der Fetischismus könne in diesem Fall mit einer Form des posttraumatischen intrapsychischen Spiels zusammenhängen.

Pädophilie

Die Form der Perversion, die bei den Behandelnden am ehesten Ekel und Verachtung auslöst, ist die Pädophilie. Indem er seine sexuellen Wünsche befriedigt, kann der Pädophile unschuldigen Kindern irreparable Schäden zufügen. Ein festes Konzept oder ein psychodynamischer Ansatz kann es den Klinikern ermöglichen, diesen Patienten bei der Behandlung eine gewisse Empathie und ein gewisses Verständnis entgegenzubringen. Nach der klassischen Auffassung (Fenichel 1945; Freud 1905d) stellt Pädophilie eine narzisstische Objektwahl dar – das heißt, der Pädophile sieht in dem Kind ein Spiegelbild seiner selbst als Kind. Außerdem galten Pädophile als hilflose und schwache Menschen, die Kinder als sexuelle Objekte wählen, weil sie weniger Widerstand leisten oder weniger Angst auslösen als erwachsene Partner und den Pädophilen so die Vermeidung der Kastrationsangst ermöglichen.

In der klinischen Praxis werden bei vielen Pädophilen schwere Persönlichkeitsstörungen festgestellt. In einer Studie (Raymond et al. 1999) mit inhaftierten Pädophilen wurde bei 60 % eine Persönlichkeitsstörung festgestellt – bei 20 % eine narzisstische Persönlichkeitsstörung und bei 22,5 % eine dissoziale Persönlichkeitsstörung. Sexuelle Handlungen mit Kindern vor der Pubertät können das labile Selbstwertgefühl des Pädophilen stärken. Viele Menschen mit dieser Perversion wählen zudem Berufe, in denen sie mit Kindern zu tun haben, weil die idealisierenden Reaktionen der Kinder ihnen helfen, ihre Selbstachtung zu wahren. Im Gegenzug idealisieren Pädophile die Kinder häufig, sodass die sexuellen Handlungen mit ihnen mit einer unbewussten Fantasie der Verschmelzung mit einem idealen Objekt oder der Wiederherstellung eines jugendlichen und idealisierten Selbst verbunden sind. Die Angst vor Alter und Tod kann durch sexuelle Handlungen mit Kindern abgewehrt werden.

Wenn pädophile Handlungen in Verbindung mit einer narzisstischen Persönlichkeitsstörung mit schweren dissozialen Merkmalen oder als Teil einer eindeutig psychopathischen Charakterstruktur (siehe Kapitel 17) erfolgen, können die unbewussten Determinanten des Verhaltens der Dynamik des Sadismus sehr nahekommen. Die sexuelle Bezwingung eines Kindes ist das Instrument der Rache. Oft sind Pädophile als Kinder selbst sexuell missbraucht worden (Fagan et al. 2005), und die Umwandlung eines passiv erlittenen Traumas in eine aktiv vorgenommene Viktimisierung kann von einem Gefühl des Triumphes und der Macht begleitet sein.

Macht und Aggression spielen auch für Pädophile, deren sexuelle Handlungen sich auf inzestuöse Beziehungen zu ihren eigenen Kindern oder

Stiefkindern beschränken, eine wichtige Rolle. Diese Männer haben oftmals das Gefühl, von ihren Frauen nicht geliebt zu werden, und lösen bei ihren Kindern Betreuerreaktionen aus, indem sie sich selbst als Opfer darstellen (Ganzarain und Buchele 1990). Die Kehrseite ihrer Selbstdarstellung als Märtyrer ist jedoch das Gefühl der Kontrolle und Macht über ihre Sexualpartner. Diese inzestuösen Väter hegen eine enorme Feindseligkeit gegenüber Frauen und betrachten den Penis häufig als Waffe, die bei Rachehandlungen gegen Frauen eingesetzt werden kann. Manche haben zugegeben, dass intensive Wut bei ihnen eine Erektion auslöst (Ganzarain und Buchele 1990).

Pädophile werden häufig anhand dessen kategorisiert, ob sie fixiert oder regrediert sind (Groth und Birnbaum 1979; McConaghy 1998). Fixierte Pädophile fühlen sich bereits als Heranwachsende zu Jüngeren hingezogen, während regredierte Pädophile sich gewöhnlich erst als Erwachsene für Jüngere interessieren. Fixierte Pädophile begehen ihre Handlungen im Allgemeinen an Jungen, während regredierte überwiegend Mädchen sexuell missbrauchen. Diejenigen, die sich an Mädchen vergehen, nehmen ihre Handlungen typischerweise zu Hause, als Teil einer inzestuösen Beziehung vor und haben meist eine sehr geringe Zahl von Opfern. Fixierte Pädophile, bei denen die Objekte sexueller Begierde Jungen sind, haben meist viele Opfer und eine Vorliebe für Jungen, die nicht mit ihnen in einem Haushalt wohnen. Da sich regredierte Pädophile auch zu erwachsenen Frauen hingezogen fühlen können, ist ihre Prognose wesentlich besser als die fixierter Pädophiler, die sich hauptsächlich für Jungen interessieren.

In einem umfassenden Behandlungsplan für einen pädophilen Patienten muss auch die Komorbidität berücksichtigt werden. Es ist erwiesen, dass bei vielen Kinderschändern eine Psychopathologie vorliegt (Ahlmeyer et al. 2003). Neben der umfassenden Charakterpathologie sind Angststörungen und Dysthymie bei Pädophilen häufig.

Transvestismus

Bei Transvestismus kleidet sich der männliche Patient als Frau, um zu sexueller Erregung zu gelangen, die zu heterosexuellem Geschlechtsverkehr oder Masturbation führt. Der Patient verhält sich gegebenenfalls nach dem traditionellen männlichen Muster, solange er als Mann gekleidet ist, effeminiert jedoch, wenn er als Frau gekleidet ist. Die klassische psychoanalytische Auffassung über den Transvestismus basiert auf der Vorstellung von der phallischen Mutter. Indem es sich vorstellt, seine Mutter habe einen Penis, auch wenn dieser nicht eindeutig zu sehen ist, überwindet das männliche Kind seine Kastrationsangst. Das Tragen der Kleidung des anderen Geschlechts kann somit eine Identifizierung mit der phallischen Mutter sein (Fenichel 1945).

In einem primitiveren Stadium identifiziert sich der kleine Junge möglicherweise mit seiner Mutter, um Trennungsangst zu vermeiden. Sein Wissen um die genitalen Unterschiede zwischen ihm und seiner Mutter kann bei ihm Angst davor auslösen, seine Mutter zu verlieren, weil sie separate Individuen sind. Bei der klinischen Arbeit mit Transvestiten zeigt sich, dass sie häufig eine Art Verschmelzung mit einem intrapsychischen mütterlichen Objekt erleben, wenn sie sich als Frauen kleiden. Das ist für sie eine Bestätigung dessen, dass kein Verlust der Trost spendenden inneren mütterlichen Präsenz droht. Diese Männer sind immer heterosexuell (Person 1986), und die meisten von ihnen sind im Übrigen gut angepasst. Eine Studie mit 188 Transvestiten (Brown et al. 1996) hat ergeben, dass sie sich hinsichtlich der sexuellen Funktionen, der Persönlichkeit und des emotionalen Leidens vom Durchschnittsmann unterscheiden. Sie begeben sich selten in psychiatrische Behandlung. Transgenderistische und transsexuelle Männer hingegen haben deutlich mehr psychiatrische Symptome, einen schwächeren Sexualtrieb und eine schlechtere Körperwahrnehmung als Transvestiten. Obwohl Transvestiten gewöhnlich fest davon überzeugt sind, dass sie heterosexuell und Männer sind, suchen manche von ihnen in der Lebensmitte Kliniken auf, weil sie meinen, transsexuell geworden zu sein. Solche Menschen gelten nicht als echte Transvestiten, die eine chirurgische Geschlechtsumwandlung brauchen, weil eine Komorbidität von Transsexualität und Transvestismus als extrem selten gilt (Bower 2001).

Überlegungen zur Behandlung

Patienten mit Paraphilien sind bekanntermaßen schwer zu behandeln. Sie haben über lange Jahre und mit großer Sorgfalt eine erotische Lösung für ihre Probleme erarbeitet und wollen nur in seltenen Fällen darauf verzichten (McDougall 1986). Warum sollte jemand eine Praktik aufgeben, die ihm große Lust bereitet? Die meisten Perversionen sind ichsynton; es ist die Ausnahme, dass Patienten unter ihren Symptomen leiden und deshalb zu einer Behandlung bereit sind. Menschen mit einem Fetisch betrachten ihren Fetischismus lediglich als Eigenheit, keinesfalls jedoch als psychiatrisches Symptom (Greenacre 1979). Sie begeben sich typischerweise aus anderen Gründen in Behandlung, und der Fetischismus tritt im Laufe der Therapie oder Analyse zutage.

Die überwiegende Mehrzahl paraphiler Patienten begibt sich unter einem gewissen Druck in Behandlung. Eine Ehekrise kann einen Transvestiten dazu bringen, einen Arzt aufzusuchen, weil eine Scheidung droht. Im Fall von Voyeurismus, Exhibitionismus und insbesondere Pädophilie wird eine Behandlung häufig als Bedingung für eine Bewährung oder als Alternative zur Inhaftierung angeordnet. Gegebenenfalls steht ein Gerichtstermin an, und der Betreffende unterzieht sich der Form halber einer Behandlung, um vor Gericht

„gut dazustehen" und den Richter dazu zu bewegen, die Anklage fallen zu lassen. In den meisten Fällen von Paraphilie ist als Erstes die rechtliche Situation zu klären. Der Kliniker wartet mit seiner Entscheidung über eine Langzeitbehandlung gegebenenfalls den Gerichtsbeschluss ab. Patienten, die sich nach der Klärung aller juristischen Fragen auch weiterhin um eine Behandlung bemühen, haben möglicherweise eine bessere Prognose (Reid 1989).

Ein weiteres Hindernis bezüglich der Behandlung von Patienten mit Perversionen stellen die Gegenübertragungsreaktionen dar, die sie auslösen. Wenn wir tatsächlich alle mit unbewussten perversen Wünschen zu kämpfen haben, wie Freud und seitdem viele andere vermutet haben, kann man davon ausgehen, dass wir möglicherweise so auf den perversen Patienten reagieren, wie wir auf unsere eigenen perversen Impulse reagieren würden. Wir sind von Ekel, Angst und Verachtung erfüllt. Unser erster Impuls ist es, mit Strafe zu reagieren – eine Moralpredigt zu halten, zu tadeln und alles zu tun, um die Perversion „auszumerzen". Wir schrecken angesichts der Vorstellung, irgendjemandem zu erlauben, solchen Trieben freien Lauf zu lassen, zurück, wo wir selbst sie doch sorgfältig kontrollieren. Wir können jedoch auch voyeuristische Lust empfinden, wenn wir uns die detaillierten Berichte über die sexuellen Handlungen unserer Patienten anhören (Fagan et al. 2005). Eine andere Gegenübertragungsreaktion besteht darin, ebenso wie der Patient die Perversion zu meiden und über andere Aspekte seines Lebens zu sprechen. Kliniker können ihre eigenen Gefühle von Ekel und Verachtung vermeiden, indem sie den gesamten Bereich der sexuellen Pathologie meiden. Bei manchen Patienten – insbesondere Pädophilen – können manche Therapeuten sogar zu der Überzeugung gelangen, wegen ihres starken Gegenübertragungshasses nichts bewirken zu können. In solchen Fällen sollte der Patient an jemand anderen verwiesen werden.

Ein letzter Grund, aus dem es schwierig ist, Menschen mit Perversionen zu behandeln, ist die gleichzeitig bestehende Psychopathologie. In einer Studie mit 113 wegen Sexualstraftaten verurteilten Männern (Dunsieth et al. 2004) wurde festgestellt, dass 85 % von ihnen eine Drogenmissbrauchsstörung hatten und 56 % die Kriterien einer dissozialen Persönlichkeitsstörung erfüllten. Es ist schwer genug, perverse Fantasien und Verhaltensweisen zu ändern, wenn die Erkrankung aber noch durch eine schwere chemische Abhängigkeit oder eine dissoziale Charakterpathologie kompliziert wird, muss man mit der Prognose noch vorsichtiger sein.

Es ist weiterhin äußerst umstritten, ob die Behandlung von Paraphilien, insbesondere solchen, bei denen es um Pädophilie oder andere Straftaten geht, tatsächlich wirksam ist (Hall 1995; Marshall und Pithers 1994; McConaghy 1998; Prentky et al. 1997; Rice et al. 1991). Obwohl manche Studien vielversprechend sind, ist die Validität der Instrumente zur Beurteilung des Resultats bei Folgeuntersuchungen sehr problematisch. Die anhand der Verhaftungsdaten ermittelte Rückfallquote ist nur begrenzt aussagekräftig. Da zum Beispiel Pädophile nicht rund um die Uhr beobachtet werden können, können die Forscher nicht sicher sein, ob sie ihren Trieb, Kinder zu belästigen, auch weiterhin ausleben.

Der Großteil der Forschungen zur Wirksamkeit der Behandlung von Paraphilien wurde mit Sexualstraftätern durchgeführt (Fagan et al. 2005). Die meisten Sexualstraftaten sind jedoch nicht Ausdruck einer Paraphilie. Außerdem stellen die meisten Paraphilien in erster Linie für die Betroffenen ein Problem dar und führen nicht unmittelbar zu Sexualstraftaten. Somit führt der Umstand, dass empirische Forschungen über Paraphilien an nicht repräsentativen Stichproben durchgeführt werden, dazu, dass es äußerst schwierig ist, festzustellen, welche Behandlungen bei welchen Menschen mit Paraphilien wirksam sind. Wir können derzeit noch nicht sagen, eine bestimmte psychotherapeutische Behandlung sei bei einer bestimmten Paraphilie oder bei allen wirksam (Fagan et al. 2005).

Bei den meisten Behandlungsprogrammen handelt es sich um integrierte Modelle, die auf den jeweiligen Patienten zugeschnitten sind. Es gibt eine umfangreiche psychoanalytische und psychotherapeutische Literatur über die Behandlung einiger Formen der Paraphilie (Fogel und Myers 1991; Goldberg 1995; Kaplan 1991; McDougall 1980, 1986, 1995; Person 1986; Rosen 1964, 1979; Stoller 1985). Neben psychodynamischen Ansätzen werden auch die kognitiv-behaviorale Therapie, die Rekonditionierung des Verhaltens und die Vorbeugung gegen Rückfälle eingesetzt und haben sich bei manchen Patienten als wirksam erwiesen. Zu den Behandlungszielen gehört es gewöhnlich auch, dem Patienten zu helfen, die Verleugnung zu überwinden und Empathie für seine Opfer zu entwickeln, die deviante sexuelle Erregung zu identifizieren und zu behandeln, soziale Defizite und inadäquate Bewältigungsmuster zu identifizieren, kognitive Verzerrungen infrage zu stellen und einen umfassenden Plan zur Vorbeugung gegen Rückfälle zu erarbeiten, der auch die Meidung von Situationen beinhaltet, in denen der Patient in Versuchung geraten kann.

Bei der modernen Behandlung von Paraphilien, insbesondere wenn eine Sexualstraftat begangen wurde, wird die Psychotherapie mit der Verabreichung von Medikamenten kombiniert, die den Testosteronspiegel senken. Die am häufigsten verwendeten Mittel sind Cyproteronacetat, Depo-Provera, Lupron Depot und Triptorelin (Berlin et al. 1995; Rosler und Witztum 1998). Manche dieser Medikamente haben jedoch schwere Nebenwirkung wie eine verminderte Spermienproduktion, eine hyperinsulinämische Reaktion bei Glukosebelastung, Gewichtszunahme, Knoten in der Brust, thromboembolische Erscheinungen und adrenale Suppression. Außerdem besteht ein erhöhtes Risiko für ein Leberzellenkarzinom (Briken et al. 2001). Deshalb versuchte man es in manchen Fällen mit der Gabe weniger aggressiver Mittel wie selektiven Serotonin-Wiederaufnahmehemmern und LH-Freisetzungshormon-Agonisten.

Psychotherapeutische Behandlungen

In manchen Fällen von Paraphilie kann eine individuelle expressiv-supportive Psychotherapie mit expressivem Schwerpunkt angezeigt sein, der Therapeut darf jedoch keine zu hohen Erwartungen haben. Viele Patienten können beträchtliche Fortschritte hinsichtlich ihrer Objektbezogenheit und ihrer Ich-Funktionen machen, während sich die perversen Tendenzen in viel geringerem Umfang ändern. Im Allgemeinen sind die Resultate bei Patienten mit einer höheren Charakterorganisation besser als bei solchen mit einer Organisation auf dem Borderline-Niveau (Person 1986).

Ebenso erzielen Patienten mit einer psychologischen Einstellung, solche mit einer gewissen Motivation, solche, bei denen die Symptome einen gewissen Leidensdruck auslösen, und solche, die sich für die Ursache ihrer Symptome interessieren, bessere Ergebnisse als solche, bei denen diese Eigenschaften fehlen.

Es gibt typische Probleme bei der Behandlung Paraphiler mit einer dynamischen Psychotherapie. Diese Patienten sind selten bereit, sich auf die Perversion selbst zu konzentrieren, und behaupten häufig, diese sei kein Problem mehr für sie. Auch wenn der Psychotherapeut die mit der Paraphilie einhergehenden Störungen behandeln muss, muss er einer solchen Verleugnung von Anfang an energisch begegnen. Eine Aufgabe der Therapie besteht darin, das perverse Verhalten in den zentralen Teil der Persönlichkeitsfunktionen des Patienten zu integrieren, damit es zusammen mit den übrigen Aspekten seines Lebens besprochen werden kann. Die vertikale Spaltung der Persönlichkeit des Patienten kann zu parallelen, aber unterschiedlichen Übertragungserscheinungen führen. Jede Übertragung löst entsprechende Gegenübertragungen aus, bei der häufig auch eine geheime Absprache mit der Perversion erfolgt. Goldberg (1995) meinte, der Therapeut müsse das Verhalten einerseits als für das emotionale Überleben des Patienten entscheidend erkennen und das perverse Verhalten andererseits als etwas betrachten, das es zu verstehen und zu verringern gilt. Er wies darauf hin, dass der vertikalen Abspaltung in der Übertragung in dieser Hinsicht eine entsprechende Abspaltungsreaktion beim Therapeuten gegenübersteht.

Ein weiteres häufiges Dilemma der Psychotherapie betrifft die Vermeidung einer bestrafenden Einstellung gegenüber den perversen Handlungen des Patienten. In den meisten Ländern besteht eine Meldepflicht, die bedeutet, dass der Therapeut die Schweigepflicht brechen muss, wenn er während der psychiatrischen Behandlung pädophile Handlungen aufdeckt. Perverses Verhalten löst beim Therapeuten mit großer Wahrscheinlichkeit auch unabhängig von juristischen und ethischen Überlegungen äußerste Missbilligung aus. Sensible Patienten bemerken häufig, wie der Therapeut kämpft, um nicht strafend aufzutreten. Raffinierte Patienten nutzen diesen Gegenübertragungskampf möglicherweise aus, indem sie den Therapeuten, da dieser den Schwerpunkt auf die Perversion legt, beschuldigen, er sei streng und grausam. Gegebenenfalls vermeiden sie die Besprechung des Symptoms auch, indem sie ihre Gefühle der Scham, der Verlegenheit und der Demütigung zugeben.

Wenn der Patient seinen anfänglichen Widerstand gegen den Aufbau eines therapeutischen Bündnisses zum Zwecke des Verständnisses des perversen Symptoms überwinden kann, können Patient und Therapeut beginnen, nach unbewussten Bedeutungen des Symptoms und seiner Funktion in der Persönlichkeit des Patienten zu suchen. Die meisten Paraphilien wirken im Kontext der Objektbeziehungen außerhalb des Bewusstseins des Patienten. Viele paraphile Patienten empfinden ihre Fantasien und ihr Verhalten als im Wesentlichen nicht psychologisch und sehen keinen Zusammenhang zwischen ihren Symptomen und ihren Gefühlszuständen – oder ihren Symptomen und Lebensereignissen –, der ihr Bedürfnis nach den Symptomen verstärken könnte. Deshalb besteht ein großer Teil der Arbeit des Therapeuten darin, diese Zusammenhänge zu erklären.

Herr S, ein 22-jähriger Student, wurde in die Klinik eingewiesen, nachdem er verhaftet worden war, weil er sich vor Studentinnen auf dem Campus entblößt hatte. Er saß mit entblößten Genitalien in seinem Auto, das auf dem Parkplatz vor dem Wohnheim der Studentinnen stand. Manche der vorbeigehenden Studentinnen sahen in den Wagen und reagierten erschrocken, was ihn sehr erregte. Während seines kurzen Klinikaufenthaltes erklärte sich Herr S zu einer Psychotherapie bereit, an der er jedoch nur widerstrebend teilnahm. Er sagte dem Therapeuten, die Peinlichkeit seiner Verhaftung und Einweisung in die Klinik und die daraus resultierende Depression würden ihn davon abhalten, jemals wieder exhibitionistische Handlungen vorzunehmen. Er nutzte die Therapie lieber, um über andere Angelegenheiten wie seine Schwierigkeiten mit seinem Selbstwertgefühl und damit, sich im Studium anzustrengen, zu sprechen.

Der Therapeut trat seiner Verleugnung entgegen und behauptete, das Problem des Exhibitionismus sei nicht einfach verschwunden, nur weil Herr S in die Klinik eingeliefert worden war. Nach seiner Entlassung aus der Klinik kämpfte Herr S auch weiterhin mit exhibitionistischen Impulsen, denen er gelegentlich nachgab. Jedes Mal, wenn er in der Therapie über solche Impulse berichtete, forderte der Therapeut ihn auf, über mögliche Auslöser dieser Impulse oder Handlungen zu reflektieren. Herr S schien völlig verblüfft, als er in seiner Erinnerung nach früheren Ereignissen oder Gefühlen suchte. Der Wunsch, sich zu entblößen, war ein so fester Bestandteil seiner Identität, dass er gar nicht daran gedacht hatte, er rühre von einem affektiven oder Beziehungskontext her.

Einmal, nachdem Herr S sich entblößt hatte, wies der Therapeut ihn darauf hin, dass die Entblößung unmittelbar nach der Absage einer jungen Frau aus einem seiner Kurse, die er um ein Rendezvous gebeten hatte, erfolgt war. Herr S gab zu, dass er sich zurückgewiesen und gedemütigt gefühlt hatte und erklärte, er könne sich vorstellen, dass seine Entblößungen Ausdruck seiner Wut und Rache bei Desinteresse von Frauen sein könnten. Langsam erkannte er ein Muster zunehmender exhibitionistischer Impulse, die immer dann auftraten, wenn er von einer

Frau zurückgewiesen wurde, für die er schwärmte. Mit der Hilfe des Therapeuten konnte Herr S seine Wut auf Frauen mit dem tiefen Groll in Verbindung bringen, den er gegen seine Mutter hegte, weil sie wieder einer Vollzeitbeschäftigung nachgegangen war, als Herr S 2 Jahre alt war.

Als in der Therapie heikle Aspekte der Beziehungen von Herrn S zu Frauen zur Sprache kamen, brach er die Therapie sofort ab. Einige Jahre später aber schrieb er seinem Therapeuten und teilte ihm mit, er habe einen Weg gefunden, den Drang, sich zu entblößen, zu überwinden. Obwohl sein exhibitionistischer Trieb ihn gelegentlich noch heimsuche, habe er gelernt, ihn zu kontrollieren, indem er „gelernt habe, Frauen zu lieben". Er habe, durch eine positive Beziehung mit einer jungen Frau, entdeckt, dass manche Frauen sich tatsächlich etwas aus ihm machten. Er dankte dem Therapeuten dafür, dass er ihm geholfen hatte, zu erkennen, dass er die Gefühle, die Frauen für ihn hatten, falsch verstanden hatte. Als er erkannt habe, dass Frauen ihm nicht automatisch böse sind, weil er ein Mann ist, sei er im Umgang mit ihnen weniger ängstlich geworden und habe sich weniger genötigt gefühlt, sich durch exhibitionistische Handlungen an ihnen zu rächen.

Eine Ehetherapie kann entscheidend für den Behandlungserfolg bei Paraphilien sein. Eine Ehekrise kann den Patienten dazu bewegen, sich überhaupt in Behandlung zu begeben. Eine Ehetherapie kann häufig zur Erkennung dessen beitragen, wie perverse Handlungen die sexuellen und emotionalen Probleme in der Dyade der Ehe widerspiegeln. Außerdem kann sie die Ehefrau von ihren unbegründeten Gefühlen von Schuld und Verantwortung für das Verhalten ihres Mannes befreien und ihr die Einsicht vermitteln, dass sie Teil der Lösung und nicht der Ursache dafür ist (Kentsmith und Eaton 1978). Eine Untersuchung der Missklänge in der Ehe kann auch ergeben, dass die Paraphilie ein Behälter oder „Sündenbock" ist, der von anderen, gravierenderen Problemen der Ehe ablenkt (Reid 1989). Deshalb müssen Kliniker den Ehepartner des Patienten bei behandlungsresistenten Fällen einer Paraphilie auf innovative Weise als zusätzlichen Therapeuten einbinden. So konnte zum Beispiel ein Mann, bei dem eine Reihe von Behandlungen wegen Exhibitionismus nicht angeschlagen hatten, das Symptom nur kontrollieren, wenn seine Frau ihn überall hinfuhr, wo er hinwollte. Bei Transvestismus kann der Schwerpunkt der Behandlung darauf liegen, der Ehefrau des Patienten zu helfen, zu akzeptieren, dass eine Änderung des Kleidungsverhaltens nicht zu erwarten ist, und hinsichtlich des Bedürfnisses ihres Mannes, Frauenkleider zu tragen, toleranter zu sein.

In Fällen von Pädophilie in Form von Inzest ist eine Familientherapie normalerweise ein fester Bestandteil des Behandlungsplans. Mütter spielen bei diesen inzestuösen Verhältnissen gewöhnlich mit, indem sie die Augen vor den zahlreichen Anzeichen einer sexuellen Beziehung zwischen Vater und Tochter (gelegentlich auch Vater und Sohn) verschließen. Solche Mütter sind häufig als zu Eltern gemachte Kinder aufgewachsen, die als Kinder nie die Fürsorge bekommen haben, die sie gebraucht hätten, weil sie damit beschäftigt waren, sich um ihre Eltern oder Geschwister zu kümmern (Gelinas 1986). Aufgrund ihrer fürsorglichen Neigung heiraten sie zumeist Männer, die sehr viel Fürsorge brauchen und abhängig sind. Wegen des ständigen Gefühls der Vernachlässigung hat eine Mutter in einer solchen Familie starke Zweifel daran, ob sie Kinder haben sollte, und wenn Kinder geboren werden, ist sie gegebenenfalls überwältigt und vernachlässigt deshalb ihren Mann. Mit der zunehmenden Entfremdung zwischen Mutter und Vater holt sich der Vater die Fürsorge bei einem der Kinder – meistens der ältesten Tochter –, was zur Wiederholung des Musters des zum Elternteil gemachten Kindes in der zweiten Generation führt. Diese Tochter fühlt sich mit großer Wahrscheinlichkeit verpflichtet, in die Fußstapfen ihrer Mutter zu treten, und wenn zu dieser Verpflichtung auch die sexuelle Befriedigung ihres Vaters gehört, ordnet sie ihre eigenen Bedürfnisse den seinen unter. Sie ist dazu da, die Bedürfnisse anderer zu befriedigen. Bei der Familientherapie in Fällen von Inzest ist häufig festzustellen, dass das Opfer den Täter verteidigt und ihm gegenüber loyal ist. Um eine wirksame Familientherapie durchführen zu können, muss diese Dynamik unbedingt berücksichtigt werden. Die Loyalität des Opfers gegenüber dem Täter muss zur Kenntnis genommen und respektiert werden. Außerdem ist es sinnvoll, den Schwerpunkt auf das Bedürfnis des Vaters nach Bezogenheit und emotionaler Verbundenheit und nicht auf die Sexualität oder die Perversion zu legen (Gelinas 1986). Inzestopfer berichten häufig, die einzige Wärme, die sie in ihrer ursprünglichen Familie jemals erfahren haben, sei die des Vaters gewesen. Auch die Erschöpfung der emotionalen Ressourcen der Mutter muss mit Empathie zur Sprache gebracht werden, und der Therapeut muss ihr Ich stärken. Ein Therapeut, der die Familie mit der Absicht behandelt, Täter zu identifizieren und zu bestrafen, wird auf heftigen Widerstand stoßen – die Familie wird geschlossen gegen ihn auftreten, um einen Angreifer von außen auszuschließen, der das Gleichgewicht innerhalb der Familie nicht respektiert.

Eine andere Modalität, die bei Patienten mit Perversionen erfolgreich eingesetzt wird, ist die dynamische Gruppenpsychotherapie. Voyeure und Exhibitionisten sprechen zumeist gut auf Gruppentherapien an. Von den 24 Teilnehmern einer Studie (Rosen 1964) wurde bei der Folgeuntersuchung nach 6 bis 36 Monaten bei 21 Patienten eine Heilung oder Besserung festgestellt. Auch gesetzlich vorgeschriebene Gruppentherapien für Sexualstraftäter wie Pädophile haben zufriedenstellende Ergebnisse gezeitigt, und zwar auch in ambulanter Form (Ganzarain und Buchele 1990; Rappeport 1974). In diesen erhalten die Teilnehmer eine Mischung aus Unterstützung und Konfrontation von anderen Tätern, die sich bestens mit dem Problem des Patienten auskennen, ebenso wie homogene Gruppen von Drogenabhängigen und Alkoholikern Gruppendruck ausüben, damit das destruktive Verhalten geändert wird. Ganzarain und Buchele (1990) haben festgestellt, dass der Ausschluss schwer gestörter Pädophiler – derjenigen mit einem hirnorganischen Psychosyndrom, einer Psychose, einem Drogenproblem, einer reinen Soziopathie und ausgefallenen Perversionen – die Identifizierung einer Untergruppe erleichtern kann, die gut auf eine expressive Gruppenpsychotherapie anspricht. Obwohl Patienten in ihrer Tätergruppe häufig die Verantwortung von sich wiesen und die Schuld verlegten, hatten viele unbewusste Schuldgefühle und waren zutiefst beschämt und gedemütigt, weil man sie ertappt hatte. Diese Gefühle wurden jedoch typischerweise durch beträchtlichen Widerstand gegen eine psychotherapeutische Ergründung abgewehrt. Da die Behandlung gesetzlich vorgeschrieben war, betrachteten viele der Täter die Gruppentherapeuten als Beauftragte des Gerichts und taten so, als würden sie „ihre Zeit absitzen". Diejenigen mit einer minderschweren Soziopathie und stärkeren unbewussten Schuldgefühlen erkannten durch die Gruppentherapie schließlich, dass ihr Hass gegenüber Frauen daraus resultierte, dass sie geliebt werden wollten. Diese Einsicht führte zu einer besseren Kontrolle ihrer sexuellen Impulse und einer allgemeinen Verbesserung ihrer Fähigkeit zu Objektbeziehungen.

Stationäre Behandlung

Von den paraphilen Patienten werden mit der größten Wahrscheinlichkeit Pädophile und, in geringerem Umfang, Exhibitionisten, die ihr Verhalten bei einer ambulanten Behandlung nicht kontrollieren können, stationär behandelt. Viele der im Zusammenhang mit psychotherapeutischen Behandlungen genannten Gegenübertragungsprobleme treten auch bei einer stationären Behandlung auf. Der Umstand, dass der Patient seine Perversion verleugnet, kann dazu führen, dass die Mitglieder des Personals gemeinsame Sache mit ihm machen und sich auf andere Probleme konzentrieren. Ein Exhibitionist saß regelmäßig mit einer unter seiner Jogginghose sichtbaren Erektion im Eingangsbereich der Station. Dieses Verhalten wurde jedoch von keinem der Pfleger gemeldet, bis der Arzt sie darauf hinwies, dass eine Manifestation der Gegenübertragung bezüglich solcher Patienten in der Angst vor dem Hinsehen besteht. Derselbe Patient stand häufig nackt in seinem Zimmer, bis eine Krankenschwester ihre Runde machte, tat dann aber überrascht und entrüstet, als sie ihn sah. Als sein Arzt dieses Verhalten in einer Gruppensitzung auf der Station zur Sprache brachte, versuchte der Patient, die Unterstützung der Mitpatienten zu gewinnen, indem er dem Arzt vorwarf, es sei unsensibel und grausam von ihm, ihn vor der Gruppe bloßzustellen.

Gewöhnlich lehnen es Patienten mit Paraphilien ab, ihre Probleme in Gruppensitzungen oder einer Versammlung auf einer Krankenhausstation zu besprechen. Wenn die Mitglieder des Personals jedoch ihrem Wunsch, sexuelle Angelegenheiten in den Sitzungen nicht zur Sprache zu bringen, entsprechen, leisten sie der Möglichkeit Vorschub, dass sich der Patient während seines gesamten stationären Aufenthaltes nicht mit der Perversion auseinandersetzt, die diesen Aufenthalt erst erforderlich gemacht hat. Viele Pädophile sind sehr gewieft und erreichen durch ihren Charme, dass andere Patienten sie nicht mit ihrer Perversion konfrontieren.

> Herr T, ein 41-jähriger Lehrer, hatte über viele Jahre zahlreiche pädophile sexuelle Handlungen begangen. Als die Mitglieder des Krankenhauspersonals darauf bestanden, dass er in der Versammlung der Station darauf zu sprechen kam, dass er ein Kinderschänder war, entsprach Herr T dieser Aufforderung, jedoch auf eine Art und Weise, die dazu führte, dass keiner der anderen Patienten etwas dazu sagte. Er erklärte zunächst, er liebe Kinder und sorge sich um die Zukunft Amerikas. Er sprach ausführlich über seine Liebe zu seinen beiden Töchtern und seine Sorge darüber, wie sich sein Krankenhausaufenthalt auf sie auswirken würde. Er gab zu, sexuelle Kontakte mit Kindern gehabt zu haben, stellte sie jedoch als positiv dar. Er erklärte, er habe niemals ein Kind zu irgendeiner sexuellen Handlung gezwungen, und behauptete, all seinen Opfern hätte der körperliche Kontakt mit ihm gefallen. Er umschrieb ihn mit „Umarmen“ und „Streicheln“ und behauptete, er sei stets im Rahmen einer liebevollen Freundschaft erfolgt. Als er geendet hatte, zeigten sich die übrigen Patienten teilnahmsvoll. Der Psychiater, der die Sitzung leitete, fragte, ob irgendjemand Herrn Ts Verhalten schockierend oder abstoßend fände. Alle verneinten eine solche Reaktion.

Pädophile auf einer Krankenhausstation können erreichen, dass Patientengruppen davon absehen, ihnen aussagekräftige Rückmeldungen zu geben, wie sie dies bei anderen Patienten tun. Außerdem lügen Pädophile mit einer stark dissozialen Persönlichkeit gegebenenfalls einfach, was dazu führen kann, dass während des gesamten Krankenhausaufenthaltes keine Auseinandersetzung mit ihrem perversen Verhalten erfolgt. Ein solcher Patient behauptete die ganzen 6 Wochen seines stationären Aufenthaltes, er sei zu Unrecht beschuldigt worden. Am Tag seiner Entlassung gab er gegenüber seinem Arzt kichernd zu, er habe tatsächlich ein Kind missbraucht, habe das jedoch nicht zugeben wollen. Als der Patient seine Tasche packte, um die Station zu verlassen, war der Arzt frustriert und hatte das Gefühl, nichts tun zu können, um den Zustand des Patienten zu verbessern.

Andere Pädophile überzeugen das Krankenhauspersonal möglicherweise davon, dass sie die Anforderungen der Behandlung erfüllen, indem sie so tun, als würden sie mitmachen. Es scheint, als setzten sie die Einsichten über den Ursprung ihrer Impulse und Wünsche, die sie in der Psychotherapie gewonnen haben, um, insgeheim aber wollen sie sich gar nicht ändern. Sie „spielen“ bei der Behandlung „mit“, weil sie viel besser ist, als im Gefängnis zu sitzen, wo Pädophile häufig Opfer von Gruppenvergewaltigung werden. Ein Pädophiler, der sich während seines stationären Aufenthaltes vorbildlich verhalten hatte, erklärte bei seiner Entlassung, er habe seine pädophilen Impulse völlig unter Kontrolle. Er sagte sogar, Kinder erregten ihn nicht mehr. Während der

Überstellung in den offenen Vollzug erklärte er erneut, er habe keine pädophilen Wünsche mehr. Diese Illusion wurde zerstört, als die Polizei einen Haftbefehl wegen zweifacher Belästigung von Kindern gegen ihn erließ. Diese Art der Täuschung des Personals durch die Proformateilnahme an der Behandlung ist bei dieser Patientengruppe nur allzu häufig. Bei manchen Pädophilen stellt sich deshalb in Besserungsanstalten mit speziellen Programmen für Sexualstraftäter, die auch auf Konfrontation ausgerichtete Gruppenmaßnahmen beinhalten, eine weitaus größere Besserung ein.

Sexuelle Dysfunktionen

Über viele Jahre wurden bei der Behandlung sexueller Dysfunktionen überwiegend behaviorale Techniken eingesetzt, die zum großen Teil auf der grundlegenden Arbeit von Masters und Johnson (1970) basierten. Nach der anfänglichen Begeisterung wurden Studien mit eher ernüchternden Ergebnissen veröffentlicht (Kilmann et al. 1986; O'Connor und Stein 1972). Sexualtherapeuten erkannten, dass die Motivation von Paaren, der Zustand ihrer ehelichen Beziehung und die jeweiligen sexuellen Symptome einen großen Einfluss darauf hatten, ob die behavioralen Techniken wirksam waren (Lansky und Davenport 1975). Probleme bezüglich der Appetenzphase zum Beispiel waren häufig resistent gegen eine Sexualtherapie. Helen Singer Kaplan (1974, 1979, 1986) entwickelte ein Modell für die Kombination behavioraler Techniken mit dynamischen Ansätzen.

In jüngerer Zeit hat die Entwicklung von Medikamenten gegen die erektile Dysfunktion wie Viagra (Sildenafilcitrat) die Sexualtherapie dramatisch verändert. In einem neueren Überblick über die wichtigsten einschlägigen Fachzeitschriften (Winton 2001) wurde festgestellt, dass sich der Schwerpunkt des Fachbereichs der sexuellen Dysfunktionen auf die erektile Dysfunktion des Mannes verlagert hat. Viele dieser Probleme lassen sich gut mit Medikamenten behandeln, und neuerdings befasst man sich intensiver mit der Behandlung von Frauen mit verringertem sexuellem Verlangen und einer orgastischen Dysfunktion mit Bupropion als Depotpräparat (Modell et al. 2000; Segraves et al. 2001).

Kliniker wissen schon lange, dass es sich häufig nur um die Spitze des Eisbergs handelt, wenn im ersten Interview als Hauptbeschwerde ein sexuelles Problem genannt wird. Die Einführung von Medikamenten gegen die erektile Dysfunktion hat zu einer Reihe von Eheproblemen bei Paaren geführt, die ein mehr oder weniger stabiles Gleichgewicht mit nur gelegentlichen sexuellen Kontakten erreicht hatten. Viele Paare erkannten, dass sie ihre Ehe neu überdenken mussten, um der Klärung von Problemen mit der Intimität näherzukommen, die bis dahin durch die erektile Dysfunktion verdeckt worden waren. Manche Männer ließen sich auf außereheliche Affären ein, weil sie sich keine Sorgen mehr um ihre Fähigkeit, eine Erektion zu erreichen oder aufrechtzuerhalten, zu machen brauchten. Als sich berühmte Persönlichkeiten im Fernsehen und in Zeitschriften positiv über Mittel gegen erektile Dysfunktion äußerten, wurde sie zu einem Thema, über das man offen sprechen kann. Dadurch sind intensivere Forschungen möglich geworden. Bei Männern vergehen zwischen dem Auftreten von Erektionsproblemen und einer Behandlung noch immer etwa 3 Jahre, weil sie sich für das Symptom schämen und es ihnen peinlich ist (Moore et al. 2003). Unabhängig davon, ob das Problem körperliche Ursachen hat, schädigt es das Selbstwertgefühl von Männern nach wie vor in hohem Maße, wenn sie sexuell nicht leistungsfähig sind. Somit kann eine Einzeltherapie oder eine Ehe-/gemeinsame Therapie trotz der Verfügbarkeit entsprechender Medikamente auch weiterhin erforderlich sein. Außerdem spricht ein beträchtlicher Prozentsatz von Männern und Frauen nicht auf die bei sexueller Dysfunktion gegenwärtig eingesetzten Medikamente an.

Psychodynamische Auffassung

Die meisten katalogisierten sexuellen Dysfunktionen können als Störungen der Appetenz, der Erregung und des Orgasmus eingeordnet werden. In einer zufällig ausgewählten landesweiten Stichprobe von 1 749 Frauen und 1 410 Männern im Alter von 18 bis 59 Jahren (Laumann et al. 1999) berichteten 43 % der Frauen und 31 % der Männer über eine sexuelle Dysfunktion. Bei den Frauen lag die Prävalenz des geringen sexuellen Verlangens bei etwa 22 % und die der Erregungsprobleme bei 14 %. Bei den Männern betrug die Prävalenz der frühzeitigen Ejakulation, der erektilen Dysfunktion und des geringen sexuellen Verlangens 21 %, 5 % und 5 %. Für Menschen und Paare, die Schwierigkeiten haben, zum Orgasmus zu gelangen, bei denen jedoch keine ernsthafte Psychopathologie vorliegt, kann eine kurze Sexualtherapie und/oder Pharmakotherapie die kostengünstigste Behandlung sein. Bei Störungen der Appetenz und der Erregung ist eine kurze Sexualtherapie gewöhnlich weniger wirksam, da sie in tiefer liegenden psychopathologischen Faktoren wurzeln (Kaplan 1986; Reid 1989). Ich konzentriere mich hier auf Probleme in diesen Bereichen.

Die psychodynamische Bewertung eines Mannes oder einer Frau ohne sexuelle Appetenz oder eines Mannes, der sexuelles Verlangen hat, jedoch nicht zur Erektion gelangen kann, beginnt mit einer sorgfältigen Ergründung des Kontextes, in dem die Symptome auftreten. Wenn ein Patient eine intime Beziehung hat, muss der Kliniker feststellen, ob sich die Probleme hinsichtlich des Verlangens und der Erregung nur bei diesem Partner oder bei allen potenziellen Sexualpartnern zeigen. Sexuelle Schwierigkeiten, die für das Paar spezifisch sind, müssen – anders als solche, die in erster Linie auf intrapsychische Probleme zurückzuführen sind, die bei jedem Partner zutage treten würden – im Kontext der zwischenmenschlichen Dynamik in der Dyade betrachtet werden. Der Kliniker muss sich jedoch vor Augen halten, dass Appetenzprobleme, wie alle anderen psychologischen Symptome, durch mehrere Faktoren verursacht werden.

Bei der zufällig ausgewählten landesweiten Stichprobe von 1999 (Laumann et al. 1999) hat sich gezeigt, dass problematische Beziehungen sowohl der Gegenwart als auch der Vergangenheit in engem Zusammenhang mit sexuellen Dysfunktionen stehen. Bei Frauen standen in dieser Studie alle Kategorien der sexuellen Dysfunktion in enger Verbindung mit Traurigkeit und geringer emotionaler und physischer Zufriedenheit. Erregungsstörungen bei Frauen standen in einem signifikanten Zusammenhang mit einer Viktimisierung durch Erwachsener-Kind-Kontakte und erzwungenen sexuellen Kontakt. In einer neueren Studie (Reissing et al. 2003) wurde außerdem ein Zusammenhang zwischen Vaginismus und häufigerem sexuellem Missbrauch sowie einem weniger positiven sexuellen Selbstschema festgestellt. Es hat sich gezeigt, dass die Wahrscheinlichkeit einer erektilen Dysfunktion bei männlichen Opfern von Erwachsener-Kind-Kontakten dreimal so hoch ist wie bei nicht viktimisierten Männern. Außerdem wurde festgestellt, dass die Wahrscheinlichkeit einer vorzeitigen Ejakulation und einer geringen sexuellen Appetenz bei Männern, die als Kinder sexuell missbraucht wurden, doppelt so hoch war wie bei Kontrollpersonen ohne Kindheitstraumata. Die Forscher haben betont, dass langanhaltende und tief greifende Auswirkungen auf die Sexualfunktion bei beiden Geschlechtern wohl auf traumatische sexuelle Erfahrungen zurückzuführen sind.

Levine (1988) hat drei Elemente der sexuellen Appetenz beschrieben, die gleichzeitig vorhanden sein müssen, damit ein angemessenes Verlangen und eine angemessene Erregung zustande kommen: Libido, Wunsch und Motivation. Die Libido hat biologische Grundlagen und kann durch physische Faktoren wie Hormonspiegel, medizinische Erkrankungen und Medikamente beeinflusst werden. Das Element des Wunsches hängt stärker mit bewussten kognitiven oder ideationalen Faktoren zusammen. So kann jemand zum Beispiel wegen religiöser Verbote oder wegen der Angst, sich mit HIV zu infizieren, trotz normaler Libido keinen Sex wollen. Die Motivation schließlich ist eng mit unbewussten Bedürfnissen hinsichtlich der Objektbeziehungen verbunden; sie ist der Faktor, der mit der größten Wahrscheinlichkeit im Mittelpunkt therapeutischer Maßnahmen steht.

Nach Levines Ansicht muss der Kliniker alle drei Elemente beurteilen und versuchen, zu verstehen, warum sie nicht zu einem funktionellen Ganzen integriert sind. Die Motivation kann von einer Vielzahl von Faktoren beeinflusst werden. Wenn ein Ehepartner eine außereheliche Beziehung hat, hat er gegebenenfalls einfach kein Interesse an seinem Ehepartner; möglicherweise hegt ein Ehepartner einen so nachhaltigen Groll oder eine solche Wut gegen den anderen, dass sexuelle Kontakte gar nicht infrage kommen. Für die meisten Fälle eines verringerten sexuellen Verlangens sind wohl Probleme in der nicht sexuellen Beziehung des Paares verantwortlich. Auch die Übertragungsverzerrungen eines Sexualpartners können die Motivation grundlegend stören. Bei vielen Paaren, die sich in eine Sexual- oder Ehetherapie begeben, verhalten sich die Ehepartner gegenüber dem jeweils anderen unbewusst so, als wäre er der Elternteil des anderen Geschlechts. Wenn dies der Fall ist, können sexuelle Kontakte als inzestuös erlebt werden, sodass die Partner die Angst in Verbindung mit diesem Tabu bewältigen, indem sie Sex als solchen meiden. Simpson (1985) berichtete über einen Fall der Sexualtherapie, in dem die Ehefrau die Durchführung der verordneten Übungen verweigerte. Als dieser Widerstand dynamisch untersucht wurde, gab die Ehefrau gegenüber dem Therapeuten zu, ein Teil von ihr wolle, dass die Sexualtherapie bei ihrem Mann nicht zum Erfolg führt. Sie erklärte, sie befürchte, ihr Mann würde zum „Weiberhelden" werden, wie es ihr Vater gewesen war, wenn er seine normalen sexuellen Funktionen wiedererlangte. Diese Übertragungsverzerrung gegenüber ihrem Mann drohte einen Therapieerfolg zu vereiteln. Auch bei Alleinstehenden, die eine Therapie oder Analyse machen, kann es zu übertragungsähnlichen Bindungen zu potenziellen Sexualpartnern kommen, die dann zu Motivationsstörungen führen.

Herr U war ein 25-jähriger alleinstehender Akademiker, der wegen verschiedener Probleme bezüglich seiner Fähigkeit, zu arbeiten und zu lieben, eine Psychoanalyse begann. Die Libidokomponente von Herrn Us sexuellem Verlangen war vollkommen angemessen – er masturbierte mehrmals am Tag, um seine starke sexuelle Spannung abzubauen. Die Wunschkomponente des Verlangens war ebenfalls in Ordnung. Er strebte eine sexuelle Beziehung zu einer geeigneten Frau an und hatte diesbezügliche Fantasien. Das Element der Motivation hingegen schien zu fehlen, was an dem charakteristischen Verhaltensmuster zu erkennen war, das er jedes Mal an den Tag legte, wenn er eine Frau attraktiv fand. Während er in der Analyse über die Frau sprach, erklärte er unter Tränen, er sei überzeugt davon, dass er das aktuelle Objekt seiner Begierde schließlich verlieren würde. Die Erwartung des Verlusts löste eine so starke Trauer aus und überwältigte ihn dermaßen, dass er jedes Mal beschloss, die Beziehung nicht fortzusetzen und sich statt dessen mit dem einsamen Masturbieren zu begnügen.

Jedes Mal, wenn Herr U eine solche Verlusterwartung hatte, versuchte sein Analytiker Verbindungen zu früheren Lebensereignissen oder Erfahrungen herzustellen, in denen er sich ähnlich gefühlt hatte. Nach langer analytischer Arbeit begann der Patient endlich, seine Gefühle zu verstehen. Als er 5 Jahre alt war, war sein Vater für ein Jahr im Krieg gewesen. Während dieser Zeit war Herr U „der Mann im Haus" gewesen und hatte in Abwesenheit seines Hauptrivalen bezüglich ihrer Zuneigung einen besonderen Platz im Leben seiner Mutter eingenommen.

> Gelegentlich hatte er sogar mit ihr im selben Bett geschlafen. Als Herrn Us Vater wiederkam, litt der Patient enorm unter dem Verlust der besonderen, engen Beziehung zu seiner Mutter.
>
> Seine Erinnerungen an diesen Abschnitt seines Lebens halfen dem Patienten, zu verstehen, warum er sich immer wieder entschloss, sexuelle Beziehungen nicht fortzusetzen. Sobald er sich in eine Frau verguckte, entwickelte er eine mütterliche Übertragungsbindung zu ihr. Er erlebte sie (unbewusst) als seine Mutter und war überzeugt davon, dass auch sie ihn für einen anderen Mann „fallen lassen" würde, wie ihn seine Mutter zugunsten seines Vaters beiseitegeschoben hatte. Da Herr U Angst davor hatte, diesen Schmerz erneut erleben zu müssen, mied er sexuelle Beziehungen. Diese Einsicht führte außerdem dazu, dass Herr U erkannte, dass er eine beträchtliche Kastrationsangst hatte, dass er befürchtete, sein Penis könnte beim Sex verletzt werden, was er letztendlich mit der Angst vor Vergeltung dafür, dass er den Platz seines Vaters im Bett seiner Mutter eingenommen hatte, in Verbindung brachte.

Unsere Fähigkeit zu sexueller Erregung und sexuellem Verlangen hängt eindeutig eng mit unseren inneren Objektbeziehungen zusammen. Scharff (1988) hat auf der Grundlage von Fairbairns (1952) Entwicklungstheorien (siehe Kapitel 2) ein Objektbeziehungsmodell gehemmten sexuellen Verlangens entwickelt. Fairbairn postulierte zwei Systeme „böser Objekte", das des libidinösen Ich und des libidinösen Objekts, in dem sich das Ich nach einem peinigenden Objekt sehnt, und das des antilibidinösen Ich und des antilibidinösen Objekts, in dem das Ich Hass und Wut gegenüber einem angreifenden und verlassenden oder vernachlässigenden Objekt empfindet. Das zurückweisende oder antilibidinöse Objekt versucht, das anregende oder libidinöse Objekt auszuschalten. Nach Scharffs Modell stört dieses antilibidinöse System die sexuelle Erregung, die aus dem libidinösen System stammt.

Diese metapsychologischen Abstraktionen sind leichter zu verstehen, wenn man sich die Entwicklung einer typischen Beziehung ansieht. Menschen fühlen sich infolge der Aktivierung des libidinösen oder Bedürfnis auslösenden Objektsystems zueinander hingezogen. Mittels der wechselseitigen projektiven Identifizierung betrachtet jeder den anderen als erregendes Objekt. Um den idealisierten Zustand des „Verliebtseins" aufrechtzuerhalten, muss jeder das antilibidinöse oder zurückweisende Objekt unterdrücken. Sobald aber der Glanz und die Neuheit der Beziehung verblassen, kommen die unterdrückten Objektbeziehungen zur Geltung, insbesondere, wenn Bedürfnisse zwangsläufig unbefriedigt bleiben. Dann wird das zurückgewiesene Objekt des antilibidinösen Systems auf den Partner projiziert, und die sexuelle Erregung wird durch die Wahrnehmung des Partners als verfolgend oder verlassend beeinträchtigt.

Nach Scharffs Modell muss der Kliniker Appetenzstörungen anhand von drei verschiedenen Bereichen der inneren und äußeren Objektbeziehungen beurteilen: 1) anhand der äußeren Umstände der aktuellen ehelichen Beziehung des Paares; 2) anhand der inneren Objektwelt jedes Einzelnen sowie ihrer

Auswirkungen auf die Fähigkeit zu sexueller Intimität; 3) anhand der aktuellen Familienkonstellation (einschließlich der Kinder, der alten Eltern und anderer Faktoren) und ihrer Auswirkung auf das sexuelle Verlangen. Scharff hat betont, dass das sexuelle Verlangen in großem Maße von der Entwicklungsphase abhängt, in der sich die Ehe als solche befindet.

Bei der Beurteilung von eingeschränktem sexuellem Verlangen muss auch die Möglichkeit in Betracht gezogen werden, dass möglicherweise nicht der „Patient in spe" derjenige ist, der behandelt werden muss. Helen Singer Kaplan (1988) hat Paare untersucht, bei denen ein Partner so außerordentlich empfindlich gegen eine Zurückweisung war, dass der andere Partner das Interesse an einer sexuellen Beziehung verlor. In vielen dieser Fälle hat die Frau eine Panikstörung und empfindet das Vertieftsein des Mannes in die Lust als Vernachlässigung ihr gegenüber. Keine Beteuerungen seinerseits können sie davon überzeugen, dass er ihr verpflichtet ist. Kaplan meinte, die scheinbar „asymptomatische" Partnerin müsse erkennen, dass ihr Streben nach Kontrolle dazu führt, dass ihr Partner auf sexuelle Intimität verzichtet.

Patienten mit primitiven Störungen, insbesondere solche mit Schizophrenie oder schweren Borderline-Symptomen, befürchten gegebenenfalls, die genitale Vereinigung würde ihr zerbrechliches Ich überwältigen. Die Motivationsfaktoren, die das sexuelle Verlangen dieser Patienten einschränken, hängen mit den in Kapitel 9 beschriebenen primitiven Angstzuständen wie Desintegrationsangst, Verfolgungsangst und Angst vor der Verschmelzung mit dem Partner zusammen. Der Verzicht auf eine sexuelle Beziehung dient somit scheinbar der Bewahrung der Integrität des Selbst. Bestimmte psychodynamische Probleme hängen häufig mit dem Erleben des Orgasmus zusammen, der für Patienten mit einer Borderline- oder psychotischen Organisation äußerst beunruhigend sein kann (Abraham 2002). Sie müssen bei der umfassenden Bewertung und bei der Aufstellung des Behandlungsplans für Patienten mit einer sexuellen Dysfunktion berücksichtigt werden.

Überlegungen zur Behandlung

Ein Kliniker, der sexuelle Funktionsstörungen beurteilt, muss entscheiden, ob er eine kurze behaviorale Sexualtherapie, eine Paartherapie, eine Psychoanalyse oder eine expressiv-supportive Psychotherapie, eine Pharmakotherapie oder eine Kombination dieser Maßnahmen verordnet. Häufig bringen kombinierte Behandlungen die besten Resultate. Veränderungen der sexuellen Aktivitäten eines Paares haben oftmals weitreichende Auswirkungen, die psychotherapeutische Maßnahmen erfordern. Da sie auch das Gleichgewicht einer Ehe stören können, wird Medikamenten gegen erektile Dysfunktion wie Sildenafil größere Aufmerksamkeit gewidmet, doch auch Frauen, denen Bupropion verschrieben wurde, kann ein intensives sexuelles Verlangen überkommen, das gelegentlich fast unkontrollierbar erscheint (Bartlik et al. 1999), und seine Auswirkungen auf ein Paar können ebenfalls psychotherapeutische Maßnahmen erforderlich machen.

Die Indikationen für die verschiedenen Modalitäten sind bei der ersten Bewertung nicht immer eindeutig. Bei einer kurzen Sexualtherapie bestehen gute Erfolgsaussichten, wenn das Paar sehr motiviert ist, wenn bei keinem der Partner eine ernsthafte Psychopathologie vorliegt, wenn beide Partner mit der Beziehung einigermaßen zufrieden sind und wenn die Dysfunktion auf Leistungsangst beruht und die Orgasmusphase betrifft. Paare mit einer eingeschränkten sexuellen Appetenz, die ganz allgemein von ihrer Beziehung enttäuscht sind, brauchen gegebenenfalls eine längere Ehetherapie, um sich mit grundlegenden Problemen ihrer Beziehung auseinanderzusetzen. Sexualtherapeutische Techniken sind eher dann zu empfehlen, wenn Paare sich nach einer Ehetherapie dafür entscheiden, zusammenzubleiben.

Paare, die für die Techniken einer kurzen Sexualtherapie geeignet zu sein scheinen, jedoch gegen einen Erfolg arbeiten, indem sie die Übungen nicht machen, brauchen möglicherweise eine kombinierte Behandlung, die Helen Singer Kaplan (1979) als psychosexuelle Therapie bezeichnet hat. Bei dieser Behandlung verordnet der Therapeut Verhaltensübungen und spricht dann im Rahmen einer dynamischen Psychotherapie die Widerstände gegen die Ausführung der Übungen an. Kaplan hat festgestellt, dass diese Kombination der Techniken bei manchen Patienten entscheidend für einen Erfolg ist. Der dynamische Teil der Behandlung ermöglicht die Besprechung von Problemen, wie es zum Beispiel starke Schuldgefühle der Patienten in Bezug auf sexuelle Lust sind. Außerdem haben viele Patienten unbewusst ein zwiespältiges Verhältnis zum Erfolg ihrer Bemühungen – einschließlich derer im sexuellen Bereich –, das gegebenenfalls untersucht werden muss. Kaplan (1986) hat weiterhin festgestellt, dass manche Patienten unbewusst die Rolle des „Verlierers“ oder „Versagers“ spielen, die ihnen in ihrer ursprünglichen Familie zugewiesen wurde.

Patienten mit einer schweren Charakterpathologie oder tief sitzenden neurotischen Konflikten sollten eine Psychoanalyse oder eine expressiv-supportive Psychotherapie erhalten (Kaplan 1986; Levine 1988; Reid 1989; Scharff 1988). Manchmal treten diese Probleme erst während einer erweiterten Beurteilung mit Sexualtherapie zutage (Scharff 1988). Manche Patienten glauben nicht, dass sie eine langfristige Einzelpsychotherapie brauchen, bis sie es mit kurzen Therapien versucht und festgestellt haben, dass diese nicht erfolgreich waren. Eine erweiterte Sexualtherapie ermöglicht es dem Therapeuten auch, mehr über die inneren Objektbeziehungen beider Mitglieder des Paares zu erfahren. Wie in dem Abschnitt über die auf Objektbeziehungen ausgerichtete Familien- und Ehetherapie in Kapitel 5 dargelegt, „nimmt“ der Therapeut die verschiedenen projektiven Identifizierungen beider Ehepartner „auf“. Ein Therapeut, der für ein solches Vorgehen offen ist, kann problematische Muster der Objektbezogenheit bei dem Paar anhand von Erfahrungen „aus erster

Hand" diagnostizieren. Wenn jedoch ein tief sitzender neurotischer Konflikt in Bezug auf die Sexualität oder eine schwere Charakterpathologie vorliegt, werden diese durch eine Sexualtherapie häufig noch verschlimmert (Lansky und Davenport 1975). Die vorgeschriebenen Streichelübungen zwingen das Paar, sich mit Angelegenheiten auseinanderzusetzen, die sie wegen der Art und Weise der Organisation ihrer Beziehung normalerweise meiden. Besonders in Fällen mit einem früheren sexuellen Trauma kann die Verordnung einer Sexualtherapie als eine Form des Traumas erlebt werden und weitreichende antitherapeutische Auswirkungen haben.

Frau V war eine 46-jährige Hausfrau, die zusammen mit ihrem Ehemann eine Sexualtherapie begann, weil sie überhaupt kein Interesse an einer sexuellen Beziehung hatte. Nach mehreren ergebnislosen Sitzungen verwies der Sexualtherapeut sie an einen Therapeuten für expressiv-supportive Einzelpsychotherapie. Sie war erleichtert, als sie den ersten Termin bei ihrem Einzelpsychotherapeuten hatte, weil sie erkannte, dass sie nicht „zu einer sexuellen Beziehung" mit ihrem Mann „gezwungen werden würde".

Über ihre eheliche Beziehung sagte sie, sie habe darin eine Betreuerrolle, für die ihr Mann keine Dankbarkeit zeigte. Er war 4 Jahre zuvor in den Ruhestand gegangen und lag den ganzen Tag herum und sah fern. Sie war nicht zufrieden mit ihrer Beziehung, schien jedoch kaum daran interessiert zu sein, etwas zu ändern. Sie tadele sich wiederholt, indem sie erklärte, sie verdiene kein besseres Leben, als das, was sie habe. Als der Therapeut sie auf dieses Muster der Selbstverunglimpfung und Resignation hinwies, gab Frau V zu, dass sie jedes Mal „niedergemacht" worden war, wenn sie sich gut gefühlt hatte. Sie nannte dann eine Vielzahl von Beispielen, unter anderem den Tod eines ihrer Kinder, um zu zeigen, wie sie jedes Mal bestraft worden war, wenn sie in Bezug auf ein Ereignis in ihrem Leben positive Gefühle gehabt hatte.

Frau V sprach in der Psychotherapie über verschiedenste Themen, weigerte sich jedoch standhaft, irgendetwas über ihre Sexualität oder die sexuellen Probleme zu sagen, deretwegen sie sich ursprünglich in Behandlung begeben hatte. Der Therapeut hatte langsam das Gefühl, als würde er sie zwingen, sich mit ihren sexuellen Problemen auseinanderzusetzen. Als er sie behutsam danach fragte, antwortete sie ihm, als sei er ein Vergewaltiger, fühlte sich verletzt und schwieg. Der Therapeut nutzte seine Gegenübertragungsgefühle, um eine innere Objektbeziehung zu identifizieren, die in der Psychotherapie verlegt worden war. Er sagte zu Frau V: „Sie reagieren, als würde ich Sie mit meinen Fragen über Sexualität traumatisieren. Ist das eine Wiederholung eines sexuellen Traumas aus Ihrer Vergangenheit?" Frau V brach zusammen und gab unter Tränen zu, dass ein Onkel ihr als Kind ein sexuelles Trauma zugefügt hatte. Sie sprach auch über ihre erste Ehe und berichtete, sie habe eine Reihe außerehelicher Beziehungen gehabt, die zu zwei illegalen Abtreibungen geführt hatten. Sie war immer „Papas Mädchen" gewesen, und sie fragte sich, ob sie bei all den Affären nach ihrem Vater gesucht hatte. Zu dieser Einsicht kam die Erkenntnis, dass sie mit den Affären aufgehört hatte, als ihr Vater 18 Jahre zuvor gestorben war. Sie hatte ihren Vater in einige ihrer Eheprobleme, die ihre Promiskuität verursacht hatte, einbezogen, und er schien angesichts ihrer Untreue zu ihrem Ehemann sehr verzweifelt gewesen zu sein. Sie zog sogar in Erwägung, dass ihr promiskes Verhalten in ihrer ersten Ehe den Tod ihres Vaters verursacht haben könnte. Anhand der Interpretationen des Therapeuten begann Frau V zu verstehen, dass ihre Selbstaufopferung und ihre selbstlose Ergebenheit gegenüber ihrem Mann eine Art psychologische Wiedergutmachung für den Schaden war, den sie meinte, ihrem Vater zugefügt zu haben. Sie verstand auch, dass sie sich sexuelle Lust verwehrte, um sich für ihre Promiskuität und die beiden Abtreibungen zu bestrafen.

Der Fall von Frau V zeigt, dass tief sitzende sexuelle Probleme ichsynton sein können, da sie der Befriedigung bestimmter psychologischer Bedürfnisse dienen. Viele Patienten mit einer sexuellen Dysfunktion sind überzeugt davon, dass sie keine sexuelle Lust erleben sollten, und erhalten deshalb ihre Symptomatologie aufrecht. Die Behandlung sexueller Dysfunktionen ist ein äußerst wertbefrachteter Bereich der Psychiatrie. Der Kliniker muss seine Gegenübertragungsbedürfnisse zügeln, um bei der Behandlung zu respektieren, dass der Patient das Recht hat, sich für eine bestimmte Art der sexuellen Anpassung zu entscheiden. Helen Singer Kaplan (1986) hat darauf hingewiesen, dass manche Frauen, die keinen Orgasmus erreichen, ihre sexuelle Beziehung trotzdem als befriedigend bezeichnen. Diese Frauen begeben sich gewöhnlich nicht wegen einer sexuellen Dysfunktion in Behandlung. Außerdem führen viele Menschen, die sich in einem religiösen Orden freiwillig der Keuschheit unterwerfen, ein glückliches und produktives Leben. Und schließlich muss sich der Kliniker darüber im Klaren sein, dass ein sexuelles Symptom für manche Patienten nichts weiter als eine Eintrittskarte für eine Psychotherapie ist. Sind sie erst einmal drin, geht es ihnen vorwiegend um andere Bereiche ihres Lebens, und die sexuellen Symptome verlieren ihre Bedeutung.

Literaturhinweise

Abel, G. G., Becker, J. D., Cunningham-Rathner, J., et al.: Multiple paraphilic diagnoses among sex offenders. Bull Am Acad Psychiatry Law 16: 153–168, 1988.

Abraham, G.: The psychodynamics of orgasm. Int J Psychoanal 83: 325–338, 2002.

Ahlmeyer, S., Kleinsasser, D., Stoner, J., et al.: Psychopathology of incarcerated sex offenders. J Personal Disord 17: 306–318, 2003.

American Psychiatric Association: Diagnostic and Statistical Manual of Mental Disorders. 3rd Edition. Revised. Washington, DC, American Psychiatric Association, 1987.

American Psychiatric Association: Diagnostic and Statistical Manual of Mental Disorders. 4th Edition. Text Revision. Washington, DC, American Psychiatric Association, 2000.

Bartlik, B., Kaplan, P., Kaminetsky, J., et al.: Medications with the potential to enhance sexual responsivity in women. Psychiatric Annals 29: 46–52, 1999.

Bergner, R. M.: Sexual compulsion as an attempted recovery from degradation: theory and therapy. J Sex Marital Ther 28: 373–387, 2002.

Berlin, F. S., Malin, H. M., Thomas, K.: Non-pedophilic and non-transvestic paraphilias. Treatments of Psychiatric Disorders. 2nd Edition. Edited by Gabbard, G. O. Washington, DC, American Psychiatric Press, 1995, S. 1941–1958.

Briken, P., Mika, E., Berner, W.: Treatment of paraphilia with luteinizing-hormone releasing hormone agonists. J Sex Marital Ther 27: 45–55, 2001.

Bower, H.: The gender identity disorder in the DSM–IV classification: a critical evaluation. Aust N Z J Psychiatry 35: 1–8, 2001.

Brown, G. R., Wise, T. N., Costa, P. T., et al.: Personality characteristics and sexual functioning of 188 cross-dressing men. J Nerv Ment Dis 184: 265–273, 1996.

Chasseguet-Smirgel, J.: Perversion and the universal law. International Review of Psychoanalysis 10: 293–301, 1983.

Dunsieth, N. W., Nelson, E. B., Brusman–Lovins, L. A., et al.: Psychiatric and legal features of 113 men convicted of sexual offenses. J Clin Psychiatry 65: 293–300, 2004.

Fagan, P., Lehne, G., Strand, J., et al.: Paraphilias, in: Oxford Textbook of Psychotherapy. Edited by Gabbard, G., Beck, J., Holmes, J. Oxford, England, Oxford University Press, 2005.

Fairbairn, W. R. D.: Psychoanalytic Studies of the Personality. London, Routledge & Kegan Paul, 1952.

Fenichel, O.: The Psychoanalytic Theory of Neurosis. New York, WW Norton, 1945.

Fogel, G. I., Myers, W. A. (Hrsg.): Perversions and Near-Perversions in Clinical Practice: New Psychoanalytic Perspectives. New Haven, CT, Yale University Press, 1991.

Freud, S.: Drei Abhandlungen zur Sexualtheorie. GW Bd. V, 1905d, S. 27–145.

Freud, S.: Die Abspaltung im Abwehrvorgang. GW XVII, 1940e, S. 57–62.

Ganzarain, R. C., Buchele, B. J.: Incest perpetrators in group therapy: a psychodynamic perspective. Bull Menninger Clin 54: 295–310, 1990.

Gelinas, D. J.: Unexpected resources in treating incest families, in: Family Resources: The Hidden Partner in Family Therapy. Edited by Karpel, M. A. New York, Guilford, 1986, S. 327–358.

Goldberg, A.: The Problem of Perversion: The View of Self Psychology. New Haven, CT, Yale University Press, 1995.

Greenacre, P.: The transitional object and the fetish: with special reference to the role of illusion. Int J Psychoanal 51: 447–456, 1970.

Greenacre, P.: Fetishism, in: Sexual Deviation. 2nd Edition. Edited by Rosen, I. Oxford, England, Oxford University Press, 1979, S. 79–108.

Groth, A. N., Birnbaum, H. J.: Men Who Rape: The Psychology of the Offender. New York, Plenum, 1979.

Hall, G. C. N.: Sexual offender recidivism revisited: a meta-analysis of recent treatment studies. J Consult Clin Psychol 63: 802–809, 1995.

Kaplan, H. S.: The New Sex Therapy: Active Treatment of Sexual Dysfunctions. New York, Brunner/Mazel, 1974.

Kaplan, H. S.: Disorders of Sexual Desire and Other New Concepts and Techniques in Sex Therapy. New York, Simon & Schuster, 1979.

Kaplan, H. S.: The psychosexual dysfunctions, in: Psychiatry. Revised Edition. Vol. 1: The Personality Disorders and Neuroses. Edited by Cavenar, J. O. Jr., Cooper, A. M., Frances, A. J., et al. Philadelphia, PA, J. B. Lippincott, 1986, S. 467–479.

Kaplan, H. S.: Intimacy disorders and sexual panic states. J Sex Marital Ther 14: 3–12, 1988.

Kaplan L. J.: Weibliche Perversionen. Hamburg, Hoffmann und Campe, 1991; engl. Female Perversion. The Temptations of Emma Bovary. New York, Doubleday, 1991.

Kentsmith, D. K., Eaton, M. T.: Treating Sexual Problems in Medical Practice. New York, Arco, 1978.

Kernberg, O. F.: Borderlinestörungen und pathologischer Narzißmus. Frankfurt, Suhrkamp, 1983; engl. Borderline Conditions and Pathological Narcissism. New York, Aronson, 1975.

Kilmann, P. R., Boland, J. P., Norton, S. P., et al.: Perspectives of sex therapy outcome: a survey of AASECT providers. J Sex Marital Ther 12: 116–138, 1986.

Kohut, H.: The Analysis of the Self: A Systematic Approach to the Psychoanalytic Treatment of Narcissistic Personality Disorders. New York, International Universities Press, 1971.

Kohut, H.: Narzißmus. Eine Theorie der psychoanalytischen Behandlung narzißtischer Persönlichkeitsstörungen. Frankfurt am Main, Suhrkamp, 1973; engl. The Analysis of the Self. A Systematic Approach to the Psychoanalytic Treatment of Narcisstic Personality Disorders. New York, International University Press, 1971.

Kohut, H.: Die Heilung des Selbst. Frankfurt am Main, Suhrkamp, 1979; engl. The Restoration of the Self. New York, International Universities Press, 1977.

Lansky, M. R., Davenport, A. E.: Difficulties of brief conjoint treatment of sexual dysfunction. Am J Psychiatry 132: 177–179, 1975.

Laumann, E. O., Paik, A., Rosen, R. C.: Sexual dysfunction in the United States: prevalence and predictors. JAMA 281: 537–544, 1999.

Lehne, G., Money, J.: The first case of paraphilia treated with Depo-Provera: 40-year outcome. J Sex Educ Ther 25: 213–220, 2000.

Levine, S. B.: Intrapsychic and individual aspects of sexual desire, in: Sexual Desire Disorders. Edited by Leiblum, S. R., Rosen, R. New York, Guilford, 1988, S. 21–44.

Marshall, W. L., Pithers, W. D.: A reconsideration of treatment outcome with sex offenders. Crim Justice Behav 21: 10–27, 1994.

Massie, H., Szajnberg, N.: The ontogeny of a sexual fetish from birth to age 30 and memory processes: a research case report from a prospective longitudinal study. Int J Psychoanal 78: 755–771, 1997.

Masters, W. H., Johnson, V.: Human Sexual Inadequacy. Boston, MA, Little, Brown, 1970.

McConaghy, N.: Paedophilia: a review of the evidence. Aust N Z J Psychiatry 32: 252–265, 1998.

McDougall, J.: Plea for a Measure of Abnormality. New York, International Universities Press, 1980.

McDougall, J.: Identifications, neoneeds and neosexualities. Int J Psychoanal 67: 19–31, 1986.

McDougall, J.: The Many Faces of Eros: A Psychoanalytic Exploration of Human Sexuality. New York, WW Norton, 1995.

Miller, J. P.: How Kohut actually worked. Progress in Self Psychology 1: 13–30, 1985.

Mitchell, S.: Bindung und Beziehung. Auf dem Weg zu einer relationalen Psychoanalyse. Gießen, Psychosozial-Verlag, 2003; engl. Relational Concepts in Psychoanalysis. An Integration. Cambridge, MA, Harvard University Press, 1988.

Modell, J. G., May, R. S., Katholi, C. R.: Effect of bupropion SR on orgasmic dysfunction in non-depressed subjects: a pilot study. J Sex Marital Ther 26: 231–240, 2000.

Moore, T. M., Strauss, J. L., Herman, S., et al.: Erectile dysfunction in early, middle, and late adulthood: symptom patterns and psychosocial correlates. J Sex Marital Ther 29: 281–399, 2003.

Nersessian, E.: A cat as fetish: a contribution to the theory of fetishism. Int J Psychoanal 79: 713–725, 1998.

O'Connor, J. F., Stern, L. O.: Results of treatment in functional sexual disorders. N Y State J Med 72: 1927–1934, 1972.

Ogden, T. H.: The perverse subject of analysis. J Am Psychoanal Assoc 34: 1121–1146, 1996.

Parsons, M.: Sexuality and perversions 100 years on: discovering what Freud discovered. Int J Psychoanal 81: 37–51, 2000.

Pate, J. E., Gabbard, G. O.: Adult baby syndrome. Am J Psychiatry 160: 1932–1936, 2003.

Person, E. S.: Paraphilias and gender identity disorders, in: Psychiatry. Revised Edition. Vol. 1: The Personality Disorders and Neuroses. Edited by Cavenar, J. O. Jr., Cooper, A. M, Frances, A. J., et al. Philadelphia, PA, J. B. Lippincott, 1986, S. 447–465.

Prentky, R. A., Knight, R. A., Lee, A. F. S.: Risk factors associated with recidivism among extrafamilial child molesters. J Consult Clin Psychol 65: 141–149, 1997.

Rappeport, J. R.: Enforced treatment: is it treatment? Bull Am Acad Psychiatry Law 2: 148–158, 1974.

Raymond, N. C., Coleman, E., Ohlerking, F., et al.: Psychiatric comorbidity in pedophilic sex offenders. Am J Psychiatry 156: 786–788, 1999.

Reid, W. H.: The Treatment of Psychiatric Disorders: Revised for the DSM-III-R. New York, Brunner/Mazel, 1989.

Reissing, E. D., Binik, Y. M., Khalife, S., et al.: Etiological correlates of vaginismus: sexual and physical abuse, sexual knowledge, sexual self-schema, and relationship adjustment. J Sex Marital Ther 29: 47–59, 2003.

Rice, M. E., Quinsey, V. L., Harris, G. T.: Sexual recidivism among child molesters released from a maximum security psychiatric institution. J Consult Clin Psychol 59: 381–386, 1991.

Rosen, I. (Hrsg.): Pathology and Treatment of Sexual Deviation: A Methodological Approach. London, Oxford University Press, 1964.

Rosen, I. (Hrsg.): Sexual Deviation. 2nd Edition. London, Oxford University Press, 1979.

Rosler, A., Witztum, E.: Treatment of men with paraphilia with a long-acting analogue of gonadotropin-releasing hormone. N Engl J Med 338: 416–422, 1998.

Sachs, H.: On the genesis of perversions (translated by Goldberg, R. B.). Psychoanal Q 55: 477–488, 1986.

Scharff, D. E.: An object relations approach to inhibited sexual desire, in: Sexual Desire Disorders. Edited by Leiblum, S. R., Rosen, R. New York, Guilford, 1988, S. 45–74.

Segraves, R. T., Croft, H., Kavoussi, R., et al.: Bupropion sustained release for the treatment of hypoactive sexual desire disorder (HSDD) in non-depressed women. J Sex Marital Ther 27: 303–316, 2001.

Simpson, W. S.: Psychoanalysis and sex therapy: a case report. Bull Menninger Clin 49: 565–582, 1985.

Stoller, R. J.: Perversion. Die erotische Form von Haß. Reinbek bei Hamburg, Rowohlt, 1979; engl. Perversion. The Erotic Form of Hatred. New York, Pantheon,1975.

Stoller, R. J.: Observing the Erotic Imagination. New Haven, CT, Yale University Press, 1985.

Stoller, R. J.: Pain and Passion: A Psychoanalyst Explores the World of S and M. New York, Plenum, 1991.

Stolorow, R. D., Atwood, G. E., Brandchaft, B.: Masochism and its treatment. Bull Menninger Clin 52: 504–509, 1988.

Winton, M. A.: Gender, sexual dysfunctions, and the Journal of Sex and Marital Therapy. J Sex Marital Ther 27: 333–337, 2001.

KAPITEL 12

DROGENMISSBRAUCH UND ESSSTÖRUNGEN

In diesem Kapitel befasse ich mich mit zwei diagnostischen Kategorien, die mit verschiedenen selbstzerstörerischen Symptomen einhergehen. *Drogenmissbrauch* ist die Aufnahme von chemischen Substanzen, die zu Abhängigkeit, lebensbedrohlichen körperlichen Problemen und einer Reihe von emotionalen Problemen führen können. *Essstörungen* sind übermäßiges Essen, willkürliches Abführen und Hungern. Beide Gruppen von Störungen stellen psychodynamische Kliniker vor komplexe Probleme: Welche Rolle spielen dynamische Ansätze bei Störungen, bei denen der Schwerpunkt der therapeutischen Bemühungen auf der Kontrolle der Symptome liegen muss? In manchen Kreisen hält man das psychodynamische Verständnis als für die Behandlung von Abhängigkeit und Essstörungen für irrelevant, die umfangreiche Literatur über klinische Erfahrungen und Forschungen sagt jedoch etwas anderes.

Drogenmissbrauchsstörungen

Da die Bemühungen psychodynamischer Psychiater bei der Behandlung von Alkoholikern häufig vergeblich sind, vermeiden sie solche Anstrengungen möglicherweise von vorneherein. Rückfälle sind häufig, und die Interpretation unbewusster Motivationen scheint oftmals wenig Einfluss auf das Trinkverhalten zu haben. Psychodynamischen Modellen zum Alkoholismus stehen sowohl die Angehörigen der medizinischen Berufe als auch die Allgemeinheit kritisch gegenüber.

Eine wesentlich größere Unterstützung besteht für zwei andere Modelle, das moralische Modell und das Krankheitsmodell (Cooper 1987). Das moralische Modell geht davon aus, dass Alkoholiker die volle Verantwortung für ihren Alkoholismus tragen. Nach dieser Auffassung sind Alkoholiker hedonistische Menschen, die sich nur für ihr eigenes Vergnügen interessieren und keine Rücksicht auf die Gefühle anderer nehmen. Dieses Modell wurzelt in der fundamentalistischen religiösen Überzeugung, dass Alkoholismus ein Zeichen moralischer Verdorbenheit ist. Das Versagen der Willenskraft wird eng mit der Vorstellung von Sünde in Verbindung gebracht, und Bestrafung durch das Rechtssystem gilt oft als angemessener Umgang mit Alkoholikern. Mit dem Trinken aufzuhören, ist eine Frage der Überwindung der Willensschwäche, um sich „aus eigener Kraft aufzurappeln".

Der Erfolg der Anonymen Alkoholiker (AA) und anderer 12-Schritte-Programme hat zu einer immer größeren Popularität des Krankheitsmodells des Drogenmissbrauchs geführt. Anders als das moralische Modell befreit dieses Konzept den Menschen, der von einer chemischen Substanz abhängig ist, von der Verantwortung für seine Krankheit. Ebenso wie ein Diabetiker nicht für seine Zuckerkrankheit verantwortlich gemacht wird, wird der Alkoholiker nicht für seine Alkoholabhängigkeit verantwortlich gemacht. Man geht davon aus, dass chemisch abhängige Menschen für die Abhängigkeit von exogenen Substanzen prädisponiert sind und psychologische Faktoren dabei keine Rolle spielen. Dieses Modell kam als Gegenreaktion auf die moralisierende Einstellung gegenüber – und die unmenschliche Behandlung von – Alkoholabhängigen zustande, wurde jedoch in jüngster Zeit durch genetische Studien zu Drogenmissbrauchsstörungen bestätigt. Bei Kindern von Alkoholikern besteht, selbst wenn sie von ihren Eltern getrennt aufwachsen, ein größeres Risiko für eine Alkoholabhängigkeit im Erwachsenenalter (Goodwin 1979; Schuckit 1985). Studien mit männlichen und weiblichen Zwillingspaaren (Kendler et al. 1992; Prescott und Kendler 1999) lassen darauf schließen, dass genetische Faktoren eine wichtige Rolle bei der Entstehung von Alkoholismus spielen, und zwar gleichermaßen in Bezug auf Alkoholmissbrauch und Alkoholabhängigkeit. Die immer sorgfältiger konzipierten Forschungen über die genetischen Risiken und die Risiken im Umfeld deuten darauf hin, dass es neben den Einflüssen des Umfelds auch störungsspezifische genetische Risiken für den Missbrauch von Substanzen gibt (Kendler et al. 2003; Rhee et al. 2003).

Weitere Belege für das Krankheitsmodell lieferte Vaillants (1983) prospektive Studie über das Erwachsenenleben alkoholabhängiger Patienten. Er stellte fest, dass sich die Entstehung des Alkoholismus nicht anhand ungünstiger Erfahrungen in der Kindheit und nicht einmal anhand der psychologischen Profile der Betroffenen als junge Erwachsene vorhersagen ließ. Der einzige

Faktor, anhand dessen sich Alkoholismus im Erwachsenenalter zuverlässig vorhersagen ließ, war dissoziales Verhalten. Vaillant kam zu dem Schluss, dass Depression, Angst und andere psychologische Merkmale, die bei Alkoholikern häufig vorkommen, Folgen und nicht Ursachen der Störung sind.

Bei Drogenabhängigen wird das moralische Modell häufiger angewandt als bei Alkoholikern, vor allem wegen der großen Koinzidenz von Kriminalität und Drogenmissbrauch. Bei der Kontroverse um die angemessene Antwort auf das Drogenproblem geht es zum großen Teil darum, ob Bestrafungsansätze juristischer Art oder medizinisch ausgerichtete therapeutische Ansätze bei Abhängigen wirksamer sind. Das Krankheitsmodell und die entsprechenden Selbsthilfegruppen haben sich als weniger erfolgreich erwiesen, wie Vaillant (1988) selbst betont hat, wegen offensichtlicher grundlegender Unterschiede zwischen Alkoholikern und denen, die verschiedene Drogen konsumieren, die jeweils unterschiedliche Ansätze erfordern. Angesichts dieser grundlegenden Unterschiede bespreche ich die psychodynamische Auffassung zum Alkoholismus und zum Drogenmissbrauch hier getrennt.

Psychodynamische Ansätze zum Alkoholismus

Der Ansatz der AA in Bezug auf den Alkoholismus hat sich bei der Behandlung vieler Menschen als äußerst wirksam erwiesen. Obwohl die AA als Organisation das Krankheitsmodell vertreten, sind ihre Methoden auf psychologische Bedürfnisse und die Förderung dauerhafter Änderungen der Persönlichkeitsstruktur ausgerichtet (Mack 1981). Abstinenz wird in einem zwischenmenschlichen Kontext erreicht, in dem Alkoholiker sich in einer fürsorglichen Gemeinschaft von Leidensgenossen befinden. Diese fürsorglichen Figuren können auf dieselbe Art und Weise verinnerlicht werden, auf die ein Psychotherapeut verinnerlicht wird, und sie können dem Alkoholiker bei der Affektbeherrschung, der Impulskontrolle und anderen Ich-Funktionen helfen, ebenfalls so, wie es ein Psychotherapeut tun würde. Somit kann das psychodynamische Modell zum Verständnis einiger Veränderungen beitragen, die der Ansatz der AA bewirkt (Mack 1981).

Für viele Alkoholiker sind die psychologischen Veränderungen, zu denen sie bei den AA ermutigt werden, die Abstinenz, die mit der Verpflichtung zu ihren Idealen einhergeht, und die regelmäßige Teilnahme an den Meetings eine ausreichende Behandlung. Ein psychodynamisch geschulter Kliniker, der den Wert dieses Ansatzes kennt, muss beurteilen können, wann er die Dinge am besten so lässt, wie sie sind. Die klinische Erfahrung hat jedoch wiederholt gezeigt, dass die AA nicht für alle Alkoholiker geeignet sind. Es scheint, als seien sie vor allem für diejenigen von Nutzen, die akzeptieren können, dass sie ihr Trinkverhalten nicht kontrollieren können und sich deshalb einer „höheren Kraft“ unterwerfen müssen, und für diejenigen, die im Wesentlichen keine anderen psychiatrischen Störungen haben. Frances et al. (2004) haben betont, dass sich manche Patienten mit einer sozialen Phobie, einer allgemeinen Vermeidung, einer Abneigung gegen Spiritualität und einer ausgeprägten negativen Einstellung gegenüber Gruppen im Allgemeinen womöglich eher für eine psychodynamische Einzelpsychotherapie entscheiden.

Die meisten Alkoholismusexperten sind der Ansicht, dass Alkoholismus eine heterogene Störung mit einer multifaktoriellen Ätiologie ist (Donovan 1986). Was dem einen Patienten hilft, hilft nicht unbedingt auch dem anderen, und alle Behandlungen sind umstritten. Eine Auswertung von Behandlungsstudien (McCrady und Langenbucher 1996) lässt darauf schließen, dass die Wirksamkeit der einzelnen Behandlungen je nach Patientengruppe unterschiedlich ist. Es gibt keine Therapie, die auf jeden Fall besser ist als andere. In einem vom National Institute on Alcohol Abuse and Alcoholism finanzierten landesweiten Projekt (Project MATCH Research Group 1997) wurden drei Arten von Therapien verglichen: die kognitiv-behaviorale Therapie, eine Maßnahme aus 12 Schritten zur Vorbereitung der Probanden auf ein Engagement bei den AA und eine Motivationsförderungstherapie zur Erhöhung der Bereitschaft zur Änderung der Trinkgewohnheiten. Insgesamt erbrachten alle drei Behandlungen relativ gute Ergebnisse, und keine war wirksamer als die anderen. Das zeigt, dass keine Behandlung *die* Behandlung ist, und der Kliniker jeden Patienten als Einzelfall betrachten und eine sorgfältige psychiatrische Beurteilung vornehmen muss, bevor er einen individuellen Behandlungsplan zusammenstellt.

Bedauerlicherweise hat das Krankheitsmodell zur „Depsychologisierung“ des Alkoholismus geführt. Vaillants (1983) Schlussfolgerungen widersprechen den Erkenntnissen von Langzeitstudien, die darauf hindeuten, dass Persönlichkeitsfaktoren hinsichtlich der Beurteilung der Anfälligkeit für Alkoholismus möglicherweise eine wichtige Rolle spielen (Sutker und Allain 1988). Außerdem reicht die Validität von Vaillants Schlussfolgerungen nur so weit wie die seiner Messinstrumente. Dodes (1988) hat festgestellt, dass Vaillants Methoden nicht zur Erfassung eines entscheidenden Merkmals von Alkoholikern geeignet sind – nämlich ihres gestörten Selbstwertgefühls, das sich in ihrer Unfähigkeit, für sich selbst zu sorgen, äußert.

Das größte Problem mit dem von Vaillant vorgeschlagenen Behandlungsansatz und anderen, die streng nach dem Krankheitsmodell ausgerichtet sind, liegt wohl darin, dass sie die Heterogenität der Störung außer Acht lassen. Alkoholismus ist keine monolithische Kategorie. Es wäre sogar präziser, von „Alkoholismen“ zu sprechen (Donovan 1986). Zahlreiche Studien bestätigen, dass es nicht die eine „Alkoholikerpersönlichkeit“ gibt, die zu Alkoholismus prädisponiert (Donovan 1986; Mulder 2002; Nathan 1988; Sutker und Allain 1988). Auch wenn dissoziales Verhalten und Hyperaktivität in vielen Studien mit späterem Alkoholismus in Verbindung gebracht werden, wurden keine Persönlichkeitsmerkmale ermittelt, die für eine spätere Alkoholabhängigkeit spezifisch sind (Mulder 2002). Dennoch können Variablen der Persönlichkeit und psychologische Angelegenheiten bei der Arbeit mit dem jeweiligen Patienten von großer Bedeutung sein. Eine enge Interpretation des Krankheitsmodells kann dazu führen, dass der Kliniker nicht berücksichtigt, auf welche Weise diese Faktoren im Verlauf der Krankheit zu Rückfällen beitragen.

Obwohl es keine bestimmten Persönlichkeitsmerkmale gibt, anhand welcher Alkoholismus vorhergesagt werden kann, haben psychoanalytische Beobachter wiederholt strukturelle Defizite wie Ich-Schwächen und Schwierigkeiten hinsichtlich der Aufrechterhaltung des Selbstwertgefühls festgestellt (Donovan 1986). Sowohl Kohut (1973) als auch Balint (1979) hat festgestellt, dass der Alkohol fehlende psychologische Strukturen ersetzt und dadurch die Selbstachtung und die innere Harmonie wiederherstellt. Leider hält diese Wirkung nur so lange an wie der Rausch. Khantzian (1982) hat außerdem beobachtet, dass Alkoholiker Schwierigkeiten mit dem Selbstwertgefühl, mit der Modulation von Affekten und mit der Fähigkeit, für sich selbst zu sorgen, haben. Die Auswertung von 12 Studien über Alkoholismuspatienten, bei denen besonderes Gewicht auf das Diagnostizieren von Persönlichkeitsstörungen gelegt wurde, hat ergeben, dass die Prävalenz komorbider Störungen der Achse II zwischen 14 % und 78 % lag (Gorton und Akhtar 1994). Bei der kürzlich durchgeführten National Epidemiologic Survey on Alcohol and Related Conditions wurden 43 093 Personen ab 18 Jahren direkt befragt (Grant et al. 2004). Mindestens eine Persönlichkeitsstörung hatten 28,6 % der Befragten mit einer aktuellen Störung des Alkoholkonsums und 47,7 % derer mit einer aktuellen Störung des Drogenkonsums. Der Zusammenhang zwischen einer Störung des Alkohol- oder Drogenkonsums und einer Persönlichkeitsstörung war ausgesprochen positiv und signifikant. Am häufigsten waren sowohl bei Alkohol- als auch bei Drogenmissbrauch dissoziale, histrionische und dependente Persönlichkeitsstörungen.

Diese Ergebnisse führe ich nicht an, um den Leser davon zu überzeugen, dass alle Alkoholiker koexistente psychiatrische Störungen oder bereits im Vorfeld bestehende intrapsychische Defizite haben, sondern um die offensichtliche Tatsache zu betonen, dass Alkoholabhängigkeit den Menschen betrifft. Alkoholismus kann das Endergebnis einer komplexen Interaktion zwischen strukturellen Defiziten, einer genetischen Prädisposition, familiären Einflüssen, kulturellen Faktoren und verschiedenen anderen Variablen des Umfelds sein. Bei einer gründlichen psychodynamischen Beurteilung des Patienten werden sein Alkoholismus und alle Faktoren, die zu diesem beigetragen haben, im Kontext des Menschen als Ganzem berücksichtigt. Ob zum Beispiel eine Depression Ursache oder Folge oder eine völlig eigenständige Erkrankung ist, ist eher für den Forscher als für den Kliniker von Interesse. Wenn Alkoholiker nüchtern werden und sich den Schaden ansehen, die sie durch ihren Alkoholismus angerichtet haben, überkommt sie gewöhnlich eine ausgeprägte Depression. Diese rührt daher, dass sie erkennen, dass sie anderen (oftmals denen, die ihnen am wichtigsten sind) wehgetan haben. Sie müssen um Dinge (zum Beispiel

Beziehungen und Besitz) trauern, die sie infolge ihrer Abhängigkeit verloren oder zerstört haben. Antidepressiva können die Depression lindern, während eine Psychotherapie ihnen helfen kann, diese schmerzlichen Angelegenheiten durchzuarbeiten. Außerdem muss der Behandlungsplan eines Alkoholkranken auch die Beurteilung und die Behandlung der Selbstmordgefährdung beinhalten. 25 % aller Selbstmorde werden von Alkoholikern begangen, und die Wahrscheinlichkeit eines Selbstmords ist bei Alkoholikern 60- bis 120-mal so hoch wie bei nicht psychiatrisch kranken Menschen (Murphy und Wetzel 1990). Wenn Depression und Alkoholismus gleichzeitig vorliegen, verstärken sie sich allem Anschein nach gegenseitig, was zu einer unverhältnismäßig hohen Rate der akuten Selbstmordgefährdung führt (Cornelius et al. 1995; Pages et al. 1997).

Eine weitere Implikation der Erkenntnis, dass Alkoholismus einen Menschen betrifft, ist, dass die Betroffenen jeweils unterschiedliche Behandlungsoptionen bevorzugen. Dodes (1988) hat festgestellt: „Manche Patienten kommen nur mit der Psychotherapie zurecht, andere nur mit den AA, und für wieder andere ist eine Kombination aus beiden am besten geeignet. Die Verordnung einer passenden Behandlung erfordert eine individuelle klinische Beurteilung" (S. 283–284). Obwohl Vaillant (1981) die Anwendung der Psychotherapie bei der Behandlung von Alkoholismus als Verschwendung bezeichnet hat, gelingt es manchen Patienten, nur mit einer Psychotherapie trocken zu bleiben (Dodes 1984; Khantzian 1985a). Unglücklicherweise wird die dynamische Psychotherapie von Alkoholikern häufig als Scheinmaßnahme abgetan, bei der der Therapeut die unbewussten Motivationen für das Trinken aufdeckt, jedoch das aktuelle Trinkverhalten des Patienten außer Acht lässt. Die Tatsache, dass die Psychotherapie von manchen Patienten und Therapeuten missbraucht wird, bedeutet jedoch nicht, dass sie als Behandlung abzuschreiben ist (Dodes 1988).

Patienten, die bei den AA sind, machen häufig auch eine Psychotherapie. 90 % der trockenen Alkoholiker, die bei den AA und in einer Psychotherapie waren, bewerteten letztere im Rahmen einer Studie (Brown 1985) als hilfreich. Die Psychotherapie und die AA haben häufig eine synergistische Wirkung. Dodes (1988) hat beobachtet, dass Alkoholiker gegebenenfalls eine idealisierende oder Spiegelungsübertragung im Sinne der Selbstpsychologie gegenüber der Organisation der AA vornehmen. Sie betrachten sie als fürsorgliche und idealisierte Figur in ihrem Leben, die ihnen hilft und sie unterstützt. Diese Übertragung kann von der psychotherapeutischen Übertragung abgespalten werden, und der Psychotherapeut tut gut daran, ihre Interpretation aufzuschieben. Schließlich können die Selbstobjektfunktionen der AA in einem Maße verinnerlicht sein, das dazu führt, dass die Betroffenen besser für sich selbst sorgen können und ihre Selbstachtung wächst. Wenn eine gewisse Verinnerlichung erfolgt ist, kann der Psychotherapeut den supportiven Schwerpunkt der Therapie durch einen expressiveren ersetzen.

Die meisten Therapeuten, die mit Alkoholikern arbeiten, sind der Ansicht, für eine wirksame Therapie sei Abstinenz erforderlich (Frances et al. 2004). Sie sind sich jedoch auch im Klaren darüber, dass Rückfälle zu erwarten sind, und die meisten Therapeuten versuchen, gemeinsam mit dem motivierten Patienten herauszufinden, welche Stressfaktoren zu Rückfällen führen und wie Situationen mit hohem Risiko in Zukunft vermieden werden können. Patienten, die weiterhin massiv trinken und nicht motiviert oder interessiert sind, die Gründe dafür aufzudecken, müssen jedoch gegebenenfalls in eine stationäre Behandlung überweisen werden. Das Ziel der psychodynamischen Therapie besteht darin, das Bedürfnis nach Substanzen wieder in ein Bedürfnis nach Menschen umzuwandeln, zu denen auch der Therapeut gehört (Frances et al. 2004).

Auch die Gruppenpsychotherapie wird sowohl bei der stationären als auch bei der ambulanten Behandlung von Alkoholikern häufig angewendet. In einer randomisierten kontrollierten Studie zur psychodynamischen Gruppentherapie und kognitiv-behavioralen Therapie für alkoholabhängige Patienten (Sandahl et al. 1998) stellte sich bei den Patienten in beiden Gruppen nach 15 wöchentlichen Gruppensitzungen von je 90 Minuten eine Besserung ein. Die meisten Patienten aus der psychodynamischen Gruppentherapie konnten ihr verbessertes Trinkverhalten bis zur Folgeuntersuchung nach 15 Monaten aufrechterhalten, die mit einer kognitiv-behavioralen Therapie Behandelten hingegen wurden mit der Zeit rückfällig.

Andere Therapeuten (z.B. Khantzian 1986) haben vor einem konfrontativen Ansatz gewarnt. Da viele Alkoholiker Schwierigkeiten haben, Affekte wie Angst, Depression und Wut zu kontrollieren, kann die Konfrontation in einer Gruppensituation kontraproduktiv oder sogar schädlich sein. Cooper (1987) war wie Khantzian der Ansicht, die Konfrontation dürfe nur mit Bedacht eingesetzt werden. Er vertrat die Meinung, der Therapeut solle Empathie für das Bedürfnis des Alkoholikers, schmerzhafte Affekte abzuwehren, zeigen. Cooper sprach sich für Gruppen stationärer Patienten aus, die sich auf das Hier und Jetzt konzentrieren, aber nur in geringem Maße konfrontativ sind. Er berichtete über eine Abstinenzrate von 55 % bei Patienten, die solchen Gruppen angehörten, gegenüber einer Rate von 16 % bei Patienten eines stationären Gruppenprogramms ohne Gruppenpsychotherapie. Diejenigen, die mindestens 25 Stunden Gruppentherapie absolvierten, hielten auch die Vorschriften in anderen Bereichen des Programms eher ein.

Psychodynamische Ansätze bei Drogenmissbrauch

Obwohl viele Drogenrehabilitationsprogramme auf dem Krankheitsmodell basieren, werden psychodynamische Ansätze bei der Behandlung von Drogenabhängigen in größerem Maße anerkannt und geschätzt als bei der Behandlung von Alkoholabhängigen. Vaillant (1988) zum Beispiel hat festgestellt, dass Menschen, die verschiedene Drogen konsumieren, im Vergleich zu Alkoholikern mit größerer Wahrscheinlichkeit eine instabile Kindheit gehabt haben, die Drogen mit größerer Wahrscheinlichkeit als „Selbstmedikation" gegen psychiatrische Symptome einsetzen und eher von psychotherapeutischen Maßnahmen profitieren, in denen ihre zugrunde liegende Symptomatologie und ihre Charakterpathologie angesprochen werden.

Eine umfangreiche Forschungsliteratur belegt den Zusammenhang zwischen Persönlichkeitsstörungen und Depression und der Entstehung einer Drogenabhängigkeit (Blatt et al. 1984a; Gorton und Akhtar 1994; Grant et al. 2004; Kandel et al. 1978; Paton et al. 1977; Treece 1984; Treece und Khantzian 1986). Ein Teil des Zusammenhangs zwischen Persönlichkeitsstörungen des Clusters B und den Drogenmissbrauchsstörungen kann sogar durch zugrunde liegende Persönlichkeitsmerkmale wie Selbstverletzung und Impulsivität erklärt werden (Casillas und Clark 2002).

Im Vergleich zu Alkoholikern ist die Wahrscheinlichkeit, dass gleichzeitig wesentliche psychiatrische Störungen vorliegen, bei Drogenabhängigen deutlich größer. In einer großen epidemiologischen Studie, in denen Interviews mit 20 291 Personen durchgeführt wurden (Regier et al. 1990), betrug die Komorbidität bei Drogenabhängigen 53 %, bei Alkoholikern dagegen nur 37 %. In Studien über Drogenabhängige wurden bei 80 % bis 93 % andere psychiatrische Störungen festgestellt (Khantzian und Treece 1985; Rounsaville et al. 1982). Auch bei Kokainkonsumenten ist die Komorbiditätsrate hoch. 73 % derjenigen, die sich in Behandlung begeben, erfüllen die auf das ganze Leben bezogenen Kriterien einer anderen psychiatrischen Störung, wobei Angststörungen, dissoziale Persönlichkeitsstörung und Aufmerksamkeitsstörung vor dem Beginn des Kokainmissbrauchs und affektive Störungen und Alkoholmissbrauch danach auftreten (Rounsaville et al. 1991). Dieser hohe Prozentsatz der Komorbidität führt zu einer Reihe von Schwierigkeiten in jeder Behandlungssituation mit Abhängigen, und die meisten Fachleute stimmen darin überein, dass das Vorliegen anderer psychiatrischer Störungen bei schwerem Drogenmissbrauch eine Indikation für eine Psychotherapie als Teil des Behandlungsprogramms ist (Mercer und Woody 2005).

Die anfängliche Interpretation der Psychoanalyse, jeder Missbrauch von Substanzen sei eine Regression in die orale Phase der psychosexuellen Entwicklung, wurde inzwischen durch die Auffassung abgelöst, dass es sich bei Drogenmissbrauch in den meisten Fällen um ein *defensives* und *adaptives* und nicht um ein regressives Verhalten handlet (Khantzian 1985b, 1986, 1997; Wurmser 1974). Der Drogenkonsum kann sogar regressive Zustände rückgängig machen, indem er defekte Ich-Abwehrmechanismen gegen starke Affekte wie Wut, Scham und Depression wiederherstellt. In der frühen Psychoanalyse wurden Drogenabhängige oft als lustbezogene Hedonisten mit einem Hang zur Selbstzerstörung dargestellt. Moderne psychoanalytische Forscher betrachten Abhängigkeitsverhalten eher als Defizit hinsichtlich der Fähigkeit, für sich selbst zu sorgen, denn als selbstzerstörerischen Impuls (Khantzian 1997). Dieses Defizit resultiert aus frühen Entwicklungsstörungen, die zu einer inadäquaten Verinnerlichung von Elternfiguren führen, durch die dem abhängigen Menschen die Fähigkeit fehlt, sich selbst zu schützen. Deshalb ist bei den meisten chronischen Drogenabhängigen eine grundlegende Beeinträchtigung des Urteilsvermögens hinsichtlich der Gefährlichkeit des Drogenmissbrauchs zu beobachten.

Ebenso wichtig für die Pathogenese der Drogenabhängigkeit ist die eingeschränkte Fähigkeit zur Kontrolle von Affekten und Impulsen und zur Aufrechterhaltung der Selbstachtung (Treece und Khantzian 1986). Diese Defizite führen zu entsprechenden Schwierigkeiten bei den Objektbeziehungen. Schwere Abhängigkeit, bei der mehrere Drogen konsumiert werden, wurde unmittelbar mit der Unfähigkeit des Betreffenden, zwischenmenschliche Nähe zu ertragen und zu regulieren, in Verbindung gebracht (Nicholson und Treece 1981; Treece 1984). Zu diesen Beziehungsproblemen tragen auch die narzisstische Verletzlichkeit, die mit zwischenmenschlichen Risiken einhergeht, und die Unfähigkeit, die mit Nähe verbundenen Affekte zu modulieren, bei. Dodes (1990) hat festgestellt, dass Abhängige das Gefühl der Machtlosigkeit oder Hilflosigkeit abwehren, indem sie ihre affektiven Zustände kontrollieren und regulieren. Der Konsum von Drogen kann somit als verzweifelter Versuch verstanden werden, Defizite der Ich-Funktionen, ein geringes Selbstwertgefühl und die damit verbundenen zwischenmenschlichen Probleme zu kompensieren.

Viele Drogenabhängige erhalten ihre Schmerzen und ihr Leid wissentlich aufrecht, indem sie auch weiterhin Drogen nehmen. Khantzian (1997) betrachtete diese Aufrechterhaltung des Schmerzes bei Drogenmissbrauch als Manifestation eines Zwanges, ein frühes Trauma zu wiederholen. In manchen Fällen ist die wiederholte Selbstzufügung von Schmerz ein Versuch, die traumatischen Zustände durchzuarbeiten, an die sich der Betreffende nicht erinnert. Diese Zustände bestehen als präsymbolische und unbewusste Konfigurationen. Somit ist als Motiv für den Drogenmissbrauch eher die Kontrolle des Leidens als eine Befreiung davon zu betrachten.

Die Vorstellung, dass Drogenabhängige sich selbst mit Medikamenten behandeln, führt unmittelbar zu einer weiteren Erkenntnis der modernen psychodynamischen Forschung – dass nämlich je nach den Bedürfnissen des einzelnen Abhängigen bestimmte Substanzen gewählt werden, um bestimmte psychologische und pharmakologische Wirkungen zu erzielen. Gewöhnlich bestimmt der schmerzhafteste Affekt die Wahl der Droge. Khantzian (1997) zufolge scheint Kokain die Beschwerden im Zusammenhang mit Depression, Hyperaktivität und Hypomanie zu lindern, während Rauschgifte die Wut lindern.

Aus einer eingehenden Studie über Rauschgiftabhängige zogen Blatt et al. (1984a, 1984b) den Schluss, dass Heroinabhängigkeit durch mehrere Faktoren bestimmt ist, und zwar 1. das Bedürfnis, Angst zu verringern, 2. den Wunsch nach Befriedigung der Sehnsucht nach einer symbolischen Beziehung zu einer Mutterfigur und 3. den Wunsch der Linderung depressiver Affekte. Die Forschungsdaten weisen darauf hin, dass eine kleine Untergruppe von Rauschgiftabhängigen auch eine dissoziale Persönlichkeitsstörung hat (Rounsaville et al. 1982), Blatt und seine Kollegen haben eine größere Gruppe Opiatabhängiger mit schweren neurotischen Symptomen ermittelt, die womöglich die Mehrheit stellen. Diese Menschen kämpfen mit Gefühlen der Wertlosigkeit, der Schuld, der Selbstkritik und der Scham. Ihre Depression scheint sich zu verstärken, wenn sie versuchen, anderen nahezukommen, sodass sie sich in die durch Heroin oder andere Rauschgifte erlangte einsame „Glückseligkeit" zurückziehen, die sowohl regressive als auch Abwehrdimensionen aufweist. Die grundlegende Depression Opiatabhängiger wurde auch durch eine Vergleichsstudie (Blatt et al. 1984a, 1984b) untermauert, bei der festgestellt wurde, dass opiatabhängige Menschen wesentlich depressiver sind als solche, die verschiedene Drogen konsumieren. In dieser Studie wurde auch die Selbstkritik als Hauptkomponente ihrer Depression identifiziert.

Die Erkenntnis von Blatt und seinen Kollegen, dass eine hohe Korrelation zwischen Über-Ich-Bestimmtheit, Selbstkritik und Neigung zur Depression und Opiatabhängigkeit besteht, wurde auch durch Wurmsers (1974, 1987a, 1987b) psychoanalytische Arbeit mit Abhängigen bestätigt. Wurmser behauptete, Abhängige, die auf eine psychoanalytische Therapie ansprechen, haben, anders als dissoziale Abhängige, kein unterentwickeltes Über-Ich, sondern ein übermäßig strenges Bewusstsein. Die berauschende Substanz werde zur Flucht vor einem peinigenden Über-Ich eingesetzt. Viele Drogenabhängige bedienen sich des Abwehrmechanismus der Abspaltung, um die Selbstrepräsentanz als Drogenabhängiger zu leugnen, die mit einer Selbstrepräsentanz als Nichtdrogenabhängiger wechselt. Diese Menschen fühlen sich häufig so, als hätte für eine kurze Zeit jemand anderes das Kommando übernommen. Wurmser hat festgestellt, dass Erfolg ein wichtiger Auslöser für eine Phase des Drogenmissbrauchs ist. Die mit einem Erfolg verbundenen positiven Gefühle scheinen zu einem veränderten Bewusstseinszustand zu führen, der durch Schuldgefühle und Scham gekennzeichnet ist. Wiederkehrende Krisen dieser Art zeichnen sich durch ein herrisches Bewusstsein aus, das so unerträglich wird, dass eine vorübergehende Auflehnung als einzige Möglichkeit der Linderung erscheint.

In neueren psychoanalytischen Forschungen hat man versucht, die Auffassung über die Drogenabhängigkeit mit den neuen Erkenntnissen der Neurowissenschaft in Verbindung zu bringen. Laut Johnson (1999, 2001) tragen drei Faktoren zur Suchtneigung bei: 1. Schwierigkeiten, Affekte zu ertragen, 2. Probleme mit der Objektkonstanz, die dazu führen, dass der Abhängige eine Substanz als Ersatz für ein tröstendes inneres Objekt betrachtet, und 3. ein Verlangen mit biologischer Grundlage, das aus Veränderungen der

Hirnfunktionen resultiert. Er meinte, die ventrale Tegmentumbahn sei für das Verständnis des letzteren Phänomens von entscheidender Bedeutung, da sie für den Trieb verantwortlich ist, der Tiere und Menschen veranlasst, nach Wasser, Nahrung und Sex zu suchen. Johnson hat beobachtet, dass diese Bahn durch den vorübergehenden und unregelmäßigen Einfluss von süchtig machenden Drogen in Beschlag genommen wird. Somit wird das Verlangen nach Drogen zum Ausdruck eines Triebs. Die dynamische Psychotherapie ist darauf ausgerichtet, dem Patienten zu helfen, diesem Verlangen zu widerstehen und sich zugleich die Folgen seiner Befriedigung vor Augen zu führen. Die ventrale Tegmentumbahn löst auch Träume aus, und Johnson hat festgestellt, dass das Verlangen nach Drogen im Traum fortbesteht, nachdem sich der Patient längst von seiner Abhängigkeit befreit hat. Berridge und Robinson (1995) meinten, dieses System des „Verlangens" resultiere aus einer Sensibilisierung einer bestimmten Nervenbahn im Gehirn. Sie betonten, dass es unbewusst arbeitet und den Körper veranlasst, das „Verlangen" zu befriedigen. Dadurch wird das psychoanalytische Grundkonzept der Triebe mit der Erfahrung des Drogenabhängigen verbunden.

In einer Reihe von Berichten über die Veterans Administration – Penn Study (Woody et al. 1983, 1984, 1985, 1986, 1987, 1995) wurde unter Anwendung einer strengen Methodologie überzeugend belegt, dass die Ergänzung der Behandlung Rauschgiftabhängiger durch eine Psychotherapie eindeutig von Vorteil ist. Rauschgiftabhängige Patienten eines Methadonprogramms erhielten nach dem Zufallsprinzip eine von drei Behandlungsformen: 1. nur Drogenberatung durch nichtakademische Fachkräfte, 2. expressiv-supportive Psychotherapie und Drogenberatung oder 3. kognitiv-behaviorale Psychotherapie und Drogenberatung. Von den 110 Patienten, die das gesamte Behandlungsprogramm absolvierten, trat bei denen, die auch eine Psychotherapie erhielten, eine deutlich größere Besserung ein als bei denen, die nur an einer Drogenberatung teilnahmen. Die auf dynamischen Grundsätzen basierende expressiv-supportive Psychotherapie bewirkte eine größere Besserung der psychiatrischen Symptome und größere Erfolge beim Finden und Behalten einer Arbeitsstelle als die kognitiv-behaviorale Psychotherapie (Woody et al. 1983). Die größte Besserung stellte sich bei depressiven Patienten ein, gefolgt von Opiatabhängigen ohne andere psychiatrische Störungen. Patienten, die nur eine dissoziale Persönlichkeitsstörung hatten, profitierten nicht von einer Psychotherapie (Woody et al. 1985). Bei Patienten mit einer dissozialen Persönlichkeitsstörung trat nur eine Besserung ein, wenn sie auch an Depression litten.

Als die Forscher die 110 Patienten, die eine Psychotherapie erhalten hatten, nach der Schwere ihrer psychiatrischen Symptome in Gruppen einteilten, stellten sie fest, dass bei denjenigen mit minderschweren Symptomen durch die Beratung und durch die Psychotherapie jeweils eine gleich große Besserung eingetreten war, während die Resultate von Patienten mit Störungen mittlerer Schwere bei der Kombination der beiden Modalitäten besser waren (wobei es bei manchen auch durch Beratung alleine zu einer Besserung gekommen war). Bei der Gruppe mit sehr schweren psychiatrischen Symptomen hingegen bewirkte Beratung alleine kaum eine Besserung, zusammen mit einer Psychotherapie jedoch eine beträchtliche: Bei der Folgeuntersuchung nach 7 Monaten nahmen die Patienten, die eine Psychotherapie erhalten hatten, sowohl verbotene als auch verschriebene Mittel deutlich seltener als diejenigen, die nicht an einer Psychotherapie teilgenommen hatten. Diese Veränderungen bestanden auch bei der Folgeuntersuchung nach 12 Monaten noch (Woody et al. 1987), obwohl die Probanden nicht mehr in psychotherapeutischer Behandlung waren (die 6 Monate gedauert hatte).

In einer Studie, die eine teilweise Wiederholung war (Woody et al. 1995), machten beide Gruppen innerhalb von einem Monat beträchtliche Fortschritte. Bei der Folgeuntersuchung nach 6 Monaten begannen sich diese bei den Patienten, die an der Drogenberatung teilgenommen hatten, bereits zu verringern, während die Resultate der Patienten aus der expressiv-supportiven Therapie weiterhin bestanden oder noch nachweisbar waren. Alle signifikanten positiven Unterschiede zeigten sich bei der Gruppe aus der expressiv-supportiven Psychotherapie. Dieser umfassende Behandlungsansatz ist außerdem sehr kosteneffizient (Gabbard et al. 1997). McLellan et al. (1993) haben festgestellt, dass die Ergänzung der üblichen Methadonbehandlung durch eine Psychotherapie zu besseren Verdienstmöglichkeiten, geringeren Sozialhilfebezügen und viel selteneren stationären Aufenthalten führt.

Obwohl die Gruppentherapie häufig eingesetzt wird, gibt es erst seit Kurzem Daten, die ihre Bedeutung belegen. Im Rahmen der National Institute on Drug Abuse Cocaine Collaborative Study (Crits-Christoph et al. 1999) wurden die ambulanten Behandlungen kokainabhängiger Patienten untersucht. Es wurde festgestellt, dass die Kombination von Gruppentherapie und Einzeltherapie oder Beratung hinsichtlich der Reduzierung oder der Einstellung des Kokainkonsums sehr wirksam war. Die Gruppentherapie fand einmal pro Woche statt, die Einzeltherapie wurde zunächst zweimal pro Woche angeboten und dann schrittweise auf einmal pro Woche reduziert. Bei dieser Population ist das HIV-Risiko ein wichtiger Faktor, den jeder Therapeut berücksichtigen muss. Ein anderer positiver Effekt der Psychotherapie in dieser Studie bestand darin, dass das HIV-Risiko bei allen Behandlungs-, ethnischen und Geschlechtergruppen um 49 % zurückging, und zwar in erster Linie infolge von Veränderungen des Sexualverhaltens, die in weniger Fällen ungeschützten Geschlechtsverkehrs und einer geringeren Zahl von Sexualpartnern bestanden (Woody et al. 2003).

Die Therapeuten müssen sich mit der festen Überzeugung der Patienten, Drogenkonsum sei eine adaptive Lösung für die Probleme des Lebens, befassen. Sie müssen die zugrunde liegenden Probleme mit der Kontrolle von Affekten, der Regulierung des Selbstwertgefühls und der Beziehungen zu anderen identifizieren, um den Abhängigen dabei zu helfen, alternative Antworten auf diese Probleme zu finden. Eine Studie mit 240 Methadonpatienten, die das Bell

Object Relations Reality Testing Inventory zur Selbstbeurteilung ausgefüllt hatten, ergab, dass bei diesen Patienten spezifische Schädigungen der Objektbeziehungen vorlagen (Rutherford et al. 1996). Die schlechtesten Ergebnisse erreichten diejenigen mit Störungen der Achse II im Zusammenhang mit der Anhängigkeit.

Eine Schwierigkeit, der Psychotherapeuten bei den meisten abhängigen Patienten mit großer Wahrscheinlichkeit begegnen, ist die Alexithymie (Krystal 1982–1983). Mit anderen Worten, die meisten dieser Patienten sind nicht in der Lage, ihre inneren Gefühlszustände zu erkennen und zu identifizieren. Es kann eine umfassende Belehrung in den frühen Phasen der Therapie erforderlich sein, in deren Rahmen der Therapeut erklärt, wie das Erleben unangenehmer Gefühle zum Drogenmissbrauch führt. Den Patienten muss geholfen werden, ihre Affekte aufzunehmen und zu ertragen, damit sie Handlungen wie die Einnahme von Drogen durch Worte ersetzen können, mit denen sie ihre inneren Zustände beschreiben. Der Therapeut kann dem Patienten dabei helfen, indem er auf Gefühle hinweist, die während der Therapiesitzung zutage treten.

Eine Einzeltherapie führt als Teil eines umfassenden Programms mit größerer Wahrscheinlichkeit zum Erfolg. Khantzian (1986) hat das Konzept des „Haustherapeuten" vorgeschlagen, der die Teilnahme des abhängigen Patienten an allen Behandlungsmodalitäten koordiniert. Der Haustherapeut analysiert den Widerstand des Patienten gegen die Teilnahme an anderen Behandlungsformen wie der bei den Narcotics Anonymous (NA) oder der Gruppentherapie und sorgt zugleich für ein Halt gebendes Umfeld für die Verarbeitung der durch den Behandlungsprozess ausgelösten starken Affekte. Er muss auch an den Entscheidungen über den Einsatz anderer Behandlungsmodalitäten beteiligt sein. Nach diesem Modell hat die Behandlung zu Beginn eher einen supportiven als einen expressiven Schwerpunkt, und die Rolle des Therapeuten ist ähnlich wie die eines Krankenhausarztes, der mit einem stationären Patienten arbeitet.

Treece und Khantzian (1986) haben vier Komponenten identifiziert, die für die Überwindung der Drogenabhängigkeit entscheidend sind: 1. ein Ersatz für die Abhängigkeit von Substanzen (z. B. NA, ein alternatives System von Überzeugungen oder eine positive Abhängigkeit von einem Menschen oder einer religiösen Institution); 2. eine adäquate Behandlung anderer psychiatrischer Störungen, einschließlich einer geeigneten psychotropen Medikation und einer Psychotherapie; 3. eine erzwungene Abstinenz (z. B. Drogenantagonisten, Urinkontrollen, Probezeit, Ersatzdrogen wie Methadon, externe Unterstützung) während einer Phase der psychologischen Reifung und 4. die Förderung der Entwicklung und einer strukturellen Veränderung der Persönlichkeit durch eine Psychotherapie.

Zusammengefasst sind die Indikationen für eine expressiv-supportive Therapie: 1. eine schwere Psychopathologie zusätzlich zum Drogenmissbrauch;

2. Teilnahme an einem umfassenden Behandlungsprogramm, zu dem auch die NA oder eine andere supportive Gruppe gehören, erzwungene Abstinenz, möglicherweise die Verabreichung einer Ersatzdroge wie Methadon und eine geeignete psychotrope Medikation; 3. keine Diagnose einer dissozialen Persönlichkeitsstörung (sofern nicht auch eine Depression vorliegt) und 4. eine ausreichende Motivation, Sitzungstermine wahrzunehmen und aktiv am Prozess teilzunehmen. Die Indikationen für einen expressiven oder supportiven Schwerpunkt nach der erfolgreichen Anfangsphase der Behandlung sind zum Großteil dieselben wie bei jedem anderen Psychotherapieprozess (siehe Tabelle 4–1 in Kapitel 4).

Essstörungen

Essstörungen scheinen Erkrankungen der heutigen Zeit zu sein. Die elektronischen Medien bombardieren uns täglich mit den Bildern schlanker Frauen, die „alles haben". An Essstörungen leiden typischerweise gut situierte gebildete weiße Frauen, die ein Produkt der westlichen Kultur sind (Johnson et al. 1989). Essstörungen werden oft in Anorexia nervosa und in Bulimia nervosa unterteilt, das klinische Bild der beiden Symptomgruppen zeigt jedoch häufig Überschneidungen. Außerdem werden Esssuchtstörungen zunehmend als wichtige separate Kategorie anerkannt. Im Allgemeinen ist die Wahrscheinlichkeit, dass sie sich in Behandlung begeben oder Behandlungsprogramme fortführen, bei anorektischen Patienten geringer. Somit können Anorexia nervosa und Bulimia nervosa zum Teil anhand des Ausmaßes unterschieden werden, in dem eine Veränderung gewünscht und erreicht wird (Vitousek und Gray 2005). In einer Studie mit 103 erfahrenen Psychiatern und Psychologen, für die sie ein Rangfolgeverfahren verwendeten, bewerteten Westen und Harnden-Fischer (2001) die Persönlichkeitsfunktionen von Patienten, die sich wegen Bulimie oder Anorexie in Behandlung befanden. Sie grenzten drei Kategorien von Patienten ab: eine emotional dysregulierte/unterkontrollierte, eine gehemmte/überkontrollierte und eine auf hohem Niveau funktionierende/perfektionistische Gruppe. Diese Kategorien schienen hinsichtlich der Ätiologie, der Prognose und der Behandlung relevant zu sein, und die Forscher kamen zu dem Schluss, dass Symptome der Achse I nur eine Komponente des Verständnisses und der Behandlung von Patienten mit Essstörungen sind. Die Daten deuteten außerdem darauf hin, dass Essstörungen möglicherweise nur eine Form der Impuls- und Affektregulierung sind. Mit anderen Worten, bulimische Symptome können bei Patienten der emotional dysregulierten/unterkontrollierten Gruppe ein allgemeines Problem bezüglich der Impulsivität darstellen, während dies beim perfektionistischen und auf hohem Niveau funktionierenden Typ nicht der Fall ist. Unabhängig davon bespreche ich Anorexia nervosa und Bulimia nervosa in diesem Abschnitt entsprechend der herkömmlichen Aufteilung getrennt, da sich ihre Behandlungsgrundsätze und ihre psychodynamische Auffassung getrennt entwickelt haben. Der Leser muss sich jedoch im Klaren darüber sein, dass in der Praxis bei der Behandlung einer konkreten Essstörung gegebenenfalls eine Kombination der Grundsätze der beiden Kategorien anzuwenden ist und außerdem die allgemeinen Persönlichkeitsmerkmale zu berücksichtigen sind.

Anorexia nervosa

Die Bezeichnung *Anorexia nervosa* kann irreführend sein, da das Wort *Anorexia* andeutet, das zentrale Problem sei mangelnder Appetit. Das Hauptmerkmal der Anorexia nervosa ist jedoch ein fanatisches Streben nach Schlankheit, das mit einer überwältigenden Angst vor dem Dickwerden verbunden ist. Als Kriterium für die Diagnose wird häufig der Grenzwert von 85 % des normalen Mindestgewichts für das jeweilige Alter und die jeweilige Körpergröße verwendet. Ein deutliches Zeichen für Anorexia nervosa bei Frauen ist Amenorrhoe. 5 % bis 10 % der Betroffenen sind Männer, ihre klinischen Symptome und ihre Psychodynamik sind der von Frauen jedoch sehr ähnlich.

Psychodynamische Auffassung

In den letzten Jahrzehnten haben die bahnbrechenden Arbeiten von Hilde Bruch (1973, 1980, 1982, 1987) Klinikern den Weg im Dunkel der Behandlung von Anorexiepatienten gewiesen. Sie hat beobachtet, dass die ständige Beschäftigung mit der Ernährung und dem Körpergewicht eine relativ spät auftretende Erscheinung ist, die eine grundlegendere Störung der Selbstwahrnehmung repräsentiert. Die meisten Patienten mit Anorexia nervosa sind davon überzeugt, dass sie vollkommen machtlos und untauglich sind. Die Krankheit tritt häufig bei „braven Mädchen" auf, die sich ihr Leben lang bemüht haben, es ihren Eltern recht zu machen, und dann als Heranwachsende plötzlich widerspenstig und negativ werden. Sie erleben ihren Körper häufig als von ihrem Selbst getrennt, als gehöre er ihren Eltern. Diesen Patienten fehlt jegliches Gefühl der Autonomie, was so weit führt, dass sie das Gefühl haben, sie hätten nicht einmal die Kontrolle über ihre Körperfunktionen. Die prämorbide Abwehrhaltung des perfekten kleinen Mädchens dient häufig der Abwehr eines tiefer liegenden Gefühls der Wertlosigkeit.

Laut Bruch hat Anorexia nervosa ihren Ursprung in einem gestörten Verhältnis des Säuglings zu seiner Mutter. Genauer gesagt, die Mutter versorgt das Kind nach ihren eigenen Bedürfnissen und nicht nach den Bedürfnissen des Kindes. Wenn Signale des Kindes nicht mit bestätigenden und anerkennenden

Reaktionen beantwortet werden, kann das Kind kein gesundes Selbstempfinden entwickeln. Stattdessen erlebt es sich als eine Erweiterung seiner Mutter und nicht als Wesen mit einer eigenen Autonomie. Bruch deutete das Verhalten des anorektischen Patienten als verzweifelten Versuch, Bewunderung und Anerkennung als einzigartiger und besonderer Mensch mit außergewöhnlichen Eigenschaften zu erlangen.

Familientherapeuten wie Selvini Palazzoli (2003) und Minuchin (Minuchin et al. 1978) haben einige von Bruchs dynamischen Konzepten bestätigt und weiter ausgearbeitet. Minuchin und seine Kollegen haben ein Muster von Verstrickungen in den Familien anorektischer Patienten beschrieben, das durch fehlende Generations- und persönliche Grenzen gekennzeichnet ist. Alle Familienmitglieder haben in einem Ausmaß Teil am Leben aller anderen Familienmitglieder, dass sich keiner von ihnen außerhalb des Familiengefüges als Wesen mit einer eigenen Identität empfindet. Selvini Palazzoli (2003) hat außerdem beobachtet, dass es Patienten mit Anorexia nervosa nicht gelungen ist, sich psychologisch von ihrer Mutter zu lösen, wodurch sie kein stabiles Empfinden für ihren eigenen Körper entwickelt haben. Sie empfinden ihren Körper deshalb häufig so, als wohne ein böses mütterliches Introjekt darin, und das Hungern kann ein Versuch sein, das Wachstum dieses aufdringlichen feindlichen inneren Objekts zu verhindern. Williams (1997) betonte, dass die Eltern anorektischer Patienten ihre Angst häufig auf das Kind projizieren, statt sie zurückzuhalten. Diese Projektionen kann das Kind als schädliche Fremdkörper erleben. Um sich vor nicht verarbeiteten Erfahrungen und Fantasien zu schützen, die ihre Eltern auf es projiziert haben, entwickelt das junge Mädchen gegebenenfalls Abwehrmechanismen unter dem Motto „kein Zutritt", das sich in der Verweigerung der Nahrungsaufnahme konkretisiert.

Die extreme Abwehrhaltung bei Anorexia nervosa deutet darauf hin, dass diese Strategie durch einen starken zugrunde liegenden Impuls gerechtfertigt wird. Boris (1984b) hat festgestellt, dass starke Gier der Kern der Anorexia nervosa ist. Orale Wünsche sind jedoch so inakzeptabel, dass sie durch Projektion bewältigt werden müssen. Mithilfe der projektiven Identifizierung wird die gierige und fordernde Selbstrepräsentanz auf die Eltern übertragen. Die Reaktion der Eltern darauf, dass der Patient die Nahrungsaufnahme verweigert, besteht darin, dass sie sich ständig damit befassen, ob der Patient isst oder nicht; dann sind sie diejenigen, die Wünsche haben. In einem Konzept, das unter dem Einfluss des kleinianischen Denkens stand, definierte Boris Anorexia nervosa als die Unfähigkeit, Gutes von anderen anzunehmen, die aus einem übermäßigen Besitzstreben resultiert. Jedes Annehmen von Nahrung oder Liebe konfrontiert diese Patienten unmittelbar mit der Tatsache, dass sie nicht besitzen können, was sie haben möchten. Ihre Lösung besteht darin, von niemandem etwas anzunehmen. Neid und Gier sind im Unbewussten oft eng miteinander verbunden. Der Patient beneidet die Mutter um das Gute, das sie hat – Liebe, Mitgefühl, Fürsorge –, wenn ihm diese zuteilwerden, löst das jedoch nur Neid aus. Auf sie zu verzichten, bestärkt die unbewusste Fantasie, das zu verderben, um das man jemanden beneidet, ganz ähnlich, wie es der Fuchs in Äsops Fabel tat, indem er entschied, die Trauben, die er nicht erreichen konnte, seien sauer. Der Patient übermittelt folgende Botschaft: „Es gibt nichts Gutes, das ich besitzen könnte, also verzichte ich auf all meine Wünsche." Ein solcher Verzicht macht den anorektischen Patienten zum Gegenstand der Wünsche anderer und, in seiner Fantasie, zum Gegenstand ihres Neides und ihrer Bewunderung, weil sie von seiner „Selbstkontrolle" beeindruckt sind. Nahrung symbolisiert die guten Eigenschaften, die er sich für sich selbst wünscht; Sklave des Hungers zu sein, ist besser, als die Mutterfigur besitzen zu wollen.

Auf der Grundlage der Auffassung von Boris gelangte Bromberg (2001) zu dem Schluss, dass Patienten mit Anorexia nervosa Wünsche durch Dissoziation in Verzicht umwandeln. Er ging davon aus, dass diese Patienten ohne eine Form der menschlichen Bezogenheit aufwachsen, die ihnen die Entwicklung der Selbstregulierung von Affektzuständen ermöglicht, und folgerte, dass sie in separate Selbstzustände zerfallen, was der Abtrennung traumatischer Erfahrungen und dem Erreichen eines nicht durch starke Affekte verunreinigten maximalen Funktionsniveaus dient. Wie Boris war auch er der Ansicht, anorektische Patienten seien Sklaven ihrer Unfähigkeit, Wünsche als Affekte aufzunehmen, die reguliert werden können. Sie meinen, sie könnten Wünsche nicht lange genug zurückhalten, um eine vernünftige Wahl zu treffen. Deshalb ist die Frage, wer in der therapeutischen Dyade die Wünsche zurückhält, ein wesentlicher Aspekt der Behandlung.

Die meisten entwicklungsbezogenen Konzepte zum Ursprung von Anorexia nervosa konzentrieren sich auf das Verhältnis zwischen Mutter und Tochter. Bemporad und Ratey (1985) haben jedoch ein charakteristisches Muster der Beteiligung des Vaters bei anorektischen Töchtern beobachtet. Der typische Vater war oberflächlich betrachtet fürsorglich und unterstützte seine Tochter, emotional vernachlässigte er sie jedoch jedes Mal, wenn sie ihn wirklich brauchte. Außerdem suchen viele Väter anorektischer Patientinnen emotionalen Halt bei ihren Töchtern, statt ihnen diesen zu geben. Beide Elternteile sind oft sehr enttäuscht von ihrer Ehe, was beide veranlasst, emotionale Unterstützung bei ihrer Tochter zu suchen.

Im selbstpsychologischen Sinn wird die Tochter als Selbstobjekt behandelt, das für beide Elternteile Spiegelungs- und Bestätigungsfunktionen übernimmt, dem jedoch ein eigenes Selbstempfinden verweigert wird. Das Kind hat dabei niemanden, der seine Selbstobjektbedürfnisse befriedigt. Das anorektische Kind bezweifelt, dass seine Eltern oder andere wichtige Menschen in seinem Leben ihre eigenen Interessen und Bedürfnisse auch nur vorübergehend zurückstellen, um seine Bedürfnisse nach Trost, Bestätigung und Spiegelung zu befriedigen (Bachar et al. 1999). Das Kind steigert gegebenenfalls das Hungern und die Einschränkung, um seine Eltern so zu zwingen, sein Leiden wahrzunehmen und zu erkennen, dass es Hilfe braucht.

Zusammenfassend kann man sagen, dass das offensichtliche Hungern nach der psychodynamischen Auffassung über Anorexia nervosa ein durch mehrere Faktoren ausgelöstes Symptom ist. Es ist 1. ein verzweifelter Versuch, besonders und einzigartig zu sein; 2. ein Angriff gegen ein durch die Erwartungen der Eltern gefördertes falsches Selbstempfinden; 3. eine Bestätigung eines neuen wahren Selbst; 4. ein Angriff gegen ein feindliches mütterliches Introjekt, das als mit dem Körper gleichbedeutend betrachtet wird; 5. ein Abwehrmechanismus gegen Gier und Wünsche; 6. ein Versuch, bei anderen – statt beim Patienten – Gier und Hilflosigkeit auszulösen; 7. ein Versuch, zu verhindern, dass unverarbeitete Projektionen der Eltern in den Patienten eindringen; 8. ein immer lauter werdender Hilfeschrei, mit dem die Eltern aus ihrer Ichbezogenheit aufgerüttelt und darauf aufmerksam gemacht werden sollen, dass ihr Kind leidet, und 9. in manchen Fällen ein dissoziativer Abwehrmechanismus, durch den zum Zwecke der Regulierung starker Affekte separate Selbstzustände geschaffen werden.

Mit diesen psychodynamischen Faktoren gehen außerdem charakteristische kognitive Merkmale wie die falsche Wahrnehmung des eigenen Körpers, ein Alles-oder-Nichts-Denken, magisches Denken und obsessiv-zwanghafte Gedanken und Rituale einher. Wegen der obsessiv-zwanghaften Symptome haben manche Forscher die Möglichkeit erwogen, Anorexia nervosa gehe mit einer obsessiv-zwanghaften Persönlichkeitsstörung einher. Diese Angelegenheit wird durch die Tatsache, dass die Diagnose von Persönlichkeitsstörungen bei Hungernden bekanntlich sehr unsicher ist (Kaplan und Woodside 1987; Powers 1984), erschwert. Viele Symptome scheinen gegenüber dem Hungern zweitrangig zu sein, so auch das obsessiv-zwanghafte Verhalten. Außerdem verstärken sich prämorbide Persönlichkeitsmerkmale bei Nährstoffmangel. Und schließlich bestätigen Langzeitfolgeuntersuchungen über Persönlichkeitsstörungen nicht unbedingt, dass die Prävalenz von Persönlichkeitsstörungen bei Patienten mit Anorexia nervosa und Bulimia nervosa tatsächlich erhöht ist (Grilo et al. 2003).

Behandlungsansätze

Kliniker, die Patienten mit Anorexia nervosa behandeln, sind sich darüber einig, dass die Behandlung nicht nur auf die Gewichtszunahme abzielen darf (Boris 1984a, 1984b; Bruch 1973, 1980, 1982, 1987; Chessick 1985; Dare 1995; Hsu 1986; Hughes 1997; Powers 1984). Der erste Schritt eines „zweigleisigen" Ansatzes, wie ihn Garner et al. (1986) empfehlen, besteht darin, dass der Patient wieder normal isst, damit er zunimmt. Wenn dies erreicht ist, kann im zweiten Schritt mit den psychotherapeutischen Maßnahmen begonnen werden. Bei anorektischen Patienten stellt sich eine viel größere Besserung ein, wenn sie eine Kombination aus Familientherapie und dynamischer Einzeltherapie erhalten, als wenn nur pädagogische Maßnahmen angewandt werden, die der Gewichtskontrolle dienen (Dare 1995; Hall und Crisp 1983). Der Grundpfeiler der Behandlung ist eine langfristige expressiv-supportive Einzelpsychotherapie. Wenn die zugrunde liegende Selbststörung des Patienten und die damit zusammenhängenden Verzerrungen innerer Objektbeziehungen nicht angesprochen werden, erleidet der Patient wiederholt Rückfälle und muss wieder und wieder stationär behandelt werden (Bruch 1982). Bei Patienten, die zu Hause wohnen, kann eine Familientherapie eine sinnvolle Ergänzung der Einzeltherapie sein. Bei manchen Patienten scheint auch eine Gruppenpsychotherapie von Nutzen zu sein (Lieb und Thompson 1984; Polivy 1981), die wenigen verfügbaren Daten deuten jedoch darauf hin, dass die meisten von denen, auf die das zutrifft, keine anderen Persönlichkeitsstörungen haben (Maher 1984).

Die meisten psychodynamischen Kliniker ergänzen die Behandlung von Anorexia nervosa durch Techniken anderer Modelle, um falsche Überzeugungen, Ernährungsfragen und Schwierigkeiten in der Familie anzusprechen (Vitousek und Gray 2005). Das Leben des Patienten zu retten, ist wichtiger, als einem bevorzugten theoretischen Ansatz treu zu bleiben. Deshalb werden die Patienten im Laufe der Einzelpsychotherapie häufig stationär behandelt. Es gibt zwar keine allgemeingültigen Indikationen für eine stationäre Behandlung, ein Gewichtsverlust von 30 % des normalen Körpergewichts ist jedoch eine gute Faustregel, um über die Notwendigkeit einer Aufnahme ins Krankenhaus zu entscheiden (Garfinkel und Garner 1982). Etwa 80 % der Anorexiepatienten nehmen bei einer stationären Behandlung zu (Hsu 1986), sofern es dem Krankenhauspersonal gelingt, ein geeignetes Umfeld zu schaffen. Wie in Kapitel 6 dargelegt, müssen sich die Mitglieder des Krankenhauspersonals darüber im Klaren sein, dass der Patient unbewusst versucht, die Kämpfe in der Familie im Krankenhausmilieu zu wiederholen. Sie müssen zeigen, dass sie ihm beim Zunehmen helfen wollen, ohne sich diesbezüglich übermäßig besorgt zu zeigen und Anforderungen zu stellen, wie sie die Eltern des Patienten stellen würden. Sie können dem Patienten helfen, mit der Angst davor, die Kontrolle zu verlieren, fertig zu werden, indem sie einen Ernährungsplan mit häufigen, aber kleinen Mahlzeiten, die zusammen mit einem Mitglied des Pflegepersonals eingenommen werden, erarbeiten, mit dem der Patient auch seine Ängste im Zusammenhang mit dem Essen besprechen kann. Über jede Gewichtszunahme sollte der Patient auf bestätigende Weise unterrichtet werden. Heimliches Erbrechen oder die heimliche Einnahme von Abführmitteln müssen angesprochen und durch strukturelle Maßnahmen wie dem Abschließen der Toilette kontrolliert werden. Die Mitglieder des Behandlungsteams müssen dem Patienten gegebenenfalls versichern, dass sie dafür sorgen werden, dass er nicht zu viel zunimmt, um ihm zu helfen, ihnen zu vertrauen.

Kurze stationäre Aufenthalte führen selten zu einer Heilung, und dasselbe gilt für Behandlungsprogramme, bei denen das Erreichen eines normalen

TABELLE 12–1: Leitlinien zur Technik der Psychotherapie anorektischer Patienten

Vermeidung übermäßiger Anstrengungen zur Änderung des Essverhaltens
Verzicht auf Interpretationen in der Anfangsphase der Therapie
Sorgfältige Beobachtung der Gegenübertragung
Untersuchung kognitiver Verzerrungen

Durchschnittsgewichts gefordert wird, die starke Angst, die eine solche Anforderung auslöst, jedoch nicht beachtet wird (Bruch 1982). Mindestens 50 % der Patienten, die ihre Anorexia nervosa durch eine stationäre Behandlung in den Griff bekommen, erleiden innerhalb eines Jahres einen Rückfall (Hsu 1980). Bei den 20 %, die nicht auf eine kurze stationäre Behandlung ansprechen, ist ein längerer Krankenhausaufenthalt angezeigt.

Eine expressiv-supportive Einzelpsychotherapie bedeutet oft mehrere Jahre sorgfältiger Arbeit, da anorektische Patienten einen enormen Widerstand an den Tag legen. Diesbezüglich sind vier Grundsätze der Behandlungstechnik von Nutzen (Tabelle 12–1).

1. *Vermeidung übermäßiger Anstrengungen zur Änderung des Essverhaltens.* Wie Boris (1984b) gesagt hat: „Was wir ihre Symptome nennen, das nennen sie ihre Rettung“ (S. 315). Der Patient betrachtet seine Anorexia nervosa als Lösung für ein inneres Problem. Psychotherapeuten, die sie sofort als Problem bezeichnen, das es zu ändern gilt, verringern die Aussichten auf eine stabile therapeutische Beziehung. Das mit der Anorexia nervosa verbundene Verhalten führt bei den Eltern des Patienten zu Anforderungen und Erwartungen bezüglich einer Veränderung. Aufgrund der projektiven Identifizierung ist damit zu rechnen, dass der Therapeut einem großen Druck ausgesetzt ist, sich mit den projizierten inneren Objekten des Patienten in Bezug auf seine Eltern zu identifizieren. Statt diesem Druck nachzugeben und zu einer Elternfigur zu werden, muss der Therapeut versuchen, die innere Welt des Patienten zu verstehen. Eine Form der Wiederholung ist die Gleichsetzung von Essen und Sprechen. Ebenso wie der Patient seine Eltern provoziert, indem er nicht isst, versucht er den Therapeuten zu provozieren, indem er nicht spricht (Mintz 1988). Deshalb kann es hilfreich sein, zu Beginn der Therapie zu klären, dass das primäre Ziel der Behandlung darin besteht, die zugrunde liegende emotionale Störung des Patienten und nicht das Problem der Verweigerung der Nahrungsaufnahme zu verstehen (Bruch 1982; Chessick 1985). Der Therapeut muss die Erfahrung des Patienten, dass die mit der Anorexia nervosa verbundene Selbstdisziplin in gewisser Weise eine Leistung ist, anerkennen (Bromberg 2001), zugleich

aber auch darauf hinweisen, dass sich Denken und Kommunikation mit einer besseren Ernährung ebenfalls verbessern.

2. *Verzicht auf Interpretationen in der Anfangsphase der Therapie.* Interpretationen unbewusster Wünsche und Ängste erlebt der anorektische Patient als Wiederholung seiner Lebensgeschichte. Jemand anderes sagt ihm, was er tatsächlich fühlt, während seine bewusste Erfahrung heruntergespielt und für ungültig erklärt wird. Stattdessen ist es die Aufgabe des Therapeuten, die innere Erfahrung des Patienten anzuerkennen und nachzuempfinden (Bruch 1987; Chessick 1985). Er sollte aktives Interesse an dem bekunden, was der Patient denkt und fühlt, und dem Patienten so vermitteln, dass er ein autonomer Mensch ist, der ein Recht auf seine eigene Vorstellung über seine Krankheit hat. Es ist von entscheidender Bedeutung, dem Patienten zu helfen, seine Gefühlszustände zu beschreiben. Die Handlungen und Entscheidungen, die aus diesen Gefühlen resultieren, müssen als gültig anerkannt und respektiert werden. Der Therapeut kann dem Patienten helfen, verschiedene Möglichkeiten auszuprobieren, sollte aber darauf verzichten, ihm zu sagen, was er tun soll (Chessick 1985). Die Anwendung dieses empathischen, das Ich stärkenden supportiven Ansatzes in der Anfangsphase der Therapie erleichtert die Introjektion des Therapeuten als wohlwollendes Objekt. Bruch (1987) hat empfohlen, das Positive zu betonen und die Therapie als Erfahrung zu verstehen, bei der der Patient seine positiven Eigenschaften entdeckt. Sie räumte ein, dass ihr Ansatz viel mit Kohuts selbstpsychologischem Ansatz (1987) gemein hat. Chessick (1985) teilte die Auffassung, dass Erkenntnisse über unbewusste Konflikte bei diesen Patienten wahrscheinlich keine heilende Wirkung haben. Obwohl er hinsichtlich der Anwendung von Interpretationen etwas optimistischer war, empfahl Boris (1984a), diese zurückzuhalten, bis der Patient sie selbst erkennt. Und selbst dann, so meinte er, sei es besser, „in den Raum" und nicht unmittelbar zum Patienten zu sprechen, um so eine gewisse Distanz in der Beziehung zu wahren und die Grenzen des Patienten zu respektieren. Solche Interpretationen sollten als Hypothesen vorgetragen werden, als spräche der Therapeut zu einem imaginären Kollegen, und nicht als entschiedene Erklärungen an den Patienten.

3. *Sorgfältige Beobachtung der Gegenübertragung.* Anorektische Patienten denken häufig, ihre Eltern wollten, dass sie zunehmen, damit andere die Eltern nicht als Versager betrachten (Powers 1984). Es ist zu erwarten, dass sich der Therapeut ähnliche Sorgen macht. Insbesondere Therapeuten, die in einem Behandlungsteam arbeiten, können das Gefühl bekommen, andere beurteilten ihre Arbeit negativ, wenn ihre Patienten nicht zunehmen. Diese Gegenübertragungssorge kann den Therapeuten veranlassen, den Fehler zu begehen, sich mit den Eltern des

Therapeuten zu identifizieren. Im Idealfall ist bei der Einzelpsychotherapie ein anderer Behandelnder für die Überwachung der Gewichtszunahme zuständig, sodass der Therapeut sich unbelastet mit den zugrunde liegenden psychologischen Problemen des Patienten beschäftigen kann. Wenn im Interesse der Gewichtskontrolle eine stationäre Behandlung erforderlich ist, kann der aufnehmende Psychiater die Verantwortung für die Nahrungsaufnahme übernehmen, während der Psychotherapeut seine psychotherapeutische Arbeit im Krankenhaus fortsetzt. Bei einer solchen Aufgabenverteilung kann der Psychotherapeut effektiv mit dem Team zusammenarbeiten.

Hughes (1997) hat einige der typischen Gegenübertragungsdilemmas, die bei der Behandlung von Patienten mit Anorexia nervosa auftreten, eindrucksvoll beschrieben. Ebenso wie der Patient erreicht, dass seine Eltern versuchen, ihm zu helfen, jedoch stets versagen, teilt er auch dem Therapeuten diese Rolle zu. Häufig tritt er so auf, als wollte er mit den Therapeuten kooperieren, sabotiert dann aber seine Hilfe. Das therapeutische Bündnis mit Anorexiepatienten ist gewöhnlich viel schwächer, als es scheint, und der Therapeut muss mit dem frustrierenden Gefühl fertig werden, dass der Patient ihn betrügt. Es ist hilfreich, wenn er sich bei der Handhabung der Gegenübertragung vor Augen hält, dass der Patient einen Fortschritt mit der Trennung von seiner Familie und mit dem Erwachsenwerden gleichsetzt – und beides als äußerst bedrohlich empfindet. Wenn der Patient mit dem Tod liebäugelt, löst das beim Therapeuten Angst aus, was dadurch, dass der Patient wiederholt beteuert, keine Selbstmordgedanken zu haben, nur noch frustrierender ist. Ebenso wie die Familie nach einiger Zeit erschöpft und wütend ist und möglicherweise sogar unbewusste Todeswünsche gegenüber dem Patienten hegt, kann auch der Therapeut Verzweiflung und mörderische Wut empfinden und das Gefühl haben, nur er habe erkannt, wie nahe der Patient dem Tode ist.

4. *Untersuchung kognitiver Verzerrungen.* Falsche Wahrnehmungen der Körpermaße und unlogische kognitive Überzeugungen sollten gemeinsam mit den Patienten wertfrei untersucht werden. Vitousek und Gray (2005) haben auf die Ähnlichkeit zwischen Bruchs Ansatz bezüglich der Infragestellung unlogischer Schlussfolgerungen und falscher Annahmen und den neuesten anerkannten Grundsätzen der kognitiven Therapie hingewiesen. Bei diesen Patienten muss der Psychotherapeut eindeutig eine pädagogische Rolle einnehmen, um ihnen dabei zu helfen, zu verstehen, welche Auswirkungen Hungern auf die Kognition hat. Allerdings muss er sie belehren, ohne Anforderungen zu stellen. Stattdessen kann er sich auch auf die Untersuchung der Folgen der Entscheidungen des Patienten beschränken.

Diese Leitlinien dürfen, so nützlich sie auch sind, nicht als „Rezept“ für die Psychotherapie anorektischer Patienten verstanden werden. Der Therapeut muss angesichts dessen, dass der Patient den Therapieprozess womöglich nur „aussitzt“, bis er wieder in Ruhe gelassen wird, flexibel, hartnäckig und standhaft sein. Verzerrungen der Körperwahrnehmung, die häufig wahnhaft sind, können besonders resistent gegen pädagogische und therapeutische Bemühungen sein. Der Therapeut muss sich vor Gegenübertragungsverzweiflung und -frustration hüten, die dazu führen können, dass er versucht, den Patienten zu zwingen, „die Dinge so zu sehen, wie sie sind“.

Auch wenn Anorexia nervosa kurzfristig ausgesprochen behandlungsresistent sein kann, stellt sich bei vielen Patienten schließlich doch eine Besserung ein. Bei einer langfristigen Folgeuntersuchung (Sullivan et al. 1998) erfüllten durchschnittlich 12 Jahre nach der ersten Überweisung nur 10 % der Patienten auch weiterhin die Kriterien der Anorexia nervosa. Allerdings kämpften viele noch immer mit einigen Merkmalen der Krankheit, unter anderem mit Perfektionismus und einem relativ geringen Körpergewicht. Andererseits hat Hsu (1991) bei der Auswertung der Ergebnisse von 300 Patienten aus vier verschiedenen Serien errechnet, dass etwa 1 von 7, also 14 %, später durch Selbstmord oder infolge der Komplikationen der Krankheit gestorben war. Laut einer vergleichenden Folgeuntersuchung nach 5 Jahren (Eisler et al. 1997) hatte sowohl die Familientherapie als auch die supportive Einzeltherapie eine deutliche Besserung bewirkt. Bei Patienten, bei denen die Anorexia nervosa früh aufgetreten war und nur kurz angedauert hatte, schien die Familientherapie wirksamer gewesen zu sein, bei denjenigen, bei denen sie später ausgebrochen war, dagegen die supportive Einzeltherapie. Bei einer Auswertung aller Behandlungsstudien kamen Vitousek und Gray (2005) zu dem Schluss, dass für keine Form der Psychotherapie eine größere Wirksamkeit bei erwachsenen Anorexiepatienten belegt ist als für die übrigen. Außerdem haben sie festgestellt, dass bei Patienten mit dieser äußerst behandlungsresistenten Störung keine Maßnahme, ob medikamentöse Behandlung oder Psychotherapie, besonders wirksam ist.

Bulimia nervosa

Patienten mit Bulimia nervosa werden gewöhnlich anhand dessen von solchen mit Anorexia nervosa unterschieden, dass sie ein relativ normales Gewicht haben sowie eine Esssucht und willkürliches Abführen vorliegen. Ausgemergelte Patienten, die zugleich Fressattacken haben und Abführmittel verwenden, werden häufig als Anorexiekranke der bulimischen Untergruppe eingestuft (Hsu 1986). Die immer umfangreicheren Daten lassen darauf schließen, dass ein nicht unbedeutender Zusammenhang zwischen den beiden Störungen besteht (Garner et al. 1986). Mindestens 40 % bis 50 % aller

Anorexiepatienten haben auch Bulimie (Garfinkel et al. 1980; Hall et al. 1984; Hsu et al. 1979). Die Ergebnisse langfristiger Folgeuntersuchungen deuten darauf hin, dass eine Anorexia nervosa über einen langen Zeitraum durch Bulimia nervosa abgelöst werden kann, das Gegenteil aber wesentlich seltener ist (Hsu 1991). Bulimia nervosa ist auch je nach den von Westen und Harnden-Fischer (2001) identifizierten Persönlichkeitsmerkmalen in Bezug auf Impulskontrolle und Affektregulierung unterschiedlich. Eine Komorbidität kann ebenfalls eine große Wirkung haben.

Wie Yager (1984) wortgewandt festgestellt hat:

> Bulimie ist keine Krankheit. Sie ist auch keine einfache Gewohnheit. Bulimie ist heterogen und kann, wie die Lungenentzündung, vielfältige Ursachen haben. Für mich hat es sich als nützlich erwiesen, Bulimie als eine Gewohnheit oder ein Verhaltensmuster zu verstehen, das in einer Persönlichkeit verankert ist, die wiederum in einer Biologie verankert ist, und all das ist in einer Kultur verankert, in der Bulimie immer häufiger auftritt. (S. 63)

Psychodynamische Auffassung

Bei der Ermittlung der Psychodynamik der Bulimie muss der Therapeut diese Heterogenität berücksichtigen. Die verschiedenen Komponenten, aus denen sich unsere Auffassung über die Bulimie zusammensetzt, sind wohl mit den sprichwörtlichen Blinden zu vergleichen, die aus ihrem besonderen Blickwinkel über ihre Wahrnehmung von einem Elefanten berichteten. Wie immer muss die dynamische Auffassung auch hier individualisiert werden. Das klinische Bild der Bulimie kann bei Patienten mit völlig verschiedenen Charakterstrukturen von psychotisch über Borderline bis neurotisch auftreten (Wilson 1983). Anorexie und Bulimie sind im Wesentlichen die zwei Seiten ein und derselben Medaille (Mintz 1988). Während sich anorektische Patienten durch eine größere Ich-Stärke und eine stärkere Kontrolle durch das Über-Ich auszeichnen, liegt bei manchen Bulimiepatienten aufgrund eines geschwächten Ich und eines laxen Über-Ich möglicherweise eine allgemeine Unfähigkeit zur Verzögerung der Entladung von Impulsen vor. Fressattacken und Abführen sind nicht unbedingt unabhängige Impulsprobleme; sie kommen eher gleichzeitig mit impulsiven, selbstzerstörerischen sexuellen Beziehungen und dem Konsum verschiedener Drogen vor.

Einige empirische Forschungsergebnisse lassen Schlussfolgerungen darüber zu, welche psychodynamischen Faktoren bei Patienten mit Bulimia nervosa wirken. Bei einer multivariaten genetischen Analyse haben Kendler et al. (1995) festgestellt, dass familiäre und Umweltfaktoren bei der Entstehung der Störung eine entscheidende Rolle spielen. Bei einer Fall-Kontroll-Studie mit Probanden aus einer Gemeinde mit 102 Bulimiekranken und 204 gesunden Kontrollpersonen (Fairburn et al. 1997) wurden Probleme mit den Eltern, sexueller Missbrauch oder körperliche Misshandlung und eine negative Selbsteinschätzung mit der Entstehung der Krankheit in Verbindung gebracht. Die Forscher meinten, eine negative Selbsteinschätzung könne zu einer Diät motivieren, indem sie bei Mädchen zu einer verzerrten Bewertung ihres Aussehens führt. Diese empirischen Erkenntnisse werden durch Beobachtungen bei der psychoanalytischen Behandlung gestützt. Reich und Cierpka (1998) haben Störungen im emotionalen Dialog zwischen Bulimiepatienten und ihren Eltern und ein übereinstimmendes Muster von Konflikten zwischen widersprüchlichen Teilen des Selbst festgestellt, das eindeutig durch widersprüchliche Identifizierungen mit den Eltern beeinflusst wurde. Die Verfasser meinten auch, viele Bulimiepatienten erlebten eine fehlende Beachtung von Grenzen und ein taktloses Eindringen in ihre Privatsphäre, was sowohl auf sexuellen als auch auf psychologischen Missbrauch zuträfe. Sie merkten an, dass diese Patienten häufig Abwehrmechanismen einsetzen, bei denen eine Verkehrung von Affekten und die Umkehrung des Passiven in Aktives erfolgen, und widersprüchliche Forderungen des Über-Ich erleben.

Die Verfasser, die sich mit dem Ursprung der Bulimie in der Entwicklung befasst haben, haben sowohl bei den Eltern als auch bei den Betroffenen große Schwierigkeiten bezüglich der Trennung beobachtet. Ein gemeinsames Merkmal der Entwicklung bulimischer Patienten ist das Fehlen eines Übergangsobjekts, beispielsweise eines Schnullers oder einer Decke, das dem Kind hilft, sich psychologisch von seiner Mutter zu lösen (Goodsitt 1983). In diesem Kampf um die Loslösung kann dann der Körper als Übergangsobjekt eingesetzt werden (Sugarman und Kurash 1982), wobei die Nahrungsaufnahme den Wunsch nach einer symbolischen Verschmelzung mit der Mutter und die Ausscheidung von Nahrung den Versuch der Loslösung von ihr repräsentiert. Wie die Mütter anorektischer Patienten betrachten auch die Eltern bulimischer Patienten ihre Kinder häufig als Erweiterungen ihrer selbst (Humphrey und Stern 1988; Strober und Humphrey 1987). Diese Kinder werden als Selbstobjekte zur Bestätigung des Selbst der Eltern benutzt. Jedes Mitglied der Familie braucht alle anderen, um ein Gefühl der Kohäsion aufrechterhalten zu können. Während dieses Muster für die Familien anorektischer Patienten typisch ist, ist in bulimischen Familien eine bestimmte Art der Handhabung inakzeptabler „schlechter" Eigenschaften vorherrschend. In der bulimischen Familie scheinen alle ein starkes Bedürfnis danach zu haben, sich als „nur gut" zu sehen. Inakzeptable Eigenschaften der Eltern werden häufig auf das bulimische Kind projiziert, das zum Aufbewahrungsort alles „Schlechten" wird. Indem es sich unbewusst mit diesen Projektionen identifiziert, wird es zum Träger aller Gier und Impulsivität der Familie. Durch das so entstandene Gelichgewicht steht statt der Konflikte der Eltern mit sich selbst oder untereinander das „kranke" Kind im Mittelpunkt.

Die psychodynamischen Beobachtungen bezüglich der Schwierigkeiten, die bulimische Patienten mit der Loslösung haben, wurden auch durch empirische

Forschungen belegt (Patton 1992). 40 Patienten mit Essstörungen wurden hinsichtlich ihrer Reaktion auf subliminale und supraliminale Stimuli mit einer Kontrollgruppe aus 40 Frauen mit normalem Essverhalten verglichen. Jeder Gruppe wurde ein Stimulus des Verlassenseins oder der Kontrolle gezeigt, der jeweils von subliminaler oder supraliminaler Dauer war. Nachdem sie dem Stimulus des Verlassenseins ausgesetzt waren, aßen die Mitglieder der Gruppe mit Essstörungen deutlich mehr Kräcker als die der Kontrollgruppe. Die Forscher schlossen daraus, dass Fressattacken ein unbewusster Abwehrmechanismus gegen die Angst vor dem Verlassenwerden sind.

Bulimische Patienten konkretisieren also in vielen Fällen die Objektbeziehungsmechanismen der Introjektion und der Projektion. Die Aufnahme und die Ausscheidung von Nahrung kann die Introjektion und die Projektion aggressiver, oder „böser", Introjekte unmittelbar widerspiegeln. In vielen Fällen wird dieser Abspaltungsprozess vom Patienten weiter konkretisiert. Er betrachtet dann zum Beispiel Eiweiß als „gute" Nahrung, die er deshalb bei sich behält, Kohlehydrate oder Schnellgerichte dagegen als „schlechtes" Essen, das er in gewaltigen Mengen verzehrt, nur um es dann zu erbrechen. Oberflächlich betrachtet mag diese Strategie der Bewältigung von Aggressionen überzeugend sein – indem er das Schlechte durch Erbrechen ausscheidet, fühlt sich der Patient gut. Das so erlangte Gefühl, „gut" zu sein, ist jedoch nicht von Dauer, da es auf der Abspaltung, Verleugnung und Projektion von Aggressionen beruht und nicht auf der Integration des Bösen mit dem Guten.

Überlegungen zur Behandlung

Das wichtigste Prinzip bei der Behandlung der Bulimie ist die Individualisierung des Behandlungsplans. Gleichzeitig vorliegende psychiatrische Störungen wie Depression, Persönlichkeitsstörungen und Drogenmissbrauch sollten im Rahmen eines umfassenden Behandlungsplans berücksichtigt werden. „Behandlungsprogramme nach dem Fließbandprinzip" (Yager 1984), bei denen alle Bulimiepatienten gleich behandelt werden, helfen nur einem Bruchteil von ihnen, weil sie ihre Heterogenität nicht berücksichtigen. Etwa ein Drittel aller Bulimiepatienten gehört zu einer relativ gesunden Untergruppe und spricht gut auf eine zeitlich begrenzte Behandlung an, die aus einer kurzen kognitiv-behavioralen Therapie und einem Psychoedukationsprogramm besteht (Johnson und Connors 1987; Johnson et al. 1989). Für diese Untergruppe der Patienten können auch unterstützende Gruppen wie Overeaters Anonymous (OA) ohne eine weitere Behandlung ausreichen.

Nachfolgeuntersuchungen deuten darauf hin, dass die zeitliche Stabilität der Bulimiesymptome für viele Patienten ein Problem sein kann (Joiner et al. 1997). Bei der Auswertung von 88 Studien über Nachfolgebeurteilungen bulimischer

Probanden haben Keel und Mitchell (1997) festgestellt, dass etwa 50 % der Frauen 5 bis 10 Jahre nach der Vorstellung beim Arzt die Krankheit vollkommen überwunden hatten. 20 % aber erfüllten auch weiterhin alle Kriterien der Bulimia nervosa, und bei etwa 30 % waren erneut bulimische Symptome aufgetreten. Patienten, die nach einer 16-wöchigen kognitiv-behavioralen Therapie vollständig von Fressattacken und vom Abführen befreit waren, wurden 4 Monate nach der Behandlung einer Folgeuntersuchung unterzogen, und die Forscher stellten fest, dass 44 % von ihnen rückfällig geworden waren (Halmi et al. 2002). Eine Auswertung von Studien zur kognitiv-behavioralen Therapie bei Bulimia nervosa zeigt, wie schwer die Behandlung dieser Patienten ist. Die Hälfte oder mehr der Patienten erreichten mit diesem Ansatz keine vollständige Heilung, und bei diesen kam es am Ende der Behandlung durchschnittlich 2,6-mal pro Woche zu Fressattacken und durchschnittlich 3,3-mal pro Woche zu Abführmaßnahmen (Thompson-Brenner et al. 2003).

Auch wenn dynamische Ansätze nicht bei allen Patienten angezeigt oder erforderlich sind, können sie doch für die meisten von ihnen von Nutzen sein. Bis zu zwei Drittel derer, die nicht auf eine Behandlung ansprechen, haben möglicherweise eine Borderline-Persönlichkeitsstörung (Johnson et al. 1989), bei anderen kann eine andere Persönlichkeitsstörung oder eine Depression vorliegen. Diese Patienten brauchen gegebenenfalls eine langfristige expressiv-supportive Psychotherapie und häufig auch psychopharmakologische Maßnahmen. Viele Patienten reagieren auch einfach verärgert auf eine behaviorale Behandlung ihrer bulimischen Symptome (Yager 1984). Wenn der Schwerpunkt auf das offensichtliche Verhalten des Patienten gelegt, seine innere Welt jedoch außer Acht gelassen wird, kann dies eine Wiederholung seiner Erfahrung sein, dass er bei Eltern aufgewachsen ist, für die der Schein wichtiger ist als die Substanz. Yager (1984) zufolge sind bis zu 50 % aller Bulimiepatienten mit den Techniken, die auf eine Änderung des Verhaltens abzielen, nicht zufrieden. Manche empfinden auch die Aufgabe, täglich über ihre Essgewohnheiten Buch zu führen, als erniedrigend, da sie ihre Essstörungen gegebenenfalls als Symptome grundlegenderer Störungen betrachten. Eine Behandlung, die die Interessen und die Überzeugungen des Patienten nicht berücksichtigt, ist zum Scheitern verurteilt (Yager 1984).

Bulimia nervosa kann lebensbedrohlich sein. Es ist bekannt, dass sich der Elektrolythaushalt der Patienten so weit verändert, dass es zu einem Herzstillstand kommen kann. Deshalb sollte das Blutbild bei der ambulanten Behandlung solcher Patienten regelmäßig kontrolliert werden und die stationäre Behandlung als Notfallstrategie erwogen werden. Da viele Bulimiepatienten auch eine Borderline-Persönlichkeitsstörung oder schwere affektive Störungen haben, kann bei Selbstmordversuchen oder schwerer Selbstverstümmelung eine stationäre Aufnahme erforderlich sein. Darüber hinaus, dass die Symptome durch das Abschließen der Toiletten, die Umsetzung eines normalen Ernährungsplans, Psychoedukation durch einen Ernährungsberater und die

Aufforderung, ein Tagebuch zu führen, unter Kontrolle gebracht werden müssen, muss die Krankenhausbehandlung nach einem individualisierten umfassenden Behandlungsplan erfolgen. Der stationäre Aufenthalt bietet dem Therapeuten häufig die Gelegenheit, die inneren Objektbeziehungen des Patienten besser zu verstehen, und ermöglicht somit eine detailliertere Diagnose und die Aufstellung eines präziseren Behandlungsplans:

> Frau W war eine 19-jährige Studentin mit einer Mischung aus bulimischen und anorektischen Symptomen. Sie wurde ins Krankenhaus aufgenommen, nachdem sie ihren Psychotherapeuten „gefeuert" und die Kontrolle über ihre Fressattacken und ihre Abführmaßnahmen völlig verloren hatte. Ihre Eltern, die angesichts ihres Verhaltens sehr verärgert waren, hatten sie ins Krankenhaus gebracht, weil sie keine Hoffnung hatten, sie dazu zu bringen, ordentlich zu essen. In der ersten Woche ihres Krankenhausaufenthaltes teilte Frau W ihrer Krankenhausärztin mit, sie beabsichtige, zurückhaltend und distanziert zu bleiben, da sie nicht wieder eine Bindung zu einem Arzt aufbauen wolle, um dann doch nur enttäuscht zu werden. Es wurden sofort regelmäßige Mahlzeiten und Gruppensitzungen angesetzt, doch die Patientin weigerte sich, an diesen teilzunehmen. Sie beharrte darauf, dass sie nur in der Lage sei, Diät zu halten, wenn sie aß, was sie wollte und wann sie wollte. Sie wies ihre Ärztin darauf hin, dass ihr Gewicht konstant sei und somit kein Grund zur Besorgnis bestehe.
>
> Frau Ws fehlende Kooperationsbereitschaft verärgerte das Pflegepersonal zunehmend. Je mehr sich die Patientin sträubte und widersetzte, desto mehr bestanden die Mitglieder des Personals darauf, dass sie sich nach dem Krankenhausprogramm richtete. In einer Personalbesprechung merkte die Krankenhausärztin an, dass es der Patientin gelungen war, die Situation in ihrer Familie zu wiederholen. Indem sie darauf bestand, die Kontrolle über ihre Ernährung zu haben, veranlasste sie andere, zu versuchen, die Kontrolle über ihre Ernährung zu erlangen. Dann konnte sie sich als Opfer der kontrollierenden Kräfte in ihrem Umfeld fühlen, ebenso wie sie sich als Opfer ihrer Eltern gefühlt hatte.
>
> Frau Ws Ärztin traf sich mit ihr und wies sie darauf hin, dass sie versuche, das Krankenhauspersonal zu einer Wiederholung der Situation in ihrer Familie zu zwingen. Sie bat die Patientin, darüber nachzudenken, was ihr diese Wiederholung bringen könnte. Frau W erklärte der Ärztin, sie sei nicht an einem Gespräch interessiert. Drei Tage später teilte sie der Ärztin mit, sie habe in einer abgeschlossenen Schublade in ihrem Krankenzimmer Medikamente und scharfe Gegenstände gesammelt und würde womöglich einen Selbstmordversuch unternehmen. Sie sagte, sie habe beschlossen, dies ihrer Ärztin mitzuteilen, da sie nicht wirklich sterben wolle. Sie erklärte außerdem, es falle ihr furchtbar schwer, mit der Ärztin über ihre Gefühle zu sprechen, da sie in eine unkontrollierbare Abhängigkeit geraten und jedes Empfinden ihrer selbst verlieren würde. Sie sei sich sicher, dass die Abhängigkeit von ihrer Ärztin dazu führen würde, dass sie entsprechend den Bedürfnissen der Ärztin ausgenutzt und schlecht behandelt werden würde, statt eine ihren Bedürfnissen gerechte Behandlung zu erhalten.

Diese Äußerungen halfen dem Krankenhauspersonal, Frau Ws Widerstand gegen die Behandlungsordnung zu verstehen. Indem sie die Kooperation verweigerte, versuchte sie ein Selbstempfinden zu entwickeln, nach dem sie von den Anforderungen und Erwartungen anderer unabhängig war. Die Kooperation mit dem Krankenhauspersonal und die Zusammenarbeit mit ihrer Krankenhausärztin bargen das Risiko, zu einer Erweiterung anderer zu werden, wie sie es in ihrer Familie gewesen war. Nachdem die zugrunde liegende Angst zutage getreten war, räumten die Mitglieder des Personals Frau W ein größeres Mitspracherecht hinsichtlich ihres Speiseplans ein. Es gelang ihr, die Zusammenarbeit mit einem Mitglied des Pflegepersonals fortzusetzen und dann einen Plan einzuhalten, der für beide akzeptabel war.

Als bei Frau W gerade eine Besserung eingetreten zu sein schien, erhielt ihre Krankenhausärztin jedoch am Vormittag des 1. Weihnachtstages, als sie gerade mit ihrer Familie die Geschenke öffnete, einen Anruf. Eine Schwester berichtete, Frau W habe große Mengen von Abführmitteln eingeschmuggelt, diese eingenommen und den ganzen Morgen Durchfall gehabt. Die Schwester befürchtete, Frau W benötige möglicherweise eine Notfallversorgung, und die Ärztin fühlte sich verpflichtet, ins Krankenhaus zu fahren, um nach der Patientin zu sehen. Zwei Tage später, als Frau W medizinisch stabil war, sprach ihre Ärztin sie auf die Übertragungsfeindseligkeit an, die durch die Einnahme der Abführmittel zum Ausdruck gekommen war, und meinte, Frau W habe möglicherweise beabsichtigt, der Ärztin den 1. Weihnachtstag zu verderben. Obwohl die Patientin dies emotionslos verneinte, musste die Ärztin ihre starke Wut, die sie wegen des Zeitpunkts des Auslebens gegenüber der Patientin empfand, unterdrücken. Nach und nach dämmerte der Ärztin, dass das Abführen es der Patientin ermöglicht hatte, ihre eigene Aggression loszuwerden. Somit konnte sie nichts mit der Interpretation der Ärztin, es sei eine feindselige Handlung gewesen, anfangen. Die Ärztin hatte die projizierte Wut der Patientin unbewusst aufgenommen.

Obwohl es sich in diesem Fall um eine eher behandlungsresistente Patientin mit einer Borderline-Persönlichkeit handelt, die Teil des klinischen Erscheinungsbildes ist, sind solche Übertragungs- und Gegenübertragungskämpfe in der Praxis von Einzeltherapeuten, die Bulimiepatienten behandeln, keine Seltenheit. Die Therapeuten können sich wiederholt genötigt fühlen, die „Schlechtheit“, die der Patient loszuwerden versucht, anzunehmen. Sie haben gegebenenfalls auch das Gefühl, der Patient würde sich „auf sie erbrechen“, wenn er ihre therapeutischen Bemühungen immer wieder zurückweist. Die Wiederholung der Familiensituation während der Krankenhausbehandlung oder in der Einzelpsychotherapie hilft dem Kliniker, zu verstehen, welche Rolle der Patient innerhalb der Familie spielt. Da Bulimie so oft Teil des Gleichgewichts in der Familie ist, ist zusätzlich zur Einzeltherapie häufig auch eine Familientherapie oder eine Familienmaßnahme erforderlich. Wenn er das System der Familie außer Acht lässt, riskiert der Therapeut, dass Fortschritte des Patienten für andere Familienmitglieder zu einer furchtbaren Bedrohung werden. Zu den Abwehrreaktionen auf diese Bedrohung kann auch die heimtückische

Untergrabung der Behandlung des Bulimiepatienten oder die Entstehung ernsthafter Dysfunktionen bei anderen Familienmitgliedern gehören. Der Therapeut muss berücksichtigen, dass die Familie die Krankheit des Bulimiepatienten braucht, und außerdem den Eltern Halt und Bestätigung geben, damit sie die Behandlung nicht sabotieren (Humphrey und Stern 1988).

Wegen ihrer äußerst zwiespältigen Gefühle und der Befürchtung, sie könnten das Gleichgewicht der Familie stören, versuchen viele Bulimiepatienten, eine intensive psychodynamische Therapie zu vermeiden. Sie betrachten sich gegebenenfalls als geistesgestört, und eine Psychotherapie birgt das Risiko, dass dies offengelegt wird (Reich und Cierpka 1998). Die Anregung, ein Ernährungstagebuch zu führen, und der Hinweis auf den Zusammenhang zwischen bestimmten Essgewohnheiten und dem Gefühlszustand können sehr wirksam zum Aufbau eines therapeutischen Bündnisses mit dem Patienten beitragen. Zu den häufigen Gegenübertragungsproblemen gehört der Wunsch, den Patienten schnell zu heilen, was dazu führt, dass der Therapeut den Patienten „überfüttert", indem er zu früh zu viele Interpretationen vorbringt. Reich und Cierpka (1998) haben darauf hingewiesen, dass Interpretationen und Konfrontationen möglicherweise auf bulimische Art und Weise gehandhabt, das heißt, gierig aufgenommen, aber nicht richtig verdaut werden. Obwohl bei Bulimiepatienten überwiegend die kognitiv-behaviorale Therapie eingesetzt wird, ist auch die psychodynamische Therapie von Bedeutung. In einer sorgfältig konzipierten Studie, in der die kognitiv-behaviorale und die dynamische Therapie verglichen wurden, sprachen die ersten Ergebnisse für erstere, bei nach längerer Zeit durchgeführten Folgeuntersuchungen erwiesen sich jedoch beide als etwa gleich wirksam (Fairburn et al. 1995).

Eine dynamische Gruppenpsychotherapie kann ebenfalls eine sinnvolle ergänzende Behandlung sein. Die Wirksamkeit der Gruppentherapie bei Bulimia nervosa wird durch eine immer umfangreichere empirische Literatur belegt (Harper-Giuffre et al. 1992; Liedtke et al. 1991; Mitchell et al. 1990). Die Auswertung von 18 verschiedenen Berichten über die Anwendung dieser Modalität bei ambulanten Patienten gab Oesterheld et al. (1987) Grund zu vorsichtigem Optimismus. Sie stellten eine Übereinstimmung darin fest, dass eine Gruppenpsychotherapie die bulimischen Symptome um durchschnittlich 70 % verringert hatte. Allerdings erscheint diese Zahl überhöht, da Behandlungsabbrecher bei den Berechnungen der meisten Studien nicht berücksichtigt wurden. Die Abbruchrate war zumeist hoch, obwohl Patienten mit einer Borderline-Persönlichkeitsstörung oder einer anderen schweren Charakterpathologie aus den meisten Gruppen ausgeschlossen worden waren. Außerdem fehlten Ergebnisse langfristiger Folgeuntersuchungen. Die Gruppentherapeuten schienen sich, ebenso wie die Einzeltherapeuten, darüber einig zu sein, dass eine beständige Remission sowohl Einsicht als auch die Kontrolle der Symptome erfordert. In einer randomisierten Kontrollstudie über psychoanalytische Gruppentherapie und Psychoedukation bei einer

Gruppe von Patienten mit Fressattacken hatten die meisten Patienten in beiden Gruppen keine Essstörungen mehr, und die Häufigkeit ihrer Fressepisoden hatte sich verringert (Ciano et al. 2002). Bei den Patienten, die eine analytische Gruppentherapie erhalten hatten, waren die Resultate zumeist auch bei den Folgeuntersuchungen nach 6 und 12 Monaten noch vorhanden.

Zusammenfassend kann man sagen, dass ein dynamischer Ansatz bei Bulimia nervosa dann angezeigt ist, wenn der Patient nicht auf zeitlich begrenzte psychoedukationale oder kognitiv-behaviorale Maßnahmen anspricht. Im Allgemeinen sind auch Familienmaßnahmen in Form von Unterstützung, Belehrung und gegebenenfalls Familientherapie erforderlich. Kurze Krankenhausaufenthalte, unterstützende Gruppen wie die OA und Gruppenpsychotherapien können dem Patienten ebenfalls helfen, die Kontrolle über seine Symptome zu erlangen. Manche Einzelpsychotherapeuten betrachten auch die Kontrolle der Symptome als Teil des Behandlungsprozesses. Eine relativ große Untergruppe der Bulimiepatienten, bei denen auch eine schwere Charakterpathologie, Selbstmordneigung und die Neigung zu lebensbedrohlichen Störungen des Elektrolythaushalts vorliegen, brauchen eine Psychotherapie im Rahmen eines langfristigen stationären Aufenthaltes. Diese Patienten entziehen sich selbst den umsichtigsten Bemühungen der Behandelnden, ihr Leben zu strukturieren. Sie scheinen sich auf dem Weg zur Selbstzerstörung zu befinden, der ohne eine lange stationäre Behandlung tatsächlich mit dem Tod enden kann.

Literaturhinweise

Bachar, E., Latzer, Y., Kreitler, S., et al.: Empirical comparison of two psychological therapies – self psychology and cognitive orientation – in the treatment of anorexia and bulimia. J Psychother Pract Res 8: 115–128, 1999.

Balint, M.: Therapeutische Aspekte der Regression. Stuttgart, Klett-Cotta, 1970; engl. The Basic Fault. Therapeutic Aspects of Regression. London, Tavistock, 1968.

Bemporad, J. R., Ratey, J.: Intensive psychotherapy of former anorexic individuals. Am J Psychother 39: 454–466, 1985.

Berridge, K. C., Robinson, T.: The mind of an addictive brain: neural sensitization of wanting versus liking. Current Directions in Psychological Science 4: 71–76, 1995.

Blatt, S. J., McDonald, C., Sugarman, A., et al.: Psychodynamic theories of opiate addiction: new directions for research. Clin Psychol Rev 4: 159–189, 1984a.

Blatt, S. J., Rounsaville, B., Eyre, S. L., et al.: The psychodynamics of opiate addiction. J Nerv Ment Dis 172: 342–352, 1984b.

Boris, H. N.: On the treatment of anorexia nervosa. Int J Psychoanal 65: 435–442, 1984a.

Boris, H. N.: The problem of anorexia nervosa. Int J Psychoanal 65: 315–322, 1984b.

Bromberg, P. M.: Treating patients with symptoms—and symptoms with patience: reflections on shame, dissociation, and eating disorders. Psychoanalytic Dialogues 11: 891–912, 2001.

Brown, S.: Treating the Alcoholic: A Developmental Model of Recovery. New York, Wiley, 1985.

Bruch, H.: Eating Disorders: Obesity, Anorexia Nervosa, and the Person Within. New York, Basic Books, 1973.

Bruch, H.: Der Goldene Käfig. Das Rätsel der Magersucht. Frankfurt am Main, Fischer, 1980; engl. The Golden Cage. The Enigma of Anorexia Nervosa. Cambridge, MA, Harvard University Press, 1978.

Bruch, H.: Psychotherapy in anorexia nervosa. Int J Eat Disord 1: 3–14, 1982.

Bruch, H.: The changing picture of an illness: anorexia nervosa, in: Attachment and the Therapeutic Process. Edited by Sacksteder, J. L., Schwartz, D. P., Akabane, Y. Madison, CT, International Universities Press, 1987, S. 205–222.

Casillas, A., Clark, L. A.: Dependency, impulsivity, and self-harm: traits hypothesized to underlie the association between Cluster B personality and substance use disorders. J Personal Disord 16: 424–436, 2002.

Chessick, R. D.: Clinical notes toward the understanding and intensive psychotherapy of adult eating disorders. Annual of Psychoanalysis 22/23: 301–322, 1985.

Ciano, R., Rocco, P. L., Angarano, A., et al.: Group-analytic and psychoeducational therapies for binge-eating disorder: an exploratory study on efficacy and persistence of effects. Psychotherapy Research 12: 231–239, 2002.

Cooper, D. E.: The role of group psychotherapy in the treatment of substance abusers. Am J Psychother 41: 55–67, 1987.

Cornelius, J. R., Salloum, I. M., Mezzich, J., et al.: Disproportionate suicidality in patients with comorbid major depression and alcoholism. Am J Psychiatry 152: 358–364, 1995.

Crits-Christoph, P., Siqueland, L., Blaine, J., et al.: Psychosocial treatments for cocaine dependence: results of the National Institute on Drug Abuse Cocaine Collaborative Study. Arch Gen Psychiatry 56: 493–501, 1999.

Dare, C.: Psychoanalytic psychotherapy, in: Treatments of Psychiatric Disorders. 2nd Edition. Vol. 2. Edited by Gabbard, G. O. Washington, DC, American Psychiatric Press, 1995, S. 2129–2152.

Dodes, L. M.: Abstinence from alcohol in long-term individual psychotherapy with alcoholics. Am J Psychother 38: 248–256, 1984.

Dodes, L. M.: The psychology of combining dynamic psychotherapy and Alcoholics Anonymous. Bull Menninger Clin 52: 283–293, 1988.

Dodes, L. M.: Addiction, helplessness, and narcissistic rage. Psychoanal Q 59: 298–419, 1990.
Donovan, J. M.: An etiologic model of alcoholism. Am J Psychiatry 143: 1–11, 1986.
Eisler, I., Dare, C., Russell, G. F., et al.: Family and individual therapy in anorexia nervosa: a 5-year follow-up. Arch Gen Psychiatry 54: 1025–1030, 1997.
Fairburn, C. G., Norman, P. A., Welch, S. L., et al.: A prospective study of outcome and bulimia nervosa and the long-term effects of three psychological treatments. Arch Gen Psychiatry 52: 304–312, 1995.
Fairburn, C. G., Welch, S. L., Doll, H. A., et al.: Risk factors for bulimia nervosa: a community-based case-control study. Arch Gen Psychiatry 54: 509–517, 1997.
Frances, R. J., Mack, A. H., Borg, L., et al.: Psychodynamics, in: The American Psychiatric Publishing Textbook of Substance Abuse Treatment. 3rd Edition. Edited by Galanter, M., Kleber, H. Washington, DC, American Psychiatric Publishing, 2004, S. 337–352.
Gabbard, G. O., Lazar, S. G., Hornberger, J., et al.: The economic impact of psychotherapy: a review. Am J Psychiatry 154: 147–155, 1997.
Garfinkel, P. E., Garner, D. M.: Anorexia Nervosa: A Multidimensional Perspective. New York, Brunner/Mazel, 1982.
Garfinkel, P. E., Moldofsky, H., Garner, D. M.: The heterogeneity of anorexia nervosa: bulimia as a distinct subgroup. Arch Gen Psychiatry 37: 1036–1040, 1980.
Garner, D. M., Garfinkel, P. E., Irvine, M. J.: Integration and sequencing of treatment approaches for eating disorders. Psychother Psychosom 46: 67–75, 1986.
Goodsitt, A.: Self-regulatory disturbances in eating disorders. Int J Eat Disord 2: 51–60, 1983.
Goodwin, D. W.: Alcoholism and heredity. Arch Gen Psychiatry 36: 57–61, 1979.
Gorton, G. E., Akhtar, S.: The relationship between addiction and personality disorder: reappraisal and reflections. Integrative Psychiatry 10: 185–198, 1994.
Grant, B. F., Stinson, F. S., Dawson, B. A., et al.: Co-occurrence of 12-month alcohol and drug use disorders and personality disorders in the United States: results from the National Epidemiological Survey on Alcohol and Related Conditions. Arch Gen Psychiatry 61: 361–368, 2004.
Grilo, C. M., Sanislow, C. A., Skodol, A. E., et al.: Do eating disorders co-occur with personality disorders? Comparison groups matter. Int J Eat Disord 33: 155–164, 2003.
Hall, A., Crisp, A. H.: Brief psychotherapy in the treatment of anorexia nervosa: preliminary findings, in: Anorexia nervosa: Recent Developments in Research. Edited by Darby, P. L., Garfinkel, P. E., Garner, D. M., et al. New York, Alan R. Liss, 1983, S. 427–439.

Hall, A., Slim, E., Hawker, F., et al.: Anorexia nervosa: long-term outcome in 50 female patients. Br J Psychiatry 145: 407–413, 1984.

Halmi, K. A., Agras, W. S., Mitchell, J., et al.: Relapse predictors of patients with bulimia nervosa who achieved abstinence through cognitive behavioral therapy. Arch Gen Psychiatry 59: 1105–1109, 2002.

Harper-Giuffre, H., MacKenzie, K. R., Sivitilli, D.: Interpersonal group psychotherapy, in: Group Psychotherapy for Eating Disorders. Edited by Harper-Giuffre, H., MacKenzie, K. R. Washington, DC, American Psychiatric Press, 1992, S. 105–145.

Hsu, L. K.: Outcome of anorexia nervosa: a review of the literature (1954 to 1978). Arch Gen Psychiatry 37: 1041–1046, 1980.

Hsu, L. K.: The treatment of anorexia nervosa. Am J Psychiatry 143: 573–581, 1986.

Hsu, L. K.: Outcome studies in patients with eating disorders, in: Psychiatric Treatment: Advances in Outcome Research. Edited by Mirin, S. M., Gossett, J. T., Grob, M. C. Washington, DC, American Psychiatric Press, 1991, S. 159–180.

Hsu, L. K., Crisp, A. H., Harding, B.: Outcome of anorexia nervosa. Lancet 1: 61–65, 1979.

Hughes, P.: The use of the countertransference in the therapy of patients with anorexia nervosa. European Eating Disorders Review 5: 258–269, 1997.

Humphrey, L. L., Stern, S.: Object relations and family system in bulimia: a theoretical integration. J Marital Fam Ther 14: 337–350, 1988.

Johnson, B.: Three perspectives on addiction. J Am Psychoanal Assoc 47: 79–815, 1999.

Johnson, B.: Drug dreams: a neuropsychoanalytic hypothesis. J Am Psychoanal Assoc 49: 75–96, 2001.

Johnson, C., Connors, M. E.: The Etiology and Treatment of Bulimia Nervosa: A Biopsychosocial Perspective. New York, Basic Books, 1987.

Johnson, C., Tobin, D. L., Enright, A.: Prevalence and clinical characteristics of borderline patients in an eating-disordered population. J Clin Psychiatry 50: 9–15, 1989.

Joiner, T. E., Heatherton, T. F., Keel, P. K.: Ten-year stability and predictive validity of five bulimia-related indicators. Am J Psychiatry 154: 1133–1138, 1997.

Kandel, D. B., Kessler, R. C., Margulies, R. Z.: Antecedents of adolescent initiation into stages of drug use: a developmental analysis, in: Longitudinal Research on Drug Use. Edited by Kandel, D. B. New York, Hemisphere, 1978, S. 73–78.

Kaplan, A. S., Woodside, D. B.: Biological aspects of anorexia nervosa and bulimia nervosa. J Consult Clin Psychol 55: 645–653, 1987.

Keel, P. K., Mitchell, J. E.: Outcome in bulimia nervosa. Am J Psychiatry 154: 313–321, 1997.

Kendler, K. S., Heath, A. C., Neale, M. C., et al.: A population-based twin study of alcoholism in women. JAMA 268: 1877–1882, 1992.

Kendler, K. S., Walters, E. E., Neale, M. C., et al.: The structure of the genetic and environmental risk factors for six major psychiatric disorders in women: phobia, generalized anxiety disorder, panic disorder, bulimia, major depression, and alcoholism. Arch Gen Psychiatry 52: 374–383, 1995.

Kendler, K. S., Prescott, C. A., Myers, J., et al.: The structure of genetic and environmental risk factors for common psychiatric and substance use disorders in men and women. Arch Gen Psychiatry 60: 929–937, 2003.

Khantzian, E. J.: Psychopathology, psychodynamics, and alcoholism, in: Encyclopedic Handbook of Alcoholism. Edited by Pattison, E. M., Kaufman, E. New York, Gardner, 1982, S. 581–597.

Khantzian, E. J.: Psychotherapeutic interventions with substance abusers: the clinical context. J Subst Abuse Treat 2: 83–88, 1985a.

Khantzian, E. J.: The self-medication hypothesis of addictive disorders: focus on heroin and cocaine dependence. Am J Psychiatry 142: 1259–1264, 1985b.

Khantzian, E. J.: A contemporary psychodynamic approach to drug abuse treatment. Am J Drug Alcohol Abuse 12: 213–222, 1986.

Khantzian, E. J.: The self-medication hypothesis of substance use disorders: a reconsideration and recent applications. Harv Rev Psychiatry 4: 231–244, 1997.

Khantzian, E. J., Treece, C.: DSM–III psychiatric diagnosis of narcotic addicts: recent findings. Arch Gen Psychiatry 42: 1067–1071, 1985.

Kohut, H.: Narzißmus. Eine Theorie der psychoanalytischen Behandlung narzißtischer Persönlichkeitsstörungen. Frankfurt am Main, Suhrkamp, 1973; engl. The Analysis of the Self. A Systematic Approach to the Psychoanalytic Treatment of Narcisstic Personality Disorders. New York, International University Press, 1971.

Kohut, H.: Wie heilt die Psychoanalyse? Frankfurt am Main, Suhrkamp, 1987; engl. How Does Analysis Cure? Chicago/London, University of Chicago Press, 1984.

Krystal, H.: Alexithymia and the effectiveness of psychoanalytic treatment. Int J Psychoanal Psychother 9: 353–378, 1982–1983.

Lieb, R. C., Thompson, T. L. II: Group psychotherapy of four anorexia nervosa inpatients. Int J Group Psychother 34: 639–642, 1984.

Liedtke, R., Jäger, B., Lempa, W., et al.: Therapy outcome of two treatment models for bulimia nervosa: preliminary results of a controlled study. Psychother Psychosom 56: 56–63, 1991.

Mack, J. E.: Alcoholism, AA, and the governance of the self, in: Dynamic Approaches to the Understanding and Treatment of Alcoholism. Edited by Bean, M. H., Zinberg, N. E. New York, Free Press, 1981, S. 128–162.

Maher, M. S.: Group therapy for anorexia nervosa, in: Current Treatment of Anorexia Nervosa and Bulimia. Edited by Powers, P. S., Fernandez, R. C. Basel, Schweiz, S. Karger, 1984, S. 265–276.

McCrady, B. S., Langenbucher, J. W.: Alcohol treatment and healthcare system reform. Arch Gen Psychiatry 53: 737–746, 1996.

McLellan, A. T., Arndt, I. O., Metzger, D. S., et al.: The effects of psychosocial services in substance abuse treatment. JAMA 269: 1953–1959, 1993.

Mercer, D., Woody, G. E.: Individual psychotherapy and counseling for addiction, in: The Oxford Textbook of Psychotherapy. Edited by Gabbard, G., Beck, J., Holmes, J. Oxford, England, Oxford University Press, 2005.

Mintz, I. L.: Self-destructive behavior in anorexia nervosa and bulimia, in: Bulimia: Psychoanalytic Treatment and Theory. Edited by Schwartz, H. J. Madison, CT, International Universities Press, 1988, S. 127–171.

Minuchin, S., Rosman, B. L., Baker, L.: Psychosomatic Families: Anorexia Nervosa in Context. Cambridge, MA, Harvard University Press, 1978.

Mitchell, J. E., Pyle, R. L., Eckert, E. D., et al.: A comparison study of antidepressants and structured intensive group psychotherapy in the treatment of bulimia nervosa. Arch Gen Psychiatry 47: 149–157, 1990.

Mulder, R. T.: Alcoholism and personality. Aust N Z J Psychiatry 36: 44–52, 2002.

Murphy, G. E., Wetzel, R. D.: The lifetime risk of suicide in alcoholism. Arch Gen Psychiatry 47: 383–392, 1990.

Nathan, P. E.: The addictive personality is the behavior of the addict. J Consult Clin Psychol 56: 183–188, 1988.

Nicholson, B., Treece, C.: Object relations and differential treatment response to methadone maintenance. J Nerv Ment Dis 169: 424–429, 1981.

Oesterheld, J. R., McKenna, M S., Gould, N. B.: Group psychotherapy of bulimia: a critical review. Int J Group Psychother 37: 163–184, 1987.

Pages, K. P., Russo, J. E., Roy-Byrne, P. P., et al.: Determinants of suicidal ideation: the role of substance use disorders. J Clin Psychiatry 58: 510–515, 1997.

Paton, S., Kessler, R., Kandel, D.: Depressive mood and adolescent illicit drug use: a longitudinal analysis. J Genet Psychol 131: 267–289, 1977.

Patton, C. J.: Fear of abandonment and binge eating: a subliminal psychodynamic activation investigation. J Nerv Ment Dis 180: 484–490, 1992.

Polivy, J.: Group psychotherapy as an adjunctive treatment for anorexia nervosa. J Psychiatr Treat Eval 3: 279–283, 1981.

Powers, P. S.: Psychotherapy of anorexia nervosa, in: Current Treatment of Anorexia Nervosa and Bulimia. Edited by Powers, P. S., Fernandez, R. C. Basel, Schweiz, S. Karger, 1984, S. 18–47.

Prescott, C. A:, Kendler, K. S.: Genetic and environmental contributions to alcohol abuse and dependence in a population-based sample of male twins. Am J Psychiatry 156: 34–40, 1999.

Project MATCH Research Group: Matching alcoholism treatments to client heterogeneity: Project MATCH posttreatment drinking outcomes. J Stud Alcohol 58: 7–29, 1997.

Regier, D. A., Farmer, M. E., Rae, B. S., et al.: Comorbidity of mental disorders with alcohol and other drug abuse: results from the Epidemiologic Catchment Area (ECA) Study. JAMA 265: 2511–2518, 1990.
Reich, G., Cierpka, M.: Identity conflicts in bulimia nervosa: psychodynamic patterns and psychoanalytic treatment. Psychoanalytic Inquiry 18: 383–402, 1998.
Rhee, S. H., Hewitt, J. K., Young, S. E., et al.: Genetic and environmental influences on substance initiation, use, and problem use in adolescents. Arch Gen Psychiatry 60: 1256–1264, 2003.
Rounsaville, B. J., Weissman, M. M., Kleber, H., et al.: Heterogeneity of psychiatric diagnosis in treated opiate addicts. Arch Gen Psychiatry 39: 161–166, 1982.
Rounsaville, B. J., Anton, S. F., Carroll, K., et al.: Psychiatric diagnoses of treatment-seeking cocaine abusers. Arch Gen Psychiatry 48: 43–51, 1991.
Rutherford, M. J., Cacciola, J. S., Alterman, A. I., et al.: Assessment of object relations and reality testing in methadone patients. Am J Psychiatry 153: 1189–1194, 1996.
Sandahl, C., Herlitz, K., Ahlin, G., et al.: Time-limited group psychotherapy for moderately alcohol dependent patients: a randomized controlled clinical trial. Psychotherapy Research 8: 361–378, 1998.
Schuckit, M. A.: Genetics and the risk for alcoholism. JAMA 254: 2614–2617, 1985.
Selvini Palazzoli, M.: Magersucht. Von der Behandlung einzelner zur Familientherapie. 8. Aufl. Stuttgart, Klett-Cotta, 2003; engl. Self-Starvation. From Individual to Family Therapy in the Treatment of Anorexia Nervosa. New York, Jason Aronson, 1978.
Strober, M., Humphrey, L. L.: Familial contributions to the etiology and course of anorexia nervosa and bulimia. J Consult Clin Psychol 55: 654–659, 1987.
Sugarman, A., Kurash, C.: The body as a transitional object in bulimia. Int J Eat Disord 1: 57–67, 1982.
Sullivan, P. F., Bulik, C. M., Fear, J. L., et al.: Outcome of anorexia nervosa: a case-control study. Am J Psychiatry 155: 939–946, 1998.
Sutker, P. B., Allain, A. N.: Issues in personality conceptualizations of addictive behaviors. J Consult Clin Psychol 56: 172–182, 1988.
Thompson-Brenner, H., Glass, S., Westen, D.: A multidimensional meta-analysis of psychotherapy for bulimia nervosa. J Clin Psychol 10: 269–287, 2003.
Treece, C.: Assessment of ego functioning in studies of narcotic addiction, in: The Broad Scope of Ego Function Assessment. Edited by Bellak, L., Goldsmith, L. A. New York, Wiley, 1984, S. 268–290.
Treece, D., Khantzian, E. J.: Psychodynamic factors in the development of drug dependence. Psychiatr Clin North Am 9: 399–412, 1986.
Vaillant, G. E.: Dangers of psychotherapy in the treatment of alcoholism, in: Dynamic Approaches to the Understanding and Treatment of Alcoholism. Edited by Bean, M. H., Zinberg, N. E. New York, Free Press, 1981, S. 36–54.

Vaillant, G. E.: The Natural History of Alcoholism. Cambridge, MA, Harvard University Press, 1983.

Vaillant, G. E.: The alcohol-dependent and drug-dependent person, in: The New Harvard Guide to Psychiatry. Edited by Nicholi, A. M Jr. Cambridge, MA, Belknap Press of Harvard University Press, 1988, S. 700–713.

Vitousek, K. M., Gray, J. A.: Psychotherapy of eating disorders, in: Oxford Textbook of Psychotherapy. Edited by Gabbard, G., Beck, J., Holmes, J. A. Oxford, England, Oxford University Press, 2005.

Westen, D., Harnden-Fischer, J.: Personality profiles in eating disorders: rethinking the distinction between Axis I and Axis II. Am J Psychiatry 158: 547–562, 2001.

Williams, G.: Reflections on some dynamics of eating disorders: „no entry" defenses and foreign bodies. Int J Psychoanal 78: 927–941, 1997.

Wilson, C. P. (Hrsg.): Fear of Being Fat: The Treatment of Anorexia Nervosa and Bulimia. New York, Jason Aronson, 1983.

Woody, G. E., Luborsky, L., McLellan, A. T., et al.: Psychotherapy for opiate addicts: does it help? Arch Gen Psychiatry 40: 639–645, 1983.

Woody, G. E., McLellan, A. T., Luborsky, l., et al.: Severity of psychiatric symptoms as a predictor of benefits from psychotherapy: the Veterans Administration-Penn Study. Am J Psychiatry 141: 1172–1177, 1984.

Woody, G. E., McLellan, A. T., Luborsky, L., et al.: Sociopathy and psychotherapy outcome. Arch Gen Psychiatry 42: 1081–1086, 1985.

Woody, G. E., McLellan, A. T., Luborsky, L., et al.: Psychotherapy for substance abuse. Psychiatr Clin North Am 9: 547–562, 1986.

Woody, G. E., McLellan, A. T., Luborsky, L., et al.: Twelve-month follow-up of psychotherapy for opiate dependents. Am J Psychiatry 144: 590–596, 1987.

Woody, G. E., McLellan, A. T., Luborsky, L., et al.: Psychotherapy in community methadone programs: a validation study. Am J Psychiatry 152: 1302–1308, 1995.

Woody, G. E., Gallop, R., Luborsky, L., et al.: HIV risk reduction in the National Institute on Drug Abuse Cocaine Collaborative Treatment Study. J Acquir Immune Defic Syndr 33: 82–87, 2003.

Wurmser, L.: Psychoanalytic considerations of the etiology of compulsive drug use. J Am Psychoanal Assoc 22: 820–843, 1974.

Wurmser, L.: Flight from conscience: experience with the psychoanalytic treatment of compulsive drug abusers, I: dynamic sequences, compulsive drug use. J Subst Abuse Treat 4: 157–168, 1987a.

Wurmser, L.: Flight form conscience: experience with the psychoanalytic treatment of compulsive drug abusers, II: dynamic and therapeutic conclusions from the experiences with psychoanalysis of drug users. J Subst Abuse Treat 4: 169–179, 1987b.

Yager, J.: The treatment of bulimia: an overview, in: Current Treatment of Anorexia Nervosa and Bulimia. Edited by Powers, P. S., Fernandez, R. C. Basel, Schweiz, S. Karger, 1984, S. 63–91.

KAPITEL 13

DEMENZ UND ANDERE KOGNITIVE STÖRUNGEN

Was die Symptomatologie und die Therapie betrifft, ist es im Prinzip falsch, zwischen sogenannten organischen und funktionellen Krankheiten zu unterscheiden. Bei beiden Erkrankungen handelt es sich um die abnormale Funktion desselben psychophysischen Apparats und die Versuche des Organismus, damit zurechtzukommen. Wenn die Störungen – ob sie nun die Folge von Schädigungen des Gehirns oder von psychologischen Konflikten sind – nicht spontan verschwinden oder durch Behandlung nicht beseitigt werden können, muss sich der Organismus neu anpassen. Unsere Aufgabe ist es, den Patienten mit physischen und psychologischen Mitteln bei dieser Anpassung zu helfen. Die Verfahrensweise und das Ziel der Therapie sind im Prinzip bei beiden Erkrankungen dieselben.

Kurt Goldstein

Mit dieser klassischen Warnung vor dem Dualismus zwischen Verstand und Gehirn erinnert uns Goldstein an die Interdependenz der Psychologie und der Biologie. Die herkömmliche Unterscheidung zwischen organischen und funktionellen Syndromen impliziert, dass die Psychologie für erstere und die Biologie für letztere nicht von Bedeutung ist. Da der Begriff *organisch* im Allgemeinen bedeutet, dass eine anatomische Schädigung von Nerven- und Gliastrukturen vorliegt, liegen solche Störungen für manche Psychiater außerhalb ihres Zuständigkeitsbereichs, und sie verweisen die betroffenen Patienten an einen Neurologen. Besonders dynamische Psychiater betrachten

Patienten mit strukturellen Hirnschädigungen gegebenenfalls als Menschen, denen die Fähigkeit zur Abstraktion in einem Maße fehlt, dass sie für psychotherapeutische Maßnahmen nicht zugänglich sind. Es ist bedauerlich, wenn sie sie auf diese Weise aufgeben, denn dynamische Kliniker können viel für in ihrer Kognition eingeschränkte Patienten tun.

Die Persönlichkeit ist das Resultat einer Reihe komplexer Funktionen, die sich in den kortikalen (und subkortikalen) Strukturen abspielen. Die psychodynamischen Faktoren von Störungen bei Hirnschädigungen lassen sich am besten darlegen, wenn man die Erkrankungen in solche, die von Geburt an bestehen, und in solche, die durch eine spätere Schädigung des Hirngewebes entstehen, unterteilt (Lewis 1986). Bei Erkrankungen, die von Geburt an bestehen, werden die psychologischen Probleme jeder Entwicklungsphase ein Leben lang von den neuroanatomischen Defiziten des Patienten bestimmt. Bei später auftretenden Erkrankungen war die Entwicklung nicht durch Dysfunktionen der Nerven belastet, und die Hauptschwierigkeit ist die Anpassung an den Verlust eines zuvor erreichten Funktionsniveaus. Ich konzentriere mich in diesem Kapitel auf kognitive Einschränkungen, bei denen dynamische Ansätze besonders von Nutzen sind.

Von Geburt an bestehende Erkrankungen: Aufmerksamkeitsdefizit-/Hyperaktivitätsstörung

Genetisch-konstitutionelle und perinatale Hirnschädigungen spielen ein Leben lang in jeder Entwicklungsphase eine entscheidende Rolle. Ursprünglich dachte man, Kinder würden aus der Aufmerksamkeitsdefizit-/Hyperaktivitätsstörung (ADHD) „herauswachsen", heute weiß man jedoch, dass die Erkrankung auch im Erwachsenenalter weiter bestehen kann (Bellak 1977; Biederman 1998; Biederman et al. 1993; Hartocollis 1968). Kliniker sollten deshalb hellhörig werden, wenn ein Patient laut seiner Krankengeschichte schlecht auf konventionelle psychiatrische oder psychologische Behandlungen anspricht, dauerhaft nicht in der Lage ist, die Leistungen zu erbringen, die Lehrer und Eltern von ihm erwarten, im Leben wiederholt Rückschläge hinnehmen musste, Schwierigkeiten mit der räumlichen Orientierung hat (sich zum Beispiel verläuft oder links und rechts nicht unterscheiden kann), Gefühlsausbrüche hat, unruhig ist, im Berufsleben nur schleppend vorankommt, Gedächtnisprobleme hat und eine deutliche Diskrepanz zwischen seinem Leistungs- und seinem Verbal-IQ besteht.

Patienten, die mit einer ADHD aufwachsen, haben häufig eine ganze Reihe geringfügiger Defizite, die anhand der Ich-Funktionen kategorisiert werden können (Bellak 1977). Die am häufigsten betroffenen Ich-Funktionen sind die primären autonomen Funktionen (wie Wahrnehmung, Gedächtnis und motorische Fähigkeiten). An zweiter Stelle stehen Einschränkungen der Fähigkeit zur Kontrolle von Impulsen und Affekten, die sich in häufigen Wutausbrüchen, Tätlichkeiten und einer geringen Frustrationstoleranz manifestieren. Auch die Ich-Funktion, die an der Sperrung innerer und äußerer Impulse beteiligt ist, ist schnell überlastet. Selbst wenn die Denkprozesse dieser Menschen formal intakt sind, ist ihre Fähigkeit zu abstraktem Denken typischerweise eingeschränkt. Und schließlich haben diese Patienten, da ihre synthetisierende-integrative Funktion stark gestört ist, Schwierigkeiten, widersprüchliche Vorstellungen oder Gefühle zu einem Ganzen zusammenzufügen.

Psychodynamische Auffassung

Die diagnostischen Kriterien des DSM-IV-TR (American Psychiatric Association 2000) für ADHD betreffen fast ausschließlich Verhaltensmerkmale. Die mentale Erfahrung von Menschen mit dieser Störung kommt selten zur Sprache, unter anderem deshalb, weil es relativ wenige psychoanalytische Beiträge über die ADHD und über Lernbehinderungen gibt. In jüngster Zeit haben Psychoanalytiker und psychoanalytisch orientierte Kliniker jedoch begonnen, diese Störungen aus dem Blickwinkel der Psychodynamik aufzuarbeiten (Gilmore 2000; Rothstein 1998; Rothstein und Glenn 1999).

Um Erwachsene mit angeborenen Hirnschädigungen zu verstehen, müssen Kliniker die Auswirkungen von Nervenschädigungen auf die normalen Entwicklungsaufgaben berücksichtigen. Während es heranwächst, kämpft das Kind täglich mit der zugrunde liegenden Spannung zwischen dem Druck der Triebe und Affekte und der kortikalen Kontrolle. Der Triebdruck kann nicht beherrscht werden, wenn die normale kortikale Kontrolle fehlt (Weil 1978). Ebenso sind die konfliktfreien oder autonomen Bereiche der Ich-Funktionen (wie Intellekt, Denken, Wahrnehmung, Motilität und Sprache) von den körperlichen Gegebenheiten abhängig (Hartmann 1939/1958).

Zahlreiche Verfasser haben sich mit den Auswirkungen strukturell begründeter kognitiver Defizite auf die Entwicklung des Selbst und die Verinnerlichung von Objektbeziehungen befasst (Allen et al. 1988; Buchholz 1987; Gilmore 2000; Kafka 1984; Lewis 1986; Palombo 1979; Pickar 1986; Rothstein 1998; D. N. Stern 1992; Weil 1978). Wie Daniel Stern (2005) dargelegt hat, hängt die Entwicklung des Selbst von einer intersubjektiven Matrix ab, die mit der Beziehung zwischen der Mutter oder dem Betreuer und dem Säugling beginnt. Kinder mit einer strukturell begründeten kognitiven Dysfunktion können die affektiven Signale der Mutter nicht präzise wahrnehmen oder angemessen integrieren. Wenn das Kind nicht so reagiert, wie es die Mutter erwartet, macht sie sich gegebenenfalls Sorgen und bringt dadurch Spannung in die Säugling-Mutter-Interaktionen. Eltern erleben einen Säugling oder ein Kind, das abnormal reagiert oder einen anderen Fehler hat, möglicherweise als narzisstische Verletzung (Buchholz 1987). Die Eltern schrecken womöglich vor dem Kind zurück und vermitteln ihre Enttäuschung und ihre Sorge dann bei allen weiteren Interaktionen, was zu einer Störung des Selbstwertgefühls des Kindes führt (Abrams und Kaslow 1976), oder sie sind überengagiert und übermäßig fürsorglich. Diese Kinder bleiben auch im Laufe ihres weiteren Wachstums und ihrer weiteren Entwicklung hinter den Erwartungen der Eltern zurück, was wieder Gefühle des Versagens und der Demütigung auslöst. Sie haben eine geringere kortikale Kontrolle über ihre Impulse, was zu mehr Tadel seitens der Eltern, zu mehr Interaktionen, in denen andere ärgerlich und strafend sind, und dazu führt, dass die Eltern dem Kind, wegen ihrer übermäßigen Sorge, vermitteln, dass die Trennung von einer Elternfigur gefährlich ist (Pickar 1986; Weil 1978). Da diese Kinder die Zusammenhänge zwischen Ursache und Wirkung häufig nicht im erforderlichen Maße erfassen können, bringen sie die abweisenden Reaktionen anderer nicht mit ihrem Verhalten in Verbindung, was zu Gefühlen der Viktimisierung und der Hilflosigkeit führt (Bryan 1977).

Schädigungen der primären autonomen Ich-Funktionen der visuellen und auditiven Wahrnehmung und des Gedächtnisses eines Menschen wirken sich ungünstig auf seine Fähigkeit zur Objektkonstanz aus. Kinder mit Lernbehinderungen und ADHD sind häufig nicht in der Lage, sich selbst zu trösten, weil es ihnen nicht gelungen ist, tröstende Mutterfiguren als Bilder, die hinsichtlich der Affekte von Bedeutung sind, zu verinnerlichen und zu bewahren. Infolgedessen haben sie gegebenenfalls Schwierigkeiten, ein stabiles Selbstempfinden zu entwickeln. Ihre Unfähigkeit, soziale Signale anderer präzise wahrzunehmen, trägt häufig dazu bei, dass sie nicht zu einem den gesellschaftlichen Erwartungen entsprechenden Umgang mit anderen in der Lage sind (Bryan et al. 1980).

Um ihre tiefen Gefühle der Unzulänglichkeit und der Inkompetenz zu kompensieren, bedienen sich Menschen mit einer ADHD gegebenenfalls einer defensiven Grandiosität. Kafka (1984) hat über einen solchen Patienten berichtet, der sich in Analyse begeben hatte. Er war mit einer Reihe von Lernbehinderungen und anderen kognitiven Defiziten aufgewachsen und hatte sich sein Leben lang als „Blender“ gefühlt. Um mit dem Gefühl, dass etwas Grundlegendes fehlte, fertig zu werden, nahm er eine defensive Haltung der Unabhängigkeit und Grandiosität ein. Er empfand den Umstand, dass er wegen seiner räumlichen Desorientiertheit auf andere angewiesen war, als peinlich und demütigend. Da er diese Behinderung als fehlende Männlichkeit betrachtete, war er tief beschämt darüber.

Manche Menschen können ihre neurophysiologischen Defizite kompensieren, indem sie andere Bereiche ihrer Ich-Funktionen über das übliche Maß hinaus entwickeln. Der Erfinder Thomas Edison zum Beispiel hatte Lernbehinderungen. Wenn solche Kompensationsbemühungen jedoch vergeblich sind, vermeidet es der junge Mensch gegebenenfalls, sich mit der enormen Frustration auseinanderzusetzen, und flüchtet sich in die Jugendkriminalität (Pickar 1986). Statt sich mit der Schande und der Demütigung zu befassen, die er empfindet, weil er vergeblich versucht, den akademischen und gesellschaftlichen Erwartungen zu entsprechen, nimmt er eine verächtliche Haltung gegenüber den Werten von Eltern, Lehrern und der Gesellschaft im Allgemeinen ein.

Überlegungen zur Behandlung

Ein therapeutischer Nihilismus bei Patienten mit Hirnschädigungen ist nicht zu rechtfertigen. Wie Lewis (1986) festgestellt hat: „Die unbegründete Überzeugung, eine Hirnschädigung bedeute, dass der Betreffende für bedeutsame psychologische Veränderungen durch Psychotherapie nicht zugänglich ist, ist falsch und resultiert aus der falschen Annahme, eine Hirnschädigung sei etwas Monolithisches" (S. 78). Der Therapeut kann nicht erwarten, dass die Neigung zu konkretem Denken völlig verschwindet, aber viele Patienten machen beträchtliche Fortschritte im Bereich des symbolischen oder abstrakten Denkens (Buchholz 1987). Kafka (1984) hat festgestellt, dass bei solchen Patienten selbst bei ausgesprochen expressiven Behandlungen wie der Psychoanalyse keine größeren Änderungen der Technik erforderlich sind. Er berichtete, sein Patient habe mit narzisstischer Scham auf kleinere Versprecher reagiert, weil er meinte, durch solche Missgeschicke würden seine Defizite hervorgehoben. Außerdem musste Kafka Interpretationen geduldig und taktvoll in verschiedenen Kontexten und mit verschiedenen Beispielen wiederholen.

Um die Behandlung auf Patienten mit schwereren kognitiven Defiziten abstimmen zu können, muss der Therapeut genau wissen, wie diese die Fähigkeit des Patienten, an der Psychotherapie teilzunehmen, beeinflussen. Lewis (1986) berichtete zum Beispiel von einer Patientin, die seit ihrer frühen Kindheit Gedächtnisstörungen hatte, die es ihr erschwerten, sich ein tröstendes mentales Bild ihres Therapeuten ins Gedächtnis zu rufen. Sie war nicht in der Lage, die Kontinuität zwischen ihren zweimal pro Woche stattfindenden Sitzungen aufrechtzuerhalten, weil sie sich nicht an seine Worte und sein Aussehen erinnern konnte. Daraufhin setzte er an jedem Werktag eine halbstündige Sitzung an, und durch diese Änderung konnte die Patientin den Therapieprozess besser verinnerlichen, da sie sich nun daran erinnern konnte, wie der Therapeut aussah und wie seine Stimme klang.

Das Leben dieser Patienten ist häufig durch fehlende Empathie anderer gekennzeichnet. Andere, einschließlich der Eltern, verstehen die Art oder das Ausmaß solcher kognitiven Einschränkungen nicht und erwarten immer wieder mehr, als die Patienten leisten können. Deshalb haben manche Kliniker (Buchholz 1987; Palombo 1979) einen selbstpsychologischen Ansatz empfohlen. Auf die wiederholte Erfahrung der Selbstfragmentierung und der

Entwertung durch fehlende Spiegelungsreaktionen von anderen kann eingegangen werden, wenn diese Gefühle in der Übertragung zutage treten. Der Therapeut kann das Streben des Patienten nach Bewunderung und Lob empathisch aufnehmen und erhellen, wie kognitive Einschränkungen diesem Streben entgegengewirkt haben. Dadurch dient der Therapeut als Selbstobjekt, das dem Patienten hilft, zu trauern und ein zusammenhängenderes Selbst aufzubauen, und kann ihn ermutigen, sich selbst zu verzeihen.

Es ist zwar nützlich, dass der Therapeut die Erfahrung des Patienten, dass er geschädigt ist, nachempfindet, birgt jedoch auch das Risiko, dass er intrapsychische Konflikte außer Acht lässt. Rothstein (1998) hat betont, wie wichtig die Ergründung dessen ist, wie die jeweiligen kognitiven Schwierigkeiten des Patienten mit intrapsychischen Konflikten zusammenhängen. Sie hat darauf hingewiesen, dass eine neuropsychologische Dysfunktion im Grunde nicht von inneren Konflikten und den unbewussten Fantasien über die eigene Person und andere getrennt werden kann. Gilmore (2000), die diese Sorge teilte, empfahl, dass der Therapeut die ADHD als Störung der organisierenden, der synthetischen und der integrativen Funktion des Ich betrachten solle. Aus dieser Sicht kann eine psychoanalytische Therapie für diese Patienten von großem Nutzen sein. Gilmore hat festgestellt, dass Erwachsene mit einer ADHD als Abwehrmechanismus gegen ihre Angst, die Anforderungen einer zwischenmenschlichen Situation nicht zu erkennen, gegebenenfalls stereotype Verhaltensweisen für den Umgang mit anderen entwickeln. Eine psychodynamische Therapie kann ihnen helfen, ihr Selbstwertgefühl und ihr Selbstvertrauen zu stärken und auf nicht vorprogrammierte und spontane Art und Weise im Umgang mit anderen flexibler zu sein. Erwachsene mit einer ADHD sind häufig von einer narzisstischen Anfälligkeit und dem Bedürfnis, die Kontrolle zu behalten, beherrscht, und eine dynamische Therapie und stimulierende Medikamente können ihr Selbstwertgefühl stärken und ihre Fähigkeit verbessern, einen Umgang mit anderen zu pflegen, indem auch Spontanität und Flexibilität Platz haben.

Wegen ihrer Unauffälligkeit und wegen der ausgeprägteren Symptome einer Persönlichkeitsstörung übersehen Diagnostiker die im Gehirn begründete Dimension häufig. Bei Klinikern, die davon ausgehen, dass alle Symptome auf die Charakterpathologie zurückzuführen sind, kann sich eine beträchtliche Gegenübertragungsfrustration einstellen, wenn ihre Patienten mit Unaufmerksamkeit, schlechtem Gedächtnis und der Unfähigkeit, über Bedeutungen nachzudenken, reagieren. Mit der wachsenden Verärgerung des Behandelnden fühlt sich der Patient immer mehr als Versager, weil er nicht adäquat auf die Behandlung reagiert, was eine Wiederholung seiner früheren Erfahrungen mit Eltern, Lehrern und Arbeitgebern darstellt.

In einer Studie über stationäre Patienten mit behandlungsresistenten Erkrankungen wurde ein psychologisches Profil von Menschen mit durch „organische“ Faktoren komplizierten schweren psychiatrischen Störungen erstellt (Allen et al. 1988; Colson und Allen 1986). Zwei Gemeinsamkeiten dieser Patienten waren Schwierigkeiten mit dem Selbstwertgefühl und der Affektmodulation. Da diese Patienten nur selten eindeutige neurologische Störungen haben, ist die Bewertung ihrer Symptome schwierig. Das diagnostische Bild aus milden Krankheitszeichen, Borderline-Abweichungen im Elektroenzephalogramm und vereinzelten Defiziten bei neuropsychologischen Tests deuten auf eine Funktionsstörung des zentralen Nervensystems hin. Eine subkortikale Schädigung, die sich in Episoden unkontrollierten Verhaltens und Gefühlsausbrüchen manifestiert, scheint von größerer Bedeutung zu sein als eine kortikale Schädigung. Diese Patienten fühlen sich angesichts der überwältigenden Gefühlsausbrüche machtlos. Indem sie so tun, als wären diese Episoden gewollt, um andere einzuschüchtern – eine mit dem Größenwahn vergleichbare Reaktion –, versuchen sie verzweifelt, zumindest eine teilweise Kontrolle zu erlangen. Ihre Ausbrüche führen zu einer immer größeren Isolation von anderen, großer Verlegenheit und einem verminderten Selbstwertgefühl. Sie leben in Angst vor einem weiteren Kontrollverlust. Um mit dieser Bedrohung fertig zu werden, nehmen sie eine extrem defensive Haltung gegenüber jeglicher Art von Affekten ein und werden dadurch eingeschränkt und oberflächlich, ganz ähnlich wie Menschen mit Alexithymie. Um Gefühle abzuwehren, bedienen sie sich gewöhnlich der Abwehrmechanismen der Verleugnung und der Verlegung.

Die hohen Erwartungen von Behandelnden und Eltern in Bezug auf akademische und berufliche Leistungen tragen dazu bei, dass ein Teufelskreis entsteht. Da die Patienten nicht in der Lage sind, solch hohen Erwartungen zu entsprechen, sinkt ihr Selbstwertgefühl auf null und ihre Frustration wächst, was ihre Anfälligkeit für Gefühlsausbrüche weiter verstärkt. Solche Episoden des Kontrollverlusts führen zu weiteren negativen Rückmeldungen von Eltern und Behandelnden und verringern ihr Selbstwertgefühl weiter. Oftmals hat schon die Feststellung eines organischen Faktors an sich eine therapeutische Wirkung, und die Betroffenen reagieren zumeist mit Erleichterung darauf. Die Diagnose führt auch dazu, dass Eltern und Kliniker geringere Erwartungen an den Patienten stellen. Dadurch wird der Teufelskreis durchbrochen, und das Selbstwertgefühl des Patienten und das Gefühl, Kontrolle zu haben, werden gestärkt, sobald die Episoden des Kontrollverlusts seltener werden und das Gefühl, ständig zu versagen, schwächer wird.

Später auftretende Erkrankungen: Gehirnverletzungen und Demenz

Eine Verletzung des menschlichen Gehirns in einer späteren Entwicklungsphase wirft andere therapeutische Fragen auf. In solchen Fällen tritt eine Verschlechterung der Funktionen des Patienten im Vergleich zu seinem früheren

Zustand ein, und sowohl er als auch seine Familie muss sich an die neuen Gegebenheiten anpassen. Diese Erkrankungen bilden zwei Hauptgruppen: 1. akute Gehirnverletzungen mit einer plötzlichen Änderung der Funktionen und 2. progressive degenerative Erkrankungen mit einem allmählichen Verfall. In diesem Abschnitt werden beide Formen besprochen. Nicht behandelt werden hier das Delirium, durch Drogen oder Drogenentzug ausgelöste Zustände und andere akute Veränderungen, die sich schnell zurückbilden, nachdem eine der medizinischen Erkrankung oder dem Gift entsprechende Maßnahme eingeleitet wurde, weil psychodynamische Aspekte bei diesen weniger relevant sind.

Psychodynamische Auffassung

Das Selbst ist, auf seiner niedrigsten Stufe, ein Produkt der Hirnfunktionen. Schädigungen des Hirngewebes können zu bedeutenden Veränderungen der Identität führen, aufgrund welcher Familie und Freunde das Gefühl haben, der Betroffene sei nicht mehr derselbe. Hirntraumata betreffen zumeist den Frontallappen und den Schläfenlappen, was dramatische Auswirkungen auf die Fähigkeit des Patienten hat, die Bedeutung von Reizen zu verstehen und sie mit den entsprechenden Gefühlen in Verbindung zu bringen (Prigatano 1989). Solche Veränderungen betreffen den Kern der Persönlichkeit.

Das Ich-Bewusstsein kann nicht einem bestimmten Bereich des Gehirns zugeordnet werden. Studien über Patienten, deren Gehirnhälften durch einen chirurgischen Eingriff getrennt wurden (Sperry et al. 1979), lassen darauf schließen, dass das Ich-Bewusstsein in beiden Gehirnhälften vorhanden ist. Es scheint ein komplexes Gebilde zu sein, zu dem verschiedene Hirnareale beitragen.

Die Patienten reagieren auf charakteristische Weise auf einen Identitätsverlust. Goldstein (1952), der als einer der Ersten die psychologischen Auswirkungen von Schädigungen des Gehirns untersuchte, berichtete von einem Angstzustand, den er *Katastrophenreaktion* nannte. Wenn Patienten mit Hirntraumata gebeten wurden, einfache Aufgaben auszuführen, die ihnen zuvor keine Schwierigkeiten bereitet hatten, wurden sie ärgerlich, aufgeregt und zeigten große Angst. Goldstein stellte fest, dass sie den Umstand, dass sie die Aufgabe nicht ausführen konnten, als Bedrohung ihrer Existenz empfanden. Als Reaktion auf diese Bedrohung schränken die Patienten ihr Leben gewöhnlich so ein, dass sie keinen unbekannten Situationen oder Aufgaben, die sie nicht erfüllen können, ausgesetzt sind. Auf diese Weise wehren sie die Katastrophenangst ab, indem sie vermeiden, dass ihnen ihre Defizite bewusst werden. Solche Patienten werden gewöhnlich extrem ordentlich, was das Ausmaß obsessiv-zwanghaften Verhaltens erreichen kann. Alles an seinem Platz aufzubewahren, gibt ihnen die Illusion der Kontrolle über ihre Umgebung. Außerdem handelt es sich dabei um die Umwandlung von Passivität in Aktivität sowie eine konkrete Lösung für ein komplexes abstraktes Problem.

Wenn Patienten mit Hirnverletzungen ihr Leben in ausreichendem Maße einschränken können, können sie bemerkenswert angstfrei wirken und so erscheinen, als seien sie sich ihrer Defizite gar nicht bewusst. Auch wenn eindeutige Anzeichen von Gedächtnisschwierigkeiten, kindisches Verhalten und Gereiztheit offensichtlich sind, leugnen sie häufig ihre Einschränkungen. In einer Studie (Oddy et al. 1985) wurde festgestellt, dass 40 % der Patienten, die 7 Jahre nach einem Hirntrauma untersucht wurden, jegliche Behinderung abstritten. Für Kliniker ist es bei solchen Patienten schwer, zwischen neurogener und psychogener Verleugnung zu unterscheiden. Lewis (1991) hat darauf hingewiesen, dass die neurogene Verleugnung, im Gegensatz zu den psychogenen Formen der Verleugnung, innerhalb von Stunden oder Tagen nach der Verletzung remittiert, nicht als isoliertes Symptom, sondern in Form umfassender Defizite auftritt und bei den Betroffenen keine Angst oder Nervosität auslöst.

Der für demenzielle Syndrome typische schrittweise Verlust der Funktionen stellt sich gewöhnlich etwas anders dar. Menschen, die an Demenz leiden, wissen bis zu einem relativ fortgeschrittenen Stadium der Krankheit, wer sie sind. Sie sind möglicherweise in der Lage, ihrer gewohnten Arbeit und ihren üblichen gesellschaftlichen Aktivitäten auf akzeptable Weise nachzugehen. Bei etwa zwei Dritteln aller Fälle von Demenz handelt es sich um die Alzheimer-Krankheit, und der Verfall dauert in diesen Fällen durchschnittlich 10 Jahre (Small et al. 1997). Während dieser Periode des Verfalls, die auch 20 Jahre dauern kann, können zusätzlich zum kognitiven Verfall eine Reihe von Stimmungs- und Persönlichkeitsstörungen auftreten. Mit dem Fortschreiten der Krankheit ist zu erwarten, dass der Patient zunehmend Schwierigkeiten mit dem Rechnen, mit der Ausführung komplexer Aufgaben und dem flüssigen Sprechen hat. In diesem Stadium, in dem die Patienten merken, dass sie Aufgaben, die sie zuvor ausführen konnten, nicht mehr bewältigen können, können Katastrophenreaktionen auftreten, die denen bei Patienten mit einem Hirntrauma ähnlich sind. Ebenso kann es im fortgeschrittenen Stadium der Krankheit zu Wutausbrüchen und sogar zu Aggressionen kommen.

Aus psychodynamischer Sicht kann der mit einer progredienten Demenz einhergehende Verlust mentaler Fähigkeiten als regressiver Prozess des Ich betrachtet werden, bei dem reifere Abwehrmechanismen durch primitivere abgelöst werden (Weiner 1991). Aspekte der Persönlichkeit, die durch einen biologisch intakten Kortex bis dahin zum Teil unterdrückt wurden, treten mit der Auflösung der defensiven Schichten nach und nach zutage. Abwehrmechanismen der höheren Ebenen wie Altruismus werden beispielsweise durch Ichbezogenheit ersetzt. Verleugnung und Projektion sind die wohl häufigsten primitiven Abwehrmechanismen bei Patienten mit Demenz. Bei Gedächtnisausfällen geben Demenzpatienten anderen die Schuld, statt ihren Irrtum einzugestehen.

Bei vielen alternden Patienten mit einer Demenz des Alzheimer-Typs besteht die Tragik der Krankheit darin, dass das Ich-Bewusstsein erhalten bleibt, während eine Reihe mentaler Fähigkeiten dahinschwindet. Da das Kurzzeitgedächtnis der Krankheit gewöhnlich vor dem Langzeitgedächtnis zum Opfer fällt, können sich viele Patienten klar daran erinnern, wie sie waren, sodass ihr aktueller dysfunktionaler Zustand sie umso mehr belastet. Die Kontinuität des Selbst basiert zum großen Teil auf dem Erinnerungsvermögen. Wenn Langzeiterinnerungen mit dem Fortschreiten der Krankheit zu verblassen beginnen, verschwindet zusammen mit den Erinnerungen auch die Identität des Patienten. Schließlich erkennt der Patient Menschen, die er liebt, und Familienmitglieder nicht mehr und kann sich nicht mehr an wichtige Lebensereignisse erinnern.

Dem Demenzprozess können auch innere Objekte – insbesondere tröstende Introjekte – zum Opfer fallen. Erinnerungen betreffen andere ebenso wie einen selbst. Der folgende Fall zeigt, wie der Gedächtnisverlust sowohl mit dem Verlust eines tröstenden Introjekts als auch mit der Wiederkehr von Ängsten aus einem frühen Lebensabschnitt einhergehen kann.

Herr X war 75 Jahre alt und erschien in der psychiatrischen Sprechstunde, weil er wegen seiner durch die Alzheimer-Krankheit verursachten Schwierigkeiten mit dem Gedächtnis und der Kognition das Gefühl hatte, er „verliere den Verstand". Drei Jahre bevor er einen Psychiater aufsuchte, hatte ihm sein Internist gesagt, er solle seine Teilzeitbeschäftigung aufgeben, da er Probleme mit der Kognition habe. Nach diesem Gespräch hatte Herr X zunehmende Schwierigkeiten hinsichtlich des Gedächtnisses, der Abstraktion, beim Rechnen und mit dem sprachlichen Ausdruck bemerkt, die ihn in seinen täglichen Aktivitäten einschränkten. Außerdem hatte er große Angst, wenn er abends ins Bett ging.

Auf die Frage nach früheren Episoden der Angst erzählte er aus seiner frühen Kindheit. Im Alter von 2 ¾ Jahren hatte man ihn nach dem Tod seiner Eltern bei seiner Großmutter untergebracht. Zu der ersten Angstattacke, an die er sich erinnerte, kam es kurz danach. Herr X erinnerte sich, dass er dem Atem seiner Großmutter im Nebenzimmer gelauscht hatte. Er hörte, wie sie zu atmen aufhörte, und empfand Panik; daraufhin rollte er sich wie ein Fötus zusammen, wiegte sich und rief ihren Namen. Er befürchtete, seine Großmutter würde sterben, so wie seine Eltern gestorben waren. Danach empfand Herr X Angst, als er seine Großmutter verlassen und in den Kindergarten gehen musste. Während seiner ganzen Kindheit und Jugend hatte er angesichts jeder Form der Trennung, bei jedem Umzug und bei jedem Rollenwechsel an Panik grenzende Angst erlebt.

Herr X hatte in seinem ganzen Erwachsenenleben Verbindungen zu fürsorglichen Figuren in seiner Umgebung unterhalten, um jegliche Trennungsangst oder Panik abzuwehren. So hatte er beispielsweise eine 20 Jahre jüngere Frau geheiratet, um sicherzustellen, dass sie ihn nicht durch ihren Tod verlassen und alleine und einsam zurücklassen würde. Bis zum Alter von 72, als sein Internist ihm mitteilte, dass er an der Alzheimer-Krankheit litt, war er überwiegend frei von Angstsymptomen. Der Prozess der Demenz störte ein Gleichgewicht, das er schon früh durch beträchtliche Anstrengungen erreicht hatte. Sein Gefühl, er

„verliere den Verstand", hing damit zusammen, dass er die tröstende innere Anwesenheit seiner Großmutter verlor. Wenn er nachts im Bett lag, erlebte er wegen seines versagenden Gedächtnisses wieder die Furcht vor dem Verlassenwerden. Das führte dazu, dass er immer abhängiger von seiner Frau wurde und sich immer stärker an sie klammerte.

Überlegungen zur Behandlung

Die Behandlung muss auf der Grundlage einer sorgfältigen Beurteilung mehrerer Faktoren erfolgen (Lewis 1986; Prigatano und Klonoff 1988): 1. der genauen Art und Weise, in der sich das Hirntrauma auf die sensorischen, die motorischen und die kognitiven Bereiche ausgewirkt hat; 2. der psychologischen Reaktion des Patienten auf organische Defizite; 3. der Auswirkungen sowohl des Hirntraumas als auch der Reaktion des Patienten auf seine psychologische und soziale Anpassung; 4. dessen, wie die prämorbide Persönlichkeitsstruktur des Patienten zum klinischen Erscheinungsbild beiträgt; und 5. der Unterscheidung zwischen Symptomen, die unmittelbare Folgen des Hirntraumas sind, und solchen, die mit zuvor abgewehrten Konflikten oder Ich-Defiziten zusammenhängen und nun infolge des Traumas zutage treten. Eine solche Beurteilung erfordert eine detaillierte Anamnese mithilfe eines Familienmitglieds oder eines anderen Menschen, der für den Patienten wichtig ist.

Teil der Beurteilung solcher Patienten sollte auch die Feststellung dessen sein, inwieweit sie sich für eine expressiv-supportive Therapie eignen. Lewis und Rosenberg (1990) haben fünf Indikatoren für die Auswahl derjenigen Patienten mit neurologischen Defiziten ausgemacht, die von einer dynamischen Therapie profitieren können: 1. persönliche Motivation, eine Psychotherapie zu beginnen und auch fortzusetzen; 2. mindestens eine bedeutsame zwischenmenschliche Beziehung in der Vorgeschichte; 3. ein gewisser Erfolg und ein gewisses Können in einem Lebensbereich; 4. das Fehlen schwerwiegender sprachlicher Probleme im expressiven und im rezeptiven Bereich und 5. das Fehlen von Symptomen des Frontallappens wie Anosognosie, schwere Apathie oder ausgeprägte Impulsivität, die eine Psychotherapie unmöglich machen würden. Ein anderer Faktor, der hinsichtlich einer Eignung für eine Psychotherapie entscheidend sein kann, ist die finanzielle Situation nach dem Hirntrauma. Wenn die Unfallversicherung einem Patienten eine beträchtliche Summe für seine Verletzung zahlt, kann die Psychotherapie unwirksam sein. Wenn es für Patienten finanzielle Vorteile bringt, behindert zu bleiben, verschlechtert sich ihr Zustand häufig, und sie sind gegebenenfalls nicht motiviert, durch Psychotherapie eine Besserung zu erlangen (Prigatano und Klonoff 1988).

Mehrere Verfasser haben festgestellt, dass eine Psychotherapie für Patienten mit einem Hirntrauma wertvoll ist (Ball 1988; Lewis 1986; Lewis und Langer 1994; Lewis und Rosenberg 1990; Morris und Bleiberg 1986; Prigatano und Klonoff 1988; J. M. Stern 1985). Eines der Hauptziele einer Psychotherapie bei solchen Patienten besteht darin, ihnen zu helfen, das Ausmaß ihrer Defizite und die Einschränkungen bezüglich ihrer Arbeitsfähigkeit zu akzeptieren. Um dies zu erreichen, muss der Therapeut sensibel mit der narzisstischen Verletzung umgehen, die der Patient erleidet, wenn er irreparable Schädigungen seiner Fertigkeiten, seiner intellektuellen Fähigkeiten und der Substanz seiner Persönlichkeit akzeptieren muss. Es ist entscheidend, dass der Therapeut respektiert und nachempfindet, dass der Patient diese verleugnet (Lewis 1991). Die direkte Konfrontation mit der Verleugnung bringt wahrscheinlich gar nichts und kann sogar jegliche Hoffnung auf den Aufbau eines therapeutischen Bündnisses zunichtemachen. Um eine Selbstakzeptanz zu erreichen, muss der Therapeut den Patienten schrittweise auf seine Defizite hinweisen, und zwar so, dass dieser sie über längere Zeit von Woche zu Woche betrauern kann. Selbst Patienten mit einem Hirntrauma können in der Lage sein, Symbole im Interesse einer Besserung metaphorisch einzusetzen. Die Symbolisierung kann beim Trauerprozess hilfreich sein (Lewis und Langer 1994). Eine Psychoedukation zu Beginn der Therapie, bei der der Therapeut dem Patienten seine Defizite und ihre Auswirkungen in kleinen Schritten erklärt, die dieser verarbeiten kann, kann von Nutzen sein (Prigatano und Klonoff 1988). Zeichnungen und Diagramme können Patienten mit solchen Einschränkungen helfen, sich bildlich vorzustellen, was der Therapeut sagt. Während der Patient den Verlust seiner früheren Identität und seines früheren Funktionsniveaus betrauert, zeigt er wahrscheinlich Wut gegenüber sich selbst und anderen, die mit dem Unfall zu tun haben. Der Therapeut kann dem Patienten helfen, sich und anderen zu vergeben, damit er sein Leben weiterleben kann.

Ein dynamischer Therapeut, der einen Patienten mit einem Hirntrauma behandelt, muss den zeitlichen Verlauf der Besserung kennen und wissen, wie er sich auf den Therapieprozess auswirkt. Man kann drei allgemeine Phasen unterscheiden (J. M. Stern 1985). In der ersten Phase ist der Patient nicht in der Lage, das Geschehene zu verarbeiten. Die üblichen Ich-Abwehrmechanismen sind überfordert, und der Therapeut muss die Rolle eines beständigen unterstützenden Hilfs-Ich übernehmen, das die Funktionen übernimmt, die dem Patienten fehlen, und ihm erklären, was er durchmacht. In der zweiten Phase versteht der Patient langsam, was mit ihm geschehen ist, und hat häufig das Gefühl, er sei das Opfer einer bedrohlichen und bösartigen Welt geworden. Alles „Böse" wird abgespalten und auf andere, so auch auf den Therapeuten, projiziert. In dieser Phase muss der Therapeut die destruktiven Impulse und die bösen Selbst- und Objektrepräsentanzen, die der Patient auf ihn projiziert, aufnehmen und dabei für den Patienten weiterhin als beobachtendes Ich agieren. Eines der Hauptziele hinsichtlich der Erholung eines Patienten mit einem Hirntrauma besteht darin, dass er Vertrauen gegenüber anderen entwickelt, und ein vertrauensvolles Bündnis mit dem Therapeuten kann der erste Schritt in diese Richtung sein. Der Therapeut kann das Vertrauen fördern, indem er dem Patienten die Bedeutung dessen erklärt, was er erlebt, und den Unterschied zwischen dem, was im Inneren des Patienten vorgeht, und der äußeren Wirklichkeit herausstellt. Mit der Verbesserung der kognitiven Funktionen tritt der Patient in die dritte Phase ein, in der intrapsychische Konflikte in den Vordergrund treten. Die Aufgabe des Therapeuten besteht in dieser Phase darin, dem Patienten zu helfen, eine neue Identität zu finden, indem er fruhere Erfahrungen und Selbstrepräsentanzen mit seiner aktuellen Selbsterfahrung verbindet. Der Therapeut kann die Idealisierung der Vergangenheit durch den Patienten infrage stellen, um ihm die Integration von Vergangenheit und Gegenwart zu erleichtern. Zentrale Themen dieser Phase sind Trauer und Verlust.

Bei der Psychotherapie und der Rehabilitation von Patienten mit einem Hirntrauma treten fast ausnahmslos Probleme mit dem Selbstwertgefühl und der Affektmodulation auf. Diese bestehen jedoch auch bei Menschen mit Persönlichkeitsstörungen. Der Psychotherapeut darf sich nicht dazu verleiten lassen, alle psychologischen Symptome unmittelbar auf das Hirntrauma zurückzuführen. Narzisstische, dissoziale und Borderline-Patienten begeben sich häufig in Situationen, in denen ein Verletzungsrisiko besteht, und diese Charaktereigenschaften müssen gegebenenfalls in der Psychotherapie angesprochen werden. Außerdem werden Charakterzüge durch ein Hirntrauma häufig verstärkt, sodass die Patienten „noch stärker so werden, wie sie schon waren". Um den durch die Zerstörung von Hirngewebe verursachten Verlust der Kontrolle zu bewältigen, wird ein obsessiv-zwanghafter Patient möglicherweise noch stärker obsessiv-zwanghaft. Bei hysterischen oder histrionischen Patienten können sich nach einem Hirntrauma eine diffuse Kognition und eine affektive Labilität einstellen. Der Psychotherapeut darf nicht auf eine Behandlung der Persönlichkeitsstörungen verzichten, nur weil der Patient ein Hirntrauma erlitten hat.

Viele Kliniker sind hinsichtlich der Behandlung von Patienten mit Hirnverletzungen vorsichtig optimistisch. Bei fortschreitender Demenz hingegen sind sie ausgesprochen pessimistisch. Wenn behandelbare Ursachen der Demenz (z.B. Depression, Hypothyreose, Vitaminmangel, Porphyrie, Neoplasma und Enzephalitiden) ausgeschlossen wurden, stellen manche Therapeuten widerstrebend die Diagnose Alzheimer-Krankheit und verzichten auf therapeutische Maßnahmen. Dieser bedauerliche Rückzug resultiert aus der Auffassung, die Alzheimer-Krankheit sei unheilbar. Aus psychodynamischer Sicht gibt es jedoch keine unheilbare Demenz. Man kann sehr viel tun, um diesen Patienten und ihren Familien zu helfen, im Alltag mit der Alzheimer-Krankheit zurechtzukommen.

Ein Einzel- oder Familientherapeut muss sich des Risikos der Depression in der frühen Phase der Alzheimer-Krankheit bewusst sein. Zabenko et al. (2003) haben bei Patienten, die keine prämorbiden depressiven Episoden hatten, eine große Häufigkeit der klassischen Depression bei oder nach dem Ausbruch der Krankheit festgestellt. Die Ergebnisse ihrer Forschungen an verschiedenen Orten zeigten eine Prävalenz zwischen 22,5 % und 54,4 %. Sie kamen zu dem Schluss, dass diese klassische Depression wohl eine der häufigsten affektiven Störungen bei älteren Erwachsenen ist. Ein psychodynamischer Therapeut kann dem Patienten auch helfen, mit der Angst vor dem drohenden Verlust des Selbst fertig zu werden, die an Existenzangst grenzen kann (Garner 2003). Da das Gedächtnis entscheidend für das Gefühl der Kontinuität des Selbst ist, kann es hilfreich sein, wenn der Psychotherapeut den Patienten auffordert, einzelne Episoden aus seinem Leben wieder und wieder zu erzählen. Mit dem Fortschreiten der Krankheit kann der Therapeut dann die Funktion eines Hilfs-Ich übernehmen, indem er dem Patienten hilft, wichtige Erinnerungen aufzurufen und sich an seine Lebensgeschichte zu erinnern (Hausman 1992). Dies hilft dem Patienten auch, sich weniger isoliert zu fühlen. Ältere Patienten haben oft Angst, dass ihr Leben unbeachtet bleibt. Wenn der Therapeut sich ihre Lebensgeschichte anhört und so die Funktion eines Zeugen erfüllt, kann dies für den Patienten von außerordentlich großem therapeutischem Wert sein (Gabbard 2004; Poland 2000). Manche Patienten finden dadurch wieder einen Sinn im Leben und haben das Gefühl, nicht umsonst gelebt zu haben. Butler (1963) bezeichnete dieses therapeutische Modell als „Lebensüberblick", und in manchen Fällen können dadurch Erinnerungen sowohl an Freude und Sinn als auch an Traurigkeit und Verlust wachgerufen werden. Solche Erinnerungen können ihnen helfen, das Gefühl des Verlusts, mit dem sie konfrontiert werden, durchzuarbeiten. Patienten in einem frühen Stadium der Demenz befürchten nicht nur den Verlust des Selbstempfindens, sondern auch den Verlust der Verbindung zu anderen. Diese Befürchtung kann den Verlust der physischen Gegenwart anderer betreffen, aber auch den Verlust der Fähigkeit, die mentalen Repräsentanzen anderer zu bewahren.

Herr Y war ein 81-jähriger verheirateter Mann im frühen Stadium der Alzheimer-Krankheit. Er hatte erste Schwierigkeiten, sich an seine 49-jährige Tochter und ihre Kinder zu erinnern. Obwohl sie ihn jede Woche besuchte und unterstützend und liebevoll mit ihm umging, hatte er zwischen den Besuchen Schwierigkeiten, sich daran zu erinnern, wie sie aussah. Eines Morgens kam er zur Sitzung in die Praxis seines Therapeuten und sagte, er habe unmittelbar vor der Therapie einen Traum gehabt, der ihm nicht mehr aus dem Kopf gehe. Als der Therapeut ihn bat, ihm die Einzelheiten des Traums zu erzählen, sagte Herr Y, er habe seine Tochter und ihre beiden Kinder auf der Straße getroffen, ihre Gesichter jedoch nicht richtig sehen können. Er sagte, so sehr er sich auch bemüht habe, er habe ihre Gesichtszüge nicht ausmachen können, sie schienen dahinzuschwinden, sodass er sie nicht habe erkennen können. Als er erwacht sei, habe er sich ein Foto von seiner Tochter und seinen Enkeln angesehen, das auf seinem Nachttisch stand. Der Therapeut fragte Herrn Y, ob er befürchte, ihr Bild nicht im Kopf behalten zu

> können. Herr Y erwiderte unter Tränen: „Ich befürchte, dass ich mich nicht erinnern werde, wie sie aussehen, wenn sie mich besuchen kommen, und dass ich nicht wissen werde, wer sie sind."

Herrn Ys Angst zeigt, dass der Verlust der inneren Repräsentanzen anderer ebenso bedrohlich sein kann wie der Verlust unterstützender Betreuer im unmittelbaren Umfeld. Bei Patienten im frühen Stadium der Alzheimer-Krankheit sind besondere Änderungen der Therapie oft hilfreich. Kürzere, aber häufigere Sitzungen können von Nutzen sein (Garner 2003), ebenso die Verwendung von Fotos als Gedächtnisstützen bei Lebensüberblicktechniken. Der Weg zur Praxis und wieder zurück kann für den Patienten so schwierig werden, dass der Therapeut ihn im Seniorenheim oder zu Hause aufsuchen muss.

Bei der Behandlung dieser Patienten können Konsultation und Supervision erforderlich sein. Viele Therapeuten fühlen sich durch die Verschlechterung des Zustands und den bevorstehenden Tod ihrer Patienten überfordert. Sie fühlen sich hilflos und machtlos (Garner 2003), und gelegentlich fällt es ihnen schwer, die affektive Labilität der Patienten zu ertragen. Manche Patienten sind scheinbar untröstlich und weinen während der gesamten Sitzung. Am beunruhigendsten ist, dass der Therapeut Aggressionen entwickeln kann, weil er sich darüber ärgert, dass er keine Fortschritte macht und wegen der Vergesslichkeit der Patienten alles unzählige Male wiederholen muss. Wegen seines Ärgers macht er sich gegebenenfalls große Vorwürfe und hat Schuldgefühle, weil es ihm nicht gelingt, ein unterstützender und fürsorglicher Therapeut zu sein.

Manche Patienten setzen im frühen Stadium der Alzheimer-Krankheit die Verleugnung ein, um zu verhindern, dass ihnen das volle Ausmaß der Krankheit bewusst wird. Kliniker, die solche Patienten behandeln, müssen ihr Bedürfnis nach Verleugnung respektieren, ihnen aber gleichzeitig auch helfen, ihre beruflichen und familiären Angelegenheiten abzuschließen, bevor es zu spät ist (Martin 1989). Deshalb hat jeder Therapeut die Aufgabe, sich um praktische und rechtliche Angelegenheiten in der Realität zu kümmern, während er versucht, das Leiden des Patienten zu lindern.

Alzheimer-Patienten und ihre Familien sind häufig der Meinung, eine Psychotherapie sei nicht von Nutzen. Gegebenenfalls muss der Kliniker die Psychotherapie anregen, statt auf eine Anfrage seitens des Patienten zu warten. Die Geschichten, die diese Patienten erzählen, können reich an metaphorischen Anspielungen sein, die in der Therapie verwendet werden können (Cheston 1998). Ein entscheidender Aspekt psychodynamischer Ansätze bei Demenzpatienten ist, zu erkennen, dass sie nach schweren kognitiven Einbußen noch lange emotional zugänglich sind. Nach dem Erdbeben in Kobe im Jahr 1995 wurden 51 Menschen, die wahrscheinlich an der Alzheimer-Krankheit litten, untersucht (Ikeda et al. 1998). Ihre Erinnerungen an das Erdbeben, die 6 und 10 Wochen nach dem Ereignis festgehalten wurden,

wurden mit denen an eine Kernspintomografie verglichen, die unmittelbar nach dem Erdbeben durchgeführt worden war. Während sich nur 31 % der Probanden an die Tomografie erinnerten, hatten ganze 86 % Erinnerungen an das Erdbeben, unter ihnen auch Patienten mit schwerer Demenz. Diese Ergebnisse zeigen unter anderem, dass Demenzpatienten über Ereignisse, die für sie von emotionaler Bedeutung sind, zugänglich sind. In einem Vorwort zu dieser wichtigen Studie betonten Williams und Garner (1998), dass „diese Menschen Inseln der Erinnerung haben, die, wenn man sie entdeckt und nutzt, aktivierend wirken und weitere Erinnerungen freisetzen können" (S. 379). Die Verfasser plädierten auch für den Einsatz einer sinnvollen Stimulierung im Alltag von Demenzpatienten, um den Verlust der Erinnerungen zu verlangsamen und eine affektive Beziehung zu den Behandelnden aufrechtzuerhalten.

Ein anderer wichtiger Grundsatz der psychodynamisch orientierten Behandlung ist, alles Erdenkliche zu tun, um das Selbstwertgefühl des Patienten, dessen Kognition nachlässt, zu erhalten und adaptive Abwehrmechanismen zu stärken.

Das folgende Fallbeispiel verdeutlicht einige nützliche Behandlungsprinzipien:

> Herr Z war ein 59-jähriger protestantischer Pfarrer, dessen mentale Funktionen sich seit 4 Jahren verschlechterten. Mitgliedern seiner Gemeinde war aufgefallen, dass er apathisch war und seine administrativen Aufgaben nachlässig erledigte. Die Gemeindebriefe waren schlecht gegliedert, und er schien seine Pflichten gegenüber verschiedenen Gemeindemitgliedern weniger gewissenhaft zu erfüllen. Herrn Zs Frau fiel auf, dass er einfachen Bitten oft nicht nachkam. Sie wurde dann böse, weil er „selektiv höre", wenn er ihr sagte, er habe vergessen, was sie gesagt habe.
>
> Frau Z veranlasste eine psychiatrische Beurteilung und beklagte, er sei „einfach nicht mehr derselbe". Herr Z gab zu, das Gefühl zu haben, dass etwas mit ihm geschehe, konnte jedoch keine näheren Angaben machen, außer dass er sich nicht mehr so gut erinnere wie zuvor. Frau Z beklagte, ihre eheliche Beziehung verschlechtere sich, da sich ihr Mann nicht mehr so um sie kümmere wie bis dahin. Herr Z berichtete, die Rückmeldungen von Mitgliedern seiner Gemeinde haben ihn verletzt, und er beginne, sich als Versager zu fühlen.
>
> Die Untersuchung seines mentalen Status ergab, dass er Probleme mit dem Kurzzeitgedächtnis und dem Rechnen sowie geringfügige Schwierigkeiten mit der zeitlichen Orientierung hatte. Herr Z zeigte außerdem Anzeichen mentaler Unbeweglichkeit, da er nur in der Lage war, von einem Thema zum nächsten oder von einer Aufgabe zur nächsten zu wechseln, wenn man ihm reichlich Zeit dafür ließ. Durch umfassende diagnostische Maßnahmen wurde eine durch Trauma, eine Infektion, Neoplasma und einen Normaldruckhydrozephalus oder autoimmune, metabolische, hämatologische, vaskuläre und toxische Faktoren verursachte Demenz ausgeschlossen. Ebenfalls negativ waren die Ergebnisse der Computertomografie, des Schädelröntgens und des

Elektroenzephalogramms. Neuropsychologische Tests waren aufschlussreicher und ergaben folgende Resultate: 1. leichte bis mittlere Defizite der Handfertigkeit, 2. leichte bis mittlere Defizite der Wahrnehmung, 3. leichte bis mittlere Defizite des Kurzzeitgedächtnisses, 4. eine für progressive neurologische Erkrankungen typische diffuse organische Dysfunktion und 5. eine Verringerung der Aufmerksamkeitsspanne.

Nachdem eine Demenz mit ungeklärter Ursache diagnostiziert worden war (Alzheimer-Krankheit bei einem 59-Jährigen ist ungewöhnlich, aber nicht ausgeschlossen), wurde diese dem Patienten und seiner Frau erklärt. Als Frau Z akzeptiert hatte, dass ihr Mann eine strukturelle Hirnschädigung hat, konnte sie ihre Erwartungen hinsichtlich seiner Reaktionen auf sie zurückschrauben. Statt zu erwarten, dass er jedes Mal auf ihre verbalen Äußerungen reagierte, wie er es zuvor getan hatte, versuchte sie, andere Arten der Kontaktaufnahme mit ihm zu finden. Auf den Rat des Psychiaters verlangsamte sie ihr Sprechtempo und wiederholte Äußerungen, die ihr Mann nicht zu registrieren schien. Sie versuchte auch, Äußerungen, die Herr Z nicht zu verstehen schien, umzuformulieren. Vor allem aber wurde sie nicht so schnell böse auf ihn, was dazu führte, dass ihre Interaktionen positiver verliefen und Herrn Zs Selbstwertgefühl dementsprechend gestärkt wurde.

Herr Z war stets ein ordentlicher und anspruchsvoller Mensch mit deutlichen obsessiv-zwanghaften Charakterzügen gewesen. Um mit dem Gefühl der Verschlechterung seiner intellektuellen und administrativen Fähigkeiten fertig zu werden, hatte er angefangen, täglich 2 bis 3 Stunden in der Bibel zu lesen, um einerseits ein göttliches Eingreifen zu befördern und andererseits die Informationen zu beherrschen, die er seiner Gemeinde vermitteln wollte. Der Psychiater, der die Beurteilung durchführte, half Herrn Z, seine obsessiv-zwanghaften Charakterzüge besser zu nutzen. Daraufhin setzte sich Herr Z jeden Morgen mit seiner Frau hin und schrieb sich auf, was er an dem Tag vom Aufstehen bis zum Schlafengehen zu tun hatte. Außerdem trug er immer ein Notizbuch bei sich, damit er sich aufschreiben konnte, was andere Menschen ihm sagten, und er sich erinnern konnte, was er zu tun hatte.

Herrn Zs Selbstwertgefühl war von seiner Rolle als Pfarrer abhängig gewesen, und seine Unfähigkeit, diesen Beruf weiter auszuüben, hatte eine tiefe narzisstische Verletzung für ihn bedeutet. Anfangs protestierte er, als der Psychiater ihm riet, seine Aufgaben zu reduzieren. Mit Herrn Zs Zustimmung wurde jedoch sein Stellvertreter als Verbündeter hinzugezogen, um Wege zu finden, wie Herr Z der Kirche auch weiterhin dienen konnte, ohne in Situationen zu geraten, in denen er vor Aufgaben stand, die er nicht erfüllen konnte. So fing der Stellvertreter beispielsweise an, den wöchentlichen Gemeindebrief zusammenzustellen und abzutippen, während Herr Z den Drucker bediente, um die für den Sonntagsgottesdienst benötigte Anzahl von Exemplaren auszudrucken. Dadurch fühlte sich Herr Z auch weiterhin produktiv, was ihm half, ein gewisses Selbstwertgefühl zu bewahren. Indem er Aufgaben mied, die seine Fähigkeiten überschritten, vermied er auch wiederholte narzisstische Verletzungen.

Der Fall von Herrn Z veranschaulicht mehrere nützliche Grundsätze der dynamisch orientierten Handhabung der Demenz: 1. Fragestellungen im Zusammenhang mit dem Selbstwertgefühl müssen berücksichtigt werden; 2. charakteristische Abwehrmechanismen müssen beurteilt werden, und dem Patienten muss geholfen werden, sie konstruktiv einzusetzen; 3. es müssen Wege gefunden werden, defizitäre Ich-Funktionen und kognitive Einschränkungen zu ersetzen, wie zum Beispiel durch Führen eines Kalenders bei Orientierungsproblemen, das Anfertigen von Notizen bei Gedächtnisproblemen und das Aufstellen von Zeitplänen bei Schwierigkeiten mit sekundären autonomen Funktionen; und 4. Familienmitgliedern muss geholfen werden, neue Arten der Bezogenheit zu entwickeln, die das Selbstwertgefühl des Patienten durch die Vermeidung negativer Interaktionen stärken.

Am Ende stehen die Familienmitglieder des Patienten im Mittelpunkt der Maßnahmen, wenn sie angesichts des unaufhaltsamen Verfalls des Patienten mit Wut, Schuldgefühlen, Trauer und Erschöpfung zu kämpfen haben. Für manche Fachleute ist sogar die Familientherapie die erste Wahl bei Alzheimer-Demenz (Lansky 1984). Familienmitglieder geben häufig sich selbst und anderen die Schuld. Auch die Änderung der Rollenverteilung in der Familie kann Maßnahmen erfordern. Kliniker können Familien mit praktischen Ratschlägen in Angelegenheiten wie der Verwendung von gedämpftem Licht, dem Einsatz von Musik, um das Umfeld abwechslungsreicher zu gestalten, der Erteilung von Anweisungen in einer Form, die der Patient versteht, und anderen psychoedukationalen Bemühungen helfen. Einfache Maßnahmen wie das Abdecken der Türklinke können verhindern, dass der Patient das Gefühl hat, die Tür öffnen und seine Wohnung verlassen zu müssen. Die Familienmitglieder können auch auf Ressourcen hingewiesen werden, wie sie die American Academy of Neurology entwickelt hat (Doody et al. 2001), und an örtliche Alzheimer-Selbsthilfegruppen verwiesen werden. In einer randomisierten Kontrollstudie mit 406 Ehepartnern, die einen Patienten mit der Alzheimer-Krankheit zu Hause betreuten (Mittelman et al. 2004), hatten Betreuer, die sechs Sitzungen Einzel- und Familienberatung absolviert hatten und sich Selbsthilfegruppen angeschlossen hatten, nach der Maßnahme deutlich weniger depressive Symptome als die Kontrollpersonen. Diese Wirkung war auch nach 3,1 Jahren sowie nach der Unterbringung des Patienten in einem Pflegeheim oder seinem Tod noch vorhanden.

Kliniker können Betreuern auch helfen, indem sie ihnen sagen, was sie nicht tun sollen. Wenn beispielsweise ein Alzheimer-Patient einen Betreuer beschuldigt, etwas gestohlen zu haben, das er nicht finden kann, bringt es wenig, diese Überzeugung des Patienten infrage zu stellen (Weiner und Teri 2003). Stattdessen sollte der Betreuer dem Patienten einfach helfen, nach der vermissten Sache zu suchen. Wenn ein Reiz in seinem Umfeld den Patienten ärgerlich oder nervös macht, sollte der Betreuer diesen lieber entfernen, als mit dem Patienten zu argumentieren. Generell ist der Verzicht auf Konfrontation die beste Strategie. Außerdem sollte Betreuern geholfen werden, nach einem festen Tagesablauf vorzugehen, der konsequent eingehalten wird, auch wenn dies erhebliche Anstrengungen erfordert. Wenn der Patient zum Beispiel weiß, dass er zu einer bestimmten Zeit aufsteht, seine Mahlzeiten zu festen Zeiten einnimmt und nach den Mahlzeiten spazieren geht, bewegt er sich in einem berechenbaren Umfeld. Das kann seine durch Unsicherheit und Unvorhersehbarkeit ausgelöste Angst erheblich verringern.

Die letzte Aufgabe besteht natürlich darin, den Tod zu akzeptieren. Kliniker, die dies zusammen mit den betroffenen Familien durchmachen, empfinden den Behandlungsprozess häufig als große Herausforderung, können jedoch stolz darauf sein, allen Beteiligten sehr geholfen zu haben.

Literaturhinweise

Abrams, J. C., Kaslow, F. W.: Learning disability and family dynamics: a mutual interaction. J Clin Child Psychol 5: 35–40, 1976.

Allen, J. G., Colson, D. B., Coyne, L.: Organic brain dysfunction and behavioral dyscontrol in difficult-to-treat psychiatric hospital patients. Integr Psychiatry 6: 120–130, 1988.

American Psychiatric Association: Diagnostic and Statistical Manual of Mental Disorders. 4th Edition. Text Revision. Washington, DC, American Psychiatric Association, 2000.

Ball, J. D.: Psychotherapy with head-injured patients. Med Psychother 1: 15–22, 1988.

Bellak, L.: Psychiatric states in adults with minimal brain dysfunction. Psychiatr Ann 7: 575–589, 1977.

Biederman, J.: Attention-deficit/hyperactivity disorder: a life-span perspective. J Clin Psychiatry 59 (suppl. 7): 4–16, 1998.

Biederman, J., Faraone, S. V., Spence, T., et al.: Patterns of psychiatric comorbidity, cognition, and psychosocial functioning in adults with attention-deficit hyperactivity disorder. Am J Psychiatry 150: 1792–1798, 1993.

Bryan, J. H., Sherman, R. E., Fisher, A.: Learning disabled boys' nonverbal behaviors within a dyadic interview. Learning Disability Quarterly 3: 65–72, 1980.

Bryan, T.: Learning disabled children's comprehension of nonverbal communication. J Learn Disabil 10: 501–506, 1977.

Buchholz, E. S.: The legacy from childhood: considerations for treatment of the adult with learning disabilities. Psychoanalytic Inquiry 7: 431–452, 1987.

Butler, R. N.: The life review: an interpretation of reminiscence in the aged. Journal of Psychiatry 26: 65–76, 1963.

Cheston, R.: Psychotherapeutic work with people with dementia: a review of the literature. Br J Med Psychol 71: 211–231, 1998.

Colson, D. B., Allen, J. G.: Organic brain dysfunction in difficult-to-treat psychiatric hospital patients. Bull Menninger Clin 50: 88–98, 1986.

Doody, R. S., Stevens, J. C., Beck, D., et al.: Practice perimeter: management of dementia (an evidence-based review). Neurology 56: 1154–1166, 2001.

Gabbard, G. O.: Long-Term Psychodynamic Psychotherapy: A Basic Text. Washington, DC, American Psychiatric Publishing, 2004.

Garner, J.: Psychotherapies and older adults. Aust N Z J Psychiatry 37: 537–548, 2003.

Gilmore, K.: A psychoanalytic perspective on attention deficit/hyperactivity disorder. J Am Psychoanal Assoc 48: 1259–1293, 2000.

Goldstein, K.: The effect of brain damage on the personality. Psychiatry 15: 245–260, 1952.

Hartmann, H.: Ich-Psychologie und Anpassungsproblem. Int Z Psychoanal 24: 62–135, 1939; engl. Ego Psychology and the Problem of Adaptation (1939). Translated by D. Rapaport. New York, International University Press, 1958.

Hartocollis, P.: The syndrome of minimal brain dysfunction in young adult patients. Bull Menninger Clin 32: 102–114, 1968.

Hausman, C.: Dynamic Psychotherapy with elderly demented patients, in: Care-Giving in Dementia. Edited by Jones, G. M. M., Miesen, B. M. L. London, Tavistock/Routledge, 1992, S. 181–198.

Ikeda, M., Mori, E., Hirono, N., et al.: Amnestic people with Alzheimer's disease who remembered the Kobe earthquake. Br J Psychiatry 172: 425–428, 1998.

Kafka, E.: Cognitive difficulties in psychoanalysis. Psychoanal Q 53: 533–550, 1984.

Lansky, M. R.: Family psychotherapy of the patient with chronic organic brain syndrome. Psychiatr Ann 14: 121–129, 1984.

Lewis, L.: Individual psychotherapy with patients having combined psychological and neurological disorders. Bull Menninger Clin 50: 75–87, 1986.

Lewis, L.: The role of psychological factors in disordered awareness, in: Awareness of Deficit After Brain Injury: Clinical and Theoretical Issues. Edited by Prigatano, G. P., Schachter, D. L. New York, Oxford University Press, 1991, S. 223–239.

Lewis, L., Langer, K. G.: Symbolization in psychotherapy with patients who are disabled. Am J Psychother 48: 231–239, 1994.

Lewis, L., Rosenberg, S. J.: Psychoanalytic psychotherapy with brain-injured adult psychiatric patients. J Nerv Ment Dis 17: 69–77, 1990.

Martin, R. L.: Update on dementia of the Alzheimer type. Hosp Community Psychiatry 40: 593–604, 1989.

Mittelman, M. S., Roth, D. L., Coon, D. W., et al.: Sustained benefit of supportive intervention for depressive symptoms in caregivers of patients with Alzheimer's disease. Am J Psychiatry 161: 850–856, 2004.

Morris, J., Bleiberg, J.: Neuropsychological rehabilitation and traditional psychotherapy. International Journal of Clinical Neuropsychology 8: 133–135, 1986.

Oddy, M., Coughlan, T., Tyreman, A.: Social adjustment after closed head injury: a further follow-up seven years after injury. J Neurol Neurosurg Psychiatry 48: 564–568, 1985.

Palombo, J.: Perceptual deficits and self-esteem in adolescence. Clin Soc Work J 7: 34–61, 1979.

Pickar, D. B.: Psychosocial aspects of learning disabilities: a review of research. Bull Menninger Clin 50: 22–32, 1986.

Poland, W. S.: The analyst's witnessing and otherness. J Am Psychoanal Assoc 48: 17–35, 2000.

Prigatano, G. P.: Work, love, and play after brain injury. Bull Menninger Clin 53: 414–431, 1989.

Prigatano, G. P., Klonoff, P. S.: Psychotherapy and neuropsychological assessment after brain injury. J Head Trauma Rehabil 3: 45–56, 1988.

Rothstein, A. A.: Neuropsychological dysfunction and psychological conflict. Psychoanal Q 67: 218–239, 1998.

Rothstein, A., Glenn, J. (Hrsg.): Learning Disabilities and Psychic Conflict: A Psychoanalytic Casebook. Madison, CT, International Universities Press, 1999.

Small, G. W., Rabins, P. V., Barry, B. B., et al.: Diagnosis and treatment of Alzheimer's disease and related disorders: consensus statement of the American Association for Geriatric Psychiatry, the Alzheimer Association, and the American Geriatric Society. JAMA 278: 1363–1371, 1997.

Sperry, R. W., Zaidel, E., Zaidel, D.: Self-recognition and social awareness in the deconnected minor hemispheres. Neuropsychologia 17: 153–166, 1979.

Stern, D. N.: Die Lebenserfahrung des Säuglings. Stuttgart, Klett-Cotta, 1992; engl. The Interpersonal World of the Infant: A View from Psychoanalysis and Developmental Psychiatry. New York, Basic Books, 1985.

Stern, D. N.: Der Gegenwartsmoment. Veränderungsprozesse in Psychoanalyse, Psychotherapie und Alltag. Frankfurt am Main, Brandes & Apsel, 2005; engl. The Present Moment in Psychotherapy and Everyday Life. New York, WW Norton, 2004.

Stern, J. M.. The psychotherapeutic process with brain-injured patients: a dynamic approach. Isr J Psychiatry Relat Sci 22: 83–87, 1985.

Weil, A. P.: Maturational variations and genetic-dynamic issues. J Am Psychoanal Assoc 26: 461–491, 1978.

Weiner, M. F.: Dementia as a psychodynamic process, in: The Dementias: Diagnosis and Management. Edited by Weiner, M. F. Washington, DC, American Psychiatric Press, 1991, S. 29–46.

Weiner, M. F., Teri, L.: Psychological and Behavioral Management, in: The Dementias: Diagnosis and Management. 3rd Edition. Edited by Weiner, M. F., Lipton, A. M. Washington, DC, American Psychiatric Publishing, 2003, S. 181–218.

Williams, D. D. R., Garner, J.: People with dementia can remember: implications for care. Br J Psychiatry 172: 379–380, 1998.

Zabenko, G. S., Zabenko, W. N., McPherson, S.: A collaborative study of the emergence and clinical features of the major depressive syndrome of Alzheimer's disease. Am J Psychiatry 160: 857–866, 2003.

III.

PSYCHODYNAMISCHE ANSÄTZE BEI ACHSE-II-STÖRUNGEN

KAPITEL 14

CLUSTER-A-PERSÖNLICHKEITSSTÖRUNGEN

Paranoide, schizoide und schizotypische Persönlichkeitsstörung

Paranoide Persönlichkeitsstörung

Paranoides Denken an sich ist noch nicht krankhaft. Wie in Kapitel 2 dargelegt, ist die paranoid-schizoide Position eine grundlegende Art, Erfahrungen zu organisieren, die ein Leben lang in der menschlichen Psyche verbleiben. Dadurch werden gefährliche oder unangenehme Gedanken abgespalten, nach außen projiziert und anderen zugeschrieben. Sie ist bei den verschiedensten Gruppenerfahrungen wie politischen Zusammenkünften, Sportereignissen und der Dynamik von Organisationen zu beobachten. In bestimmten historischen Situationen kann die paranoide Denkweise ganze Kulturen durchdringen, wie es bei den „Hexenjagden" der McCarthy-Ära in den Vereinigten Staaten der Fall war.

Bei der paranoiden Persönlichkeitsstörung hingegen handelt es sich um eine klar zu umschreibende pathologische Kategorie, die nicht von kulturellen Faktoren abhängt und kein aus einer Gruppendynamik resultierender Übergangszustand ist. Sie geht mit einer alles beherrschenden, außerordentlich starren und unveränderlichen Art des Denkens, Fühlens und der Beziehung zu anderen einher. Solche Menschen leben in einer paranoid-schizoiden Position. Die diagnostischen Kriterien stellen sieben gemeinsame Merkmale dar, von denen mindestens vier vorhanden sein müssen, um die Diagnose zu stellen

Tabelle 14–1. DSM-IV-TR-Kriterien der paranoiden Persönlichkeitsstörung

A. Allgegenwärtiges Misstrauen und Argwohn gegenüber anderen, denen bösartige Motive unterstellt werden; beginnt im frühen Erwachsenenalter und zeigt sich in verschiedenen Situationen anhand von vier (oder mehr) der nachstehenden Kriterien:

(1) Der/die Betreffende nimmt ohne eine angemessene Grundlage an, dass andere ihn/sie ausnutzen, ihm/ihr schaden oder ihn/sie täuschen.

(2) Der/die Betreffende ist unablässig mit unbegründeten Zweifeln bezüglich der Loyalität oder der Vertrauenswürdigkeit von Freunden oder Partnern beschäftigt.

(3) Der/die Betreffende vertraut sich wegen der unbegründeten Angst, die Informationen könnten auf böswillige Weise gegen ihn/sie verwendet werden, nur ungern jemandem an.

(4) Der/die Betreffende interpretiert verborgene Geringschätzung oder bedrohliche Bedeutung in wohlwollende Bemerkungen oder Ereignisse hinein.

(5) Der/die Betreffende hegt dauerhaft Groll, das heißt, er/sie ist nachtragend bei Beleidigungen oder Verletzungen.

(6) Der/die Betreffende nimmt Angriffe gegen seine/ihre Person oder seinen/ihren Ruf wahr, die andere nicht bemerken, und reagiert schnell ärgerlich oder geht zum Gegenangriff über.

(7) Der/die Betreffende hegt wiederholt unbegründetes Misstrauen bezüglich der Treue des Ehe–oder Sexualpartners.

B. Tritt nicht ausschließlich im Verlauf einer Schizophrenie, einer affektiven Störung mit psychotischen Merkmalen oder einer anderen psychotischen Störung auf und resultiert nicht aus unmittelbaren physiologischen Auswirkungen einer Allgemeinerkrankung.

Anmerkung: Wenn die Kriterien vor dem Beginn einer Schizophrenie erfüllt sind, ist „prämorbid" hinzuzufügen, z. B. „paranoide Persönlichkeitsstörung (prämorbid)".

Quelle: Nachgedruckt aus American Psychiatric Association: *Diagnostic and Statistical Manual of Mental Disorders.* Fourth Edition, Text Revision. Arlington, VA, American Psychiatric Association, 2000. Copyright 2000, American Psychiatric Association. Verwendung mit Genehmigung.

(Tabelle 14–1). Darüber hinaus sind die argwöhnischen Überzeugungen des Patienten nicht wahnhaft und müssen unabhängig von einer psychotischen Diagnose der Achse I wie der Schizophrenie oder einer wahnhaften Persönlichkeitsstörung auftreten.

Wie bei den meisten Persönlichkeitsstörungen sind auch die Hauptmerkmale der paranoiden Persönlichkeitsstörung ichsynton. Ein psychodynamisches Verständnis dieser Menschen basiert auf begrenzten psychoanalytischen und psychotherapeutischen Erfahrungen mit dieser Population. In einer Studie mit 100 Patienten, die sich für eine Psychoanalyse am Columbia Psychoanalytic Center (Oldham und Skodol 1994) zur Verfügung gestellt hatten, wurde, unter Anwendung gründlicher diagnostischer Instrumente für Persönlichkeitsstörungen, nur bei 4 Personen eine paranoide Persönlichkeitsstörung festgestellt. Die Diagnose wird mit größerer Wahrscheinlichkeit bei Patienten mit Achse-I-Symptomen gestellt, bei denen eine komorbide paranoide Persönlichkeitsstörung festgestellt wird. So wurde beispielsweise in einer Pilotstudie mit Patienten mit Panikstörungen (Reich und Braginsky 1994) bei 54 % derjenigen, die sich in einem örtlichen Gesundheitszentrum vorgestellt hatten, eine paranoide Persönlichkeitsstörung festgestellt. Der Umstand, dass eine paranoide Persönlichkeitsstörung an sich selten der Grund dafür ist, dass sich Patienten in psychiatrische Behandlung begeben, bedeutet nicht, dass die Störung selten ist. In einer repräsentativen Stichprobe der Bevölkerung von Oslo haben Torgersen et al. (2001) eine 2,4 %ige Prävalenz der paranoiden Persönlichkeitsstörung und somit die höchste unter den Störungen der Achse II festgestellt.

Paranoide Patienten werden oft von Familienmitgliedern oder Kollegen in die Praxis gebracht, die ihrer ständigen Vorwürfe und Anschuldigungen überdrüssig sind. Ein Vorgesetzter kann zum Beispiel darauf bestehen, dass sich ein Angestellter in Behandlung begibt – oder sich eine andere Stelle sucht. Ein Ehepartner, der genug von den Untreuevorwürfen hat, kann mit Scheidung drohen, um den paranoiden Partner zu einer Behandlung zu zwingen. Selbst wenn sie sich freiwillig in Behandlung begeben, sind paranoide Patienten auch weiterhin nicht davon überzeugt, dass sie unter einer psychiatrischen Störung leiden. Bei ihren Problemen dreht sich alles darum, dass andere sie schlecht behandeln und verraten.

Die diagnostischen Kriterien spiegeln eine Art des Denkens wider, das man als charakteristisch paranoide Kognition (Shapiro 1965) bezeichnen kann. Diese ist gekennzeichnet durch die unaufhörliche Suche nach verborgenen Bedeutungen, nach Anhaltspunkten, anhand welcher die „Wahrheit“, die sich unter der Oberfläche einer Situation befindet, aufgedeckt werden kann. Diese endlose Suche geht mit einer hochgradigen Wachsamkeit einher, die sich in einer besonderen Vorsicht im Zusammenhang mit der ständigen Aufmerksamkeit zeigt. Das paranoide Individuum sucht seine Umgebung ständig nach ungewöhnlichen Erscheinungen ab – eine Art des Denkens, das in beträchtlichem Maße zu seiner physischen und emotionalen Anspannung beiträgt. Der paranoide Patient kann sich einfach nicht entspannen.

Paranoides Denken ist auch durch fehlende Flexibilität gekennzeichnet. Meist werden auch die überzeugendsten Argumente keine Wirkung auf die festen und unerschütterlichen Überzeugungen eines paranoiden Menschen haben. Und wer mit jemandem mit einer paranoiden Persönlichkeitsstörung argumentiert, wird zum Ziel von Verdächtigungen. Das Denken eines paranoiden Menschen unterscheidet sich dadurch von dem eines paranoiden Schizophrenen, dass es nicht wahnhaft ist. Patienten mit einer paranoiden Persönlichkeitsstörung nehmen ihre Umgebung im Allgemeinen sogar sehr genau wahr. Ihre auf diesen Wahrnehmungen beruhenden Urteile hingegen sind meist unzulänglich. Die Wirklichkeit selbst ist nicht verzerrt, sondern die Bedeutung der offensichtlichen Wirklichkeit wird falsch ausgelegt (Shapiro 1965). Diese typische Kognition kann schwer zu diagnostizieren sein, da paranoide Menschen oft verschwiegen sind. Selbst projektive Tests weisen paranoide Individuen oft nur als mehr oder weniger normale Menschen aus, die lediglich gehemmt sind.

Das psychodynamische Verständnis

Das Verständnis der Merkmale der paranoid-schizoiden Haltung ist unentbehrlich, um den paranoiden Patienten zu verstehen. Wie in Kapitel 2 dargelegt wurde, ist die Abspaltung ein zentraler Schutzmechanismus bei dieser Art der Verarbeitung von Erfahrungen. Liebe und Hass zu ein und demselben Objekt müssen voneinander getrennt werden. Jede Bewegung in Richtung einer Integration erzeugt eine unerträgliche Angst, die in der Furcht davor gründet, der Hass könnte stärker sein als die Liebe und diese zerstören. Für das emotionale Überleben muss aus der Sicht des paranoiden Patienten alle „Schlechtheit" abgespalten und auf externe Figuren projiziert werden. Eine Manifestation dieses Schutzmanövers besteht darin, dass die normale innere Welt aus Aggressoren und Opfern in eine Lebenserfahrung umgewandelt wird, in der sich der paranoide Mensch ständig in der Rolle des Opfers befindet, das externen Aggressoren oder Anklägern gegenübersteht. Somit hebt die Sicht der Welt des paranoiden Patienten seine innere Spannung zwischen Introjekten auf. Wird ein paranoider Mensch gezwungen, erneut zu internalisieren, was er zuvor projiziert hat, reagiert er aufgrund der erhöhten inneren Spannung mit größerer Starrheit und verstärktem defensivem Verhalten (Shapiro 1965).

Patienten mit einer paranoiden Persönlichkeitsstörung gehen jede Beziehung mit der Überzeugung ein, dass der andere früher oder später „einen Fehler machen" und ihren Verdacht bestätigen wird. In der paranoid-schizoiden Form des Daseins lebt der Patient in einem Zustand unablässiger Angst, die aus der Überzeugung resultiert, dass die Welt voll von nicht vertrauenswürdigen und unberechenbaren Fremden ist (Ogden 1986). Selbst wenn ein und derselbe Therapeut lange mit einem paranoiden Patienten gearbeitet hat, kann eine kleine Enttäuschung dazu führen, dass der Patient das vorherige Verhalten des Therapeuten völlig außer Acht lässt und zu der festen Überzeugung gelangt, dass dieser nicht vertrauenswürdig ist. Der Therapeut ist „entlarvt" worden. Zurückliegende gute Erfahrungen mit einem Menschen können also durch die aktuelle Situation vollkommen ausgelöscht werden.

Erfahrungen werden im wahrsten Sinne des Wortes für bare Münze genommen. Patienten mit einer paranoiden Persönlichkeitsstörung sind unfähig zu denken: „Es *scheint,* als wollte der andere mir schaden." Sie *wissen,* dass der andere böse Absichten hegt. Ebenso ist der paranoide Patient in der Übertragungsbeziehung zum Therapeuten nicht in der Lage, zu sagen: „Mir *scheint,* dass ich so auf Sie reagiere, als wären Sie genau so sadistisch, wie mein Vater es war." Der Patient erlebt den Therapeuten einfach als sadistisch. Deshalb kann man diese Patienten im Sinne der Bindungstheorie als Menschen mit einer Entwicklungsstörung bei der Mentalisierung betrachten (Williams et al. 2005), da sie oftmals in einer Denkweise der psychischen Äquivalenz stecken zu bleiben scheinen.

Projektion und projektive Identifikation sind zwei grundlegende Schutzmechanismen bei einer paranoiden Persönlichkeitsstörung. Die Projektion ersetzt eine interne Bedrohung durch eine externe. Die projektive Identifikation geht noch einen Schritt weiter: Über die Externalisierung von Bedrohungen hinaus werden durch sie Menschen in der Umgebung „kontrolliert", indem sie auf höchst pathologische Weise an den paranoiden Menschen gebunden werden. Das Bedürfnis nach Kontrolle zeigt das extrem geringe Selbstwertgefühl im Kern der Paranoia (Meissner 1986). Tief im Inneren fühlt sich der paranoide Patient minderwertig, schwach und unfähig. Somit können die Grandiosität oder das Gefühl der „Besonderheit", die bei diesen Patienten häufig zu beobachten sind, als Kompensation für das Minderwertigkeitsgefühl betrachtet werden. Bei denjenigen, die sich in Behandlung begeben, treten möglicherweise Depressionen oder Ängste auf, weil die paranoiden und grandiosen Schutzmechanismen versagen und die zugrunde liegenden Gefühle der Unzulänglichkeit hervorbrechen (Meissner 1995).

Wegen des geringen Selbstwertgefühls, das der paranoiden Persönlichkeitsstörung zugrunde liegt, orientieren sich die Betroffenen stark an Fragen von Rang und Macht. Sie machen sich große Sorgen darüber, dass Menschen in verantwortlicher Position sie demütigen oder unterwürfiges Verhalten von ihnen erwarten könnten (Shapiro 1965). Stets sehen sie ihre Autonomie bedroht. Bezüglich ihrer zwischenmenschlichen Beziehungen haben sie ständig Angst, dass diese zur Unterordnung unter eine externe Macht führen, sie befürchten, dass jeder, der ihnen nahezukommen versucht, insgeheim versucht, die Kontrolle zu übernehmen. Diese Sorge kann als Furcht vor passiven homosexuellen Impulsen zutage treten, wie sie ursprünglich von Freud (1911c) im Fall des psychotisch gestörten Richters Schreber beschrieben wurden. Allerdings bereiten passive homosexuelle Impulse nicht unbedingt allen paranoiden Menschen Sorge. Offenkundige Homosexualität und eine paranoide Persönlichkeitsstörung können auch bei ein und derselben Person vorkommen. Das Wesentliche liegt eher darin, dass diese Patienten jegliche passive Hingabe gegenüber jeglichen Impulsen und jeglichen Personen fürchten (Shapiro 1965).

Eine erfolgreiche Therapie kann einen flüchtigen Eindruck dessen vermitteln, was sich unter dem Projektionssystem verbirgt: Eine gehörige

Portion depressiver Inhalte (Meissner 1976) und diametral entgegengesetzte Selbstrepräsentationen. Dem besonderen, berechtigten und grandiosen Selbst steht ein schwacher, wertloser und minderwertiger Gegenpol gegenüber. Akhtar (1990) hat diese koexistenten Selbstrepräsentationen systematisch untersucht und folgendermaßen beschrieben:

> Nach außen hin sind paranoide Menschen fordernd, arrogant, misstrauisch, ehrgeizig, unromantisch, moralistisch und äußerst vigilant gegenüber der externen Umgebung. Innerlich aber fürchten sie sich, sind ängstlich, hegen Selbstzweifel, sind leichtgläubig, rücksichtslos, neigen zu Erotomanie und sind nicht in der Lage, die Ganzheit der Ereignisse kognitiv voll zu erfassen. (S. 21–22)

Therapeuten, die sich dieser anderen Dimension der paranoiden Persönlichkeit bewusst sind, können sich besser in diese schwierigen Patienten einfühlen.

Die Entwicklungsstörung, durch die eine Objektkonstanz ausbleibt, ist ein typisches Merkmal paranoider Patienten, das ihr Verhalten und ihr Denken wesentlich mitbestimmt (Auchincloss und Weiss 1992; Blum 1981). Da sie keine liebevolle Beziehung zu einer inneren Objektrepräsentanz aufrecht erhalten können, sind sie davon überzeugt, dass Liebesbeziehungen gefährlich und instabil sind. Um mit der Angst fertig zu werden, die mit der Objektinkonstanz einhergeht, entwickeln sie Fantasien über die konkrete und die magische Verbindung zwischen Objekten (Auchincloss und Weiss 1992). Paranoide Menschen stellen extreme Entweder-oder-Anforderungen an Beziehungen. Entweder das Objekt ihrer Aufmerksamkeit denkt ständig an sie, oder die betreffende Person ist ihnen gegenüber gleichgültig – was paranoide Patienten als unerträglich empfinden. Es sind hauptsächlich diese Ängste bezüglich Gleichgültigkeit und Verbundenheit, die dazu führen, dass paranoide Patienten bereit sind, ihre Freiheit einzuschränken, um konkrete und magische Verbindungen zu Objekten zu erleben.

Behandlungsansätze

Wegen ihres Argwohns schneiden sie in der Gruppenpsychotherapie gewöhnlich schlecht ab. Behandlungsversuche müssen daher zumeist als Einzeltherapie unternommen werden, auch wenn das eine gewaltige Herausforderung für den Therapeuten darstellt. Wie bereits erwähnt, begeben sich diese Patienten oft auf einen gewissen externen Druck hin in Behandlung und haben enorme Schwierigkeiten, irgendjemandem zu vertrauen. Angesichts dieser Hindernisse sollte der erste Schritt der Psychotherapie darin bestehen, ein therapeutisches Bündnis zu schließen. Dies wird dadurch erschwert, dass paranoide Patienten bei anderen oftmals Abwehrreaktionen auslösen. Diesbezüglich bildet auch der Therapeut keine Ausnahme, wie der folgende Auszug zeigt:

PATIENT: Ich bin sehr böse auf Sie, weil ich eine halbe Stunde im Wartezimmer sitzen musste. Sie haben mir gesagt, ich soll heute um 9.30 Uhr hier sein.

THERAPEUT: Nein, das stimmt nicht. Ich habe 10.00 Uhr gesagt.

PATIENT: Sie haben 9.30 Uhr gesagt.

THERAPEUT *(etwas lauter und energischer)*: Ich habe 10.00 Uhr gesagt. Ich habe es in meinem Kalender notiert.

PATIENT: Sie versuchen, mich reinzulegen. Sie wollen nicht zugeben, dass Sie sich geirrt haben, deshalb versuchen Sie, mir einzureden, ich hätte mich geirrt.

THERAPEUT *(noch lauter)*: Wenn ich mich geirrt hätte, würde ich es zugeben. Ich denke vielmehr, dass Sie derjenige sind, der nicht zugeben will, dass er sich geirrt hat, und unterstellen es mir!

PATIENT: Diese Schikane lasse ich mir nicht gefallen. Ich werde mir einen anderen Therapeuten suchen!

Dieses leicht überzeichnete Gespräch veranschaulicht den bei paranoiden Patienten außerordentlich häufigen Kreis der projektiven Identifikation. Der Patient behandelt den Therapeuten wie ein böses Objekt, das ihn verfolgt. Der Therapeut fühlt sich gezwungen, sich zu verteidigen, und gelangt schließlich zu einer Interpretation, mit der er versucht, die Projektion an den Patienten zurückzuverweisen. Dadurch fühlt sich der Patient angegriffen, missverstanden und getäuscht. Um diese Eskalation zu vermeiden, muss der Therapeut nachempfinden, dass der Patient die Projektion braucht, um emotional zu überleben. Der Therapeut muss bereit sein, als Behälter für Gefühle von Hass, Schlechtheit, Unvermögen und Verzweiflung zu dienen (Epstein 1979; Gabbard 1991, 1996). Der Versuch, solche Gefühle zu früh zurückzugeben, führt nur dazu, dass der Patient eine erhöhte innere Spannung empfindet und starrer wird. Der Therapeut muss in der Lage sein, die Schuld auf sich zu nehmen, gegebenenfalls auch in einem Maße, dass er eingestehen muss, dem Patienten nicht helfen zu können (Epstein 1984). Die meisten Therapeuten verfügen über eine starke Gegenübertragungsabwehr hinsichtlich der Akzeptanz einer fehlgeschlagenen Behandlung; sie wehren sich, wenn Patienten ihnen Inkompetenz vorwerfen. Indem sie jedoch das niedrige Selbstwertgefühl ihrer Patienten zur Kenntnis nehmen, das diese dazu bewegt, die Schuld bei anderen zu suchen, können sie sich besser in ihre Sichtweise hineinversetzen und wirklich nach Möglichkeiten suchen, um die Behandlung erfolgreicher zu gestalten. Sich zu verteidigen, ist eine natürliche Reaktion, wenn man der Unehrlichkeit bezichtigt wird. Andererseits kann diese Reaktion als Bestätigung dessen missverstanden werden, dass der Therapeut etwas zu verbergen hat. Bei paranoiden Patienten ist Offenheit die bei Weitem beste Strategie. Wenn sie Misstrauen bezüglich der Unterlagen oder Notizen des Therapeuten äußern, sollte der Therapeut ihnen Einsicht in diese Notizen gewähren und sie als therapeutische Intervention verwenden.

Die Verweigerung der Einsicht führt nur zu einer Verstärkung der Paranoia.

Der Therapeut muss es während der gesamten Therapie und insbesondere in den frühen Phasen, in denen das Bündnis zustande kommt – ebenso wie alle anderen Menschen im Umfeld des Patienten –, vermeiden, defensiv zu reagieren. Er sollte die Interpretation des Patienten zu den Ereignissen oder seine Wahrnehmung bezüglich des Therapeuten nicht hinterfragen, so negativ diese auch sein mögen. Er sollte lediglich weitere Einzelheiten erfragen und sich in die Gefühle und Wahrnehmungen des Patienten hineinversetzen. Vor allem muss er der Versuchung der Gegenübertragung widerstehen, mit der er sich von unerwünschten Projektionen befreien und diese durch verfrühte Interpretationen an den Patienten zurückverweisen könnte (Epstein 1979). Wie das obige Beispiel zeigt, würden Interpretationen dieser Art den Patienten nur in seiner Auffassung bestätigen, dass der Therapeut darauf aus ist, den Patienten anzugreifen. Unter Anwendung dieser methodischen Grundsätze kann die oben geschilderte Situation auch ganz anders gehandhabt werden:

PATIENT: Ich bin sehr böse auf Sie, weil ich eine halbe Stunde im Wartezimmer sitzen musste. Sie haben mir gesagt, ich soll heute um 9.30 Uhr hier sein.

THERAPEUT: Verstehe ich Sie richtig? Sie meinen, wir hätten verabredet, dass Sie heute statt um 10.00 Uhr um 9.30 Uhr kommen sollten?

PATIENT: Sie haben 9.30 Uhr gesagt.

THERAPEUT: Ich verstehe sehr gut, weshalb Sie böse auf mich sind. Eine halbe Stunde auf jemanden warten zu müssen, würde die meisten Leute ärgern.

PATIENT: Sie geben also zu, dass Sie mir gesagt haben, ich soll um 9.30 Uhr kommen?

THERAPEUT: Ehrlich gesagt kann ich mich nicht erinnern, das gesagt zu haben, aber schildern Sie mir doch etwas genauer, wie Sie sich an unsere Unterhaltung erinnern, damit ich herausfinden kann, weshalb Sie diesen Eindruck hatten.

In diesem Fall akzeptiert der Therapeut die Schuldzuweisung, ohne defensiv zu reagieren, aber auch ohne einen Fehler einzugestehen. Er setzt der Projektion des Patienten Grenzen und versucht, mehr darüber zu erfahren, wie sie zustande gekommen ist. Indem er bereit ist, die Möglichkeit in Erwägung zu ziehen, den Patienten tatsächlich irregeführt zu haben, bewertet er die Wahrnehmung des Patienten als legitim und weiterer Besprechung wert. Außerdem versucht er nicht, was projiziert wurde, in Form einer Interpretation zurückzugeben.

Der Therapeut muss auch nachempfinden, dass der Patient zur Wachsamkeit neigt. Diese Wachsamkeit stellt eine gewisse Anpassung dar, denn paranoide Patienten, die ausführlich über ihre Wahrnehmungen sprechen, wirken oft befremdlich auf andere. Wenn der Therapeut auch Phasen des

Schweigens und der Zurückhaltung gewährt, statt aufdringlich zu fragen, kann er dem Patienten helfen, sich etwas mehr zu öffnen. Eine andere Methode, ein Bündnis zu schließen, besteht darin, sich auf die Anspannung des Patienten zu konzentrieren, die im Vergleich zu der zur Aufrechterhaltung der paranoiden Kognition erforderlichen außergewöhnlichen Wachsamkeit von sekundärer Bedeutung ist. Bemerkungen wie „Da liegen Ihre Nerven wohl blank" oder „Da sind Sie sicher erschöpft" können dazu beitragen, dass sich der Patient verstanden fühlt. Wenn der Patient bereit ist, zu sprechen, sollte der Therapeut ihn zur ausführlichen Darstellung ermutigen, die die Vorgeschichte der aktuellen Stresssituation zutage fördern kann (Meissner 1976).

Das Gesamtziel der psychotherapeutischen Arbeit mit paranoiden Patienten besteht darin, ihnen zu helfen, den Ursprung ihrer Probleme in ihrer Wahrnehmung von einem externen Ort an einen internen zu verlagern. Diese Verlagerung kann nur ohne Eile erfolgen, was bei jedem Patienten eine andere zeitliche Dimension bedeutet. Eine zweite Verlagerung, die eng mit der ersten zusammenhängt, ist die Umwandlung der paranoiden Denkweise in eine depressive, in der der Patient sich gestattet, Gefühle von Verletzlichkeit, Schwäche, Minderwertigkeit und Fehlerhaftigkeit zu erleben (Meissner 1995). Der Therapeut muss den wiederholten Attacken von Anschuldigungen und Vorwürfen standhalten, ohne aufgebracht zu reagieren oder zu verzweifeln. Wenn sich der Patient immer mehr öffnet, kann der Therapeut anfangen, seine Gefühle einzuordnen, und ihm so helfen, zwischen Gefühlen und Wirklichkeit zu unterscheiden (Meissner 1976). Der Therapeut kann dem Patienten auch helfen, Wissenslücken zu erkennen. Er kann zum Beispiel fragen: „Hat Ihr Chef Ihnen gesagt, dass er Sie hasst?" Verneint der Patient dies, kann der Therapeut sachliche Anmerkungen darüber machen, dass der Patient beschränkte Kenntnisse über die Gefühle seines Chefs hat. Solche Fragen müssen taktvoll und neutral formuliert werden, damit sie die Sichtweise des Patienten nicht unnötig in Frage stellen. Der Therapeut braucht in der Sache keine Stellung zu beziehen, sollte jedoch darauf hinweisen, dass weitere Informationen benötigt werden (Meissner 1976).

Während der gesamten Psychotherapie muss der Therapeut Gefühle eher in Grenzen halten, als auf sie zu reagieren. Dadurch gelangt der Patient zu einer neuen Objektbeziehung, die sich von den früheren unterscheidet. Diese andersartige Erfahrung wird mit der Zeit internalisiert. Dieses Beziehungsmodell der Veränderung wird durch eine allmähliche Änderung des Denkens ergänzt. Das Wesentliche für den Patienten besteht darin, „kreative Zweifel" (Meissner 1986) an seiner Sicht der Dinge zu hegen. Sobald der Patient seine paranoid-schizoide Haltung aufgibt und die depressiven Elemente in seinem Inneren wahrnimmt, mentalisiert er effektiver und erlebt ein Selbst, das Erfahrungen vermitteln und interpretieren kann. Er sieht die Dinge, „als ob" sie sich auf eine bestimmte Weise verhielten, und nicht so, dass sie *tatsächlich* so sind. Der Patient muss außerdem längere Einblicke in seine Gefühle von

Wertlosigkeit und Minderwertigkeit zulassen, um die depressiven Elemente der Übertragung aufzuarbeiten. Im Idealfall kann ein solcher Patient ein Verlangen nach Akzeptanz, Liebe und Nähe zeigen, das mit Frustration und Enttäuschung über Personen in der Kindheit zusammenhängt (Meissner 1976, 1995). Als Resultat kann er mit der Trauer über diese Beziehungen beginnen.

Der folgende kurze Bericht über die frühen Phasen der Psychotherapie eines Patienten mit einer paranoiden Persönlichkeitsstörung veranschaulicht einige der methodischen Grundsätze, die in den vorstehenden Abschnitten besprochen wurden. Die Anmerkungen in Klammern weisen auf das Verhältnis zwischen Theorie und Methode in diesem Fall hin.

> Herr AA war ein 42 Jahre alter Buchhalter, der wegen seiner ständigen Beschwerden über Allergien gegen Stoffe in seinem Arbeitsumfeld seit einem Jahr erwerbsunfähig war. Nach einer Beförderung war er in ein neues Büro umgezogen, wo plötzlich mehrere lästige physische Symptome, unter anderem Kopfschmerzen, schwerfälliges Denken, Druck im Oberkörper, verschwommenes Sehen, allgemeine Schmerzen, Schwäche, schnelles Ermüden und fehlende Motivation, auftraten. Herr AA führte diese Symptome auf die neue Holzverkleidung und den neuen Teppich in seinem Büro sowie auf von der Lüftungsanlage erzeugte Vibrationen im Boden zurück. Die unangenehmen Erscheinungen milderten sich, sobald er das Büro verließ, und waren meist verschwunden, wenn er beim Arzt ankam. Er wurde von verschiedenen Spezialisten untersucht, von denen nur einer der Meinung war, es gäbe eine physische Ursache für die Beschwerden. Herr AA nutzte diese Einzelmeinung, um seinen Standpunkt zu rechtfertigen. Die Firmenleitung, die besorgt war, dass seine Erwerbsunfähigkeit zum Dauerzustand werden könnte, drängte ihn zur Psychotherapie. In den Anfangsphasen der Therapie stritt Herr AA, mit Ausnahme von Eheproblemen, für die er seine Frau verantwortlich machte, jegliche emotionalen Probleme ab. Er sprach ausführlich über seine Symptome und behauptete, er sei, ungeachtet der negativen Diagnose der meisten Spezialisten, davon überzeugt, dass sie eine physische Ursache haben. (Der Patient zeigt, dass er für die rationalen Argumente der Spezialisten nicht im Geringsten empfänglich ist. Außerdem zeigt er Grandiosität, indem er glaubt, mehr zu wissen als die Ärzte.)
>
> Auf die Frage nach seinen zwischenmenschlichen Beziehungen erklärte Herr AA, er und sein Vater redeten nicht miteinander, da dieser ihn bei Geschäften getäuscht habe. Außerdem beschwerte er sich darüber, dass sein Vater ihn stets härter angefasst habe als all seine Brüder. Als Zusammenfassung der Beschreibung seines Vaters sagte er, dieser sei ungerecht und nicht vertrauenswürdig. Seine Frau beschrieb er als hinterlistig. Sie habe ihn „überlistet“, um ein Kind zu bekommen, indem sie nicht verhütet habe und deshalb schwanger geworden sei. Er sagte, er habe ihr diese List – die 8 Jahre her war – niemals verziehen, und die Ehe sei seitdem eine Katastrophe. Er gab an, dies könne sich nur ändern, wenn sie vertrauenswürdiger würde. (Der Patient hat Personen im engeren

Familienkreis böswillige Verfolgung zugeschrieben und sieht in ihnen den Ursprung all seiner Probleme. Er gesteht nicht ein, in irgendeiner Weise zu den Schwierigkeiten in der Familie beigetragen zu haben, und ist der Ansicht, dass eine Lösung nur möglich ist, wenn nicht er sich ändert, sondern die anderen.)

In der ersten psychotherapeutischen Sitzung hörte Herr AA dem Therapeuten aufmerksam zu und erbat wiederholt eine weitere Klärung der Bemerkungen. Er schien selbst in den wohlwollendsten Aussagen nach verborgenen Botschaften zu suchen. Außerdem achtete er genau auf jede noch so kleine Körperbewegung des Therapeuten, die er oft fälschlicherweise als Anzeichen von Langeweile oder Desinteresse deutete. Nachdem er eine Weile zugehört hatte, bemerkte der Therapeut einfühlsam: „Sie müssen sich absolut im Recht fühlen. Ihr Chef sitzt Ihnen wegen der Therapie im Nacken, sie fühlen sich körperlich schlecht, und Ihre Frau und Sie reden nicht miteinander." Daraufhin öffnete sich der Patient etwas und gab zu, dass er schon immer etwas „dünnhäutig" gewesen sei. Er räumte ein, dass ihn Kleinigkeiten, die anderen nichts ausmachten, oft beträchtlich störten. (Indem er das angekratzte Selbstwertgefühl des Herrn AA empathisch bewertete, ermöglichte der Therapeut ihm, erstmals ein bei ihm liegendes Problem einzugestehen, nämlich, dass er „dünnhäutig" sei.)

Sein Verhältnis zu seinem Sohn beschrieb Herr AA auf kalte und berechnende Weise: „Wir verbringen mehr Zeit miteinander als der Durchschnitt." (Diese Beschreibung verdeutlicht die Unfähigkeit der paranoiden Persönlichkeit, in Beziehungen emotionale Wärme und Zärtlichkeit zu empfinden, da solche Gefühle sie anfällig für Zurückweisung und Angriffe machen würden.) Herr AA wechselte das Thema und kam auf seine Sorge bezüglich der Ärzte zu sprechen, die ihn untersucht hatten. Er erklärte, er sei davon überzeugt, dass alle Ärzte im Grunde inkompetent seien, und schien zu glauben, ein Arzt habe durch ein bestimmtes Medikament beinahe eine Hirnblutung bei ihm verursacht. Er beschrieb drei Psychiater, die ihn zuvor untersucht hatten, als inkompetent. Dann fragte er den Therapeuten nach einem bestimmten nichtpsychiatrischen Medikament. Als der Therapeut zugab, das Medikament nicht zu kennen, erwiderte Herr AA eilig, er sei vermutlich ein ebensolcher „Quacksalber" wie die anderen Ärzte. (Die Angst des paranoiden Menschen vor Kontrolle durch andere, gepaart mit Minderwertigkeitsgefühlen in Beziehungen, in denen einer das Sagen hat, führt oft zur Abwertung und Erniedrigung anderer. Indem er den Therapeuten abwertet, bestätigt Herr AA sich, dass es nichts gibt, worauf er neidisch sein müsste, und er keinen Grund hat, sich unterlegen zu fühlen.)

Als Herr AA mit der Verunglimpfung der Meinungen der vielen Spezialisten fortfuhr, bei denen er gewesen war, merkte der Therapeut an: „Das muss sehr demoralisierend für Sie sein." Herr AA antwortete spitz: „Sie versuchen, mir etwas vorzumachen!" (Hier überstieg der Versuch des Therapeuten, sein Mitgefühl durch die Anführung eines neuen Gefühls auszudrücken, die Fähigkeit des Patienten, sich dieses Gefühl einzugestehen. Der Patient hätte möglicherweise positiver reagiert, wenn der Therapeut näher am Wortlaut des Patienten und den von diesem beschriebenen Gefühlen geblieben wäre.)

Als Herr AA weiter über seine aktuelle Lage sprach, konnte er eingestehen, dass es ihm schwergefallen war, sich an seine Behinderung und die Arbeitslosigkeit zu gewöhnen, nachdem er eine leitende Position bekleidet hatte. Da er eine Öffnung im Hinblick auf die Frage des Selbstwertgefühls spürte, merkte der Therapeut an, es müsse ein ziemlicher Schlag gewesen sein, nicht arbeiten zu können. Herr AA antwortete mit einer Frage: „Denken Sie, dass ich schwach bin?" (Indem der Therapeut erneut sein Mitgefühl bezüglich des geringen Selbstwertgefühls des Patienten zum Ausdruck brachte, statt defensiv zu reagieren, ermöglichte er es Herrn AA, seine Besorgnis über seine grundlegende Schwäche und Minderwertigkeit auszusprechen.)

Verhütung von Gewalt

Patienten, die unter einer der vielfältigen psychiatrischen Störungen leiden, können auch gewalttätig werden, ein besonderes Risiko für den Therapeuten stellt jedoch der paranoide Patient dar. Das Verständnis der Dynamik der Paranoia kann jedoch zur Verhütung von Angriffen beitragen.

Um die Eskalation von Aggression zu verhindern, sollten Psychiater bei der Durchführung der Therapie folgende Grundsätze beachten:

1. *Tun Sie alles, um dem Patienten zu helfen, sein Gesicht zu wahren.* Da der Kern der Paranoia ein geringes Selbstwertgefühl ist, sollte der Psychiater die Erfahrungen des Patienten nachempfinden, jedoch nicht in Frage stellen, ob das, was er sagt, der Wahrheit entspricht. Wie in jeder Behandlungssituation mit einem paranoiden Patienten besteht die erste Aufgabe darin, ein therapeutisches Bündnis mit dem Patienten zu schließen. In einer Studie mit 328 stationär behandelten Patienten (Beauford et al. 1997) zeigte sich, dass Patienten mit einem schwächeren therapeutischen Bündnis während des Aufenthalts im Krankenhaus deutlich stärker zu Gewalt neigten. In einer belebten ambulanten Klinik hatte ein Arzt im Praktikum, der zum ersten Mal einem paranoiden Patienten begegnete, den Eindruck, dass dieser bezüglich seiner aktuellen Wohnsituation nicht die Wahrheit sagte. Er sagte dem Patienten, er werde in dem Rehabilitationszentrum in dem der Patient angeblich lebte, anrufen, um seine Aussage zu überprüfen. Als der Arzt in seiner Schublade nach dem Telefonbuch griff, schlug ihm der Patient mit der Faust ins Gesicht. Dieser unglückliche Zwischenfall führt direkt zu einem weiteren Grundsatz zur Verhütung von Gewalt.
2. *Vermeiden Sie es, weiteren Argwohn zu schüren.* Da diese Patienten von Grund auf misstrauisch sind, müssen alle Behandlungen so gestaltet werden, dass eine Steigerung ihrer Paranoia verhindert wird. Jede

Bewegung sollte langsam und sorgfältig erklärt und langsam und gut sichtbar ausgeführt werden. Sie können zum Beispiel sagen: „Ich greife jetzt in meine Schublade, um ein Terminformular herauszunehmen, damit Sie wissen, wann unsere nächste Sitzung ist." Sie sollten auch übermäßige Freundlichkeit vermeiden, da ein solches Verhalten in krassem Gegensatz zur alltäglichen Erfahrung dieser Patienten steht und ihren Argwohn nur weiter schürt.

3. *Helfen Sie dem Patienten, ein Gefühl der Kontrolle zu behalten.* Kontrolle ist außerordentlich wichtig für paranoide Patienten, die einen Kontrollverlust mit großer Wahrscheinlichkeit ebenso fürchten wie der Therapeut. Der Therapeut muss Panik um jeden Preis vermeiden. Ein Therapeut, der zeigt, dass er befürchtet, dass der Patient die Kontrolle verliert, verstärkt nur die Angst des Patienten vor einem Kontrollverlust. Ein Großteil der Angst paranoider Menschen rührt daher, dass sie befürchten, dass andere die Kontrolle übernehmen könnten. Deshalb mindert alles, was der Therapeut tut, um zu zeigen, dass er die Autonomie des Patienten respektiert, seine Angst vor passiver Unterwerfung. Bei Behandlungen muss sein Recht, die Situation so zu bewerten, wie er sie sieht, berücksichtigt werden. Der Therapeut kann einem solchen Patienten beispielsweise sagen: „Ich denke, Ihre Gefühle bezüglich der Situation sind legitim, wenn man bedenkt, was Sie durchgemacht haben, und ich respektiere Ihr Recht, die Dinge so zu sehen."
4. *Ermutigen Sie den Patienten stets, seinen Ärger in Worte zu fassen, statt ihn auszuleben.* Ermutigen Sie den Patienten, seinen Ärger so ausführlich wie möglich zu beschreiben. Ermuntern Sie ihn, die logischen Konsequenzen von Gewalt in Betracht zu ziehen. Zeigen Sie, wenn möglich, Alternativen zur Gewalt auf, damit der Patient sieht, dass es auch andere Möglichkeiten gibt. Ärger als gerechtfertigte Reaktion zu akzeptieren, bedeutet nicht, aggressive Handlungen zu billigen. Wenn sich ein Therapeut unmittelbar bedroht fühlt, kann er versuchen, dies in Worte zu fassen. Ein Psychiater im Praktikum, der spürte, dass sein neuer Patient kurz vor einem Gewaltausbruch stand, sagte: „Mir scheint, sie würden mich am liebsten schlagen." Der Patient nickte zustimmend. Der Psychiater fuhr fort: „Wie wäre es, wenn wir ein paar Schritte gehen und Sie mir dabei erzählen, was sie empfinden. Vielleicht hilft Ihnen das, Ihre Gefühle nicht in Taten umzusetzen." Diese ruhige und sachliche Haltung half dem Patienten, ein Gefühl der Kontrolle zu behalten, und er dankte dem Arzt für seine Hilfe.
5. *Gewähren Sie dem Patienten stets genug Bewegungsfreiheit.* Die Angst des paranoiden Patienten vor passiver Unterwerfung gegenüber anderen wird durch körperliche Nähe erhöht. Vermeiden Sie eine Sitzordnung, bei der sich der Patient im Raum gefangen fühlt. Zu Gewalt neigende Patienten benötigen erwiesenermaßen einen größeren Abstand zu

anderen (Kinzel 1971). Sitzen Sie nicht zu nah bei Ihrem Patienten und vermeiden Sie selbst die wohlwollendsten Berührungen. – Eine paranoide Patientin nahm zu jeder Therapiesitzung eine Pistole mit, weil ihr Therapeut sie nach jeder Sitzung umarmte.

6. *Seien Sie sich bei Begegnungen mit potenziell gewalttätigen Patienten Ihrer eigenen Gegenübertragung bewusst.* Sowohl Krankenhauspersonal als auch Therapeuten, die mit paranoiden Menschen zu tun haben, leugnen oft ihre Gegenübertragung. Es kommt vor, dass sie aus Angst davor, dass ihre schlimmsten Befürchtungen bezüglich des Gewaltpotenzials des Patienten eintreten könnten, darauf verzichten, wichtige Fragen zur Geschichte des Patienten zu stellen. Wer Behandlungen durchführt, muss sich seine eigenen Ängste eingestehen und gefährliche Situationen mit Patienten, die schon früher gewalttätig geworden sind, vermeiden. Das Leugnen ist wegen der geschlechtsspezifischen Stereotypen, laut welchen Männer eher zu Gewalttätigkeit neigen als Frauen, im Umgang mit weiblichen Patienten häufiger. Tatsächlich aber sind die Gewaltmuster männlicher und weiblicher stationärer Patienten ähnlich, und die Wahrscheinlichkeit dessen, dass sie in dem Monat vor ihrer Aufnahme einen anderen Menschen angegriffen haben, ist bei Frauen ebenso groß wie bei Männern (Tardiff et al. 1997). Therapeuten bedienen sich auch der Projektion der Gegenübertragung, um ihre eigene Aggression zu leugnen und auf den Patienten zu externalisieren. Projektive Identifikation kann beim Patienten Gewalt auslösen, wenn der Therapeut nur die Aggression und Destruktivität des Patienten sieht, nicht aber seine eigene. Eine Studie über Psychiater, die von Patienten angegriffen worden waren (Madden et al. 1976) hat gezeigt, dass 53 % der Psychiater ihre Patienten vor dem Angriff in irgendeiner Weise provoziert hatten.

Schizoide und schizotypische Persönlichkeitsstörung

Neben der paranoiden Persönlichkeitsstörung gehören auch schizoide und schizotypische Persönlichkeitsstörungen zu Cluster A der Achse II des DSM-IV-TR (American Psychiatric Association 2000). Obwohl es sich um verschiedene Störungen handelt, werden sie hier zusammen besprochen, weil sowohl ihr dynamisches Verständnis als auch ihre therapeutischen Ansätze viele Gemeinsamkeiten aufweisen.

Die Trennung der schizoiden und der schizotypischen Persönlichkeitsstörung wurde vor allem angesichts jener immer umfangreicheren Literatur vorgenommen, die davon ausgeht, dass die schizotypische Persönlichkeitsstörung genetisch mit der Schizophrenie zusammenhängt, während dies bei der schizoiden Persönlichkeitsstörung nicht der Fall ist (Kendler et al. 1981, 1995; Kety et al. 1971; Rosenthal et al. 1971). Diese Studien deuten darauf hin, dass es sich bei der schizotypischen Persönlichkeitsstörung um eine mildere Form der Schizophrenie handelt, die durch eine mehr oder weniger intakte Wahrnehmung der Realität, Schwierigkeiten mit Beziehungen und leichte Denkstörungen gekennzeichnet ist. Außerdem deutet die Langzeitbeobachtung von Patienten mit einer schizotypischen Persönlichkeitsstörung darauf hin, dass die Folgen ähnlich sind wie bei schizophrenen Patienten (McGlashan 1983). Eine Studie hat ergeben, dass das Risiko für mit Schizophrenie zusammenhängende Störungen bei Verwandten ersten Grades von Patienten mit schizotypischer oder paranoider Persönlichkeitsstörung deutlich höher ist als bei Verwandten ersten Grades von Patienten mit anderen Persönlichkeitsstörungen (Siever et al. 1990). Weiterhin wurden Zusammenhänge zwischen Schizotypie und Schizophrenie im Bereich der Aufmerksamkeitsstörungen und der Blickregistrierung (eye-tracking) nachgewiesen (O'Driscoll et al. 1998; Roitman et al. 1997). Neuere Untersuchungen haben gezeigt, dass semantische Dysfunktionen bei Frauen mit schizotypischer Persönlichkeitsstörung denen der Schizophrenie ähnlich sind (Niznikiewicz et al. 2002). In anderen Studien wurden bei MRI-Untersuchungen Ähnlichkeiten hinsichtlich der Volumenverminderung des Pulvinars (Byne et al. 2001) und ähnliche hemmende Defizite (Cadenhead et al. 2002) festgestellt. Und schließlich können geringe Dosen von Neuroleptika die Schwere der Symptome bei einer schizotypischen Persönlichkeitsstörung verringern (Koenigsberg et al. 2003).

Wie Gunderson (1983) festgestellt hat, sind Menschen mit einer schizotypischen Persönlichkeitsstörung solchen mit einer schizoiden Persönlichkeitsstörung sehr ähnlich, mit dem Unterschied, dass die Definition der schizotypischen Persönlichkeitsstörung einige Symptome enthält, die eine abgeschwächte Form der Schizophrenie vermuten lassen. In Wirklichkeit bilden die schizoide und die schizotypische Persönlichkeitsstörung ein Kontinuum, sodass die Trennung der beiden Störungen etwas willkürlich ist. Ein Vergleich der DSM-IV-TR-Kriterien der schizoiden Persönlichkeitsstörung (Tabelle 14–2) und der schizotypischen Persönlichkeitsstörung (Tabelle 14–3) zeigt, dass beide Störungen mit einem beträchtlichen Maß an sozialem Rückzug und affektiver Einschränkung einhergehen.

Schizotypische Patienten als solche bilden ebenfalls ein Kontinuum, das große Ähnlichkeiten mit schizoiden Patienten aufweist (abgesehen von einigen weiteren Merkwürdigkeiten des Verhaltens und der Kommunikation), bis hin zu denen, die der Schizophrenie näher stehen und zu kurzen psychotischen Episoden neigen. Der nachfolgende Abschnitt über das dynamische Verständnis dieser Erkrankungen zeigt, dass ein ähnlicher therapeutischer Ansatz oftmals von Nutzen ist.

TABELLE 14–2. DSM-V-TR-Kriterien der schizoiden Persönlichkeitsstörung

A. Ein tief greifendes Muster des Rückzugs aus sozialen Beziehungen und ein beschränktes Spektrum des Ausdrucks von Emotionen in interpersonellen Situationen; beginnt im frühen Erwachsenenalter und zeigt sich in verschiedenen Situationen anhand von vier (oder mehr) der nachstehenden Kriterien:

(1) Der/die Betreffende sehnt sich nicht nach engen Beziehungen, einschließlich der Zugehörigkeit zu einer Familie, und fühlt sich in solchen auch nicht wohl.

(2) Der/die Betreffende entscheidet sich fast immer für Einzelaktivitäten.

(3) Der/die Betreffende hat, wenn überhaupt, nur geringes Interesse an sexuellen Erfahrungen mit einer anderen Person.

(4) Dem/der Betreffenden bereiten, wenn überhaupt, nur wenige Aktivitäten Freude.

(5) Der/die Betreffende hat keine engen Freunde oder Vertrauten außer seinen/ihren Verwandten ersten Grades.

(6) Dem/der Betreffenden scheinen Lob oder Kritik anderer gleichgültig zu sein.

(7) Der/die Betreffende zeigt emotionale Kälte, Rückzug oder reduzierte Affektivität.

B. Tritt nicht ausschließlich im Verlauf einer Schizophrenie, einer affektiven Störung mit psychotischen Merkmalen, einer anderen psychotischen Störung oder einer umfassenden Entwicklungsstörung auf und resultiert nicht aus unmittelbaren physiologischen Auswirkungen einer Allgemeinerkrankung.

Anmerkung: Wenn die Kriterien vor dem Beginn einer Schizophrenie erfüllt sind, ist „prämorbid“ hinzuzufügen, z. B. „schizoide Persönlichkeitsstörung (prämorbid)“.

Quelle: Nachgedruckt aus American Psychiatric Association: *Diagnostic and Statistical Manual of Mental Disorders.* Fourth Edition, Text Revision. Arlington, VA, American Psychiatric Association, 2000. Copyright 2000, American Psychiatric Association. Verwendung mit Genehmigung.

Psychodynamische Auffassung

Schizoide und schizotypische Patienten leben oft am Rande der Gesellschaft. Sie werden möglicherweise als „Sonderlinge“, „Ausgeflippte“ oder „Eigenbrötler“ ausgelacht oder einfach sich selbst überlassen und führen ein einsames und eigentümliches Leben. Wegen ihrer Isolation und ihrer Anhedonie bedauern andere sie eventuell und kümmern sich um sie. Meisten geben diejenigen, die solche Gesten machen, auf, nachdem sie wiederholt zurückgewiesen wurden. Familienmitglieder können mit der Zeit so verärgert sein, dass sie ihren schizoiden Verwandten in eine Behandlung zwingen. Eltern Heranwachsender oder junger Erwachsener gehen mit ihrem Sohn oder ihrer Tochter zum Psychiater, weil sie befürchten, er oder sie habe nicht genug vom Leben (Stone 1985). Andere schizoide und schizotypische Patienten begeben sich wegen ihrer quälenden Einsamkeit freiwillig in psychiatrische Behandlung.

TABELLE 14–3. DSM-IV-TR-Kriterien der schizotypischen Persönlichkeitsstörung

A. Ein tief greifendes Muster sozialer und zwischenmenschlicher Defizite, das durch akutes Unbehagen an und mangelnde Fähigkeit zu engen Beziehungen sowie Verzerrungen der Wahrnehmung oder des Denkens und eigentümliches Verhalten gekennzeichnet ist; beginnt im frühen Erwachsenenalter und zeigt sich in verschiedenen Situationen anhand von fünf (oder mehr) der nachstehenden Kriterien:

(1) Der/die Betreffende hat Beziehungsideen (jedoch keinen Beziehungswahn).

(2) Der/die Betreffende hat seltsame Überzeugungen oder magische Denkinhalte, die das Verhalten beeinflussen und nicht mit den Normen der jeweiligen subkulturellen Gruppe übereinstimmen (z. B. Aberglaube, Glaube an Hellseherei, Telepathie oder an den „sechsten Sinn"; bei Kindern und Heranwachsenden bizarre Fantasien und Beschäftigungen).

(3) Der/die Betreffende hat ungewöhnliche Wahrnehmungserfahrungen einschließlich körperbezogener Illusionen.

(4) Den/die Betreffende/n kennzeichnet eine seltsame Denk- und Sprechweise (z. B. vage, umständlich, metaphorisch, übergenau oder stereotyp).

(5) Der/die Betreffende ist argwöhnisch oder hat paranoide Vorstellungen.

(6) Den/die Betreffende/n kennzeichnet ein inadäquater oder eingeschränkter Affekt.

(7) Verhalten oder äußere Erscheinung des/der Betreffenden sind seltsam, exzentrisch oder merkwürdig.

(8) Der/die Betreffende hat keine engen Freunden oder Vertrauten außer Verwandten ersten Grades.

(9) Der/die Betreffende hat eine ausgeprägte soziale Angst, die bei Vertrautheit nicht abnimmt und eher mit paranoiden Befürchtungen als mit negativer Selbstbeurteilung zusammenhängt.

Anmerkung: Wenn die Kriterien vor dem Beginn einer Schizophrenie erfüllt sind, ist „prämorbid" hinzuzufügen, z. B. „schizotypische Persönlichkeitsstörung (prämorbid)".

Quelle: Nachgedruckt aus American Psychiatric Association: *Diagnostic and Statistical Manual of Mental Disorders.* Fourth Edition, Text Revision. Arlington, VA, American Psychiatric Association, 2000. Copyright 2000, American Psychiatric Association. Verwendung mit Genehmigung.

Das Innere eines schizoiden Patienten kann sich beträchtlich von seiner äußeren Erscheinung unterscheiden. Nicht selten sind solche Menschen eine Ansammlung von Widersprüchen. Akhtar (1987) hat diese Widersprüche in offene und verdeckte Manifestationen eingeteilt: „Der schizoide Mensch ist ‚offen' zurückgezogen, unabhängig, geistesabwesend, uninteressant, asexuell und übertrieben moralisch, während er ‚verdeckt' außergewöhnlich sensibel, emotional bedürftig, äußerst wachsam, kreativ, häufig pervers und anfällig für Korruption ist" (S. 510). Diese Polaritäten spiegeln keine bewussten und unbewussten Persönlichkeitsmerkmale wider, sondern zeigen eine Spaltung oder Zersplitterung des Selbst in verschiedene Selbstrepräsentationen, die nicht integriert werden. Aus der Sicht der Psychodynamik bezeichnet der Begriff „schizoid“ diese grundlegende Spaltung des Selbst. Das Ergebnis ist eine diffuse Identität – schizoide Patienten wissen nicht genau, wer sie sind, und fühlen sich mit extrem konfliktgeladenen Gedanken, Gefühlen, Wünschen und Bedürfnissen geschlagen. Diese diffuse Identität macht es schwer, Beziehungen zu anderen aufzubauen. Möglicherweise besteht das augenfälligste Merkmal schizoider und schizotypischer Patienten darin, dass sie scheinbar keine Beziehungen zu anderen haben. Die Psychoanalyse mit solchen Patienten deutet darauf hin, dass sie sehr wohl Gefühle für und Bestrebungen in Bezug auf andere haben, jedoch auf einer sehr frühen Entwicklungsstufe der Bezogenheit stehen geblieben sind (Lawner 1985). Diese Patienten scheinen ihre Entscheidung zur Isolation aufgrund der Überzeugung zu treffen, dass es ihnen nicht gelungen ist, von ihrer Mutter zu bekommen, was sie gebraucht hätten, das bedeutet, dass sie keine weiteren Versuche mehr unternehmen können, etwas anderes von späteren Bezugspersonen zu bekommen (Nachmani 1984). Schizoide Patienten können zwischen zwei Vorstellungen von Ängsten gefangen sein: Wenn sie zu nah sind, befürchten sie Vereinnahmung und eine Verschmelzung mit dem Objekt, wenn sie zu weit entfernt sind, haben sie Angst vor Verlust und Zusammenbruch (Williams et al. 2005).

Ein Großteil unserer Kenntnisse über die innere Welt des schizoiden Patienten entstammt den Arbeiten der britischen Vertreter der Objektbeziehungstheorie. Balint (1970) vertrat die Meinung, dass diese Patienten ein grundlegendes Defizit hinsichtlich des Aufbaus von Beziehungen haben – einen „grundlegenden Fehler“, verursacht durch beträchtliche Unzulänglichkeiten der mütterlichen Fürsorge im Kleinkindalter. Seiner Ansicht nach sind die Schwierigkeiten des schizoiden Patienten beim Aufbau von Beziehungen zu anderen die Folge dieser grundlegenden Unfähigkeit und nicht eines Konflikts (wie bei neurotischen Patienten). Fairbairn (1954), der vielleicht am meisten zum Verständnis des schizoiden Patienten beigetragen hat, betrachtete den schizoiden Rückzug als Schutz gegen einen Konflikt zwischen dem Wunsch, Beziehungen zu anderen aufzubauen, und der Angst, dass die eigene Bedürftigkeit anderen schaden könnte. Das Kleinkind, das seine Mutter zunächst als ablehnend erlebt, zieht sich möglicherweise von der Welt zurück. Gleichzeitig wächst seine Bedürftigkeit jedoch, bis sie als nicht zu befriedigende erlebt wird. Das Kleinkind fürchtet dann, dass seine Gier die Mutter vernichtet und es erneut alleine bleibt. Somit kann gerade das Objekt, das das Kleinkind am meisten braucht, durch seine eigenen Vereinnahmungsbestrebungen vernichtet werden. Fairbairn nannte diese Angst nach dem Märchen, in dem das kleine Mädchen zu seinem Schrecken sieht, dass die Großmutter verschwunden ist und es mit seiner eigenen projizierten oralen Gier – in Form eines alles verschlingenden Wolfes – alleine gelassen hat, „Rotkäppchen-Fantasie“.

Ebenso wie Rotkäppchen seine Gier auf den Wolf projizieren kann, projizieren Kleinkinder ihre eigene Gier möglicherweise auf die Mutter, die sie dann als alles verschlingend und gefährlich betrachten. Dieses kleinkindliche Dilemma bleibt bei schizoiden Patienten bestehen, die zunächst befürchten, mit ihrer Bedürftigkeit andere zu vereinnahmen, und dann, von anderen vereinnahmt zu werden. Dieses grundlegende Dilemma schizoider Patienten führt dazu, dass sie zwischen ihrer Angst, andere durch ihre Bedürftigkeit zu verjagen, und der Angst, von anderen erstickt oder vernichtet zu werden, hin und her schwanken. Deshalb erleben sie alle Beziehungen als gefährlich und als Situationen, die es zu meiden gilt. Da der schizoide Mensch durch seine Entscheidung, keine Beziehungen einzugehen, alleine und leer ist, kommt es häufig zu einem „schizoiden Kompromiss" (Guntrip 1968), bei dem der Patient sich gleichzeitig an andere klammert und sie abweist.

Schizoide Patienten leben in der ständigen Bedrohung des Verlassen-Werdens, der Verfolgung und der Desintegration (Appel 1974). Etwas von jemandem anzunehmen, birgt das Risiko, dass ein intensives Verlangen nach Abhängigkeit und Verschmelzung ausgelöst wird. Liebe wird mit der Verschmelzung mit einem anderen Menschen, mit dem Verlust der eigenen Identität und der Vernichtung des anderen gleichgesetzt. Obwohl sich die Vertreter der britischen Schule in ihren Arbeiten hauptsächlich mit schizoiden Patienten befasst haben, gelten die Beschreibungen von Balint, Guntrip und anderen auch für schizotypische Patienten (Stone 1985).

Der typische Rückzug des schizoiden Patienten aus zwischenmenschlichen Beziehungen kann auch eine wichtige Funktion hinsichtlich der Entwicklung haben. Winnicott (1963/1965) war der Meinung, die Isolation des schizoiden Patienten erhalte eine wichtige Authentizität aufrecht, die für das in der Entstehung begriffene Selbst des Patienten absolut heilig ist: „Es gibt eine Zwischenstufe in der gesunden Entwicklung, auf der die wichtigste Erfahrung des Patienten bezüglich des guten oder potenziell befriedigenden Objekts die Zurückweisung desselben ist" (S. 182). Der schizoide Rückzug ist eine Art, mit dem „wahren Selbst" zu kommunizieren, statt diese Authentizität für künstliche Interaktionen mit anderen zu opfern, die zu einem „falschen Selbst" führen würden. Winnicott ging davon aus, dass wir alle einen solchen nichtkommunikativen Kern haben und das Recht – und das Bedürfnis – des schizoiden Menschen, nichtkommunikativ zu sein, achten müssen. Phasen extremen Verzichts und extremer Isolation können schizoiden Menschen helfen, Kontakt zu diesem zurückgezogenen Selbst aufzunehmen, sodass es dann mit anderen Selbstrepräsentationen integriert werden kann (Eigen 1973).

Bei schizoiden Patienten, die ihrem Therapeuten Zugang zu ihrer inneren Welt gewähren, zeigen sich häufig Allmachtsfantasien. Diese begleiten gewöhnlich die einsiedlerischen Teile des Selbst, in die sich der Patient zurückzieht. Wie andere Teile des verborgenen Selbst dienen auch diese als „Zuflucht vor Entblößung" (Grotstein 1977), um das zerbrechliche

Selbstwertgefühl zu stärken und die Angst vor Selbstdesintegration zu beschwichtigen (Nachmani 1984). Da sie keine guten inneren Selbst- und Objektrepräsentationen haben, um wichtige Schritte für den Erfolg in Beziehungen und bezüglich der Karriere zu unternehmen, benutzten schizoide Patienten Allmachtsfantasien, um diese Anstrengungen zu vermeiden und ihre grandiosen Fantasien unmittelbar umzusetzen. Schizoide Patienten schämen sich häufig sehr für ihre Fantasien und weigern sich, sie ihren Therapeuten mitzuteilen, solange sie sich in der Beziehung nicht sicher fühlen.

Einzelpsychotherapie

Wie Patienten mit einer paranoiden Persönlichkeitsstörung finden auch schizotypische und schizoide Patienten selten den Weg zum Therapeuten. Laut einer US-Studie mit Klinikern in den USA ist die schizotypische Persönlichkeitsstörung die am seltensten behandelte unter den Achse-II-Störungen (Westen 1997). Laut der Studie über die 100 Patienten, die sich im Columbia Psychoanalytic Center für eine Psychoanalyse beworben hatten (Oldham und Skodol 1994), wurde nur bei einem die Diagnose schizoide Persönlichkeitsstörung und bei keinem die Diagnose schizotypische Persönlichkeitsstörung gestellt. Somit ist ein Großteil der Daten, die über die Psychotherapie und die psychotherapeutische Behandlung solcher Patienten gesammelt wurden, von anekdotischem Wert, da sie auf relativ geringen Fallzahlen beruhen.

Schizoiden und schizotypischen Patienten kann mit analytischer Therapie, psychodynamischer Gruppenpsychotherapie oder einer Kombination aus beiden geholfen werden. Da der Gedanke an die Interaktionsanforderungen bei einer Gruppentherapie gewöhnlich beträchtliche Angst auslöst, fühlt sich die Mehrheit dieser Patienten wohler, wenn sie mit einer Einzelbehandlung beginnen kann. Ein Großteil der modernen Literatur zur Psychotherapie schizoider und schizotypischer Persönlichkeitsstörungen deutet darauf hin, dass der Mechanismus der Therapie eher auf die Internalisierung einer therapeutischen Beziehung als auf die Interpretation von Konflikten hinausläuft (Appel 1974; Gabbard 1989; Nachmani 1984; Stone 1983, 1985; Winnicott 1963/1965).

Die Aufgabe des Therapeuten besteht darin, die erstarrten inneren Objektbeziehungen des Patienten „aufzutauen", indem er eine neue Erfahrung der Bezogenheit bietet. Die schizoide Art und Weise der Bezogenheit resultiert aus Unzulänglichkeiten in den frühesten Beziehungen des Patienten mit Elternfiguren – die Epstein (1979) als *primären Ausfall bei der Reifung* (primary maturational failure) bezeichnet hat. Der Patient hat bei den Menschen in seinem Umfeld sein Leben lang ähnliche Reaktionen ausgelöst, was zu *sekundären Ausfällen bei der Reifung* geführt hat. Mit anderen Worten, der schizoide Patient geht möglicherweise so durchs Leben, dass er sich von allen distanziert. Der Therapeut muss herausfinden, wie er eine Beziehung zu dem Patienten aufbauen kann, die hinsichtlich der Reifung eine korrektive Wirkung hat. Er darf nicht zulassen, wie alle anderen im Leben des Patienten vertrieben oder vor den Kopf gestoßen zu werden.

Zu sagen, Ziel der Therapie sei es, eine neue Beziehung zur Internalisierung zu bieten, ist täuschend einfach. Diese Strategie birgt gewaltige Hindernisse. Vor allem ist die grundlegende Daseinsform des Patienten die der Nichtbezogenheit. Der Therapeut verlangt also von einem Menschen, der keine Beziehungen eingeht, eine stärkere Bezogenheit zu entwickeln. Erwartungsgemäß wird der Patient auf die Versuche des Therapeuten, eine neue Art der Bezogenheit zu bieten, mit emotionaler Distanz und einer gehörigen Portion Schweigen reagieren.

Therapeuten, die sich mit der Behandlung zurückgezogener schizoider Patienten versuchen, müssen wegen der Langsamkeit und Schwerfälligkeit des Internalisierungsprozesses außerordentlich viel Geduld aufbringen. Außerdem müssen sie eine zulassende Einstellung zum Schweigen entwickeln. Genauer gesagt müssen sie im Schweigen mehr sehen als Widerstand – es ist auch eine besondere Form der nonverbalen Kommunikation, die wesentliche Informationen über den Patienten liefern kann.

Die emotionalen Reaktionen auf den Patienten, so subtil sie auch sein mögen, können eine primäre Quelle von Informationen über ihn darstellen. Wenn das Schweigen länger anhält, muss der Therapeut sich hüten, den Spieß umzudrehen und sein eigenes Selbst und seine eigenen Objektrepräsentationen auf den Patienten zu projizieren. Dieser Zustand wird in Ingmar Bergmans bewegendem Film Persona, in dem eine Krankenschwester eine stumme Patientin behandelt, auf wunderbare Art dargestellt. Nach vielen erfolglosen Versuchen, die Patientin zum Sprechen zu bringen, ist die Krankenschwester frustriert und beginnt, verschiedene Aspekte ihrer selbst auf die Patientin zu projizieren. In den Wahnsinn getrieben, beginnt die Krankenschwester, die Patientin als Verkörperung ihrer eigenen inneren Welt zu behandeln (Gabbard 1989).

Diese Art der Therapie verlangt vom Therapeuten, dass er die Projektionen seines Patienten annimmt und seine eigenen beobachtet, ohne sich zum Ausleben seiner Gegenübertragungen hinreißen zu lassen. Wenn dem Therapeuten danach ist, die Behandlung des Patienten abzubrechen oder aufzugeben, muss er seine Gefühle ebenso bewerten wie alle anderen in diesem Prozess und versuchen, sie zu verstehen. Wie in Kapitel 4 bei der Besprechung der Psychotherapie erwähnt, kann es vorkommen, dass die projektiven Identifikationen erst diagnostiziert und verstanden werden können, nachdem der Therapeut „gezwungen" wurde, gegenüber dem Patienten eine bestimmte Rolle einzunehmen. Der Therapeut muss die Interaktionen zwischen sich und dem Patienten still zur Kenntnis nehmen und diese Informationen verwenden, um nachfolgende Interaktionen zu bestimmen. Ogden (1982) hat die Aufgabe des Therapeuten in solchen Situationen zusammengefasst:

> Die Perspektive der projektiven Identifikation erfordert keine verbale Interpretation, schließt sie aber auch nicht aus. Der Therapeut versucht, einen Weg zu finden, wie er mit dem Patienten sprechen und bei ihm sein kann, der dann ein Medium darstellt, durch welches der Therapeut nicht integrierbare Aspekte der inneren Objektwelt des Patienten akzeptieren und sie in einer Form an den Patienten zurückverweisen kann, in der dieser sie akzeptieren und aus ihnen lernen kann. (S. 42)

Auf eine Interpretation zu verzichten, kann sich bei schizoiden und schizotypischen Patienten sogar als die wirksamste therapeutische Strategie erweisen. Wenn Schweigen als Widerstand interpretiert wird, können sich diese Patienten dafür verantwortlich fühlen und schämen, dass sie nicht in der Lage sind, zu kommunizieren (Nachmani 1984). Andererseits kann es auch vorkommen, dass der Therapeut, indem er auf eine Interpretation verzichtet und das Schweigen akzeptiert, auch den von Winnicott (1963/1965) erwähnten privaten, nichtkommunikativen Kern des Selbst legitimiert. Bei manchen Patienten muss der Therapeut das schweigende Selbst respektieren, da es möglicherweise der einzige Ansatz ist, der den Aufbau eines therapeutischen Bündnisses ermöglicht (Gabbard 1989).

Therapeuten schätzen interpersonelle Bezogenheit sehr. Wir möchten, dass wir unseren Patienten etwas bedeuten. Schweigende Nichtbezogenheit zu akzeptieren, widerspricht unserer Ausbildung und unserer psychologischen Veranlagung. Wir neigen von Natur aus dazu, unseren Patienten die Last der Erwartung aufzuerlegen, dass sie anders sein sollten, als sie sind. Das heißt, wir wollen, dass unsere Patienten mit uns reden und eine Beziehung zu uns eingehen. Das bedeutet jedoch, dass wir die Patienten auffordern, sich eben dem Schmerz auszusetzen, den sie durch den schizoiden Rückzug vermeiden. Wie Searles (1986) festgestellt hat, führen höhere Erwartungen seitens des Therapeuten zu einer weiteren Distanzierung:

> Winnicotts (1941/1958) Konzept der ausreichenden haltenden Umwelt impliziert, dass der Analytiker in dieser nicht nur relativ stabil für den Patienten da sein soll, sondern für diesen ab und an auch (psychologisch) relativ zerstörbar sein soll, was der Patient wegen seines ständigen Bedürfnisses nach autistischem (omnipotentem) Auftreten auch weiterhin braucht. Deshalb muss der Analytiker dem Patienten vermutlich ebenso oft und im jeweils richtigen Moment mit Abwesenheit wie mit Anwesenheit begegnen. (S. 351)

Manche Patienten reagieren auf diese tolerante und empathische Akzeptanz mit größerer Offenheit in der therapeutischen Beziehung. Sie beginnen möglicherweise über verborgene Aspekte des Selbst zu sprechen, die sie schließlich in ein zusammenhängenderes Verständnis des Selbst integrieren. Am Anfang einer Psychotherapie kann man nur schwer erahnen, welcher Patient darauf anspricht. In seinen Ausführungen über schizotypische Patienten (Patienten mit Borderline-Schizophrenie) vermutete Stone (1983), dass diejenigen, die bei der Psychotherapie etwas besser abschneiden, auch depressive Symptome oder einen gewissen Sinn für emotionale Wärme und Empathie haben. Er empfahl den Therapeuten, sich vor übertriebenen Erwartungen bezüglich der Gegenübertragung zu hüten, da nur ein beschränkter Fortschritt zu erwarten sei. Außerdem riet er ihnen, sich damit abzufinden, dass viele peinliche Themen in der Therapie für lange Zeit verborgen bleiben müssen (Stone 2001). Zu großer Forschungseifer könne dem Patienten Angst machen oder ihm peinlich sein. Stone vertritt die Meinung, dass ein Therapeut in der Lage sein muss, mit der enttäuschenden Aussicht zu leben, dass sein Patient im Bereich der Bezogenheit möglicherweise keine Fortschritte machen wird. Im Allgemeinen wird die Behandlung bei Patienten mit einer besseren Ichfunktion (d. h. einer intakteren Wahrnehmung der Realität, einem besseren Urteilsvermögen, weniger Denkstörungen) erfolgreicher sein als bei solchen mit einer stärker gestörten Ichfunktion. Bei letzteren kann es erforderlich sein, dass der Therapeut als Hilfs-Ich fungiert, um ihnen bei verschiedenen Aufgaben wie Wahrnehmung der Realität, Urteilsvermögen und Selbst-Objekt-Differenzierung zu helfen. Stone (2001) hat außerdem darauf hingewiesen, dass schizotypische Patienten, wie schizophrene (siehe Kapitel 7), mehr als eine expressiv-supportive Therapie brauchen. Schizotypische Patienten mit schlechteren Funktionen brauchen auch Schulung in sozialen Fertigkeiten, Umerziehung und soziale Unterstützung verschiedener Art.

Psychodynamische Gruppenpsychotherapie

Im Allgemeinen sind schizoide Patienten die besten Kandidaten für eine psychodynamische Gruppenpsychotherapie (Appel 1974; Azima 1983). Die Gruppentherapie soll ihnen bei der Sozialisierung helfen, genau in dem Bereich, in dem sie die größten Schwierigkeiten haben. Außerdem stellt sie eine Situation dar, in der ein beträchtliches Maß an neuer elterlicher Fürsorge stattfinden kann. Für viele schizoide Patienten fungieren die anderen Gruppenmitglieder als wiederhergestellte Familie, die sie als Gegengewicht zu ihren negativeren und Angst auslösenden inneren Objekten schließlich internalisieren (Appel 1974).

Solche Patienten können schon davon sehr viel profitieren, dass sie regelmäßig mit anderen zusammentreffen. Für manchen schizoiden Patienten ist die Gruppentherapiesitzung im wahrsten Sinne des Wortes das einzige soziale Ventil. Sobald sie sich akzeptiert fühlen und erkennen, dass sich ihre schlimmsten Befürchtungen nicht bewahrheiten, fühlen sie sich mit der Zeit wohler unter Menschen. Ähnlich wie der bereits beschriebene Prozess der

Einzeltherapie können die Reaktionen der anderen Gruppenmitglieder eine korrektive Erfahrung bedeuten, die allen früheren Beziehungserfahrungen widerspricht. Zu den möglichen Schwierigkeiten bei der Gruppentherapie mit schizoiden Patienten gehört Groll seitens anderer Patienten, die „ihre Geheimnisse preisgeben" müssen, während der schizoide Patient schweigt. Das kann zu einer Art „Verbündung" führen, um den schizoiden Patienten zum Sprechen zu bringen. In solchen Situationen muss der Therapeut das schizoide Mitglied der Gruppe unterstützen und den anderen Patienten helfen, zu akzeptieren, dass der schizoide Patient das Schweigen braucht (Azima 1983). Die anderen Patienten können einen zurückgezogenen schizoiden Patienten auch einfach ignorieren und fortfahren, als wäre er gar nicht anwesend. In solchen Fällen hat der Therapeut die Aufgabe, den Patienten in die Gruppe zu führen, indem er aufzeigt, wie sich ein Muster, das außerhalb der Gruppe zur Geltung kommt, in der Gruppe wiederholt. Schizotypische Patienten profitieren gewöhnlich ebenso von der Gruppentherapie wie schizoide, wobei solche mit bizarrem Verhalten oder psychotischem Denken zu Sündenböcken werden können, da sie einfach zu anders sind als die übrigen Gruppenmitglieder. Für diese Patienten ist möglicherweise eine Einzeltherapie als einzige Maßnahme am besten geeignet.

Eine Kombination von Gruppen- und Einzeltherapie ist für viele schizoide Patienten ideal, da sie das soziale Umfeld, das sie in der Gruppe vorfinden, mit ihrem Einzelpsychotherapeuten besprechen und aufarbeiten können. Viele schizoide Patienten werden sich bei einer Empfehlung zur Teilnahme an einer Gruppentherapie fühlen, als würden sie „den Löwen zum Fraß vorgeworfen". Gegebenenfalls fühlen sie sich sogar verraten, wenn ihr Therapeut diesen Vorschlag macht. Als Schritt zur Vorbereitung auf die Empfehlung zur Gruppentherapie ist es oft wirksam, die Vorstellungen des Patienten darüber, was in der Gruppentherapie passieren wird, durchzuarbeiten.

Das nachstehende Fallbeispiel veranschaulicht einige der besonderen Vorteile einer Gruppenpsychotherapie für einen Teil der schizoiden Patienten.

> Herr BB war ein alleinstehender 23-jähriger Mann mit einer schizoiden Persönlichkeitsstörung. Er arbeitete als Hilfspfleger in der Nachtschicht eines Pflegeheims und besuchte tagsüber Kurse an der örtlichen Universität. Er arbeitete gerne nachts, weil dies sehr wenig zwischenmenschliche Aktivität von ihm verlangte. Sein Vorgesetzter schlief oft, sodass er in Ruhe Romane lesen konnte. Wenn er nicht schlief, verbrachte Herr BB viele Stunden mit intensivem Bodybuilding. Dabei posierte er nackt vor dem Spiegel, spielte mit seinen Muskeln und bewunderte sich selbst. Bei diesem Posieren und Muskelspiel hatte er Allmachtsfantasien darüber, dass er Olympiasieger im Zehnkampf werden würde. Außerdem stellte er sich vor, dass er, sobald er eine gewisse körperliche Perfektion erreicht hätte, für ein Mädchen in einem seiner Kurse attraktiv sein würde, das anzusprechen er nicht fertigbrachte.

Herrn BB bereitete es große Probleme, dass er adoptiert war. Er sprach darüber mit großer Scham, als sei er der Meinung, es bedeute einen grundlegenden Fehler in ihm. Seiner Ansicht nach war die frühe Ablehnung durch seine leibliche Mutter ein Zeichen dafür, dass er so von Grund auf unerwünscht war, dass andere ihn ebenfalls ablehnen würden, wenn sich ihnen die Möglichkeit dafür böte.

Wie viele andere schizoide Patienten hatte er perverse Neigungen, die sich bei ihm in Form von Exhibitionismus äußerten. Er begab sich in Situationen, in denen Frauen ihn nackt überraschen mussten. Dann tat er überrascht und entfernte sich sofort, um eine Strafverfolgung zu vermeiden. Die sexuelle Lust, die ihm diese Auftritte bereiteten, verleitete ihn jedoch zu immer riskanteren Abenteuern. Einmal vertauschte er die Schilder der Herren- und der Damenumkleiden in einer Sporthalle, woraufhin die Frauen in die Herrenumkleide gingen, wo sie ihn nackt vorfanden, während er sich nach dem Duschen abtrocknete.

Schließlich suchte Herr BB eine ambulante Klinik auf, um an einer Gruppenpsychotherapie teilzunehmen. Er befürchtete, dass er seinen Exhibitionismus nicht mehr unter Kontrolle hatte und das juristische Folgen haben würde, außerdem bereitete ihm sein einsames Dasein große Sorge. Er bemühte sich um eine Gruppenpsychotherapie, weil er zuvor 2 Jahre lang in Einzeltherapie gewesen war. Er berichtete, er habe praktisch während der gesamten Therapie geschwiegen. Schließlich hätten der Therapeut und er einvernehmlich festgestellt, dass es keinen Sinn habe, die Therapie fortzusetzen. Herr BB gab weiterhin an, er habe den starken Wunsch, seine Angst vor anderen Menschen zu überwinden, und er sei der Meinung, dass eine Gruppentherapie eine geeignete Art sei, sich mit dieser Angst auseinanderzusetzen.

Herr BB begann eine psychodynamische Gruppenpsychotherapie in einer relativ gut funktionierenden Gruppe, die aus Patienten mit unterschiedlichen Persönlichkeitsstörungen bestand. Er nahm regelmäßig teil, folgte der Gruppendiskussion jedoch überwiegend schweigend. Nach und nach gelang es ihm, immer ein bisschen mehr von sich preiszugeben. Zu einer Art Durchbruch kam es, als er den Mut aufbrachte, über die Kursteilnehmerin zu sprechen, die der Gegenstand seiner Fantasien war. Eine Patientin in der Gruppe erwiderte darauf: „Warum fragst Du sie nicht, ob sie mit Dir ausgeht? Du bist doch ein attraktiver Mann." Sichtlich bewegt von dieser Bemerkung erklärte Herr BB, das habe ihm noch nie jemand gesagt.

Die Unterstützung und die positiven Rückmeldungen von Gruppenmitgliedern stärkten sein Selbstwertgefühl und ermöglichten es ihm, sich öfter und offener zu äußern. Als er schließlich in der Lage war, über seinen Exhibitionismus zu sprechen, war er sehr erleichtert, dass auf seine Enthüllung hin niemand entsetzt zurückschreckte.

Nach mehreren Jahren Gruppentherapie hatte Herr BB hinsichtlich seiner Ängste in Bezug auf Beziehungen und seines Selbstwertgefühls eine Besserung erreicht, aufgrund welcher er in der Lage war, mit Frauen auszugehen und einige freundschaftliche Beziehungen zu Männern aufzubauen. Die exhibitionistischen Episoden wurden mit der Zeit seltener, traten jedoch regelmäßig erneut auf, wenn die Gruppe Ferien hatte und Herr BB sich von seinem Therapeuten und den Mitpatienten im Stich gelassen fühlte.

Der Fall des Herrn BB zeigt, wie das offenkundige Fehlen von Objektbeziehungen bei schizoiden Patienten mit intensiven Bezogenheitsfantasien und verborgenen sexuellen Aktivitäten perverser Art einhergehen kann. Auch ausgiebiges Training ist bei schizoiden und schizotypischen Menschen ziemlich häufig. Diese Art der körperlichen Aktivität kann dazu dienen, die sexuelle Energie abzubauen oder, wie im Falle des Herrn BB, das Selbstwertgefühl zu stärken, indem sie sich vorstellen, dass andere sie als Folge dieser Anstrengungen attraktiver finden werden.

Obgleich eine ganze Reihe von Perversionen bei schizoiden Menschen häufig auftritt, scheint Exhibitionismus bei ihnen von besonderer Bedeutung zu sein. Fairbairn (1954) hat beobachtet, dass schizoide Personen oftmals ihre geistigen Inhalte überschätzen, sie als außerordentlich wertvoll einschätzen. Sie haben Angst, irgendetwas von sich zu geben, da sie dadurch ihre narzisstisch gehegten Inhalte dezimieren würden. Fairbairn stellte fest, dass schizoide Patienten den Exhibitionismus häufig als Schutz gegen ihre Angst zu geben einsetzen. Genauer gesagt, „Zeigen" wird zum Ersatz für „Geben", weil letzteres mit der Angst verbunden ist, etwas Wertvolles zu verlieren, ersteres hingegen nicht. Obwohl der Exhibitionismus im Fall des Herrn BB offenkundig war, tritt er oftmals in sublimierten Formen wie der Ausübung einer darstellenden Kunst auf.

Die Gruppenpsychotherapie emöglichte Herrn BB eine Reihe neuer Beziehungen, die er internalisieren konnte. Die Bezogenheit zu seinen Mitpatienten (und seinem Therapeuten) widerlegte seine Erwartungen, wie andere auf ihn reagieren würden. Statt von ihm befremdet zu sein, akzeptierten die Gruppenmitglieder ihn so, wie er war, und bestätigten seine Attraktivität als Mensch. Somit kann die Bewertung durch andere Patienten in einer Gruppentherapie eine größere Wirkung auf einen schizoiden Patienten haben als dieselbe Bewertung durch einen Einzeltherapeuten. Dass der Therapeut ihn schätzt, verbucht der schizoide Patient möglicherweise als zu therapeutischen Zwecken angenommene Haltung; schließlich „macht der Therapeut nur seine Arbeit".

Die Erkrankung vieler schizoider und schizotypischer Patienten ist wesentlich behandlungsresistenter als im Fall des Herrn BB. Wie Stone (2001) anregte, muss der Therapeut das Bedürfnis des Patienten, anders zu sein, grundsätzlich anerkennen und darf sich nicht gezwungen sehen, den Patienten von Grund auf zu ändern. Wer schizoide und schizotypische Patienten behandelt, sollte sich Thoreaus Rat zu Herzen nehmen: „Wenn jemand mit seinen Gefährten nicht Schritt hält, so tut er es vielleicht deshalb nicht, weil er einen anderen Trommler hört. Laßt ihn zu der Musik marschieren, die er hört, wie auch ihr Takt und wie fern sie selbst auch sei" (Thoreau 1971).

Literaturhinweise

Akhtar, S.: Schizoid personality disorder: a synthesis of development, dynamic, and descriptive features. Am J Psychother 61: 499–518, 1987.

Akhtar, S.: Paranoid personality disorder: synthesis of developmental, dynamic, and descriptive features. Am J Psychother 44: 5–25, 1990.

American Psychiatric Association: Diagnostic and Statistical Manual of Mental Disorders, 4th Edition, Text Revision. Washington, DC, American Psychiatric Association, 2000.

Appel, G.: An approach to the treatment of schizoid phenomena. Psychoanal Rev 61: 99–113, 1974.

Auchincloss, E. L., Weiss, R. W.: Paranoid character and the intolerance of indifference. J Am Psychoanal Assoc 40: 1013–1037, 1992.

Azima, F. J. C.: Group psychotherapy with personality disorders, in: Comprehensive Group Psychotherapy, 2nd Edition. Edited by Kaplan, H. I., Sadock, B. J. Baltimore, MD, Williams & Wilkins, 1983, S. 262–268.

Balint, M.: Therapeutische Aspekte der Regression. Stuttgart, Klett, 1970; engl. The Basic Fault. Therapeutic Aspects of Regression. London, Tavistock, 1968.

Beauford, J. E., McNiel, D. E., Binder, R. L.: Utility of the initial therapeutic alliance in evaluating psychiatric patients‘ risks of violence. Am J Psychiatry 154: 1272–1276, 1997.

Blum, H. P.: Object inconstancy and paranoid conspiracy. J Am Psychoanal Assoc 29: 789–813, 1981.

Byne, W., Buchsbaum, M. S., Kemether, E., et al.: Magnetic resonance imaging of the thalamic mediodorsal nucleus and pulvinar in schizophrenia and schizotypal personality disorder. Arch Gen Psychiatry 58: 133–140, 2001.

Cadenhead, K. S., Light, G. A., Geyer, N. A., et al.: Neurobiological measures of schizotypal personality disorder: defining an inhibitory endophenotype. Am J Psychiatry 159: 869–871, 2002.

Eigen, M.: Abstinence and the schizoid ego. Int J Psychoanal 54: 493–498, 1973.

Epstein, L.: Countertransference with borderline patients, in: Countertransference. Edited by Epstein, L., Feiner, A. H. New York, Jason Aronson, 1979, S. 375–405.

Epstein, L.: An interpersonal-object relations perspective on working with destructive aggression. Centemp Psychoanal 20: 651–662, 1984.

Fairbairn, W. R. D.: An Object-Relations Theory of the Personality. New York, Basic Books, 1954.

Felthous, A. R.: Preventing assaults on a psychiatric inpatient ward. Hosp Community Psychiatry 35: 1223–1226, 1984.

Freud, S.: Psychoanalytische Bemerkungen über einen autobiographisch beschriebenen Fall von Paranoia. GW Bd. VIII, 1911c, S. 239–320.

Gabbard, G. O.: On „doing nothing" in the psychoanalytic treatment of the refractory borderline patient. Int J Psychoanal 70: 527–534, 1989.

Gabbard, G. O.: Technical approaches to transference hate in the analysis of borderline patients. Int J Psychoanal 72: 625–637, 1991.

Gabbard, G. O.: Love and Hate in the Analytic Setting. Northvale, NJ, Jason Aronson, 1996.

Grotstein, J. S.: The psychoanalytic concept of schizophrenia, I: the dilemma. Int J Psychoanal 58: 403–425, 1977.

Gunderson, J. G.: DSM–III diagnoses of personality disorders, in: Current Perspectives on Personality Disorders. Edited by Frosch, J. P. Washington, DC, American Psychiatric Press, 1983, S. 20–39.

Guntrip, H.: Schizoid Phenomena, Object-Relations, and the Self. New York, International Universities Press, 1968.

Kendler, K. S., Gruenberg, A. M., Strauss, J. S.: An independent analysis of the Copenhagen sample of the Danish adoption study of schizophrenia, II: the relationship between schizotypal personality disorder and schizophrenia. Arch Gen Psychiatry 38: 982–984, 1981.

Kendler, K. S., McGuire, M., Gruenberg, A. M., et al.: Schizotypal symptoms and signs in the Roscommon Family Study: the factors, structure and familial relationship with psychotic and affective disorders. Arch Gen Psychiatry 52: 296–303, 1995.

Kety, S. S., Rosenthal, D., Wender, P. H., et al.: Mental illness in the biological and adoptive families of adopted schizophrenics. Am J Psychiatry 128: 302–306, 1971.

Kinzel, A. F.: Violent behavior in prisons, in: Dynamics of Violence. Edited by Fawcett, J. Chicago, IL, American Medical Association, 1971.

Koenigsberg, H. W., Reynolds, D., Goodman, M., et al.: Risperidone in the treatment of schizotypal personality disorder. J Clin Psychiatry 64: 628–634, 2003.

Lawner, P.: Character rigidity and resistance to awareness of the transference. Issues in Ego Psychology 8: 36–41, 1985.

Madden, D. J., Lion, J. R., Penna, M. W.: Assaults on psychiatrists by patients. Am J Psychiatry 133: 422–425, 1976.

McGlashan, T. H.: The borderline syndrome, II: is it a variant of schizophrenia or affective disorder? Arch Gen Psychiatry 40: 1319–1323, 1983.

Meissner, W. W.: Psychotherapeutic schema based on the paranoid process. Int J Psychoanal Psychother 5: 87–114, 1976.

Meissner, W. W.: Psychotherapy and the Paranoid Process. Northvale, NJ, Jason Aronson, 1986.

Meissner, W. W.: Paranoid personality disorder, in: Treatments of Psychiatric Disorders, 2nd Edition, Vol. 2. Edited by Gabbard, G. O. Washington, DC, American Psychiatric Press, 1995, S. 2249–2259.

Nachmani, G.: Hesitation, perplexity, and annoyance at opportunity. Contemp Psychoanal 20: 448–457, 1984.

Niznikiewicz, M. A., Shenton, M. E., Voglnaier, M.: Semantic dysfunction in women with schizotypal personality disorder. Am J Psychiatry 159: 1767–1774, 2002.

O'Driscoll, G. A., Lezenweger, M. F., Holzman, P. S.: Antisaccades and smooth pursuit eye tracking and schizotypy. Arch Gen Psychiatry 55: 837–843, 1998.

Ogden, T. H.: Projective Identification and Psychotherapeutic Technique. New York, Jason Aronson, 1982.

Ogden, T. H.: The Matrix of the Mind: Object Relations and the Psychoanalytic Dialogue. Northvale, NJ, Jason Aronson, 1986.

Oldham, J. M., Skodol, A. E.: Do patients with paranoid personality disorder seek psychoanalysis¿, in: Paranoia: New Psychoanalytic Perspectives. Edited by Oldham, J. M., Bone, S., Madison, C. T., International Universities Press, 1994, S. 151–166.

Reich, J., Braginsky, Y.: Paranoid personality traits in a panic disorder population: a pilot study. Compr Psychiatry 35: 260–264, 1994.

Roitman, S. E. L., Corblatt, B. A., Bergman, A., et al.: Attentional functioning in schizotypal personality disorder. Am J Psychiatry 154: 655–660, 1997.

Rosenthal, D., Wender, P. H., Kety, S. S., et al.: The adopted-away offspring of schizophrenics. Am J Psychiatry 128: 307–311, 1971.

Searles, H. F.: My Work With Borderline Patients. Northvale, NJ, Jason Aronson, 1986.

Shapiro, D.: Neurotic Styles. New York, Basic Books, 1965.

Siever, L. J., Silverman, J. M., Horvath, T. B., et al.: Increased morbid risk for schizophrenia-related disorders in relatives of schizotypal personality disordered patients. Arch Gen Psychiatry 47: 634–640, 1990.

Stone, M. H.: Psychotherapy with schizotypal borderline patients. J Am Acad Psychoanal 11: 87–111, 1983.

Stone, M. H.: Schizotypal personality: psychotherapeutic aspects. Schizophr Bull 11: 576–589, 1985.

Stone, M. H.: Schizoid and schizotypal personality disorders, in: Treatments of Psychiatric Disorders, 3rd Edition, Vol. 2. Edited by Gabbard, G. O. Washington, DC, American Psychiatric Publishing, 2001, S. 2237–2250.

Tardiff, K., Marzuk, P. M., Leon, A. C., et al.: Violence by patients admitted to a private psychiatric hospital. Am J Psychiatry 154: 88–93, 1997.

Thoreau, H. D.: Walden oder Leben in den Wäldern, Diogenes, Zürich 1971, S. 316.

Torgersen, S., Kringlen, I., Cramer, V.: The prevalence of personality disorders in a community sample. Arch Gen Psychiatry 58: 590, 2001.

Westen, D.: Divergences between clinical and research methods for assessing personality disorders: implications for research and the evolution of Axis II. Am J Psychiatry 154: 895–903, 1997.

Williams, P., Haigh, R., Fowler, D.: Paranoid, schizoid, and schizotypal personality disorders, in: The Oxford Textbook of Psychotherapy. Edited by Gabbard, G. O., Beck, J., Holmes, J. A. Oxford, England, Oxford University Press, 2005.

Winnicott, D. W.: The observation of infants in a set situation (1941), in: Through Paediatrics to Psycho-Analysis. New York, Basic Books, 1958, S. 52–69.

Winnicott, D. W.: Communicating and not communicating leading to a study of certain opposites (1963), in: The Maturational Process and the Facilitating Environment: Studies in the Theory of Emotional Development. New York, International Universities Press, 1965, S. 179–192.

KAPITEL 15

CLUSTER-B-PERSÖNLICHKEITSSTÖRUNGEN

Borderline

Die Besprechung der Cluster-B-Persönlichkeitsstörungen beginnt mit der Borderline-Persönlichkeitsstörung (BPD), die als Referenzpunkt für den gesamten Cluster dient. Narzisstische, antisoziale und histrionische Persönlichkeitsstörungen werden oft anhand ihrer Unterschiede zur BPD definiert. Außerdem können, wenn man *Borderline* im weiteren Sinne als ein Spektrum (Meissner 1988) oder eine Persönlichkeitsorganisation (Kernberg 1967) versteht, alle Persönlichkeitsstörungen des Clusters B, zusammen mit denen des Clusters A, in die allgemeine Kategorie der Borderline-Erkrankungen eingeordnet werden. Bedauerlicherweise ist die Diagnose Borderline durch ihre zunehmende Popularität in den letzten zwei Jahrzehnten zu einer Art psychiatrischem „Mülleimer" geworden, der sowohl überstrapaziert als auch missbraucht wird. Patienten mit einer unsicheren Diagnose erhalten automatisch das Etikett Borderline. Ein kurzer Überblick über die Geschichte des Begriffs *borderline* in der amerikanischen Psychiatrie soll die Stellung der BPD in der heutigen Nomenklatur näher beleuchten.

Entstehung des Begriffs

Ab dem Ende der 1930er Jahre und während der gesamten 1940er Jahre gingen die Kliniker dazu über, für Patienten, die nicht krank genug waren, um als schizophren bezeichnet zu werden, für eine klassische psychoanalytische Behandlung jedoch viel zu stark gestört waren, eine gesonderte Bezeichnung zu verwenden. Um den für diese Patienten typischen „Zwischenzustand" auszudrücken, beschrieben Hoch und Polatin (1949) diese Gruppe als Patienten mit pseudoneurotischer Schizophrenie, gekennzeichnet durch einen Symptomenkomplex von „Panneurose“, „Panangst“ und „Pansexualität“. Robert Knight (1953) verfeinerte die Beschreibung dieser schlecht definierten Gruppe, indem er mehrere Schädigungen der Ichfunktion, unter anderem der Unfähigkeit zur realistischen Planung, der Unfähigkeit zur Abwehr primitiver Impulse und der Dominanz des primären Prozessdenkens über das sekundäre Prozessdenken, in den Mittelpunkt stellte.

Diese frühen Autoren standen einem „unordentlichen“ Syndrom gegenüber, das sich nicht gut in die bestehenden diagnostischen Kategorien einordnen ließ. Grinker et al. (1968) haben die Diagnose des Syndroms Anfang der 1960er Jahre durch die statistische Auswertung von etwa 60 solchen Patienten, die sich in Chicago in stationärer Behandlung befanden, etwas präzisiert. Die Clusteranalyse der Daten dieser Patienten deutete auf vier Untergruppen von Borderline-Patienten hin. Die Patienten schienen ein Kontinuum von „psychotic border“ (Typ I) bis hin zu „neurotic border“ (Typ IV) zu bilden. Zwischen den beiden Endpunkten befanden sich eine Gruppe mit überwiegend negativen Affekten und Schwierigkeiten bei der Aufrechterhaltung stabiler interpersoneller Beziehungen (Typ II) und eine Gruppe (Typ III), die sich durch einen allgemeinen Mangel an Identität auszeichnete, weshalb sie sich die Identität von anderen borgen musste.

Grinker et al. (1968) versuchten außerdem, gemeinsame Merkmale des Borderlinesyndroms ausfindig zu machen, die unabhängig von dem jeweiligen Typ vorhanden waren. Das Ergebnis waren folgende Grundmerkmale: 1. Ärger als überwiegender oder einziger Affekt, 2. Mängel bei interpersonellen Beziehungen, 3. Fehlen einer beständigen Selbst-Identität und 4. eine vorherrschende Depression. Einer der bedeutendsten Beiträge dieser empirischen Studie war die Erkenntnis, dass sich das Borderlinesyndrom eindeutig von der Schizophrenie unterscheidet. Grinker und seine Kollegen haben festgestellt, dass sich der Zustand dieser Patienten nicht mit der Zeit zu einer Schizophrenie verschlechtert. Stattdessen sind sie während ihrer

TABELLE 15–1. Unterscheidungsmerkmale der Borderline-Persönlichkeitsstörung

Quasipsychotisches Denken	Forderndes Verhalten/Berechtigungsanspruch
Selbstverstümmelung	Rückfälle während der Behandlung
Manipulative Selbstmordversuche	Schwierigkeiten mit der Gegenübertragung
Angst vor Verlassen-Werden/ Vereinnahmung/Vernichtung	

Quelle: nach Zanarini et al. 1990

gesamten Krankheit stabil instabil (Schmideberg 1959). Durch diese Entdeckung konnte die Überzeugung der Skeptiker, die meinten, Borderline-Patienten seien eigentlich schizophren, widerlegt werden.

1990 gelang es Gunderson und seinen Kollegen (Zanarini et al. 1990), anhand von Forschungen zur Beschreibung des Borderlinesyndroms eindeutige Unterscheidungsmerkmale zu ermitteln (Tabelle 15–1).

Viele dieser Kriterien stehen in einer Wechselbeziehung zueinander. Borderline-Patienten sind auf ausschließliche Einzelbeziehungen aus, bei denen nicht das geringste Risiko des Verlassen-Werdens besteht. Häufig fordern sie solche Beziehungen mit einer Art Berechtigungsanspruch ein, was andere überwältigt und befremdet. Außerdem werden, wenn sie mit jemandem vertrauter werden, eine Reihe von Angstpaaren aktiviert. Auf der einen Seite befürchten sie, von der anderen Person vereinnahmt zu werden, und verlieren in dieser primitiven Verschmelzungsfantasie ihre eigene Identität. Auf der anderen Seite erleben sie an Panik grenzende Angst, weil sie davon überzeugt sind, dass sie jederzeit zurückgewiesen oder verlassen werden können. Um zu verhindern, dass sie alleine bleiben, bedienen sich Borderline-Patienten möglicherweise der Selbstverletzung oder selbstmörderischer Gesten, in der Hoffnung, die Person, mit der sie verbunden sind, zu einer Rettungsaktion zu bewegen. Kognitive Verzerrungen wie quasipsychotisches Denken (beim Wahrnehmungstest als vorübergehende, eingegrenzte und/oder atypische Züge definiert) können auch im Kontext interpersoneller Beziehungen auftreten. Wahnvorstellungen nahekommende Wahrnehmungen des Verlassenseins von geliebten Menschen sind häufig; außerdem kann es zu psychotischen Regressionen in der Übertragung kommen, wenn Patienten an ihrem Therapeuten hängen. Kliniker, die dieses Kaleidoskop von Zuständen des Selbst erleben, neigen zu vielfältigen intensiven Gegenübertragungsreaktionen, so auch zu Rettungsfantasien, Schuldgefühlen, dem Überschreiten der professionellen Grenzen, Wut und Hass, Angst und tiefer Hilflosigkeit (Gabbard 1993; Gabbard und Wilkinson 1994).

Während Gunderson und Grinker et al. sich vor allem auf die deskriptiven diagnostischen Kriterien konzentrierten, versuchte Otto Kernberg (1967, 1983), Borderline-Patienten aus psychoanalytischer Sicht zu beschreiben. Mit einer Kombination aus ichpsychologischem und Objektbeziehungsansatz prägte er den Begriff *Borderline-Persönlichkeitsorganisation*, um damit eine Gruppe von Patienten zu benennen, die typische Muster von Ichschwäche, primitiven Schutzmechanismen und problematischen Objektbeziehungen zeigen. Er beobachtete bei diesen Patienten eine Reihe von Symptomen, darunter auch unbegründete Angst, zwanghaft-suchtartige Symptome, multiple Phobien, dissoziative Rektionen, hypochondrische Befürchtungen, Bekehrungssymptome, paranoide Tendenzen, polymorphe perverse Sexualität und Drogenmissbrauch. Kernberg betonte jedoch, dass deskriptive Symptome für eine definitive Diagnose nicht ausreichten. Vielmehr war er der Ansicht, die

Tabelle 15–2. Kernbergs Kriterien der Borderline-Persönlichkeitsorganisation

I. Nichtspezifische Manifestationen von Selbstschwäche
   A. Fehlende Angsttoleranz
   B. Fehlende Impulskontrolle
   C. Fehlen entwickelter Sublimierungskanäle
II. Wechsel zu primärem Prozessdenken
III. Spezifische Schutzmechanismen
   A. Abspaltung
   B. Primitive Idealisierung
   C. Frühe Formen der Projektion, insbesondere projektive Identifikation
   D. Leugnen
   E. Allmacht und Abwertung
IV. Pathologische internalisierte Objektbeziehungen

Quelle: nach Kernberg 1983

Diagnose basiere auf einer differenzierten strukturellen Analyse, die vier Hauptmerkmale aufdeckt (Tabelle 15–2).

1. *Nichtspezifische Manifestationen von Ichschwäche.* Ein Aspekt der Ichfunktion ist die Fähigkeit, die Entladung von Impulsen zu verzögern und Affekte wie Angst abzuschwächen. Borderline-Patienten sind nach Kernbergs Ansicht wegen inhärenter nichtspezifischer Schwächen nicht in der Lage, Kräfte des Ich für die Ausführung dieser Funktionen zu mobilisieren. Ebenso haben sie Schwierigkeiten, starke Triebe zu sublimieren und ihr Verhalten bewusst zu steuern.
2. *Wechsel zu primärprozesshaftem Denken.* Wie Knight stellte Kernberg fest, dass diese Patienten beim Fehlen von Strukturen oder unter dem Druck starker Affekte zu einer Regression in ein dem psychotischen ähnliches Denken neigen. Diese Wechsel erfolgen jedoch in erster Linie im Kontext einer im Allgemeinen intakten Wahrnehmung der Realität.
3. *Spezifische Schutzmechanismen.* An erster Stelle unter den Schutzmechanismen steht die Abspaltung, die Kernberg als aktiven Prozess zur Trennung widersprüchlicher Introjekte und Affekte betrachtete (siehe Kapitel 2). Abspaltungsmechanismen eines Menschen mit Borderline-Persönlichkeitsorganisation manifestieren sich klinisch folgendermaßen: a) Wechsel zwischen widersprüchlichen Verhaltensweisen und Haltungen, denen der Patient unbesorgt und mit schlichtem Leugnen begegnet; b) Aufteilung der Menschen im Umfeld des Patienten in „nur gut" und „nur schlecht", wobei die Einordnung eines bestimmten Individuums häufig wechselt; und c) gleichzeitig

vorhandene widersprüchliche Sichtweisen und Vorstellungen von der eigenen Person (Selbstrepräsentationen), deren Dominanz sich täglich und stündlich ändert.

Ein 41-jähriger katholischer Priester wurde in eine psychiatrische Klinik aufgenommen, nachdem sich herausgestellt hatte, dass er extensive sexuelle Handlungen mit Kindern beiderlei Geschlechts vorgenommen hatte. Kurz nach seiner Aufnahme wurde bei den routinemäßigen Laboruntersuchungen ein positiver Befund für Syphilis festgestellt. Als man ihn mit dem Ergebnis der Laboruntersuchung konfrontierte, antwortete er: „Ich weiß nicht, wie das möglich ist. Ich bin ein Priester im Zölibat." Der behandelnde Arzt wies lediglich darauf hin, dass der Priester wegen extensiver sexueller Handlungen mit Minderjährigen ins Krankenhaus aufgenommen worden sei. Daraufhin erwiderte der Priester lakonisch: „Was erwarten Sie denn? Ich bin auch nur ein Mensch."

Diese Begebenheit zeigt, wie widersprüchliche Selbstrepräsentationen bei Borderline-Patienten nebeneinander existieren – in diesem Fall ein „Priester im Zölibat" und ein promisker bisexueller Pädophiler. Außerdem war die nüchterne Antwort des Priesters typisch für das schlichte Leugnen, das viele Borderline-Patienten anwenden, wenn sie mit ihren Abspaltungsmanövern konfrontiert werden. Andere Schutzmechanismen wie primitive Idealisierung, Allmacht und Abwertung sind ebenfalls Anzeichen für Abspaltungstendenzen (das heißt, dass andere entweder als nur positiv oder als nur negativ bewertet werden). Ein anderer häufiger Schutzmechanismus bei Patienten mit einer Borderline-Persönlichkeitsorganisation ist laut Kernberg die projektive Identifikation, bei der Selbst- oder Objektrepräsentationen abgespalten und auf andere projiziert werden, um sie so kontrollieren zu können.

4. *Pathologische internalisierte Objektbeziehungen.* Infolge der Abspaltung sieht jemand mit einer Borderline-Persönlichkeitsorganisation andere nicht als Menschen, die eine Mischung aus positiven und negativen Eigenschaften haben. Stattdessen werden sie als extreme Gegensätze betrachtet, die, wie ein Patient es formuliert hat, „entweder Götter oder Teufel" sind. Diese Menschen können die libidinösen und aggressiven Aspekte anderer nicht integrieren, was sie daran hindert, die inneren Erfahrungen anderer wirklich zu verstehen. Ihre Wahrnehmung in Bezug auf andere kann täglich zwischen Idealisierung und Abwertung wechseln, was für jemanden, der mit ihnen in einer Beziehung steht, sehr verwirrend sein kann. Ebenso führt ihre Unfähigkeit, positive und negative Repräsentationen des Selbst zu integrieren, zu einer stark diffusen Identität, wie das vorstehende Beispiel des Priesters zeigt.

TABELLE 15–3 DSM-IV-TR-Kriterien der Borderline-Persönlichkeitsstörung

Ein tief greifendes Muster von Instabilität in den zwischenmenschlichen Beziehungen, im Selbstbild und in den Affekten sowie deutliche Impulsivität; beginnt im frühen Erwachsenenalter und manifestiert sich in verschiedenen Situationen, anhand von fünf (oder mehr) der nachstehenden Kriterien:

(1) Der/die Betreffende bemüht sich verzweifelt, tatsächliches oder vermutetes Verlassen-Werden zu vermeiden.
Anmerkung: Hier werden keine suizidalen oder selbstverstümmelnden Verhaltensweisen berücksichtigt, die in Kriterium 5 enthalten sind.

(2) Der/die Betreffende zeigt ein Muster instabiler und intensiver interpersoneller Beziehungen, die durch den Wechsel zwischen den Extremen der Idealisierung und der Abwertung gekennzeichnet sind.

(3) Der/die Betreffende hat eine Identitätsstörung: ausgeprägte und andauernde Instabilität des Selbstbildes oder der Selbstwahrnehmung.

(4) Der/die Betreffende zeigt Impulsivität in mindestens zwei Bereichen, die potenziell selbstschädigend sind (z. B. Geldausgeben, Sex, Drogenmissbrauch, rücksichtsloses Fahren, Essstörungen).
Anmerkung: Hier werden keine suizidalen oder selbstverstümmelnden Verhaltensweisen berücksichtigt, die in Kriterium 5 enthalten sind.

(5) Der/die Betreffende nimmt wiederholt suizidale Handlungen oder Gesten vor, spricht Selbstmorddrohungen aus oder zeigt Selbstverstümmelungsverhalten.

(6) Der/die Betreffende zeigt eine affektive Instabilität infolge einer ausgeprägten Gegenreaktion auf Stimmungen (z. B. hochgradige episodische Dysphorie, Erregbarkeit oder Angst, die normalerweise einige Stunden und nur selten mehr als einige Tage dauern).

(7) Der/die Betreffende hat chronische Gefühle von Leere.

(8) Der/die Betreffende zeigt unangemessene, heftige Wut oder hat Schwierigkeiten, seine/ihre Wut zu kontrollieren (z. B. häufige Wutausbrüche, andauernder Ärger, wiederholte körperliche Auseinandersetzungen).

(9) Der/die Betreffende hat vorübergehende, mit Stress verbundene paranoide Vorstellungen oder schwere dissoziative Symptome.

Quelle: Nachgedruckt aus American Psychiatric Association: *Diagnostic and Statistical Manual of Mental Disorders.* Fourth Edition, Text Revision. Arlington, VA, American Psychiatric Association, 2000. Copyright 2000, American Psychiatric Association. Verwendung mit Genehmigung.

Kernbergs Konzept der Borderline-Persönlichkeitsorganisation unterscheidet sich von den phänomenologischen Kriterien, anhand welcher eine bestimmte Persönlichkeitsstörung identifiziert wird. Mit anderen Worten, der Begriff umfasst viele verschiedene Persönlichkeitsstörungen. Seiner Ansicht nach haben beispielsweise Patienten mit narzisstischen, antisozialen, schizoiden, paranoiden, infantilen und zyklothymen Persönlichkeitsstörungen alle eine Borderline-Persönlichkeitsorganisation.

Bei Achse-II-Diagnosen fehlt es im Allgemeinen an Gültigkeit durch Unterscheidung, da für einen Patienten, bei dem eine bestimmte Persönlichkeitsstörung festgestellt wird, gegebenenfalls weitere vier bis sechs Achse-II-Diagnosen gestellt werden (Oldham et al. 1992). Diese Überlappung ist bei Cluster-B-Persönlichkeitsstörungen besonders häufig, bei denen viele Patienten Merkmale aufweisen, die zu zwei oder mehr Erkrankungen des Clusters gehören. Um ein konzeptionelles Durcheinander zu vermeiden (und weil verwandte Erkrankungen wie paranoide, schizoide, narzisstische, antisoziale und histrionische Persönlichkeitsstörungen in anderen Kapiteln dieses Buches besprochen werden), beschränkt sich dieses Kapitel auf Patienten mit den Borderlinemerkmalen nach DSM-IV-TR (American Psychiatric Association 2000) (Tabelle 15–3).

Demografische Merkmale und Krankheitsverlauf

Epidemiologische Studien in den Vereinigten Staaten und Norwegen lassen darauf schließen, dass die Häufigkeit der BPD in der Bevölkerung zwischen 0,7 % und 0,8 % liegt (Swartz et al. 1990; Torgersen et al. 2001). In Klinikpopulationen liegt die Häufigkeit zwischen 15 % und 25 % (Gunderson und Zanarini 1987). In fast allen Stichproben wurde die Diagnose BPD bei Frauen häufiger gestellt, sodass 71-73 % aller Stichproben aus Frauen bestehen (Widiger und Weissman 1991). Männliche Borderline-Patienten zeigen häufig eine Symptomatik, die ein etwas anderes klinisches Bild ergibt als bei der typischen BPD-Patientin. Zlotnick et al. (2002) beurteilten 130 ambulante Patienten mit BPD nach verschiedenen Störungen im Zusammenhang mit Impulsen bestimmter Lebensabschnitte. Bei Männern mit BPD sind Drogenmissbrauchsstörungen und die Erfüllung der Kriterien der antisozialen Persönlichkeitsstörung wahrscheinlicher. Frauen mit BPD leiden mit größerer Wahrscheinlichkeit unter Essstörungen. Deshalb werden Männer mit BPD oft als antisozial und nicht als Borderline-Patienten eingestuft.

Es gibt zahlreiche Studien zum langfristigen Verlauf der BPD, doch alle sind mit verschiedenen methodologischen Problemen behaftet (Bateman und Fonagy 2008; Skodol et al. 2002; Zanarini et al. 2003). Ein Teil der Schwierigkeiten bei der Bestimmung des tatsächlichen Verlaufs rührt daher, dass Stichproben unbehandelter Borderline-Patienten schwer zu finden sind. Menschen mit BPD suchen Behandlung. Deshalb sind die Studien, in denen der langfristige Verlauf der Krankheit ermittelt werden soll, meist durch stationäre Aufenthalte, Behandlungen in Tageskliniken und ambulante Behandlungen unterschiedlichen Ausmaßes verfälscht. Trotz dieser Mängel gibt es ermutigende Ergebnisse. Obwohl die festgefahrene Psychopathologie in den frühen Phasen der Behandlung viele Kliniker entmutigt, deuten die meisten

TABELLE 15–4. Prognostische Faktoren bei der Borderline-Persönlichkeitsstörung

Schlechte Prognose	Gute Prognose
Brutalität der Eltern/Inzest (Stone 1990)	Hoher IQ (McGlashan 1985; Stone 1990)
Größere affektive Instabilität (McGlashan 1992)	Fehlen eines narzisstischen Anrechts (Plakun 1991)
Magisches Denken (McGlashan 1992)	Keine Scheidung der Eltern (Plakun 1991)
Impulsivität und Drogenmissbrauch (Links et al. 1993)	
Komorbide schizotypische, antisoziale oder paranoide Merkmale (Links et al. 1998; McGlashan 1986; Stone 1993)	
Vorhandene Psychopathologie der Mutter (Paris et al. 1988)	
Familiäre Anamnese für psychische Störungen (Paris et al. 1988)	

Forschungsergebnisse darauf hin, dass die langfristigen Ergebnisse besser sind als bei der Mehrzahl der schweren psychiatrischen Störungen. In vier der älteren Studien, die mit retrospektiver Beurteilung arbeiten (McGlashan 1986; Paris et al. 1987; Plakun et al. 1985; Stone et al. 1987), ging es zwei Drittel bis drei Viertel der Patienten im zweiten Jahrzehnt der Nachbehandlung einigermaßen gut, sie waren in der Lage, selbstständig zu leben und erfüllten die Kriterien der BPD nicht mehr. Andererseits begingen 3–10 % der Patienten dieser Studien Selbstmord, was zeigt, dass Selbstmordversuche nicht als reine Gesten abgetan werden sollten.

Prospektive Studien (Karterud et al. 1992; Mehlum et al. 1991; Najavits und Gunderson 1995; Skodol et al. 2002; Zanarini et al. 2003) weisen ebenfalls positive Ergebnisse aus, jedoch innerhalb viel kürzerer Zeit. In einer sechsjährigen prospektiven Beobachtungsstudie stellten Zanarini et al. (2003) fest, dass 73,5 % von 290 Patienten mit BPD am Ende der 6 Jahre die Kriterien für eine Remission erfüllten. Nur 6 % der remittierten Patienten hatten Rückfälle, was darauf schließen lässt, dass die Verbesserungen hinsichtlich der Funktionen relativ stabil sind. Von besonderem Interesse ist, dass diese Patienten zunächst stationär behandelt worden waren, die Stichprobe also aus schwereren Fällen des Borderlinespektrums bestand. Selbstmord begingen nur 11 Patienten.

Die Forscher kamen zu dem Schluss, dass sich die Symptome in zwei große Kategorien gliedern. Zur ersten gehören quasipsychotisches Denken, Selbstmordversuche, Selbstverstümmelung und Regressionen während der Behandlung, die alle in einer relativ frühen Phase beseitigt werden konnten. Die übrigen Symptome blieben im Verlauf der 6 Jahre bestehen und persistieren möglicherweise auf unbestimmte Zeit. Zu diesen gehören die dauerhafteren oder wesensbasierten Symptome wie Gefühle von Wut und Leere, Schwierigkeiten, das Alleinsein zu ertragen, und Angst, verlassen zu werden.

Da BPD ein heterogener Begriff ist, haben manche Patienten mit dieser Diagnose deutliche Stärken, die zu einer besseren Prognose führen, während andere nur schlechte Ergebnisse zu erwarten haben. Eine Übersicht über die begrenzte Literatur zur Prognose enthält Tabelle 15–4.

Psychodynamische Auffassung und Ätiologie

Frühe psychoanalytische Formulierungen

Kernberg (1983) verknüpfte die Ätiologie und die Pathogenese der BPD mit Margaret Mahlers Entwicklungsschema (Mahler et al. 1978), wie in Kapitel 2 beschrieben. Er nahm die wiederannähernde Subphase, im Alter von etwa 16 bis 24 Monaten, als chronologischen Ort einer Entwicklungskrise ins Visier. In diesem Stadium beunruhigt es das Kind, dass seine Mutter verschwinden könnte, und es verzweifelt, wenn es nicht weiß, wo sie ist. Aufgrund dieser Sicht der Entwicklung vermutete Kernberg, dass Borderline-Patienten wiederholt eine frühkindliche Krise durchleben, in der sie befürchten, dass Versuche, sich von der Mutter zu trennen, dazu führen, dass sie verschwindet und sie selbst verlassen werden. Deshalb haben sie Schwierigkeiten, das Alleinsein zu ertragen, und haben ständig Angst, dass andere sie verlassen könnten.

Eine zweite Komponente dieser Sackgasse der Entwicklung ist eine fehlende Objektkonstanz, durch die der Patient unfähig ist, gute und schlechte Aspekte seiner selbst und anderer zu integrieren. Das Ergebnis ist ein Zustand, den Kernberg (1966) anhand der Dominanz negativer Introjekte charakterisiert hat. Selbst- und Objektrepräsentationen werden gleichermaßen in „nur gut“ und „nur schlecht“ aufgespalten, damit die Kräfte des Hasses und der Zerstörungswut die guten oder liebevollen Gefühle nicht zerstören.

Die Formulierung von Masterson und Rinsley (1975) konzentrierte sich auch auf die Subphase der Wiederannäherung der Separation-Individuation. Sie bestritten jedoch, dass die Mütter von Borderline-Patienten diesen klar zu verstehen gegeben hätten, dass sie ihnen, wenn sie sich von ihnen trennten, ihre Liebe entziehen würden, und so eine „Verlassenheitsdepression“ ausgelöst hätten. Adler (1985) hingegen betrachtete die Borderlinepsychopathologie anhand eines Defizit- oder „Unzulänglichkeitsmodells". Seiner Ansicht nach führt inkonsequente oder unzuverlässige mütterliche Fürsorge dazu, dass der Borderline-Patient nicht in der Lage ist, ein „Halt gebendes, beruhigendes inneres Objekt" zu entwickeln. Unter dem Einfluss von Kohuts Theorien zur Selbstpsychologie (siehe Kapitel 2) verstand Adler den Borderline-Patienten als jemanden, der in externen Figuren nach Selbstobjektfunktionen sucht, weil er keine bindenden Introjekte hat. Er betonte die Unfähigkeit der Patienten zur „plastischen Erinnerung", durch die sich das Kind bei physischer Abwesenheit der Mutter mit einem beruhigenden Bild einer Mutterfigur behelfen kann.

Empirische Erkenntnisse

Die Literatur über empirische Forschungen hat alle psychodynamischen Modelle bis zu einem gewissen Grad in Frage gestellt. So wurde beispielsweise das in der Masterson-Rinsley-Formulierung beschriebene übermäßige Engagement der Mutter in einer Reihe von Studien (Frank und Hoffman 1986; Frank und Paris 1981; Goldberg et al. 1985; Gunderson et al. 1980; Paris und Frank 1989; Paris und Zweig-Frank 1992; Soloff und Millward 1983; Zweig-Frank und Paris 1991) in Frage gestellt, die übereinstimmend drei allgemeine Schlussfolgerungen zogen: 1. Borderline-Patienten betrachten die Beziehung zu ihrer Mutter im Allgemeinen als distanziert, äußerst konfliktreich oder unengagiert; 2. ein noch wichtigeres Unterscheidungsmerkmal der Herkunftsfamilien als die Beziehung zur Mutter ist die Abwesenheit des Vaters; und 3. ein gestörtes Verhältnis sowohl zur Mutter als auch zum Vater hat hinsichtlich der BPD möglicherweise eine stärkere pathogene Wirkung und ist möglicherweise charakteristischer als ein gestörtes Verhältnis zu nur einem Elternteil.

Diese Erkenntnisse deuten darauf hin, dass Vernachlässigung als ätiologischer Faktor möglicherweise von größerer Bedeutung ist als übermäßiges Engagement. Eine elegant angelegte prospektive Studie (Johnson et al. 1999) ergab, dass Vernachlässigung in der Kindheit eine Zunahme der Symptome der BPD sowie der mehrerer anderer Persönlichkeitsstörungen verursacht.

Psychodynamische Theorien, die die Bedeutung von Trennung und Verlassen-Werden betonen, wurden teilweise durch Studien zur Prävalenz früher Trennungen und Verluste in der Kindheitsgeschichte von Patienten mit BPD (Akiskal et al. 1985; Links et al. 1988; Walsh 1977; Zanarini et al. 1989a) bestätigt. In einer Studie (Zanarini und Frankenburg 1997) über einen Vergleich zwischen Borderline-Patienten und solchen, bei denen andere Achse-II-Erkrankungen diagnostiziert wurden, sowie psychotischen Patienten und Patienten mit affektiven Störungen hat sich gezeigt, dass der Anteil früher Verluste und Trennungen bei BPD-Patienten deutlich höher ist. Die Werte lagen zwischen 37 % und 64 % und waren hinsichtlich der BPD äußerst signifikant (Zanarini und Frankenburg 1997).

In den frühen psychodynamischen Modellen wurde die Rolle, die Kindheitstraumata in der Ätiologie und der Pathogenese der BPD spielen, grob unterschätzt. Inzwischen gibt es eine Vielzahl empirischer Belege für die Annahme, dass Missbrauch in der Kindheit ein wesentlicher Faktor der Ätiologie der Störung ist (Baker et al. 1992; Gunderson und Sabo 1993; Herman et al. 1989; Ogata et al. 1990; Swartz et al. 1990; Walsh 1977; Westen et al. 1990; Zanarini et al. 1989b, 1997). Bei etwa 60 % der Borderline-Patienten scheint sexueller Mussbrauch in der Kindheit ein wichtiger ätiologischer Faktor zu sein. Kontrollpatienten mit anderen Persönlichkeitsstörungen oder Depressionen berichten seltener über sexuellen Missbrauch als Borderline-Patienten, bei körperlicher Misshandlung dagegen ist die Prävalenz mehr oder weniger identisch. Bei etwa 25 % der Borderline-Patienten hat ein Eltern-Kind-Inzest stattgefunden. Andererseits ist sexueller Missbrauch weder eine notwendige noch eine ausreichende Voraussetzung für die Entstehung der BPD, außerdem scheinen auch andere frühere Erfahrungen wie Vernachlässigung durch Betreuer beiderlei Geschlechts und chaotische oder unbeständige häusliche Verhältnisse wichtige Risikofaktoren zu sein (Zanarini et al. 1997). Diese Sichtweise wurde durch eine prospektive Studie von Johnson et al. (1999) bestätigt, in der Borderlinesymptome mit sexuellem Missbrauch und Vernachlässigung in der Kindheit, nicht jedoch mit körperlicher Misshandlung in Verbindung gebracht wurden.

In verhältnismäßig wenigen Studien wurde versucht, festzustellen, ob Misshandlung in der Kindheit ein spezifischer Faktor der BPD ist oder für die Pathogenese aller Achse-II-Erkrankungen eine Rolle spielt. In einer Verlaufsstudie über Persönlichkeitsstörungen (Collaborative Longitudinal Personality Disorder Study) (Battle et. al 2004) untersuchten die Forscher die Kindheitsgeschichte von 600 Erwachsenen mit Persönlichkeitsstörungen und kamen zu folgenden drei Hauptfeststellungen: 1. Ein hoher Prozentsatz der Patienten mit Persönlichkeitsstörungen berichtete über Vernachlässigung oder Misshandlung während des Heranwachsens (73 % berichteten über Misshandlung, 82 % über Vernachlässigung in der Kindheit); 2. wenn gleichzeitig mehrere Diagnosen von Persönlichkeitsstörungen ausgewertet wurden, war BPD die Achse-II-Diagnose, die am häufigsten mit Misshandlungen in der Kindheit verbunden war; und 3. eine erhöhte Häufigkeit von Misshandlungen kann auch bei zwei anderen Gruppen mit Persönlichkeitsstörungen – bei zwanghaften und antisozialen Patienten – vorkommen. Obwohl es sich um eine retrospektive Studie handelt, bestätigt sie die Annahme, dass Misshandlung in der Kindheit eine Rolle bei der Entstehung der BPD spielt. Die Ergebnisse zeigen jedoch auch, dass nicht alle Patienten mit BPD über Erfahrungen von Vernachlässigung und Missbrauch in der Kindheit berichten.

Erfahrungen von Missbrauch und Vernachlässigung sind gewöhnlich mit problematischen Bindungsmustern verbunden. Bateman und Fonagy (2004) haben ein aus der Bindungstheorie abgeleitetes Modell entwickelt, das auf der Mentalisierung basiert. Wie in Kapitel 2 dargelegt, postuliert die Bindungstheorie vier Kategorien der Bindung zwischen Betreuer und Kind: 1. sicher/autonom, 2. unsicher/abweisend, 3. besorgt und 4. unentschlossen/unorganisiert. Eng verbunden mit diesen unsicheren Arten der Bindung ist die mangelnde Fähigkeit der Mentalisierung. Insbesondere haben viele Borderline-Patienten große Schwierigkeiten, zu verstehen und zu erkennen, dass wahrgenommene Zustände der eigenen Person und anderer fehlbar und subjektiv und Repräsentationen der Wirklichkeit sind, die jeweils nur eine von vielen möglichen Sichtweisen darstellen. Mentalisierung ist insofern ein Merkmal des impliziten prozeduralen Gedächtnisses, als es im Kontext einer sicheren Bindung an einen Betreuer entsteht, der dem Kind mentale Zustände zuschreibt, das Kind als jemanden betrachtet, der eine Wirkung hat, und dem Kind hilft, innere Arbeitsmodelle zu schaffen. Mit anderen Worten, wir deuten den Gesichtsausdruck des anderen automatisch und wissen ohne größere bewusste Anstrengungen zur Entschlüsselung der Bedeutung des Gesichtsausdrucks, wie sich der Betreffende fühlt.

Ohne eine sichere Bindung haben Kinder Schwierigkeiten, ihren eigenen mentalen Zustand und den anderer zu erkennen. Ein Betreuer mit einer sicheren Bindung gibt diese sichere Bindung und die Fähigkeit der Mentalisierung an das Kind weiter. Forschungen haben einen Zusammenhang zwischen BPD und besorgten bzw. unentschlossenen/unorganisierten Bindungen festgestellt (Alexander et al. 1998; Allen 2001; Patrick et al. 1994; Stalker und Davies 1995). Das Misslingen der Bewältigung von Traumata scheint BPD-Patienten von anderen zu unterscheiden. Frühkindliche Traumata führen beim Opfer zum defensiven Rückzug aus der mentalen Welt. Somit werden manche BPD-Patienten, die schwere Traumata erlitten haben, mit dem Missbrauch fertig, indem sie Reflexionen über die Gedanken des Betreuers vermeiden, was die Bewältigung der Missbrauchserfahrungen verhindert (Fonagy 2003). Eine Patientin, deren Mutter gedroht hatte, ihr die Hände abzuschneiden, als sie Unordnung gemacht hatte, sagte, sie habe aufgehört, darüber nachzudenken, warum ihre Mutter sie angeschrien hat, weil sie befürchte, dass ihre Mutter sie hasst und als Monster betrachtet.

Fonagy et al. (1996) untersuchten eine Gruppe überwiegend weiblicher stationärer Patienten mit schweren Persönlichkeitsstörungen. Unter Anwendung der Reflective-Functioning-Scale (Fonagy et al. 1997), die zur Messung der Mentalisierungsfähigkeit entwickelt wurde, konnten sie diese Dimension quantifizieren. 97 % der Patienten, die missbraucht worden waren und eine niedrige Reflexionsfunktion hatten, erfüllten die Kriterien der BPD. Demgegenüber erfüllten nur 17 % derer, die über Missbrauch berichteten und eine hohe Reflexionsfunktion aufwiesen, die Kriterien der BPD. Somit konnten

Patienten, die zur Mentalisierung fähig waren, die Gedanken des Betreuers verstehen und dadurch das Geschehene verarbeiten, um so das Trauma zu bewältigen. Diejenigen hingegen, die mit dem Missbrauch fertig wurden, indem sie sich weigerten, darüber nachzudenken, was im Kopf des Betreuers vorging, konnten nicht mentalisieren und die Missbrauchserfahrung somit nicht bewältigen.

Bei einer normalen Entwicklung ist die Mentalisierung eine psychologische Leistung. Kinder unter 3 Jahren operieren in erster Linie im Äquivalenzmodus (Fonagy 2003). In diesem Modus nimmt das Kind an, dass die Wahrnehmung der Realität mit der Realität selbst identisch ist. Etwa im Alter von 4 oder 5 Jahren beginnt das Kind, den Als-ob-Modus und den Äquivalenzmodus zu integrieren. Ein 5- oder 6-jähriges Kind versteht bereits, dass Wahrnehmungen durch subjektive Faktoren beeinflusst werden. Das ermöglicht das Phänomen des Spiels, in dem Kinder vorgeben können, jemand anderer zu sein, als sie sind. Patienten mit BPD können oft nur sehr schwer zwischen dem Äquivalenzmodus und dem Als-ob-Modus wechseln.

Die Organisation des Selbst basiert großenteils auf der Fähigkeit, sich selbst und andere als mentale Wirkfaktoren wahrzunehmen (Bateman und Fonagy 2004). Im Laufe seiner Entwicklung steht das Kind bezüglich der Schaffung von Repräsentationen für innere Zustände unter großem Druck. Kinder sehen sich normalerweise mit den Augen ihrer Mutter oder ihres Betreuers, da die Bezugsperson ihnen zeigt, was sie von ihnen denkt. Wenn Eltern oder Betreuer nicht in der Lage sind, diese Art der Erfahrung zu bieten, wird ein furchterregender oder ängstlicher Betreuer in die Selbststruktur des Kindes internalisiert (Fonagy und Target 2000). Dadurch enthält die Selbstrepräsentation des Kindes eine feindliche oder „fremde“ Repräsentation. Es wächst dann mit dem Bedürfnis auf, das fremde Selbst zu externalisieren, damit ein anderer Verstand diese unangenehmen Attribute kontrolliert. Dieser Mechanismus ist eine der Erklärungen dafür, dass Borderline-Patienten wiederholt Beziehungen eingehen, in denen sie sich von anderen viktimisiert fühlen, die sie als Verfolger erleben. Über den Prozess der projektiven Identifikation kann ein Patient beispielsweise auch den Psychotherapeuten oder eine andere bedeutende Person dazu bringen, die Merkmale des „fremden Selbst“ oder des „schlechten Objekts“ anzunehmen.

Neurobiologische Befunde

Eine Folge traumatischer Interaktionen mit Eltern oder Betreuern kann eine ständige Hypervigilanz sein, da Borderline-Patienten ihre Umgebung daraufhin überprüfen müssen, ob andere ihnen gegenüber nicht eventuell böse Absichten hegen. Neurobiologische Forschungsergebnisse bestätigen diese Folgeerscheinungen von Traumata in der Entwicklung. Rinne et al. (2002a) führten eine Studie mit

39 BPD-Patientinnen, denen eine Kombination aus Dexamethason und Corticotropin-Releasing-Hormon (CRH) verabreicht wurde, und einer Kontrollgruppe aus 11 gesunden Personen durch. Vierundzwanzig Frauen hatten eine Vorgeschichte von dauerhaftem Missbrauch in der Kindheit. Die Ergebnisse zeigten, dass die chronisch missbrauchten Probanden auf die Dexamethason-/CRH-Provokation mit deutlich höheren Werten für das adrenocorticotrope Hormon (ACTH) und Cortisol reagierten als nicht missbrauchte. Die Autoren der Studie schlossen daraus, dass eine Vorgeschichte andauernden Missbrauchs in der Kindheit mit einer verstärkten ACTH-Freisetzung einhergeht. Ihre Erkenntnisse deuten darauf hin, dass diese physiologische Hyperreaktivität für eine Untergruppe der Borderline-Patienten charakteristisch ist, jedoch nicht für alle. Ein andauernder Missbrauch in der Kindheit scheint die Sensibilität der CRH-Rezeptoren zu erhöhen.

Die bekannte Hyperreaktivität der HPA-Achse (der hormonellen Achse vom Hypothalamus über die Hypophyse bis zur Nebennierenrinde) passt gut zu unserer Sicht des Musters der inneren Objektbeziehungen im Falle der Borderline-Persönlichkeitsstörung. Da wir wissen, dass innere Objektbeziehungen aus Bausteinen von Selbstrepräsentationen, Objektrepräsentationen und Affekten, die diese beiden verbinden, entstehen, können wir daraus folgern, dass ein ängstlicher und hypervigilanter Affektzustand mit der Wahrnehmung anderer als Verfolger und des Selbst als viktimisiert verbunden ist (Abbildung 15–1).

Eine Funktion der Amygdala besteht darin, die Vigilanz zu erhöhen und dem Individuum die Bewertung des Potenzials an neuen oder mehrdeutigen Situationen zu erleichtern (Donegan et al. 2003). In einer auf der funktionellen Magnetresonanztomografie (fMRI) basierenden Studie (Herpertz et al. 2001) wurden 6 BPD-Patientinnen mit 6 Kontrollpatientinnen verglichen. Das wichtigste Ergebnis der Studie war, dass die Amygdala auf beiden Seiten des Gehirns der Borderline-Patientinnen im Vergleich zu der der

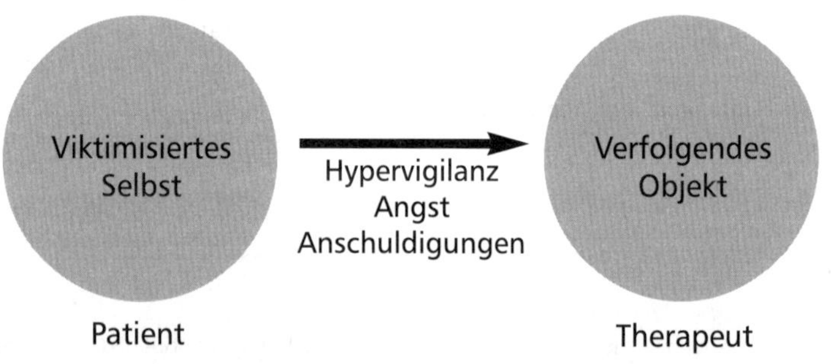

Abbildung 15–1. Eine innere Objektbeziehung, die mit einer Hyperreaktivität HPA-Achse (der hormonellen Achse Hypothalamus über die Hypophyse bis zur Nebennierenrinde) einhergeht.

Kontrollpatientinnen eine erhöhte Aktivität zeigte. Die Forscher schlossen daraus, dass der sensorische Kortex bei Borderline-Patienten möglicherweise durch die Amygdala reguliert wird, was zu einer gesteigerten Aufmerksamkeit bezüglich emotional relevanter Stimuli in der Umgebung führt.

In zwei verschiedenen Studien (Donegan et al. 2003; Wagner und Linehan 1999) wurde verglichen, wie Borderline-Patienten im Vergleich zu Kontrollprobanden auf die übliche Darbietung von Gesichtern reagieren. In einer der Studien (Donegan et al. 2003) zeigten Borderline-Patienten bei emotionalen Gesichtsausdrücken eine deutlich höhere Aktivität der linken Amygdala als gesunde Kontrollprobanden. Von noch größerer Bedeutung war jedoch, dass Borderline-Patienten – im Gegensatz zu gesunden Probanden – neutralen Gesichtern negative Eigenschaften zuschrieben. Ausdruckslose Gesichter wurden als bedrohlich und nicht vertrauenswürdig beschrieben, und den dazugehörigen Personen wurde zugetraut, dass sie möglicherweise etwas Ruchloses planten. Bei der Prädisposition, auf relativ gütige Gesichtsausdrücke mit Hypervigilanz und übermäßig stark zu reagieren, spielt möglicherweise eine hyperaktive Amygdala eine Rolle. Diese Missinterpretation neutraler Gesichtsausdrücke hängt eindeutig mit Missinterpretationen in der Übertragung zusammen, wie sie bei der Psychotherapie von Borderline-Patienten vorkommen.

Studien, bei denen Borderline-Patienten und Kontrollprobanden mit bildgebenden Magnetresonanzverfahren untersucht wurden, haben gezeigt, dass das Volumen des Hippocampus und der Amygdala bei BPD-Patienten geringer ist als bei der Kontrollgruppe (Driessen et al. 2000; Schmahl et al. 2003a; van Elst et al. 2003). Obwohl die Rolle von Traumata hinsichtlich der Verringerung des Hippocampusvolumens in vielen Studien festgestellt wurde, ist der Zusammenhang zwischen frühen Traumata und dem verringerten Volumen der Amygdala unklar. In zwei Studien (Lyoo et al. 1998; van Elst et al. 2003) wurden auch Verringerungen des Volumens des Frontal- und des Orbitofrontallappens beobachtet. Diese Ergebnisse liefern eine mögliche Erklärung. Die Schwächung der präfrontalen Inhibition kann zur Hyperaktivität der Amygdala beitragen (siehe Abbildung 15–2).

Von besonderem Interesse in der Studie von van Elst et al. (2003) war, dass das Volumen des linken Orbitofrontallappens signifikant mit dem Volumen der Amygdala korrelierte. Die Verringerung des Hippocampusvolumens kann mit den Schwierigkeiten zusammenhängen, die Borderline-Patienten bei der Beurteilung dessen haben, ob aktuelle Beziehungen Parallelen zu früheren aufweisen oder nicht, sowie dabei, aus den Erfahrungen im Zusammenhang mit diesen früheren Beziehungen zu lernen.

Der zentrale Charakter der Trennungsangst und der Beschäftigung mit dem Verlassen-Werden bei Borderline-Patienten wurde auch unter Anwendung der Positronenemissionstomografie untersucht. Schmahl et al. (2003b) untersuchten den Blutstrom im Gehirn von 20 Frauen mit einer Vorgeschichte sexuellen Missbrauchs in der Kindheit, während diese Texte über neutrale

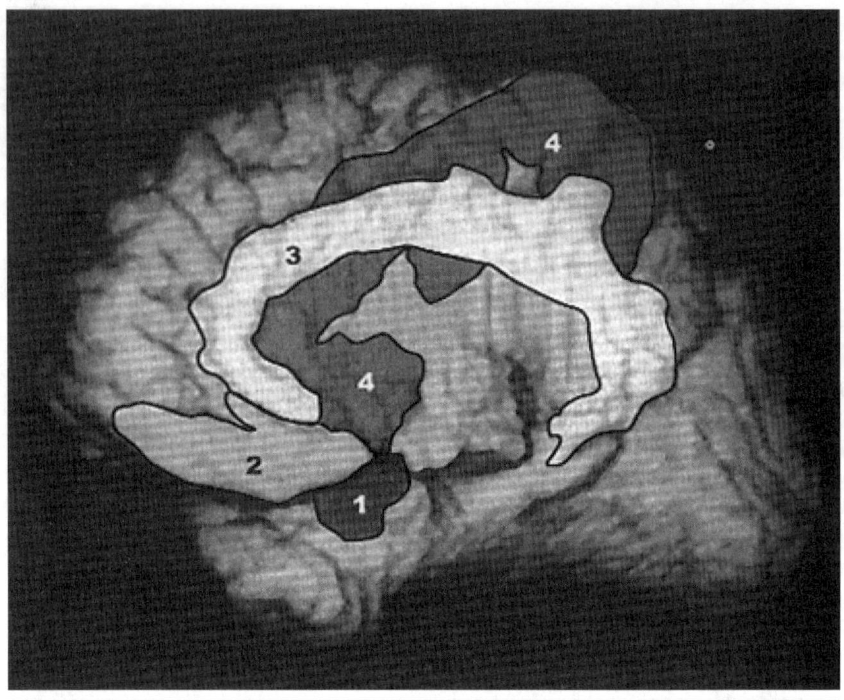

ABBILDUNG 15–2. NÄHE DER AMYGDALA ZUM PRÄFRONTALEN KORTEX

Mediale Sicht der rechten Gehirnhälfte: 1: Amygdala; 2: ventromedialer (orbitaler) präfrontaler Kortex; 3: cingulärer Kortex; 4: somatosensorische Kortizes. Nachgedruckt aus: Schore, A. N.: *Affect Regulation and the Repair of the Self.* New York, WW Norton 2003. Copyright 2003, Allan N. Schore. Verwendung mit Genehmigung.

Ereignisse und Fälle von persönlichem Verlassen-Werden hörten. Dann wurden die Reaktionen der Patienten mit BPD mit denen der Personen ohne BPD verglichen. Die Ergebnisse ließen eine Dysfunktion des medialen und des dorsolateralen präfrontalen Kortex, einschließlich des vorderen cingulären Kortex, des linken temporalen Kortex und des assoziativen visuellen Kortex, bei BPD-Patienten vermuten. Wenn Frauen mit BPD durch auf sie zugeschnittene Texte an das Verlassen-Werden erinnert wurden, war eine erhöhte Aktivität in denselben Hirnarealen zu beobachten wie bei Rhesusaffen, nachdem man sie von ihren Müttern getrennt hatte. Deshalb stellten die Forscher die These auf, dass der durch die Trennung von der Mutter verursachte Stress dieselben Hirnregionen aktiviert wie die Erinnerung an das Verlassen-Werden bei diesen Patienten. Da der mediale präfrontale Kortex inhibitorische Verbindungen zur Amygdala hat und eine Rolle bei der Unterbindung der Angstreaktion spielt, besteht eine andere Möglichkeit darin, dass dieses Muster ein Zeichen für die Unfähigkeit ist, die Erzeugung negativer Gefühle durch die Amygdala abzustellen.

Es wurden auch neurale Ursachen für die Abspaltung vermutet. Möglicherweise führen frühe Traumata zur Lateralisierung der Gehirnhälften und wirken sich nachteilig auf die Integration der rechten und der linken Gehirnhälfte aus. Bei 10 Personen mit Traumata in der Kindheit und bei 10 Vergleichspersonen ohne eine solche Vorgeschichte wurde die durch auditorische Reize hervorgerufene Abschwächung als Index der Aktivität der Gehirnhälften gemessen, während sie zunächst eine neutrale und dann eine traumatische Erinnerung wachriefen (Schiffer et al. 1995). Missbrauchte Kinder benutzten bei neutralen Erinnerungen die linke und bei furchterregenden Erinnerungen die rechte Gehirnhälfte. Die Vergleichsgruppe benutzte beide Seiten unabhängig vom Inhalt der Erinnerung im gleichen Maße. Ein Zeichen für diese fehlende Integration der Gehirnhälften kommt bei BPD-Patienten möglicherweise in der Abspaltung zum Ausdruck, die sie als wichtigen Abwehrmechanismus einsetzen.

Studien mit bildgebenden Verfahren deuten darauf hin, dass bei der Mentalisierung mehrere Gehirnstrukturen zusammenarbeiten (Baron-Cohen et al. 1999; Calarge et al. 2003; Frith und Frith 1999; Gallagher et al. 2000; Goel et al. 1995). Bei den meisten dieser Studien wurden die Probanden gebeten, mentale Aktivitäten auszuführen, bei denen das Verstehen der inneren Welt einer anderen Person eine Rolle spielt. Calarge et al. (2003) zum Beispiel baten 13 gesunde Freiwillige, sich in einen anderen Menschen hineinzuversetzen und ihm einen Gemütszustand zuzuschreiben, indem sie einen weinenden Fremden beschrieben, den sie zufällig auf einer Parkbank getroffen hatten. Die Verfasser der Studie stellten fest, dass diese Fähigkeiten für die psychodynamische Psychotherapie benötigt werden. Wie bei anderen Studien wurde auch hier die mediale Frontalregion aktiviert, wenn die Probanden anderen Gemütszustände zuschrieben. Eine der wichtigsten Erkenntnisse war, dass bei dieser Aufgabe das Kleinhirn am stärksten aktiviert wurde. Wie Frith und Frith (1999) waren auch diese Forscher der Ansicht, man solle von einem System oder Netzwerk einer „theory of mind" ausgehen, das weit verzweigt ist und aus interaktiven Schnittstellen besteht, die sich wahrscheinlich in den medialen Frontalregionen, im Sulcus temporalis superior, in der unteren Frontalregion und im Kleinhirn befinden.

Viele der neurobiologischen Korrelate der BPD scheinen mit Traumata zusammenzuhängen, einige dieser Faktoren können jedoch auch aus genetischen, pränatalen oder postnatalen Einflüssen resultieren. In ätiologischen Studien wird stets festgestellt, dass nicht alle Borderline-Patienten Traumata und Vernachlässigung erlebt haben. Deshalb muss man davon ausgehen, dass jede Ätiologie multifaktoriell ist. Es gibt kaum genetische Daten für die BPD, die einzige Zwillingsstudie, die auf DSM-IV-Kriterien (Kriterien der American Psychiatric Association, 1994) basiert, lässt darauf schließen, dass genetische Faktoren eine Rolle spielen (Torgersen et al. 2000). Eineiige Zwillinge wiesen für BPD eine Konkordanz von 35 % auf, zweieiige dagegen nur eine Konkordanz von 7 %. Es dürfte zweckdienlicher sein, sich auf eine Reihe erblicher Merkmale wie emotionale Dysregulation zu konzentrieren als zu versuchen, die unmittelbare Erblichkeit einer bestimmten Persönlichkeitsstörung nachzuweisen (Skodol et al. 2002). Borderline-Patienten sind eine heterogene Gruppe, was darauf hindeutet, dass BPD von vielfältigen genetischen Dimensionen beeinflusst wird, die zu leicht unterschiedlichen Phänotypen führen können.

Cloninger et al. (1993) haben ein psychobiologisches Persönlichkeitsmodell mit vier Temperamentsdimensionen und drei Charakterdimensionen entwickelt. Nach diesem Modell können etwa 50 % der Persönlichkeit dem Temperament zugeschrieben werden, das stark durch genetische Variablen beeinflusst wird, und 50 % dem Charakter, den überwiegend Umweltvariablen bestimmen (Abbildung 15–3).

Die vier Dimensionen des Temperaments sind: 1. *Neugierverhalten*, das sich durch häufige explorative Aktivitäten als Reaktion auf Neues, impulsive Entscheidungsfindung, Extravaganz im Umgang mit Signalen und Belohnung, schnelles Verlieren der Beherrschung und aktive Vermeidung von Frustration auszeichnet; 2. *Schadensvermeidung*, mit pessimistischer Sorge um die Zukunft, vermeidendem Verhalten wie Angst vor Ungewissheit und Schüchternheit gegenüber Fremden und schneller Ermüdbarkeit; 3. *Belohnungsabhängigkeit*, gekennzeichnet durch Sentimentalität, soziale Bindung und Abhängigkeit von der Zustimmung anderer; 4. *Beharrungsvermögen*, das die Fähigkeit zur Ausdauer trotz Frustration und Müdigkeit bezeichnet.

Die drei Charakterdimensionen werden durch familiäre und soziale Einflüsse, intrapsychische Fantasie, Traumata und Stressfaktoren in der Umgebung geformt. *Selbstlenkungsfähigkeit* bedeutet, Verantwortung für die eigenen Entscheidungen zu übernehmen, statt anderen die Schuld zu geben, sich selbst zu akzeptieren, Einfallsreichtum und die Bestimmung von Lebenszielen und dem Sinn des Lebens. *Kooperativität* ist ein Maß der Objektbezogenheit und beruht auf Dimensionen wie Empathie, Hilfsbereitschaft, Mitgefühl und sozialer Akzeptanz. *Selbsttranszendenz* bezeichnet die spirituelle Akzeptanz und die transpersonelle Identifikation des Individuums und altruistisches Engagement.

Cloninger et al. (1993) haben festgestellt, dass die Charakterdimensionen Selbstlenkungsfähigkeit und Kooperativität entscheidende Faktoren bei der Diagnose von Persönlichkeitsstörungen sind. Geringe Selbstlenkungsfähigkeit und geringe Kooperativität kommen gar als Merkmale aller Arten von Persönlichkeitsstörungen vor. Bestimmte Temperamentsmerkmale sind charakteristisch für bestimmte Arten von Persönlichkeitsstörungen. Cloninger und seine Kollegen haben berichtet, dass bei BPD-Patienten sowohl das Neugierverhalten als auch die Schadensvermeidung stark ausgeprägt ist. Mit anderen Worten, Borderline-Patienten sind impulsiv und ärgerlich und zugleich extrem ängstlich.

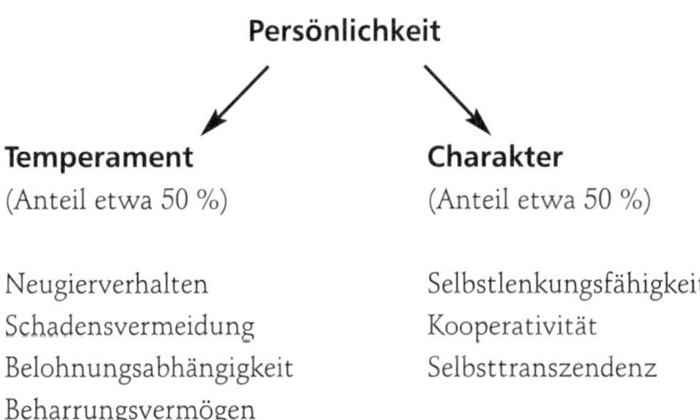

ABBILDUNG 15–3. PSYCHOBIOLOGISCHES PERSÖNLICHKEITSMODELL.
Quelle: nach Cloninger et al. 1993

Das Cloninger-Modell geht von einer genetisch-biologischen Veranlagung aus, die durch bestimmte Umweltfaktoren verstärkt wird und so zu der Kombination von geringer Selbstlenkungsfähigkeit und geringer Kooperativität führt, gepaart mit einem durch hohe Schadensvermeidung und ausgeprägtem Neugierverhalten gekennzeichneten Temperament. Figueroa und Silk (1997) haben ein ähnliches Modell vorgeschlagen, in dem die Auswirkungen von Traumata in Wechselwirkung mit einer vorhandenen Prädisposition zu serotonergischer Dysfunktion treten. Ihre Hypothese beruht zum Teil auf der Beobachtung, dass Borderline-Patienten eine deutlich verringerte serotonergische Aktivität aufweisen. Da Serotonin inhibitorisch auf das Verhalten wirkt, könnte die Impulsivität von Borderline-Patienten zum Teil mit dieser veränderten serotonergischen Aktivität zusammenhängen (Coccaro und Kavoussi 1997; Coccaro et al. 1989; Siever und Davis 1991). Die gegenüber den niedrigeren Serotoninwerten zweitrangige erhöhte Verletzlichkeit wird durch die Auswirkungen von Traumata noch verstärkt, zu denen Veränderungen der Cortisol- und der Katecholaminwerte gehören. Das hypersensible noradrenerge System, das zum einen mit dem Temperament und zum anderen mit der Hyperreaktivität infolge von Traumata zusammenhängt, führt zu selbstzerstörerischem Verhalten wie Selbstverstümmelung, das die dysphorischen und schmerzhaften Affekte verringern soll.

Einen weiteren Beleg für eine biologische Grundlage der BPD liefern Daten, die auf neurokognitive Defizite hindeuten. Andrulonis (1991) hat festgestellt, dass ein beträchtlicher Anteil der Borderline-Patienten leichte Anzeichen neurologischer Probleme aufweist, so unter anderem Vorgeschichten mit Aufmerksamkeitsdefizit-/Hyperaktivitätsstörung, Lernschwierigkeiten, schlechte Impulskontrolle und Verhaltensstörungen. Studien über neuropsychologische Beeinträchtigungen berichten, dass Borderline-Patienten deutlich mehr Anzeichen solcher Beeinträchtigungen aufweisen, einige davon jedoch geringfügig sein können und erst erkannt werden, wenn BPD-Patienten mit gesunden Kontrollpersonen verglichen werden (O'Leary und Cowdry 1994; O'Leary 2000; Swirsky-Sacchetti et al. 1993; van Reekum et al. 1993). In mindestens einer Studie wurde vor der Diagnose bei BPD-Patienten im Vergleich zur Kontrollgruppe auch eine deutlich höhere Prävalenz von Kopfverletzungen festgestellt (Streeter et al. 1995).

Diese Daten lassen darauf schließen, dass BPD eine multifaktorielle Ätiologie hat. Zanarini und Frankenburg (1997) vertreten die These, dass es drei gemeinsame Faktoren gibt. Der erste ist eine traumatische und chaotische häusliche Umgebung mit anhaltenden frühen Trennungen, Vernachlässigung, emotionaler Disharmonie in der Familie, Gefühllosigkeit gegenüber den Gefühlen und Bedürfnissen des Kindes und Traumata von unterschiedlicher Schwere. Der zweite ist eine biologisch angelegte Verletzlichkeit. Der dritte Faktor hängt mit auslösenden Ereignissen wie Versuchen, eine intime Beziehung einzugehen, Auszug von zu Hause oder einer Vergewaltigung oder anderen traumatischen Ereignissen zusammen, die jeweils Auslöser der Symptomatik der Borderline-Erkrankung sein können. Bestimmte genetisch angelegte Temperamentsmerkmale können die Wahrscheinlichkeit dafür erhöhen, dass negative Lebensereignisse eintreten, das heißt, bei der Entstehung der BPD besteht eine ständige Wechselwirkung zwischen Genen und Umwelt (Paris 1998). Das führt unter anderem zu der Schlussfolgerung, dass möglicherweise jeder Borderline-Patient eine einmalige Ätiologie aufweist, in der die ätiologischen Faktoren jeweils in unterschiedlichem Maße zum Tragen kommen.

Einige der einander widersprechenden Ansichten der psychodynamischen Theorien sind möglicherweise auf unterschiedliche Erfahrungen hinsichtlich der Entwicklung und unterschiedliche Populationen von Borderline-Patienten zurückzuführen. So kann es beispielsweise vorkommen, dass Patienten, die in ihrer frühen Kindheit Verluste oder Vernachlässigung erlebt haben, kein Halt gebendes, beruhigendes Introjekt nach Adler (1985) entwickeln können. Die Arbeit von Zweig-Frank und Paris (1991) deutet darauf hin, dass Patienten, die in ihrer Kindheit übermäßiger Kontrolle (durch Mutter und Vater) ausgesetzt waren, eine Angst vor dem Verlassen-Werden entwickeln können, wie sie Masterson und Rinsley (1975) und Kernberg (1975) beschrieben haben. In kontrollierten Untersuchungen wurde außerdem eine hohe Korrelation zwischen Problemen bezüglich Separation-Individuation und der Borderlinepsychopathologie nachgewiesen (Dolan et al. 1992).

Behandlung

Obwohl es keine randomisierten kontrollierten Studien gibt, in denen die kombinierte Anwendung von Medikamenten und Psychotherapie mit der ausschließlichen Anwendung der Psychotherapie bei Borderline-Patienten verglichen wird, ist die Standardbehandlung bei der Mehrzahl der Borderline-Patienten heute die kombinierte Behandlung. Die *Practice Guideline for the Treatment of Patients with Borderline Personality Disorder* (2001) der American Psychiatric Association empfiehlt die Kombination von Psychotherapie und Medikamenten sogar als optimalen Behandlungsansatz.

Pharmakotherapie

Die medikamentöse Behandlung ist zunehmend zu einem festen Bestandteil der Behandlung von BPD-Patienten geworden. Die Wirksamkeit der Mittel resultiert aus der Veränderung der grundlegenden Temperamentsmerkmale, der Beeinflussung bestimmter Symptome der Persönlichkeitsstörung oder der Behandlung komorbider Achse-I-Erkrankungen (Gabbard 2000). Daher ist es ein geeignetes Prinzip für die Praxis, jeweils ein Symptom der BPD anzugehen und jeweils ein Medikament auszuprobieren, um dann festzustellen, ob es eine Besserung des betreffenden Symptoms bewirkt hat. Kliniker laufen stets Gefahr, aus Verzweiflung über die Gegenübertragung gegenüber dem Patienten zu viele Medikamente zu verschreiben, was so weit gehen kann, dass mehrere Mittel gleichzeitig ausprobiert werden, wodurch eine Beurteilung der Wirksamkeit der einzelnen Mittel nicht mehr möglich ist. Selektive Serotonin-Wiederaufnahmehemmer (SSRI) erfreuen sich zunehmender Beliebtheit als erste Medikamente. Vier verschiedene plazebokontrollierte Doppelblindstudien (Coccaro und Kavoussi 1997; Markovitz 1995; Rinne et al. 2002b; Salzman et al. 1995) haben eine gewisse Wirksamkeit bei Patienten mit Borderlinesyndrom und anderen schweren Persönlichkeitsstörungen gezeigt. Diese Mittel scheinen bei der Reduzierung von Ärger, impulsiv-aggressivem Verhalten, bestimmten verbalen Aggressionen und plötzlichem Stimmungswechsel oder affektiver Labilität besonders wirksam zu sein. Manche Patienten benötigen Dosen von bis zu 80 mg Fluoxetin pro Tag, um eine Wirkung zu erzielen (Markovitz 1995), bei anderen scheint schon eine Dosis in dem Bereich, in dem sie depressiven Patienten verabreicht wird (20–40 mg/Tag), eine Besserung herbeizuführen.

Der Einsatz von SSRI kann die Psychotherapie erleichtern, indem dadurch „affektive Nebengeräusche“ wie intensiver Ärger, hypervigilante Ängstlichkeit oder Dysphorie reduziert werden, die den Patienten daran hindern, seine innere Welt und die inneren Erfahrungen anderer zu reflektieren (Gabbard, im Druck). Zudem gibt es immer mehr Hinweise dafür, dass SSRI möglicherweise die Neurogenese stimulieren, insbesondere im Hippocampus, was zu einer Verbesserung des verbalen deklarativen Gedächtnisses führt (Vermetten et al. 2003). Außerdem reduzieren SSRI möglicherweise die Hyperaktivität der HPA-Achse, indem sie die Hypersekretion des Corticotropin-Releasing-Faktors (CRF) verringern (Nemeroff und Owens 2004).

Rinne et al. (2003) haben die Wirkung von Fluvoxamin auf die HPA-Achse bei 30 Borderline-Patientinnen untersucht. Die Probanden erhielten eine Kombination aus Dexamethason und Corticotropin-Releasing-Hormon (DEX/CRH), die vor und nach der Gabe von Fluvoxamin in einer Dosis von 150 mg/Tag verabreicht wurden. 17 Patientinnen hatten eine Vorgeschichte von anhaltendem Missbrauch in der Kindheit, 13 hatten keine Missbrauchsvorgeschichte. Sowohl bei der 6- als auch bei der 12-wöchigen Fluvoxamin-Behandlung wurde durch DEX/CRH eine deutliche Verringerung der ACTH- und der Cortisolreaktion erreicht. Das Ausmaß der Verringerung stand in einem direkten Zusammenhang mit dem anhaltenden Missbrauch in der Kindheit, nicht jedoch mit komorbider posttraumatischer Belastungsstörung oder schwerer Depression. Die Forscher zogen den Schluss, dass Fluvoxamin bei BPD-Patienten mit einer Vorgeschichte von Missbrauch in der Kindheit die HPA-Hyperreaktivität verringert.

Die Verringerung der Hyperreaktivität der HPA-Achse wirkt sich möglicherweise unmittelbar auf die Reflexionsfähigkeit des Patienten aus. Wie oben erwähnt, hängt der hypervigilante, ängstliche affektive Zustand mit einer bestimmten Objektbeziehungskonstellation des Patienten zusammen, durch die andere als potenziell böswillige Verfolger und das Selbst als Opfer wahrgenommen werden (Gabbard, im Druck). Wenn man in Angst und Schrecken versetzt wird, kann man nicht klar denken; man kann nur reagieren. Die Verringerung der Hyperreaktivität durch einen SSRI erleichtert Denken und Reflexion. Wenn er sich nicht mehr in dem Zustand starker Affekte befindet, in dem er vor der Behandlung mit dem SSRI war, fällt es dem Patienten leichter, andere Motive des Therapeuten zu berücksichtigen. Außerdem kommt er in den Genuss des Luxus, seinen eigenen inneren Zustand zu reflektieren. Er kann anfangen, den Therapeuten als jemanden zu betrachten, der da ist, um ihm zu helfen, und nicht als Verfolger. Wenn sich der Therapeut in der Defensive befindet, kann die Verteidigung auf Kosten der psychotherapeutischen Arbeit in den Vordergrund treten.

Manche Patienten mit BPD sprechen nicht auf SSRI an, und Soloff (1998) hat mehrere mögliche Algorithmen erarbeitet, die dem Kliniker den Weg zu anderen Mitteln weisen. Diese Algorithmen basieren auf als Ziele ausgewählten Symptomclustern: Symptome affektiver Dysregulation, Symptome impulsiven Verhaltens und kognitiv-perzeptorische Symptome. Bei Symptomen affektiver Dysregulation kommt, wenn der SSRI nicht zu wirken scheint, eine Umstellung auf Nefazodon oder Venlafaxin oder andere SSRI, die auf mehrere Neurotransmittersysteme wirken, in Betracht. Wenn Ärger Schwierigkeiten bereitet, kann zusätzlich eine niedrige Dosis eines Neuroleptikums gegeben werden; wenn Angst das Hauptproblem ist, Clonazepam. Alprazolam sollte gemieden werden, weil es bei BPD-Patienten nachweislich zu Enthemmung führt, die gewaltsames oder selbstzerstörerisches Verhalten nach sich ziehen kann (Cowdry und Gardner 1988; Gardner und Cowdry 1985).

ABBILDUNG 15–5. STRATEGIEN FÜR DIE GEZIELTE MEDIKAMENTÖSE BEHANDLUNG VON SYMPTOMEN DER BORDERLINE-PERSÖNLICHKEITSSTÖRUNG

Affektive Dysregulation	Impulsives Verhalten	Kognitiv-perzeptorisch
SSRI	SSRI	Niedrig dosiertes Neuroleptikum
Niedrig dosiertes Neuroleptikum	Niedrig dosiertes Neuroleptikum	SSRI
Clonazepam[a]	Lithiumkarbinat	
MAOI[b]	MAOI[b]	
Lithium	Carbamazepine	
	Divalproex	
	Naltrexone[c]	

Anmerkung: MAOI = Monoaminooxidase-Hemmer; SSRI = selektiver Serotonin-Wiederaufnahmehemmer

[a]Kein Alprazolam verwenden, da es zu Enthemmung führen kann.
[b]MAOI sollten wegen diätetischer Einschränkungen sehr vorsichtig eingesetzt werden.
[c]Wenn Selbstverstümmelung und/oder Alkoholmissbrauch vorliegen.
Quelle: Gabbard 2000; Soloff 1998.

Monoaminooxidase-Hemmer (MAOI) oder Lithium können als letzte Möglichkeit bei Symptomen affektiver Dysregulation verwendet werden. Da jedoch beide problematische Nebenwirkungen haben, sollten Kliniker die Risiken und den Nutzen sorgfältig abwägen, bevor sie sie einer Population verschreiben, deren Unzuverlässigkeit und Missbrauch in Bezug auf Medikamente bekannt ist. Diese Strategien der medikamentösen Behandlung sind in Tabelle 15–5 zusammengefasst.

Wenn die als Ziele ausgewählten Symptome des Borderline-Patienten im Bereich des impulsiven Verhaltens liegen, ist ebenfalls ein SSRI die erste Wahl. Bei dieser Kategorie kann neben einem niedrig dosierten Neuroleptikum, Lithiumkarbonat oder MAOI auch die Verabreichung von Carbamazepin oder Divalproex oder beider in Betracht kommen. Für beide wurde in plazebokontrollierten Doppelblindstudien nachgewiesen, dass sie impulsive Ausbrüche verringern (Cowdry und Gardner 1988; Hollander 1999). Bei Selbstverstümmelung und/oder Alkoholmissbrauch ist Naltrexon einen Versuch wert (siehe Gabbard 2000).

Wenn kognitiv-perzeptorische Symptome wie paranoide Ideen oder Depersonalisierung ein besonderes Problem darstellen, sind niedrige Dosen konventioneller Neuroleptika wirksam gegen quasipsychotische Gedanken. Obwohl bei den meisten randomisierten kontrollierten Versuchen in der Literatur konventionelle Neuroleptika im Mittelpunkt standen, gibt es immer mehr Anzeichen dafür, dass einige atypische Neuroleptika wie Olanzapin und Clozapin ebenfalls von Nutzen sein können (Bogenschutz und Nurnberg 2004; Frankenburg und Zanarini 1993; Zanarini und Frankenburg 2001; Zanarini et al. 2004). In einer neueren Studie (Zanarini et al. 2004) hat sich die Kombination von Olanzapin und Fluoxetin sogar als effektiver erwiesen als Fluoxetin allein. SSRI können auch manche kognitive Störungen positiv beeinflussen.

Die Pharmakotherapie muss außerdem aggressiv gegen Achse-I-Erkrankungen eingesetzt werden, wenn man den Borderline-Patienten adäquat behandeln will. Die meisten BPD-Patienten haben eine Achse-I-Komorbidität. Affektive Störungen sind bei Patienten mit BPD extrem häufig (Gabbard et al. 2000; Gunderson 2001). Anhand der Durchsicht einer Reihe von Artikeln zur Komorbidität schätzte Gunderson (2001), dass bei 50 % der Patienten mit BPD auf der Achse II eine Depression auf der Achse I und bei 70 % eine Dysthymie auf der Achse I zu diagnostizieren wäre. Die Zahl der Borderline-Patienten mit einer komorbiden bipolaren Störung ist wesentlich geringer. Wegen der affektiven Labilität bei BPD wird bei Patienten jedoch oft fälschlicherweise eine Bipolar-II-Störung diagnostiziert, obwohl die dafür typischen ständigen Höhen und Tiefen fehlen und ihr innerer Aufruhr gewöhnlich eine Reaktion auf interpersonelle Enttäuschungen ist. Zwischen 25 und 35 % der BPD-Patienten missbrauchen Alkohol oder andere Stoffe, und bei etwa 30 % kann eine posttraumatische Belastungsstörung festgestellt werden (Gunderson 2001).

Psychotherapeutische Ansätze

Empirische Forschung

Nach der *Practice Guideline for the Treatment of Patients with Borderline Personality Disorder* (Oldham et al. 2001) der American Psychiatric Association gibt es zwei empirisch bestätigte Psychotherapien: psychoanalytische/psychodynamische und dialektische Verhaltenstherapie (DBT). Bei beiden handelt es sich im Grunde um psychotherapeutische Ansätze, die aus Einzel- und Gruppensitzungen und regelmäßigen Sitzungen der Therapeuten zur Gruppensupervision/Konsultation bestehen. Da das Thema dieses Buches die psychodynamische Psychiatrie ist, liegt der Schwerpunkt hier auf den Belegen für die Vorteile des psychoanalytisch-psychotherapeutischen Ansatzes, die zu einem großen Teil auf der Halliwick Day Unit Study (Bateman und Fonagy 1999) basieren.

Wie in Kapitel 6 erwähnt, verglichen Bateman und Fonagy (1999) 38 Borderline-Patienten in einem psychoanalytisch ausgerichteten Tagesklinikprogramm mit einer Kontrollgruppe. Dieses Programm bestand aus einer einmal wöchentlich stattfindenden psychoanalytischen

Einzelpsychotherapie, drei psychoanalytischen Gruppentherapiesitzungen pro Woche, einer wöchentlichen expressiven Therapie mit Schwerpunkt Psychodramatechniken, einem wöchentlichen Großgruppentreffen, regelmäßigen Treffen mit den Fallkoordinatoren und der Prüfung der medikamentösen Behandlung durch einen Psychiater. Die Behandlung der Kontrollgruppe bestand aus regelmäßigen, durchschnittlich zweimal im Monat stattfindenden psychiatrischen Untersuchungen durch einen leitenden Psychiater, stationärer Aufnahme bei Bedarf, ambulanter und durch die Großgruppe erfolgender Nachsorge; sie umfasste keine Psychotherapie, jedoch eine medikamentöse Behandlung, die der der Patientengruppe ähnlich war.

Bateman und Fonagy stellten einen deutlichen Rückgang bei den Patienten fest, die in den vorangegangenen 6 Monaten Selbstmordversuche unternommen hatten. Ihr Anteil fiel von 95 % zum Zeitpunkt der Aufnahme auf 5,3 % bei der Nachsorge nach 18 Monaten. Die durchschnittliche Länge der Krankenhausaufenthalte in der Kontrollgruppe stieg in den letzten 6 Monaten der Studie dramatisch an, während sie bei der Patientengruppe stetig bei 4 bis 6 Tagen pro Monat lag. Die Häufigkeit von Angst als Zustand und Angst als Eigenschaft verringerte sich in der Patientengruppe nach eigenen Angaben der Probanden deutlich, blieb bei der Kontrollgruppe hingegen unverändert. Auch die (mit dem Beck-Depressions-Inventar ermittelten) Depressionsscores verringerten sich bei der Patientengruppe deutlich, außerdem war nach 18 Monaten eine statistisch signifikante Verringerung der Schwere der nach der Symptom Checklist-90-R (SCL-90-R) bewerteten Symptome zu verzeichnen.

Die Forscher kamen zu der Feststellung, dass der Rückgang der psychiatrischen Symptome und der Selbstmordversuche bereits nach 6-monatiger Behandlung eintrat, die Verringerung der Häufigkeit und der Länge der stationären Aufenthalte jedoch erst in den letzten 6 Monaten der Behandlung deutlich wurde, was auf die Notwendigkeit einer längerfristigen Behandlung hinwies. Bei der Nachsorge nach 18 Monaten zeigte sich, dass bei der Patientengruppe nicht nur die Besserungen weiterhin bestanden, sondern auch eine statistisch signifikante Besserung hinsichtlich der meisten Maßnahmen eingetreten war und die Betroffenen nach der Entlassung mit zweiwöchentlichen Gruppentherapiesitzungen auskamen (Bateman und Fonagy 2001). Bei der Kontrollgruppe waren im selben Zeitraum nur geringfügige Veränderungen zu beobachten.

Der Kernpunkt dieses Ansatzes der Einzel- und Gruppenpsychotherapie ist die Verbesserung der Mentalisierung. Ein wichtiges Ziel besteht in der Stabilisierung des Selbstempfindens, da es diesen Patienten wegen fehlender sicherer Bindungen in der Kindheit schwer fiel, sich in den Augen ihrer Betreuer oder Eltern wiederzufinden. Zu Beginn der Therapie kann es vorkommen, dass Borderline-Patienten ihren Therapeuten angreifen, doch dies sollte als Zeichen der Hoffnung betrachtet werden – als verzweifelter Wunsch nach einem Neuanfang und glühende Sehnsucht danach, dass der Therapeut die unerträglichen Aspekte des

Selbst bewältigt, die für den Patienten unkontrollierbar scheinen. Beziehungen sind unbedingt erforderlich für die Stabilisierung der Selbststruktur, indem der Patient das „fremde Selbst“ auf den Therapeuten verlegt. Hierzu haben Bateman und Fonagy (2004) festgestellt: „Borderline-Patienten benötigen Beziehungen eher, als dass sie sie genießen“ (S. 41).

Für diesen Ansatz sind mehrere grundlegende Techniken erforderlich. Der Therapeut muss eine klare und kohärente Vorstellung von seiner Rolle als Therapeut aufrecht erhalten und eine mentalisierende Haltung bewahren. In dieser Situation lässt er zu, dass er in die innere Welt des Patienten hineingezogen wird, indem er das akzeptiert, was auf ihn projiziert wird, hält aber gleichzeitig eine klare und kohärente Vorstellung seiner seelischen Verfassung aufrecht, während er den Prozess beobachtet. Eine weitere wichtige Voraussetzung für die Verbesserung der Mentalisierung besteht darin, so oft wie möglich die Möglichkeit mehrerer Einschätzungen des Selbst und anderer zu betonen. In der auf Mentalisierung basierenden Therapie versucht der Therapeut, den aktuellen oder gerade erst vergangenen Gefühlszustand des Patienten mit den dazugehörigen inneren Repräsentationen darzustellen (Bateman und Fonagy 2004). Im Mittelpunkt stehen aktuelle Beziehungen und die Wünsche, Überzeugungen und Gefühle des Patienten, ihm zu helfen, sich mit seiner inneren Welt vertraut zu machen. Die Rekonstruktion in der Übertragung erhält weniger Gewicht, und ihre Verzerrung wird hauptsächlich zur Veranschaulichung alternativer Perspektiven zwischen dem Therapeuten und dem Patienten eingesetzt. Die Übertragung wird entsprechend dem Ausmaß der Angst des Patienten langsam und schrittweise angegangen. Der Therapeut konzentriert sich vornehmlich auf einfache Interpretationen dessen, wie der Patient ihn seiner Meinung nach erlebt. Bateman und Fonagy halten den *Prozess* der Interpretation für wichtiger als ihren *Inhalt*, da er dem Patienten hilft, zu erkennen, dass sich der Therapeut mit ihm befasst.

Die übertragungsbasierte Psychotherapie (TFP) ist eine Form der psychodynamischen Therapie, die strengen Tests unterzogen wurde (Clarkin et al. 2001, 2004). Dieses Modell basiert auf Kernbergs Konzept der Persönlichkeitsorganisation des Borderline-Patienten. Wie im Ansatz von Bateman und Fonagy werden mentale Repräsentationen auch hier so betrachtet, dass sie sich aus der Internalisierung von frühen Bindungsbeziehungen ableiten und mit dem Therapeuten erneut erlebt werden. Das Modell arbeitet diffuse Identität, Schwierigkeiten mit negativen Affekten, insbesondere Feindseligkeit und Aggression, und schlechte Selbstregulation heraus, die sich in impulsivem Verhalten manifestiert. Die Technik basiert auf Klärung, Konfrontation und Interpretation innerhalb der sich entwickelnden Übertragungsbeziehung zwischen Patient und Therapeut. Die Einzeltherapiesitzungen finden zweimal pro Woche statt und sind, entsprechend den Vereinbarungen in einem zu Beginn abgeschlossenen Behandlungsvertrag und klaren Behandlungsprioritäten, straff strukturiert. Im Gegensatz zu der auf der Mentalisierung basierenden Therapie steht schon früh die Übertragung, insbesondere die negative, im Mittelpunkt. Außerdem ist die Gruppentherapie, anders als im Halliwick-Day-Unit-Modell, nicht Teil des psychotherapeutischen Ansatzes. Medikamente werden je nach den Bedürfnissen des Patienten verschrieben. Wie bei der auf Mentalisierung basierenden Therapie finden auch hier wöchentliche Gruppensupervisionssitzungen statt.

In einer vorbereitenden Studie (Clarkin et al. 2001) mit 23 Borderline-Patientinnen wurde zu Beginn und nach einer 12-monatigen Behandlung eine Bewertung vorgenommen. Im Vergleich zu dem Jahr vor der Behandlung verringerten sich die Zahl derer, die Selbstmordversuche unternahmen, sowie das medizinische Risiko und die Schwere der Beschwerden nach selbstverletzendem Verhalten. Außerdem waren die Zahl der Krankenhausaufenthalte und die Länge der Aufenthalte in der Psychiatrie wesentlich geringer als im Jahr vor der 12-monatigen Behandlung.

Jüngst wurde in einer kontrollierten randomisierten Studie die TFP mit der supportiven Therapie und der DBT verglichen. 90 Patienten mit BPD wurden nach dem Zufallsprinzip einer der drei manualisierten Behandlungen zugeteilt (Clarkin et al. 2007). Die Ergebnisse deuten darauf hin, dass bei allen drei Gruppen eine ähnliche Verbesserung eingetreten ist, die TFP-Patienten jedoch, wie Messungen zur Reflexionsfunktion gezeigt haben, größere Fortschritte hinsichtlich der Mentalisierung gemacht haben (Levy et al. 2006).

Insgesamt zeigen diese Studien, dass es bei BPD zwar keine „schnelle Heilung" gibt, sich der Zustand derjenigen Patienten, die längere Zeit an einer dynamischen Therapie teilnehmen, jedoch deutlich verbessern kann. Außerdem belegen sie, dass finanzielle Unterstützung für wöchentliche Psychotherapiesitzungen, die über einen längeren Zeitraum stattfinden, langfristig kosteneffizient sein kann. Borderline-Patienten suchen von Natur aus die Behandlung und verursachen, wenn ihnen die Psychotherapie verwehrt wird, höhere Kosten, indem sie mit Überdosen, die Intensivpflege oder eine Einweisung in die Psychiatrie erfordern, in die Notaufnahme eingeliefert werden, indem sie andere Ärzte aufsuchen oder durch längere Arbeitsunfähigkeit sogenannte indirekte Kosten verursachen (Gabbard 1997). Bateman und Fonagy (2003) haben die Kosten untersucht, die dadurch angefallen sind, dass die in ihrem Halliwick-Day-Unit-Programm behandelten Patienten den staatlichen Gesundheitsdienst in Anspruch genommen haben, mit denen der allgemeinen psychiatrischen Versorgung verglichen und festgestellt, dass sich die psychoanalytisch ausgerichtete Behandlung in einer Tagesklinik durch weniger stationäre Aufenthalte in der Psychiatrie und seltenere Behandlungen in der Notaufnahme bezahlt macht. Nach der Entlassung beliefen sich die jährlichen Kosten für die überwachte Gesundheitsversorgung bei der Patientengruppe durchschnittlich auf ein Fünftel der Gruppe mit allgemeiner psychiatrischer Versorgung. Die Studie von Linehan und ihren Kollegen (1991) hat die Wirksamkeit der DBT bei

Borderline-Patienten gezeigt, sie führt zu ähnlichen Schlussfolgerungen. Nachdem die Patienten 1 Jahr lang einmal pro Woche an einer Einzeltherapie und einmal pro Woche an einer Gruppentherapie teilgenommen hatten, verringerten sich ihre Aufenthalte in der Psychiatrie auf durchschnittlich 8,46 Tage pro Jahr, während sie bei der Kontrollgruppe, die „die übliche Behandlung“ erhalten hatte, auf durchschnittlich 38,86 Tage pro Jahr beliefen. Die Forscher haben errechnet, dass durch die DBT, selbst wenn man auch die Kosten für die Gruppen- und Einzeltherapiesitzungen berücksichtigt, eine Einsparung von 10.000 USD pro Patient und Jahr erzielt wurde (Heard 1994).

Dieser kurze Überblick über die empirische Forschung zur längeren dynamischen Psychotherapie bei Borderline-Patienten lässt den Schluss zu, dass sich die Behandlung sowohl hinsichtlich der erheblichen Besserung infolge der Therapie als auch hinsichtlich der Kosteneffizienz lohnt. Am schlimmsten für Borderline-Patienten in den USA, die eine Psychotherapie in Anspruch nehmen, sind wohl die häufig angewandten Konstruktionen, bei denen die kostensparende Präventivmedizin forciert wird und der Patient nicht weiß, ob seine Behandlung in der nächsten Woche fortgesetzt wird. Menschen, die extreme Angst vor dem Verlassen-Werden haben, erfüllen solche Konstruktionen mit einer immensen Trennungsangst, da sie befürchten, jederzeit von ihrem Therapeuten getrennt werden zu können.

Expressive versus supportive Ansätze

Obwohl eine psychodynamische Einzeltherapie bei Patienten mit BPD äußerst wirksam sein kann, sind sich praktisch alle Kliniker darüber einig, dass sie für den Therapeuten eine außerordentliche Herausforderung und emotional anstrengend ist. Wer sich auf eine intensive Psychotherapie mit Borderline-Patienten einlassen will, sollte entweder Erfahrung haben oder diese unter der Supervision eines einschlägig spezialisierten Kollegen durchführen. Auch erfahrene Therapeuten sollten regelmäßig einen angesehenen und sachkundigen Therapeuten konsultieren, um sicherzustellen, dass Schwachpunkte der Gegenübertragung nicht zu unerwarteten Schwierigkeiten führen.

Kliniker vertreten oft unterschiedliche Meinungen darüber, ob bei einer Psychotherapie eher der expressive oder der supportive Aspekt des expressiv-supportiven Kontinuums im Vordergrund stehen sollte, einig sind sie sich jedoch darüber, dass bei diesen Patienten damit zu rechnen ist, dass sie die Psychotherapie abbrechen, selbstzerstörerische Handlungen vornehmen, eine Sonderbehandlung von ihren Therapeuten fordern, ihre Therapeuten zu einem Überschreiten der professionellen Grenzen verleiten, von dem dringend abzuraten ist, und sie zu jeder Tages- und Nachtzeit mit Telefonanrufen belästigen. Ein großes Problem bei der Psychotherapie von Borderline-Patienten ist die Schwäche des therapeutischen Bündnisses (Adler 1979; Gabbard et al.

1988; Gorney 1979; Horwitz et al. 1996; Kernberg 1976; Masterson 1976; Modell 1976; Zetzel 1971). Die Patienten haben größte Schwierigkeiten, ihren Therapeuten als einen Helfer zu betrachten, der mit ihnen zusammenarbeitet, um von beiden Seiten anvisierte Ziele zu erreichen.

Im McLean Borderline Psychotherapy Engagement Project (siehe Frank 1992) brachen 60 % der ersten 60 Probanden ihre Therapie innerhalb der ersten 6 Monate ab. Die Auswertung der Gründe für diesen beträchtlichen Prozentsatz an Abbrüchen ergab, dass 77 % der Patienten Schwierigkeiten hatten, ein Bündnis mit ihrem Therapeuten zu schließen. Nach 6-monatiger Behandlung waren stabile therapeutische Bündnisse auch bei Patienten, die die Therapie fortgesetzt hatten, noch immer eher selten.

Bei der in der Literatur ausgetragenen Auseinandersetzung um den relativen Wert der expressiven beziehungsweise der supportiven Maßnahmen geht es oft darum, welcher Ansatz mit größerer Wahrscheinlichkeit zum Abschluss und zur Aufrechterhaltung eines therapeutischen Bündnisses führt. Wenn nicht wenigstens ein elementares Bündnis zustande kommt, hat der Therapeut möglicherweise keinen Patienten.

Diese Kontroverse über die relativen Vorzüge der expressiven und der supportiven Maßnahmen spiegelt sich auch in den Ergebnissen des Menninger Foundation Psychotherapy Research Project wider. Die quantitative Teil-Studie des Projekts (Kernberg et al. 1972) hat gezeigt, dass bei Borderline-Patienten, die von qualifizierten Therapeuten behandelt wurden, die sich bewusst auf die Übertragung konzentrierten, weitaus bessere Resultate erzielt wurden als bei solchen, die von qualifizierten Therapeuten behandelt wurden, die sich weniger auf die Übertragung konzentrierten. Im Gegensatz dazu ergab die Prädiktionsstudie des Projekts (Horwitz 1974), in der sowohl eine quantitative als auch eine qualitative Auswertung des Behandlungsprozesses vorgenommen wurde, dass eine Reihe von Patienten, von denen manche BPD hatten und überwiegend mit supportiven Methoden behandelt worden waren, stärker als erwartet von der supportiven Behandlung profitiert hatten. Wie in Kapitel 4 erwähnt, zeigte die Analyse der Daten dieses Projekts durch Wallerstein (1986), dass bei allen Behandlungen eine Mischung aus expressiven und supportiven Maßnahmen eingesetzt worden war. Eine Erklärung für diese scheinbar widersprüchlichen Ergebnisse bezüglich der Konzentration auf die Übertragung gibt es nach wie vor nicht, zum Teil deshalb, weil das ursprüngliche Konzept der Studie einige für diesen Aspekt relevante Unzulänglichkeiten aufwies: 1. Die diagnostische Kategorie BPD wurde nicht verwendet; 2. es gab keine ausführliche Prozessstudie, sodass wesentliche Entwicklungen der Behandlung am Ende der Behandlung lediglich grob geschätzt werden konnten; und 3. das therapeutische Bündnis war keine Variable des Projekts. Rückblickend wurde das therapeutische Bündnis in der Prädiktionsstudie jedoch als für die begriffliche Erfassung der Ergebnisse nützlich bezeichnet (Horwitz 1974).

Die gegenwärtige Diskussion um die Psychotherapie von Borderline-Patienten ist zu einem beträchtlichen Teil als weiteres bedauerliches Beispiel für die „Entweder-oder-Auffassung" hinsichtlich der Anwendung der Theorie in der klinischen Praxis zu bewerten, die in Kapitel 1 ausführlich besprochen wurde. Beide Ansätze können für *manche* Patienten *irgendwann* im Laufe ihrer Behandlung von Nutzen sein (Gabbard et al. 1994; Horwitz et al. 1996). Es handelt sich hier um ein Spektrum sehr verschiedener Patienten, die individuell zugeschnittene psychotherapeutische Ansätze erfordern (Meissner 1988). In vielen Fällen gilt dieselbe Indikation für einen expressiven oder supportiven Schwerpunkt (siehe Kapitel 4, Tabelle 4–1), die die Arbeit des Klinikers bei anderen Diagnosen bestimmt, auch für die Psychotherapie von Borderline-Patienten.

Wegen dieser Probleme wurde im Menninger Clinic Treatment Interventions Project der Verlauf repräsentativer Sitzungen bei drei Fällen langfristiger dynamischer Therapie mit Borderline-Patienten in der Menninger Clinic im Einzelnen analysiert (Gabbard et al. 1988, 1994; Horwitz et al. 1996). Alle Sitzungen der drei psychotherapeutischen Behandlungsprozesse wurden auf Tonband aufgenommen, und zwei Gruppen von Forschern werteten die Transkripte zufällig ausgewählter Psychotherapiestunden aus. Ein Team aus drei klinischen Forschern bewertete die Maßnahmen nach dem Grad ihrer Expressivität oder Supportivität. Wie in Kapitel 4 beschrieben, wurden die Maßnahmen vom expressiven zum supportiven Ende des Kontinuums folgendermaßen bewertet: Interpretation, Konfrontation, Klärung, Ermutigung zur weiteren Ausführung, empathische Bestätigung, Rat und Lob sowie Bekräftigung. Alle sieben Maßnahmen wurden außerdem danach eingeordnet, ob sie schwerpunktmäßig innerhalb oder außerhalb der Übertragung von Bedeutung waren. Ein gesondertes Team klinischer Experten bewertete die Kooperation des Patienten mit dem Therapeuten als Maß für das therapeutische Bündnis. Die Experten suchten vor allem nach positiven oder negativen Veränderungen der Kooperation des Patienten, die sie daran maßen, inwieweit er wesentliche Inhalte einbrachte oder die Beiträge des Therapeuten produktiv nutzte. Es ging uns besonders darum, festzustellen, ob die Veränderungen mit den Maßnahmen des Therapeuten in Verbindung gebracht werden konnten.

Eine unserer Schlussfolgerungen war, dass Übertragungsinterpretationen bei der Psychotherapie von Borderline-Patienten Interventionen „mit hohem Risiko und hohem Gewinn" sind. Sie haben gewöhnlich stärkere Auswirkungen – sowohl positive als auch negative – als andere bei solchen Patienten angewandte Maßnahmen. Während sie in einigen Fällen eine wesentliche Verbesserung der Fähigkeit des Patienten, mit dem Therapeuten zu kooperieren, erbrachten, bewirkten sie in anderen eine deutliche Verschlechterung dieser Kooperation.

Bei unseren Bemühungen, diejenigen Übertragungsinterpretationen zu identifizieren, die jeweils eine Verbesserung beziehungsweise eine Verschlechterung der Kooperation zur Folge hatten, ermittelten wir mehrere grundlegende Faktoren. Zunächst scheint die Vorbereitung der Übertragungsinterpretation durch affirmative Anerkennung der inneren Erfahrung des Patienten von entscheidender Bedeutung zu sein. Chirurgen müssen eine Narkose einleiten, bevor sie operieren können, Psychotherapeuten müssen durch empathische Bestätigung der Erfahrungen des Patienten eine Halt gebende Umgebung schaffen, bevor sie eine Interpretation der unbewussten Dynamik äußern. Expressive und supportive Ansätze werden oft künstlich polarisiert, während sie in den meisten psychotherapeutischen Situationen synergistisch zusammenwirken.

In einer Studie mit Borderline-Patienten, die ihre Psychotherapie frühzeitig abgebrochen hatten, stellten Gunderson et al. (1989) fest, dass mehr als die Hälfte der Abbrecher gegangen waren, weil sie sich über eine zu frühe Konfrontation durch den Therapeuten geärgert hatten. Aufgrund dieser Erkenntnis sprachen sich Gunderson und seine Kollegen für einen vermehrten Einsatz supportiver Techniken aus, um den Abschluss eines Bündnisses in einer frühen Phase der Therapie zu befördern. Außerdem betonten sie, dass es wichtig sei, die Tatsache eines frühen Traumas in Form von Missbrauch in der Kindheit, den viele Borderline-Patienten erlitten haben, zu erkennen (Gunderson und Chu 1993; Gunderson und Sabo 1993). Ihren Beobachtungen zufolge kann der Therapeut möglicherweise ein stärkeres therapeutisches Bündnis schmieden, indem er die Auswirkungen früher Traumata auf die Fähigkeit des Patienten, als Erwachsener vertrauensvolle Beziehungen einzugehen, bestätigt und zur Kenntnis nimmt.

Die Tendenz, unvorbereiteten Patienten, die auf Externalisierung und Aktivität und nicht auf Reflexion eingestellt sind, Übertragungsinterpretationen aufzuzwingen, resultiert möglicherweise aus der Voreingenommenheit vieler Analytiker und dynamischer Therapeuten zugunsten der expressiven gegenüber den supportiven Strategien. Gunderson (1992) berichtete offen darüber, dass er selbst dazu neige, die Patienten zur Übertragungsarbeit zu drängen und dabei nicht in ausreichendem Maße anzuerkennen, dass sich ihre Funktionen außerhalb der Therapie dramatisch verbessert haben. Er erkannte, dass er gelegentlich den Fehler machte, sich zu sehr mit der Unfähigkeit des Patienten zur Kooperation bei der Selbstprüfung zu beschäftigen, statt seine beträchtliche Verbesserung im Bereich der Funktion aktiv zu unterstützen.

Obwohl der therapeutische Ansatz je nach den Bedürfnissen des Patienten unterschiedlich ist, gelten verschiedene Grundsätze bezüglich der Techniken für einen Großteil der Borderline-Patienten.

Bewahrung der Flexibilität. Die optimale Behandlung von Patienten mit BPD erfordert eine flexible Haltung seitens des Therapeuten. Allgemein gilt, dass höher eingestufte Borderline-Patienten mit größerer emotionaler Stabilität und stärkerer psychologischer Ausrichtung eher von einer expressiv ausgerichteten Psychotherapie profitieren als diejenigen, die sich näher an der Grenze zur

Psychose befinden und deshalb Maßnahmen mit supportivem Schwerpunkt benötigen. Bei den meisten ist eine flexible Haltung seitens des Therapeuten erforderlich, der in Abhängigkeit von der jeweiligen momentanen Bezogenheit des Patienten zum Therapeuten abwechselnd interpretative und nichtinterpretative Maßnahmen einsetzt. Wahrscheinlich wird keine Theorie alleine dazu führen, dass der Therapeut von den turbulenten emotionalen Affekten, die beide Beteiligten des Paarverhältnisses erleben, unberührt bleibt. Die meisten Therapeuten behelfen sich mit der Methode von Versuch und Irrtum, bis sie wissen, welche Interventionen bei dem betreffenden Patienten am wirksamsten sind.

Wegen der begründeten Sorge, bei der Arbeit mit Borderline-Patienten Grenzen zu überschreiten (Gabbard 2003; Gabbard und Wilkinson 1994; Gutheil 1989), kann es vorkommen, dass der unerfahrene Therapeut eine unnachgiebige Haltung einnimmt, die der Patient als distanziert und kalt empfindet. Der Patient bricht die Therapie dann möglicherweise wegen scheinbar mangelnder Reaktion des Therapeuten ab. Der Therapeut muss eine disziplinierte Spontaneität anstreben, bei der professionelle Grenzen und Konzentration aufrechterhalten werden, jedoch deutlich wird, dass es sich um einen Kontext einer anerkannten Interaktion zweier Menschen handelt, die sich bemühen, einander kennenzulernen. Es ist hilfreich, sich die Charakterdimension des Borderline-Patienten so vorzustellen, dass er ständig versucht, bestimmte Muster innerer Objektbeziehungen in einer aktuellen Beziehung umzusetzen (Gabbard 1998; Sandler 1981). Durch sein Verhalten versucht der Patient auf subtile Weise, anderen eine bestimmte Art und Weise der Reaktion und des Erlebens aufzudrängen. Der Therapeut muss sich so viel Flexibilität gewähren, dass er spontan auf die Objektbezogenheit reagieren kann, die ihm aufgedrängt wird. Mit anderen Worten, der Therapeut reiht sich in einen „Tanz“ zu einer besonderen Musik ein, die im Patienten spielt und eine Fülle von Informationen über die typischen Schwierigkeiten des Patienten mit zwischenmenschlichen Beziehungen außerhalb der Übertragungs-Gegenübertragungs-Situation preisgibt. Diese Reaktion muss natürlich abgeschwächt und partiell sein, und der Therapeut muss versuchen, gegenüber dem „Tanz“ eine reflexive Haltung zu bewahren.

Schaffen von Bedingungen, die eine Psychotherapie durchführbar machen. Da das Leben des Borderline-Patienten chaotisch ist, muss bereits in den frühen Phasen der Behandlung von außen Stabilität erzwungen werden. Bei den Konsultationen vor der Therapie und natürlich während der gesamten Therapie muss der Psychotherapeut immer wieder darlegen, was Therapie bedeutet und worin sie sich von anderen Beziehungen unterscheidet. Zu den Themen, die angesprochen werden sollten, gehören die Erwartungen bezüglich der Zahlung des Honorars und Einhaltung vereinbarter Termine, die Notwendigkeit, die Sitzungen pünktlich zu beenden, auch wenn der Patient gerne noch bleiben würde, und klare Absprachen über die Konsequenzen versäumter Termine. Außerdem sollte der Therapeut gegenüber einem selbstmordgefährdeten Borderline-Patienten betonen, dass er im Falle einer akuten Selbstmordgefahr nicht in der Lage ist, den Patienten davon abzuhalten, seinen Impulsen nachzugeben, und eventuell eine Einweisung in ein Krankenhaus erforderlich wird. Bei Drogenmissbrauch sollte der Therapeut gegebenenfalls den Besuch der Sitzungen der Narcotics Anonymous oder der Anonymen Alkoholiker zur Bedingung für die Behandlung machen. Wenn eine medikamentöse Behandlung offensichtlich angezeigt ist, kann es erforderlich sein, dass der Therapeut dem Patienten klarmacht, dass seine Bereitschaft, Medikamente auszuprobieren, ein wesentlicher Bestandteil des Behandlungsplans ist. Abgesehen davon, dass er die Bedingungen schafft, die eine Psychotherapie durchführbar machen, informiert der Therapeut den Patienten auch über seine eigenen Grenzen. Diese Mitteilungen widerlegen oft die Erwartung des Patienten, der Therapeut sei ein allmächtiger Retter. Dadurch leitet dieses Gespräch unmittelbar zur Besprechung dessen über, was Therapie ist und was sie nicht ist.

In der Phase der Konsultationen vor der Behandlung führt der TFP-Ansatz zu einem „Vertrag" mit dem Patienten (Clarkin et al. 2001; Kernberg et al. 1989). Im Rahmen der Erarbeitung dieses Vertrags macht der Therapeut deutlich, dass es nicht zu seinen Aufgaben gehört, an den Ereignissen im Leben des Patienten außerhalb der Therapiesitzungen teilzuhaben. Das heißt, dass er zwischen den Sitzungen keine Anrufe erhalten möchte und seine Erreichbarkeit stark eingeschränkt ist. Diese Haltung kann allerdings die Entstehung einer stabilen Bindung zum Therapeuten behindern, besonders wenn die Bedingungen des „Vertrags" dem Patienten unerfüllbar erscheinen. Gunderson (1996, 2001) hat darauf hingewiesen, dass es wegen eines schlecht entwickelten evokativen Gedächtnisses beim Patienten zu wiederholten Panikreaktionen kommen kann und er den Therapeuten in regelmäßigen Abständen anrufen muss, um eine stabile Repräsentation entwickeln zu können, die internalisiert werden kann. Laut Gunderson sollte der Therapeut die Erreichbarkeit zwischen den Sitzungen erst ansprechen, *nachdem* der Patient danach gefragt hat. Er hat vorgeschlagen, und dem stimme ich zu, dem Patienten zu sagen, dass der Therapeut bei einem Notfall kontaktiert werden möchte. So wird verhindert, dass der Prozess in einem gespannten Verhältnis beginnt, und der Patient bekommt häufig das Gefühl, dass er verstanden wird und man ihm „Halt" im Sinne Winnicotts gibt. Für den Fall, dass es zu Anrufen zwischen den Sitzungen kommt, hat Gunderson empfohlen, diese in den Mittelpunkt der Therapiearbeit zu stellen. Sobald der Therapeut die Angst des Patienten vor dem Alleinsein und ihre Bedeutung in der Entwicklung erkennt, wird es dem Patienten möglicherweise leichter fallen, Halt gebende, beruhigende Introjekte – wie von Adler beschrieben – zu entwickeln. Wenn die Anrufe überhandnehmen, können klare Grenzen gesetzt werden, während gleichzeitig die Bedeutung der Kontakte zwischen den Sitzungen ergründet wird.

Zulassen der Transformation in ein böses Objekt. Eine der größten Herausforderungen bei der Psychotherapie von Borderline-Patienten besteht darin, den ausgeprägten Ärger, die starke Aggression und den starken Hass des Patienten zu ertragen und in Grenzen zu halten. Therapeuten fühlen sich oft zu Unrecht beschuldigt, und eine innere Stimme würde den Patienten am liebsten fragen: „Wie können Sie mich beschuldigen, ich sei wertlos, wo ich mich doch so bemühe, Ihnen zu helfen?" Dann sollte man sich ins Gedächtnis rufen, dass diese Patienten ein verhasstes und möglicherweise missbräuchliches Introjekt verinnerlicht haben, das sie durch projektive Identifikation in den Übertragungs-Gegenübertragungs-Dimensionen des Paarverhältnisses verzweifelt zu externalisieren versuchen. Borderline-Patienten suchen ein „Objekt, das böse genug ist" (Rosen 1993). Paradoxerweise ist es für Patienten vorhersehbar, vertraut und sogar beruhigend, sadomasochistische innere Objektbeziehungen aus ihrer Kindheit mit dem Therapeuten neu herzustellen. Wenn der Therapeut diese Transformation nicht zulässt, muss sich der Patient gegebenenfalls noch provokativer verhalten und sich noch mehr anstrengen, um den Therapeuten zu transformieren (Fonagy 1998). Bateman und Fonagy (2004, 2008) würden diese Transformation als Akzeptanz des Bedürfnisses des Patienten, sein „fremdes Selbst" zu externalisieren, bezeichnen.

Therapeuten, die sich gegen ihre wachsende innere Aggression wehren, bemühen sich möglicherweise, zunehmend sanfter auf die verbalen Attacken des Patienten zu reagieren. Oder sie nehmen Übertragungsinterpretationen vor, um den Patienten zu zwingen, seine Feindseligkeit zurückzunehmen, statt sie auf den Therapeuten zu projizieren. Als Alternative kann der Therapeut seine emotionale Investition in den Patienten stillschweigend einstellen und bewusst oder unbewusst hoffen, dass der Patient die Therapie abbricht und sich jemand anderen sucht, den er quälen kann. Eine andere, beunruhigendere Alternative besteht darin, dass der Therapeut anfängt, feindselige oder sarkastische Bemerkungen zu machen, oder sogar seiner Wut über den Patienten freien Lauf lässt. Das Zulassen der Transformation in ein böses Objekt bedeutet nicht, dass der Therapeut den Sinn für die professionelle Etikette verliert. Vielmehr setzt es voraus, dass er als Behälter fungiert, der die Projektionen akzeptiert, versucht, sie zu verstehen, und sie so lange für den Patienten aufbewahrt, bis dieser erneut in der Lage ist, diese projizierten Aspekte als seine eigenen anzuerkennen, in etwa so, wie in Kapitel 14 im Zusammenhang mit dem Umgang mit paranoiden Patienten beschrieben. Wie ich an anderer Stelle (Gabbard und Wilkinson 1994) ausgeführt habe: „Der beste Gemütszustand für einen Therapeuten ist der, in dem er es sich erlauben kann, in die Welt des Patienten ‚eingesogen' zu werden, und zugleich auch weiterhin in der Lage ist, zu beobachten, wie sich dies vor seinen Augen abspielt. In diesem Zustand denkt der Therapeut wirklich seine eigenen Gedanken, auch wenn er bis zu einem gewissen Maße unter dem Einfluss des Patienten steht" (S. 82).

Viele Fälle der falschen Handhabung von Selbstmorddrohungen hängen mit dem Gegenübertragungswunsch zusammen, nicht zum bösen Objekt gemacht zu werden (Gabbard 2003). Borderline-Patienten deuten häufig an, sie würden durch die Unzulänglichkeiten des Therapeuten in den Selbstmord getrieben (Maltsberger 1999). Solche Anschuldigungen nähren die Zweifel des Therapeuten und aktivieren die Angst des Patienten vor dem Verlassen-Werden, sodass der Therapeut in einer solchen Situation möglicherweise versucht, seine Fürsorge durch heroische Maßnahmen zur Rettung des Patienten zu beweisen, also eine Gegenübertragungsreaktion zeigt, die ich als „Desidentifikation mit dem Aggressor" (Gabbard 2003) bezeichnet habe. Das kann dazu führen, dass der Patient die vollständige Kontrolle über den Therapeuten übernimmt – was Maltsberger (1999) *Zwangsfesselung* genannt hat. In diesem Szenario übernimmt der Therapeut die volle Verantwortung für das Überleben des Patienten, statt zuzulassen, dass der Patient den Großteil der Verantwortung für sein Leben oder seinen Tod selbst übernimmt, was unerlässlich ist, damit es dem Patienten schließlich wieder besser gehen kann.

Förderung der Mentalisierung. Ebenfalls eine große Herausforderung bei der Psychotherapie von Borderline-Patienten ist die Handhabung von Übertragungswahrnehmungen, die in einem psychischen Äquivalenzmodus eingeschlossen sind, in dem der Patient seine Wahrnehmung der Realität als absolute Fakten und nicht als eine von mehreren, auf inneren Faktoren basierenden Möglichkeiten wahrnimmt.

Eine 28-jährige Patientin war seit 6 Monaten in Therapie, als ein scheinbar unbedeutendes Ereignis in einer Therapiesitzung eine heftige Reaktion bei ihr auslöste. Es waren noch etwa 5 Minuten bis zum Ende der Sitzung, als sie darüber zu sprechen begann, dass sie während der Erntedankfeiertage ihre Familie besucht habe. Sie sagte, sie habe das Gefühl gehabt, ihrem Vater nichts zu bedeuten, weil er viel mehr Interesse für die Aktivitäten ihres Bruders als für ihre gezeigt habe. Während dieses Gesprächs sah der Therapeut auf die Uhr an der Wand, weil er wusste, dass die Zeit bald ablaufen würde, und er sehen wollte, ob ihm noch Zeit für eine Bemerkung über ihre Annahme bezüglich der Gefühle ihres Vaters ihr gegenüber bleiben würde. Die Patientin verstummte und blickte auf den Boden. Der Therapeut fragte sie, was los sei. Nach einigen Momenten des Schweigens brach sie in Tränen aus und sagte: „Sie können es gar nicht erwarten, dass ich Ihr Zimmer verlasse! Es tut mir leid, wenn ich Sie langweile! Ich weiß schon lange, dass Sie mich nicht ausstehen können und das alles nur wegen des Geldes machen. Ich werde jetzt gehen, wenn Sie das wollen."

Der Therapeut war überrascht und erwiderte etwas defensiv, er habe nur nach der Zeit gesehen, um sicherzugehen, vor dem Ende der Sitzung noch etwas sagen zu können. Die Patientin antwortete: „Tolle Ausrede. Sie denken doch nicht, dass ich das glaube?" Der Therapeut erklärte, noch defensiver: „Ob Sie es glauben oder nicht, das ist die Wahrheit." Die

> Patientin blieb hartnäckig: „Ich habe es genau gesehen." Sie schlug mit der Hand auf den hölzernen Tisch neben ihrem Stuhl und sagte mit erhobener Stimme: „Das ist ja, als würden Sie behaupten, dass dieser Tisch nicht aus Holz ist!" Der Therapeut, der sich ebenso missverstanden fühlte wie seine Patientin, fuhr fort: „Ich sage ja nur, dass es möglich ist, dass ich aus anderen Gründen auf die Uhr gesehen habe, als die, die Sie mir unterstellen. Genau so, wie Sie Vermutungen über Ihren Vater anstellen." Der Versuch des Therapeuten, andere Möglichkeiten aufzuzeigen, machte die Patientin nur noch beharrlicher: „Jetzt sagen Sie sogar, ich hätte gar nicht gesehen, was ich gesehen habe! Geben Sie es doch wenigstens zu!"

In diesem Auszug gibt sich der Therapeut alle Mühe, die beinahe wahnhafte Überzeugung der Patientin, ihre Wahrnehmung sei eine direkte Widerspiegelung der Realität und keine Repräsentation der Realität, die auf inneren Gefühlen, Überzeugungen und früheren Erfahrungen beruht, zu entschärfen. Die fehlende Mentalisierung, gekennzeichnet durch den psychischen Äquivalenzmodus, kann die Arbeit an Übertragungsfragen extrem erschweren. Patienten, die sich in diesem Funktionsmodus befinden, sind davon überzeugt, dass ihre Sicht des Therapeuten „korrekt" ist, weil sie nicht in der Lage sind, bei der Übertragung „mitzuspielen". Sie können nicht in den Als-ob-Modus umschalten und die innere Welt ihrer selbst und anderer reflektieren.

In diesem Beispiel bekommt die Patientin Angst und kann weder denken noch reflektieren, da sie auf Traumata in der Vergangenheit basierende innere Objektbeziehungen erneut erlebt. Bemerkenswert ist auch, wie die Anschuldigung der Patientin die Denkfähigkeit des Therapeuten ausschaltet, sodass er sich so weit in die Defensive hineinsteigert, dass er zu einer Version des verfolgenden Objekts wird, das sie fürchtet. Dieser Prozess der projektiven Identifikation, in dem der Therapeut dazu gezwungen wird, eine Rolle im inneren Drama der Patientin zu spielen, kann dazu führen, dass ein Therapeut unter dem Druck des Patienten vorübergehend selbst die Fähigkeit zur Mentalisierung verliert (Gabbard, im Druck). Mit anderen Worten, der Therapeut hat darauf bestanden, dass nur seine eigene Version der Realität gültig ist. Borderline-Patienten können auf diese Weise die Gedanken ihres Therapeuten nutzen, um eine innere Gefahr abzuwehren und zu kontrollieren.

Die beinahe wahnhafte Überzeugung des Patienten kann den Therapeuten dazu bringen, an sich selbst zu zweifeln. Die Förderung der Mentalisierung kann unter solchen Umständen eine enorme Herausforderung darstellen. Wie bereits erwähnt, kann die Interpretation der Bedeutung von Handlungen bei Patienten, die nicht in der Lage sind, zu mentalisieren, verfrüht sein. Zweckdienlicher ist es, solchen Patienten zu helfen, den emotionalen Zustand ausführlicher zu beschreiben, der die Handlung ausgelöst haben könnte (Fonagy 1998). So kam beispielsweise eine Patientin zur Therapiesitzung und berichtete, sie habe am Abend zuvor zehn Schokoriegel in sich hineingestopft. Der Therapeut bat sie, zu beschreiben, was diesen Fressanfall ausgelöst habe. Anfangs sagte sie, sie wisse es nicht, doch als der Therapeut sie sanft drängte, mögliche auslösende Faktoren und Gefühlszustände zu nennen, erinnerte sie sich schließlich, dass ein Mann, den sie kennengelernt hatte, sie angerufen hatte, um mit ihr auszugehen. Dann meinte sie, wenn sie mit ihm essen gegangen wäre, hätte er mit Sicherheit gedacht, sie sei ein „fettes Schwein" und sie nie wieder eingeladen. Also habe sie aufgelegt und sei ins Geschäft gegangen, um Schokoriegel zu kaufen. Durch diese Ermutigung zur Erklärung des emotionalen Zustands, der die Handlung ausgelöst hatte, half der Therapeut der Patientin auch, eine Verbindung zwischen Gefühlen und Handlungen herzustellen. Mit anderen Worten, der Fressanfall hatte die Patientin nicht aus heiterem Himmel überkommen, sondern resultierte aus Selbsthass und Angst im Zusammenhang mit der Einladung zum Abendessen von dem Mann, den sie kennengelernt hatte.

Eine andere Möglichkeit zur Förderung der Mentalisierung besteht darin, die jeweiligen momentanen Änderungen der Gefühle des Patienten zu beobachten, damit der Patient schließlich die Beobachtungen des Therapeuten bezüglich seines inneren Zustands internalisieren kann. Außerdem kann man den Patienten ermutigen, Vermutungen über den inneren Zustand (d. h., im weitesten Sinne, der Gegenübertragung) des Therapeuten anzustellen. In diesem Sinne hat Gunderson (1996) für den Fall, dass der Therapeut mitten in der Nacht angerufen wurde, vorgeschlagen, in der nächsten Sitzung die Vorstellung des Patienten ergründet, indem er ihn fragt: „Was dachten Sie, was ich bei Ihrem Anruf empfinden würde?" Eine andere Technik, um den Patienten zu mehr Reflexion zu ermutigen, besteht darin, ihm dabei zu helfen, über die Folgen selbstzerstörerischen Verhaltens nachzudenken (Waldinger 1987). Viele selbstzerstörerische Handlungen von Borderline-Patienten erfolgen unter dem Druck des Augenblicks, ohne dass sie ihre Konsequenzen in Betracht ziehen. Durch wiederholte Befragungen zu den möglichen nachteiligen Folgen eines solchen Verhaltens kann der Therapeut dazu beitragen, dass sie dem Patienten weniger Befriedigung bereiten.

Grenzen setzen, wenn dies erforderlich ist. Viele Borderline-Patienten erleben die üblichen professionellen Grenzen als gemeine und rigorose Vorenthaltung durch den Therapeuten. Sie verlangen möglicherweise konkretere Formen des Ausdrucks der Fürsorge wie Umarmungen, verlängerte Sitzungen, Ermäßigungen des Honorars und eine Erreichbarkeit rund um die Uhr (Gabbard und Wilkinson 1994). Manche Therapeuten, die Schuldgefühle haben, weil sie Grenzen setzen, übertreten bei Borderline-Patienten im Zeichen der Flexibilität oder der Verhinderung von Selbstmordversuchen professionelle Grenzen (Gabbard 1989c; Gutheil 1989). Ein Therapeut zum Beispiel hatte zunächst zwei Therapiesitzungen pro Woche mit einer Patientin, innerhalb eines Jahres aber erhöhte sich die Anzahl der Treffen auf sieben pro Woche. Sonntags fuhr er extra ins Büro, um die Patientin zu treffen. Als ein Berater ihn darauf ansprach, verteidigte sich der Therapeut damit, dass dies nötig sei, um zu verhindern, dass die Patientin Selbstmord beging. Er gab außerdem zu, dass er der Patientin erlaubte, während der Sitzungen auf seinem Schoß zu sitzen, was er damit rechtfertigte, dass er ihr so die Fürsorge zukommen ließe, die sie als Kind nicht bekommen habe. Eine andere Patientin bestand darauf, dass nur ein von ihrem Therapeuten ausgelöster Orgasmus zu einer Besserung führen könne. Sie drohte, sich umzubringen, falls der Therapeut ihrem Wunsch nicht nachkommen sollte. Nachdem zwei verschiedene Therapeuten ihrer Forderung nachgekommen waren, brachte sie sich trotzdem um – mit ihren unangebrachten Formen des Ausdrucks der „Fürsorge" war es ihnen nicht gelungen, auf die zugrunde liegenden Probleme der Patientin einzugehen oder ihren emotionalen Schmerz zu lindern (Eyman und Gabbard 1991). Die Dynamik erotischer oder erotisierter Übertragung wird in Kapitel 18 umfassender besprochen, doch das tragische Ende dieser Patientin zeigt nur zu deutlich, wie sinnlos es ist, den Wünschen von Patienten nachzugeben. Je mehr unangebrachte Befriedigung ein Borderline-Patient erhält, desto instabiler wird er.

Andererseits kann der Therapeut sich nicht emotional von seinem Patienten distanzieren und jegliche Reaktion auf dessen emotionale Bitten verweigern. Ein guter Leitfaden ist hier die Unterscheidung zwischen „libidinösen Forderungen" und „Notwendigkeiten im Interesse der Entwicklung", wie sie Casement (1989) vorgenommen hat. Erstere können nicht erfüllt werden, ohne dass der Therapeut die Behandlung ernstlich gefährdet und schwerwiegende ethische Kompromisse eingeht. Letztere können nicht verweigert werden, ohne dass die Entwicklung des Patienten verhindert wird. Einerseits ist konsequentes Vorgehen einer der Faktoren, durch die eine Halt gebende Umgebung für den Patienten geschaffen wird, andererseits sind empathische Reaktionen auf die sich ändernden Bedürfnisse des Patienten von großer Bedeutung für die Aufrechterhaltung des therapeutischen Bündnisses.

Ein Großteil der Schwierigkeiten rührt daher, dass der Therapeut sich als gemein und sadistisch empfindet, wenn er dem Handeln des Patienten angemessene Grenzen setzt. Paradoxerweise verschlechtert sich der Zustand vieler Patienten, die mehr Freiheiten verlangen, wenn man ihnen diese gewährt. In einer speziellen Studie des Menninger Foundation Psychotherapy Research Project untersuchten Colson et al. (1985) die Fälle mit negativem Ausgang. Eine Gemeinsamkeit war, dass der jeweilige Therapeut dem Ausleben bestimmter Verhaltensweisen keine Grenzen gesetzt hatte, sondern auch weiterhin nur die unbewussten Motivationen solcher Verhaltensweisen interpretiert hatte, während sich der Zustand des Patienten verschlechterte.

In einer kurzen Zusammenfassung der Verhaltensweisen, bei denen Grenzen gesetzt werden müssen, hat Waldinger (1987) diejenigen, die die Sicherheit des Therapeuten oder des Patienten gefährden, und diejenigen, die die Psychotherapie als solche gefährden, genannt. Selbstmord ist bei Borderline-Patienten ein allgegenwärtiges Risiko, und der Therapeut muss bereit sein, seinen Patienten in ein Krankenhaus einzuweisen, wenn diese Impulse überhand nehmen. Therapeuten geraten häufig in die unhaltbare Lage, dass sie heldenhaft versuchen, Todeskandidaten zu behandeln, indem sie ständig mit ihnen in Kontakt sind. Ein Therapeut telefonierte schließlich jeden Abend eine Stunde lang mit einer Borderline-Patientin, um zu verhindern, dass sie sich umbrachte.

Abschließen und Aufrechterhaltung des therapeutischen Bündnisses. Wie in diesem Kapitel bereits erwähnt, ist das therapeutische Bündnis in der Psychotherapie von Borderline-Patienten ein schwer zu definierendes Konstrukt. Wegen der chaotischen inneren Objektbeziehungen des Patienten wird der Therapeut im Laufe der Behandlung mit großer Wahrscheinlichkeit entweder in einen Gegner oder in einen idealisierten Retter transformiert. Er sollte den Patienten an die üblichen Ziele der Psychotherapie erinnern, wenn es besonders schwierig wird. Dem Patienten muss wiederholt klargemacht werden, dass die Therapie keine Zwangsmaßnahme ist. Sie ist ein Prozess, für den sich der Patient entschieden hat, um an bestimmten Fragen zu arbeiten, die ihm Leid bereiten. Die Patienten vergessen diese Ziele häufig, und sie zu wiederholen, dient auch dazu, den Patienten daran zu erinnern, dass der Therapeut ein Verbündeter ist, der mit ihm kooperiert.

Handhabung der Abspaltung der Pharmakotherapie von der Psychotherapie. Wie in Kapitel 5 betont wurde, erfordert die Pharmakotherapie dasselbe psychodynamische Verständnis wie die Psychotherapie. Wenn ein und derselbe Psychiater sowohl die Pharmakotherapie als auch die Psychotherapie des Borderline-Patienten durchführt, muss er darauf achten, dass er die medikamentöse Behandlung nicht als administrative Angelegenheit handhabt, mit der man sich nicht weiter befassen muss. Für die Verschreibung von Medikamenten sind dieselben psychodynamischen Fragen – Übertragung, Gegenübertragung und Abwehr – von Bedeutung wie bei der Psychotherapie. Eine Umfrage unter dynamischen Therapeuten, die sehr viel Erfahrung mit der Behandlung von Borderline-Patienten hatten (Waldinger und Frank 1989), ergab, dass sie mit höherer Wahrscheinlichkeit Medikamente verschreiben, wenn sie hinsichtlich der Fähigkeit des Patienten zur psychotherapeutischen Arbeit pessimistisch sind. Sie berichteten außerdem, dass beinahe die Hälfte ihrer Patienten die Medikamente falsch anwendeten. Dieser Missbrauch stand in einem engen Zusammenhang mit Übertragungsfragen, und die Forscher empfahlen, dass Therapeuten die Vorstellungen ihrer Patienten bezüglich der Medikamente erfragen sollten, um Missbrauch zu vermeiden. Es kann zu einer idealisierenden Übertragung kommen, bei der das Medikament als Allheilmittel betrachtet wird, das alle Probleme des Patienten löst. Nicht selten wird das Medikament auch als Mittel betrachtet, mit dessen Hilfe der Therapeut die Kontrolle über das Leben des Patienten zu übernehmen versucht. Wenn ein Therapeut einem Patienten ein Medikament verschreibt, muss er ihm helfen, zu verstehen, dass die Ziele bescheiden sind, dass es darum geht, affektive, impulsive oder kognitive Symptome zu beeinflussen, um die Psychotherapie zu erleichtern.

Wenn Pharmakotherapie und Psychotherapie von zwei verschiedenen Klinikern durchgeführt werden, ist die Gefahr der Abspaltung der medikamentösen Behandlung von der Psychotherapie noch größer. Es muss klar sein, dass die beiden behandelnden Ärzte zum selben Team gehören und sich offen über die Behandlung austauschen müssen. Ein großes Hindernis bezüglich des regelmäßigen Austauschs zwischen dem Therapeuten und dem verschreibenden Arzt besteht darin, dass die dafür aufgewendete Zeit selten vergütet wird. Fehlende Kommunikation ist jedoch ein fruchtbarer Boden für eine Abspaltung. Möglicherweise idealisiert der Patient den Pharmakotherapeuten als einen freundlichen und entgegenkommenden Arzt, der versucht, Beschwerden und Leid zu lindern – im Gegensatz zum Psychotherapeuten, der ihn ständig drängt, schmerzhafte Emotionen zu reflektieren und zu verstehen. Umgekehrt kann der Patient den verschreibenden Arzt als jemanden wahrnehmen, der ihn nach 15 Minuten aus seinem Zimmer „schiebt", während sich der Psychotherapeut die Zeit nimmt, ihm zuzuhören und ihn zu verstehen. Ohne regelmäßige Besprechungen über die Aufgabenteilung zwischen den beiden Ärzten kann sich die Behandlung äußerst chaotisch gestalten. Der Pharmakotherapeut und der Psychotherapeut sowie etwaige weitere Mitglieder des Behandlungsteams müssen klare Absprachen darüber treffen, wer von ihnen an erster Stelle für die Sicherheit und die Behandlung des Patienten zuständig ist (Gabbard 2000). Dieser Arzt hat das letzte Wort bezüglich der Einweisung in ein Krankenhaus, der Anwendung oder Einstellung einer Behandlungsform und der Überwachung der Sicherheit.

Unabhängig davon, welcher Arzt des Behandlungsteams diese Funktion der letzten Instanz einnimmt, müssen die Behandelnden verschiedene Fragen explizit besprechen (Meyer und Simon 1999b). Der Patient sollte seine Zustimmung dazu erteilen, dass der Psychotherapeut und der Pharmakotherapeut sich im erforderlichen Maße über die Behandlung austauschen. Auch sollten sich beide Ärzte verpflichten, den anderen über in Betracht gezogene wesentliche Änderungen der Therapie zu informieren. Außerdem sollten sie vereinbaren, wer Notrufe bezüglich einer möglichen Einweisung am Abend und am Wochenende entgegennimmt, wer die Urlaubsvertretung übernimmt und wer für den Kontakt mit Außenstehenden zuständig ist. Um eine mögliche Abspaltung zu handhaben, sollten der Pharmakotherapeut und der Psychotherapeut für den Fall, dass der Patient einen der behandelnden Ärzte diskreditiert, vereinbaren, dass derjenige, der diese Information erhält, mit dem anderen in Kontakt tritt, um die Lage zu besprechen, statt die Information für bare Münze zu nehmen und dementsprechend zu handeln. Und schließlich sollten der Pharmakotherapeut und der Psychotherapeut übereinkommen, dass jeder von ihnen die Teilnahme an der Behandlung beenden kann, wenn er den Eindruck hat, dass die Kooperation nicht funktioniert. In diesem Fall ist eine angemessene Frist zu gewähren, damit ein Ersatz gefunden werden kann. Bevor sie zu diesem drastischen Mittel greifen, sollten die Ärzte jedoch erwägen, einen Konsultanten hinzuzuziehen, um ihre Differenzen gegebenenfalls beizulegen.

Dem Patienten helfen, Aspekte des Selbst wieder anzunehmen, die er verleugnet oder auf andere projiziert hat. Da Abspaltung und projektive Identifikation primäre Abwehrmechanismen von Borderline-Patienten sind, ist das Gefühl, unvollständig oder zersplittert zu sein, ein wesentliches Merkmal der Psychopathologie der BPD. Es kann vorkommen, dass Patienten ihre Handlungen von vor einem Monat leugnen, als wäre jemand anderes für sie verantwortlich. Diese fehlende Selbstkontinuität äußert sich auch in den von Woche zu Woche eintretenden dramatischen Veränderungen dessen, wie sich die Patienten dem Therapeuten präsentieren. Es ist Aufgabe des Therapeuten, diese Splitter des Selbst des Patienten zu verbinden und die zugrunde liegenden Ängste bezüglich der Wiederannahme und der Integration der unvereinbaren Selbstrepräsentationen in ein kohärentes Ganzes zu deuten. Ebenso projiziert der Patient innere Selbst- und Objektrepräsentationen auf den Therapeuten oder andere Personen. Der Therapeut versucht mit der Zeit, dem Patienten klarzumachen, dass er unbewusste Aspekte seiner selbst anderen zuschreibt, um auf diese Weise die Kontrolle über diese schmerzlichen Teile seiner selbst zu erlangen. Hierzu bedarf es vor allem der Deutung der Angst des Patienten davor, dass, wenn er die guten und die schlechten Aspekte seiner selbst und anderer integriert, der starke Hass, den er hegt, etwaige Reste von Liebe vernichten wird. Der Therapeut muss dem Borderline-Patienten helfen, zu erkennen, dass Hass eine allgegenwärtige Emotion ist, die integriert und durch Liebe ausgeglichen werden muss, damit die Aggression in konstruktivere Bahnen gelenkt werden kann. Wie ich an anderer Stelle angemerkt habe: „Wir helfen dem Patienten, in seiner Haut zu leben, und zwar mit der Dialektik, die durch Liebe und Hass, durch Leben und Zerstörung entsteht" (Gabbard 1996, S. 231).

Beobachten von Gegenübertragungsgefühlen. Eng verbunden mit dieser Abhandlung über die Psychotherapie ist die zentrale Bedeutung der Beschäftigung mit der Gegenübertragung. Indem er die projizierten Teile des Patienten in Grenzen hält und über die Art dieser Projektionen nachdenkt, kann der Therapeut die innere Welt des Patienten besser verstehen (Gabbard und Wilkinson 1994). Darüber hinaus verhindert die stetige Beobachtung der eigenen Gefühle die Umsetzung von Gegenübertragungen in Handlungen. Jeder Therapeut hat persönliche Grenzen, aufgrund welcher er nur ein bestimmtes Maß an Hass oder Wut ertragen kann. Wenn er seine Gegenübertragungsgefühle genau beobachtet, kann er statt auf destruktive auf konstruktive Weise mit diesen Grenzen umgehen. Beispielsweise kann der Therapeut

Gegenübertragungsgefühle therapeutisch nutzen, indem er zum Patienten sagt: „Ich habe das Gefühl, dass Sie versuchen, mich wütend auf Sie zu machen, statt zuzulassen, dass ich Ihnen helfe. Versuchen wir doch mal zu verstehen, was hier eigentlich vorgeht." Oder der Therapeut muss den verbalen Angriffen des Patienten folgendermaßen Grenzen setzen: „Ich glaube nicht, dass ich effektiv mit Ihnen arbeiten kann, wenn Sie mich weiterhin anschreien. Ich denke, Sie sollten versuchen, Ihre Wut im Zaum zu halten, damit Sie mir mehr darüber mitteilen können, ohne zu schreien." Gegenüber Borderline-Patienten muss sich der Therapeut natürlich geben, andernfalls schürt er nur den Neid des Patienten auf ihn als eine heilige Figur, die im Grunde gar nicht menschlich ist (Searles 1986).

Das folgende Beispiel einer Psychotherapiesitzung mit Frau CC, einer 22-jährigen Borderline-Patientin, veranschaulicht einige der bisher beschriebenen Grundsätze bezüglich der Techniken:

(Frau CC kommt zur Sitzung, nachdem sie die vorherige versäumt hat. Sie beginnt die Sitzung, indem sie den Therapeuten in eine Plauderei über ein Buch in seinem Regal verwickelt.)

FRAU CC: Hey, Sie haben ein neues Buch.

THERAPEUT: Nein, das hat schon immer da gestanden.

FRAU CC: Hat es nicht. Dann wäre es mir schon früher aufgefallen.

THERAPEUT: Hm, ich bin mir ziemlich sicher, dass es schon da war. Aber ich möchte jetzt das Thema wechseln und erfahren, weshalb Sie letztes Mal nicht erschienen sind.

(Zur Überleitung plaudert der Therapeut noch ein wenig, kommt dann aber auf die ernsthafte Angelegenheit der versäumten Sitzung zurück.)

FRAU CC: Ich hatte einfach keine Lust zur Therapie. Ich wollte mich nicht mit den Gefühlen auseinandersetzen müssen, die hier drin sind.

THERAPEUT: Haben Sie die Nachricht bekommen, die ich Ihnen auf dem Anrufbeantworter hinterlassen habe?

(Der Therapeut, der wegen der Selbstmordgefährdung seiner Patientin besorgt gewesen war, hatte sie zu Hause angerufen, als sie nicht erschienen war.)

FRAU CC: Ja. Ich war da, als Sie auf den Anrufbeantworter gesprochen haben.

THERAPEUT: Warum haben Sie nicht abgenommen?

FRAU CC: Ach, ich nehme nie ab. Ich will mit niemandem sprechen.

THERAPEUT: Erinnern Sie sich, dass ich Sie gebeten hatte, mich zurückzurufen?

FRAU CC: Ich weiß, aber es war mir zu peinlich, Sie zurückzurufen.

THERAPEUT: Was haben Sie gedacht, wie ich darauf reagieren würde?

(Der Therapeut ermutigt die Patientin zur Mentalisierung, indem er sie auffordert, ihre Vorstellung von seiner Gegenübertragung zu ergründen.)

FRAU CC: Darüber habe ich eigentlich gar nicht nachgedacht.

(Die Patientin zeigt fehlende Mentalisierung, indem sie nicht über innere Zustände ihrer selbst oder anderer nachdenkt.)

THERAPEUT: Waren Sie beunruhigt, weil ich mir Sorgen machen könnte, dass Sie sich verletzen?

FRAU CC: Ja, ich denke schon, dass ich beunruhigt war. Es tut mir Leid. Ich werde so etwas nicht wieder machen.

THERAPEUT: Ich möchte noch ein bisschen weiter gehen, als dass es Ihnen Leid tut, und sehen, ob wir ergründen können, was in solchen Momenten in Ihnen vorgeht, denn es wirkt sich auf unsere Zusammenarbeit aus, wenn Sie nicht zur Therapie kommen.

(Der Therapeut stellt klar, dass eine der Voraussetzungen für die Durchführbarkeit der Therapie darin besteht, dass die Patienten regelmäßig zu den Sitzungen erscheint.)

FRAU CC: Ich war da einfach mit mir selbst beschäftigt. Ich hatte so ein Tief.

THERAPEUT: Weswegen?

FRAU CC: Ich weiß nicht.

THERAPEUT: Also, wir wollen uns doch nicht mit „Ich weiß nicht“ zufrieden geben. Versuchen wir doch mal, nach Gründen zu suchen.

(Die Patientin will nicht über ihren inneren Zustand nachdenken, doch der Therapeut ermutigt sie, etwas mehr zu bieten als die nichts sagende Erledigung des Themas.)

FRAU CC: Tja, ich habe einfach das Gefühl, dass mich alle vergessen werden. Niemand wird sich darum scheren, was ich mache oder welche Bedürfnisse ich habe.

THERAPEUT: Aber Sie haben mir doch gesagt, dass Sie es nicht ausstehen können, dass sich Ihre Eltern ständig in Ihr Leben einmischen und Ihnen nicht von der Seite weichen.

FRAU CC: Ich weiß, aber das ist so, weil ich ständig Mist baue.

THERAPEUT: Denken Sie, dass Sie niemand mehr beachtet, wenn Sie aufhören, Mist zu bauen, und Verantwortung ubernehmen?

(Der Therapeut gibt eine mögliche Interpretation oder Erklärung für das Verhalten der Patientin in Form einer Frage statt einer entschiedenen Aussage, damit die Patientin abwägen und reflektieren kann.)

FRAU CC: Ich denke einfach, dass mich alle vergessen werden.

THERAPEUT: Dazu fällt mir etwas ein. Ist es vielleicht so, dass Sie Leute vergessen, wenn Sie nicht mit ihnen zusammen sind, und deshalb befürchten, dass andere Sie genauso vergessen werden?

(Der Therapeut gibt eine Interpretation ihrer Sorge, die darauf basiert, dass er sich ihrer geringen Objektkonstanz oder ihres schlechten evokativen Gedächtnisses bewusst ist.)

FRAU CC: Ich kann mir Leute nicht merken. Ich kann mir Ihr Gesicht nicht vorstellen, wenn ich nicht bei Ihnen bin. Ich kann mir die Gesichter meiner Eltern und das meines Bruders nicht vorstellen. Es ist, als wären sie gar nicht da. Das habe ich noch nie gekonnt.

THERAPEUT: Dann kann ich mir vorstellen, dass es schwer für Sie ist, sich auszumalen, wie die Menschen auf Sie reagieren, wenn Sie nicht bei ihnen sind. Genau wie letzten Donnerstag, als Sie unsere Sitzung versäumt haben. Da ist es Ihnen wahrscheinlich schwer gefallen, sich vorzustellen, wie ich hier sitze und mich frage, wo Sie sind und warum Sie nicht angerufen haben.

(Der Therapeut teilt auf empathische Weise mit, dass er die Schwierigkeiten der Patientin bezüglich der Mentalisierung und des evokativen Gedächtnisses versteht.)

FRAU CC: Ich habe einfach nicht daran gedacht. Das liegt zum Teil daran, dass ich langsam genug von der Therapie habe. Und da ist noch etwas, was ich Ihnen nicht gesagt habe. Ich habe mein Prozac abgesetzt.

THERAPEUT: Wann?

FRAU CC: Ungefähr vor einer Woche.

THERAPEUT: Warum haben Sie das nicht mit mir besprochen, damit wir die Vor- und Nachteile besprechen können?

(Die Gegenübertragungsfrustration des Therapeuten entsteht, als er sich mit kontrollierenden Eltern zu identifizieren beginnt, die die Patientin zwingen wollen, alles zu tun, was sie sagen.)

FRAU CC: Ich wusste, dass Sie Nein sagen würden.

THERAPEUT: Mir ist aber immer noch nicht klar, warum Sie es abgesetzt haben.

FRAU CC: Ich will einfach keine Patientin sein. Die Therapie ist ja ganz okay, aber ich will keine Medikamente nehmen.

THERAPEUT: Ich glaube, was mich am meisten daran stört, ist, dass Sie nicht mit mir darüber gesprochen haben, was Sie vorhaben. Das ist so ähnlich wie am Donnerstag nicht zu erscheinen, mich nicht anzurufen und mich nicht zurückzurufen, nachdem ich Sie angerufen hatte. Es scheint, als gäbe es einen Teil von Ihnen, der mich als Gegner betrachtet und bei wichtigen Entscheidungen nicht mit mir zusammenarbeiten will, wie das Absetzen von Prozac oder das Erscheinen zur Therapie.

FRAU CC: Es ist, als würden mich alle mustern und jede meiner Bewegungen beobachten. Alle versuchen, mich dabei zu erwischen, wie ich etwas falsch mache.

THERAPEUT: Tja, wenn Sie mich so sehen, dann kann ich verstehen, warum Sie der Therapie fernbleiben. Ich denke, es ist wichtig, dass wir nicht vergessen, dass Sie hier sind, weil Sie die Selbstmordgefährdung überwinden und ein produktiveres Leben führen wollen.

(Der Therapeut geht so an die aufkommende negative Übertragung und die Gegnerrolle, die ihm zugeteilt wurde, heran, dass sie der Förderung des therapeutischen Bündnisses und der Rückkehr zu den ursprünglichen Zielen der Therapie dient.)

Stationäre Behandlung und Behandlung in einer Tagesklinik

Die Grundsätze für psychoanalytisch qualifizierte Krankenhäuser und Tageskliniken wurden in Kapitel 6 dargelegt, wo außerdem die Handhabung der Abspaltung besprochen wurde, die bei der Arbeit mit Borderline-Patienten so wichtig ist. Deshalb sei bezüglich der wichtigsten Grundsätze der Milieutherapie von Borderline-Patienten auf Kapitel 6 verwiesen. Einige andere Besonderheiten der Behandlung von BPD-Patienten werden hier besprochen.

In einem Krankenhaus können Borderline-Patienten die Ordnung der Station stören, da ihr inneres Chaos im Milieu externalisiert wird. Manche werden „besondere" Patienten, die enorme Gegenübertragungsprobleme im Zusammenhang mit Abspaltung und projektiver Identifikation verursachen (Burnham 1966; Gabbard 1986; Main 1957). Andere sind außerordentlich hasserfüllt und greifen alle Mitglieder des Personals, die ihnen zu helfen versuchen, scharf an (Gabbard 1989b), wodurch sie dem Personal das Gefühl geben, sich vergeblich zu bemühen. Wieder andere begeben sich in die passive Opposition und verweigern jegliche Teilnahme an den Maßnahmen des Behandlungsplans (Gabbard 1989a). Obwohl die Krankheit dieser Patienten behandlungsresistent erscheinen mag, profitieren einige schließlich doch von einer Behandlung, bei der die individuelle Dynamik des Patienten und die Gegenübertragung des Personals berücksichtigt werden.

Es gibt viel Wissen über die stationäre Behandlung von Borderline-Patienten, das meiste basiert jedoch auf spärlichen oder gar keinen Daten. Manche Kliniker sind der Ansicht, dass Borderline-Patienten nicht ins Krankenhaus eingewiesen werden sollten, weil dies zu Regressionen und Abhängigkeit führt. Diese Prämisse wird nicht durch harte Daten untermauert, mindestens eine kontrollierte Studie hat jedoch gezeigt, dass die Behandlung im Krankenhaus bei Patienten mit schweren Persönlichkeitsstörungen sehr nützlich sein kann. Im Vereinigten Königreich haben Dolan et al. (1997) im Henderson Hospital eine Gruppe von 137 aufeinander folgenden Patienten mit schweren Persönlichkeitsstörungen bei der Überweisung und bei der Nachbehandlung nach 1 Jahr untersucht. 70 der überwiesenen Patienten wurden aufgenommen, 67 nicht. Die Forscher stellten bei der Gruppe der Aufgenommenen eine deutlich größere Verringerung der Werte des Borderline-Syndrom-Index fest als bei der der nicht Aufgenommenen. Zudem gab es eine deutliche positive Korrelation zwischen der Veränderung der Werte und der Länge des Krankenhausaufenthaltes.

Ein Großteil der Behandlungen, die früher stationär durchgeführt wurden, erfolgt heute in Tageskliniken. Die beeindruckenden Ergebnisse in der Halliwick Day Unit deuten darauf hin, dass dies eine viel versprechende Behandlungsform ist. Piper et al. (1993) hatten ebenfalls Erfolg bei der randomisierten Behandlung von Persönlichkeitsstörungen in einer Tagesklinik, und auch Wilberg et al.

(1999) konnten positive Ergebnisse bei der Behandlung von Patienten mit Persönlichkeitsstörungen in einer Tagesklinik nachweisen. Um festzustellen, ob die Tagesbehandlung auch außerhalb des wissenschaftlichen Umfeldes erfolgreich ist, testeten Karterud et al. (2003) von 1993 bis 2003 1010 Patienten mit Persönlichkeitsstörungen in acht verschiedenen Behandlungsprogrammen des Norwegischen Netzwerkes Psychotherapeutischer Tageskliniken. Bei Probanden mit Persönlichkeitsstörungen, die den Test ausgefüllt hatten, von denen viele BPD hatten, zeigte sich von der Aufnahme bis zur Entlassung bei allen Variablen eine deutliche Verbesserung, die bis zur Nachsorge beibehalten oder noch gesteigert wurde. Dementsprechend gilt die Tagesbehandlung mittlerweile als äußerst effektiver Ansatz für die Behandlung von Borderline-Patienten und anderen Patienten mit schweren Persönlichkeitsstörungen. Die Behandlungsgrundsätze, die zuvor bei langen Krankenhausaufenthalten angewandt wurden, können auch bei der Tagesbehandlung angewandt werden.

Manche Patienten kommen im Allgemeinen gut mit der ambulanten Psychotherapie zurecht, brauchen jedoch im Laufe der Psychotherapie in Übergangsphasen, in denen sie stark selbstmordgefährdet, selbstzerstörerisch oder etwas realitätsfern sind, regelmäßig kurze Krankenhausaufenthalte. Außerdem können Störungen verschiedenen Ausmaßes im Psychotherapieprozess auftreten. Da das kurzfristige Ziel der Einweisung in ein Krankenhaus die schnelle Wiederherstellung der Abwehrmechanismen und der adaptiven Funktion des Patienten ist, muss das stationäre Personal ihm antiregressive Erwartungen vermitteln. Die Behandelnden des Milieus müssen dem Patienten klarmachen, dass er seine Impulse kontrollieren kann, auch wenn er das Gegenteil behauptet. Obwohl gelegentlich externe Kontrolle wie Fixierung oder die Gabe von Neuroleptika erforderlich sein kann, liegt die Betonung darauf, dem Patienten zu helfen, die Verantwortung für die Selbstkontrolle zu übernehmen. Das geschwächte Ich des Patienten kann durch feste, konsequente Strukturen mit einem geregelten Zeitplan, eindeutigen Konsequenzen bei impulsiven Ausbrüchen und einem vorhersehbaren System von Gruppen- und Einzeltreffen mit dem Personal und anderen Patienten stabilisiert werden.

Neu eingewiesene Borderline-Patienten erwarten gewöhnlich ausgedehnte Einzelsitzungen nach Bedarf mit dem Pflegepersonal. Wenn sich die Pfleger dazu verleiten lassen, diesen Wünschen nachzukommen, verschlechtert sich der Zustand des Patienten normalerweise proportional zu der Zeit, die er mit solchen Einzel-„Therapie"-Sitzungen verbringt. Borderline-Patienten profitieren viel mehr, wenn das Pflegepersonal kurze Sitzungen von 5 bis 10 Minuten in den Zeitplan einbaut.

Das Personal des Milieus und die Struktur der Station stellen für den Borderline-Patienten ein Hilfs-Ich dar. Das Stationspersonal ist nicht für Ergründung oder Interpretation zuständig, kann dem Patienten jedoch helfen, die Auslöser seiner Krise zu erkennen, die Entladung von Impulsen zu verzögern, indem er nach Alternativen sucht, die Konsequenzen seiner Handlungen vorherzusehen und seine inneren Objektbeziehungen zu klären (wie in Kapitel 6 beschrieben). Außerdem dient ein kurzer Krankenhausaufenthalt dazu, einen besseren Einblick in die innere Welt des Patienten zu bekommen. Und schließlich kann das Personal im Milieu dem Psychotherapeuten oft dabei helfen, eine Krise oder Sackgasse in der Psychotherapie des Patienten zu verstehen. Abgesehen davon, dass es sich mit Abspaltungsprozessen befasst (wie in Kapitel 6 beschrieben), kann das Personal im Milieu dem Therapeuten helfen, indem es seine Kompetenz und seinen Wert als Kliniker bestätigt (Adler 1984). Aus der selbstpsychologischen Sicht Adlers können die Pfleger der Station und andere Mitglieder des Personals sowohl für den Patienten als auch für den Therapeuten Selbstobjektfunktionen erfüllen (Adler 1987).

Es muss auch Regeln auf der Station geben, die bewirken, dass niemand etwas für sich behält. Alles, was der Patient einem Mitglied des Personals mitteilt, muss in den Personalbesprechungen an die anderen weitergegeben werden. Das Stationspersonal muss in der Lage sein, dem Patienten wiederholt mit einem in sachlichem, fürsorglichem Ton, der keine böse Absicht vermittelt, geäußerten „Nein" zu begegnen. Andernfalls kann der Patient möglicherweise nicht verinnerlichen, dass die „guten" Betreuer dieselben Personen sind, die einschränkende (d. h. „böse") Maßnahmen anwenden. Diese Integration der inneren Selbst- und Objektrepräsentationen ist ein weiteres primäres Ziel einer längeren stationären Behandlung.

Dem Patienten auferlegte Grenzen müssen immer auf einem empathischen Verständnis dessen beruhen, dass dieser Grenzen braucht, und nicht auf einem sadistischen Streben nach Kontrolle – als welches der Patient solche Maßnahmen gewöhnlich empfindet.

Selbstmörderische und selbstverstümmelnde Handlungen stellen oft ein großes Problem dar, da Borderline-Patienten mit diesem Verhalten versuchen, das gesamte Behandlungspersonal ebenso zu kontrollieren, wie sie ihre Familie und die ihnen Nahestehenden kontrolliert haben. Das Personal muss klar herausstellen, dass jeder Patient letztlich selbst dafür verantwortlich ist, solche Handlungen zu kontrollieren, und ihn niemand davon abhalten kann, Selbstmord zu begehen. Borderline-Patienten fügen sich häufig oberflächliche Schnitte mit Büroklammern, Getränkedosen, Glühbirnen und anderen Gegenständen zu, die gewöhnlich auch in Krankenhäusern zur Verfügung stehen. Auch wenn die durch solche oberflächlichen Kratzer verursachten Verletzungen minimal sind, muss das Stationspersonal der Ursache solcher Verstümmelungen gründlich nachgehen. Hängen sie mit Episoden der Depersonalisierung oder Dissoziation zusammen? Liegt eine Vorgeschichte sexuellen Missbrauchs in der Kindheit vor? Rechtfertigt der Zustand des Patienten die Gabe von Fluoxetin? Ist die Handlung in erster Linie manipulativer Natur, um die Aufmerksamkeit des Personals zu erlangen?

Chronisch selbstmordgefährdete Patienten können beim Personal starke Gegenübertragungsgefühle auslösen, das die Versuche und Handlungen als manipulativ bewertet und deshalb zunehmend mit Gleichgültigkeit auf die Selbstmorddrohungen des Patienten reagiert. Das Stationspersonal muss sich dessen bewusst sein, dass die Wahrscheinlichkeit, dass sie Selbstmord begehen, bei Personen, die bereits einen Selbstmordversuch unternommen haben, 140-mal so groß ist wie bei solchen, die keinen unternommen haben (Tuckman und Youngman 1963) und etwa 10–20 % derjenigen, die einen Selbstmordversuch unternommen haben, sich schließlich umbringen (Dorpat und Ripley 1967).

Familientherapie

Eine Änderung der inneren Objektwelt des Borderline-Patienten durch eine Therapie erfordert normalerweise eine intensive Einzelpsychotherapie, die Arbeit mit der Familie ist jedoch häufig eine wichtige Ergänzung. Eine formale Familientherapie ist weitaus seltener als eine oder mehrere Familienmaßnahmen im Laufe der Therapie (Brown 1987). Eine stationäre Behandlung beispielsweise bietet dem Arzt die Gelegenheit, die Familie des Patienten kennenzulernen. Die konkreten Interaktionen können dann mit der Art der Bezogenheit des Patienten im Milieu der Station verglichen und kontrastiert werden. Bei der ambulanten Psychotherapie kann es vorkommen, dass der individuelle Prozess durch die antitherapeutischen Bestrebungen der Familienmitglieder untergraben wird, die sich durch jegliche Veränderung des Patienten bedroht fühlen. Deshalb können für eine erfolgreiche Einzelbehandlung auch Familienmaßnahmen oder, in schweren Fällen, eine Familientherapie erforderlich sein.

Der erste Schritt einer Familienmaßnahme besteht darin, festzustellen, welche Rolle die Interaktion in der Familie bei der Pathogenese und der Aufrechterhaltung der Symptome des Patienten spielt. Wie in Kapitel 5 dargelegt, sind Abspaltung und projektive Identifikation extrem häufige Mechanismen, die der Aufrechterhaltung eines pathologischen Gleichgewichts in der Familie dienen. So kann es zum Beispiel vorkommen, dass ein Elternteil böse innere Selbst- oder Objektrepräsentationen abwehrt und sie auf einen Nachkommen im jugendlichen oder frühen Erwachsenenalter projiziert, der sich mit diesen Projektionen identifiziert und schließlich zum Symptomträger in der Familie wird.

Beim Diagnostizieren von Mustern in der Familie darf der Therapeut der Familie nicht seine eigenen theoretischen Konstrukte aufzwingen. Obwohl beispielsweise bestimmte psychodynamische Modelle (Masterson und Rinsley 1975) von einem übermäßigen Engagement der Mutter ausgehen, haben empirische Forschungen (Gunderson und Englund 1981; Gunderson et al. 1980) ergeben, dass übermäßig engagierte Eltern seltener sind als pflichtvergessene. Pflichtvergessene Eltern von Borderline-Patienten sind häufig selbst bedürftig und können ihren Kindern deshalb oft keine Anleitung in Form von Regeln oder „Strukturen“ geben.

In Familien, in denen übermäßiges Engagement ein vorherrschendes Muster ist, muss bei Familienmaßnahmen berücksichtigt werden, dass jedes Familienmitglied das andere braucht. Möglicherweise haben auch die Eltern eine Borderlinepsychopathologie und fühlen sich durch die Aussicht, ihr Borderline-Kind durch eine Therapie zu „verlieren“, aufs Höchste bedroht. Der Kliniker muss die Möglichkeit, dass eine deutliche Besserung beim Patienten eine schwere Dekompensation bei dem betroffenen Elternteil zur Folge haben kann, der wegen der vermeintlichen Trennung in Panik geraten kann (Brown 1987), ernsthaft in Betracht ziehen. In solchen Fällen muss er der Familie helfen, mit dem Dilemma, das durch die Veränderungen beim Patienten und in der gesamten Familienstruktur entsteht, fertig zu werden. Der Therapeut muss jegliche Versuche der „Entzweiung“ des Borderline-Patienten und seiner Familie tunlichst vermeiden. Solche Versuche werden sowohl die Familie als auch der Patient als große Bedrohung empfinden, die sie dazu veranlasst, „die Verteidigungslinien zu schließen“ und sich noch weiter zu verstricken. Ein Familientherapeut erzielt bessere Ergebnisse, wenn er eine nicht urteilende, neutrale Haltung in Bezug auf Veränderungen einnimmt und nachfühlen kann, dass die Familie wegen der aus dem übermäßigen Engagement resultierenden Stabilität zusammenbleiben muss (Jones 1987). Jegliche Änderungen am System müssen von innen kommen und dürfen nicht von Therapeuten erzwungen werden, die traditionell großen Wert auf Trennung und Autonomie legen.

Ein weiterer wichtiger Grundsatz bei der Arbeit mit Familien von BPD-Patienten besteht darin, sich hinsichtlich der Verunglimpfung der Eltern nicht auf die Seite des Patienten zu stellen, als wäre jede ungeheuerliche Aussage die reine Wahrheit. In einer Studie, in der die Wahrnehmungen von BPD-Patienten bezüglich ihrer Familie mit den Wahrnehmungen ihrer Eltern und denen normativer Familien verglichen wurden, haben Gunderson und Lyoo (1997) festgestellt, dass Borderline-Patienten ihre Familie weitaus negativer sehen als ihre Eltern und die normativen Familien. Eltern sind gewöhnlich untereinander einer Meinung, nicht jedoch mit ihrem Borderline-Kind. Diese Spaltung innerhalb der Familie ist ernst zu nehmen. Der Arzt sollte bedenken, dass die Darstellung des Patienten möglicherweise durch seine psychologischen Neigungen beeinflusst wird, darf jedoch auch nicht vergessen, dass die Sicht der Eltern ebenfalls mit Vorsicht zu genießen ist. Viele Eltern zeigen bei einer Beurteilung Abwehrreaktionen und haben das Gefühl, als weise man ihnen die Schuld für die Probleme ihres Kindes zu. In den meisten Fällen liegt die Wahrheit irgendwo in der Mitte, und die Wahrnehmungen beider Seiten haben eine gewisse Gültigkeit. Gunderson und Lyoo haben sich auch für die Psychoedukationsarbeit mit Familien von BPD-

Patienten ausgesprochen, die ihnen helfen soll, die Komplexität der Borderlinepathologie zu verstehen. Gunderson hat diesen Ansatz in seinen neueren Publikationen ausführlich beschrieben.

Gruppenpsychotherapie

Auch Gruppenpsychotherapie kann eine sinnvolle Ergänzung der Einzelpsychotherapie von Borderline-Patienten sein. Wie Ganzarain (1980) und Horwitz (1977) festgestellt haben, neigen alle Gruppen dazu, die Borderlineabwehrmechanismen der Abspaltung und der projektiven Identifikation einzusetzen. Eine Gruppenpsychotherapie bietet dem Borderline-Patienten die Möglichkeit, diese Abwehrmechanismen zu verstehen, da sie in einer Gruppensituation auftreten. Die meisten Autoren in der Literatur zur Gruppenpsychotherapie von Borderline-Patienten sind jedoch der Ansicht, dass Borderline-Patienten am wirksamsten in Gruppen mit Patienten behandelt werden können, die Neurosen oder Persönlichkeitsstörungen der höheren Ebene haben (Day und Semrad 1971; Horwitz 1977; Hulse 1958; Slavson 1964).

Einstimmigkeit herrscht in der Literatur auch darüber, dass Borderline-Patienten im Falle einer Gruppenpsychotherapie eine begleitende Einzelpsychotherapie benötigen (Day und Semrad 1971; Horwitz 1977; Hulse 1958; Slavson 1964; Spotnitz 1957). Die Abschwächung der Übertragung in einer Gruppenpsychotherapie hat sowohl für den Borderline-Patienten als auch für den Therapeuten beträchtliche Vorteile. Die starke Wut, die Borderline-Patienten normalerweise bei Frustrationen während der Behandlung entwickeln, kann auf diese Weise abgeschwächt und außer gegen den Einzeltherapeuten auch gegen andere Personen gerichtet werden. Ebenso können die starken Gegenübertragungsreaktionen auf Borderline-Patienten durch die Anwesenheit anderer abgeschwächt werden.

Horwitz (1977) hat betont, dass der Einzelpsychotherapeut eine entscheidende supportive Funktion einnehmen kann, wenn sich die Angst des Borderline-Patienten infolge der Konfrontation in einer Gruppensituation steigert. Im Idealfall ist der Einzeltherapeut ein anderer als der Gruppentherapeut, weil „es antitherapeutisch ist, wenn der Gruppentherapeut einige Patienten auch einzeln trifft, während dies bei anderen nicht der Fall ist" (S. 415). Laut Horwitz sind aggressive Charaktereigenschaften eine Indikation für eine zusätzliche Gruppenpsychotherapie neben der Einzelpsychotherapie. Er hat beobachtet, dass Borderline-Patienten eher bereit sind, die Konfrontation mit und die Interpretation von solchen Eigenschaften durch Gleichgesinnte anzunehmen, als wenn sie vom Therapeuten kommt. Zudem akzeptieren sie die Interpretationen des Therapeuten möglicherweise leichter, wenn diese als auf die Gruppe bezogenes Thema zur Sprache kommen, als wenn sie als Individuen ausgesondert werden.

Es gibt empirische Daten, die den allgemeinen Eindruck der Kliniker bestätigen, laut welchem eine Gruppenbehandlung für Borderline-Patienten sinnvoll sein kann. Obwohl sie keine psychodynamische Behandlungsform ist, bilden Gruppen die Grundlage der DBT (Linehan et al. 1991), und es hat sich gezeigt, dass sie selbstverstümmelnde und selbstmörderische Handlungen verringert. In einem kontrollierten randomisierten Versuch zur Gegenüberstellung von interpersoneller Gruppenpsychotherapie und dynamischer Einzeltherapie haben Munroe-Blum und Marziali (1995) festgestellt, dass eine Behandlung mit 25 wöchentlichen Gruppentherapiesitzungen von je 90 Minuten und 5 abschließenden zweiwöchentlichen Sitzungen zu deutlichen Verbesserungen geführt hat. Die Analyse der Nachuntersuchungen nach 12 und 24 Monaten ergab deutliche Verbesserungen für alle wichtigen Faktoren. Und nicht zuletzt stellten dreimal wöchentlich stattfindende dynamische Gruppentherapiesitzungen einen wesentlichen Bestandteil des erfolgreichen Ansatzes dar, den Bateman und Fonagy (1999, 2001) in der Halliwick Day Unit angewandt haben.

Trotz der Vorteile der Gruppenarbeit wird der Therapeut bei der Gruppenpsychotherapie von Borderline-Patienten mit gewissen inhärenten Schwierigkeiten zu kämpfen haben. Diese Patienten können wegen ihrer primitiveren Psychopathologie und ihrer stärkeren Neigung, Affekte auf direkte Weise zum Ausdruck zu bringen, leicht zu Sündenböcken werden. Es kann vorkommen, dass der Therapeut dem Borderline-Patienten beistehen muss, wenn das Sündenbockproblem in der Gruppe auftritt. Außerdem kann der Borderline-Patient eine stärkere Entbehrung empfinden, weil er mit der Gruppe um die Fürsorge des Therapeuten wetteifern muss. Und schließlich neigen Borderline-Patienten dazu, wegen ihrer primären Bindung an den Einzeltherapeuten in der Gruppenpsychotherapie eine gewisse Distanz zu wahren.

Literaturhinweise

Adler, G.: The myth of the alliance with borderline patients. Am J Psychiatry 47: 642–645, 1979.

Adler, G.: Issues in the treatment of the borderline patient, in: Kohut's Legacy: Contributions to Self Psychology. Edited by Stepansky, P. E., Goldberg, A., Hillsdale, N. J. Analytic Press, 1984, S. 117–134.

Adler, G.: Borderline Psychopathology and ist Treatment. New York, Jason Aronson, 1985.

Adler, G.: Discussion: milieu treatment in the psychotherapy of the borderline patient: abandonment and containment. Yearbook of Psychoanalysis and Psychotherapy 2: 145–157, 1987.

Akiskal, H. S., Chen, S. E., Davis, G. C., et al.: Borderline: an adjective in search of a noun. J Clin Psychiatry 46: 41–48, 1985.

Alexander, P. C., Anderson, C. L., Brand, B., et al.: Adult attachment and long-term effects in survivors of incest. Child Abuse Negl 22: 45–61, 1998.

Allen, J. G.: Traumatic Relationships and Serious Mental Disorders. New York, Wiley, 2001.

American Psychiatric Association: Diagnostic and Statistical Manual of Mental Disorders. 4th Edition. Washington, DC, American Psychiatric Association, 1994.

American Psychiatric Association: Diagnostic and Statistical Manual of Mental Disorders. 4th Edition, Text Revision. Washington, DC, American Psychiatric Association, 2000.

American Psychiatric Association: Practice Guideline for the Treatment of Patients With Borderline Personality. Washington, DC, American Psychiatric Association, 2001.

Andrulonis, P. A.: Disruptive behavior disorders in boys and the borderline personality disorder in men. Ann Clin Psychiatry 3: 23–26, 1991.

Baker, L., Silk, K. R., Westen, D., et al.: Malevolence, splitting, and parental ratings by borderlines. J Nerv Ment Dis 180: 258–264, 1992.

Baron-Cohen, S., Ring, H. A., Wheelwright, S., et al.: Social intelligence in the normal and autistic brain: an fMRI study. Eur J Neurosci 11: 1891–1898, 1999.

Bateman, A., Fonagy, R.: Effectiveness of partial hospitalization in the treatment of borderline personality disorder: a randomized controlled trial. Am J Psychiatry 156: 1563–1569, 1999.

Bateman, A., Fonagy, P.: Treatment of borderline personality disorder with psychoanalytically oriented partial hospitalization: an 18-month follow-up. Am J Psychiatry 158: 36–42, 2001.

Bateman, A., Fonagy, P.: Health service utilization costs for borderline personality disorder patients treated with psychoanalytically oriented partial hospitalization versus general psychiatric care. Am J Psychiatry 160: 169–171, 2003.

Bateman, A. W., Fonagy, P.: Mentalization-based treatment of BPD. J Personal Disord 18: 36–51, 2004.

Bateman, A. W., Fonagy, P.: Psychotherapie der Borderline-Persönlichkeitsstörung. Ein mentalisierungsgestütztes Behandlungskonzept. Gießen, Psychosozial-Verlag, 2008; engl. Psychotherapy for Borderline Personality Disorder. Mentalisation-Based Treatment. Oxford, Oxford University Press, 2004.

Battle, C. L., Shea, M. T., Johnson, D. M., et al.: Childhood maltreatment associated with adult personality disorders: findings from the Collaborative Longitudinal Personality Disorder Study. J Personal Disord 18: 193–211, 2004.

Bogenschutz, M. P., Nurnberg, G. H.: Olanzapine versus placebo in the treatment of borderline personality disorder. J Clin Psychiatry 65: 104–109, 2004.

Brown, S. L.: Family therapy and the borderline patient, in: The Borderline Patient: Emerging Concepts in Diagnosis, Psychodynamics, and Treatment. Vol. 2. Edited by Grotstein, J. S., Solomon, M. F., Lang, J. A., Hillsdale, N. J. Analytic Press, 1987, S. 206–209.

Burnham, D. L.: The special-problem patient: victim or agent of splitting? Psychiatry 29: 105–122, 1966.

Calarge, C., Andreasen, N. C., O'Leary, D. S.: Visualizing how one brain understands another: a PET study of theory of mind. Am J Psychiatry 160: 1954–1964, 2003.

Casement, P.: Vom Patienten lernen. Stuttgart, Klett-Cotta, 1989; engl. On Learning From the Patient. London, Tavistock, 1985.

Clarkin, J. F., Foelsch, P. A., Levy, K. N., et al.: The development of a psychodynamic treatment for patients with borderline personality disorder: a preliminary study of behavioral change. J Personal Disord 15: 487–495, 2001.

Clarkin, J. F., Levy, K. N., Lenzenweger, M. F., Kernberg, O. F.: Evaluating three treatments for borderline personality disorder: A multiwave study. American Journal of Psychiatry 164: 922–928, 2007.

Cloninger, C. R., Svrakic, D. M., Pryzbeck, T. R.: A psychobiological model of temperament and character. Arch Gen Psychiatry 50: 975–990, 1993.

Coccaro, E. F., Kavoussi, R. J.: Fluoxetine and impulsive aggressive behavior in personality-disordered subjects. Arch Gen Psychiatry 54: 1081–1088, 1997.

Coccaro, E. F., Siever, L. J., Klar, H. M., et al.: Serotonergic studies in patients with affective and personality disorders: correlates with suicidal and impulsive aggressive behavior. Arch Gen Psychiatry 46: 587–599, 1989.

Colson, D. B., Lewis, L., Horwitz, L.: Negative outcome in psychotherapy and psychoanalysis, in: Negative Outcome in Psychotherapy and What to Do About It. Edited by Mays, D. T., Frank, D. M. New York, Springer, 1985, S. 59–75.

Cowdry, R. W., Gardner, D. L.: Pharmacotherapy of borderline personality disorder: alprazolam, carbamazepine, trifluoperazine, and tranylcypromine. Arch Gen Psychiatry 45: 111–119, 1988.

Day, M., Semrad, E.: Group therapy with neurotics and psychotics, in: Comprehensive Group Psychotherapy. Edited by Kaplan, H. I., Sadock, B. J., Baltimore, M. D., Williams & Wilkins, 1971, S. 566–580.

Dolan, B. M., Evans, C., Norton, K.: The Separation-Individuation Inventory: association with borderline phenomena. J Nerv Ment Dis 180: 529–533, 1992.

Dolan, B., Warren, F., Norton, K.: Change in borderline symptoms one year after therapeutic community treatment for severe personality disorder. Br J Psychiatry 171: 274–279, 1997.

Donegan, N. H., Sanislow, C. A., Blumberg, H. P., et al.: Amygdala hyperreactivity in borderline personality disorder: implications for emotional dysregulation. Biol Psychiatry 54: 1284–1293, 2003.

Dorpat, T. L., Ripley, H. S.: The relationship between attempted suicide and committed suicide. Compr Psychiatry 8: 74–79, 1967.

Driessen, M., Herrmann, J., Stahl, K.: Magnetic resonance imaging volumes of the hippocampus and the amygdala in women with borderline personality disorder and early traumatization. Arch Gen Psychiatry 57: 1115–1122, 2000.

Eyman, J. R., Gabbard, G. O.: Will therapist-patient sex prevent suicide? Psychiatr Ann 21: 669–674, 1991.

Figueroa, E., Silk, K. R.: Biological implications of childhood sexual abuse in borderline personality disorder. J Personal Disord 11: 71–92, 1997.

Fonagy, P.: An attachment theory approach to treatment of the difficult patient. Bull Menninger Clin 62: 147–169, 1998.

Fonagy, P.: Bindungstheorie und Psychoanalyse. Stuttgart, Klett-Cotta, 2003; engl. Attachment Theory and Psychoanalysis. New York, Other Press, 2001.

Fonagy, P., Target, M.: Playing with reality, III: the persistence of dual psychic reality in borderline patients. Int J Psychoanal 81: 853–874, 2000.

Fonagy, P., Leigh, T., Steele, M., et al.: The relationship of attachment status, psychiatric classification, and response to psychotherapy. J Consult Clin Psychol 64: 22–31, 1996.

Fonagy, P., Steele, M., Steele, H., et al.: Reflective Functioning Manual, Version 4.1, for Application to Adult Attachment Interviews. London, England, University of London, 1997.

Frank, A. F.: The therapeutic alliances of borderline patients, in: Borderline Personality Disorder: Clinical and Empirical Perspectives. Edited by Clarkin, J. F., Marziali, B., Munroe–Blum, H. New York, Guilford, 1992, S. 220–247.

Frank, H., Hoffman, N.: Borderline empathy: an empirical investigation. Compr Psychiatry 27: 387–395, 1986.

Frank, H., Paris, J.: Recollections of family experience in borderline patients. Arch Gen Psychiatry 38: 1031–1034, 1981.

Frankenburg, F. R., Zanarini, M. C.: Clozapine treatment of borderline patients: a preliminary study. Compr Psychiatry 34: 402–405, 1993.

Frith, C. D., Frith, U.: Interacting minds: a biological basis. Science 286: 1692–1695, 1999.

Gabbard, G. O.: The treatment of the "special" patient in a psychoanalytic hospital. International Review of Psychoanalysis 13: 333–347, 1986.

Gabbard, G. O.: On "doing nothing" in the psychoanalytic treatment of the refractory borderline patient. Int J Psychoanal 70: 527–534, 1989a.

Gabbard, G. O.: Patients who hate. Psychiatry 52: 96–106, 1989b.

Gabbard, G. O. (Hrsg.): Sexual Exploitation in Professional Relationships. Washington, DC, American Psychiatric Press, 1989c.

Gabbard, G. O.: An overview of countertransference with borderline patients. J Psychother Pract Res 2: 7–18, 1993.

Gabbard, G. O.: Love and Hate in the Analytic Setting. Northvale, NJ, Jason Aronson, 1996.

Gabbard, G. O.: Borderline personality disorder and rational managed care policy. Psychoanalytic Inquiry 17 (suppl): 17–28, 1997.
Gabbard, G. O.: Treatment-resistant borderline personality disorder. Psychiatr Ann 28: 651–656, 1998.
Gabbard, G. O.: Combining medication with psychotherapy in treatment of personality disorders, in: Psychotherapy of Personality Disorders (Review of Psychiatry Series; Oldham, J. M., and Riba, M. B., series eds.). Vol. 19. Edited by Gunderson, J. G., Gabbard, G. O. Washington, DC, American Psychiatric Press, 2000, S. 65–90.
Gabbard, G. O.: Miscarriages of psychoanalytic treatment with suicidal patients. Int J Psychoanal 84: 249–261, 2003.
Gabbard, G. O.: Mind, brain, and personality disorders. Am J Psychiatry (im Druck).
Gabbard, G. O.: Wilkinson, S. M.: Management of Countertransferences With Borderline Patients. Washington, DC, American Psychiatric Press, 1994.
Gabbard, G. O., Horwitz, L., Frieswyk, S., et al.: The effect of therapist interventions on the therapeutic alliance with borderline patients. J Am Psychoanal Assoc 36: 697–727, 1988.
Gabbard, G. O., Horwitz, L., Allen, J. G., et al.: Transference interpretation in the psychotherapy of borderline patients: a high-risk, high-gain phenomenon. Harv Rev Psychiatry 2: 59–69, 1994.
Gabbard, G. O., Coyne, L., Allen, J. G., et al.: Evaluation of intensive inpatient treatment of patients with severe personality disorders. Psychiatr Serv 51: 893–898, 2000.
Gallagher, H. L., Happe, F., Brunswick, N., et al.: Reading the mind in cartoons and stories: an fMRI study of "theory of mind" in verbal and nonverbal tasks. Neuropsychologia 38: 11–21, 2000.
Ganzarain, R. C.: Psychotic-like anxieties and primitive defenses in group analytic psychotherapy. Issues in Ego Psychology 3: 42–48, 1980.
Gardner, D. L., Cowdry, R. W.: Alprazolam-induced dyscontrol in borderline personality disorder. Am J Psychiatry 142: 98–100, 1985.
Goel, V., Grafman, J., Sadato, N., et al.: Modeling other minds. Neuroreport 6: 1741–1746, 1995.
Goldberg, R. L., Mann, L. S., Wise, T. N., et al.: Parental qualities as perceived by borderline personality disorders. Hillside J Clin Psychiatry 7: 134–140, 1985.
Gorney, J. E.: The negative therapeutic interaction. Contemp Psychoanal 15: 288–337, 1979.
Grinker, R. R., jun., Werble, B., Drye, R. C.: The Borderline Syndrome: A Behavioral Study of Ego-Functions. New York, Basic Books, 1968.
Gunderson, J. G.: Studies of borderline patients in psychotherapy, in: Handbook of Borderline Disorders. Edited by Silver, D., Rosenbluth, M. Madison, CT, International Universities Press, 1992, S. 291–305.

Gunderson, J. G.: The borderline patient's intolerance of aloneness: insecure attachments and therapist availability. Am J Psychiatry 153: 752–758, 1996.

Gunderson, J. G.: Borderline Personality Disorder: A Clinical Guide. Washington, DC, American Psychiatric Publishing, 2001.

Gunderson, J. G., Chu, J. A.: Treatment implications of past trauma in borderline personality disorder. Harv Rev Psychiatry 1: 75–81, 1993.

Gunderson, J. G., Englund, D. W.: Characterizing the families of borderlines: a review of the literature. Psychiatr Clin North Am 4: 159–168, 1981.

Gunderson, J. G., Lyoo, K.: Family problems and relationships for adults with borderline personality disorder. Harv Rev Psychiatry 4: 272–278, 1997.

Gunderson, J. G., Sabo, A. N.: The phenomenological and conceptual interface between borderline personality disorder and PTSD. Am J Psychiatry 150: 19–27, 1993.

Gunderson, J. G., Zanarini, M. C.: Current overview of the borderline diagnosis. J Clin Psychiatry (suppl 8): 5–14, 1987.

Gunderson, J. G., Kerr, J., Englund, D. W.: The families of borderlines: a comparative study. Arch Gen Psychiatry 37: 27–33, 1980.

Gunderson, J. G., Frank, A. F., Ronningstam, E. F., et al.: Early discontinuance of borderline Patients from psychotherapy. J Nerv Ment Dis 177: 38–42, 1989.

Gutheil, T.: Borderline personality disorder, boundary violations, and patient-therapist sex: medicolegal pitfalls. Am J Psychiatry 146: 597–602, 1989.

Heard, H.: Behavior therapies for borderline patients. Paper presented at the 147th annual meeting of the American Psychiatric Association. Philadelphia, PA, 1994.

Herman, J. L., Perry, J. C., van der Kolk, B. A.: Childhood trauma in borderline personality disorder. Am J Psychiatry 146: 490–495, 1989.

Herpertz, S. C., Dietrich, T. M., Wenning, B., et al.: Evidence of abnormal amygdala functioning in borderline personality disorder: a functional MRI study. Biol Psychiatry 50: 292–298, 2001.

Hoch, P., Polatin, P.: Pseudoneurotic forms of schizophrenia. Psychiatr Q 23: 248–276, 1949.

Hollander, E.: Managing aggressive behavior in patients with obsessive-compulsive disorder and borderline personality disorder. J Clin Psychiatry 17: 28–31, 1999.

Horwitz, L.: Clinical Prediction in Psychotherapy. New York, Jason Aronson, 1974.

Horwitz, L.: Group psychotherapy of the borderline patient, in: Borderline Personality Disorders: The Concept, the Syndrome, the Patient. Edited by Hartocollis, P. L. New York, International Universities Press, 1977, S. 399–422.

Horwitz, L., Gabbard, G. O., Allen, J. G., et al.: Borderline Personality Disorder: Tailoring the Psychotherapy to the Patient. Washington, DC, American Psychiatric Press, 1996.

Hulse, W. C.: Psychotherapy with ambulatory schizophrenic patients in mixed analytic groups. Arch Neurol Psychiatry 79: 681–687, 1958.

Johnson, J. G., Cohen, P., Brown, J., et al.: Childhood maltreatment increases risk for personality disorders during early adulthood. Arch Gen Psychiatry 56: 600–606, 1999.

Jones, S. A.: Family therapy with borderline and narcissistic patients. Bull Menninger Clin 51: 285–295, 1987.

Karterud, S., Vaglum, S., Friss, S., et al.: Day hospital therapeutic community treatment for patients with personality disorders: an empirical evaluation of the containment function. J Nerv Ment Dis 180: 238–243, 1992.

Karterud, S., Pedersen, G., Bjordal, E., et al.: Day treatment of patients with personality disorders: experiences from a Norwegian treatment research network. J Personal Disord 17: 243–262, 2003.

Kernberg, O. F.: Structural derivatives of object relationships. Int J Psychoanal 47: 236–253, 1966.

Kernberg, O. F.: Borderline personality organization. J Am Psychoanal Assoc 15: 641–685, 1967.

Kernberg, O.F.: Borderlinestörungen und pathologischer Narzissmus. Frankfurt am Main, Suhrkamp, 1983; engl. Borderline Conditions and Pathological Narcissism. New York, Aronson, 1975.

Kernberg, O. F.: Technical considerations in the treatment of borderline personality organization. J Am Psychoanal Assoc 24: 795–829, 1976.

Kernberg, O. F., Burstein, E. D., Coyne, L., et al.: Psychotherapy and psychoanalysis: final report of the Menninger Foundation's Psychotherapy Research Project. Bull Menninger Clin 36: 3–275, 1972.

Kernberg, O. F., Selzer, M. A., Koenigsberg, H. W., et al.: Psychodynamic Psychotherapy of Borderline Patients. New York, Basic Books, 1989.

Knight, R. P.: Borderline states. Bull Menninger Clin 17: 1–12, 1953.

Levy, K. N.: Bridging worlds: contributions of attachment and reflective functioning to our understanding of psychoanalytic psychotherapy. Presented at American Psychoanalytic Association winter meeting. New York, Januar 2004.

Levy, K. N., Clarkin, J. F., Yeoman, F. E., Scott, L. N., Wassermann, R. H., Kernberg, O. F.: The mechanisms of change in the treatment of Borderline Personality Disorder with Transference Focused Psychotherapy. J Clin Psychol 62: 481–501, 2006.

Linehan, M. M., Armstrong, H. E., Suarez, A., et al.: Cognitive-behavioral treatment of chronically parasuicidal borderline patients. Arch Gen Psychiatry 48: 1060–1064, 1991.

Links, P. S., Steiner, M., Offord, D. R., et al.: Characteristics of borderline personality disorder: a Canadian study. Can J Psychiatry 33: 336–340, 1988.

Links, P. S., Mitton, J. E., Steiner, M.: Stability of borderline personality disorder. Can J Psychiatry 38: 255–259, 1993.

Links, P. S., Heslegrave, R., van Reekum, R.: Prospective follow-up study of borderline personality disorder: prognosis, prediction of outcome, and Axis II comorbidity. Can J Psychiatry 43: 265–270, 1998.

Lyoo, I. K., Han, M. H., Cho, D. Y.: A brain MRI study in subjects with borderline personality disorder. J Affect Disord 50: 235–243, 1998.

Mahler, M. S., Pine, F., Bergman, A.: Die psychische Geburt des Menschen. Frankfurt am Main, Fischer, 1978; engl. The Psychological Birth of the Human Infant. New York, Basic Books, 1975.

Main, T. F.: The ailment. Br J Med Psychol 30: 129–145, 1957.

Maltsberger, J. T.: Countertransference in the treatment of the suicidal borderline patient, in: Countertransference Issues in Psychiatric Treatment (Review of Psychiatry Series, Vol. 18. Oldham, J. M. and Riba, M. B., series eds.). Edited by Gabbard, G. O. Washington, DC, American Psychiatric Press, 1999, S. 27–43.

Markovitz, P.: Pharmacotherapy of impulsivity, aggression, and related disorders, in: Impulsivity and Aggression. Edited by Hollander, E., Stein, D. J., Zohar, J. New York, Wiley, 1995, S. 263–287.

Masterson, J. F., Rinsley, D. B.: Psychotherapy of the Borderline Adult: A Developmental Approach. New York, Brunner/Mazel, 1976.

Masterson, J. F., Rinsley, D. B.: The borderline syndrome: the role of the mother in the genesis and psychic structure of the borderline personality. Int J Psychoanal 56: 163–177, 1975.

McGlashan, T. H.: Prediction of outcome in BPD, in: The Borderline: Current Empirical Research. Edited by McGlashan, T. H. Washington, CD, American Psychiatric Press, 1985, S. 61–98.

McGlashan, T. H.: The Chestnut Lodge follow-up study, III: long-term outcome of borderline personalities. Arch Gen Psychiatry 43: 20–30, 1986.

McGlashan, T. H.: The longitudinal profile of BPD: contributions from the Chestnut Lodge Follow-up Study, in: Handbook of the Borderline Diagnosis. Edited by Silver, D., Rosenbluth, M. Madison, CT, International Universities Press, 1992.

Mehlum, L., Friis, S., Irion, T., et al.: Personality disorders 2–5 years after treatment: a prospective follow-up study. Acta Psychiatr Scand 84: 72–77, 1991.

Meissner, W. W.: Treatment of Patients in the Borderline Spectrum. Northvale, NJ, Jason Aronson, 1988.

Meyer, D. J., Simon, R. I.: Split treatment: clarity between psychiatrists and psychotherapists, part 2. Psychiatr Ann 29: 327–332, 1999b.

Modell, A. H.: "The holding environment" and the therapeutic action of psychoanalysis. J Am Psychoanal Assoc 24: 285–307, 1976.

Munroe-Blum, H., Marziali, E.: A controlled trial of short-term group treatment for borderline personality disorder. J Personal Disord 9: 190–198, 1995.

Najavits, L. M., Gunderson, J. G.: Better than expected: improvements in borderline personality disorder in a 3-year prospective outcome study. Compr Psychiatry 36: 296–302, 1995.

Nemeroff, C. B., Owens, M. J.: Pharmacological differences among the SSRIs: focus on monoamine transporters and the HPA axis. CNS Spectrum 9: 23–31, 2004.

Ogata, S. N., Silk, K. R., Goodrich, S., et al.: Childhood sexual and physical abuse in adult patients with borderline personality disorder. Am J Psychiatry 147: 1008–1013, 1990.

Oldham, J. M., Skodol, A. E., Kellman, H. D., et al.: Diagnosis of DSM-III-R personality disorders by two structured interviews: patterns of comorbidity. Am J Psychiatry 149: 213–220, 1992.

O'Leary, K. M.: Neuropsychological testing results. Psychiatr Clin North Am 23: 41–60, 2000.

O'Leary, K. M., Cowdry, R. W.: Neuropsychological testing results in borderline personality disorder, in: Biological and Neurobehavioral Studies of Borderline Personality Disorder. Edited by Silk, K. R. Washington, DC, American Psychiatric Press, 1994, S. 127–157.

Paris, J.: Does childhood trauma cause personality disorders in adults? Can J Psychiatry 43: 148–153, 1998.

Paris, J., Frank, H.: Perceptions of parental bonding in borderline patients. Am J Psychiatry 146: 1498–1499, 1989.

Paris, J., Zweig-Frank, H.: A critical review of the role of childhood sexual abuse in the etiology of borderline personality disorder. Can J Psychiatry 37: 125–128, 1992.

Paris, J., Brown, R., Nowlis, D.: Long-term follow-up of borderline patients in a general hospital. Compr Psychiatry 28: 530–535, 1987.

Paris, J., Nowlis, D., Brown, R.: Developmental factors in the outcome of borderline personality disorder. Compr Psychiatry 29: 147–150, 1988.

Patrick, M., Hobson, R. P., Castle, D., et al.: Personality disorder and the mental representation of early experience. Developmental Psychopathology 6: 375–388, 1994.

Piper, W. E., Rosie, J. S., Azim, H. F., et al.: A randomized trial of psychiatric day treatment for patients with affective and personality disorders. Hosp Community Psychiatry 44: 757–763, 1993.

Plakun, E. M.: Prediction of outcome in borderline personality disorder. J Personal Disord 5: 93–101, 1991.

Plakun, E. M., Burkhardt, P. E., Muller, J. P.: Fourteen-year follow-up of borderline and schizotypal personality disorders. Compr Psychiatry 26: 448–455, 1985.

Rinne, T., de Kloet, E. R., Wouters, L., et al.: Hyperresponsiveness of hypothalamic-pituitary-adrenal axis to combined dexamethasone/corticotropin-releasing hormone challenge in female borderline personality disorder subjects with a history of sustained childhood abuse. Biol Psychiatry 52: 1102–1112, 2002a.

Rinne, T., van den Brink, W., Wouters, L., et al.: SSRI treatment of borderline personality disorder: a randomized placebo-controlled clinical trial for female patients with borderline personality disorder. Am J Psychiatry 159: 2048–2054, 2002b.

Rinne, T., de Kloet, E. R., Wouters, L., et al.: Fluvoxamine reduces responsiveness of HPA axis in adult female BPD patients with a history of sustained childhood abuse. Neuropsychopharmacology 28: 126–132, 2003.

Rosen, I. R.: Relational masochism: the search for a bad enough object. Paper presented at scientific meeting of the Topeka Psychoanalytic Society, Topeka, KS, Januar 1993.

Salzman, C., Wolfson, A. N., Schatzberg, A., et al.: Effect of fluoxetine on anger in symptomatic volunteers with borderline personality disorder. J Clin Psychopharmacol 15: 23–29, 1995.

Sandler, J.: Character traits and object relationships. Psychoanal Q 50: 694–708, 1981.

Schiffer, F., Teicher, M. H., Papanicolaou, A. C.: Evoked potential evidence for right brain activity during the recall of traumatic memories. J Neuropsychiatry Clin Neurosci 7: 169–175, 1995.

Schmahl, C. G., Vermetten, E., Elzinga, B. M., et al.: Magnetic resonance imaging of hippocampal and amygdalar volume in women with childhood abuse and borderline personality disorder. Psychiatry Res 122: 193–198, 2003a.

Schmahl, C. G., Elzinga, B. M., Vermetten, E., et al.: Neural correlates of memories of abandonment in women with and without borderline personality disorder. Biol Psychiatry 54: 142–151, 2003b.

Schmideberg, M.: The borderline patient, in: American Handbook of Psychiatry. Vol. 1. Edited by Arieti, S. New York, Basic Books, 1959, S. 398–416.

Searles, H. F.: My Work With Borderline Patients. Northvale, NJ, Jason Aronson, 1986.

Siever, L. J., Davis, K. L.: A psychobiological perspective on the personality disorders. Am J Psychiatry 148: 1647–1658, 1991.

Skodol, A., Siever, L. J., Livesley, W. J., et al.: The borderline diagnosis II: biology, genetics, and clinical course. Biol Psychiatry 51: 951–963, 2002.

Slavson, S. R.: A Textbook in Analytic Group Psychotherapy. New York, International Universities Press, 1964.

Soloff, P. H.: Algorithms for pharmacological treatment of personality dimensions: symptom-specific treatments for cognitive-perceptual, affective, and impulsive-behavioral dysregulation. Bull Menninger Clin 62: 195–214, 1998.

Soloff, P. H., Millward, J. W.: Developmental histories of borderline patients. Compr Psychiatry 24: 574–588, 1983.

Spotnitz, H.: The borderline schizophrenic in group psychotherapy: the importance of individualization. Int J Group Psychother 7: 155–174, 1957.

Stalker, C. A., Davies, F.: Attachment organization, and adaptation in sexually abused women. Can J Psychiatry 40: 234–240, 1995.
Stone, M. H.: The Fate of Borderline Patients: Successful Outcome and Psychiatric Practice. New York, Guilford, 1990.
Stone, M. H.: Long-term outcome in personality disorders. Br J Psychiatry 162: 299–313, 1993.
Stone, M. H., Stone, D. K., Hurt, S. W.: Natural history of borderline patients treated by intensive hospitalization. Psychiatr Clin North Am 10: 185–206, 1987.
Streeter, C. C., van Reekum, R., Short, R. I., et al.: Prior head injury in male veterans with borderline personality disorder. J Nerv Ment Dis 183: 577–581, 1995.
Swartz, M., Blazer, D., George, L., et al.: Estimating the prevalence of borderline personality disorder in the community. J Personal Disord 4: 257–272, 1990.
Swirsky-Sacchetti, T., Gorton, G., Samuel, S., et al.: Neuropsychological function in borderline personality disorder. J Clin Psychol 49: 385–396, 1993.
Torgersen, S., Kringlen, E., Cramer, V.: The prevalence of personality disorders in a community sample. Arch Gen Psychiatry 58: 590–596, 2001.
Torgersen, S., Lygren, S., Oien, P. A., et al.: A twin study of personality disorders. Compr Psychiatry 41: 416–425, 2000.
Tuckman, J., Youngman, W. F.: Suicide risk among persons attempting suicide. Public Health Rep 78: 585–587, 1963.
van Elst, T. L., Hesslinger, B., Thiel, T., et al.: Frontolimbic brain abnormalities in patients with borderline personality disorder: a volumetric magnetic resonance imaging study. Biol Psychiatry 54: 163–171, 2003.
van Reekum, R., Conway, C. A., Gansler, D., et al.: Neurobehavioral study of borderline personality disorder. J Psychiatry Neurosci 18: 121–129, 1993.
Vermetten, E., Vythilingam, M., Southwick, S. M., et al.: Long-term treatment with paroxetine increases verbal declarative memory and hippocampal volume in posttraumatic stress disorder. Biol Psychiatry 54: 693–702, 2003.
Wagner, A. W., Linehan, M. M.: Facial expression recognition ability among women with borderline personality disorder: implications for emotion regulation? J Personal Disord 13: 329–344, 1999.
Waldinger, R. J.: Intensive psychodynamic therapy with borderline patients: an overview. Am J Psychiatry 144: 267–274, 1987.
Waldinger, R. J., Frank, A. F.: Clinicians' experiences in combining medication and psychotherapy in the treatment of borderline patients. Hosp Community Psychiatry 40: 712–718, 1989.
Wallerstein, R. S.: Forty-Two Lives in Treatment: A Study of Psychoanalysis and Psychotherapy. New York, Guilford, 1986.
Walsh, F.: The family of the borderline patient, in: The Borderline Patient. Edited by Grinker, R. R., Werble, B. New York, Jason Aronson, 1977, S. 158–177.

Westen, D., Ludolph, P., Misle, B., et al.: Physical and sexual abuse in adolescent girls with borderline personality disorder. Am J Orthopsychiatry 60: 55–66, 1990.

Widiger, T. A., Weissman, M. M.: Epidemiology of borderline personality disorder. Hosp Community Psychiatry 42: 1015–1021, 1991.

Wilberg, T. Urnes, O., Friis, S., et al.: One-year follow-up of day treatment for poorly functioning patients with personality disorders. Psychiatr Serv 50: 1326–1330, 1999.

Zanarini, M. C., Frankenburg, F. R.: Pathways to the development of borderline personality disorder. J Personal Disord 11: 93–104, 1997.

Zanarini, M. C., Frankenburg, F. R.: Olanzapine treatment of female borderline personality disorder patients: a double-blind, placebo-controlled pilot study. J Clin Psychiatry 62: 849–854, 2001.

Zanarini, M. C., Gunderson, J. G., Frankenburg, F. R.: Axis I phenomenology of borderline personality disorder. Compr Psychiatry 30: 149–156, 1989a.

Zanarini, M. C., Gunderson, J. G., Marino, M. F., et al.: Childhood experiences of borderline patients. Compr Psychiatry 30: 18–25, 1989b.

Zanarini, M. C., Gunderson, J. G., Frankenburg, F. R., et al.: Discriminating borderline personality disorder from other Axis II disorders. Am J Psychiatry 147: 161–167, 1990.

Zanarini, M. C., Williams, A. A., Lewis, R. E., et al.: Reported pathological childhood experiences associated with the development of borderline personality disorder. Am J Psychiatry 154: 1101–1106, 1997.

Zanarini, M. C., Frankenburg, F. R., Hennen, J., et al.: The longitudinal course of borderline psychopathology: six-year prospective follow-up of the phenomenology of borderline personality disorder. Am J Psychiatry 160: 274–283, 2003.

Zanarini, M. C., Frankenburg, F. R., Parachini, E. A.: A preliminary, randomized trial of fluoxetine, olanzapine, and the olanzapine-fluoxetine combination in women with borderline personality disorder. J Clin Psychiatry 65: 903–907, 2004.

Zetzel, E. R.: A developmental approach to the borderline patient. Am J Psychiatry 127: 867–871, 1971.

Zlotnick, C., Rothschild, L., Zimmermann, M.: The role of gender in the clinical presentation of patients with borderline personality disorder. J Personal Disord 16: 277–282, 2002.

Zweig-Frank, H., Paris, J.: Parent's emotional neglect and overprotection according to the recollections of patients with borderline personality disorder. Am J Psychiatry 148: 648–651, 1991.

KAPITEL 16

CLUSTER-B-PERSÖNLICHKEITSSTÖRUNGEN

Narzisstische Persönlichkeitsstörung

> Ihr krankt an der Eigenliebe, Malvolio, und kostet
> mit einem verdorbenen Geschmack. Wer edelmütig, schuldlos und
> von freier Gesinnung ist, nimmt diese Dinge für Vögelbolzen[1],
> die Ihr als Kanonenkugeln anseht.
>
> *Olivia im 1. Aufzug, 5. Szene,*
> *in Shakespeares* Was ihr wollt [2]

In Shakespeares Komödie ist sowohl Olivia als auch dem Publikum klar, dass Malvolios Eigenliebe und der Umstand, dass er kleine Beleidigungen als vernichtende Angriffe erlebt, Anzeichen dafür sind, dass er „krank" ist. In der heutigen Psychiatrie jedoch ist die Unterscheidung zwischen dem gesunden und dem pathologischen Maß an Narzissmus äußerst schwierig. Eine gewisse Eigenliebe ist nicht nur normal, sondern auch wünschenswert. Der Punkt des Kontinuums der Selbstachtung, an dem der gesunde Narzissmus in einen pathologischen umschlägt, ist jedoch schwer zu bestimmen.

Verwirrend ist auch, dass bestimmte Verhaltensweisen, die bei dem einen pathologisch narzisstisch sind, bei dem anderen lediglich die Manifestation einer gesunden Selbstachtung sein können. Stellen wir uns beispielsweise einen 15-Jährigen vor, der vor dem Spiegel steht und sich 45 Minuten lang die Haare

[1] Stumpfe Pfeile zum Erlegen von Vögeln
[2] Übersetzung von A. W. Schlegel unter http://www.e-text.org/text/Shakespeare,%20William%20-%20Was%20ihr%20wollt.pdf

föhnt, damit jedes Haar perfekt liegt. Die meisten von uns werden bei dieser Vorstellung lächeln und sich sagen, dass diese Art der Eitelkeit für einen Pubertierenden völlig normal ist. Stellen wir uns nun einen 30-Jährigen vor, der jeden Morgen genau so lange mit dem Föhn vor dem Spiegel steht. Diese Vorstellung ist schon beunruhigender, denn dieses Maß an Ichbezogenheit ist bei Weitem nicht die Norm für einen Mann seines Alters. Wenn wir uns dann einen 45-Jährigen vorstellen, der dasselbe tut, werden wir, ebenso wie bei dem Jugendlichen, wieder etwas nachsichtiger, weil wir sein Verhalten als Teil einer Entwicklungsphase betrachten, die wir häufig als Midlife-Crisis bezeichnen. Allerdings würden wir, bevor wir uns entschieden über die relative Gesundheit oder Krankheit dieses Mannes äußern, versuchen, etwas mehr über seine sonstigen Aktivitäten zu erfahren.

Die obigen Beispiele veranschaulichen, dass Narzissmus je nach der jeweiligen Lebensphase, in der sich der Betreffende befindet, unterschiedlich beurteilt wird. Auch wenn wir uns dieser Unterscheidung anhand der Entwicklungsphasen bewusst sind, wird das Attribut *narzisstisch* selten als Kompliment und zur Bezeichnung eines Menschen mit einem gesunden Selbstwertgefühl verwendet. Im Gegenteil, es wird gewöhnlich pejorativ als Synonym für „Blödmann“ verwendet, insbesondere wenn von einem Kollegen oder Bekannten die Rede ist, den man unangenehm findet. Außerdem wird es oft verwendet, um jemanden zu bezeichnen, den man um seinen Erfolg und seine Selbstsicherheit beneidet. Da wir alle mit Fragen des Narzissmus zu kämpfen haben, sollten wir uns dessen bewusst sein, dass es möglicherweise Heuchelei ist, wenn wir andere als narzisstisch bezeichnen.

Damit es noch komplizierter wird, leben wir in einer narzisstischen Kultur (Cooper 1998; Lasch 1979; Rinsley 1986; Stone 1998). Wir alle sind den elektronischen Medien ergeben, die von oberflächlichen Bildern leben und wahre Inhalte und Tiefe ignorieren. Wir betrachten den Konsum materieller Güter als den Weg zum Glück. Unsere Angst vor dem Altern und vor dem Tod beschert plastischen Chirurgen reichlich Arbeit. Wir sind vom Glanz des Ruhms besessen. Der Leistungssport, die große amerikanische Freizeitbeschäftigung, lehrt uns, dass das wichtigste Ziel überhaupt darin besteht, die Nummer eins zu sein.

Eines der Hauptkriterien für die Diagnose der narzisstischen Persönlichkeitsstörung, die interpersonelle Ausbeutung, ist in unserer Gesellschaft weit verbreitet, ja, eine Grundlage unseres Wirtschaftssystems besteht sogar darin, dass derjenige belohnt wird, der andere überredet, ein bestimmtes Produkt zu kaufen (Maccoby 1976; Person 1986). In der Welt der Unternehmen ist es inzwischen wichtiger, „es zu schaffen“, als sich für Werte wie Engagement, Loyalität, Integrität und zwischenmenschliche Wärme einzusetzen. Collegetrainern wird sogar die unmögliche Behandlung ihrer Sportler nachgesehen, wenn sie nur die Titel holen. Gewinnen entschuldigt alles.

In diesem kulturellen Umfeld kann häufig nur schwer festgestellt werden, welche Eigenschaften Anzeichen einer narzisstischen Persönlichkeitsstörung und welche lediglich der Anpassung an die Kultur zuzuschreiben sind. Zudem ist der Unterschied zwischen einem gesunden und einem künstlich überhöhten Selbstwertgefühl oft nicht eindeutig. Stellen wir uns zum Beispiel einen Psychologen oder Psychiater vor, der einen wissenschaftlichen Vortrag für Kollegen hält. Er bemerkt, dass etwa die Hälfte der Zuhörer während seines Vortrags einschläft und andere aufstehen und den Saal verlassen. In der Diskussion am Ende des Vortrags wird ihm vorgeworfen, seine „Gedankengänge" seien „unklar", er sei „nicht ausreichend mit der Literatur vertraut" und habe „nichts Neues geboten". Er reagiert auf diese Kritik, indem er sich selbst sagt: „Was sie auch denken mögen, ich weiß auch so, dass ich kompetent bin." Wie ist diese Reaktion zu bewerten? Aufgrund der Informationen kommt man zu einem der folgenden Schlüsse: 1. Diese Person verfügt über ein gesundes Selbstwertgefühl, das wegen einer unangenehmen Erfahrung nicht gleich zusammenbricht, oder 2. die Reaktion des Vortragenden ist ein Zeichen für pathologischen Narzissmus, da sie eine starke Abwehrreaktion ist, die dazu dient, eine vernichtende Verletzung seines Selbstwertgefühls zu kompensieren.

Welches sind also angesichts dieser verwirrenden Vielfalt des Gebrauchs, der Unterschiede in der Entwicklung und der kulturellen Einflüsse die eindeutigen Kriterien zur Unterscheidung zwischen gesundem und pathologischem Narzissmus? Anhand der altehrwürdigen Kriterien der psychologischen Gesundheit – im Hinblick auf Liebe und Arbeit – lässt sich diese Frage nur zum Teil beantworten. Der berufliche Werdegang des Betreffenden bietet gegebenenfalls nur wenig Anhaltspunkte für eine Unterscheidung. Stark gestörte narzisstische Personen können in bestimmten Berufen wie im Big Business, in der Kunst, in der Politik, in der Unterhaltungsindustrie, im Sport oder als Fernsehprediger außerordentlich erfolgreich sein (Gabbard 1983; Rinsley 1985, 1989). In manchen Fällen kann sich pathologischer Narzissmus jedoch in einer Oberflächlichkeit der beruflichen Interessen zeigen (Kernberg 1970), als wären Leistung und Anerkennung wichtiger als die perfekte Beherrschung des Faches.

Leichter zu erkennen sind pathologische Formen des Narzissmus anhand der Qualität der Beziehungen einer Person. Ein tragisches Merkmal solcher Menschen ist ihre Unfähigkeit zu lieben. Gesunde zwischenmenschliche Beziehungen zeichnen sich durch Merkmale wie Empathie und Interesse für die Gefühle anderer, ein echtes Interesse für die Gedanken anderer, die Fähigkeit, Ambivalenz in einer langfristigen Beziehung zu ertragen, ohne aufzugeben, und die Fähigkeit, zuzugeben, dass man selbst auch zu zwischenmenschlichen Konflikten beiträgt, aus. Menschen, deren Beziehungen sich so beschreiben lassen, benutzen andere gelegentlich, um ihre Bedürfnisse zu befriedigen, dies erfolgt jedoch im weiteren Kontext einer sensiblen zwischenmenschlichen Bezogenheit und nicht als vorherrschende Art des Umgangs mit anderen. Im Gegensatz dazu behandeln Personen mit einer narzisstischen

TABELLE 16–1. DSM-IV-TR-Kriterien der narzisstischen Persönlichkeitsstörung

Ein tief greifendes Muster von Großartigkeit (in Fantasie oder Verhalten), Bedürfnis nach Bewunderung und Mangel an Empathie; beginnt im frühen Erwachsenenalter und zeigt sich in verschiedenen Situationen anhand von fünf (oder mehr) der nachstehenden Kriterien:

(1) Der/die Betreffende hat ein grandioses Gefühl der eigenen Wichtigkeit (übertreibt z. B. die eigenen Leistungen und Talente; erwartet, ohne entsprechende Leistungen, als überlegen anerkannt zu werden).

(2) Der/die Betreffende ist stark eingenommen von Fantasien grenzenlosen Erfolgs, Macht, Glanz, Schönheit oder idealer Liebe.

(3) Der/die Betreffende glaubt von sich, „besonders“ und einzigartig zu sein und nur von anderen besonderen Personen (oder Institutionen) verstanden zu werden oder nur mit diesen verkehren zu können.

(4) Der/die Betreffende verlangt nach übermäßiger Bewunderung.

(5) Der/die Betreffende legt ein Anspruchsdenken an den Tag, d. h. übertriebene Erwartungen an eine besonders bevorzugte Behandlung oder automatisches Eingehen auf die eigenen Erwartungen.

(6) Der/die Betreffende ist in zwischenmenschlichen Beziehungen ausbeuterisch, d. h., er/sie zieht Nutzen aus anderen, um die eigenen Ziele zu erreichen.

(7) Der/die Betreffende zeigt einen Mangel an Empathie: ist nicht willens, die Gefühle und Bedürfnisse der anderen zu erkennen oder sich mit ihnen zu identifizieren.

(8) Der/die Betreffende ist häufig neidisch auf andere oder glaubt, andere seien neidisch auf ihn/sie.

(9) Der/die Betreffende zeigt arrogante, überhebliche Verhaltensweisen oder Haltungen.

Quelle: Nachgedruckt aus American Psychiatric Association: *Diagnostic and Statistical Manual of Mental Disorders.* Fourth Edition, Text Revision. Arlington, VA, American Psychiatric Association, 2000. Copyright 2000, American Psychiatric Association. Verwendung mit Genehmigung.

Persönlichkeitsstörung andere als Objekte, die sie nach ihren jeweiligen Bedürfnissen benutzen und wegwerfen, und zwar ohne Rücksicht auf deren Gefühle. Menschen werden nicht als Wesen mit einer eigenständigen Existenz oder eigenen Bedürfnissen betrachtet. Menschen mit einer narzisstischen Persönlichkeitsstörung beenden Beziehungen oft nach kurzer Zeit, und zwar gewöhnlich dann, wenn die andere Person Anforderungen aufgrund ihrer eigenen Bedürfnisse stellt. Das Wichtigste ist jedoch, dass solche Beziehungen insofern nicht „funktionieren“, als sie nicht dazu beitragen, dass der Narzisst sein Selbstwertgefühl aufrechterhalten kann (Stolorow 1975).

TABELLE 16–2. Zwei Arten von Patienten mit einer narzisstischen Persönlichkeitsstörung

Unbewusster Narzisst	Hypervigilanter Narzisst
Ist sich der Reaktionen anderer nicht bewusst	Reagiert sehr empfindlich auf die Reaktionen anderer
Ist arrogant und aggressiv Ist mit sich selbst beschäftigt	Ist gehemmt, schüchtern oder sogar zurückhaltend Lenkt die Aufmerksamkeit eher auf andere als auf sich selbst
Muss im Mittelpunkt der Aufmerksamkeit stehen „Hat „einen Sender, aber keinen Empfänger"	Meidet es, im Mittelpunkt der Aufmerksamkeit zu stehen Hört anderen aufmerksam zu, um Belege für Beleidigungen oder Kritik zu erhalten
Ist scheinbar immun gegen die Verletzung seiner Gefühle durch andere	Ist emotional sehr verletzlich; fühlt sich leicht beschämt oder gedemütigt

Phänomenologie der narzisstischen Persönlichkeitsstörung

Die psychodynamische Literatur zur narzisstischen Persönlichkeitsstörung ist etwas verwirrend, da die Bezeichnung anscheinend für Patienten mit recht unterschiedlichem klinischem Erscheinungsbild verwendet wird. Das DSM-IV-TR (American Psychiatric Association, 2000) nennt neun Kriterien für die Diagnose einer narzisstischen Persönlichkeitsstörung (Tabelle 16–1). Diese Kriterien beschreiben eine bestimmte Art des narzisstischen Patienten – nämlich den arroganten, angeberischen und „lauten", der beansprucht, im Mittelpunkt zu stehen. Sie beschreiben jedoch nicht den schüchternen Narzissten, der im Stillen Gefühle der Grandiosität hegt und extrem empfindlich gegen Beleidigungen ist, weshalb er das Rampenlicht sorgfältig meidet (Cooper und Michels 1988).

In der Literatur wird eine Art Kontinuum der narzisstischen Persönlichkeitsstörung aufgestellt. Kernberg (1970, 1974a, 1974b, 1998) beschrieb einen neidischen, habgierigen Typ, der die Aufmerksamkeit und die Anerkennung anderer fordert, Kohut (1973, 1979, 1987) einen narzisstisch verletzlichen Typ, der zur Selbst-Fragmentierung neigt. Die verschiedenen Arten narzisstischer Patienten, die diese Autoren beschreiben, können als Zwischenstufen zwischen den beiden Endpunkten eines Kontinuums verstanden werden, das auf der typischen Art der interpersonellen Bezogenheit basiert. Aus deskriptiver Sicht kann man die beiden Endpunkte dieses

Kontinuums als *unbewussten Narzissten* und *hypervigilanten Narzissten* bezeichnen (Gabbard 1989) (Tabelle 16–2). Diese Begriffe benennen die vorherrschende Art der Interaktion einer Person, sowohl in Übertragungsbeziehungen mit dem Therapeuten als auch in sozialen Beziehungen im Allgemeinen.

Unbewusste Typen scheinen sich ihrer Wirkung auf andere nicht im Geringsten bewusst zu sein. Sie sprechen, als richteten sie ihre Worte an eine große Zuhörerschaft, nehmen selten Blickkontakt auf und sehen gewöhnlich über die Köpfe derer hinweg, die sie umgeben. Sie sprechen „auf sie ein", nicht „zu ihnen". Personen dieses Typs sind sich der Tatsache nicht bewusst, dass sie langweilig sind und manche sich deshalb der Konversation entziehen und anderswo Gesellschaft suchen. Ihre Äußerungen sind voll von Hinweisen auf ihre eigenen Leistungen, und sie müssen unbedingt im Mittelpunkt der Aufmerksamkeit stehen. Sie haben kein Gefühl für die Bedürfnisse anderer, was auch so weit gehen kann, dass sie es anderen nicht gestatten, an der Konversation teilzunehmen. Diese Menschen werden oft als solche wahrgenommen, die „einen Sender, aber keinen Empfänger" haben. Der unbewusste Typ der narzisstischen Persönlichkeitsstörung kommt dem in den DSM-IV-TR-Kriterien beschriebenen klinischen Erscheinungsbild sehr nahe.

Der Narzissmus des hypervigilanten Typs hingegen manifestiert sich auf völlig andere Weise. Diese Menschen reagieren sehr empfindlich darauf, wie andere auf sie reagieren. Ja, ihre Aufmerksamkeit ist, im Gegensatz zum unbewussten Typ, der mit sich selbst beschäftigt ist, ständig auf andere gerichtet. Wie paranoide Patienten hören sie anderen aufmerksam zu, um Belege kritischer Reaktionen zu erkennen, und fühlen sich dauernd beleidigt. Ein narzisstischer Patient war so auf die Reaktionen seines Therapeuten fixiert, dass er es jedes Mal als Zeichen von Langeweile betrachtete, wenn der Therapeut im Sitzen die Stellung wechselte oder sich räusperte. Als der Therapeut ein abgestorbenes Blatt von einer Pflanze auf seinem Schreibtisch entfernte, fühlte sich der Patient gedemütigt und verlangte einen neuen Therapeuten. Patienten dieses Typs sind schüchtern und gehemmt, bis zur absoluten Zurückhaltung. Sie meiden das Rampenlicht, weil sie davon überzeugt sind, abgelehnt und gedemütigt zu werden. Im Kern ihrer inneren Welt sind sie tief beschämt über ihren heimlichen Wunsch, sich auf grandiose Weise zu präsentieren.

Für die Scham gibt es weitere entscheidende Faktoren. Scham ist mit einem Selbstbewertungsprozess verbunden, in dem man sich als minderwertig empfindet (d. h. als jemand, der eine Norm oder ein Ideal im Hinblick darauf, wie er sein sollte, nicht erfüllt). Essenziell für die Scham ist ein Gefühl eines grundlegenden Fehlers (Cooper 1998). Lewis (1987) unterschied zwischen Scham und Schuldgefühl. Während Menschen mit Schuldgefühlen der Meinung sind, dass sie eine Norm nicht erfüllen, haben sie, anders als manche Personen mit einer narzisstischen Persönlichkeitsstörung, nicht das Gefühl, unwiderruflich fehlerhaft zu sein. Das Gefühl, gedemütigt oder bloßgestellt zu werden, wenn sie mit Mängeln bezüglich ihrer Fähigkeiten oder der Erkennung unbefriedigter Bedürfnisse konfrontiert werden, ist ein wesentliches Merkmal der Psychopathologie von Menschen mit einem pathologischen Narzissmus, und viele der Abwehrmechanismen, die sie entwickeln, dienen der Vermeidung dessen, dass sie sich der Gefühle bewusst werden, die mit diesen Erfahrungen verbunden sind.

Beide Typen kämpfen um die Erhaltung ihres Selbstwertgefühls, allerdings auf völlig unterschiedliche Art und Weise. Unbewusste Narzissten versuchen, andere mit ihren Leistungen zu beeindrucken, schirmen sich jedoch gleichzeitig gegen narzisstische Verletzungen ab, indem sie die Reaktionen anderer ausblenden. Hypervigilante Narzissten versuchen ihr Selbstwertgefühl aufrechtzuerhalten, indem sie Situationen meiden, in denen sie verletzt werden könnten, und andere eingehend studieren, um zu ergründen, wie sie sich verhalten. Sie schreiben ihre eigene Missbilligung über ihre grandiosen Fantasien durch Projektion anderen zu (Gabbard 1983). Diese Typologie steht Rosenfelds (1987) Unterscheidung zwischen „dickhäutigen" und „dünnhäutigen" narzisstischen Patienten sowie Brouceks (1982) Kategorien *egoistisch* und *dissoziativ* sehr nahe. Während jedoch der unbewusste Narzisst nahezu identisch mit dem egoistischen Typ ist, projiziert der hypervigilante Patient seine Grandiosität nicht auf einen idealisierten anderen Menschen, wie dies bei Brouceks dissoziativem Typ der Fall ist, sondern hält sie zurück und betrachtet den anderen als Verfolger.

Obwohl die DSM-IV-TR-Kriterien die hypervigilante Variante der narzisstischen Persönlichkeitsstörung nicht abdecken, gibt es empirische Belege, die die Unterscheidung zwischen dem unbewussten und dem hypervigilanten Typ rechtfertigen. Wink (1991) führte eine Analyse der Hauptkomponenten von sechs Narzissmusskalen des Minnesota Multiphasic Personality Inventory und ermittelte zwei orthogonale Faktoren: eine Verletzbarkeits-Empfindlichkeits-Dimension und eine Grandiositäts-Exhibitionismus-Dimension. Er kam zu dem Schluss, dass diese beiden Paare, die relativ wenig miteinander zu tun haben, die Existenz zweier unterschiedlicher Formen des pathologischen Narzissmus bestätigen, die er als *verdeckten* und *offenen* Narzissmus bezeichnete. Obwohl beiden Formen die Nichtbeachtung anderer, Maßlosigkeit und Einbildung gemeinsam sind, beschrieb er die Verletzbarkeits-Empfindlichkeits-Gruppe als introvertiert, abwehrend, ängstlich und verletzlich gegenüber den Traumata des Lebens, die Grandiositäts-Exhibitionismus-Gruppe dagegen als extrovertiert, selbstsicher, exhibitionistisch und aggressiv. Auch Dickinson und Pincus (2003) bestätigten die Unterscheidung und wiesen auf die Ähnlichkeiten zwischen hypervigilanten Narzissten und Menschen mit einer ängstlich-vermeidenden Persönlichkeitsstörung hin.

Weitere empirische Belege für die beiden Subtypen der narzisstischen Persönlichkeitsstörung ergab eine Studie mit 701 Collegestudenten (Hibbard

1992). Die Probanden füllten Fragebögen mit acht Skalen aus, mit denen Narzissmus, Objektbeziehungen, Masochismus und Scham gemessen wurden. Für den Narzissmus wurden zwei Untergruppen angewandt, die narzisstisch verletzliche und die „phallische", grandiose. Der Affekt der Scham war entscheidend für die Trennung dieser Gruppen – er zeigte eine positive Korrelation mit dem verletzlichen und eine negative mit dem grandiosen Typ.

Der unbewusste oder offene Narzisst bezeichnet sich, anders als der hypervigilante oder verdeckte, möglicherweise sogar als glücklich. In einer Studie mit 262 Studenten stellte Rose (2002) fest, dass offene Narzissten hohe Werte für Grandiosität, Anspruch und ausbeuterisches Verhalten erzielen, sich jedoch auch hohe Bewertungen für Glücklichsein und Selbstwertgefühl geben. Mit anderen Worten, die offen narzisstische Persönlichkeit erlangt durch Selbsttäuschung gegebenenfalls gewisse psychologische Vorteile, die gewöhnliche Menschen nicht haben. Durch ihre unrealistischen Vorstellungen über sich selbst und indem sie andere als unterlegen betrachten, empfinden sie sich möglicherweise als besser an das Leben angepasst, da sie sich gegen Schmerz und Scham schützen. Die zum verdeckten Typ gehörenden Personen sagten von sich, sie haben Minderwertigkeitsgefühle und seien unglücklich, weil ihre Abwehrmechanismen gegen narzisstische Verletzungen weit weniger entwickelt sind.

Diese beiden Typen können zwar in ihrer reinen Form vorkommen, viele Patienten zeigen jedoch eine Mischung aus phänomenologischen Merkmalen beider Typen. Zwischen diesen beiden Endpunkten des Kontinuums gibt es viele narzisstische Menschen, die sozial viel gefälliger sind und über eine große Portion interpersonellen Charme verfügen.

Psychodynamische Auffassung

In den letzten drei Jahrzehnten ging es in der Kontroverse bezüglich der theoretischen Auffassung über die narzisstische Persönlichkeitsstörung hauptsächlich um die Modelle von Kohut und Kernberg (Adler 1986; Glassman 1988; Heiserman und Cook 1998; Josephs 1995; Kernberg 1974a, 1974b, 1998; Ornstein 1974a, 1998). Da Kohuts selbstpsychologische Theorie in Kapitel 2 ausführlicher besprochen wurde, sei sie hier nur kurz zusammengefasst.

Kohut (1973, 1978, 1987) vertrat die Ansicht, dass Personen mit narzisstischen Störungen in ihrer Entwicklung auf einer Stufe stehen bleiben, auf der sie bestimmte Reaktionen von Menschen in ihrer Umgebung benötigen, um ein geschlossenes Selbst aufrechterhalten zu können. Wenn solche Reaktionen nicht erfolgen, neigen diese Menschen zur Selbst-Fragmentierung. Kohut betrachtete diesen Zustand als Folge eines empathischen Versagens der Eltern, d. h., die Eltern haben nicht mit Bestätigung und Bewunderung auf den in seiner jeweiligen Entwicklungsphase angemessenen Exhibitionismus des Kindes reagiert, haben keine Zwillingserfahrungen ermöglicht und dem Kind keine der Idealisierung werten Modelle geboten. Diese Fehler manifestieren sich in der Neigung des Patienten zu Spiegel-, Zwillings- oder idealisierenden Übertragungen.

Kohut stellte eine Zwei-Achsen-Theorie auf (siehe Kapitel 2, Abbildung 2–5), um zu erklären, wie bei ein und derselben Person sowohl narzisstische als auch objektbezogene Bedürfnisse vorhanden sein können. Wir brauchen, so Kohut, ein Leben lang Selbstobjektreaktionen von den Menschen in unserer Umgebung. Mit anderen Worten, bis zu einem gewissen Grad betrachten wir andere nicht als eigenständige Personen, sondern als Quellen der Befriedigung für das Selbst. Aus dem Bedürfnis nach den beruhigenden, bestätigenden Funktionen von Selbstobjekten wachsen wir nie heraus. Das Ziel der Behandlung besteht darin, von dem Bedürfnis nach archaischen Selbstobjekten zu der Fähigkeit zu gelangen, reifere und angemessenere Selbstobjekte zu verwenden.

Ein Fallbeispiel soll veranschaulichen, wie sich die Theorie der Selbstpsychologie in einer klinischen Situation manifestiert.

Frau DD war eine 26-jährige alleinstehende Frau, die sich in Behandlung begab, nachdem die vierjährige Beziehung mit ihrem Freund zu Ende gegangen war. Sie gab zu verstehen, dass es für sie „vernichtend" gewesen sei, als er sie zurückgewiesen habe. Obwohl sie betonte, sie habe keinerlei Selbstmordgedanken, sagte sie, sie fühle sich, als lebe sie ohne ihn gar nicht mehr. Obwohl die Trennung ein Jahr her war, konnte sie ihr Leben nicht wieder ins Lot bringen. Sie saß herum und fühlte sich leer und einsam. Sie ging weiterhin zur Arbeit, saß jedoch abends nur da und starrte vor sich hin oder sah fern. Bei der Arbeit fühlte sie sich in Bezug auf alles, was sie tat, unbeteiligt, als wäre sie ein „Autopilot". Sie erklärte wiederholt, sie müsse an ihren Freund „angeschlossen" werden, um sich lebendig zu fühlen. Sie vermisste es schmerzlich, dass er ihr über das Haar strich, um sie zu beruhigen, wenn sie angespannt von der Arbeit nach Hause kam. Eindringlich erklärte sie: „Ohne ihn bin ich nichts, ich kann mich nicht selbst trösten." Sie zeigte keine Symptome einer schweren depressiven Episode der Achse I, beschrieb sich jedoch als depressiv und leer.

Sie ging mehrere Wochen lang zu ihrem Therapeuten und berichtete, sie beginne, „sich wieder lebendig zu fühlen". Dann erklärte sie, sie habe das Gefühl, sie sei an ihren Therapeuten „angeschlossen". Sie neigte dazu, die Bemerkungen ihres Therapeuten dahin gehend misszuverstehen, dass sie bedeuteten, er könne sie jeden Moment zurückweisen. Sie fragte, ob es möglich sei, die Zahl der Sitzungen von zwei auf fünf pro Woche zu erhöhen, damit sie ihn jeden Tag sehen könne. Der Therapeut war jedoch der Ansicht, er höre lediglich zu. Zum Supervisor sagte er: „Ich glaube, es interessiert sie eigentlich gar nicht, was ich sage. Sie ist vollends zufrieden, wenn ich ihr meine ungeteilte Aufmerksamkeit schenke."

Kernbergs (1970, 1974a, 1974b, 1988, 1998) theoretische Formulierungen unterscheiden sich grundlegend von Kohuts (Tabelle 16–3). Der wichtigste theoretische Unterschied zwischen ihren Konzepten zur narzisstischen Persönlichkeitsstörung kann durchaus aus den verschiedenen Patientenpopulationen resultieren, die sie untersucht haben. Kohuts Muster bestand aus ambulanten Patienten mit relativ guten Funktionen, die sich eine Psychoanalyse leisten konnten. Es handelte sich überwiegend um Akademiker, die über vage Gefühle von Leere und Depression sowie bestimmte Probleme in ihren Beziehungen berichteten. Sie kämpften um die Erhaltung ihres professionellen Selbstwertgefühls und neigten dazu, sich von anderen beleidigt zu fühlen (Kohut 1973). Kernberg hingegen hat stets in an Krankenhäuser angeschlossenen Forschungszentren gearbeitet, und als Grundlage für sein Konzept diente eine Mischung aus stationären und ambulanten Patienten. In seinen klinischen Berichten beschrieb er Patienten, die primitiver, arroganter, aggressiver (oft mit dissozialen Merkmalen) und offener grandios (wobei die Grandiosität sich gegebenenfalls mit Schüchternheit abwechselte) waren als die von Kohut beschriebenen.

Kohut (1973) grenzte narzisstische Persönlichkeitsstörungen von Borderline-Erkrankungen ab. Er betrachtete den Borderline-Patienten als jemanden, der keine ausreichende Selbstkohäsion erreicht hat, um analysiert zu werden. Seine Diagnose einer narzisstischen Persönlichkeit basierte darauf, ob bei einer Versuchsanalyse entweder eine Spiegelübertragung oder eine idealisierende Übertragung erfolgte. Im Gegensatz dazu erschien die Abwehrorganisation der narzisstischen Persönlichkeit Kernberg (1970) als der Borderline-Persönlichkeitsstörung sehr ähnlich. Ja, er betrachtete die narzisstische Persönlichkeit sogar als eine von mehreren Persönlichkeitstypen, die auf dem Borderline-Niveau der Persönlichkeitsorganisation vorkommen (siehe Kapitel 15). Er grenzte die narzisstische Persönlichkeitsstörung anhand des integrierten, jedoch pathologischen grandiosen Selbst des Narzissten von der Borderline-Persönlichkeit ab. Diese Struktur ist eine Verschmelzung des ideellen Selbst, des ideellen Objekts und des realen Selbst. Diese Verschmelzung führt zu einer destruktiven Abwertung von Objektbildern. Patienten mit einer narzisstischen Persönlichkeitsstörung identifizieren sich mit ihren idealisierten Selbstbildern, um ihre Abhängigkeit von externen Objekten (anderen Menschen) sowie den inneren Bildern dieser Objekte zu leugnen. Zugleich leugnen sie die inakzeptablen Merkmale ihrer eigenen Selbstbilder, indem sie sie auf andere projizieren.

Das pathologische grandiose Selbst erklärt das Paradoxon einer relativ guten Ichfunktion bei gleichzeitigen primitiven Abwehrmechanismen (Abspaltung, projektive Identifikation, Allmacht, Abwertung, Idealisierung und Leugnen), die für Borderline-Patienten typisch sind. Mit anderen Worten, während Borderline-Patienten gewöhnlich wechselnde Selbstrepräsentationen haben, durch die sie jeden Tag anders erscheinen, sind narzisstische Patienten durch ihr integriertes pathologisches Selbst gefälliger und beständiger.

TABELLE 16–3. Dynamische Auffassung der narzisstischen Persönlichkeitsstörung – Kohut versus Kernberg

Kohut	Kernberg
Gründet seine Theorie auf relativ gut funktionierende Menschen, deren Selbstwertgefühl empfindlich auf Beleidigungen reagiert. Alle sind ambulante Patienten	Gründet seine Theorie auf eine Mischung aus stationären und ambulanten Patienten, von denen die meisten primitiv, aggressiv und arrogant sind und eine neben der Schüchternheit existierende überhebliche Grandiosität aufweisen
Grenzt die narzisstische Persönlichkeit von Borderline-Zuständen ab	Definiert die narzisstische Persönlichkeit als eine der Borderline-Persönlichkeit verblüffend ähnliche Subkategorie. (Obwohl die Ichfunktion vieler Patienten besser ist als bei Borderline-Patienten, entspricht manche Funktion einem offenen Borderline-Niveau.)
Definiert die innere Welt der narzisstischen Persönlichkeit nicht, da die Betonung auf der Internalisierung fehlender Funktionen liegt	Beschreibt primitive Abwehrmechanismen und Objektbeziehungen, die typisch für die Borderline-Persönlichkeitsstörung sind
Definiert das archaische „normale“ Selbst als in der Entwicklung stehen gebliebenes	Definiert das Selbst als hochgradig pathologische Struktur, die aus der Verschmelzung des ideellen Selbst, des ideellen Objekts und des realen Selbst besteht
Betrachtet das Selbst als nichtdefensiv	Betrachtet das grandiose Selbst als Abwehr gegen die Investition in oder die Abhängigkeit von andere/n
Konzentriert sich hauptsächlich auf libidinöse/idealisierende Aspekte, wobei die Aggression hinsichtlich der narzisstischen Verletzung als sekundär betrachtet wird	Betont Neid und Aggression
Akzeptiert die Idealisierung unbesehen als eine normale Entwicklungsphase, die die fehlende psychische Struktur wettmacht	Betrachtet die Idealisierung als Abwehr gegen Wut, Neid, Verachtung und Abwertung

Außerdem sind bei der Borderline-Persönlichkeit Schwierigkeiten durch Ich-Schwäche wie schlechte Impulskontrolle und geringe Angsttoleranz wahrscheinlicher. Diese Ich-Schwächen sind bei narzisstischen Persönlichkeiten wegen der gut funktionierenden Selbststruktur weitaus seltener. Kernberg fügte jedoch hinzu, dass die Funktion mancher narzisstischer Patienten einem offenen Borderline-Niveau entspricht. Diese Patienten zeigen die Grandiosität und Überheblichkeit der narzisstischen Persönlichkeit sowie die schlechte Impulskontrolle und die kaleidoskopischen Objektbeziehungen von Borderline-Patienten. Bei dieser Untergruppe ist gelegentlich eine Einweisung in ein Krankenhaus erforderlich. (Die Krankenhausbehandlung dieser Patienten ist ähnlich wie die in Kapitel 15 besprochene für Borderline-Patienten. Die stationäre Behandlung narzisstischer Patienten mit schweren dissozialen Merkmalen wird in Kapitel 17 besprochen.)

Kernbergs ausführliche Beschreibung der Abwehrkonstellation und der inneren Objektbeziehungen des narzisstischen Patienten steht im Gegensatz zu Kohuts Auffassung, der von einer Definition der inneren Welt des narzisstischen Patienten absah. Kohut betonte die Internalisierung fehlender Funktionen von Personen aus der Umgebung des Patienten und befasste sich deshalb weniger mit seiner intrapsychischen Struktur. Allerdings betrachtete er das narzisstische Selbst als archaisches „normales" Selbst, das lediglich in seiner Entwicklung stehen geblieben ist – mit anderen Worten, der Patient ist ein Kind im Körper eines Erwachsenen. Anders als Kohut betrachtete Kernberg (1974a, 1974b) das narzisstische Selbst als eine hochgradig pathologische Struktur, die dem normal entwickelten Selbst von Kindern in nichts ähnlich ist. Er betonte, dass die exhibitionistische Selbstdarstellung von Kindern, im Gegensatz zur Habgier und zum fordernden Verhalten des pathologischen Selbst des Narzissten, reizend und liebenswert sei.

Ein weiterer Unterschied zwischen ihren Ansichten betrifft die Abwehrfunktion des Selbst. Kohut betrachtete das Selbst als im Wesentlichen nichtdefensiv (d.h. als normal entwickeltes Selbst, das einfach stecken geblieben ist). Kernberg dagegen sah im pathologisch grandiosen Selbst einen Abwehrmechanismus gegen Investitionen in andere und besonders gegen die Abhängigkeit von anderen. Dieses Markmal manifestiert sich möglicherweise in einer Pseudoautarkie, durch die der Patient jegliches Bedürfnis nach Fürsorge leugnet, während er gleichzeitig versucht, andere zu beeindrucken und Bestätigung zu erhalten. Narzisstische Patienten behaupten zum Beispiel häufig, der Urlaub ihres Therapeuten berühre sie in keiner Weise.

Kohuts Auffassung über die narzisstische Persönlichkeit ist wohl etwas wohlwollender als Kernbergs. Er konzentrierte sich vor allem auf die Sehnsucht nach bestimmten elterlichen Reaktionen in der Kindheit. Aggression betrachtete er als *sekundäres* Phänomen (d. h. als narzisstische Wut als Reaktion auf die fehlende Befriedigung des Bedürfnisses nach Spiegelung und

Idealisierung). In diesem Sinne war Aggression für Kohut eine völlig verständliche Reaktion auf Fehler der Eltern. Kernberg betrachtete Aggression eher als primären Faktor. Ein überhöhtes Maß an Aggressivität führt zu destruktivem Verhalten des narzisstischen Patienten gegenüber anderen. Laut Kernberg (1970) kann diese Aggression entweder konstitutionell oder umweltbedingt sein. Er vertrat jedoch die Ansicht, dass sie von innen kommt und nicht einfach eine Reaktion auf externe Fehler anderer ist. Eine der Manifestierungen der Aggression des narzisstischen Patienten ist chronischer intensiver Neid (Kernberg 1974b), der beim Patienten den Wunsch auslöst, die guten Dinge anderer zu verderben und zu zerstören. Nach Kohuts Ansicht spielt dieser Neid keine zentrale Rolle, Kernberg hingegen beschrieb diese Patienten als Menschen, die sich ständig mit anderen vergleichen, um dann von Minderwertigkeitsgefühlen und einer starken Sehnsucht, das zu besitzen, was andere haben, geplagt zu werden. Die Abwertung anderer, um mit dem eigenen Neid auf sie fertigzuwerden, hängt mit einer Entleerung der inneren Welt der Objektrepräsentationen zusammen und führt dazu, dass der Patient innere Leere empfindet (Kernberg 1998). Diese Leere kann nur durch ständige Bewunderung und Bestätigung durch andere sowie eine allmächtige Kontrolle über andere, die bewirkt, dass deren freies und autonomes Funktionieren und ihre Freude keinen weiteren Neid auslösen können, kompensiert werden.

Bezüglich der Idealisierung vertraten Kohut und Kernberg deutlich unterschiedliche Ansichten. Kohut betrachtete die Idealisierung bei der Übertragung als Rekapitulation einer normalen Entwicklungsphase. Er bezeichnete sie nicht als Abwehrhaltung, sondern bewertete sie als Kompensation für fehlende psychische Strukturen. Von grundlegender Bedeutung für Kohuts Auffassung ist die Vorstellung, dass das narzisstische Individuum ohne ein Selbstobjekt unvollständig ist. Kernberg betrachtete die Idealisierung als Abwehr gegen verschiedene negative Gefühle, unter anderem Wut, Neid, Verachtung und Abwertung.

Im Zusammenhang mit diesen Punkt für Punkt aufgezeigten Unterschieden zuwischen Kohut und Kernberg darf man nicht vergessen, dass Kernberg Patienten beschrieben hat, die eher dem unbewussten Typ entsprachen, Kohut dagegen über solche geschrieben hat, die eher dem hypervigilanten Typ zuzuordnen waren. Die von Kernberg beschriebenen narzisstischen Patienten scheinen häufig lediglich über äußerst oberflächliche Formen der Objektbezogenheit zu verfügen. Handelt es sich um Männer, haben sie möglicherweise ein „Don-Juan Syndrom", aufgrund dessen sie systematisch Frauen verführen und sie dann wegwerfen, wenn ihre idealisierende Sicht der jeweiligen Frau in Abwertung umschlägt. Da sie Frauen nur als Eroberungen betrachten, sind sie unfähig, ihre inneren Erfahrungen nachzuempfinden. Solche Patienten scheint es kaum zu interessieren, was andere sagen, es sei denn, es ist schmeichelhaft. Es sind zumeist Männer, doch auch Frauen können eine ähnliche narzisstische Pathologie aufweisen.

Frau EE war Schauspielerin und sehr bezaubernd. Sie war sehr erfolgreich als Schauspielerin, weil ihr Charisma, das sie auf der Bühne ausstrahlte, ihr große Anerkennung und reichlich Applaus vom Publikum einbrachte. Sie begab sich dennoch in Behandlung, da eine Reihe von Beziehungen mit Männern ihr das Gefühl gegeben hatte, sie würde nie jemanden finden, der zu ihr passte. Sie berichtete, sie verliere nach einer anfänglichen Phase der Idealisierung jedes Mal schnell das Interesse an ihren Liebhabern. Sie beklagte, die Männer widmeten sich zunehmend ihren eigenen Interessen und schenkten ihr nicht genug Aufmerksamkeit. Ihre letzte Beziehung sei in die Brüche gegangen, als ihrem Freund der Kragen geplatzt sei und er zu ihr gesagt habe: „Kein Mann wird dir jemals die Aufmerksamkeit geben können, die du willst. Diese Art der Aufmerksamkeit kann nur eine Mutter ihrem Baby geben!" Diese Bemerkung hatte sie verletzt, und sie war zu dem Schluss gekommen, dass eine Psychotherapie ihr helfen könnte. Sie hatte im Grunde ihre Unfähigkeit zur Mentalisierung und der Anerkennung dessen beschrieben, dass ihre Liebhaber eigenständige Subjekte mit eigenen Bedürfnissen und Interessen waren, die nichts mit ihr zu tun hatten.

Es wurden Vermutungen geäußert, dass Männer wegen gewisser geschlechtsspezifischer Klischees in der Kultur mit größerer Wahrscheinlichkeit narzisstisch seien als Frauen. Eine empirische Studie mit 665 Collegestudenten (Klonsky et al. 2002) ergab jedoch, dass solche Vermutungen möglicherweise nicht gerechtfertigt sind. Die männlichen wie die weiblichen Probanden dieser Studie zeigten mehr narzisstische Merkmale, wenn sie sich ihrem Geschlecht entsprechend verhielten. Die Forscher vermuteten, dass es möglicherweise männliche und weibliche Arten narzisstischen Verhaltens gibt, die die geschlechtsspezifischen Stereotypen in der Kultur widerspiegeln.

Die Kontroverse um Kohut und Kernberg schwelt weiter, und die Befürworter auf beiden Seiten behaupten, die klinischen Erfahrungen bestätigten ihren jeweiligen theoretischen Standpunkt. In der Praxis scheinen manche narzisstischen Patienten besser in das eine als in das andere Schema zu passen. Wegen der Vielfalt der Patienten, auf die der Begriff *narzisstische Persönlichkeitsstörung* zutrifft, ist zur Erklärung gegebenenfalls mehr als eine theoretische Perspektive erforderlich. Ein Forschungsvorhaben zur Bestätigung der beiden Theorien ergab Belege für beide, jedoch auch, dass die am wenigsten angebrachte Erklärung wohl die wäre, Kohuts Modell als einen Sonderfall von Kernbergs allgemeinerer ichpsychologischer und Objektbeziehungstheorie zu betrachten (Glassman 1988).

Die theoretische Debatte zwischen Kohut und Kernberg stellt andere kreative Beiträge zum Verständnis der narzisstischen Persönlichkeitsstörung oft in den Schatten. In einer Reihe von Abhandlungen brachte Rinsley (1980, 1984, 1985, 1989) den Ursprung der narzisstischen Persönlichkeitsstörung mit Mahlers Entwicklungsschema (Mahler et al. 1978) in Verbindung. Er vertrat die These, dass während bei Borderline-Patienten sowohl der Subprozess der Separation als auch der der Individuation, der seinen Höhepunkt in der Subphase der Wiederannäherung erreicht (siehe Kapitel 2 und 15), zum Stillstand kommt, beim narzisstischen Patienten eine *Dissoziation* in der Entwicklung dieser beiden Subprozesse vorliegt, also die Individuation fortgesetzt wird, die Separation jedoch stehen bleibt. Dieses Entwicklungsszenario führt zu einem „pseudoreifen“ Kind, das die Botschaft erhält, dass es sich nur unter der Bedingung psychologisch von seiner Mutter trennen darf, dass all seine nachfolgenden Leistungen mit ihr verbunden sind. Rinsleys Erklärung steht im Einklang mit Kernbergs Beobachtung, laut welcher der narzisstische Patient in bestimmten Bereichen gegebenenfalls gut funktioniert und sogar Erfolge bei der Arbeit erzielen kann, aber trotzdem höchst problematische Objektbeziehungen hat.

Rothstein (1980) versuchte die narzisstische Persönlichkeitsstörung anhand von Freuds Strukturmodell (siehe Kapitel 2) zu erklären. Er definierte Narzissmus als „gefühlte Qualität der Perfektion“, welche ein universaler Aspekt der menschlichen Psyche ist. Dieser perfekte Zustand kann sowohl in ein gesundes als auch in ein pathologisches Ich integriert werden – wobei die Beschaffenheit des Ichs darüber entscheidet, ob der Narzissmus ein pathologischer oder ein gesunder ist.

Modell (1984) bediente sich der Metapher des Kokons, um das Gefühl der Nichtbezogenheit des narzisstischen Menschen zu seiner Umgebung zu beschreiben. Der Kokon gleicht einer Illusion allmächtiger Autarkie, bestärkt durch grandiose Fantasien, die gegebenenfalls von einer Mutter angeregt werden, die die Fähigkeiten ihres Kindes als übermäßig grandios bewertet. Modell war der Überzeugung, dass die nichtkommunikative und nichtbezogene Fassade eine Angst vor Verschmelzung ausdrückt, gegen die sich der Patient wehren muss. Aufgabe des Therapeuten müsse es sein, eine Halt gebende Umgebung (Winnicott 1974) zu schaffen, damit die Entwicklung weitergehen könne, ganz ähnlich wie bei der Behandlung schizoider Persönlichkeitsstörungen (die in Kapitel 14 beschrieben wurden).

Auch die Bindungstheorie kann als konzeptioneller Rahmen dienen. Unbewusste Narzissten können als Menschen betrachtet werden, deren Mentalisierungsfähigkeit beeinträchtigt ist, weil sie sich nicht auf andere einstellen und ihre eigene Wirkung nicht erkennen können. Hypervigilante Narzissten haben insofern ebenfalls Schwierigkeiten mit der Mentalisierung, als sie die Erfahrung anderer *missdeuten*. Der Umstand beispielsweise, dass sie im Verhalten oder in den Bemerkungen des Therapeuten narzisstische Verletzungen vermuten, zeigt, dass sie nicht in der Lage sind, den Therapeuten als jemanden zu betrachten, der einen eigenständigen Verstand hat, der sich von dem ihren unterscheidet. Ihre Erfahrungen von Scham und Demütigung in der Kindheit können traumatisch gewesen sein, woraufhin unbewusste Narzissten die Neugier für die innere Reaktion des anderen abgestellt haben, um so weitere Erfahrungen der Scham zu verhindern. Der hypervigilante Narzisst hingegen versucht, die Illusion der Kontrolle über solche Erfahrungen aufrechtzuerhalten, indem er mit ihnen *rechnet*. Die fehlerhafte Mentalisierung führt paradoxerweise zu weiteren Erfahrungen von Scham und Demütigung, weil andere sich missverstanden und beschuldigt fühlen, wenn ihr Verhalten missdeutet wird.

Behandlungsansätze

Einzelpsychotherapie und Psychoanalyse

Technik

Sowohl Kernberg als auch Kohut war davon überzeugt, dass Psychoanalyse eine geeignete Behandlung für die meisten Patienten mit einer narzisstischen Persönlichkeitsstörung ist. Wegen der praktischen Einschränkungen im Hinblick auf Zeit und Geld nehmen viele dieser Patienten auch an expressiv-supportiven Psychotherapien teil, bei deren ein- bis zweimal wöchentlich stattfindenden Sitzungen die expressiven Techniken überwiegen. Die jeweiligen technischen Empfehlungen von Kohut und Kernberg spiegeln ihre unterschiedlichen theoretischen Konzepte wider.

Für Kohut war Empathie der Eckpunkt der Technik (Ornstein 1974b, 1998). Die Behandelnden müssen den Versuch des Patienten nachempfinden, eine fehlgeschlagene elterliche Beziehung neu zu beleben, indem er den Therapeuten zwingt, sein Bedürfnis nach Bestätigung (Spiegelübertragung), nach Idealisierung (idealisierende Übertragung) oder danach, wie der Therapeut zu sein (Zwillingsübertragung), zu befriedigen. Die Tatsache, dass Kohut die Wichtigkeit der Empathie mit dem Patienten als Opfer der mangelnden Empathie anderer betonte, bedeutet nicht, dass eine überwiegend supportive Technik eingesetzt werden sollte. Er betonte, dass der Analytiker oder Therapeut die Sehnsucht des Patienten nach Trost interpretieren – und nicht aktiv befriedigen – soll (Kohut 1987). Eine typische Maßnahme kann zum Beispiel lauten: „Es tut weh, wenn Sie nicht so behandelt werden, wie Sie es Ihrer Meinung nach verdient haben."

Obwohl Kohut darauf bestand, dass dieser technische Ansatz nicht wesentlich von der Technik der klassischen Psychoanalyse abweicht, wiesen seine Empfehlungen den Beschreibungen von Supervisoren (Miller 1985) zufolge grundlegende Unterschiede zu ihr auf. Er wies die Analytiker an, analytisches Material „eins zu eins" zu akzeptieren, also so, wie der Patient es erlebt, da sie so vermeiden können, die empathischen Fehler der Eltern zu wiederholen, die häufig versuchen, das Kind davon zu überzeugen, dass seine tatsächlichen Gefühle *andere* sind als die, die es beschreibt. Kohut wies darauf hin, dass man, falls der Bare-Münze-Ansatz nichts bringe, das Material immer noch umkehren und nach verborgenen Bedeutungen unter der Oberfläche der

„erfahrungsnahen“ Gefühle suchen könne. Dieser Ansatz hängt eng mit Kohuts Auffassung des „Widerstands“ als psychische Aktivität, die die Kohäsion des Selbst schützt (siehe Kapitel 2), zusammen.

Kohut war sehr aufgeschlossen gegenüber Anzeichen der Selbst-Fragmentierung des Patienten während der analytischen oder Therapiesitzung. Wenn es zu einer solchen Fragmentierung kommt, muss der Therapeut sich statt auf ihren Inhalt auf das auslösende Ereignis der Fragmentierung konzentrieren (Miller 1985; Ornstein 1974a). Nachdem beispielsweise einer seiner Supervisanden in einer analytischen Sitzung geniest hatte und der Patient nicht fortfahren konnte, wies Kohut den Supervisanden an, sich statt auf die besondere Empfindlichkeit des Patienten gegenüber dem Stimulus auf die Natürlichkeit seiner Reaktion auf solch einen unerwarteten Stimulus zu konzentrieren (Miller 1985). Diese Fokussierung steht im Einklang mit der allgemeinen Prämisse der Selbstpsychologie, laut welcher der Therapeut stets darauf achten muss, wie er Kindheitstraumata mit seinen Patienten rekapituliert. Kohut war davon überzeugt, dass der Patient immer recht hat; wenn sich der Patient unsicher oder verletzt fühlt, kann man davon ausgehen, dass der Analytiker oder der Therapeut einen Fehler gemacht hat. Er beobachtete, dass Patienten sich häufig bloßgestellt fühlen oder schämen, wenn der Analytiker sie auf einen Versprecher hinweist, und verzichtete deshalb auf eine betonte Interpretation der Parapraxie. Kohut bedachte stets, wie leicht sich der narzisstische Patient schämt. Der Therapeut muss es vermeiden, die bewusste subjektive Erfahrung des Patienten zu übergehen, um unbewusstes Material anzusprechen, dessen sich der Patient nicht bewusst ist. Interpretationen unbewusster Motive führen nur dazu, dass sich der Patient „erwischt“ und missverstanden fühlt und schämt.

Kohut betonte, dass es wichtig sei, sich auf die *positive* Seite der Erfahrung des Patienten zu konzentrieren, und achtete peinlichst darauf, keine Bemerkungen zu machen, die als scharfe Kritik verstanden werden könnten. Er wies auf den Fortschritt des Patienten hin und vermied es, Fragen zu stellen. Er vertrat die Auffassung, zu verstehen sei die Aufgabe des Therapeuten und nicht die des Patienten (Miller 1985).

Kohut bestand darauf, dass das Ziel der psychoanalytischen und der psychotherapeutischen Behandlung darin besteht, dem Patienten zu helfen, geeignete Selbstobjekte ausfindig zu machen und auszuwählen. Er meinte, dass Psychologen und Psychiater dazu neigen, Separation und Autonomie überzubewerten, und befürchtete, Therapeuten könnten sich eines moralistischen Tons bedienen, um dem Patienten klarzumachen, dass er unabhängiger werden *sollte*.

Kohuts technischer Ansatz ist vielfach kritisiert worden. Dass er die gesamte Psychopathologie auf empathische Fehler der Eltern reduzierte, wurde als übermäßig vereinfachte „Schuldzuweisung an die Eltern“ sowie als Auffassung, die nicht im Einklang mit dem Kernprinzip der Psychoanalyse, der

Überdeterminierung, stehe, kritisiert (Curtis 1985; Stein 1979). Außerdem wurde dagegen, dass er die „Erfahrungsnähe“ in der Therapie betonte, vorgebracht, dies könne dazu führen, dass wichtige unbewusste Probleme, an denen während der Behandlung gearbeitet werden sollte, übersehen werden (Curtis 1985). Und schließlich unterschätze Kohut, indem er Wut als Ergebnis der Desintegration des Selbst betrachte, möglicherweise die Rolle des inneren Konflikts (Cohen 2002).

Kernberg (1974a, 1974b) beobachtete zum Teil dieselben Übertragungsphänomene wie Kohut, hielt jedoch andere technische Ansätze für angezeigt. Beispielsweise schrieb er der Spiegelübertragung und der idealisierenden Übertragung eine geringere Bedeutung zu (Tabelle 16–4). Seiner Meinung nach wird das grandiose Selbst des Patienten abwechselnd projiziert und reintrojiziert, wodurch eine idealisierte Figur stets im Raum ist, während die andere abgewertet wird und im Schatten der idealisierten Person steht. Außerdem betrachtete er die Idealisierung als eine häufige Abwehrhandlung, die mit Abspaltung einhergeht. Mit anderen Worten, da die Idealisierung des Therapeuten eine Methode des Patienten sein kann, sich gegen abgespaltene Gefühle wie Verachtung, Neid und Wut zu wehren, sollte der Therapeut sie als Abwehrmechanismus bewerten und nicht, wie Kohut meinte, als normales Bedürfnis in der Entwicklung akzeptieren.

Kernbergs Ansatz ist insgesamt stärker auf Konfrontation ausgerichtet als Kohuts. Da er davon überzeugt war, dass Habgier und forderndes Verhalten, wie sie für die narzisstische Persönlichkeitsstörung typisch sind, nicht einfach Aspekte der normalen Entwicklung sind, vertrat er die Ansicht, man müsse ihnen begegnen und sie im Hinblick auf ihre Wirkung auf andere untersuchen. Während Kohut die positive Seite der Erfahrung des Patienten betonte, war Kernberg der Meinung, frühe negative Übertragungsentwicklungen müssten systematisch untersucht und interpretiert werden. Insbesondere betonte er, der Therapeut müsse sich auf den Neid und darauf konzentrieren, wie dieser verhindert, dass der Patient Hilfe erhält oder anerkennt. Wenn Patienten etwas Positives von ihrem Therapeuten bekommen, steigert dies häufig ihren Neid, weil es Gefühle von Unzulänglichkeit oder Unterlegenheit als Reaktion auf die Fähigkeit des Therapeuten, für sie zu sorgen und sie zu verstehen, hervorruft. Eine Interpretation könnte zum Beispiel folgendermaßen aussehen: „Um das schmerzhafte Gefühl von Neid zu vermeiden, müssen Sie meine Bemerkungen möglicherweise als lächerlich oder unbedeutend abtun.“

Kernberg wird oft fälschlicherweise so verstanden, als konzentriere er sich ausschließlich auf die negative Übertragung, in Wahrheit empfahl er jedoch die systematische Untersuchung sowohl der positiven als auch der negativen Übertragungen (Kernberg 1974b). Er wies darauf hin, dass Therapeuten, die nur die positiven Aspekte der Übertragung]ansprechen, ungewollt die Angst ihrer Patienten vor ihrem eigenen Neid oder ihrer eigenen Wut schüren können. Ein Patient, der glaubt, der Therapeut könne diese Aspekte nicht bewältigen, spaltet sie deshalb möglicherweise ab und klammert sie aus dem Therapieprozess aus.

TABELLE 16–4. Technik der Psychotherapie – Kohut versus Kernberg

Kohut	Kernberg
Betrachtet Spiegelübertragung und idealisierte Übertragung als zwei verschiedene Pole des bipolaren (Kohut 1979) oder des tripolaren (Kohut 1987) Selbst	Betrachtet Spiegelung und Idealisierung als Aspekte der Übertragung im Zusammenhang mit der Projektion und der Reintrojektion des grandiosen Selbst des Patienten
Akzeptiert die Idealisierung seitens des Patienten als normales Bedürfnis in der Entwicklung	Versteht Idealisierung als Abwehrmechanismus
Empfindet die Gefühle des Patienten als verständliche Reaktionen auf die Fehler der Eltern oder anderer nach	Hilft dem Patienten, zu erkennen, wie er selbst zu Problemen in Beziehungen beiträgt
Nimmt die Bemerkungen des Patienten für bare Münze, betrachtet Widerstände als gesunde psychische Handlungen, die das Selbst schützen	Geht Widerstand an und interpretiert ihn als Abwehrhandlung
Befasst sich mit der positiven Seite der Erfahrungen des Patienten	Untersucht sowohl die positiven als auch die negativen Aspekte der Erfahrung des Patienten. (Wenn nur die positiven Aspekte betont werden, entwickelt der Patient möglicherweise eine gesteigerte Angst vor seinem inneren Neid und seiner inneren Wut.)
Weist auf den Fortschritt des Patienten hin	Konzentriert sich auf den Neid und darauf, wie dieser verhindert, dass der Patient Hilfe anerkennt und erhält
Sieht das Behandlungsziel darin, dem Patienten dabei zu helfen, dass er lernt, geeignete Selbstobjekte ausfindig zu machen und auszuwählen	Sieht das Behandlungsziel darin, dem Patienten zu helfen, Schuldgefühle und Besorgnis zu entwickeln sowie Idealisierung und Vertrauen mit Wut und Verachtung zu integrieren

Auch hinsichtlich der Behandlungsziele vertritt Kernberg in wichtigen Fragen grundlegend andere Ansichten als Kohut. Während Kohuts Technik impliziert, dass es bei der Behandlung nicht um die kognitive Sphäre geht, war Kernberg davon überzeugt, dass ein kognitives Verständnis durch den Prozess der Interpretation für den therapeutischen Erfolg entscheidend sei. Für Kernberg (1970) gehört es auch zum Ziel der Behandlung, dass der Patient Schuldgefühle und Sorge um andere entwickelt sowie Idealisierung und

Vertrauen in Wut und Verachtung (d.h., die „guten“ Aspekte seiner Erfahrung in die „schlechten“) integriert.

Für Kernberg gehörten Menschen mit einer narzisstischen Persönlichkeitsstörung zu den schwierigsten Patienten, weil ein Großteil ihrer Anstrengungen darauf abzielt, den Therapeuten zu besiegen. Damit die Behandlung und der Therapeut erfolgreich sind, müssen sich diese Patienten mit ihrem starken Neid auseinandersetzen, den sie empfinden, weil jemand anderes gute Eigenschaften hat, die sie nicht haben. Der Patient setzt Abwertung und allmächtige Kontrolle als Abwehrmechanismen ein, um den Therapeuten auf Distanz zu halten. Kernberg war der Ansicht, diese Abwehrhandlungen müssen konsequent angegangen werden, damit die Behandlung durchgeführt werden könne. Ein Patient mit ausgeprägten dissozialen Merkmalen (die bei narzisstischen Menschen häufig sind) kann schlicht unbehandelbar sein. (Die Faktoren, die über die Behandelbarkeit dissozialer Patienten entscheiden, werden in Kapitel 17 etwas ausführlicher behandelt.) Mehrere Faktoren geben jedoch Anlass zu einer günstigen Prognose (Kernberg 1970): eine gewisse Fähigkeit, Depression und Trauer zu ertragen, mehr Schuldgefühle als paranoide Tendenzen bei der Übertragung, eine gewisse Fähigkeit, primitive Triebe zu sublimieren, eine relativ gute Impulskontrolle und entsprechende Motivation. Patienten, die sich nur zu Schulungszwecken in eine Therapie oder Analyse begeben, oder weil sie denken, dadurch Ansehen bei anderen zu erlangen, können starken Widerstand an den Tag legen, der zu einer ungünstigeren Prognose führt.

Hinsichtlich der eben erwähnten Untergruppe von Patienten, die auf einem offenen Borderline-Niveau funktionieren, ging Kernberg (1984) davon aus, dass eine wirklich supportive Psychotherapie weitaus wirksamer ist als eine expressive Therapie oder eine Analyse. Diese sollte wohl mit einer stationären Behandlung kombiniert werden, wenn Ich-Schwächen wie fehlende Impulskontrolle besonders gravierend sind. Zu den Indikationen für eine supportive Therapie bei einer narzisstischen Persönlichkeitsstörung gehören übermäßige Grausamkeit und Sadismus, auffällige dissoziale Merkmale, das praktisch völlige Fehlen eines Verhältnisses zu anderen Menschen, starke paranoide Reaktionen auf andere und eine Neigung zu chronischer Wut, die immer mit dem Fehler eines anderen begründet wird. Kernberg (1984) meinte, in solchen supportiven Prozessen könne es für den Patienten nützlich sein, positive Eigenschaften von seinem Therapeuten zu „stehlen“. Da diese Identifikation mit dem Therapeuten dem Patienten helfen kann, besser zu funktionieren, sollte der Prozess nicht interpretiert werden.

Kritiker von Kernbergs Ansatz führen an, dass er in die natürliche Entwicklung von Selbstobjektübertragungen eingreift. Manche meinten sogar, das aggressive Angehen der oralen Aggression des Patienten könne zu einer Verschlechterung seiner Funktionen führen (Brandschaft und Stolorow 1984). Nach dieser Ansicht ist das Borderline-Erscheinungsbild von Wut, Verachtung und Abwertung das Resultat der durch die „kritischen Interventionen“ des

Therapeuten ausgelösten narzisstischen Verletzung. Somit könnte man sagen, dass die Unterschiede zwischen den von Kernberg und Kohut beschriebenen Patienten zum Teil iatrogenen Faktoren zuzuschreiben sind (Adler 1986).

Psychotherapeuten, die sich der schwierigen Aufgabe stellen, narzisstische Patienten zu behandeln, müssen eine Entweder-oder-Einstellung in Bezug auf Kernbergs und Kohuts Theorien vermeiden. Statt sich an der Frage festzubeißen, wer von den beiden „recht" hat, setzen sie ihre Energien viel sinnvoller ein, wenn sie dem Patienten aufmerksam zuhören, die Entwicklung der Übertragung und der Gegenübertragung und insbesondere die Reaktion auf ihre Interventionsversuche beobachten. Auf diese Weise können sie schon bald eine vorläufige Entscheidung darüber treffen, welches theoretische Modell und welche Technik bei dem betreffenden Patienten am besten einzusetzen ist. Manche Patienten dulden einfach nichts anderes als einen empathischen, erfahrungsnahen Ansatz nach Kohuts Modell. Jede Abweichung von diesem Muster der Maßnahmen führt dazu, dass der Patient für längere Zeit „zumacht", nicht bereit ist, zu reden, sich missverstanden fühlt und sich möglicherweise plötzlich entscheidet, die Therapie abzubrechen. In anderen Fällen fühlt sich der Patient möglicherweise durch Interpretationen seines Neids und seiner Verachtung verstanden, spricht also eher auf Kernbergs Technik an. Manche narzisstischen Patienten entwickeln keine der von Kohut beschriebenen Selbstobjektübertragungen und treten dem Therapeuten stattdessen mit ständiger Abwertung und Wut gegenüber. In manchen Fällen muss der Therapeut diese offenen verbalen Attacken interpretieren und gegen sie angehen, andernfalls wird es für den Patienten schwierig oder unmöglich, die Behandlung fortzusetzen. Mitchell (2003) hat darauf hingewiesen, dass es ein Irrtum ist, Kohuts Ansatz als empathischer zu betrachten als Kernbergs – denn beide reagieren mit Empathie auf verschiedene Dimensionen des Patienten.

Wieder andere Patienten profitieren von einer Kombination der technischen Strategien. Puristen würden zwar sagen, die beiden Theorien seien nicht kompatibel, doch der Patient weiß nichts von Theorien. Viele Patienten brauchen am Anfang der Therapie den selbstpsychologischen Ansatz, weil er zum Aufbau des therapeutischen Bündnisses beiträgt, indem er dem Patienten das Gefühl gibt, dass der Therapeut die Erfahrung der Viktimisierung versteht und nachempfindet. Wenn das Bündnis zustande gekommen ist, kann der Therapeut den Patienten damit konfrontieren, wie er, zum Beispiel durch übertriebene Erwartungen, die andere nicht erfüllen können, zu seinen zwischenmenschlichen Problemen beiträgt. Das bedeutet, dass die narzisstische Pathologie selten ausschließlich als Fehler der Eltern oder des Patienten betrachtet werden kann. Gewöhnlich haben beide Parteien zu den Schwierigkeiten beigetragen, und in einer umfassenden Therapie sollten die Probleme von beiden Seiten beleuchtet werden. In der Tat geht die Mehrheit der Analytiker und anderer dynamisch orientierter Kliniker von einer mittleren Position zwischen den beiden Extremen aus (Gabbard 1998;

Mitchell 2003). Josephs (1995) meinte, die Empathie für die archaischen Selbstobjektbedürfnisse des Patienten sei am Anfang der Behandlung zwar sinnvoll, letztendlich müsse als Gegengewicht aber auch die Interpretation der Abwehrfunktion der Selbstobjektübertragungen vorgenommen werden.

Indem er ein mentalisierungsbasiertes Modell anwendet, kann der Therapeut dem Patienten helfen, einige der in Kapitel 15 im Zusammenhang mit Borderline-Patienten beschriebenen Strategien einzusetzen. Der Schwerpunkt wäre dabei die Vermittlung des Gefühls einer sicheren Bindung bei hypervigilanten Patienten, damit sich ihre Erregung auf ein Niveau verringert, auf dem eine Reflexion eher möglich ist (Allen 2003). Sowohl bei unbewussten als auch bei hypervigilanten Patienten kann es nützlich sein, wenn der Therapeut die Vorstellungen des Patienten über den inneren Zustand des Therapeuten ergründet. Insbesondere den unbewussten Patienten sollte er ermutigen, sich mehr dafür zu interessieren, wie sein Verhalten und seine Bemerkungen auf andere wirken. Eine andere Technik besteht darin, Gefühle des Patienten zu identifizieren und ihn zu fragen, ob noch andere Möglichkeiten in Betracht kommen, auch wenn er überzeugt ist, dass er weiß, wie sich der Therapeut fühlt.

Und schließlich darf man nicht davon ausgehen, dass die Ätiologie und die Pathogenese der narzisstischen Persönlichkeitsstörung immer genau in Kohuts und Kernbergs theoretisches Schema passen. Neben Eltern mit fehlender Empathie gibt es auch narzisstische Patienten, deren Eltern zu nachsichtig waren. Solche Eltern überschütten ihre Kinder mit Bewunderung und Bestätigung, die sich dadurch tatsächlich als etwas Besonderes und besonders begabt betrachten. Wenn diese Kinder erwachsen werden, erleben sie wiederholt Einbrüche, weil andere nicht so auf sie reagieren wie ihre Eltern. In anderen Fällen können ein Mutter-Sohn-Inzest oder Varianten desselben zu hypervigilantem Narzissmus führen (Gabbard und Twemlow 1994). Diese Patienten haben ein grandioses Bild von sich selbst und meinen, ein Anrecht darauf zu haben, bei anderen eine besondere Stellung einzunehmen, und neigen gleichzeitig dazu, auf paranoide Weise mit Vergeltung oder Verlassen-Werden aufgrund vermeintlicher ödipaler Übertretungen zu rechnen. Deshalb kann bei narzisstischen Patienten ein heuristischer Ansatz von Nutzen sein (siehe Kapitel 4). Die Therapie sollte eine Zusammenarbeit von Patient und Therapeut sein, in deren Rahmen sie gemeinsam die Ursachen für die Probleme des Patienten ergründen, ohne dass der Therapeut versucht, das Material in das Schema einer bestimmten Theorie zu pressen.

Gegenübertragung

Unabhängig von der theoretischen Auffassung des Therapeuten treten bei der Behandlung narzisstischer Patienten gewisse vorhersehbare Gegenübertragungsprobleme auf. Einige davon sind groß und umfassend genug, um die Behandlungssituation unwiderruflich zu zerstören. Deshalb kann die Bedeutung einer angemessenen Handhabung der Gegenübertragungsmuster gar nicht genug betont werden.

Da die Gegenübertragung untrennbar mit der Übertragung verbunden ist, kann eine Übersicht über narzisstische Übertragungen dazu beitragen, auf viele der Gegenübertragungsprobleme, die bei einer narzisstischen Persönlichkeitsstörung auftreten, vorbereitet zu sein. In der Tabelle 16–5 sind die wichtigsten narzisstischen Übertragungen zusammengefasst.

Es steht außer Frage, dass der Beruf des Psychotherapeuten eine Möglichkeit darstellt, den Wunsch, geliebt, gebraucht und idealisiert zu werden, zu befriedigen (Finell 1985). Ein Therapeut fühlt sich gegebenenfalls so wohl in der Wärme und Liebe der idealisierenden Übertragung eines narzisstischen Patienten, dass er, ebenso wie der Patient, Hass und Ärger aus der Therapie ausklammern möchte. Die Behandlung narzisstischer Patienten verläuft oft so, dass der Patient anfangs seinen aktuellen Therapeuten idealisiert und gleichzeitig alle früheren abwertet. Statt dies als Abwehrmechanismus zu bewerten, lassen sich Therapeuten möglicherweise dazu verleiten, zu glauben, sie haben tatsächlich einzigartige Talente, die die früheren Therapeuten des Patienten nicht hatten.

Narzisstische Probleme treten nicht nur bei einer narzisstischen Persönlichkeitsstörung auf, sie wohnen allen Patienten und allen Therapeuten inne. Bei Therapeuten, die ihre eigenen narzisstischen Bedürfnisse nicht zugeben und nicht akzeptieren können, und die sie dann nutzen, um eine

TABELLE 16–5. Varianten der narzisstischen Übertragung
Bedürfnis nach Bewunderung und Bestätigung durch den Therapeuten
Idealisierung des Therapeuten
Annahme eines Zwillingsverhältnisses zwischen Therapeut und Patient
Neigung, sich durch den Therapeuten beschämt und gedemütigt zu fühlen
Verachtung und Abwertung des Therapeuten, häufig aufgrund von Neid
Nichtanerkennung der Autonomie des Therapeuten
Allmächtige Kontrolle über den Therapeuten
Bestehen auf einem ausschließlichen Zweierverhältnis, das keine dritte Partei zulässt
Benutzung des Therapeuten als Sprachrohr ohne Empathie für die Erfahrung des Therapeuten
Leugnen der Abhängigkeit vom Therapeuten
Unfähigkeit, Hilfe vom Therapeuten anzunehmen

wirksame Behandlung durchzuführen, kann es leicht passieren, dass sie sie leugnen und externalisieren. Solche Abwehrmechanismen führen zu einer falschen Bewertung des Patienten als einzigem Träger narzisstischer Züge in der Paarbeziehung zwischen Patient und Therapeut.

Ein weiteres Gegenübertragungsproblem, das bei der Behandlung narzisstischer Patienten regelmäßig zutage tritt, ist Langeweile. Sie rührt gewöhnlich von dem Gefühl her, dass der Patient die Anwesenheit des Therapeuten gar nicht wahrnimmt. Möglicherweise muss der Therapeut über längere Zeit das Gefühl ertragen, dass der Patient ihn als Sprachrohr benutzt. Dieses Muster ist vor allem bei unbewussten Narzissten häufig, die Monologe halten, als sprächen sie vor einem großen Publikum, und den Therapeuten als eigenständigen Menschen mit eigenen Gedanken und Gefühlen ignorieren.

Herr FF kam nach drei fehlgeschlagenen früheren Versuchen in die Therapie. Seine letzte Therapie bei einem Therapeuten in einer anderen Stadt hatte drei Jahre gedauert. Herr FF verunglimpfte diese therapeutische Erfahrung als „reine Zeitverschwendung“ und konnte sich nicht einmal an den Namen seines vorherigen Therapeuten erinnern. (Diese beiden Umstände, die Unfähigkeit, den Namen eines früheren Therapeuten zu nennen, und die völlige Abwertung der früheren therapeutischen Erfahrung, sind oft Hinweise auf einen pathologischen Narzissmus, die diagnostischen Wert haben.) Er sagte, „Doktor Soundso“ habe ihn oft unterbrochen und sei kein guter Zuhörer gewesen. Herr FF ließ sich lang und breit darüber aus, dass er einen wirklich „besonderen“ Therapeuten brauche. Er meinte sogar, dass es möglicherweise in der ganzen Stadt niemanden gäbe, der ihn wirklich verstehen würde.

Nachdem Herr FF mehrere Wochen lang mehr oder weniger ausführlich weitergefaselt hatte, fing der Therapeut an, sich vor jeder Sitzung zu fürchten. Er bemerkte, dass seine Gedanken abschweiften: Er dachte daran, was er am Abend machen würde, an seine finanzielle Lage, an unerledigte Büroarbeiten und eine Reihe anderer Dinge, die nichts mit Herrn FF und seinem Problem zu tun hatten. Er bemerkte auch, dass er öfter als sonst auf die Uhr sah und sehnsüchtig auf das Ende der Sitzung mit Herrn FF wartete. Wenn der Therapeut eingriff, ignorierte der Patient seine Bemerkungen häufig und sagte: „Lassen Sie mich nur erst diesen Gedankengang zu Ende bringen“ oder „Ja ja, das ist mir auch schon aufgefallen“.

Nach einem dreiwöchigen Urlaub setzte der Therapeut seine Sitzungen mit Herrn FF fort. In der ersten Sitzung machte der Patient genau da weiter, wo er bei der letzten Sitzung aufgehört hatte, als wäre es am Vortag gewesen. Verärgert über das Gefühl, nicht die geringste Bedeutung für Herrn FF zu haben, sagte der Therapeut: „Sie verhalten sich, als hätten wir uns gestern getroffen. Hat die dreiwöchige Trennung von mir denn gar keine Wirkung auf Sie gehabt?“ Herr FF bemerkte einen kritischen, sarkastischen Ton in der Stimme des Therapeuten und erwiderte: „Sie haben dasselbe Problem wie mein letzter Therapeut. Sie bringen sich immerzu ein. Ich bezahle Sie nicht, um über Sie und Ihre Gefühle zu sprechen. Ich bin hier, um über mich selbst zu sprechen.“

Wir alle brauchen es, gebraucht zu werden, und deshalb ist es für den Therapeuten schwer, die „Satellitenrolle“ (Kernberg 1970) zu ertragen, die viele narzisstische Patienten ihnen zuweisen. Dieses Gefühl, vom Patienten ausgeschlossen zu werden, kann ein Ausdruck einer projektiven Identifikation sein (Adler 1986; Finell 1985), bei der der Patient den Therapeuten so ausschließt, wie ihn einst seine eigenen Eltern ausgeschlossen haben. Indem er den Analytiker als eine Erweiterung seines Selbst behandelt, löst der narzisstische Patient im Analytiker mit großer Wahrscheinlichkeit bestimmte Zustände aus, die die inneren Kämpfe des Patienten widerspiegeln (Groopman und Cooper 2001). Mit anderen Worten, ein Aspekt des Patienten wird auf den Therapeuten projiziert, der sich mit diesem Selbst identifiziert, bevor er dem Patienten hilft, es zu reintrojizieren. Diesen projizierten Aspekt des Patienten in die Schranken zu verweisen, kann ein wesentlicher Bestandteil der psychotherapeutischen Behandlung narzisstischer Patienten sein. Wenn er dieses Muster versteht, kann der Therapeut verhindern, dass er sich gegenüber dem Patienten zurückzieht, ihn auf sadistische Weise konfrontiert oder sich durch ihn verletzt und missbraucht fühlt.

Im Falle der hypervigilanten Variante der narzisstischen Persönlichkeit besteht das Gegenübertragungsproblem des Therapeuten darin, dass er sich kontrolliert fühlt. Wenn der Patient jede Bewegung als Zeichen für Langeweile oder Ablehnung auslegt, kann sich der Therapeut gezwungen fühlen, still zu sitzen und seine Aufmerksamkeit in jeder Sekunde auf den Patienten zu richten. Maßnahmen, bei denen diese Interaktion angesprochen wird, können zu einer produktiven Handhabung dieser Gegenübertragung führen. Ein Therapeut, der im Sinne Kernbergs arbeitet, könnte zum Beispiel sagen: „Sie scheinen unrealistische Erwartungen im Hinblick darauf zu haben, andere zu kontrollieren und sie dazu zu bringen, sich so zu verhalten, als wären sie Erweiterungen Ihrer selbst, statt ihnen zu gestatten, aus sich heraus und nach ihren eigenen Bedürfnissen zu reagieren.“ Eine selbstpsychologische Maßnahme könnte lauten: „Es scheint Sie zu verletzen, wenn ich mich räuspere oder auf meinem Stuhl herumrutsche, weil Sie denken, ich schenke Ihnen nicht meine volle Aufmerksamkeit.“ Ungeachtet der Vor- und Nachteile dieser als Beispiele angeführten Maßnahmen geht es darum, dass solche Bemerkungen eine Verhaltensinteraktion, die mit der Gegenübertragungsreaktion zusammenhängt, in den verbalen Bereich verlegen, wo sie offen als Angelegenheit zwischen Therapeut und Patient besprochen werden kann.

Therapeuten haben infolge von starker Abwertung durch den Patienten häufig mit Gegenübertragungsgefühlen zu kämpfen.

Frau GG war eine narzisstische Patientin, die auf dem offenen Borderline-Niveau funktionierte und wegen Drogenmissbrauchs in ein Krankenhaus eingewiesen worden war. Wegen Schlaflosigkeit verlangte sie Barbiturate und wurde wütend, als ihr Krankenhausarzt nicht bereit war, sie ihr zu

> verschreiben. Jedes Mal, wenn der Arzt seine täglichen Rundgänge machte, sagte Frau GG die vielen Unzulänglichkeiten ihres Arztes auf: „Sie sind nur ein Arzt im Praktikum, deshalb wissen Sie nicht, wie man mit Patienten umgeht. Wenn Sie später einmal eine eigene Praxis aufmachen, werden Sie keine Patienten haben, weil Sie nicht wissen, wie man mit Menschen umgeht. Statt sich meine Bedürfnisse anzuhören, betreiben Sie Psychiatrie aus einem Buch. Sie wissen noch nicht einmal, wie man sich kleidet. Sie sind eine Witzfigur von einem Arzt." Der Arzt fragte: „Warum hegen Sie einen solchen Hass gegen mich?" Frau GG antwortete: „Hass? Sie sind es nicht wert, dass man Sie hasst. Sie sind unter aller Kritik!"

Solche verbalen Attacken sind bei narzisstischen Patienten an der Tagesordnung. Wenn sie sich etwas länger auslassen, fühlen sich Ärzte nutzlos und unfähig, außerdem verletzt und verärgert. Solche Patienten lösen starken Gegenübertragungshass aus, der zu rachsüchtigen Bemerkungen oder nicht durchdachten Managemententscheidungen führen kann, mit denen sich die Behandelnden an ihnen rächen. Obwohl wir als Therapeuten ein gewisses Maß an Beschimpfungen ertragen können, hat jeder von uns seine Grenzen, die nur er selbst bestimmen kann. Wenn sie überschritten werden, kann es nötig sein, dass der Therapeut entschieden gegen die Verachtung des Patienten angeht, indem er ihm erklärt, dass solche Angriffe ihm die Möglichkeit nehmen, eine wirksame Behandlung zu erhalten.

Die narzisstischen Übertragungen des Patienten können beim Therapeuten latente Konflikte auslösen, wodurch Gegenübertragungen, die normalerweise nicht zum Tragen kommen, an die Oberfläche treten. Cohen (2002) hat zum Beispiel beschrieben, wie er mit der Zeit das Gefühl bekam, die Ablehnung seines Patienten ihm gegenüber sei gerechtfertigt. Gefühle der Unsicherheit und Unzulänglichkeit, die seit Langem im Therapeuten schlummern, werden durch die pseudoautarke Haltung des Patienten aktiviert. Zudem muss sich der Therapeut im Klaren darüber sein, wie sein Wunsch bezüglich eines bestimmten Verhaltens des Patienten narzisstische Widerstände verstärken kann (Gabbard 2000; Wilson 2003). Unser scheinbarer Altruismus bei dem Versuch, Menschen mit emotionalen Problemen zu helfen, hat immer auch eine eigennützige Komponente (Gabbard 2000). Wir gehen jeden Tag mit der Hoffnung zur Arbeit, unseren Wunsch nach einer bestimmten Form der Objektbeziehung eines selbstlosen, hingebungsvollen Helfers und eines dankbaren Patienten, der anerkennt, dass ihm geholfen wurde, zu befriedigen. Der undankbare narzisstische Patient kann die Entstehung der gewünschten Beziehung vereiteln, sodass dem Therapeuten nicht anderes bleibt, als dem Patienten auf subtile oder weniger subtile Weise zu verstehen zu geben, dass seine Einstellung gegenüber der Therapie eine andere sein sollte, als sie es ist. Dem Patienten fällt dann die Rolle zu, sich mit dem Wunsch des Therapeuten nach einem „guten" Patienten und einem „guten" Therapieverlauf auseinanderzusetzen. Dieser Druck seitens des Therapeuten kann die narzisstischen Widerstände des

Patienten verstärken (Wilson 2003). Da ein Teil des Materials, das Patienten mit einer narzisstischen Persönlichkeitsstörung vorbringen, schwer zu ertragen ist, blenden Therapeuten den Patienten möglicherweise aus, hören nicht mehr zu, geben oberflächliche Interpretationen, um den Patienten dazu zu bringen, das Thema zu wechseln, oder bedeuten dem Patienten auf andere Weise, dass das, was er sagt, inakzeptabel ist. Wie jeder Mensch kann sich auch ein Therapeut fühlen, als hätte der Patient ihn bis zum Letzten ausgelaugt und dann weggeworfen, als er mit ihm fertig war. Das Gefühl, auf diese Weise benutzt zu werden, stellt selbst die Geduld des tolerantesten Therapeuten auf die Probe, und die meisten von uns werden in einer solchen Situation versuchen, auf einer anderen Ebene mit dem Patienten zu sprechen, damit sie ihr Behandlungszimmer nicht mit diesem Gefühl verlassen müssen.

Gruppenpsychotherapie

Sofern sie als einzige Behandlung angewandt wird, steckt die Gruppenpsychotherapie von Patienten mit einer narzisstischen Persönlichkeitsstörung voller Schwierigkeiten (Azima 1983; Horner 1975; Wong 1979, 1980; Yalom 2005). Piper und Ogrodniczuk (2005) haben darauf hingewiesen, dass das Verlangen nach Bewunderung, das Gefühl, ein Anrecht zu haben, und die fehlende Empathie andere befremden können. Demzufolge ist die Zahl der Abbrüche bei narzisstischen Patienten hoch. Unbewusste Narzissten genießen möglicherweise die Vorstellung, dass sie in der Gruppentherapie ein Publikum haben, ärgern sich vermutlich aber auch darüber, dass ein Teil der Zeit und der Aufmerksamkeit des Therapeuten von anderen in Anspruch genommen wird. Ein solcher Patient brach die Gruppentherapie ab, weil er nie genug „Sprechzeit" bekam. Den hypervigilanten Narzissten kann schon der Vorschlag, an einer Gruppentherapie teilzunehmen, verletzen. Die Überweisung als solche wird als Ablehnung oder als Anzeichen dafür gewertet, dass sich der Therapeut nicht für den Patienten interessiert,. Die meisten narzisstischen Patienten werden die Gruppentherapie als eine Situation empfinden, in der ihre Besonderheit und Einmaligkeit übersehen wird. Narzisstische Patienten sind gewöhnlich eine außerordentliche Belastung für den Gruppentherapeuten, weil sie narzisstische Befriedigung von der Gruppe benötigen (Roth 1998). Wenn narzisstische Patienten eine Gruppentherapie beginnen, beherrschen sie häufig die Gruppengespräche oder schlüpfen in die Rolle des „Arzthelfers" und machen Bemerkungen zu den Problemen anderer, leugnen jedoch ihre eigenen (Wong 1979).

Trotz der Probleme, die Gruppensituationen für narzisstische Patienten naturgemäß mit sich bringen, haben sie auch Vorteile. In der Gruppe muss der narzisstische Patient der Tatsache in die Augen sehen, dass andere auch Bedürfnisse haben und er nicht erwarten kann, stets im Mittelpunkt zu stehen, und dies akzeptieren. Außerdem kann er auch von den Rückmeldungen anderer über die Wirkung seiner Charaktermerkmale auf sie profitieren. Narzisstische Patienten können eine therapeutische Wirkung auf andere Gruppenmitglieder haben, indem sie latente Gefühle von Neid und Habgier in Patienten mit anderen charakterlichen Störungen aktivieren (Azima 1983).

Einige Autoren vertreten die Meinung, eine Kombination aus Einzel- und Gruppenpsychotherapie könne für narzisstische Patienten von größerem Nutzen sein als eine der beiden Formen alleine (Horwitz 1997; Wong 1979, 1980). Es gibt kaum eine Gruppe, die den intensiven Bedürfnissen eines narzisstischen Patienten gerecht werden kann, doch wenn zunächst mit einer Einzeltherapie begonnen wird, stellt der Patient möglicherweise geringere Anforderungen an die Gruppe. Wong (1979, 1980) sprach sich besonders für eine lange Vorbereitungsphase mit Einzeltherapie im Sinne des von Kohut beschriebenen technischen Ansatzes aus, damit bereits ein stabiles therapeutisches Bündnis besteht, wenn der Patient in die Gruppe kommt. Diese Vorbereitungsphase lässt dem Patienten auch Zeit, seine persönlichen Vorstellungen über die Gruppenpsychotherapie zu ergründen. Laut Wong sollten der Einzeltherapeut und der Gruppentherapeut ein und dieselbe Person sein. Selbst im Falle einer kombinierten Behandlung aber muss der Therapeut den narzisstischen Patienten aktiv unterstützen, wenn die übrigen Mitglieder der Gruppe anfangen, ihn zum Sündenbock zu machen. Der Gruppentherapeut kann den anderen Gruppenmitgliedern helfen, das Bedürfnis des narzisstischen Patienten nach Anerkennung und Bewunderung zu verstehen.

Wie in Kapitel 5 dargelegt, kann die Gruppenpsychotherapie dazu dienen, starke negative Übertragungen abzuschwächen. Das gilt auf jeden Fall für narzisstische Patienten, und die übrigen Patienten der Gruppe tragen häufig dazu bei, die Verzerrungen aufzuzeigen, die bei der Abwertung oder der Idealisierung des Therapeuten eine Rolle spielen. Ebenso können die Gegenübertragungsreaktionen, die ein so großes Problem bei der Behandlung narzisstischer Patienten darstellen, in der Gruppentherapie abgeschwächt werden (Wong 1979). Allerdings sollte in einer heterogenen Gruppe auf einmal jeweils nur ein narzisstischer Patient sein, denn andernfalls würden die Ansprüche dieser Patienten die übrigen Mitglieder in den Hintergrund drängen.

Narzisstische Persönlichkeitsstörung im Laufe des Lebens

Narzisstische Patienten, die sich als junge Erwachsene in Behandlung begeben, beklagen sich oft über die Qualität ihrer intimen Beziehungen. Sie haben möglicherweise wiederholte Schwärmereien hinter sich, die kurz und nicht zufriedenstellend waren. Nachdem der anfängliche Glanz verblasst ist, schlägt die Idealisierung des Partners entweder in Abwertung oder in Langeweile um, sie ziehen sich zurück und suchen sich neue Partner, die ihr Bedürfnis nach Bewunderung, Bestätigung, bedingungsloser Liebe und perfektem Zusammenspiel befriedigen können. Dieses Muster, bei dem sie den jeweils anderen auslaugen und dann die leere Hülle wegwerfen, kann mit der Zeit anstrengend werden. Solche Patienten kommen häufig in den Dreißigern oder Vierzigern zur Ruhe und heiraten in diesem Alter.

Es ist nicht verwunderlich, dass die Probleme in den Ehen von Patienten mit einer narzisstischen Persönlichkeitsstörung ein charakteristisches Muster aufweisen. Zunächst begeben sie sich möglicherweise unter dem Vorwand von sexuellen Problemen, Depressionen oder impulsivem Verhalten in eine Ehetherapie (Lansky 1982). Hinter diesen Problemen verbirgt sich oft die Angst, vom Ehepartner beschämt oder gedemütigt zu werden (d. h. Angst vor Selbst-Fragmentierung im selbstpsychologischen Sinne). Ein narzisstischer Ehemann wird beispielsweise seine Frau beschuldigen, ihn absichtlich zu demütigen, statt zuzugeben, dass er extrem verletzlich ist und ein außerordentliches Bedürfnis nach Selbstobjektreaktionen wie Spiegelung von seiner Frau hat. Derselbe Ehemann kann schließlich in den Zustand chronischen narzisstischen Zorns gelangen, in dem er einen nicht zu beschwichtigenden Groll und Bitterkeit gegen seine Frau hegt, weil sie ihm nicht die Behandlung zukommen lässt, auf die er seiner Ansicht nach ein Anrecht hat. Solche Ehen können gegenüber einer Ehetherapie äußerst resistent sein, da der narzisstische Ehepartner die Verletzung als so zerstörerisch empfindet, dass Vergeben überhaupt nicht in Frage kommt und nichts, was der kränkende Partner tut, das Unrecht wiedergutmachen kann.

Unabhängig davon, ob narzisstische Patienten im Laufe ihres Lebens heiraten, erleben sie das Altern häufig als äußerst erschreckend. Viele dieser Patienten sind körperlich attraktiv oder reizend im Umgang mit anderen und haben als junge Erwachsene gewisse Erfolge erzielt. Wie die Rose-Studie (2002) gezeigt hat, kann der unbewusste Typ sogar relativ glücklich sein, wenn seine Lebensumstände gut sind. Doch auch wenn sie es aufschieben können, sich ihrer inneren Leere zu stellen, entgehen können sie dem nicht. Wie Kernberg (1974b) festgestellt hat:

> Wenn wir bedenken, dass der Großteil der narzisstischen Befriedigung in einem normalen Leben im jugendlichen und im jungen Erwachsenenalter erfolgt, und dass sich der Betreffende, auch wenn er während seines gesamten Erwachsenenlebens narzisstische Triumphe und Befriedigungen zu verbuchen hatte, schließlich den grundlegenden Problemen im Zusammenhang mit dem Altern, chronischer Krankheit, physischen und geistigen Einschränkungen und, allen voran, Trennungen, Verlust und Einsamkeit stellen muss, dann müssen wir zu dem Schluss kommen, dass eine Konfrontation des grandiosen Selbst mit der Zerbrechlichkeit, der Beschränktheit und der Vergänglichkeit des menschlichen Lebens letztlich unvermeidlich ist. (S. 238)

Viele narzisstische Patienten tun sich schwer mit dem Altern. Ihre grandiosen Vorstellungen von immerwährender Jugend und Schönheit werden von den Launen des Alterns zunichtegemacht. Um ihre Jugend und Kraft zu beweisen, stürzen sie sich gegebenenfalls wie wild in außereheliche Affären mit Partnern, die halb so alt sind wie sie oder gehen nicht empfehlenswerten Beschäftigungen wie Marathonlauf nach. Häufig sind auch dramatische religiöse Bekehrungen, durch die der Narzisst der Trauer entgeht, indem er sich in den Schatten eines idealisierten Objekts (Gottes) flüchtet.

Ein Großteil der Freude im mittleren und fortgeschrittenen Alter resultiert aus dem mittelbaren Genuss des Erfolgs Jüngerer, beispielsweise der eigenen Kinder (Kernberg 1974b). Es gehört zur Tragödie von Menschen mit einer narzisstischen Persönlichkeitsstörung, dass ihr Neid und ihre Verzweiflung sie dieser Freude berauben. Aufgrund dieser Gefühle begeben sich die Betreffenden oft erst mit weit über vierzig erstmals in Behandlung. Wegen des Gefühls, etwas versäumt zu haben, und der Ahnung, ihr Leben verlaufe nicht in der richtigen Bahn, werden sie möglicherweise aufgeschlossener für eine Behandlung. Sie stellen häufig fest, dass sie einsam sind, keine unterstützenden Beziehungen haben und kämpfen mit dem vernichtenden Gefühl, nicht geliebt zu werden. Sie sehen sich als Bestätigung der Mahnung Benjamin Franklins: „Wer sich selbst liebt, hat keine Rivalen."

Manche Patienten mit einem hochgradig pathologischen Narzissmus können positiv auf bestimmte Ereignisse im Leben reagieren, es gibt also Grund zur Hoffnung. Ronningstam et al. (1995) berichteten über Veränderungen im Hinblick auf den Narzissmus in einer 3-jährigen begleitenden Studie mit 20 Patienten mit einer narzisstischen Persönlichkeitsstörung. Bei 40 % gab es keine Veränderung, bei 60 % jedoch zeigte sich eine deutliche Besserung. Die Untersuchung der Lebensereignisse der Patienten mit einer Besserung deutete darauf hin, dass drei Arten von Erfahrungen ihre narzisstische Orientierung verändert hatten. 9 Probanden hatten *korrektive Leistungen* erbracht, die zur Folge hatten, dass sie ein realistischeres Selbstbild besser akzeptieren konnten und weniger übertriebene Vorstellungen hegten. Bei 4 Patienten hatte eine *korrektive Beziehung* zur Milderung des pathologischen Narzissmus beigetragen. Aufgrund dieser Beobachtung kamen die Forscher zu dem Schluss, dass manche narzisstischen Abwehrmechanismen bei manchen Menschen, bei denen eine narzisstische Persönlichkeitsstörung diagnostiziert wurde, doch nicht so tief verwurzelt sind, wie es scheint. Und bei 3 Patienten schließlich war es zu einer *korrektiven Ernüchterung* gekommen, die ihnen dazu verholfen hatte, sich realistischer zu beurteilen.

Narzisstische Patienten sind eine enorme Herausforderung für den Therapeuten. Kernberg (1974b) meinte jedoch, es sei der Mühe wert, denn selbst wenn die Therapie nur teilweise erfolgreich sei, würde sie die Schwierigkeiten in der zweiten Lebenshälfte verringern. Wenn narzisstische Patienten durch eine Behandlung ein gewisses Maß an Empathie erwerben, ihren Neid zum Teil durch Bewunderung ersetzen und andere als eigenständige Menschen mit eigenen Bedürfnissen akzeptieren können, bleibt es ihnen vielleicht erspart, ihr Leben in Verbitterung und Isolation zu beenden.

Literaturhinweise

Adler, G.: Psychotherapy of the narcissistic personality disorder patient: two contrasting approaches. Am J Psychiatry 143: 430–436, 1986.

Allen, J. G.: Mentalizing. Bull Menninger Clin 67: 91–112, 2003.

American Psychiatric Association: Diagnostic and Statistic Manual of Mental Disorders. 4th Edition, Text Revision. Washington, DC, American Psychiatric Association, 2000.

Azima, F. J. C.: Group psychotherapy with personality disorders, in: Comprehensive Group Psychotherapy. 2nd Edition. Edited by Kaplan, H. I., Sadock, B. J. Baltimore, MD, Williams & Wilkins, 1983, S. 262–268.

Brandschaft, B., Stolorow, R.: The borderline concept: pathological character or iatrogenic myth¿, in: Empathy II. Edited by Lichtenberg, J., Bornstein, M., Silver, D., Hillsdale, N. J. Analytic Press, 1984, S. 333–357.

Broucek, F. J.: Shame and ist relationship to early narcissistic developments. Int J Psychoanal 63: 369–378, 1982.

Cohen, D. W.: Transference and countertransference states in the analysis of pathological narcissism. Psychoanal Rev 89: 631–651, 2002.

Cooper, A. M.: Further developments in the clinical diagnosis of narcissistic personality disorder, in: Disorders of Narcissism: Diagnostic, Clinical, and Empirical Implications. Edited by Ronningstam, E. F. Washington, DC, American Psychiatric Press, 1998, S. 53–74.

Cooper, A. M., Michels, R.: Book review of Diagnostic and Statistical Manual of Mental Disorder, 3rd Edition, Revised (DSM-III-R by the American Psychiatric Association). Am J Psychiatry 145: 1300–1301, 1988.

Curtis, H. C.: Clinical perspectives on self psychology. Psychoanal Q 54: 339–378, 1985.

Dickinson, K. A., Pincus, A. L.: Interpersonal analysis of grandiose and vulnerable narcissism. J Personal Disord 17: 188–207, 2003.

Finell, J. S.: Narcissistic problems in analysts. Int J Psychoanal 66: 433–445, 1985.

Gabbard, G. O.: Further contributions to the understanding of stage fright: narcissistic issues. J Am Psychoanal Assoc 31: 423–441, 1983.

Gabbard, G. O.: Two subtypes of narcissistic personality disorder. Bull Menninger Clin 53: 527–532, 1989.

Gabbard, G. O.: Transference and countertransference in the treatment of narcissistic patients, in: Disorders of Narcissism: Diagnostic, Clinical, and

Empirical Implications. Edited by Ronningstam, E. F. Washington, DC, American Psychiatric Press, 1998, S. 125–146.

Gabbard, G. O.: On gratitude and gratification. J Am Psychoanal Assoc 48: 697–716, 2000.

Gabbard, G. O., Twemlow, S. W.: The role of mother-son incest in the pathogenesis of narcissistic personality disorder. J Am Psychoanal Assoc 42: 159–177, 1994.

Glassman, M.: Kernberg and Kohut: a test of competing psychoanalytic models of narcissism. J Am Psychoanal Assoc 36: 597–625, 1988.

Groopman, L., Cooper, A. M.: Narcissistic personality disorder, in: Treatments of Psychiatric Disorder. 3rd Edition, Vol. 2. Edited by Gabbard, G. O. Washington, DC, American Psychiatric Publishing, 2001, S. 2309–2326.

Heiserman, A., Cook, H.: Narcissism, affect, and gender: an empirical examination of Kernberg's and Kohut's theories of narcissism. Psychoanalytic Psychology 15: 74–92, 1998.

Hibbard, S.: Narcissism, shame, masochism, and object relations: an exploratory correlational study. Psychoanalytic Psychology 9: 489–508, 1992.

Horner, A. J.: A characterological contraindication for group psychotherapy. J Am Acad Psychoanal 3: 301–305, 1975.

Horwitz, L.: Group psychotherapy of the borderline patient, in: Borderline Personality Disorders: The Concept, the Syndrome, the Patient. Edited by Hartocollis, P. L. New York, International Universities Press, 1977, S. 399–422.

Josephs, L.: Balancing Empathy and Interpretation: Relational Character Analysis. Northvale, N. J., Jason Aronson, 1995.

Kernberg, O. F.: Factors in the psychoanalytic treatment of narcissistic personalities. J Am Psychoanal Assoc 18: 61–85, 1970.

Kernberg, O. F.: Contrasting viewpoints regarding the nature and psychoanalytic treatment of narcissistic personalities: a preliminary communication. J Am Psychoanal Assoc 22: 255–267, 1974a.

Kernberg, O. F.: Further contributions to the treatment of narcissistic personalities. Int J Psychoanal 55: 215–240, 1974b.

Kernberg, O. F.: Schwere Persönlichkeitsstörungen: Theorien, Diagnose, Behandlungsstrategien. Stuttgart, Klett-Cotta, 1988; engl. Severe Personality Disorders: Psychotherapeutic Strategies. New Haven, CT, Yale University Press, 1984.

Kernberg. O. F.: Pathological narcissism and narcissistic personality disorder: theoretical background and diagnostic classification, in: Disorders of Narcissism: Diagnostic, Clinical, and Empirical Implications. Edited by Ronningstam, E. F. Washington, DC, American Psychiatric Press, 1998, S. 29–51.

Klonsky, E. D., Jane, J. S., Turkheimer, E., et al.: Gender role and personality disorders. J Personal Disord 16: 464–476, 2002.

Kohut, H.: Narzißmus. Eine Theorie der psychoanalytischen Behandlung narzißtischer Persönlichkeitsstörungen. Frankfurt am Main, Suhrkamp, 1973; engl. The Analysis of the Self. A Systematic Approach to the Psychoanalytic Treatment of Narcisstic Personality Disorders. New York, International University Press, 1971.

Kohut, H.: Die Heilung des Selbst. Frankfurt am Main, Suhrkamp, 1979; engl. The Restoration of the Self. New York, International Universities Press, 1977.

Kohut, H.: Wie heilt die Psychoanalyse? Frankfurt am Main, Suhrkamp, 1987; engl. How Does Analysis Cure? Chicago London, University of Chicago Press, 1984.

Lansky, M. R.: Masks of the narcissistically vulnerable marriage. International Journal of Family Psychiatry 3: 439–449, 1982.

Lasch, C.: The Culture of Narcissism: American Life in an Age of Diminishing Expectations. New York, WW Norton, 1979.

Lewis, H. B. (Hrsg.): The Role of Shame and Symptom Formation. Hillsdale, NJ, Lawrence Erlbaum, 1987.

Maccoby, M.: The Gamesman: The New Corporate Leaders. New York, Simon & Schuster, 1976.

Mahler, M. S., Pine, F., Bergman, A.: Die psychische Geburt des Menschen. Frankfurt am Main, Fischer, 1978; engl. The Psychological Birth of the Human Infant. New York, Basic Books, 1975.

Miller, J. P.: How Kohut actually worked. Progress in Self Psychology 1: 13–30, 1985.

Mitchell, S. A.: Bindung und Beziehung. Auf dem Weg zu einer relationalen Psychoanalyse. Gießen, Psychosozial-Verlag, 2003; engl. Relational Concepts in Psychoanalysis. An Integration. Cambridge, MA, Harvard University Press, 1988.

Modell, A. H.: Die „bewahrende Umwelt“ und die therapeutische Funktion der Psychoanalyse. Psyche – Z Psychoanal 35: 788–808, 1984; engl. The “holding environment” and the therapeutic action of psychoanalysis. J Am Psychoanal Ass 24: 285–307, 1976.

Ornstein, P. H.: A discussion of the paper by Otto F. Kernberg on “Further contributions to the treatment of narcissistic personalities”. Int J Psychoanal 55: 241–247, 1974a.

Ornstein, P. H.: On narcissism: beyond the introduction, highlights of Heinz Kohut's contributions to the psychoanalytic treatment of narcissistic personality disorders. Annual of Psychoanalysis 2: 127–149, 1974b.

Ornstein, P.: Psychoanalysis of patients with primary self-disorder: a self psychological perspective, in: Disorders of Narcissism: Diagnostic, Clinical, and Empirical Implications. Edited by Ronningstam, E. F. Washington, DC, American Psychiatric Press, 1998, S. 147–169.

Person, E. S.: Manipulativeness in entrepreneurs and psychopaths, in: Unmasking the Psychopath: Antisocial Personality and Related Syndromes. Edited by Reid, W. H., Dorr, D., Walker, J. I., et al. New York, WW Norton, 1986, S. 256–273.

Piper, W. E., Ogrodniczuk, J. S.: Group treatment for personality disorders, in: The American Psychiatric Publishing Textbook of Personality Disorders. Edited by Oldham, J. G., Skodol, A., Bender, O. Washington, DC, American Psychiatric Publishing, 2005.

Rinsley, D. B.: The developmental etiology of borderline and narcissistic disorders. Bull Menninger Clin 44:127–134, 1980.

Rinsley, D. B.: A comparison of borderline and narcissistic personality disorders. Bull Menninger Clin 48: 1–9, 1984.

Rinsley, D. B.: Notes on the pathogenesis and nosology of borderline and narcissistic personality disorders. J Am Psychoanal 13: 317–328, 1985.

Rinsley, D. B.: The adolescent, the family, and the culture of narcissism: a psychosocial commentary. Adolescent Psychiatry 13: 7–28, 1986.

Rinsley, D. B.: Notes on the developmental pathogenesis of narcissistic personality disorder. Psychiatr Clin North Am 12: 695–707, 1989.

Ronningstam, E., Gunderson, J., Lyons, M.: Changes in pathological narcissism. Am J Psychiatry 152: 253–257, 1995.

Rose, P.: The happy and unhappy faces of narcissism. Pers Individ Diff 33: 379–391, 2002.

Rosenfeld, H.: Impasse and Interpretation: Therapeutic and Anti-Therapeutic Factors in the Psychoanalytic Treatment of Psychotic, Borderline, and Neurotic Patients. Edited by Tuckett, D. London, Tavistock, 1987.

Roth, B. E.: Narcissistic patients in group psychotherapy: containing affects in the early group, in: Disorders of Narcissism: Diagnostic, Clinical, and Empirical Implications. Edited by Ronningstam, E. F. Washington, DC, American Psychiatric Press, 1998, S. 221–237.

Rothstein, A.: The Narcissistic Pursuit of Perfection. New York, International Universities Press, 1980.

Stein, M. H.: Book review of The Restoration of the Self by Heinz Kohut. J Am Psychoanal Assoc 27: 665–680, 1979.

Stolorow, R. D.: Toward a functional definition of narcissism. Int J Psychoanal 56: 179–185, 1975.

Stone, M. H.: Normal narcissism: an etiological and ethological perspective, in: Disorders of Narcissism: Diagnostic, Clinical, and Empirical Implications. Edited by Ronningstam, E. F. Washington, DC, American Psychiatric Press, 1998, S. 7–28.

Wilson, M.: The analyst's desire and the problem of narcissistic resistances. J Am Psychoanal Assoc 51: 72–99, 2003.

Wink, P.: Two faces of narcissism. J Pers Soc Psychol 61: 590–597, 1991.

Winnicott, D. W. (Hg.): Reifungsprozesse und fördernde Umwelt. München, Kindler, 1974; engl. The maturational processes and the facilitating environment. Studies in the theory of emotional development. International University Press, New York, 1965.

Wong, N.: Clinical considerations in group treatment of narcissistic disorders. Int J Group Psychother 29: 325–345, 1979.

Wong, N.: Combined group and individual treatment of borderline and narcissistic patients: heterogeneous versus homogeneous groups. Int J Group Psychother 30: 389–404, 1980.

Yalom, I. D.: Theorie und Praxis der Gruppenpsychotherapie. Ein Lehrbuch 8. Aufl. Stuttgart, Klett-Cotta, 2005; engl. The Theory and Practice of Group Psychotherapy. 3rd Edition. New York, Basic Books, 1985.

KAPITEL 17

CLUSTER-B-PERSÖNLICHKEITSSTÖRUNGEN

Dissoziale Persönlichkeitsstörung

Von allen Patienten mit Persönlichkeitsstörungen sind es vermutlich die dissozialen Patienten, die am umfassendsten studiert werden, zugleich aber auch diejenigen, die die Kliniker am ehesten meiden. Bei diesen Patienten kommt es vor, dass sie in der therapeutischen Situation lügen, betrügen, stehlen, Drohungen aussprechen und andere Arten des verantwortungslosen und täuschenden Verhaltens an den Tag legen. Sie werden als „Psychopathen", „Soziopathen" und „Personen mit Charakterstörungen" bezeichnet – mit Begriffen also, die in der Psychiatrie traditionell mit Unbehandelbarkeit gleichgesetzt werden. Manche sind sogar der Ansicht, solche Patienten seien als „Kriminelle" zu betrachten und sollten nicht in den Zuständigkeitsbereich der Psychiatrie aufgenommen werden. Die klinische Erfahrung zeigt jedoch, dass ein breites Spektrum von Patienten, das von gänzlich unbehandelbaren bis zu denen reicht, die unter bestimmten Bedingungen behandelt werden können, als dissozial bezeichnet wird. Die letztere Gruppe rechtfertigt die ausführliche Beschäftigung mit diesen Patienten, durch die jene, die bereit sind, Hilfe anzunehmen, die bestmögliche Behandlung erhalten können.

Die erste umfassende klinische Beschreibung solcher Patienten legte Hervey Cleckley in seinem klassische Werk *The Mask of Sanity* (1941/1976) vor. Wie der Titel andeutet, betrachtete Cleckley den Psychopathen als jemanden, der nicht offen psychotisch ist, dessen Verhalten jedoch so chaotisch und den Anforderungen der Realität und der Gesellschaft in so geringem Maße entspricht, dass es auf eine unter der Oberfläche verborgene Psychose hindeutet. Während Psychopathen, so Cleckley, scheinbar zu oberflächlichen Beziehungen zu anderen Menschen in der Lage sind, verhalten sie sich in allen ihren Beziehungen völlig unverantwortlich und nehmen keinerlei Rücksicht auf die Gefühle oder Sorgen anderer.

Der Begriff *Psychopath* ist in den Jahrzehnten seit der Veröffentlichung des als Meilenstein geltenden Werkes von Cleckley aus der Mode gekommen. Die Bezeichnung Soziopath war eine Zeit lang gebräuchlich, angeblich um zu betonen, dass einige der Probleme dieser Menschen sozialen und nicht psychologischen Ursprungs sind. Als im Jahr 1968 das zweite *Diagnostic and Statistical Manual of Personal Disorders* der American Psychiatric Association (DSM-II. American Psychiatric Association, 1968) erschien, bevorzugte man bereits die Bezeichnung dissoziale Persönlichkeit. Mit dem Erscheinen des DSM-III im Jahr 1980 (American Psychiatric Association, 1980) änderte sich die Diagnose der dissozialen Persönlichkeitsstörung (ASPD) im Vergleich zu Cleckleys ursprünglicher Beschreibung erheblich. Obwohl die DSM-III-Kriterien mehr diagnostische Einzelheiten enthielten als für jede andere Persönlichkeitsstörung, beschränkten sie die Störung im Wesentlichen auf eine kriminelle Population, die mit hoher Wahrscheinlichkeit mit unterdrückten und benachteiligten sozioökonomischen Gruppen in Verbindung steht (Halleck 1981; Meloy 1988; Modlin 1983).

Bei der Anwendung der DSM-III-Kriterien auf inhaftierte Straffällige stellten die Forscher fest, dass bei der Mehrheit (50–80 %) dieser Populationen eine ASPD diagnostiziert werden konnte (Hare 1983; Hart und Hare 1998). Mit der Anwendung diagnostischer Kriterien, die der Tradition Cleckleys näherstanden und den psychopathischen Aspekt betonten, erhielten die Forscher deutlich abweichende Ergebnisse. Anhand der Hare Psychopathy Checklist-Revised (PCL-R) erwiesen sich nur 25 % der inhaftierten Straffälligen als Psychopathen (Hare 1991; Hare et al. 1991). In einer Studie mit 137 kokainabhängigen Frauen, die sich um eine Behandlung bemühten (Rutherford et al. 1999) wurde anhand der DSM-Kriterien bei mehr als einem Viertel eine ASPD festgestellt, nach der PCL-R hingegen wurde nur bei 1,5 % eine mittelschwere Psychopathie diagnostiziert. Dieses Instrument arbeitet statt mit Selbsteinschätzungen mit professionellen klinischen Bewertungen und umfasst auch Items wie Unverantwortlichkeit, Impulsivität, Fehlen realistischer langfristiger Ziele, promiskes Sexualverhalten, frühe Verhaltensauffälligkeiten, schmarotzerischer Lebenswandel, Hartherzigkeit und fehlende Empathie, oberflächliche Affekte, fehlende Reue oder Schuldgefühle, Bedürfnis nach Anregung und Neigung zu Langeweile, grandiose Vorstellungen über den Selbstwert und mit oberflächlichem Charme verbundene Heuchelei.

In den letzten Jahren hat der Begriff *Psychopath* als diagnostische Bezeichnung für bestimmte psychodynamische und sogar biologische

TABELLE 17–1. DSM-IV-TR-Kriterien der dissozialen Persönlichkeitsstörung

A. Es besteht ein tief greifendes Muster von Missachtung und Verletzung der Rechte anderer, das ab dem 15. Lebensjahr auftritt und sich in drei (oder mehr) der nachstehenden Kriterien zeigt:

(1) Der/die Betreffende ist nicht in der Lage, sich in Bezug auf gesetzmäßiges Verhalten den gesellschaftlichen Normen anzupassen, was sich im wiederholten Begehen von Handlungen äußert, die einen Grund für eine Festnahme darstellen.

(2) Der/die Betreffende legt Falschheit an den Tag, die sich in wiederholtem Lügen, dem Gebrauch von Decknamen oder dem Betrügen anderer zum persönlichen Vorteil oder Vergnügen äußert.

(3) Den/die Betreffende/n kennzeichnen Impulsivität oder die Unfähigkeit, vorausschauend zu planen.

(4) Der/die Betreffende legt Reizbarkeit oder Aggressivität an den Tag, die sich in wiederholten Schlägereien oder Überfällen äußert.

(5) Der/die Betreffende legt eine rücksichtslose Missachtung der eigenen Sicherheit bzw. der Sicherheit anderer an den Tag.

(6) Der/die Betreffende legt eine durchgängige Verantwortungslosigkeit an den Tag, die sich in der wiederholten Unfähigkeit zeigt, eine dauerhafte Tätigkeit auszuüben oder finanziellen Verpflichtungen nachzukommen.

(7) Der/die Betreffende legt fehlende Reue an den Tag, die sich in Gleichgültigkeit oder Rationalisierung äußert, nachdem er/sie andere gekränkt, misshandelt oder bestohlen hat.

B. Der/die Betreffende ist mindestens 18 Jahre alt.

C. Es gibt Belege für eine Verhaltensstörung, die vor Vollendung des 15. Lebensjahres begonnen hat.

D. Zu dissozialem Verhalten kommt es nicht ausschließlich im Verlauf der Schizophrenie oder während manischer Episoden.

Quelle: Nachgedruckt aus American Psychiatric Association: *Diagnostic and Statistical Manual of Mental Disorders.* Fourth Edition, Text Revision. Arlington, VA, American Psychiatric Association, 2000. Copyright 2000, American Psychiatric Association. Verwendung mit Genehmigung.

Merkmale, die durch die DSM-IV-Kriterien der ASPD (Tabelle 17–1; American Psychiatric Association, 2000) (Hart und Hare 1998; Meloy 1988, 1995; Person 1986; Reid et al. 1986) nicht erfasst werden, erneut an Popularität gewonnen. Diese Unterscheidung ist aus klinischer Sicht sinnvoll, da jemand ein Psychopath sein kann, ohne die DSM-IV-TR-Kriterien der ASPD zu erfüllen, beziehungsweise die DSM-IV-TR-Kriterien der ASPD erfüllen kann, ohne ein Psychopath zu sein.

In Hares (1991) Definition der *Psychopathie* liegt der Schwerpunkt auf den zuvor aufgelisteten Merkmalen, die sich in interpersonelle/psychodynamische Merkmale und dissoziale Handlungen aufteilen lassen. Obwohl diese beiden Komponenten offensichtlich korrelieren, können sie auch einzeln auftreten (Livesley 2003). Bei manchen Betroffenen fehlt die Empathie, oder sie sind hartherzig, grandios und manipulativ, ohne dass sich die Verhaltensauffälligkeiten der betreffenden Komponente des Hare-Schemas manifestieren. Grundsätzlich gilt jedoch, dass die Psychopathie sowohl hinsichtlich ihrer klinischen Manifestationen als auch hinsichtlich ihrer Behandlungsresistenz weitaus schwerwiegender ist. Die Betroffenen weisen im Vergleich zu Nichtpsychopathen wahrscheinlich deutliche neuropsychologische Unterschiede auf und sind möglicherweise rücksichtsloser und in höherem Maße unfähig zu jeglicher Art emotionaler Bindung, mit Ausnahme einer auf Macht basierenden sadomasochistischen Art der Interaktion (Meloy 1988).

Zur Beurteilung der Behandelbarkeit sind die DSM-IV-TR-Kriterien nicht sonderlich geeignet. Bei dissozialen Patienten muss der Kliniker zuallererst feststellen, ob ein bestimmter Patient unter den gegebenen Umständen behandelbar ist. Dieses Dilemma lässt sich begrifflich erfassen, indem man das dissoziale Erscheinungsbild als Subkategorie der narzisstischen Persönlichkeitsstörung betrachtet (Kernberg 1988, 1998; Meloy 1988, 1995; Reid 1985). Es gibt in der Tat ein narzisstisches Kontinuum dissozialer Pathologie, das von der primitivsten Psychopathie in ihrer reinsten Form bis zur narzisstischen Persönlichkeitsstörung mit ichsyntonen dissozialen Merkmalen und bis zu einem Narzissmus reicht, bei dem der Patient bei der Übertragung einfach unehrlich ist (Kernberg 1988, 1998).

Der Kliniker begegnet vielen Patienten mit dissozialen Eigenschaften. Der dynamische Kliniker sollte bei der Beurteilung eines jeden Patienten das obige narzisstische Kontinuum im Sinn haben. Indem er gleichzeitig nach der dynamischen Auffassung und auf der Grundlage einer sorgfältigen Diagnose (die weiter unten in diesem Kapitel besprochen wird) in Bezug auf Psychopathie sowie narzisstische und dissoziale Pathologie urteilt, kann er eine dynamisch ausgerichtete Entscheidung darüber treffen, ob der Patient behandelbar ist und welche Umstände eine Behandlung rechtfertigen. Der Begriff *Psychopath* wird in diesem Kapitel im engen Sinne gebraucht und bezeichnet diejenige Untergruppe von Patienten, die durch die Kriterien von Hares PCL-R und die psychodynamischen Beschreibungen von Meloy (1988, 1995) und Person (1986) erfasst werden. Als *dissoziale Patienten* werden diejenigen bezeichnet, die auf dem Kontinuum einzuordnen sind und dissoziales Verhalten unterschiedlichen Ausmaßes an den Tag legen.

Epidemiologie

Über die Epidemiologie der ASPD, deren Prävalenz im Laufe des Lebens bei der US-Bevölkerung bei 2–3 % liegt, steht eine beträchtliche Menge an Erkenntnissen zur Verfügung (Cadoret 1986). Menschen mit dieser Störung finden sich häufiger in verarmten Innenstadtbereichen, und viele von ihnen verlassen die Highschool vor dem Abschluss. Das Leben dissozialer Menschen ist durch einen Abwärtstrend gekennzeichnet (Person 1986). Häufig verdienen und verlieren sie Geld im regelmäßigen Wechsel, bis sie in der Lebensmitte „ausgebrannt" sind und dabei oft unter schwerem Alkoholismus und Entkräftung leiden (Halleck 1981). Auch wenn sich ihre Impulsivität mit zunehmendem Alter bessert, haben sie auch weiterhin Auseinandersetzungen mit Arbeitskollegen, Erziehungspartnern und Partnern in Liebesbeziehungen (Paris 2003). Manche sterben vorzeitig.

Es besteht eine bemerkenswerte Korrelation zwischen dissozialer Charakterpathologie und Drogenmissbrauch (Cadoret 1986; Halleck 1981; Meloy 1988; Modlin 1983; Reid 1985; Vaillant 1983). Nach der gegenwärtigen Auffassung über die Wechselbeziehung der beiden Merkmale sind diese zwar häufig gemeinsam vorhanden, haben aber jeweils eine gesonderte Ätiologie (Cadoret 1986; Reid 1985; Vaillant 1983). Gesichert ist natürlich auch, dass kriminelle Handlungen in engem Zusammenhang mit Drogenmissbrauch stehen (Holden 1986). Untersuchungen haben gezeigt, dass 52–65 % der Schwerverbrecher Drogen missbrauchen.

Man geht allgemein davon aus, dass die Mehrzahl der Patienten mit dissozialen Auffälligkeiten männlich ist, und das Verhältnis von Männern und Frauen mit ASPD liegt in der Tat zwischen 4:1 und 7,8:1 (Cadoret 1986). Familiäre Zusammenhänge zwischen Psychopathie und Somatisierungsstörungen (Hysterie) sind zur Genüge belegt (Cadoret 1978; Cloninger und Guze 1975; Cloninger et al. 1984; Woerner und Guze 1968). Eine mögliche Erklärung für diese Korrelation lautet, dass das Geschlecht einen Einfluss darauf hat, ob es bei einem Individuum mit hysterischen oder histrionischen Persönlichkeitsmerkmalen zu einer dissozialen Persönlichkeit oder einer Somatisierungsstörung kommt (Lilienfeld et al. 1986).

Obwohl sie bei Männern wesentlich häufiger ist, kann Psychopathie auch bei Frauen auftreten und kommt in der Tat auch bei ihnen vor. Wegen der Geschlechterrollenklischees kommt es vor, dass Kliniker sie bei Frauen übersehen. Bei einer verführerischen und manipulativen Frau, die ein erhebliches Maß an dissozialem Verhalten an den Tag legt, wird mit weitaus größerer Wahrscheinlichkeit eine hysterische, eine histrionische oder eine Borderline-Störung festgestellt. Eine 19-jährige Patientin, die sich in stationärer Behandlung befand, hatte reichlich dissoziales Verhalten gezeigt, unter anderem einen Mann ermordet, der nach ihrer Aussage versucht hatte, sie zu vergewaltigen, außerdem gestohlen, gelogen und die Behandlung anderer Patienten vereitelt. Während ihres Krankenhausaufenthaltes brachte sie zwei männliche Patienten dazu, ihr ein Brecheisen ans Fenster zu bringen, damit sie fliehen konnte. Nachdem sie mit den beiden Männern durch das Land gezogen war (wobei sie die Kreditkarten ihrer Eltern benutzte), ließ sie sie ohne Geld an einem Flughafen zurück. Ihre Therapie wurde erst geändert, nachdem sie in ihrem Zimmer ein Feuer gelegt und damit alle Patienten auf der Station in Gefahr gebracht hatte. Da diese Patientin attraktiv und verführerisch war und im Umgang mit anderen einen gewissen Charme einsetzte, entschied das Behandlungspersonal im Zweifelsfall immer wieder zu ihren Gunsten. Manche meinten sogar, ihr Verhalten ließe eher auf eine „Depression" als auf eine dissoziale Pathologie schließen, während sie sowohl die DSM-IV-Kriterien (American Psychiatric Association, 1994) der ASPD als auch die psychodynamischen Kriterien der Psychopathie erfüllte.

Diese Tendenz der Fehldiagnosen bei dissozialen Frauen könnte sich – mit der zunehmenden sozialen Freiheit der Frau – jedoch ändern (Reid 1985). So wie mehr und mehr Frauen ihre Lebensweise dem traditionell männlichen Muster angleichen, wird bei ihnen möglicherweise vermehrt ASPD diagnostiziert werden. Die durch das Geschlecht bedingten Unterschiede bei der Diagnose von Persönlichkeitsstörungen wurden in der Forschung zu Persönlichkeitsstörungen relativ wenig beachtet. Eine Studie mit 665 Collegestudenten hat jedoch gezeigt, dass ein Zusammenhang zwischen traditionellen männlichen Eigenschaften und dissozialen Tendenzen besteht (Klonsky et al. 2002). Außerdem wurde die Möglichkeit in Betracht gezogen, dass die histrionische Persönlichkeitsstörung die weibliche und ASPD die männliche Variante der Psychopathie sein könnte. Die Forschung hat diese Unterscheidung noch nicht belegt, sodass in diesem Bereich eindeutig weitere Untersuchungen erforderlich sind (Cale und Lilienfeld 2002).

Psychodynamische Auffassung

Um zu einem umfassenden Verständnis der ASPD zu gelangen, muss man zunächst anerkennen, dass an ihrer Ätiologie und Pathogenese eindeutig auch biologische Faktoren beteiligt sind. Studien mit Zwillingen haben überzeugende Belege dafür geliefert, dass genetische Faktoren einen Einfluss auf die Entstehung der Psychopathie haben (Cadoret 1986). Die Konkordanz hinsichtlich der Kriminalität beispielsweise ist bei eineiigen Zwillingen zwei bis dreimal so hoch wie bei zweieiigen (Christiansen 1977; Wilson und Herrnstein 1985). ASPD scheint sogar als Modellstörung geeignet zu sein, anhand welcher die Wechselwirkung zwischen Genen und Umgebung untersucht werden kann. Untersuchungen haben stets ergeben, dass eine durch Faktoren in der

Umgebung verstärkte genetische Anfälligkeit mit größerer Wahrscheinlichkeit zu dissozialem oder kriminellem Verhalten führt (Cadoret et al. 1995; Caspi et al. 2002; Foley et al. 2004; Hodgins et al. 2001; Raine et al. 1996, 1997). In der Dunedin Multidisciplinary Health and Development Study (Caspi et al. 2002) führten die Forscher eine prospektive Beobachtung eines Geburtsjahrgangs aus 1037 Kindern durch, und zwar im Alter von 3, 5, 7, 9, 11, 13, 15, 18, und 21 Jahren. 96 % der Stichprobe wurden dann im Alter von 26 Jahren erneut aufgesucht und bewertet. Im Alter zwischen 3 und 11 Jahren hatten 8 % „schwere" Misshandlung, 28 % „wahrscheinlich" eine Misshandlung und 64 % keine Misshandlung erlitten. Misshandlung umfasste Ablehnung durch die Mutter, den wiederholten Verlust des Hauptbetreuers, strenge Disziplin, physische Misshandlung und sexuellen Missbrauch. Die Forscher stellten fest, dass ein funktionaler Polymorphismus des Gens, das für das Neurotransmitter abbauende Enzym Monoaminooxidase A (MAO-A) verantwortlich ist, die Auswirkung von Misshandlungen verändert. Männliche Probanden mit einem Genotyp mit niedriger MAO-A-Aktivität, die in ihrer Kindheit misshandelt worden waren, hatten erhöhte dissoziale Scores, solche mit einem Genotyp mit hoher MAO-A-Aktivität auch dann nicht, wenn sie in der Kindheit misshandelt worden waren. 85 % der männlichen Probanden mit einem Genotyp mit niedriger MAO-A-Aktivität und schwerer Misshandlung zeigten dissoziales Verhalten. Die Ergebnisse dieser Studie wurden von Foley et al. (2004) in ihrer Untersuchung über 514 männliche Zwillinge mit Verhaltensstörungen von 8 bis 17 Jahren wiederholt. Diese Studien lassen den Schluss zu, dass die Genotypen die Empfindlichkeit von Kindern gegenüber Stressfaktoren der Umgebung mindern, und dass die Kombination von genetischer Empfänglichkeit und widrigen Erfahrungen zu dissozialem Verhalten führen kann.

Eine weitere elegante Studie über das Zusammenspiel von Genen und Umwelt deutet darauf hin, dass die einzigartige Umgebung, die bei Geschwistern in ein und derselben Familie jeweils *unterschiedlich* ist, einen entscheidenden Einfluss auf das Entstehen dissozialen Verhaltens haben kann. Reiss et al. (1995, 2000) untersuchten 708 Familien mit mindestens zwei heranwachsenden Geschwistern desselben Geschlechts in verschiedenen Zusammensetzungen. 93 Familien hatten eineiige Zwillinge, 99 zweieiige Zwillinge, 95 gewöhnliche Geschwisterkinder, 181 Vollgeschwister in Stieffamilien, 110 Halbgeschwister in Stieffamilien und 130 genetisch nicht verwandte Geschwister in Stieffamilien. Mithilfe von Videoaufnahmen und eines Fragebogens wurden Daten über die Art und Weise der elterlichen Fürsorge gesammelt. Etwa 60 % der Varianz im Hinblick auf dissoziales Verhalten bei Heranwachsenden konnte mit negativem oder konfliktbeladenem Verhalten der Eltern gegenüber dem betreffenden Heranwachsenden in Verbindung gebracht werden.

Die Forscher vermuteten, dass bestimmte erbliche Eigenschaften der Kinder ein strenges und widersprüchliches Verhalten bei den Eltern auslösten, was bei Geschwistern ohne diese erblichen Eigenschaften nicht der Fall war. Bei letzteren schien sich eine Schutzwirkung zu zeigen, wenn die Eltern gegenüber dem anderen Geschwisterkind ein strenges Verhalten an den Tag legten. Reiss et al. (2000) stellten fest, dass die Reaktion der Familien auf diese erblichen Eigenschaften gewöhnlich einer der folgenden vier Formen zuzuordnen war: 1. Sie verschlimmerte die schwierigen Aspekte des Kindes. 2. Sie verstärkte wünschenswerte Merkmale des Kindes. 3. Sie beschützte das Kind vor den negativen Folgen des schwierigen Verhaltens. 4. Sie führte dazu, dass sich die Eltern von dem schwierigen Kind zurückzogen, um das Geschwisterkind mit besseren Aussichten zu schützen. Die Forscher vermuteten, „die Umsetzung genetischer Informationen in Familienprozessen könne es an Bedeutung möglicherweise mit dem weitaus besser bekannten Prozess der RNA-Umsetzung – der entscheidenden genetischen Umwandlung genetischer Informationen bei der Proteinsynthese – aufnehmen und mit dieser zusammenwirken" (S. 386).

Außerdem mehren sich die Belege für eine biologische Grundlage der ASPD. Kleinkinder, in deren Familie ASPD gehäuft vorkommt, haben deutlich niedrigere Werte für 5-Hydroxyindolessigsäure (5-HIAA) als Kleinkinder ohne eine solche Familienanamnese (Constantino et al. 1997). Weiterhin gibt es bemerkenswerte Zusammenhänge zwischen einer verminderten Reaktivität des vegetativen Nervensystems und der Wahrscheinlichkeit für kriminelles Verhalten (Brennan et al. 1997; Raine et al. 1990, 1995). Eine erhöhte Reaktivität des vegetativen Nervensystems scheint prospektiven Begleitstudien mit Teenagern zufolge sogar vor kriminellem Verhalten zu schützen. Aus psychodynamischer Sicht kann man sagen, dass bei Menschen mit stark internalisierten Normen bezüglich Recht und Unrecht – die oft mit dem Über-Ich und dem Ich-Ideal zusammenhängen – möglicherweise Angst und eine erhöhte vegetative Reaktivität in Form von Schuldgefühlen auftreten, wenn sie diese moralischen Grenzen überschreiten.

Auch verschiedene neuropsychologische Defizite in der Kindheit scheinen die Wahrscheinlichkeit der Entstehung einer ASPD zu erhöhen. So besteht beispielsweise bei Kindern mit einer Aufmerksamkeitsdefizit-/Hyperaktivitätsstörung ein deutlich höheres Risiko für eine spätere ASPD (Mannuzza et al. 1998). Bei Männern, die im pränatalen Stadium im ersten und/oder zweiten Trimester der Schwangerschaft einem schweren Nährstoffmangel der Mutter ausgesetzt waren, besteht ein erhöhtes Risiko für ASPD (Neugebauer et al. 1999). Unter Anwendung der strukturellen Kernspintomografie stellten Raine et al. (2000) bei 11 % der Patienten mit einer dissozialen Persönlichkeit eine Verringerung der grauen Substanz im Vergleich zu gesunden Personen, psychiatrischen Kontrollpersonen und 26 drogenabhängigen Probanden fest. Sie schlossen daraus, dass dieses strukturelle Defizit möglicherweise mit der niedrigen vegetativen Erregbarkeit, dem fehlenden Gewissen und den für dissoziale und psychopathische Menschen typischen problematischen Entscheidungen zusammenhängt.

Viele dieser Studien unterscheiden nicht zwischen Psychopathie und ASPD, eine zunehmende Anzahl von Erkenntnissen belegt jedoch, dass Psychopathen abweichende anatomische und funktionelle Merkmale aufweisen. 25 Psychopathen wurden mit 18 Personen mit einer Borderline-Persönlichkeitsstörung und 24 Kontrollpersonen verglichen (Herpertz et al. 2001). Die Psychopathen zeichneten sich durch verminderte elektrodermale Reaktivität, das Fehlen der Schreckreaktion und geringere Mimik aus. Die Forscher kamen zu dem Schluss, psychopathische Menschen haben eine deutlich verminderte Angstreaktion auf Ereignisse und ein allgemeines Defizit hinsichtlich der Verarbeitung affektiver Informationen. Die emotionale Hyporeaktivität war auffallend und in hohem Maße charakteristisch für Psychopathen. In einer weiteren Untersuchung von Raine und seinen Kollegen (2003) wurde das Corpus callosum von 15 Männern mit hohen Psychopathiescores mit dem von 25 entsprechenden Kontrollpersonen verglichen. Bei den Personen mit Psychopathie war sowohl das Volumen der kallösen weißen Substanz als auch die Länge des Corpus callosum in statistisch signifikantem Maße größer. Außerdem waren bei ihnen die Dicke des Corpus callosum um 15 % geringer und die funktionelle Interkonnektivität der Gehirnhälften größer. Die Forscher vermuteten, dass atypische neuronale Entwicklungen wie der Stillstand in einem frühen Stadium des axonalen Pruning oder eine verstärkte Myelinisation der weißen Substanz für diese Abweichungen des Corpus callosum bei Psychopathie verantwortlich sein könnten.

Eine elegant angelegte prospektive Studie (Johnson et al. 1999) hat gezeigt, dass sich aufgrund von Vernachlässigung und Misshandlung (jedoch nicht sexuellem Missbrauch) im Kindesalter eine höhere Prävalenz dissozialer Symptome im Erwachsenenalter voraussagen lässt. Obwohl es richtig ist, dass aufgrund von Misshandlung in der Kindheit möglicherweise Symptome der ASPD für das Erwachsenenalter vorausgesagt werden können, kann die Ätiologie nicht auf eine einfache Formel reduziert werden, laut welcher Opfer zu Tätern werden. 86 % der misshandelten und vernachlässigten Kinder in einer Studie (Luntz und Widom 1994) hatten als Erwachsene keine ASPD, während 7 % ohne eine solche Vorgeschichte ASPD hatten. Ebenso ging in einer Untersuchung mit 85 inhaftierten Frauen (Zlotnick 1999) Misshandlung in der Kindheit nicht mit ASPD einher.

Die erblichen Eigenschaften des Kindes, die häufig durch perinatale Hirnschädigungen verstärkt werden, können zu bestimmten Schwierigkeiten bei der elterlichen Fürsorge führen. Das Kind ist möglicherweise schwer zu beruhigen und zeigt eine geringere affektive Reaktivität als von den Eltern erwünscht. In manchen Fällen neigen die Eltern wegen ihrer eigenen Psychopathologie selbst zu Misshandlungen, oder sie werden immer ungeduldiger und gereizter, weil das Kind nicht so reagiert, wie sie es möchten.

Meloy (1988) beschrieb zwei getrennte Prozesse, die in der Entwicklung dissozialer Menschen häufig sind. Der eine ist eine völlige Distanzierung von allen Beziehungen und affektiven Erfahrungen im Allgemeinen. Der andere ist ein stärker objektbezogener Vorgang, gekennzeichnet durch sadistische Versuche, sich mit anderen zu verbünden, um Macht auszuüben und destruktiv zu sein. Außerdem treten wegen der genetischen/biologischen Defizite des Kindes und der ungünstigen häuslichen Umgebung, in die es hineingeboren wird, große Probleme bei der Internalisierung anderer auf.

Die schwere Schädigung der Internalisierung bei Psychopathen führt offensichtlich dazu, dass die Ausbildung des Über-Ichs scheitert – was, im dynamischen Sinne, das klassische Erkennungszeichen eines Psychopathen ist. Das Fehlen jeglicher Moralvorstellung bei diesen Menschen gehört zu den abschreckenden Eigenschaften, durch die sie kaum noch menschlich erscheinen. Das einzige Wertesystem, das für sie eine gewisse Bedeutung hat, ist das Ausüben aggressiver Macht, und die einzigen Anzeichen für ein Über-Ich sind wohl die sadistischen Über-Ich-Vorläufer (oder gewalttätig-sadistischen Objekte), die sich in ihrem sadistischen und grausamen Verhalten manifestieren (Kernberg 1988).

Patienten auf einem höheren Niveau, die nicht in die Kategorie des „reinen“ Psychopathen passen, können eine Über-Ich-Lücke aufweisen (Johnson 1949). Solche Menschen haben wegen ihrer relativ günstigeren Konstitution und Erfahrung mit der elterlichen Fürsorge so etwas wie ein Gewissen, wobei es jedoch abgegrenzte Bereiche gibt, in denen das Über-Ich nicht zu funktionieren scheint. Manche von ihnen wurden auf subtile oder weniger subtile Weise von einem oder von beiden Elternteilen zu ihrem dissozialen Verhalten ermuntert.

> Allen war ein 10-jähriger Junge, den seine Eltern ins Krankenhaus gebracht hatten. Beim Aufnahmeinterview mit dem Psychotherapeuten und dem Sozialarbeiter berichteten seine Mutter und sein Vater von einer langen Vorgeschichte aggressiven Verhaltens. Allen hatte sich wiederholt in der Schule geprügelt, kleinere vandalistische Handlungen am Eigentum von Nachbarn vorgenommen und gehorchte seinen Eltern nicht. Allens Vater beschrieb den Vorfall, der schließlich zur Einweisung seines Sohnes ins Krankenhaus geführt hatte: „Da fuhr dieser alte Mann in seinem Auto an unserem Haus vorbei, und Allen war im Hof mit seinem Bogen und den Pfeilen. Obwohl der Mann mit 35 Meilen pro Stunde fuhr, schaffte Allen es, einen Pfeil durch die Windschutzscheibe zu schießen und den Mann am Auge zu treffen. Sie müssen zugeben, dass das ein ziemlich guter Schuss war.“ Als Allens Vater flüchtig lächelte, sah Allen verwirrt drein.

Schreibtischtäter passen häufig in diese Kategorie der Über-Ich-Lücke. Aufgrund ihrer narzisstischen Persönlichkeitsstruktur haben sie Erfolg, doch schließlich manifestieren sich bestimmte Defekte ihres Gewissens in dissozialen Verhaltensweisen, die auch andere bemerken. In diesem Zusammenhang ist es wichtig, zwischen dissozialem *Verhalten* und einer echten dissozialen Persönlichkeit zu unterscheiden. Dissoziales Verhalten kann die Folge von Gruppendruck, neurotischen Konflikten oder psychotischem Denken sein und hat in solchen Fällen nichts mit der ASPD zu tun.

Ein anderer Aspekt der Über-Ich-Pathologie, die eher für echte Psychopathen als für narzisstische Varianten der höheren Ebene charakteristisch ist, ist das völlige Fehlen jeglicher Bemühungen, das dissoziale Verhalten moralisch zu rechtfertigen oder zu rationalisieren (Meloy 1988). Wenn sie mit ihrem dissozialen Verhalten konfrontiert werden, legen Psychopathen mit großer Wahrscheinlichkeit Selbstgerechtigkeit an den Tag und erklären, die Opfer ihres dissozialen Verhaltens hätten verdient, was sie bekommen haben. Gegebenenfalls lügen sie auch, um keine Verantwortung für ihr Verhalten übernehmen zu müssen.

Herr HH war ein 23-jähriger Mann, den das Gericht zu einer stationären Langzeitbehandlung verurteilt hatte. Kurz nach seiner Aufnahme suchte ihn ein Facharzt auf, und es kam zu folgendem Dialog:

FACHARZT: Weshalb sind Sie im Krankenhaus?

HERR HH: Das Gericht hat mich geschickt.

FACHARZT: Wie kam es dazu?

HERR HH: Ich war an einem Autounfall beteiligt, und dabei wurde mein bester Freund getötet.

FACHARZT: Wie ist das passiert?

HERR HH: Ich fuhr die Straße entlang und war in Gedanken mit meinen Angelegenheiten beschäftigt, als der Typ vor mir plötzlich auf die Bremse trat. Ich krache in sein Heck, und die Kanone in meinem Handschuhfach geht los und schießt meinem Freund aus Versehen in den Kopf.

FACHARZT: Warum hatten Sie eine Kanone in Ihrem Handschuhfach?

HERR HH: In der Gegend, in der ich wohne, muss man eine Kanone haben. Ich muss mich schützen. Da laufen lauter Drogendealer rum.

FACHARZT: Warum hat das Gericht sie wegen eines Unfalls ins Krankenhaus eingewiesen?

HERR HH: Gute Frage.

FACHARZT: Haben sie irgendwelche emotionalen Probleme?

HERR HH: Nein, ich bin eigentlich ganz locker.

FACHARZT: Haben Sie noch andere Schwierigkeiten mit dem Gesetz gehabt?

HERR HH: Die einzige andere Sache, die da noch war, war auch nicht meine Schuld. Meine Kumpels haben einen Geldwechselautomaten aus einem Waschsalon geklaut und ihn als Gag vor meiner Haustür abgestellt. Die Polizei dachte, ich wär es gewesen, und hat mich verhaftet.

Die Tatsache, dass Herr HH seine Verantwortung leugnet, zeigt, dass ihm sein „bester Freund“ nichts bedeutet, und dass er vollkommen unfähig ist,

> zuzugeben, dass er Probleme hat, die zu seiner Situation beigetragen haben könnten. Dieser Auszug veranschaulicht die Schwierigkeit, die die Behandlung von dissozialen Patienten für Therapeuten bedeuten kann, da diese alle Probleme externalisieren.

Dissoziales oder psychopathisches Verhalten lässt sich am besten als primitive Variante des Kontinuums der narzisstischen Persönlichkeitsstörung beschreiben (Kernberg 1988, 1998; Meloy 1988, 1995). Abbildung 17–1 zeigt dieses Kontinuum. An seinem unteren Ende stehen psychopathische Personen, die sich Altruismus bei anderen nicht vorstellen können und vollkommen unfähig sind, nichtausbeuterische Beziehungen einzugehen. Die nächsthöhere Stufe ist die des malignen Narzissmus, der durch ichsyntonen Sadismus und eine paranoide Orientierung gekennzeichnet ist. Menschen in dieser Kategorie unterscheiden sich von Psychopathen, indem sie zu einer gewissen Loyalität und Sorge gegenüber anderen fähig sind. Sie können sich auch vorstellen, dass andere moralische Sorgen und Überzeugungen haben. Die dritte Kategorie von unten umfasst Patienten mit einer narzisstischen Persönlichkeitsstörung und dissozialem Verhalten. Bei ihnen fehlen die paranoiden und sadistischen Eigenschaften des malignen Narzissten, sie können andere jedoch im Interesse ihrer eigenen Ziele gnadenlos ausbeuten. Allerdings haben sie gelegentlich Schuldgefühle und machen sich Sorgen und sind gegebenenfalls auch zur realistischen Planung in der Lage. Die Schwierigkeiten, die es ihnen bereitet, tiefer gehende Objektbeziehungen einzugehen, kann sich in einem Verhalten äußern, das dissozial wirkt. Bewegt man sich auf dem Kontinuum weiter nach oben, trifft man auf gelegentliches dissoziales Verhalten bei anderen Persönlichkeitsstörungen wie der Borderline-, der histrionischen oder der paranoiden Persönlichkeitsstörung. Diese Merkmale treten bei Personen mit weitaus stärker entwickelten Über-Ich-Strukturen auf. Auf den beiden obersten Stufen des Kontinuums finden sich Menschen mit neurotischen Charaktereigenschaften, die sich möglicherweise wegen unbewusster Schuldgefühle und in der Hoffnung, erwischt und bestraft zu werden, dissozial verhalten. Alle Varianten der narzisstischen und der dissozialen Persönlichkeitsstörungen können bei Menschen vorkommen, die auf eine Art und Weise reizend und manipulativ sind, dass andere häufig auf sie hereinfallen.

Die psychodynamische Unterscheidung zwischen behandelbaren narzisstischen Patienten der höheren Stufe mit dissozialen Eigenschaften und nicht behandelbaren reinen Psychopathen ist eine höchst komplizierte Angelegenheit, da alle dissozialen Patienten dazu neigen, die Kliniker zu täuschen. Es gibt nur wenige Studien, die dem Kliniker eine Anleitung für diese Unterscheidung bieten, ich bespreche jedoch im nächsten Abschnitt einige der Kriterien, die sich hinsichtlich der Entscheidung über die Behandelbarkeit als hilfreich erwiesen haben.

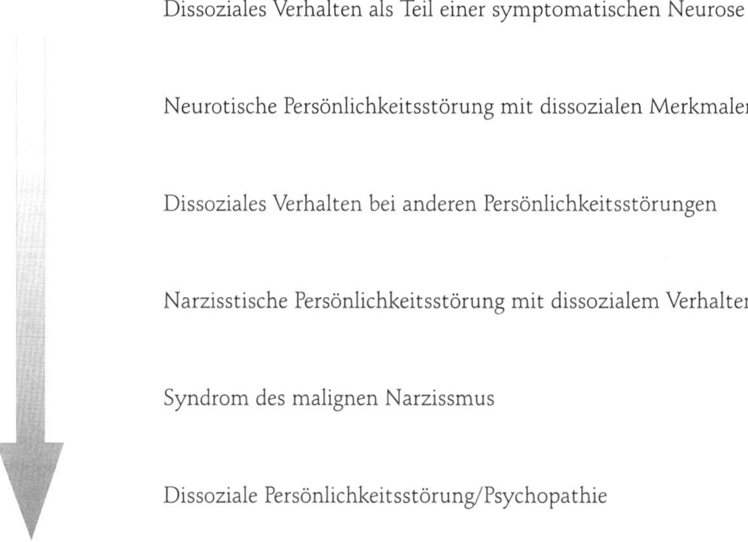

ABBILDUNG 17–1. EIN KONTINUUM DES DISSOZIALEN UND PSYCHOPATHISCHEN VERHALTENS
Quelle: nach Kernberg 1988

Behandlungsansätze

Stationäre Behandlung

Es herrscht eine breite Übereinstimmung darüber, dass Patienten mit schwerem dissozialen Verhalten höchstwahrscheinlich nicht von einem Behandlungsansatz profitieren, der ausschließlich auf einer ambulanten Psychotherapie basiert (Frosch 1983; Gabbard und Coyne 1987; Meloy 1995; Person 1986; Reid 1985). Selbst um eine geringfügige Besserung zu erzielen, ist eine institutionelle oder stationäre Umgebung erforderlich. Wenn eine Psychotherapie durchgeführt wird, muss mit dieser begonnen werden, solange dem Patienten in einem 24-Stunden-Milieu Grenzen gesetzt werden. Diese handlungsorientierten Menschen werden sich niemals mit ihren Affekten auseinandersetzen, solange sie ihre Impulse durch ihr Verhalten abreagieren können. Erst wenn sie durch eine stationäre Umgebung außer Gefecht gesetzt werden, können die Behandelnden bei ihnen Gefühle wie Angst und Leere beobachten (Frosch 1983; Person 1986). Wurden solche Patienten in Tagesbehandlungsprogramme aufgenommen, waren hohe Abbruchraten zu verzeichnen (Karterud et al. 2003).

Die Entscheidung, einen dissozialen Patienten auf einer allgemeinen psychiatrischen Station unter Patienten mit den verschiedensten Diagnosen unterzubringen, bereut man gewöhnlich. Das störende Verhalten des Psychopathen kann die Behandlung anderer Patienten massiv behindern und alle therapeutischen Programme des Milieus blockieren. Solche Patienten bestehlen andere Patienten, beuten sie sexuell aus und greifen sie an; sie belügen das Personal und machen es lächerlich, schmuggeln Drogen und Alkohol auf die Station, machen sich über die Behandlungsweise lustig und verleiten das Personal zu unehrlichem und unmoralischem Verhalten. Manche zerstören systematisch jegliche therapeutischen Bündnisse, die andere Patienten mit den Behandelnden geschlossen haben.

> Herr II war ein 46-jähriger Geistlicher, den seine Vorgesetzten in der Kirche zur stationären Behandlung gezwungen hatten, weil sein Verhalten ein Chaos in der Gemeinde verursacht hatte. Er hatte mehrere Frauen, die mit seiner Kirche in Verbindung standen, verführt und sich daran ergötzt, „ihren Glauben zu untergraben“, indem er die grundlegenden Sätze ihrer Überzeugung in Frage gestellt hatte. Sein Verhalten und seine Objektbeziehungen im Krankenhaus zeigten ähnliche Muster. Bei den Gruppensitzungen schwieg Herr II zumeist, „vergiftete“ jedoch auf heimtückische Weise das Milieu, indem er Mitglieder des Personals in Einzelgesprächen mit anderen Patienten abwertete und ihre Hoffnung, die Behandlung könnte erfolgreich sein, untergrub. Er betrachtete alle seine Beziehungen zu Patientinnen und weiblichen Behandelnden als Eroberungen sexueller Art und fand selbst dann noch Mittel und Wege, Frauen zu beherrschen und zu demütigen, als seine sexuellen Handlungen mithilfe der Struktur der Station unterbunden wurden. Er machte gegenüber anderen Patienten häufig Witze über die relativen sexuellen Qualitäten von Schwestern und Ärztinnen der Station und äußerte sich, unabhängig von ihrem Geschlecht, abwertend über den Sachverstand aller Mitglieder des Personals. Seine Behandlung endete, als er zusammen mit einer Patientin einen Ausbruch plante und durchführte. Sein Einfluss auf die Station war jedoch in Form der allgegenwärtigen Zweifel der Patienten über den Nutzen der Behandlung – den er mit seinen Bemerkungen und Handlungen geschürt hatte – noch Monate später zu spüren.

Raffinierte und intelligentere Psychopathen sind im Krankenhausmilieu häufig aus einem anderen Grund problematisch. Da sie wissen, dass ein Aufenthalt im Krankenhaus weitaus angenehmer ist als im Gefängnis, spiegeln sie den Behandelnden vor, dass die Behandlung sehr erfolgreich ist. Solche Patienten sind oft regelrechte Charmeure, die das Personal davon überzeugen, dass sie früher als geplant entlassen werden können. Die Änderungen im Verhalten dissozialer Patienten, die während des Krankenhausaufenthaltes eingetreten sind, bleiben jedoch nach der Entlassung gewöhnlich nicht bestehen (Frosch 1983). Oftmals durchlaufen sie die Behandlung nur, ohne von ihr berührt zu werden. Wenn sie nach der

Entlassung zu ihrem dissozialen Verhalten zurückkehren, sind die Behandelnden nicht selten entrüstet, weil sie reingelegt wurden.

Um eine enorme Verschwendung von Zeit, Geld und Energie zu vermeiden, müssen Krankenhausärzte abwägen, bei welchen dissozialen Patienten der Versuch einer Einweisung in die Psychiatrie gerechtfertigt ist. Es herrscht allgemeine Übereinstimmung darüber, dass echte Psychopathen nicht auf eine allgemeine psychiatrische Station gehören, weil sie nicht in der Lage sind, von einer solchen Behandlung zu profitieren, und weil sie dies gewöhnlich ausnutzen und die Situation zu der des sprichwörtlichen „Fuchses im Hühnerstall" machen. Spezialisierte Stationen wie solche in Gefängnissen (Kiger 1967; Sturup 1968), nichtmedizinische stationäre Gemeindeprogramme (Reid und Solomon 1981) und Wildnisprogramme haben sich bei psychopathischen Patienten als etwas erfolgreicher erwiesen und gelten im Allgemeinen als einzige Hoffnung für Menschen dieser diagnostischen Kategorie.

In spezialisierten Einrichtungen wie der Patuxent Institution in Maryland oder Herstedvester in Dänemark wird die Behandlung von Psychopathen durch die Homogenität des Milieus vorangetrieben. Ein wichtiger Bestandteil dieser Programme ist die Konfrontation durch die Gruppe Gleichgesinnter. Andere Psychopathen kennen die „Täuschungsmanöver" ihrer Genossen, die, wenn die Betreffenden konsequent mit ihnen konfrontiert werden, ihre Wirkung verlieren. Außerdem haben solche Programme eine feste Struktur mit klaren Regeln, die hart durchgesetzt werden. Die Sanktionen für Regelverletzungen jeglicher Art werden schnell und ohne dass der Patient die Möglichkeit hat, zu handeln oder sich zu rechtfertigen, umgesetzt (Reid 1985; Yochelson und Samenow 1977). Dennoch konnte in Studien über die Behandlung von Psychopathen in Gefängnissen keineswegs ein eindeutiger Nutzen festgestellt werden (siehe D'Silva et al. 2004; Rice et al. 1992).

Sobald Einrichtungen dieser Art die Kontrolle über das Leben der Patienten erlangt und ihnen die Möglichkeit genommen haben, ihre unangenehmen Affekte auf die übliche Weise durch Handlungen auszuleben, arrangieren sich die Patienten möglicherweise mit ihrer Angst und ihrer Aggression. Die vorhersehbaren und konsequenten Reaktionen des Personals auf alle Verletzungen der Strukturen halten sie von den üblichen Versuchen, „das System" auszutricksen, ab. Für solche Programme ist jedoch eine gerichtliche Anordnung der Behandlung erforderlich, da die Patienten andernfalls die Einrichtung verlassen könnten, sobald sich unangenehme Gefühle einstellen.

Bei einem geringen Anteil der Patienten mit dissozialen Eigenschaften, und zwar gewöhnlich solchen mit einer Borderline- oder einer narzisstischen Persönlichkeitsstörung, kann auch ein freiwilliger Aufenthalt auf einer allgemeinen psychiatrischen Station von Nutzen sein (Gabbard und Coyne 1987). Sie von reinen Psychopathen zu unterscheiden, kann jedoch wegen der starken Gegenübertragungsreaktionen, die dissoziale Patienten auslösen, schwierig sein. Gerade weil sie diesen Beruf gewählt haben, neigen Psychologen und Psychiater dazu, sich gegenüber denen, die sie behandeln, großzügig und gütig zu verhalten. Sie sind bereit, im Zweifelsfall zugunsten des Patienten zu entscheiden und ihn, so groß sein Widerstand auch sein mag, doch irgendwie als behandelbar zu bewerten. Diese Einstellung kann dazu führen, dass Behandelnde das Ausmaß der Skrupellosigkeit psychopathischer Patienten herunterspielen und davon ausgehen, ihr dissoziales Verhalten sei eigentlich ein „Hilfeschrei". Besonders das Krankenhauspersonal hat häufig ein tief verwurzeltes Bedürfnis, sich als Menschen zu sehen, die selbst unbehandelbare Patienten behandeln können. Sie unternehmen gegebenenfalls außerordentliche Anstrengungen, um an einen Patienten heranzukommen, der kein Interesse an tiefer gehenden zwischenmenschlichen Beziehungen hat. Indem sie solchen Patienten die Hand reichen, bestärken sie möglicherweise ihre Bemühungen, ihr dissoziales Verhalten und ihre Über-Ich-Pathologie zu minimieren. Eine mögliche Folge dieser Leugnung der Gegenübertragung besteht darin, dass Kliniker bei Psychopathen eine unangemessen leichte Diagnose stellen und sie aufgrund dieser als behandelbarer beurteilen, als sie es tatsächlich sind. In einer Studie beispielsweise wurde nur bei der Hälfte der Patienten, die die DSM-II-R-Kriterien (American Psychiatric Association, 1987) der ASPD erfüllten, diese Diagnose gestellt (Gabbard und Coyne 1987).

Eine zu leichte Diagnose kann dazu führen, dass der Patient statt als psychopathisch lediglich als narzisstisch, als unreif – mit einer Charakterstruktur, die „sich noch nicht herauskristallisiert hat" – oder in erster Linie als Drogenmissbraucher eingestuft wird. Drogenmissbrauch wird sogar von Psychopathen selbst als Ausrede verwendet. In manchen Fällen schließen sich die Behandelnden dieser Sicht an, indem sie betonen, der Patient habe seine Straftaten unter dem Einfluss von Drogen und Alkohol begangen und solle deshalb nicht als dissozial betrachtet werden. Sie behaupten häufig, die Behandlung der Drogensucht des Patienten würde das dissoziale Verhalten beseitigen. Bei dieser Sichtweise bleibt die beträchtliche Überlappung von Psychopathie und Drogenmissbrauch unberücksichtigt, die weiter oben in diesem Kapitel beschrieben wurde. Zudem haben einige Studien gezeigt, dass die Diagnose eines komorbiden Drogenmissbrauchs die Aussichten auf psychologische Veränderungen bei Psychopathen nicht im Geringsten verbessert (Gabbard und Coyne 1987; Woody et al. 1985).

Wegen der Kontamination durch die Gegenübertragung sind objektive Kriterien für die Unterscheidung zwischen behandelbaren dissozialen Patienten und reinen Psychopathen unerlässlich. Auf das „Bauchgefühl" kann man sich dabei keineswegs verlassen. In einer Studie über stationär behandelte Patienten mit dissozialen Merkmalen wurden drei Faktoren ermittelt, aufgrund welcher eine einigermaßen positive Prognose für die Behandlung solcher Patienten auf einer allgemeinen psychiatrischen Station gestellt werden kann (Gabbard und Coyne 1987) (Tabelle 17–2).

TABELLE 17–2. Faktoren, die auf ein positives beziehungsweise negatives Ergebnis einer Behandlung auf einer allgemein psychiatrischen Station schließen lassen

Negatives Ergebnis
Verhaftung wegen Schwerverbrechen in der Anamnese
Vorgeschichte wiederholten Lügens, der wiederholten Verwendung von Decknamen und wiederholter Betrügereien
Unklare rechtliche Situation bei der Aufnahme
Verurteilung wegen Schwerverbrechen in der Anamnese
Erzwungene Krankenhauseinweisung als Alternative einer Inhaftierung
Vorgeschichte von Gewalt gegenüber anderen
Diagnose einer organischen Gehirnschädigung der Achse I
Positives Ergebnis
Vorhandensein von Angst
Diagnose einer Depression der Achse I
Diagnose einer psychotischen Erkrankung der Achse I, jedoch nicht Depression oder hirnorganisches Psychosyndrom

Quelle: nach Gabbard und Coyne 1987

Wie weiter oben in diesem Kapitel dargelegt, schließt eine Diagnose einer größeren depressiven Episode der Achse I echte Psychopathie (per definitionem) aus. Patienten, die die Achse-I-Kriterien der Depression erfüllen, haben ein bis zu einem gewissen Grad entwickeltes Über-Ich und eine gewisse, wenn auch gegebenenfalls nur minimale, Fähigkeit zu Reue. Ebenso zeigt das Vorhandensein von Angst eine gewisse Besorgnis um das eigene Verhalten und seine Folgen. Und schließlich kann man bei einer psychotischen Diagnose der Achse I, wie zum Beispiel einer Manie, davon ausgehen, dass eine medikamentöse Behandlung die Prognose verbessert. Es ist hinreichend bekannt, dass Menschen, die sich mitten in einer manischen Episode befinden, häufig dissoziales Verhalten an den Tag legen.

Die medikamentöse Behandlung hat sich bei echten Psychopathen als nicht besonders wirksam erwiesen (Halleck 1981). In derselben Studie wurden einige Faktoren herausgearbeitet, aufgrund welcher ein negatives Ergebnis der Behandlung dieser Population vorausgesagt werden kann (siehe Tabelle 17–2). Wenn es keine andere Möglichkeit gibt, zu gewährleisten, dass psychopathische Patienten die Behandlung fortsetzen, kann eine unfreiwillige stationäre Behandlung in einer Gefängnisumgebung von Nutzen sein. Psychopathen, die als Alternative zur Inhaftierung gezwungen werden, sich im Krankenhaus behandeln zu lassen, werden jedoch einfach die Gelegenheit nutzen, das Personal der Station auszutricksen, das ohnehin eher dazu neigt, solche Patienten als „krank" oder „gestört" und nicht als Kriminelle zu betrachten, die bestraft werden müssen. Unter diesen Umständen stören solche Patienten entweder den Betrieb der Station oder durchlaufen lediglich die Stufen der Behandlung. Viele benutzen das Krankenhaus, um vor ungeklärten rechtlichen Angelegenheiten „davonzulaufen", deretwegen sie vor Gericht erscheinen müssten. Eine Vorgeschichte schwerer Gewalttätigkeit bedeutet eine schlechte Behandlungsprognose, da diese Patienten, wenn sie frustriert sind, Gewalt einsetzen können, entweder gegen das Personal oder gegen andere Patienten. Ebenso kann eine schwere organische Hirnschädigung dazu führen, dass der Patient nicht in der Lage ist, die konstruktiven Rückmeldungen im Krankenhausmilieu zu verstehen und von ihnen zu profitieren, was wiederum seine Frustration verstärken kann.

Es ist selten, dass bei dissozialen Patienten alle Faktoren für eine positive Prognose nach Tabelle 17–2 vorhanden sind und alle Faktoren für eine negative Prognose fehlen. Es gibt zwar keinen idealen dissozialen Patienten, jeder zusätzliche positive Faktor erhöht jedoch seine Eignung für eine Krankenhausbehandlung, während jeder negative Faktor sie mindert (Gabbard und Coyne 1987).

Auch im Falle eines relativ günstigen Profils bereiten dissoziale Patienten in einem typischen psychiatrischen Milieu eine ganze Reihe von Problemen. Eine Aussicht auf dauerhafte Veränderungen bietet nur eine langfristige stationäre Behandlung. Die Patienten versuchen natürlich, ihre Gefühle auch weiterhin auf impulsive Weise in Taten umzusetzen. Der Grundstein einer Behandlung muss deshalb eine streng kontrollierte Struktur sein. Die Behandelnden müssen vom ersten Tag an wahrscheinliche Formen des Auslebens von Gefühlen vorhersehen und sich damit befassen. Beispielsweise muss dem Patienten mitgeteilt werden, dass Drogenmissbrauch, Gewalt, Diebstahl und sexuelle Beziehungen zu anderen Patienten nicht geduldet werden. Wenn der Patient drogenabhängig ist, muss seine gesamte Post in Anwesenheit des Personals geöffnet werden, um das Einschmuggeln von Drogen zu verhindern. Dem Patienten muss eindeutig mitgeteilt werden, dass er stets vom Personal begleitet wird, wenn er die Station verlässt, und dass dies für geraume Zeit so bleiben wird. Telefongespräche und der Zugang zu Bank- und Kreditkarten müssen ebenfalls eingeschränkt werden. Dem Patienten muss klargemacht werden, dass jegliche Verletzung der Regeln eindeutige Konsequenzen wie zum Beispiel Zimmerarrest nach sich zieht. Die Behandlung ist anfangs als Probe zu betrachten – als Bewertungsphase –, die der Feststellung dessen dient, ob der Patient für eine Behandlung geeignet ist. Diese Bedingungen können bei der Aufnahme als „Vertrag" niedergeschrieben werden, damit der Patient sie jederzeit nachlesen kann.

Die Mitglieder des Personals müssen ihre Gegenübertragungsreaktionen, sowohl als Individuen als auch in der Gruppensituation, peinlich genau beobachten. Drei häufige Reaktionen bei den Behandelnden sind Ungläubigkeit, geheime Absprachen und Verurteilung (Symington 1980). *Ungläubigkeit* kann sich darin äußern, dass sie abstreiten, dass der Patient tatsächlich „so schlimm" ist. Wenn sie dissoziales Verhalten dadurch entschuldigen, dass sie es auf Probleme wie Drogenmissbrauch oder Rebellion Heranwachsender zurückführen, leugnen sie gegebenenfalls, dass der Patient psychopathische Eigenschaften hat, und betrachten ihn als depressiv oder jemanden, der nur missverstanden wird.

Geheime Absprachen gehören zu den problematischsten Formen der Gegenübertragung. Bei der stationären Behandlung dissozialer Patienten kommt es häufig vor, dass sie ein oder mehrere Mitglieder des Personals bestechen. In dem Glauben, dem Patienten zu helfen, handeln die in solche Gegenübertragungshandlungen Verwickelten in solchen Fällen oftmals rechtswidrig oder verhalten sich auf andere Weise unmoralisch. Es ist schon vorgekommen, dass Mitglieder des Personals für solche Patienten gelogen und Aufzeichnungen gefälscht haben, zu sexuellen Beziehungen verführt wurden und den Patienten bei der Flucht aus dem Krankenhaus geholfen haben. Die Entstehung solcher Gegenübertragungen ist als Teil des Prozesses der projektiven Identifikation zu verstehen, bei dem ein korrupter Aspekt des Selbst des Patienten Teil des Behandelnden wird und so sein Verhalten verändert. Von solchen Gegenübertragungshandlungen betroffene Mitglieder des Personals berichten häufig: „Ich habe gehandelt, als wäre ich nicht ich selbst."

Man kann diese auf Gegenübertragung basierenden geheimen Absprachen auch als das Ergebnis dessen betrachten, was Meloy (1988) *maligne Pseudoidentifikation* genannt hat. Dabei „imitiert der Psychopath bewusst ein bestimmtes Verhalten oder ahmt es unbewusst nach, um die Identifikation des Opfers mit sich zu befördern, und erhöht so die Anfälligkeit des Opfers für Ausbeutung" (S. 139). Durch vorgetäuschte Weinerlichkeit, Reue oder Traurigkeit manipulieren dissoziale Patienten die Kliniker und erreichen so, dass diese mit ihnen fühlen. Wenn nur einer der Behandelnden diese vorgetäuschten Gefühle des Patienten erkennt, kann es zur Spaltung innerhalb des Personals kommen. Der von der malignen Pseudoidentifikation betroffene Behandelnde wird den Patienten mit aller Kraft gegen „Angriffe" der übrigen Mitglieder des Personals verteidigen. Meloy hat darauf hingewiesen, dass solche simulierten Affekte des Patienten häufig anhand von sadistischen Gegenübertragungsreaktionen angesichts seiner Ausbrüche von Traurigkeit und seiner offensichtlich raschen Erholung zu erkennen sind, was beim Beobachter den Eindruck hinterlässt, er sei Zeuge einer Vorstellung gewesen.

Die dritte häufige Gegenübertragungsreaktion ist *Verurteilung*. Sie manifestiert sich zumeist in Aussagen des Krankenhauspersonals, laut welchen der Patient vollkommen unbehandelbar ist und erst gar nicht versucht werden sollte, eine Behandlungsbeziehung aufzubauen. Eine solche Entscheidung kann aufgrund der rationalen Bewertung objektiver Faktoren getroffen werden, oftmals handelt es sich jedoch nur um eine unbedachte Reaktion auf eine vermeintliche Vorgeschichte dissozialen Verhaltens. Diese automatische Reaktion kann eine Gegenübertragung im engeren Sinne sein, da sie auf früheren Erfahrungen des Behandelnden mit ähnlichen Patienten beruht. Eine Verurteilung, die aus intensiver Arbeit mit dem Patienten resultiert, kann als projektive Identifikation mit dem aggressiven Introjekt des Patienten betrachtet werden.

Weitere häufige Gegenübertragungsreaktionen bei der Behandlung dissozialer Patienten sind unter anderem Gefühle von Hilflosigkeit und Unvermögen angesichts eines Patienten mit einer behandlungsresistenten Erkrankung, durch Ärger ausgelöste Wünsche, den Patienten zu vernichten, sowie Gefühle von Untauglichkeit und Identitätsverlust (Strasberger 1986). Die Behandelnden haben gegebenenfalls auch Angst, von diesen Patienten angegriffen zu werden, die sie oft bedrohen. (Patienten mit bestimmten psychopathischen Erkrankungen lösen bei den Behandelnden allein dadurch starke Angst davor aus, „erbeutet" zu werden, indem sie sie ansehen [Meloy 1988].)

Die Angst vor Angriffen kann dazu führen, dass die Mitglieder des Personals die festen Strukturen, die der Patient so dringend braucht, nicht durchsetzen. Diese Lockerung und ihre Nachsichtigkeit gegenüber dem Patienten begründen sie dann damit, dass sie vermeiden wollen, Angst oder Gewalt beim Patienten auszulösen. Eine der problematischsten Gegenübertragungen besteht wohl darin, dem psychopathischen Menschen psychologische Komplexität zuzuschreiben (Meloy 1995). Den Behandelnden in den verschiedenen Einrichtungen fällt es oft ausgesprochen schwer, zu akzeptieren, dass der Psychopath grundlegend anders ist als sie selbst. Ihn kümmern die Gefühle und die Sicherheit anderer nicht, und seine Interaktion mit dem Personal dient nur seinen eigenen Interessen. Der Psychopath nutzt diesen blinden Fleck der Gegenübertragung möglicherweise aus, um sich so darzustellen, als wäre er den Behandelnden gleich. Diese *narzisstische Zwillingsübertragung* ist ein Trick, der oft angewandt wird, um sie zu korrumpieren. Indem er sie davon überzeugt, dass er und sie im Grunde gleich sind, gewinnt der Patient das Vertrauen der Behandelnden und erlangt dadurch Macht über sie. Dass sie sich auf diese Weise auf das Personal einstellen, ist ein Beweis für das ausgeprägte Mitgefühl, über das viele psychopathische Patienten trotz der herkömmlichen Ansicht, ihnen fehle jede Empathie, verfügen.

Ein wichtiger Aspekt der stationären Behandlung dissozialer Patienten ist es, das Augenmerk stets auf ihre fehlerhaften Denkprozesse zu richten (Yochelson und Samenow 1976). Wenn sie sich als Opfer darstellen, weil sie für ihr Verhalten verantwortlich gemacht werden, müssen sie damit konfrontiert werden, auf welche Weise sie für das verantwortlich sind, was mit ihnen geschieht. Außerdem müssen die Behandelnden in Bezug auf die Beurteilung als

Hilfs-Ich fungieren. Sie müssen wieder und wieder aufzeigen, dass diese Patienten nicht in der Lage sind, die Folgen ihres Verhaltens abzusehen.

Beim dissozialen Patienten folgt auf den Impuls gewöhnlich gleich die Handlung. Deshalb müssen die Behandelnden ihm helfen, zwischen Impuls und Handlung den Schritt des *Denkens* einzufügen. Mit anderen Worten, sie müssen den Patienten jedes Mal, wenn er einen Impuls hat, dazu bewegen, über die möglichen Folgen seiner Handlung nachzudenken. Bei der Behandlung im Milieu muss er auch lernen, dass Impulse und Handlungen aus Gefühlen entstehen. Häufig ist dem Patienten das Vokabular der Gefühle so fremd, dass er seinen inneren Zustand nicht benennen kann. Die Impulsivität solcher Patienten muss auch unter dem Aspekt der daraus resultierenden Selbstmordgefährdung betrachtet werden. In einer in Colorado durchgeführten Studie mit 4745 Probanden konnte ein Zusammenhang zwischen dissozialem Verhalten und der Selbstmordgefährdung von Männern wie Frauen nachgewiesen werden (Verona et al. 2004). Die Verfasser wiesen darauf hin, dass suizidales Verhalten in dieser Gruppe nicht unbedingt mit einer komorbiden depressiven Störung zusammenhängt.

Bei all diesen Strategien steht das „Hier und Jetzt" im Milieu im Vordergrund, da die Ergründung des Ursprungs solcher Probleme in der Kindheit bei dissozialen Patienten häufig vergeblich ist. Außerdem muss jeder Versuch des dissozialen Patienten, das Personal zu korrumpieren, sofort angesprochen werden. Wenn entsprechende Maßnahmen nicht unmittelbar nach dem unerwünschten Verhalten ergriffen werden, tut der Patient es möglicherweise ab oder vergisst es.

Fehlende Empathie gilt allgemein als Merkmal der ASPD, diese Sichtweise ist jedoch problematisch. Viele dissoziale Menschen haben eine gut entwickelte Fähigkeit, den inneren Zustand anderer zu erkennen, wenn es darum geht, sie auszunutzen. Somit lässt sich diese Untergruppe dissozialer Patienten mit den Begriffen fehlendes Mitgefühl oder fehlende emotionale Resonanz präziser beschreiben.

> Herr JJ war ein 40-jähriger Mann, der bei seiner Aufnahme ins Krankenhaus behauptete, er habe Depressionen, weil seine Frau und seine Kinder bei einem Autounfall ums Leben gekommen waren. Gegenüber der Psychiaterin, die ihn aufnahm, präsentierte er sich als Trauernder, wohl wissend, dass seine tiefe Liebe zu seiner verstorbenen Frau sie berühren würde. Er sprach ausführlich darüber, dass ihre Beziehung alles für ihn gewesen sei. Unter anderem sagte er: „Wir hatten nicht einfach nur Sex. Wir haben uns geliebt." Die Psychiaterin war tief bewegt von der Art und Weise, in der er ihre intime Beziehung beschrieb, und davon überzeugt, dass er die Wahrheit über seine Lage sagte. Nachdem er andere Patienten betrogen hatte, indem er ihnen Grundstücke verkauft hatte, die es gar nicht gab, verschwand er aus dem Krankenhaus. Später stellte sich heraus, dass Herr JJ den Tod seiner Familie erfunden und die Geschichte schon früher in einer Reihe von

> Krankenhäusern zum Besten gegeben hatte, um aufgenommen zu werden und seine Betrugsmasche bei den ahnungslosen Patienten einzusetzen. Seine Psychiaterin fühlte sich betrogen und gedemütigt.

Einzelpsychotherapie

Eine ambulante Einzelpsychotherapie schwer dissozialer Patienten ist zum Scheitern verurteilt. Sie leben ihre Affekte in Handlungen aus, da keine strukturierte Umgebung vorhanden ist, in der sie kanalisiert werden könnten. Zudem sind die Lügen und Täuschungen des Patienten so beherrschend, dass der Therapeut keine Ahnung hat, wie dessen Leben tatsächlich aussieht. In einem institutionellen Rahmen oder einem Krankenhaus kann man die Psychotherapie einer ausgewählten Gruppe dissozialer Patienten mit vorsichtigem Optimismus betrachten. Wie bei der stationären Behandlung besteht die Aufgabe des Arztes auch hier darin, zu entscheiden, bei welchen Patienten sich der Aufwand an Zeit, Energie und Geld für eine Langzeittherapie mit ungewissem Ergebnis lohnt.

Zurzeit stehen keine systematischen kontrollierten empirischen Forschungen, die für eine Behandlung sprechen, zur Verfügung. Meloy (1995) hat den Grundsatz formuliert, laut welchem die Behandlungsversuche umgekehrt proportional zur Schwere der Psychopathie sein sollten. Außerdem meinte er, die Sicherheit des Arztes und die Gewährleistung der Supervision seien vorrangig.

Da reine Psychopathen im dynamischen Sinne nicht auf eine Psychotherapie ansprechen, sollte von einem solchen Behandlungsversuch abgesehen werden (Kernberg 1988; Meloy 1988, 1995; Woody et al. 1985). Was die übrigen Stufen des Kontinuums betrifft, so sind Patienten mit einer narzisstischen Persönlichkeitsstörung und schweren dissozialen Merkmalen schon etwas besser für eine Psychotherapie geeignet. Sie können bei der Übertragung auf subtile Weise eine Abhängigkeit zeigen, ihr dissoziales Verhalten kann von einer gewissen Wut geprägt sein, und ihr inneres „idealisiertes Objekt“ ist möglicherweise etwas weniger aggressiv als das des reinen Psychopathen (Kernberg 1988; Meloy 1988). Sie versuchen gegebenenfalls, ihr Verhalten zu erklären oder zu rechtfertigen und zeigen so, dass sie über ein rudimentäres Wertesystem verfügen. Ihre Behandelbarkeit hängt entscheidend davon ab, ob sie in der Lage sind, so etwas wie eine emotionale Bindung zu anderen zu entwickeln und einfache Über-Ich-Funktionen auszuführen.

Das Vorliegen einer eindeutig nachgewiesenen Depression scheint ein Zeichen der Eignung für eine Psychotherapie zu sein, wie es auch ein positiver Faktor bezüglich der Prognose bei einer Krankenhausbehandlung ist. Laut einer Studie mit opiatabhängigen Patienten mit einer ASPD scheint das Vorliegen einer Depression für die Eignung für eine Psychotherapie zu sprechen, auch wenn sich die Psychopathie weiterhin im Verhalten manifestiert (Woody et al.

TABELLE 17–3. Klinische Merkmale, bei denen jegliche Art einer Psychotherapie kontraindiziert ist

Vorgeschichte sadistischen, gewaltsamen Verhaltens gegenüber anderen, das zu schweren Verletzungen oder Tod geführt hat
Völliges Fehlen von Reue oder Erklärungen für ein solches Verhalten
Intelligenz sehr hoch oder im Bereich der leichten geistigen Behinderung
Vorgeschichte der Unfähigkeit, emotionale Bindungen zu anderen zu entwickeln
Starke Gegenübertragungsangst erfahrener Kliniker, zum Opfer zu werden, ohne eindeutiges auslösendes Verhalten des Patienten

Quelle: nach Meloy 1988

1985). Die dissozialen Patienten der Studie, die keine Depression hatten, schnitten bei der Psychotherapie schlecht ab. Darüber hinaus war der ungünstigste Faktor bezüglich der Erfolgsprognose der Psychotherapie die fehlende Bezogenheit zu anderen.

Ärzte, die dissoziale Patienten beurteilen, müssen sich auch damit zufriedengeben können, den Verzicht auf eine Behandlung zu empfehlen. Eine solche Entscheidung kann durchaus eine rationale sein, die auf der Bewertung der Stärken und Schwächen des Patienten sowie der Wahrscheinlichkeit dessen, dass er den Behandelnden etwas vorspielen würde, beruht. Diese Art der Beurteilung der Behandelbarkeit ist etwas völlig anderes als die weiter oben beschriebene unbedachte Gegenübertragungsreaktion. Meloy (1988) ermittelte, unter Anwendung seiner umfassenden Erfahrungen im Bereich der Psychotherapie von Psychopathen, fünf klinische Merkmale, bei denen jeder Versuch einer Psychotherapie vollkommen kontraindiziert ist (Tabelle 17–3). Sadistische Grausamkeit gegenüber anderen, das völlige Fehlen von Reue und das Fehlen emotionaler Bindung sind drei grundlegende Merkmale, durch die sich der Psychopath vom eher für eine Behandlung geeigneten narzisstischen Patienten unterscheidet. Die erschreckenden Gegenübertragungsgefühle, die bei den Behandelnden gegebenenfalls Angst um ihre persönliche Sicherheit auslösen, können sie lähmen und jegliche Versuche einer konstruktiven Behandlung unmöglich machen. Das Paradoxon schließlich, dass eine Behandlung sowohl bei sehr hoher als auch bei geringer Intelligenz kontraindiziert ist, erklärt sich daraus, dass besonders intelligente Patienten in der Lage sind, den Erfolg zu vereiteln, während geistig schwache nicht fähig sind, die Maßnahmen des Therapeuten kognitiv zu erfassen.

Andere zu täuschen oder zu betrügen, gehört zur Lebensweise dissozialer Patienten. Sie empfinden jedes Mal große Freude oder sogar ein Hochgefühl, wenn sie ihren Therapeuten „auf den Arm genommen" haben (Bursten 1972;

Meloy 1988). Diese wiederholten Täuschungen resultieren oftmals aus unbewusstem Neid auf die positiven Eigenschaften des Therapeuten. Das berauschende Gefühl des Triumphes über einen gelungenen Schwindel geht mit Verachtung einher, die als Abwehrmechanismus gegen Neid dient. Auch die Vermeidung des Aufbaus einer tiefer gehenden Beziehung mit dem Therapeuten schützt gegen Neid, hinterlässt jedoch auch ein Gefühl der Leere beim Patienten.

Wenn ein Therapeut sich damit arrangieren kann, dass der Patient ihn täuschen wird, kann er anhand der Empfehlungen von Therapeuten, die umfangreiche Erfahrungen mit der Behandlung dieser Population haben (Adler und Shapiro 1969; Frosch 1983; Kernberg 1988; Lion 1978; Meloy 1988, 1995; Person 1986; Reid 1985; Strasberger 1986; Vaillant 1975), mit der Psychotherapie beginnen. Diese Empfehlungen können in den folgenden sieben Grundsätzen zur Behandlungstechnik zusammengefasst werden:

1. *Der Therapeut muss stabil, beharrlich und absolut unbestechlich sein.* Der Therapeut muss mehr als bei jeder anderen Patientengruppe peinlich genau darauf achten, das normale Prozedere der Therapie einzuhalten (Person 1986). Abweichungen von der Struktur und dem normalen Kontext der Stunden sind nicht ratsam. Diese Patienten sind zu allem bereit, um den Therapeuten zu unmoralischem oder unlauterem Verhalten zu verleiten. David Mamets Film *Haus der Spiele* (*House of Games*; 1987) zeigt die Gefahren, die es birgt, wenn der Therapeut versucht, einem dissozialen Patienten zu helfen, indem er die Grenzen seiner Rolle überschreitet und in das Leben des Patienten verwickelt wird.
2. *Der Therapeut muss das Leugnen und die Bagatellisierung des dissozialen Verhaltens durch den Patienten wiederholt ansprechen.* Beharrliches Leugnen schlägt sich sogar in der Wortwahl des dissozialen Patienten nieder. Wenn der Patient sagt: „Den Kerl habe ich übers Ohr gehauen“, muss der Therapeut klarstellen: „Also sind Sie ein Dieb.“ Wenn der Patient sagt: „Ich habe den Typen um die Ecke gebracht“, kann der Therapeut den Patienten konfrontieren, indem er antwortet: „Sie sind also ein Mörder.“ Diese Technik der wiederholten Konfrontation ermöglicht es dem Therapeuten, dem Patienten dazu zu verhelfen, dass er erkennt, dass er jegliche Verantwortung externalisiert, und dadurch anfangen kann, anzuerkennen, dass er für sein dissoziales Verhalten verantwortlich ist, und die Verantwortung dafür zu übernehmen.
3. *Der Therapeut muss dem Patienten helfen, Handlungen mit inneren Zuständen in Verbindung zu bringen.* Ebenso wie dissoziale Patienten, die im Krankenhaus behandelt werden, müssen auch diejenigen, die eine Einzelpsychotherapie machen, diesbezüglich instruiert werden.

4. *Konfrontationen mit dem jeweils aktuellen Verhalten sind wirksamer als Interpretationen unbewussten Materials aus der Vergangenheit.* Insbesondere gegen die Verunglimpfung des Therapeuten und die verächtliche Abwertung der Behandlung seitens des Patienten muss wiederholt vorgegangen werden.
5. *Die Gegenübertragung muss streng überwacht werden, um Entladungen seitens des Therapeuten zu verhindern.* Außerdem muss jegliche Art einer geheimen Absprache sorgfältig vermieden werden, auch wenn man dazu neigt, „den Weg des geringsten Widerstandes zu wählen".
6. *Der Therapeut darf keine übertriebenen Erwartungen bezüglich einer Besserung hegen.* Dissoziale Patienten bemerken diesen Furor therapeuticus und finden große Freude daran, zu verhindern, dass sich der Wunsch ihres Therapeuten, sie zu ändern, erfüllt. Therapeuten, deren Selbstwertgefühl von der Besserung ihrer Patienten abhängt, sollten keine dissozialen Patienten behandeln.
7. *Behandelbare Erkrankungen wie Störungen der Achse I müssen festgestellt und behandelt werden.*

Hier ist noch eine Anmerkung zu machen. Therapeuten, die dissoziale Patienten behandeln, können nicht von sich erwarten, bezüglich der dissozialen Handlungen des Patienten eine neutrale Position einzunehmen. Dies zu versuchen, käme einer stillschweigenden Befürwortung der Handlungen des Patienten gleich oder würde bedeuten, dass der Therapeut mit ihm gemeinsame Sache macht. Um es etwas deutlicher zu formulieren: Da sich die moralische Empörung des Therapeuten in unzähligen nonverbalen Äußerungen zeigt, würde der Patient jeden seiner Versuche, neutral zu erscheinen, als Heuchelei betrachten. Wenn der Therapeut über das dissoziale Verhalten des Patienten schockiert ist, sollte er das einfach sagen (Gedo 1984). Die dem selbstpsychologischen Ansatz entsprechende Empathie ist dabei unangebracht und kommt einer geheimen Absprache gleich.

Selbst wenn es dem Therapeuten gelingt, die verschiedenen Hindernisse zu überwinden, vor die ihn der Patient stellt, können seine Versuche, etwas zu erreichen, nach hinten losgehen. Kompetente Therapeuten, die verhindern können, dass der Patient sie zerstört, erwecken am ehesten starken Neid, der als Hass gegenüber dem liebenden und idealisierten Objekt (d.h. dem Therapeuten) zutage treten kann und schließlich zu einer verhärteten negativen Reaktion des Therapeuten führt. Trotz dieser Stolpersteine sind viele erfahrene Kliniker davon überzeugt, dass sich die mit einer Psychotherapie dieser Patienten verbundenen Anstrengungen oft genug auszahlen, um einen solch heroischen Kampf zu rechtfertigen.

Aussichten auf Vorbeugung

Die zunehmenden Kenntnisse über die Schnittstelle zwischen Genen und Umwelt bei der Pathogenese der ASPD eröffnen Möglichkeiten der Vorbeugung durch die Arbeit mit Eltern oder Betreuern gefährdeter Säuglinge oder Kleinkinder. Nagin und Tremblay (2001) beobachteten die Entwicklung der Aggression bei 1037 Jungen im Alter von 6 bis 15 Jahren in einer hochgradig gefährdeten Population. Bei Jungen im Kindergartenalter, die starke Hyperaktivität und starken Widerstand an den Tag legten, bestand die Gefahr einer dauerhaft hohen Aggressivität. Das Unterscheidungsmerkmal bei Jungen im Kindergartenalter mit ausgeprägter physischer Aggressivität bestand jedoch darin, dass ihre Mütter einen niedrigen Bildungsstand hatten und bereits als Teenager Mütter geworden waren. Das Bemerkenswerte in dieser Studie war, dass nur die Eigenschaften der Mutter für die Prognose relevant waren, die des Vaters dagegen nicht.

Reiss et al. (1995, 2000) betonten, dissoziales Verhalten sei zum Teil auf zu harte Reaktionen der Eltern auf erbliche Eigenschaften des Kindes zurückzuführen. Somit könnte man annehmen, dass frühe familientherapeutische oder eventuell einzeltherapeutische Maßnahmen für die Mütter hochgefährdeter Kinder zur Vorbeugung gegen dissoziales Verhalten oder sogar ASPD beitragen könnten. Es gibt zwar noch keine psychotherapeutischen Studien, die diese Hypothese bestätigen, die Ergebnisse einer Langzeitbeobachtungsstudie zur Wirkung von Hausbesuchen durch eine Gesundheitsfürsorgerin auf das dissoziale Verhalten von Kindern (Olds et al. 1998) sind jedoch vielversprechend. Die Forscher wiesen hochgefährdeten Erstgebärenden nach dem Zufallsprinzip Gesundheitsfürsorgerinnen zu. Die Besuche begannen während der Schwangerschaft und wurden bis zum zweiten Geburtstag des Kindes fortgesetzt. Die Kontrollgruppe erhielt die übliche pränatale Versorgung beziehungsweise Vorsorgeuntersuchungen in der Klinik. 85 % der Teilnehmer waren jung, ledig oder stammten aus Haushalten mit niedrigem sozioökonomischen Status. Die Fürsorgerinnen machten durchschnittlich 9 Besuche während der Schwangerschaft und 23 von der Geburt bis zum zweiten Geburtstag des Kindes. Die Schwerpunkte bildeten drei Aspekte der mütterlichen Funktion: Verhaltensweisen im Zusammenhang mit der Gesundheit, kompetente Versorgung des Kindes und persönliche Entwicklung der Mutter. Bei einer Folgeuntersuchung im Alter von 15 Jahren zeigten die Kinder von Müttern, bei denen Besuche einer Fürsorgerin stattgefunden hatten, eine deutlich niedrigere Häufigkeit dissozialen Verhaltens als die Probanden der Kontrollgruppe. Außerdem war Drogenmissbrauch bei ihnen deutlich seltener, und sie hatten weniger Sexualpartner.

Diese Ergebnisse lassen auch darauf schließen, dass frühe psychotherapeutische Maßnahmen möglicherweise geeignet sind, die Expression von Genen, die zu dissozialem Verhalten führen, zu beeinflussen. Ein oft vernachlässigter Nutzen der Einzelpsychotherapie liegt in ihrer positiven Wirkung auf die Nachkommen des Patienten. Angesichts des Pessimismus bezüglich der Behandlung der ASPD kommt den Präventionsstrategien aus der Sicht der öffentlichen Gesundheit eine entscheidende Bedeutung zu.

Literaturhinweise

Adler, G., Shapiro, L. N.: Psychotherapy with prisoners. Curr Psychiatr Ther 9: 99–105, 1969.

American Psychiatric Association: Diagnostic and Statistical Manual of Mental Disorders. 2nd Edition. Washington, DC, American Psychiatric Association, 1968.

American Psychiatric Association: Diagnostic and Statistical Manual of Mental Disorders. 3rd Edition. Washington, DC, American Psychiatric Association, 1980.

American Psychiatric Association: Diagnostic and Statistical Manual of Mental Disorders. 2nd Edition, Revised. Washington, DC, American Psychiatric Association, 1987.

American Psychiatric Association: Diagnostic and Statistical Manual of Mental Disorders. 4th Edition. Washington, DC, American Psychiatric Association, 1994.

American Psychiatric Association: Diagnostic and Statistical Manual of Mental Disorders. 4th Edition, Text Revision. Washington, DC, American Psychiatric Association, 2000.

Brennan, P. A., Raine, A., Schulsinger, F., et al.: Psychophysiological protective factors for male subjects at high risk for criminal behavior. Am J Psychiatry 154: 853–855, 1997.

Bursten, B.: The manipulative personality. Arch Gen Psychiatry 26: 318–321, 1972.

Cadoret, R. J.: Psychopathology in the adopted-away offspring of biologic parents with antisocial behavior. Arch Gen Psychiatry 35: 176–184, 1978.

Cadoret, R. J.: Epidemiology of antisocial personality, in: Unmasking the Psychopath: Antisocial Personality and Related Syndromes. Edited by Reid, W. H., Dorr, D., Walker, J. I., et al. New York, WW Norton, 1986, S. 28–44.

Cadoret, R. J., Yates, W. R., Troughton, E., et al.: Genetic-environmental interaction in the genesis of aggressivity and conduct disorders. Arch Gen Psychiatry 52: 916–924, 1995.

Cale, E. M., Lilienfeld, S. O.: Histrionic personality disorder and antisocial personality disorder: sex-differentiated manifestations of psychopathy? J Personal Disord 16: 52–72, 2002.

Caspi, A., McClay, J., Moffitt, T. E., et al.: Role of genotype in the cycle of violence in maltreated children. J Sci 297: 851–854, 2002.

Christiansen, K. O.: A preliminary study of criminality among twins, in: Biosocial Bases of Criminal Behavior. Edited by Mednick, S. A., Christiansen, K. O. New York, Gardner, 1977, S. 89–108.

Cleckley, H. M.: The Mask of Sanity: An Attempt to Clarify Some Issues About the So-Called Psychopathic Personality. 5th Edition. St. Louis, MO, CV Mosby, 1976.

Cloninger, C. R., Guze, S. B.: Hysteria and parental psychiatric illness. Psychol Med 5: 27–31, 1975.

Cloninger, C. R., Sigvardsson, S., von Knorring, A-L., et al.: An adoption study of somatoform disorders, II: identification of two discrete somatoform disorders. Arch Gen Psychiatry 41: 863–871, 1984.

Constantino, J. N., Morris, J. A., Murphy, D. L.: CSF 5-HIAA and family history of antisocial personality disorder in newborns. Am J Psychiatry 154: 1771–1773, 1997.

D'Silva, K., Duggan, C., McCarthy, L.: Does treatment really make psychopaths worse? A review of the evidence. J Personal Disord 18: 163–177, 2004.

Foley, D. L., Eaves, L. J., Wormley, B., et al.: Childhood adversity, monoamine oxidase A genotype, and risk for conduct disorder. Arch Gen Psychiatry 61: 738–744, 2004.

Frosch, J. P.: The treatment of antisocial and borderline personality disorders. Hosp Community Psychiatry 34: 243–248, 1983.

Gabbard, G. O., Coyne, L.: Predictors of response of antisocial patients to hospital treatment. Hosp Community Psychiatry 38: 1181–1185, 1987.

Gedo, J. E.: Psychoanalysis and Its Discontents. New York, Guilford, 1984.

Halleck, S. L.: Sociopathy: ethical aspects of diagnosis and treatment. Curr Psychiatr Ther 20: 167–176, 1981.

Hare, R. D.: Diagnosis of antisocial personality disorder in two prison populations. Am J Psychiatry 140: 887–890, 1983.

Hare, R. D.: The Hare Psychopathy Checklist-Revised. Toronto, Ontario, Multi-Health Systems, 1991.

Hare, R. D., Har, S. D., Harpur, T. J.: Psychopathy and the DSM-IV criteria for antisocial personality disorder. J Abnorm Psychol 100: 391–398, 1991.

Hart, S. D., Hare, R. D.: Association between psychopathy and narcissism: theoretical views and empirical evidence, in: Disorders of Narcissism: Diagnostic, Clinical, and Empirical Implications. Edited by Ronningstam, E. F. Washington, DC, American Psychiatric Press, 1998, S. 415–436.

Herpertz, S. C., Werth, U., Lukas, G., et al.: Emotion in criminal offenders with psychopathy and borderline personality disorder. Arch Gen Psychiatry 58: 737–745, 2001.

Hodgins, S., Kratzer, L., McNeil, T. F.: Obstetric complications, parenting, and risk of criminal behavior. Arch Gen Psychiatry 58: 746–752, 2001.

Holden, C.: Growing focus on criminal careers. Science 233: 1377–1378, 1986.

Johnson, A. M.: Sanctions for superego lacunae of adolescents, in: Searchlights on Delinquency: New Psychoanalytic Studies. Edited by Eissler, K. R. New York, International Universities Press, 1949, S. 225–245.

Johnson, J. G., Cohen, P. A., Brown, J., et al.: Childhood maltreatment increases risk for personality disorders during early childhood. Arch Gen Psychiatry 56: 600–606, 1999.

Karterud, S., Pedersen, G., Bjordal, E., et al.: Day treatment of patients with personality disorders: experiences from a Norwegian treatment research network. J Personal Disord 17: 243–262, 2003.

Kernberg, O. F.: Schwere Persönlichkeitsstörungen: Theorien, Diagnose, Behandlungsstrategien. Stuttgart, Klett-Cotta, 1988; engl. Severe Personality Disorders: Psychotherapeutic Strategies. New Haven, CT, Yale University Press, 1984.

Kernberg, O. F.: Pathological narcissism and narcissistic personality disorder: theoretical background and diagnostic classification, in: Disorders of narcissism: Diagnostic, Clinical, and Empirical Implications. Edited by Ronningstam, E. F. Washington, DC, American Psychiatric Press, 1998, S. 29–51.

Kiger, R. S.: Treating the psychopathic patient in a therapeutic community. Hosp Community Psychiatry 18: 191–196, 1967.

Klonsky, E. D., Jane, J. S., Turkheimer, E., et al.: Gender role in personality disorders. J Personal Disord 16: 464–476, 2002.

Lilienfeld, S. O., Van Valkenburg, C., Larntz, K., et al.: The relationship of histrionic personality disorder to antisocial personality and somatization disorders. Am J Psychiatry 143: 718–722, 1986.

Lion, J. R.: Outpatient treatment of psychopaths, in: The Psychopath: A Comprehensive Study of Antisocial Disorders and Behaviors. Edited by Reid, W. H. New York, Brunner/Mazel, 1978, S. 286–300.

Livesley, W. J.: Practical Management of Personality Disorder. New York, Guilford, 2003.

Luntz, B. K., Widom, C. S.: Antisocial personality disorder in abused and neglected children grown up. Am J Psychiatry 151: 670–674, 1994.

Mannuzza, S., Klein, R. G., Bessler, A., et al.: Adult psychiatric status of hyperactive boys grown up. Am J Psychiatry 155: 493–498, 1998.

Meloy, J. R.: The Psychopathic Mind: Origins, Dynamics, and Treatment. Northvale, NJ, Jason Aronson, 1988.

Meloy, J. R.: Antisocial personality disorder, in: Treatments of Psychiatric Disorders. Vol. 2, 2nd Edition. Edited by Gabbard, G. O. Washington, DC, American Psychiatric Press, 1995, S. 2273–2290.

Modlin, H. C.: The antisocial personality. Bull Menninger Clin 47: 129–144, 1983.

Nagin, D. S., Tremblay, R. E.: Parental and early childhood predictors of persistent physical aggression in boys from kindergarten to high school. Arch Gen Psychiatry 58: 389–394, 2001.

Neugebauer, R., Hoek, H., Susser, E.: Prenatal exposure to wartime famine and development of antisocial personality disorder in early adulthood. JAMA 282: 455–462, 1999.

Olds, D., Henderson, C. R., Cole, R., et al.: Long-term effects of nurse home visitation on children's criminal and antisocial behavior: 15-year follow-up of randomized controlled trial. JAMA 280: 1238–1244, 1998.

Paris, J.: Personality disorders over time: precursors, course and outcome. J Personal Disord 17: 479–488, 2003.

Person, E. S.: Manipulativeness in entrepreneurs and psychopaths, in: Unmasking the Psychopath: Antisocial Personality and Related Syndromes. Edited by Reid, W. H., Dorr, D., Walker, J. I., et al. New York, WW Norton, 1986, S. 256–273.

Raine, A., Venables, P. H., Williams, M.: Relationships between central and autonomic measures of arousal at age 15 years and criminality at age 24 years. Arch Gen Psychiatry 47: 1003–1007, 1990.

Raine, A., Venables, P. H., Williams, M.: High autonomic arousal and electrodermal orienting at age 15 years as protective factors against criminal behavior at age 29 years. Am J Psychiatry 152: 1595–1600, 1995.

Raine, A., Brennan, P., Mednick, B., et al.: High rates of violence, crime, academic problems, and behavioral problems in males with both early neuromotor deficits and unstable family environments. Arch Gen Psychiatry 53: 544–549, 1996.

Raine, A., Brennan, P., Mednick, S. A.: Interactions between birth complications and early maternal rejection in predisposing individuals to adult violence: specificity to serious, early onset violence. Am J Psychiatry 154: 1265–1271, 1997.

Raine, A., Lencz, T., Bihrle, S., et al.: Reduced prefrontal gray matter volume and reduced autonomic activity in antisocial personality disorder. Arch Gen Psychiatry 57: 119–127, 2000.

Raine, A., Lencz, T., Taylor, K., et al.: Corpus callosum abnormalities in psychopathic antisocial individuals. Arch Gen Psychiatry 60: 1134–1142, 2003.

Reid, W. H.: The antisocial personality: a review. Hosp Community Psychiatry 36: 831–837, 1985.

Reid, W. H., Solomon, G.: Community-based offender programs, in: Treatment of Antisocial Syndromes. Edited by Reid, W. H. New York, Van Nostrand Reinhold, 1981, S. 76–94.

Reid, W. H., Dorr, D., Walker, J. I., et al. (Hrsg.): Unmasking the Psychopath: Antisocial Personality and Related Syndromes. New York, WW Norton, 1986.

Reiss, D., Hetherington, E. M., Plomin, R., et al.: Genetic questions for environmental studies: differential parenting and psychopathology in adolescence. Arch Gen Psychiatry 52: 925–936, 1995.

Reiss, D., Neiderhiser, J. M., Hetherington, E. M., et al.: The Relationship Code: Deciphering Genetic and Social Influences on Adolescent Development. Cambridge, MA, Harvard University Press, 2000.

Rice, M. E., Harris, G. T., Cormier, C. A.: An evaluation of a maximum-security therapeutic community for psychopaths and other mentally disordered offenders. Law Hum Behav 16: 399–412, 1992.

Rutherford, M. J., Cacciola, J. S., Alterman, A. I.: Antisocial personality disorder and psychopathy in cocaine-dependent women. Am J Psychiatry 156: 849–856, 1999.

Strasberger, L. H.: The treatment of antisocial syndromes: the therapist's feelings, in: Unmasking the Psychopath: Antisocial Personality and Related Syndromes. Edited by Reid, W. H., Dorr, D., Walker, J. I., et al. New York, WW Norton, 1986, S. 191–207.

Sturup, G. K.: Treating the Untreatable: Chronic Criminals at Herstedvester. Baltimore, MD, Johns Hopkins University Press, 1968.

Symington, N.: The response aroused by the psychopath. International Review of Psychoanalysis 7: 291–298, 1980.

Vaillant, G. E.: Sociopathy as a human process: a viewpoint. Arch Gen Psychiatry 32: 178–183, 1975.

Vaillant, G. E.: Natural history of male alcoholism, V: is alcoholism the cart or the horse to sociopathy? Br J Addict 78: 317–326, 1983.

Verona, E., Sachs-Ericsson, N., Joiner, T. E.: Suicide attempts associated with externalizing psychopathology in an epidemiological sample. Am J Psychiatry 161: 444–451, 2004.

Wilson, J. Q., Herrnstein, R. J.: Crime and Human Nature. New York, Simon and Schuster, 1985.

Woerner, P. I., Guze, S. B.: A family and marital study of hysteria. Br J Psychiatry 114: 161–168, 1968.

Woody, G. E., McLellan, A. T., Luborsky, L., et al.: Sociopathy and psychotherapy outcome. Arch Gen Psychiatry 42: 1081–1086, 1985.

Yochelson, S., Samenow, S. E.: The Criminal Personality. Vol. 1: A Profile for Change. New York, Jason Aronson, 1976.

Yochelson, S., Samenow, S. E.: The Criminal Personality. Vol. 2: The Treatment Process. New York, Jason Aronson, 1977.

Zlotnick, C.: Antisocial personality disorder, affect dysregulation and childhood abuse among incarcerated women. J Personal Disord 13: 90–95, 1999.

KAPITEL 18

CLUSTER-B-PERSÖNLICHKEITSSTÖRUNGEN

Hysterische und histrionische Persönlichkeitsstörungen

Die DSM-IV-TR-Kriterien (American Psychiatric Association, 2000) der histrionischen Persönlichkeitsstörung (Tabelle 18–1) sind nicht zur Erfassung der gut integrierten und auf einem höheren Niveau funktionierenden hysterischen Persönlichkeit geeignet. Die letztere Erkrankung hat eine lange Tradition unter dynamischen Klinikern. Unglücklicherweise liegen die Kriterien der histrionischen Persönlichkeitsstörung so nahe am klinischen Erscheinungsbild von narzisstischen und Borderline-Patienten, dass sie sich nicht wirklich für den herkömmlichen hysterischen Patienten eignen. Da in der klinischen Praxis sowohl die ein höheres Niveau darstellende hysterische Persönlichkeitsstörung und die primitivere histrionische Persönlichkeitsstörung häufig vorkommt, soll in diesem Kapitel versucht werden, sie auf eine für die Praxis brauchbare Art und Weise zu unterscheiden.

Hysterisch versus histrionisch

Der Umstand, dass die DSM-IV-TR-Kriterien der Persönlichkeitsstörungen vollkommen atheoretisch sind, bereitet besonders bei Patienten mit hysterischen oder histrionischen Merkmalen große Probleme. Für die

Tabelle 18–1. DSM-IV-TR-Kriterien der histrionischen Persönlichkeitsstörung

Es besteht ein tief greifendes Muster übermäßiger Emotionalität oder übermäßigen Strebens nach Aufmerksamkeit, das im frühen Erwachsenenalter in verschiedenen Situationen auftritt und sich in fünf (oder mehr) der nachstehenden Kriterien zeigt:

(1) Der/die Betreffende fühlt sich unwohl in Situationen, in denen er/sie nicht im Mittelpunkt der Aufmerksamkeit steht.

(2) Die Interaktion des/der Betreffenden ist oft durch ein unangemessen sexuell verführerisches oder provozierendes Verhalten gekennzeichnet.

(3) Der/die Betreffende zeigt rasch wechselnde und oberflächliche Gefühle.

(4) Der/die Betreffende setzt durchweg seine körperliche Erscheinung ein, um die Aufmerksamkeit auf sich zu lenken.

(5) Der/die Betreffende hat einen übertrieben impressionistischen, wenig detaillierten Sprachstil.

(6) Der/die Betreffende zeigt Selbstdramatisierung, Theatralik und übertriebenen Gefühlsausdruck.

(7) Der/die Betreffende ist suggestibel, d. h. leicht beeinflussbar durch andere Personen oder Umstände.

(8) Der/die Betreffende bewertet Beziehungen als enger, als sie es tatsächlich sind.

Quelle: Nachgedruckt aus American Psychiatric Association: *Diagnostic and Statistical Manual of Mental Disorders.* Fourth Edition, Text Revision. Arlington, VA, American Psychiatric Association, 2000.

Bestimmung der angemessenen Behandlung für diese vielfältige Gruppe von Patienten ist eine sorgfältige psychodynamische Bewertung weitaus wichtiger als die deskriptive Katalogisierung offen gezeigter Verhaltensweisen. Ein Hauptgrund für das Durcheinander in der diesbezüglichen Literatur liegt darin, dass eher von Verhaltensmerkmalen als von einem dynamischen Verständnis ausgegangen wird.

Eine weitere Ursache für die Verwirrung liegt darin, dass der Begriff hysterisch nicht nur zur Bezeichnung einer Persönlichkeitsstörung, sondern auch als Benennung einer Krankheit, die überwiegend bei Frauen auftritt und durch häufige Operationen und vielfältige somatische Beschwerden gekennzeichnet ist, sowie verschiedener Konversionssymptome wie Lähmung oder Blindheit, die keine organische Grundlage haben, verwendet wird. Das erstere Krankheitsbild, bekannt als Briquet-Hysterie oder Briquet-Syndrom, wird im DSM-IV-TR (American Psychiatric Association, 2000) zurzeit als somatoforme Störung klassifiziert. Konversionssymptome werden mittlerweile unter der Überschrift Konversionsstörung der Achse I zugeordnet. Es war die hysterische Konversionssymptomatik, die Freud das Tor zum Unbewussten öffnete und zur Entstehung der Psychoanalyse führte. Freud bewertete Konversionssymptome als symbolische physische Symptome, die verdrängte und unterdrückte Triebwünsche ersetzen. In der modernen Psychiatrie herrscht jedoch allgemeine Übereinstimmung darüber, dass hysterische Konversionssymptome und hysterische Persönlichkeitsstörung weder in klinischer noch in dynamischer Hinsicht zusammenhängen (Chodoff 1974). Zwar können Konversionssymptome im Kontext einer hysterischen Persönlichkeitsstörung auftreten, dies gilt jedoch auch für zahlreiche andere charakterliche Diagnosen.

In der ersten Hälfte des 20. Jahrhunderts war man der Ansicht, die mit der hysterischen Persönlichkeit verbundenen intrapsychischen Konflikte rührten von Problemen bezüglich der genital-ödipalen Entwicklung her. Zum Vermächtnis von Freuds Schaffen auf dem Gebiet der hysterischen Konversionssymptome gehört auch die etwas allgemeinere Ansicht, unterdrückte Sexualität spiele sowohl bei Charakterneurosen als auch bei neurotischen Symptomen eine herausragende Rolle. Angesichts fehlgeschlagener Psychoanalysen solcher Patienten wurde Freuds Formulierung dann infrage gestellt. Marmors klassischer Artikel aus dem Jahr 1953 leitete eine Änderung der Auffassung in der psychiatrischen Literatur ein, die nunmehr Problemen in der prägenitalen Phase eine zentrale Bedeutung hinsichtlich der Pathogenese der hysterischen Persönlichkeitsstörung zuschrieb (Chodoff 1974).

In der Literatur der letzten drei oder vier Jahrzehnte war eine Annäherung der Meinungen bezüglich „gesunder" und „kranker" hysterischer Patienten zu beobachten (Baumbacher und Amini 1980–1981; Blacker und Tupin 1977; Chodoff 1974; Easser und Lesser 1965; Horowitz 1997, 2001; Kernberg 1975; Lazare 1971; Sugarman 1979; Wallerstein 1980–1981; Zetzel 1968). Für „gesunde" hysterische Patienten gibt es eine Reihe von Bezeichnungen wie „gut", „phallisch" oder „redlich". Eine noch größere Vielfalt von Bezeichnungen gibt es für die letztere Gruppe, so zum Beispiel „oraler Hysteriker", „sogenannter guter Hysteriker", „Hysteroid" und „infantile Persönlichkeit". Um der Klarheit willen bezeichne ich in diesem Kapitel Menschen der gesünderen Gruppe als solche mit einer hysterischen Persönlichkeitsstörung und die Gruppe der schwerer gestörten Menschen als solche mit einer histrionischen Persönlichkeitsstörung.

Hinsichtlich des Zusammenhangs zwischen der hysterischen und der histrionischen Persönlichkeit gibt es unterschiedliche Meinungen. Manche sind der Ansicht, es handle sich lediglich um verschiedene Stufen auf einem Kontinuum (Blacker und Tupin 1977; Lazare 1971; Wallerstein 1980–1981; Zetzel 1968), andere halten die beiden Gruppen für so verschieden, dass sie sie als gesonderte Krankheitsbilder einordnen (Baumbacher und Amini 1980–1981; Sugarman 1979). Horowitz (1997, 2001) hat beobachtet, dass Patienten mit einem für die histrionische Persönlichkeitsstörung charakteristischen interpersonellen Stil in psychiatrischer Hinsicht in Bezug auf die Kohärenz ihrer

Identität und die Kontinuität ihrer Rücksicht auf wichtige andere Menschen gesund, neurotisch, narzisstisch oder Borderline-Patienten sein können. Diese Grade werden anhand des Maßes der Integration des Selbst und anderer in die Personenschemata des Betreffenden unterschieden. Voneinander abgespaltene „nur gute" und „nur schlechte" Personenschemata gehören zum Borderline-Niveau. Ein histrionischer Patient mit einer narzisstisch verletzlichen Organisation hat ein stärker zusammenhängendes Selbst-Schema, neigt jedoch dazu, sich grandios oder extrem erschöpft zu fühlen. Auch diese Menschen betrachten andere als Erweiterungen ihrer selbst. Neurotisch organisierte histrionische Patienten des Horowitzschen Modells haben lange bestehende ungelöste innere Konflikte, die in sich wiederholenden Zyklen gestörter Beziehungen im intimen und im Arbeitsbereich zum Ausdruck kommen. In der vorliegenden Abhandlung setze ich neurotisch organisierte histrionische Patienten mit solchen mit einer hysterischen Persönlichkeitsstörung gleich und ordne Menschen mit einer auf dem narzisstischen oder Borderline-Niveau organisierten Persönlichkeit in die Gruppe derer mit einer histrionischen Persönlichkeitsstörung ein.

Die Gemeinsamkeit hysterischer und histrionischer Menschen scheint in einer Überlappung offener Verhaltensmerkmale wie Labilität und oberflächliche Emotionen, Streben nach Aufmerksamkeit, gestörte Sexualfunktionen, Abhängigkeit und Hilflosigkeit sowie Dramatisierung der eigenen Person zu bestehen. Diese Eigenschaften werden von Laien mit dem Begriff „hysterisch" assoziiert und bedeuten eine dramatische Überreaktion. Paradoxerweise handelt es sich dabei um Merkmale, die viel eher für histrionische als für hysterische Patienten typisch sind, was Wallerstein (1980–1981) so ausgedrückt hat: „Menschen, die hinsichtlich ihres Verhaltens eher hysterisch im Sinne von dramatischen und auffälligen Charaktermerkmalen wirken, sind diejenigen, die im Sinne des ‚guten' oder ‚echten' Hysterikers weniger hysterisch erscheinen" (S. 540). Zetzel (1968) hat ebenfalls beobachtet, dass die „sogenannten guten Hysteriker", die als floride Hysteriker erscheinen, oftmals fälschlicherweise als analysierbare hochgradig hysterische Patienten eingeschätzt werden, obwohl sie tatsächlich primitiv organisiert und schwer zu analysieren sind. Das sind diejenigen, die ich hier als Menschen mit einer histrionischen Persönlichkeit bezeichne.

Die Literatur zur Unterscheidung der beiden Gruppen kann durch eine Auflistung der Merkmale zusammengefasst werden, die die hysterische von der histrionischen Persönlichkeitsstörung abgrenzen (Easser und Lesser 1965; Kernberg 1983; Lazare 1971; Sugarman 1979; Zetzel 1968; Tabelle 18–2). Die histrionische Persönlichkeit ist praktisch in jeder Hinsicht florider als die hysterische. Alle Symptome der DSM-IV-TR-Kriterien sind bei histrionischen Menschen stärker ausgeprägt. Eckpunkte sind eine größere affektive Labilität, eine höhere Impulsivität und ein offeneres verführerisches Verhalten. Die Sexualität dieser Patienten ist häufig so direkt und unmoduliert, dass sie die

TABELLE 18–2. Unterscheidung zwischen hysterischer und histrionischer Persönlichkeitsstörung

Hysterische Persönlichkeitsstörung	Histrionische Persönlichkeitsstörung
Verhaltene und eingeschränkte Emotionalität	Floride und umfassende Emotionalität
Sexualisierter Exhibitionismus und Bedürfnis nach Liebe	Gieriger Exhibitionismus fordernder, oraler Art, der „kalt" und weniger ansprechend ist
Gute Impulskontrolle	Allgemeine Impulsivität
Subtile und ansprechende verführerische Art	Grobe, unangemessene und abstoßende verführerische Art
Ehrgeiz und Konkurrenzgeist	Ziel- und Hilflosigkeit
Reife Dreiecksobjektbeziehungen	Primitive dyadische, durch Klammern, Masochismus und Paranoia gekennzeichnete Objektbeziehungen
Erträgt Trennung von Liebesobjekten	Überwältigende Trennungsangst im Falle des Verlassen-Werdens durch Liebesobjekte
Strenges Über-Ich und einige zwanghafte Abwehrmechanismen	Schwaches Über-Ich und Vorherrschen primitiver Abwehrmechanismen wie Abspaltung und Idealisierung
Sexualisierte Übertragungswünsche entstehen nach und nach und werden als unrealistisch bewertet	Intensive sexualisierte Übertragungswünsche entstehen schnell und werden als realistisch betrachtet

Mitglieder des anderen Geschlechts abstößt. Ihr anstrengendes exhibitionistisches Bedürfnis, im Mittelpunkt der Aufmerksamkeit zu stehen, kann wegen seiner Rücksichtslosigkeit auch dazu führen, dass andere ihre Aufmerksamkeit versagen. In dieser Hinsicht haben solche Patienten eindeutig sehr viel mit Menschen mit einer narzisstischen Persönlichkeitsstörung gemein.

Demgegenüber können Menschen mit einer echten hysterischen Persönlichkeit auf weitaus subtilere Weise dramatisch und exhibitionistisch sein, und ihre Sexualität kann verhaltener und auf ansprechendere Art und Weise zum Ausdruck kommen. Wallerstein (1980–1981) hat außerdem darauf hingewiesen, dass ein beträchtlicher Teil der hochgradig hysterischen Menschen überhaupt nicht dramatisch oder auffällig ist. Er bezeichnete sie als „verlegene Mauerblümchen, die bei persönlichen Begegnungen schüchtern sind und kein Wort herausbekommen, im Extremfall unscheinbar sind und ein völlig gehemmtes Verhalten an den Tag legen" (S. 540). Er hat überzeugend dargelegt, dass es zu einer Fehldiagnose führen kann, wenn man sich statt der zugrundeliegenden Dynamik auf das offene Verhalten konzentriert.

Patienten mit einer hysterischen Persönlichkeitsstörung haben oft passable Erfolge im Beruf vorzuweisen und zeigen sowohl Ehrgeiz als auch konstruktiven Konkurrenzgeist. Dieser aktiven Kompetenz kann eine ziel- und hilflose Abhängigkeit gegenüberstehen, die verhindert, dass histrionische Patienten Erfolg haben, mit Ausnahme der passiven Manipulation anderer, die der Befriedigung ihrer Bedürfnisse dient. Während echte Hysteriker über reife Ganzobjektbeziehungen verfügen, die durch Inhalte des ödipalen Dreiecks gekennzeichnet sind, und bedeutungsvolle Beziehungen zu beiden Elternteilen aufgebaut haben, ist der histrionische Patient auf einer primitiveren dyadischen Stufe der Objektbeziehungen stehen geblieben, die häufig durch Klammern, Masochismus und Paranoia charakterisiert sind.

Hysterische Patienten können die Trennung von ihren Liebesobjekten ertragen, auch wenn die betreffenden Beziehungen ihrer Meinung nach ihr größtes Problem darstellen. Histrionische Patienten dagegen werden oft von Trennungsangst überwältigt, wenn sie von ihren Liebesobjekten getrennt sind. Das strenge Über-Ich und andere zwanghafte Abwehrmechanismen des hysterischen Patienten stehen im Gegensatz zu dem typischerweise schwachen Über-Ich und den überwiegend primitiven Abwehrmechanismen wie Abspaltung und Idealisierung beim histrionischen Patienten.

Wenn sich hysterische Patienten in eine Psychotherapie oder Psychoanalyse begeben, entstehen sexualisierte Übertragungswünsche nach und nach über einen längeren Zeitraum und werden von den Patienten selbst gewöhnlich als unrealistisch bewertet. Bei histrionischen Patienten hingegen entstehen fast sofort erotische Übertragungswünsche, die sie häufig als realistische Erwartungen betrachten. Wenn die Wünsche nicht erfüllt werden, werden die Patienten möglicherweise wütend auf den Therapeuten, weil dieser ihnen nicht nachkommt. Zetzel (1968) hat darauf hingewiesen, dass die Fähigkeit des hysterischen Patienten, zwischen therapeutischem Bündnis und Übertragungsgefühlen zu unterscheiden, eng mit der Fähigkeit zur Unterscheidung von innerer und äußerer Realität zusammenhängt, einer Ichfunktion, die beim histrionischen Patienten geschädigt ist.

Die spezifischen Merkmale der histrionischen Persönlichkeitsstörung unterstreichen ihre enge Verwandtschaft mit der Borderline-Persönlichkeitsstörung. Kernberg (1983) bezeichnete die infantile Persönlichkeit explizit als eine, der eine Borderline-Persönlichkeitsorganisation zugrunde liegt. Es ist weniger genitale Sexualität als vielmehr eine primitive Oralität, gegen die sich diese Patienten wehren (Lazare 1971).

Patienten mit einer hysterischen Persönlichkeitsstörung hingegen haben gewöhnlich Probleme, die entweder mit der genitalen Sexualität als solcher oder mit ihren Sexualobjekten zusammenhängen. Hysterische Frauen werden herkömmlicherweise als „frigide“ oder anorgasmisch beschrieben, sie können jedoch auch promisk und voll orgasmusfähig, aber mit ihren sexuellen Beziehungen unzufrieden sein. Es kommt vor, dass sie keine romantische oder sexuelle Bindung zu Männern eingehen können, die zu ihnen passen, und sich stattdessen hoffnungslos in solche verlieben, die sie nicht haben können. Ein anderes wiederkehrendes Problem hysterischer Patientinnen ist, dass Männer ihre Handlungen oft als sexuelle Annäherungsversuche missverstehen, und die Frauen sich dann wieder und wieder über dieses Missverständnis wundern – was zeigt, dass sie sich ihres verführerischen Verhaltens nicht bewusst sind.

Geschlecht und Diagnose

Im Verlauf der Geschichte der Psychiatrie wurde die hysterische Persönlichkeit stets mit dem weiblichen Geschlecht verbunden. Die Tendenz, diese Diagnose nur bei Frauen in Betracht zu ziehen, ist wohl eher auf kulturell bedingte Geschlechterrollenklischees als auf die Psychodynamik zurückzuführen. Halleck (1967) hat darauf hingewiesen, dass unterprivilegierte Männer in unserer Gesellschaft dazu neigen, ihre eigenen Bedürfnisse zu leugnen und diejenigen anzugreifen, von denen sie meinen, abgewiesen worden zu sein. Von Frauen wird in unserer Gesellschaft hingegen nicht erwartet, dass sie ihr Bedürfnis nach Abhängigkeit leugnen, und sie haben „wenig Gelegenheit, ihre Aggression unmittelbar zum Ausdruck zu bringen" (S. 753). Mädchen „passen sich einer Benachteiligung mit größerer Wahrscheinlichkeit an, indem sie versuchen, Menschen durch Beziehungen an sich zu binden, in denen [die Frauen] eine ausgesprochen beherrschende Rolle [einnehmen]" (S. 753). Andere (Hollender 1971; Lerner 1974) haben festgestellt, dass hysterische Persönlichkeitsmerkmale kulturelle Erwartungen hinsichtlich der Anpassung von Frauen in der amerikanischen Gesellschaft widerspiegeln. Dazu, dass die hysterische Persönlichkeit von einer überwiegenden Mehrheit als eine Erkrankung der Frau betrachtet wird, hat auch der Umstand beigetragen, dass die Literatur über diese Störung mit wenigen Ausnahmen von Männern geschrieben wurde (Chodoff und Lyons 1958; Luisada et al. 1974).

Obwohl die hysterische Persönlichkeit überwiegend mit dem weiblichen Geschlecht in Verbindung gebracht wird, gibt es eine Fülle dokumentierter Fälle einer hysterischen Persönlichkeitsstörung bei Männern (Blacker und Tupin 1977; Bollas 2000; Cleghorn 1969; Halleck 1967; Kolb 1968; Lubbe 2003; Luisada et al. 1974; MacKinnon und Michels 1971; Malmquist 1971). Es werden zwei allgemeine Subtypen männlicher hysterischer Patienten beschrieben: der hypermaskuline und der passive/effeminierte. Die des hypermaskulinen Subtyps stehen insofern in unmittelbarer Analogie zur klassischen Hysterikerin, als sie Karikaturen der Männlichkeit sind. Wie in Kapitel 16 erwähnt, hat eine Studie mit 655 Collegestudenten (Klonsky et al. 2002) ergeben, dass sowohl narzisstische als auch histrionische Merkmale bei Männern und Frauen auftreten, die sich ihrem Geschlecht entsprechend verhalten. Es kann sich um

„Don Juans“ handeln, die allen Frauen gegenüber verführerisch auftreten und sogar dissoziales Verhalten an den Tag legen. Männer des passiven/effeminierten Subtyps können „dandyhafte“ (MacKinnon und Michels 1971), extravagante Homosexuelle oder passive impotente Heterosexuelle sein, die Angst vor Frauen haben. Die Unterscheidung zwischen der hysterischen Persönlichkeit der höheren Stufe und der histrionischen Persönlichkeit der niedrigeren Stufe kann im Großen und Ganzen anhand derselben Kriterien erfolgen wie bei den entsprechenden Gruppen von Frauen.

In einer Studie mit 27 Patienten mit einer hysterischen Persönlichkeitsstörung haben Luisada et al. (1974) festgestellt, dass sie überwiegend heterosexuell waren, jedoch alle auf die eine oder andere Weise gestörte sexuelle Beziehungen hatten. Dissoziales Verhalten wie Lügen und Unzuverlässigkeit waren häufige Probleme in der Gruppe, ebenso Alkohol- und Drogenmissbrauch. Die Forscher identifizierten sowohl Patienten des passiven/effeminierten als auch solche des hypermaskulinen Subtyps, wobei instabile Beziehungen für beide Gruppen charakteristisch waren. Bei vielen dieser Patienten hätte man wahrscheinlich eine narzisstische Persönlichkeitsstörung – bei manchen mit dissozialen Merkmalen – diagnostiziert, doch als Gruppe zeigten sie mehr Wärme und Empathie gegenüber anderen als echte Narzissten. Einige Forscher haben versucht, einen Zusammenhang zwischen Psychopathie und histrionischer Persönlichkeitsstörung herzustellen (Hamburger et al. 1996), die Literatur enthält jedoch kaum Belege für die Auffassung, die histrionische Persönlichkeitsstörung sei eine weibliche Variante der Psychopathie oder der dissozialen Persönlichkeitsstörung (Cale und Lilienfeld 2002). Mitchell (2000) hat festgestellt, dass hysterische Männer dadurch, dass die Symptome der Hysterie mit der Zeit feminisiert wurden, in der Theorie und Praxis der Psychoanalyse marginalisiert worden sind. Dennoch treten bei beiden Geschlechtern mit einer hysterischen oder einer histrionischen Persönlichkeitsstörung viele identische Merkmale auf, unter anderem verführerisches Verhalten, Promiskuität, sexuelle Eifersucht, Sehnsucht nach idealer Liebe, Launenhaftigkeit und Sexualisierung.

Kognitiver Stil und Abwehrmechanismen

Ein Aspekt der intrapsychischen Funktion, der die hysterische und die histrionische Persönlichkeitsstörung verbindet, ist der *kognitive Stil*. Shapiro (1965) hat den für Patienten mit diesen Persönlichkeitsstörungen typischen kognitiven Stil wie folgt beschrieben: „global, relativ diffus, von mangelndem Scharfsinn, insbesondere bei kleinen Details. Kurz gesagt, er ist impressionistisch“ (S. 111). Wenn ein Therapeut einen Patienten mit diesem kognitiven Stil fragt:

„Wie war Ihr Wochenende?", erhält er wahrscheinlich eine Antwort wie „richtig gut" oder „einfach schrecklich", ohne weitere Einzelheiten. Auf ähnliche Art wird er sich auch über wichtige Personen in seinem Leben äußern. Eine hysterische Patientin erwiderte auf die Aufforderung, ihren Vater zu beschreiben: „Er ist einfach klasse!" Und wenn Patienten mit diesem kognitiven Stil eine Aufgabe wie beispielsweise einen psychologischen Test in Angriff nehmen, vermeiden sie es gewöhnlich, sich auf Fakten zu konzentrieren und antworten mit einem Gefühl. Als ein äußerst erfolgreicher und intelligenter Akademiker gebeten wurde, die Einwohnerzahl der Vereinigten Staaten zu schätzen, antwortete er hastig: „Ich weiß es nicht. Es müssen so um die 5 Milliarden sein." Als der Psychologe ihn drängte, etwas genauer über die Frage nachzudenken, bemerkte er, dass er statt der Bevölkerungszahl des Landes die der Welt genannt hatte. Es fehlte ihm nicht an Wissen, doch wegen seines histrionischen kognitiven Stils hasste er es, auf solche Einzelheiten achten zu müssen. So kann es für den Therapeuten zum Beispiel sehr frustrierend sein, wenn er versucht, Einzelheiten über den familiären Hintergrund des Patienten zu erfahren.

Dieser impressionistische kognitive Stil hängt eng mit dem Einsatz von Abwehrmechanismen bei hysterischen und histrionischen Menschen zusammen (Horowitz 1977a, 1997, 2001). Sie unterdrücken die Verarbeitung von Informationen, um starke Gefühle abzuschwächen. Verdrängung, Leugnen, Dissoziation und Unterdrückung sind Abwehrstrategien, die auch die emotionale Erregung verringern. Solche Patienten sagen „Ich weiß es nicht", wenn sie „Ich darf es nicht wissen" meinen (Horowitz 1997). In der frühen Literatur zur Hysterie wurde diese Abschwächung anhand der scheinbaren Gleichgültigkeit von Patientinnen gegenüber ihren Konversionssymptomen häufig als *la belle indifférence* (schöne Gleichgültigkeit) bezeichnet. Möglicherweise ist der hysterische oder histrionische kognitive Stil für diese Unfähigkeit, Implikationen, Konsequenzen und Einzelheiten des Erlebten zu integrieren und anzuerkennen, verantwortlich.

Andererseits wechselt diese Unterdrückung emotionaler Erregung im Allgemeinen mit dem übertriebenen Ausdruck von Gefühlen, der dazu dient, Reaktionen bei anderen auszulösen. Die Aufmerksamkeit hysterischer/histrionischer Patienten ist umfassend und diffus, sie achten jedoch darauf, ob andere ihnen Beachtung schenken.

Dissoziative Zustände wie Konversionssymptome werden oft als hysterische Merkmale eingestuft, obwohl sie auch bei Menschen mit einer Reihe anderer Diagnosen auftreten. Die extremste Manifestierung der Dissoziation ist die dissoziative Identitätsstörung, die sowohl mit Abspaltung – bei der verschiedene Selbstrepräsentationen voneinander getrennt bleiben – als auch mit Verdrängung – bei der die primäre Persönlichkeit gewöhnlich keine Erinnerung an die übrigen hat – einhergeht. Die Reaktionen histrionischer Patienten auf ihre emotionalen Ausbrüche ähneln der Dissoziation und der dissoziativen Identitätsstörung, wenn auch in milderer Form.

Solche Patienten erinnern sich oft nur unvollständig an ihre Handlungen, von denen sie sagen, sie erscheinen ihnen, als seien sie die Handlungen „von jemand anderem".

Eine histrionische Patientin, die auch dissoziative Symptome hatte, entdeckte Schnitte an ihrer linken Brust, konnte jedoch nicht erklären, wo diese herkamen. Kurz nach dieser Entdeckung fand ihr Mann sie um 3 Uhr morgens im Badezimmer, wo sie sich mit einer Rasierklinge leichte Schnitte an der linken Brust zufügte. Als sie zu diagnostischen Zwecken hypnotisiert wurde, sagte sie: „Ich muss genau so leiden wie meine Mutter." Ihre Mutter war kurz zuvor wegen Brustkrebs operiert worden. Diese Patientin ist auch ein gutes Beispiel für den Abwehrmechanismus der Identifikation, der bei hysterischen Menschen ebenfalls häufig ist (MacKinnon und Michels 1971).

Als letzter gemeinsamer Abwehrmechanismus, der sowohl bei hysterischen als auch bei histrionischen Patienten vorkommt, ist die *Emotionalität* selbst zu nennen. Intensive, aber zugleich oberflächliche Emotionen zu entwickeln, kann tiefere Affekte abwehren, die die Patienten meiden wollen (MacKinnon und Michels 1971). Zusammen dienen die reflexartige Emotionalität und der impressionistische kognitive Stil dazu, echte affektive Zustände oder Attitüden gegenüber sich selbst oder anderen vom histrionischen Patienten fernzuhalten.

Die pychodynamische Auffassung

Da verschiedene offene Verhaltensweisen beider Geschlechter in die Kategorien der hysterischen und der histrionischen Persönlichkeitsstörung eingeordnet werden, ist eine sorgfältige psychodynamische Beurteilung für die Bestimmung der geeigneten Psychotherapie unerlässlich. Patientinnen mit einer hysterischen oder histrionischen Persönlichkeit haben gewöhnlich in zwei der klassischen psychosexualen Stadien Probleme: Sie erleben während der oralen Phase eine relative Vernachlässigung durch die Mutter und haben Schwierigkeiten, die ödipale Situation zu lösen und eine klare sexuelle Identität zu entwickeln (Blacker und Tupin 1977). Hysterische und histrionische Patienten haben sowohl mit der oralen als auch mit der phallisch-ödipalen Phase Probleme, bei histrionischen sind jedoch die in der früheren Phase größer, während hysterische in erster Linie eine Fixierung in der späteren aufweisen.

Bei histrionischen Patientinnen führt mangelnde mütterliche Fürsorge dazu, dass sie die Befriedigung ihrer Abhängigkeitsbedürfnisse beim Vater suchen (Blacker und Tupin 1977; Hollender 1971; MacKinnon und Michels 1971). Sie lernen schnell, dass Flirtverhalten und auf exhibitionistische Art und Weise gezeigte dramatische Gefühle erforderlich sind, um die Aufmerksamkeit des Vaters zu erlangen. Mit der Reifung lernen sie, dass sie ihre genitale Sexualität unterdrücken müssen, um „Papas kleines Mädchen" zu bleiben. Die primitive

Bedürftigkeit aller sexuellen Beziehungen des erwachsen gewordenen kleinen Mädchens kann als „Gleichsetzung von Brust und Penis" bezeichnet werden. Solche Frauen zeigen oft ein promiskes Sexualverhalten, das letztendlich unbefriedigend ist, weil der Penis lediglich als Ersatz für die Brust der Mutter dient, nach der sie sich unbewusst sehnen.

Frauen mit einer hysterischen Persönlichkeitsstörung haben die orale Phase der Entwicklung mehr oder weniger erfolgreich abgeschlossen. Sie sind ebenfalls enttäuscht von der Mutter, doch diese Enttäuschung erfolgt in einer fortgeschritteneren Phase. In der phallischen Phase, die der voll ausgeprägten ödipalen Situation unmittelbar vorausgeht, müssen sie sich damit abfinden, dass sie ihre Mutter nicht auf dieselbe Art und Weise physisch besitzen können wie der Vater. Das Ziel hysterischer Menschen besteht darin, von anderen begehrt zu werden (Bollas 2000). Kleine Mädchen haben zum Beispiel das Gefühl, sie haben gegenüber ihrer Mutter den Kürzeren gezogen, und tun deshalb alles, um von ihrem Vater begehrt zu werden. Das führt häufig zu einer fehlerhaften Selbstadaptation, bei der sie ihren wahren Charakter unterdrücken, um so zu sein, wie andere es erwarten. Viele hysterische Frauen nähern sich Männern, indem sie versuchen, so zu sein, wie der betreffende Mann sie ihrer Meinung nach gerne hätte, mit dem Ergebnis, dass die Männer schließlich über ihr aufgesetztes Verhalten enttäuscht sind.

Bollas (2000) hat beobachtet, dass hysterische Menschen dazu neigen, ihre Lebensgeschichte zu erotisieren, indem sie sich als erotisches Objekt einer anderen Person darstellen. Sie verbringen einen großen Teil ihres Lebens mit der Suche nach einem „werbenden Objekt" (object in waiting) (S. 12), das sie erneut zum Gegenstand des Begehrens der betreffenden Person macht. Mehrere Liebespartner zu haben, ist typisch für Menschen mit einer histrionischen oder hysterischen Persönlichkeitsstörung, und dabei zeigt sich häufig ein festes Muster: Der jeweilige Mann ist nie der Richtige und deshalb entbehrlich. Auf diese Weise heben sich solche Frauen für ihren Vater auf. Als kleine Mädchen haben sie ihren Vater oft idealisiert, möglicherweise als den einzigen Mann, der es wert ist, „besessen" zu werden. Diese intensive Bindung hat zu Gefühlen der Rivalität gegenüber der Mutter und dem aktiven Wunsch, ihren Platz einzunehmen, geführt. Viele hysterische Patienten erinnern sich im Laufe der Therapie oder Analyse an Fantasien dieser Art. Wenn sie den Eindruck haben, dass ihre Brüder aufgrund ihres Geschlechts beim Vater eine besondere Stellung einnehmen, entwickeln sie möglicherweise auch eine tiefe Abneigung und konkurrieren intensiv mit Männern.

Mit Hysterie wird herkömmlicherweise auch Anorgasmie in Verbindung gebracht, die sexuellen Symptome von Patienten mit einer hysterischen oder histrionischen Persönlichkeitsstörung sind jedoch weitaus vielfältiger. Manche haben eine relativ asymptomatische Sexualfunktion, erleben jedoch keine authentische Liebe oder Intimität in ihren sexuellen Beziehungen. Sexuelle Reize werden gegebenenfalls durch provozierende Kleidung zur Schau gestellt, auch wenn das provozierende Verhalten nur mit einer geringen sexuellen Erregung einhergeht. Hysterische und histrionische Patientinnen sind sogar oft überrascht, wenn andere so auf sie reagieren, als seien sie verführerisch oder sexuell provozierend. Mit anderen Worten, es besteht eine Dissoziation zwischen dem offen sexualisierten Verhalten, das Aufmerksamkeit erregen soll, und der empathischen Vorstellung darüber, wie es auf andere wirkt. Jegliche Sexualität kann wegen der ödipalen Bindung an den Vater auch inzestuöse Bedeutungskomponenten haben. Im Sinne eines weiteren Abwehrmechanismus, der dazu dient, die ödipalen Sehnsüchte nicht aufgeben zu müssen, wählen solche Frauen häufig ungeeignete Partner. Hierbei handelt es sich jedoch zumeist um eine verborgene Dynamik, die erst nach einer sorgfältigen Bewertung erkannt wird. Manche hysterischen Patienten haben eine offene, bewusste Bindung an ihren Vater, andere dagegen haben diese Dimension der Entwicklung unterdrückt. In ihre bewusste Erfahrung in Bezug auf den Vater kann sich als Abwehrmechanismus gegen die tiefer liegende Sehnsucht auch Ärger mischen. Ebenso sind sie sich ihrer Rivalitätsgefühle gegenüber der Mutter, die sie auf der bewussten Ebene lieben, möglicherweise nicht bewusst. Statt dessen kann die hysterische Dynamik einer Patientin in tief greifenden Mustern von Dreiecksbeziehungen zum Ausdruck kommen, beispielsweise darin, dass sie sich in verheiratete Männer verliebt, oder in nach und nach zutage tretenden Entwicklungen bei der Übertragung wie zum Beispiel starker Rivalität mit anderen Patientinnen. Ob die Dynamik unterdrückt wird, kann von der Reaktion des Vaters auf die ödipalen Sehnsüchte der Tochter abhängen. Wenn solche Gefühle für ihn inakzeptabel sind, vermittelt er dies seiner Tochter, die dann erkennt, dass sie sie unterdrücken muss.

Das übertriebene, theatralische Verhalten dieser Patienten hängt häufig mit einer Schlüsselerfahrung der Nichtbeachtung in der frühen Kindheit zusammen. Mit anderen Worten, Eltern, die zu sehr mit sich selbst beschäftigt oder zu depressiv waren oder sich zu sehr über die Entwicklungsbedürfnisse des Kindes geärgert haben, haben es möglicherweise ausgeblendet und seine inneren affektiven Erfahrungen nicht bemerkt. In dieser Hinsicht haben die Betreuer ihre Aufgabe, Grenzen zu setzen und dem Kind bei der Verarbeitung überwältigender und beängstigender Affektzustände zu helfen, möglicherweise nicht erfüllt. Wie Riesenberg-Malcolm (1996) betont hat, ist die Übertreibung möglicherweise ein Versuch der Patienten, sich von dem zu distanzieren, was sich in ihrem Inneren abspielt, und zugleich andere auf nicht wahrgenommene Gefühle aufmerksam zu machen.

Ein Großteil der auf Frauen zutreffenden Entwicklungsdynamik trifft auch auf männliche Patienten zu. Während hysterische Frauen häufig „Papas Mädchen“ sind, sind hysterische Männer oft „Mamas Sohn“. Auf Probleme der Separation-Individuation in der Kindheit reagieren sie möglicherweise mit der Erotisierung des abwesenden Objekts (Bollas 2000). Sobald das mütterliche Objekt nicht anwesend ist, stellen sie sich ihre Mutter mit einem anderen Mann vor, den sie ihnen vorzieht. Deshalb quält viele hysterische Männer vom Don-

Juan-Typ eine Kombination von Trennungsangst und Angst vor dem Ausgeschlossen-Werden (Lubbe 2003). Das kann sie zu hypermaskulinem Verhalten veranlassen, mit dem sie die Bezwingung sexueller Rivalen demonstrieren, indem sie systematisch Frauen verführen, von denen viele bereits mit einem anderen Mann liiert sind. Wie sein weibliches Pendant möchte auch der hysterische Mann begehrt werden, weshalb er auf der Suche nach seinem „werbenden Objekt" eine Beziehung nach der anderen eingeht, um dann festzustellen, dass er in keiner die besondere Bestätigung erhält, die er braucht.

Auch andere Adaptationen sind möglich. Manche Männer mit dieser hysterischen Konfiguration entscheiden sich für ein zölibatäres Leben, beispielsweise als Priester, um unbewusst die absolute Loyalität zur Mutter zu bewahren. Andere bewältigen ihre vermeintliche genitale Unzulänglichkeit, indem sie hypermaskulinen Einzelbeschäftigungen wie Bodybuilding nachgehen. So können sie sich selbst bestätigen, dass sie „echte Männer" sind, die keinen Grund haben, sich minderwertig zu fühlen.

Eine Besprechung der Hysterie wäre unvollständig, wenn nicht auch Inzest und Verführung in der Kindheit angesprochen würden. Freud dachte ursprünglich, viele seiner hysterischen Patienten seien von ihren Vätern verführt worden, da viele von ihnen über derartige Erfahrungen berichteten. Später gelangte er zu der Überzeugung, dass viele dieser Berichte ödipalen Wünschen entspringende Fantasien waren. In der Diskussion darum, ob Freud recht hatte, haben viele Kliniker eine Entweder-oder-Haltung eingenommen. Entweder kleine Mädchen werden tatsächlich verführt, oder sie stellen sich die Verführung nur vor. Diese Dichotomie wird durch den Umstand, dass viele Frauen, die zu Opfern von Inzest geworden sind, dennoch starke Fantasien in Bezug auf und ein Verlangen nach dem Täter haben, noch komplizierter. Selbst Frauen, die nicht von ihrem Vater geschändet wurden, können ein starkes bewusstes oder unbewusstes sexuelles Verlangen nach ihm empfinden. Und schließlich gibt es einen großen Bereich, in dem es zu erotisierten Interaktionen kommt, die *nicht* zu offenem Inzest führen, aber *sehr wohl* derartige Fantasien begünstigen.

Was die Pathogenese der histrionischen und der hysterischen Persönlichkeitsstörung betrifft, so ist ein tatsächlicher Inzest in der Vorgeschichte bei histrionischen Patienten weitaus wahrscheinlicher. Solche Patienten wiederholen das ursprüngliche Trauma gegebenenfalls während ihres gesamten Erwachsenenlebens, indem sie sich Männer aussuchen, die aus irgendeinem Grund verboten sind, wie Therapeuten, verheiratete Männer oder Vorgesetzte. Sie versuchen unbewusst, ein passiv erlittenes Trauma aktiv zu bewältigen, indem sie es aktiv initiieren, statt sich passiv zu unterwerfen.

Bei hysterischen Patientinnen der höheren Stufe ist die Wahrscheinlichkeit einer Vorgeschichte offenen Inzests wesentlich geringer, sie können jedoch eine Beziehung zu ihrem Vater gehabt haben, die sie als besonders empfunden haben. Hysterische Patientinnen haben häufig Väter, die mit ihrer Frau unzufrieden sind und sich der Patientin zugewandt haben, um die Erfüllung und Bestätigung zu finden, die in der Ehe nicht möglich ist. Solchen Patientinnen wird oft signalisiert, sie müssten ihrem Vater für immer treu bleiben, um ihn aus seiner unglücklichen Ehe zu retten. Väter äußern ihren Töchtern gegenüber in solchen Fällen häufig auf subtile Weise oder offen ihre Missbilligung über deren Interesse an anderen Männern. In dieser Situation befindet sich die hysterische Patientin im Bannkreis einer Dynamik, die der des Inzests ähnelt, nur eben in abgeschwächter Form. Diese Familienkonstellation führt häufig dazu, dass sie nicht in der Lage sind, sich aus der Abhängigkeit vom Vater zu lösen und ihr eigenes Leben zu leben.

Behandlungsansätze

Einzelpsychotherapie

Patienten mit einer hysterischen Persönlichkeitsstörung sprechen in der Regel gut auf eine analytische Einzelpsychotherapie oder eine Psychoanalyse an. Ich beschränke meine Ausführungen hier auf diese Patienten, da die für histrionische Patienten der unteren Stufe geeigneten Therapiestrategien ähnlich sind wie die für die bereits besprochene (siehe Kapitel 15) Behandlung der Borderline-Persönlichkeitsstörung (Allen 1977). Soweit erforderlich, nenne ich für die Behandlung histrionischer Persönlichkeitsstörungen erforderliche Änderungen der Technik.

Manche Patienten mit einer hysterischen Persönlichkeitsstörung zeigen diskrete Symptome wie eine sexuelle Dysfunktion, die meisten begeben sich jedoch in eine Psychotherapie, weil sie mit dem Muster ihrer Beziehungen insgesamt unzufrieden sind. Der Auslöser hierfür kann eine gescheiterte Ehe oder Liebesbeziehung sein. Gegebenenfalls haben sie ein vages Gefühl der Depression oder Angst, weil sie von ihrem aktuellen Partner enttäuscht sind (MacKinnon und Michels 1971). Anders als viele Patienten mit anderen zum Cluster A oder B des DSM-IV-TR gehörenden Persönlichkeitsstörungen gehen solche mit einer hysterischen Persönlichkeitsstörung bereitwillig eine Bindung zu ihrem Therapeuten ein und schließen schnell ein therapeutisches Bündnis, in dem der Therapeut als Helfer empfunden wird. Die Psychotherapie verläuft in der Regel gut, wenn der Therapeut einige allgemeine Grundsätze befolgt.

Grundsätze der Behandlungstechnik

Eine Faustregel für die expressive Arbeit besteht darin, zunächst den Widerstand anzusprechen und erst dann eine Interpretation des tiefer liegenden Inhalts zu versuchen. Bei hysterischen Patienten bedeutet dieses Axiom, dass sich der

Therapeut zuerst mit ihrem kognitivem Stil beschäftigen muss, weil dieser so eng mit seinen Abwehrmechanismen zusammenhängt. Hysterische Patienten begeben sich häufig mit der unbewussten Erwartung in die Psychotherapie, der Therapeut müsse in der Lage sein, sie intuitiv, auf nonverbale Weise, und umfassend zu verstehen, ohne Einzelheiten ihres intrapsychischen Lebens zu erfahren (Allen 1977). Diese Erwartung hängt oft damit zusammen, dass sie wünschten, ihre Mutter und/oder ihr Vater hätte sie als Kind anerkannt und verstanden. Somit geht die Erwartung, gesehen, gehört und verstanden zu werden, mit einer Mischung aus Hoffnung und Enttäuschung einher (Riesenberg-Malcolm 1996). Diese Patienten befürchten, der Therapeut könnte ihre Leistung abtun oder gering schätzen. In der Tat besteht eine häufige Gegenübertragungsreaktion auf übertriebene Gefühlsäußerungen gerade in dieser Art der Verachtung. Der Therapeut muss sich dessen bewusst sein, dass ihm durch diese übertriebenen Gefühlsäußerungen etwas Wichtiges mitgeteilt wird, und dass die überzogenen Gefühle auch ein Körnchen Wahrheit enthalten. Der Therapeut erhält eine verzweifelte Mitteilung im Sinne von „Bitte bemerken Sie mich! Bitte erkennen Sie meinen Schmerz!"

Auch wenn sich der Therapeut in die affektive Kommunikation einfühlt, muss er dem Patienten klar machen, dass er mehr Einzelheiten braucht, um ihn wirklich verstehen zu können. Dieser Ansatz ermutigt den Patienten, das, was er durch Gefühle ausdrückt, in Worte zu fassen. Dies wird durch sorgfältig vorbereitete Fragen erleichtert: Wovor hat der Patient Angst? Was will der Patient? Welche Konflikte hat der Patient? (Horowitz 1997) Der Therapeut kann auch versuchen, die Gefühle des Patienten aufgrund seiner Beobachtungen in Worte zu fassen. Diese externe Perspektive (Gabbard 1997) kann dem Patienten helfen, sich selbst besser zu beurteilen, indem er internalisiert, wie der Therapeut ihn sieht.

Im Inneren erlebt sich der hysterische Patient häufig als ein Blatt im Wind, das von starken Emotionen hin und her gerissen wird. Die Vorstellungen, die die einzelnen Gefühle miteinander verbinden, können völlig unterdrückt sein. Indem der Therapeut den Patienten drängt, die interne und externe Realität zu reflektieren und sich im Einzelnen mit ihr zu befassen, hilft er ihm, die gedanklichen Verbindungen zwischen den Gefühlen zu erfassen. Wie Allen (1977) festgestellt hat, besteht ein Teil dieses Prozesses darin, dem Patienten beizubringen, tiefer und aufrichtiger zu fühlen. Oberflächliche Gefühle wehren tiefer empfundene Affekte ab. Sobald sich die Toleranz des Patienten für diese tieferen Gefühlszustände erhöht, kann er sich auch besser mit Einzelheiten befassen (Horowitz 1977b).

Sowie hysterische Patienten ihre Gefühle, Einstellungen und gedanklichen Zustände identifizieren können, empfinden sie sich selbst eher als Handelnde in einer wirkungsvollen Interaktion mit der Umgebung denn als passive Opfer dieser Umgebung (Horowitz 1977b). Hysterische Patienten sehen oft lebhafte visuelle Bilder und haben lebhafte Fantasien, formulieren diese jedoch nicht in

Worten, wenn der Therapeut ihnen nicht dabei hilft. Somit hilft der Therapeut ihnen, zu erkennen, was sie wollen und fühlen. Außerdem lernen die Patienten, dass es nicht gefährlich ist, bestimmte Gedanken oder Gefühle zu haben.

Wenn bedrohliche Gedanken und Gefühle aufkommen, äußern hysterische Patienten oft den Wunsch, so viel wie möglich über das Leben des Therapeuten zu erfahren. Da sie sehr leicht zu beeinflussen sind, werden sie sich, wenn der Therapeut ihnen viel über sein Leben und seine Überzeugungen mitteilt, sehr schnell ähnliche Merkmale zu eigen machen, um dem Therapeuten zu gefallen und dadurch der mühsamen Aufgabe der Beschäftigung mit ihren eigenen Gefühlen und Überzeugungen zu entgehen. Ebenso sollte es der Therapeut vermeiden, hysterischen Patienten zu viele Ratschläge zu geben, da sie lernen müssen, dass sie selbst über beträchtliche Ressourcen verfügen, mit denen sie ihre Probleme angehen können.

Patienten, die eine Langzeittherapie machen, werden feststellen, dass die Änderung ihres kognitiven Stils auch eine Änderung ihrer Objektbezogenheit bewirkt. Sowie sie anfangen, Einzelheiten in Bezug auf sich selbst und auf andere in interpersonellen Situationen mehr Beachtung zu schenken, entwickeln sie neue Muster der Wahrnehmung von Beziehungen (Horowitz 1977b). Statt sich stets als Opfer anderer zu sehen, beginnen sie zu verstehen, dass sie selbst aktiv an der Aufrechterhaltung bestimmter Muster der Beziehungen zu anderen beteiligt sind. Sie entwickeln die Fähigkeit, die tatsächlichen Fakten bezüglich einer interpersonellen Situation mit den inneren Mustern zu vergleichen, von denen externe Situationen häufig überlagert werden. Schließlich wird die für hysterische Patienten so typische Selbstrepräsentation als passives Kind durch eine reifere Repräsentation von Aktivität und Sexualität ersetzt. Für diese Veränderung braucht es jedoch oft Jahre, da die Patienten den Verlust des hysterischen kognitiven Stils häufig als Bedrohung für ihr Identitätsgefühl erleben.

Ein wichtiges Mittel zur Veränderung bei der Psychotherapie der hysterischen Persönlichkeitsstörung ist die Arbeit innerhalb der Übertragung. Die Probleme, auf die der Patient in seinen Beziehungen außerhalb der Therapie stößt, werden innerhalb der Übertragung reproduziert. Die Psychotherapie hysterischer Patienten kann erfolgreich und befriedigend sein, die falsche Handhabung der Übertragung, insbesondere der erotischen Übertragung, führt jedoch häufig zu ihrem Scheitern.

Handhabung der erotischen Übertragung

Trotz der Intensität der erotischen Übertragung nicht nur bei hysterischen, sondern auch bei anderen Patienten, werden Therapeuten im Bereich der wirksamen und therapeutischen Handhabung von Übertragungsgefühlen nicht angemessen geschult. Eine Psychiaterin im Praktikum, die mit den sexuellen

Gefühlen eines Patienten ihr gegenüber zu kämpfen hatte, wandte sich mit dem Problem an ihren Psychotherapiesupervisor, einen Analytiker. Er kratzte sich am Kopf und sagte: „Ich weiß nicht, wie ihr Frauen mit diesem Problem umgeht.“ Psychotherapeutische Schulungsprogramme sind traditionell auf subtile (oder weniger subtile) Weise sexistisch. Da es in der Literatur von Freud bis zur Gegenwart in der überwiegenden Mehrzahl der Berichte über erotische Übertragung um Patientinnen geht, die sich in ihren männlichen Therapeuten oder Analytiker verliebt haben, haben männliche Supervisoren im Kreise ihrer männlichen Supervisanden aus Unachtsamkeit gelegentlich einer lässigen, abschätzigen Einstellung gegenüber Patientinnen mit einer erotischen Übertragung Vorschub geleistet. Ein Psychiater im Praktikum, der am Anfang seiner psychotherapeutischen Ausbildung stand, teilte seinem Supervisor mit, er wisse nicht, wie er sich gegenüber seiner ersten Psychotherapiepatientin verhalten solle. Der Supervisor klärte ihn auf: „Das ist ganz einfach. Wissen Sie, wie man eine Frau verführt?“ Dann zog der Supervisor eine Parallele zwischen dem „Festnageln“ von Patienten in der Therapie und der Verführung einer Frau. Diese unprofessionelle Einstellung ist typisch für eine bedauernswerte Tradition, nach der der Therapeut die erotische Übertragung „genießt“, statt sie zu analysieren und zu verstehen.

Da der Begriff großzügig zur Bezeichnung einer Reihe verschiedener Übertragungen verwendet wird, ist eine klare Definition des Phänomens für eine Besprechung seiner Handhabung unerlässlich. Person (1985) hat eine prägnante Definition formuliert, die sowohl auf die Psychotherapie als auch auf die Psychoanalyse zutrifft:

> Der Begriff *erotische Übertragung* wird gleichbedeutend mit dem Terminus *Übertragungsliebe* verwendet. Er bezeichnet eine Mischung aus zärtlichen, erotischen und sexuellen Gefühlen, die Patienten und Patientinnen bei der Übertragung gegenüber dem Analytiker empfinden, die als solche einen positiven Teil der Übertragung darstellen. Sexuelle Übertragung alleine ist eine unvollständige erotische Übertragung, die nicht voll ausgeprägt ist oder nicht vollständig erlebt wird. (S. 16)

Bei hysterischen Patienten entwickelt sich die erotische Übertragung gewöhnlich nach und nach und in Begleitung beträchtlicher Scham und Verlegenheit. Sexuelles Verlangen gegenüber dem Therapeuten wird häufig als ichdyston erlebt, und der Patient weiß, dass die Erfüllung dieser Wünsche unangemessen wäre.

Histrionische und Borderline-Patienten können eine Unterart der erotischen Übertragung zeigen, die häufig als *erotisierte Übertragung* bezeichnet wird (Blum 1973). Im Gegensatz zur gewöhnlichen Übertragungsliebe fordert der Patient bei erotisierter Übertragung beharrlich und auf ichsyntone Weise sexuelle Befriedigung. Wegen der Ichschädigung bei diesen Patienten sind ihre innere und äußere Realität verschwommen, und sie betrachten den Vollzug der

Sexualität mit ihrem Therapeuten als vernünftig und wünschenswert. Der Umstand, dass sie sich scheinbar nicht im Klaren über die Überschreitung symbolisch inzestuöser Grenzen sind, kann die Folge einer Viktimisierung in der Kindheit durch eine tatsächliche sexuelle Verführung durch die Eltern oder Elternfiguren sein (Blum 1973; Kumin 1985–1986).

Da Abwesenheit bei hysterischen Patienten erotisiert wird, ist die Psychotherapie eine von vorneherein stimulierende Situation. Das Fehlen körperlicher Intimität in der therapeutischen Situation, gepaart mit der wiederholten Trennung am Ende jeder Sitzung, bedeutet für viele hysterische Patienten eine permanente Stimulierung. Bei manchen kann sogar das entstehen, was Bollas (2000) als Übertragungsabhängigkeit bezeichnet hat, weil die Therapie als exklusive Beziehung erlebt wird. Diese Patienten wünschen sich gegebenenfalls, dass die Therapie ewig dauert, und haben kein Interesse daran, sie zu beenden. Selbstverständlich werden sie in ihrem Therapeuten ein potenzielles „werbendes Objekt“ sehen, für das sie zum Objekt der Begierde werden können. Deshalb erwarten sie, dass er von ihnen verzaubert und hingerissen ist, und scheuen in Bezug auf Kleidung und Verhalten keine Mühe, um dieses Ziel zu erreichen.

Das Spektrum der Übertragungen, das von der erotischen zur erotisierten reicht, hat Person (1985) treffend „sowohl eine Goldmine als auch ein Minenfeld‘ (S. 163) genannt. Diese Übertragungen können den Weg für ein verheerendes Ausleben von Gegenübertragungen ebnen. Sex zwischen Therapeut und Patient hat dem Ruf des Berufsstandes der Psychologen und Psychotherapeuten sehr geschadet, die Karrieren zahlreicher Psychotherapeuten zerstört und den Patienten, die die Opfer solcher Handlungen waren, schweren psychologischen Schaden zugefügt (Gabbard 1989; Gabbard und Lester 2003; Pope und Bouhoutsos 1986). Erhebungen haben gezeigt, dass sich bis zu 10 % aller männlichen Therapeuten zu einem solchen Verhalten haben hinreißen lassen, sodass es nicht als gelegentliche Verirrung abgetan werden kann, die ausschließlich bei schwer gestörten Therapeuten vorkommt. Viele dieser unglückseligen Therapeuten scheinen sowohl Heilung für sich selbst zu suchen als auch verzweifelt zu versuchen, ihre Patienten zu heilen (Twemlow und Gabbard 1989).

Der „Goldminen“-Aspekt erotischer Übertragungen besteht darin, dass sie dem Therapeuten in der Gegenwart der Übertragungsbeziehung eine Live-Zusammenfassung einer früheren Beziehung liefern. Solche Patienten zeigen ihrem Therapeuten, womit sie zu ähnlichen Beziehungen außerhalb der Therapie beitragen. Auf diese Weise können die Probleme des Patienten mit Liebe und Sexualität untersucht und verstanden werden, während sie sich in einer sicheren Beziehung zeigen, in der der Patient nicht ausgebeutet oder missbraucht wird. Um das Gold der Erfahrung zu fördern, ohne durch das Minenfeld vernichtet zu werden, müssen Therapeuten vier Grundsätze der Behandlungstechnik beachten (Tabelle 18–3). Obwohl es in der Art, in der die

Tabelle 18–3. Handhabung der erotischen Übertragung in der Therapie

1. Prüfen der Gegenübertragungsgefühle
2. Akzeptieren erotischer Übertragung auf nicht ausbeuterische Art und Weise als wichtiges therapeutisches Material, das es zu verstehen gilt
3. Beurteilung der vielfältigen Bedeutungen der Übertragung in ihrer Funktion als Widerstand gegen eine Vertiefung des therapeutischen Prozesses
4. Interpretation der Verbindungen zwischen Übertragung und gegenwärtiger wie früherer Beziehungen

erotische Übertragung zum Ausdruck gebracht wird, je nach dem Geschlecht des Patienten eindeutig Unterschiede gibt, bespreche ich zunächst die Handhabung der erotischen Übertragung im Allgemeinen und wende mich dann den geschlechtsabhängigen Aspekten des Phänomens zu.

Prüfen der Gegenübertragungsgefühle. Die Gegenübertragungsreaktionen des Therapeuten auf die erotische Übertragung des Patienten können im engen Sinne in Form des Wachrufens der Erinnerung an eine frühere Beziehung des Therapeuten, im weiten Sinne als Identifikation mit einem projizierten Aspekt des Patienten oder als Mischung der beiden erfolgen (Kumin 1985–1986; Sandler 1976). Obwohl der Patient durchaus ein verbotenes, aber sexuell erregendes Objekt aus der Vergangenheit des Therapeuten repräsentieren kann, kann das Verlangen des Therapeuten gegenüber dem Patienten auch mit dem tatsächlichen inzestuösen Verlangen einer Elternfigur aus dessen ödipaler Phase verbunden sein. Deshalb besteht der erste Schritt der Prüfung der Gegenübertragung, der Einhaltung der in der dynamischen Psychiatrie üblichen Praxis, für den Therapeuten darin, das relative Gewicht seines eigenen Beitrags im Vergleich zu dem des Patienten zu beurteilen. Therapeuten, die ohne persönliche Behandlungserfahrung versuchen, die erotische Übertragung in einer intensiven Psychotherapie zu handhaben, sind hierbei jedoch deutlich im Nachteil.

Mehrere häufige Gegenübertragungsmuster hängen mit der erotischen Übertragung zusammen. Das erste, das bei Krankenhauspsychiatern, die attraktive Patientinnen behandeln, häufig ist, besteht darin, eine erotische Übertragung wahrzunehmen, wo keine vorliegt. Männliche Therapeuten reagieren zum Beispiel auf ihre eigene sexuelle Erregung, indem sie sie projektiv leugnen und bei ihren Patientinnen entdecken, die sie als „verführerisch" bezeichnen. In solchen Fällen kann der Krankenhauspsychiater, wenn er nach Einzelheiten gefragt wird, die zeigen, inwiefern die Patientin seiner Meinung nach verführerisch oder sexuell an ihm interessiert ist, häufig keine überzeugenden Beweise anführen. Wegen der Ängste bezüglich seiner eigenen sexuellen Gefühle hat er diese unterdrückt, ebenso wie die hysterische Patientin versucht, ihre sexuellen Gefühle zu unterdrücken.

Auch wenn diese Unterdrückung schlicht die Angst des Anfängers davor sein kann, in der Psychotherapie sexuelle Gefühle zu entwickeln, kann es sich auch um die Wiederholung der Reaktion des Vaters der Patientin auf sein sexuelles Verlangen gegenüber seiner Tochter handeln (Gorkin 1985).

Eine andere Möglichkeit ist, dass der Umstand, dass der Therapeut seine sexuellen Gefühle gegenüber dem Patienten leugnet, diesen auf subtile Weise zu einer erotischen Übertragung veranlasst. In der konstruktivistischen Sichtweise wird der kontinuierliche Einfluss der Subjektivität des Therapeuten auf die Übertragung des Patienten betont. Insbesondere eine erotische Übertragung kann auf einen bedeutenden Beitrag seitens des Therapeuten hindeuten (Gabbard 1996). Solche Beiträge können aus verschiedenen Faktoren, einschließlich der Erwartungen, der Bedürfnisse, des theoretischen Standpunktes, der Gegenübertagung des Therapeuten, und sogar aus alltäglichen Elementen wie Geschlecht, körperliche Erscheinung und Alter des Therapeuten resultieren. All diese Faktoren können eine Rolle dabei spielen, wie der Patient den Therapeuten sieht, und durch ständige Selbstprüfung kann der Therapeut leichter ermitteln, was vom Patienten kommt und was auf seinen Einfluss auf den Patienten zurückzuführen ist. Patienten mit einer hysterischen oder histrionischen Persönlichkeit sind sehr leicht zu beeinflussen, und wenn sie meinen, der Therapeut wolle, dass sie sich bei der Übertragung verlieben, tun sie das bereitwillig.

Eine zweite häufige Gegenübertragung ist kühle Zurückhaltung als Reaktion darauf, dass der Patient zugibt, dass er erotisches Verlangen für den Therapeuten empfindet (MacKinnon und Michels 1971). Um sexuelle Gegenübertragungsreaktionen auf die Gefühle des Patienten zu kontrollieren, wird der Therapeut möglicherweise stiller, weniger empathisch und distanzierter. Alle Emotionen einzuschränken, kann ihm helfen, die Kontrolle über als bedrohlich empfundene sexuelle Impulse zu behalten.

Eine dritte häufige Gegenübertragungsreaktion ist die Angst davor, dass sexuelle Gefühle – des Patienten oder des Therapeuten – außer Kontrolle geraten könnten. Diese Angst kann dazu führen, dass der Therapeut das Gespräch bei Ausdrücken von Liebe oder sexueller Erregung seitens des Patienten auf ein anderes Thema lenkt oder solche Gefühle vorzeitig als „Widerstand“, als Abweichung von der therapeutischen Aufgabe wertet. Wenn ein männlicher Therapeut seiner Patientin auf unangemessene Weise mitteilt, er werde nicht zulassen, dass die Therapie durch ihre Gefühle für ihn auf eine andere Bahn gelenkt wird, zwingt er sie, bei den Problemen außerhalb der Therapie zu bleiben, deretwegen sie sich in Behandlung begeben hat. Solche ängstlichen Bemühungen, erotische Übertragungsgefühle zu eliminieren, können Patienten den Eindruck vermitteln, sexuelle Gefühle seien inakzeptabel und möglicherweise abstoßend, was häufig der Ansicht dieser Patienten entspricht.

Die tiefer liegende Abscheu des Therapeuten selbst hängt mit der verdeckten Botschaft der intensiven erotischen Übertragung zusammen, dass die Therapie nutzlos ist – dass nur Sex oder „Liebe“ heilen kann (Gorkin 1985).

Beim vierten Gegenübertragungsmuster, das sich als kniffliger erweisen kann als die übrigen, begünstigt und fördert der Therapeut erotische Gefühle um seiner eigenen Genugtuung willen. Therapeuten, die voyeuristische Freude empfinden, während sie sich die Einzelheiten der sexuellen Fantasien ihrer Patienten anhören, haben diesen Beruf möglicherweise deshalb gewählt, weil sie sich danach sehnen, idealisiert und geliebt zu werden. Hinter diesem Wunsch verbirgt sich eventuell auch die sadistische Freude daran, vergebliche sexuelle Wünsche bei ihren Patienten auszulösen. Dieses Muster kann häufig auf Interaktionen in der Kindheit dieser Therapeuten zurückgeführt werden, in denen sie das Gefühl hatten, der Elternteil des anderen Geschlechts habe sie nur erregt, um sie zu frustrieren. Möglicherweise versuchen sie, diese Situation aus ihrer Kindheit durch ihre Tätigkeit als Psychotherapeuten umzukehren. Deshalb müssen sich Therapeuten ihrer eigenen Wünsche in der therapeutischen Beziehung bewusst sein. Wie Kumin (1985–1986) gesagt hat: „Sowohl die Fähigkeit als auch die Unfähigkeit des Analytikers, die Wünsche des Patienten bei der Übertragung präzise zu interpretieren, erfordert nicht nur die Einschätzung dessen, was und wen der Patient will, sondern auch dessen, was und wen der Analytiker will“ (S. 13). Kumin meinte außerdem, das Verlangen des Therapeuten gegenüber dem Patienten könne einen stärkeren Widerstand darstellen als das Verlangen des Patienten gegenüber dem Therapeuten. Zahlreiche Psychotherapieprozesse sind im Stadium der intensiven erotischen Übertragung zum Stillstand gekommen, weil der Therapeut zu sehr damit beschäftigt war, sich im Glanz sexueller Gefühle zu sonnen.

Akzeptieren erotischer Übertragung auf nicht ausbeuterische Art und Weise als wichtiges therapeutisches Material, das es zu verstehen gilt. Der Therapeut möchte dem Patienten zu verstehen geben, dass sexuelle Gefühle oder Zuneigung akzeptable Aspekte der therapeutischen Erfahrung sind. Er macht zum Beispiel eine belehrende Bemerkung wie: „Bei der Psychotherapie werden Sie wahrscheinlich eine Vielfalt von Gefühlen – Hass, Liebe, Neid, sexuelle Erregung, Angst, Wut und Freude – erleben, die alle geeignete Diskussionsthemen und Träger wichtiger Informationen für die Therapie sind und als solche bearbeitet werden müssen.“ Auch wenn es zutrifft, dass die erotische Übertragung verhindern kann, dass in der Therapie andere Themen zur Sprache kommen, ist es gewöhnlich ein technischer Fehler, solche Gefühle sofort als Widerstand zu deuten. Damit man verstehen kann, was eine Wiederholung aus der Vergangenheit ist, muss man zulassen, dass sich die erotische Übertragung voll entfaltet.

Freud (1914g) benutzte das Wort *ausleben* erstmals, um zu umschreiben, dass ein Patient etwas aus der Vergangenheit durch Handlungen wiederholt, statt sich daran zu erinnern und es in Worte zu fassen. Man kann den Patienten sagen, dass die Gefühle, die sie in der Therapie entwickeln, wichtige Informationen über ihre Gefühle in anderen, früheren wie aktuellen, Beziehungen liefern. Wenn ein Patient darauf besteht, dass seine Übertragungswünsche erfüllt werden, kann der Therapeut ihn darauf hinweisen, dass die Nichterfüllung dieser Wünsche zu einem besseren Verständnis dessen führen kann, was in anderen Beziehungen geschieht. Der Therapeut sollte sich vor Augen halten, dass eine erotische Übertragung für den Patienten äußerst unangenehm sein kann (ebenso wie für den Therapeuten), nicht nur wegen der aus ihr resultierenden Frustration, sondern auch, weil sie peinlich sein kann. Der Therapeut kann dem Patienten auf empathische Weise mitteilen, dass er seine Scham versteht: „Ich weiß, dass es für Sie schwierig und schmerzhaft ist, dass sie diese Gefühle haben, die nicht erwidert werden können, aber wenn wir ihnen gemeinsam auf den Grund gehen, können wir vielleicht erreichen, dass Sie die Probleme, deretwegen Sie hier sind, besser verstehen."

Beurteilung der vielfältigen Bedeutungen der Übertragung in ihrer Funktion als Widerstand gegen eine Vertiefung des therapeutischen Prozesses. Die erotische Übertragung ist in dem Sinne ein Widerstand, dass der Patient etwas wiederholt, statt sich daran zu erinnern und es in Worte zu fassen. Widerstand sollte jedoch nicht „als etwas Schlechtes, das sofort beseitigt werden muss" betrachtet werden, wie es Therapeuten am Anfang ihrer Praxis oft tun. Wie soeben dargelegt, ist die erotische Übertragung auch eine wichtige Mitteilung, die es zu verstehen gilt. Wie viele andere seelische Phänomene wird sie durch das Prinzip der vielfältigen Funktion bestimmt. Sie sollte nicht einfach für bare Münze genommen werden, sondern mittels der Assoziationen, der Träume und der Erinnerungen des Patienten auf all ihre vielen Bedeutungen hin untersucht werden, von denen einige unbewusst sein können. Im Kontext der Psychotherapie besteht eine beträchtliche Veränderlichkeit der geschlechtlichen und sexuellen Orientierung (Gabbard und Wilkinson 1996). So kann beispielsweise die erotische Übertragung auf eine weibliche Therapeutin passives homosexuelles Begehren repräsentieren, obwohl die Therapeutin dem anderen Geschlecht angehört (Torras de Bea 1987). Da die erotische Übertragung auch im Hinblick auf ihre Funktion an einem bestimmten Punkt der Therapie verstanden werden muss, muss der Therapeut feststellen, was ihrer Entstehung vorausgegangen ist und was ihrer Blüte folgt.

> Ein Patient teilte seinem männlichen Therapeuten zu Beginn der Therapiesitzung mit, die Erklärung des Therapeuten in der vorangegangenen Sitzung habe ihm enorm geholfen. Nachdem er erläutert hatte, wie hilfreich die Deutung des Therapeuten für ihn am Arbeitsplatz gewesen war, widersprach er dem, was er gerade gesagt hatte, indem er erklärte, seine Beziehungen verschlechterten sich. In seinen weiteren Ausführungen offenbarte er, dass er sexuelle Fantasien

> über den Therapeuten gehabt habe und davon überzeugt sei, dass der Therapeut ihm nur helfen könne, indem er in sein Rektum ejakulierte, damit er sich männlicher fühlte. Der Therapeut wies den Patienten darauf hin, dass er die Hilfe, die die in der vorangegangenen Sitzung gewonnenen Einsichten bedeuteten, abwerte, indem er an der magischen Vorstellung festhalte, dass ihm nur eine sexuelle Beziehung helfen könne. Der Patient gab zu, die vom Therapeuten erhaltene Hilfe abwerten zu müssen, da er sich dem Therapeuten, der, wie er sagte, „auf dem Olymp" stehe, so unterlegen fühle. Daraufhin erklärte der Therapeut, dass sich der Neid des Patienten durch die erhaltene Hilfe verstärkt habe und er deshalb die Übertragung sexualisiert habe, um die Hilfe abzuwerten. (Wenn die Erklärungen des Therapeuten nicht besonders wirksam oder nützlich waren, gibt es weniger, um das man ihn beneiden kann.) Darauf erwiderte der Patient, das befreiende Gefühl, Hilfe erhalten zu haben, habe sich mit dem Gefühl der Demütigung abgewechselt, weil er hatte zugeben müssen, dass der Therapeut etwas weiß, was er selbst nicht weiß, und deshalb habe er sich schwach gefühlt.

In diesem Fall diente die erotische Übertragung des Patienten dazu, seinen Neid auf die Kompetenz des Therapeuten abzuwehren, indem er sie abwertete. Die Sexualisierung der Übertragung kann auch als Abwehrmechanismus gegen andere Gefühle eingesetzt werden.

> Ein Patient traf seine Therapeutin zum letzten Mal, bevor sie mit der Beendigung ihres Krankenhauspraktikums abreiste. Er erzählte ihr, er habe am Abend zuvor einen Film gesehen, in dem eine Psychiaterin einen ihrer männlichen Patienten geküsst habe. Für ihn habe es so ausgesehen, dass die Zuneigung der Psychiaterin dem Patienten gut getan habe, und er fragte seine Psychiaterin, ob sie dasselbe mit ihm tun würde. Nachdem sie zunächst mit Angst reagiert hatte, fragte die Therapeutin, ob die überraschende Anfrage eventuell mit dem Ende der Therapie zu tun haben könnte. Der Patient erwiderte, daran wolle er am liebsten gar nicht denken. Die Therapeutin erklärte dem Patienten, dass sein Wunsch, die Beziehung zu sexualisieren, möglicherweise eine Abwehrreaktion gegen die Trauer wegen der Beendigung der Therapie sei.

Die Sexualisierung des Endes einer Beziehung kommt häufig vor (in der Therapie und im Leben überhaupt). Sie dient dazu, die Trauer über den Verlust einer wichtigen Person zu vermeiden. Im obigen Auszug diente der Wunsch des Patienten nach einer körperlichen Beziehung zu seiner Therapeutin auch dazu, die Endgültigkeit des Endes zu leugnen: Ein Kuss könnte statt eines Endes einen Anfang bedeuten. Tatsächlich erfolgen Überschreitungen der sexuellen Grenzen zwischen Therapeut und Patient oftmals gegen Ende der Behandlung (Gabbard und Lester 2003). Sexualisierung kann ein manischer Abwehrmechanismus gegen einen Verlust sein, die zu einem Leugnen durch beide Beteiligten der therapeutischen Dyade führt.

Therapeuten, die Übertragungsliebe als normale und verständliche Reaktion auf ihre enorme sexuelle Anziehungskraft betrachten, übersehen die dunkle Seite der erotischen Übertragung. Dieses Dilemma veranschaulicht eine der vielen Geschichten, die über Dr. Karl Menninger erzählt werden:

> Eine leicht depressive und hysterische 40-jährige Frau wurde in der Menninger Clinic über ein Jahr lang stationär behandelt, ohne dass eine nennenswerte Veränderung ihres Zustands eintrat. Sie hatte eine intensive und unlösbare erotische Übertragung gegenüber ihrem männlichen Psychotherapeuten entwickelt. Da die Therapie zum Stillstand gekommen war, wurde Dr. Menninger als Berater hinzugezogen. Während des gesamten Interviews kam die Patientin wiederholt auf ihre große Liebe zu ihrem Therapeuten zu sprechen. Nachdem er sich ihre Liebesbeteuerungen mehrere Minuten lang angehört hatte, sagte Dr. Menninger angeblich: „Sie wissen sicher, dass sich Ihr Zustand um seinetwillen bessern würde, wenn Sie ihn wirklich lieben würden."

Dr. Menninger hatte die Feindseligkeit angesprochen, die sich häufig unter der Oberfläche der Übertragungsliebe des Patienten verbirgt. Erotische Übertragungen verschleiern oftmals beträchtliche Aggressionen und einen beträchtlichen Sadismus, was sogar so weit gehen kann, dass eine erotische Übertragung als eine Form der negativen Übertragung zu werten ist (Kumin 1985–1986). Bei der näheren Untersuchung von Übertragungswünschen stellt sich oft heraus, dass es sich um den Wunsch handelt, den Therapeuten zu verletzen, in Verlegenheit zu bringen oder zu vernichten. Wenn ein Patient die Überschreitung sexueller Grenzen fordert, kann das, besonders im Falle der für histrionische und Borderline-Patienten typischen erotisierten Variante, für den Therapeuten so quälend sein, dass ihm vor jeder Sitzung graut. Er hat gegebenenfalls das Gefühl, benutzt und zu einem Objekt zur Erfüllung von Bedürfnissen gemacht zu werden, dessen einzige Funktion darin besteht, den unangemessenen Forderungen des Patienten zu entsprechen (Frayn und Silberfeld 1986).

> Frau KK war eine 24-jährige homosexuelle histrionische Patientin mit einer Ichorganisation auf Borderline-Niveau, die von ihren männlichen Verwandten sexuell missbraucht worden war. Sie entwickelte praktisch sofort eine intensive erotisierte Übertragung gegenüber ihrer Therapeutin. Während der Sitzungen flirtete sie auf herausfordernde Weise mit der Therapeutin, indem sie deren Fuß leicht mit ihrem berührte und sie fragte: „Macht Sie das nervös?" Frau KK behauptete standhaft, ihre Therapeutin könne sie nur kennenlernen, wenn sie mit ihr schlafe. Außerdem wollte sie wissen, welche sexuelle Orientierung die Therapeutin habe. Obwohl die Therapeutin dem Wunsch der Patientin, ihre professionelle Beziehung durch die Umwandlung in eine sexuelle zu zerstören, nicht nachkam, versuchte die Patientin auch weiterhin, sie zu verführen. Sie gab regelmäßig explizite sexuelle Fantasien über ihre Therapeutin wieder:

„Ich streichele Ihren Körper – Ihren Rücken, Ihre Hüften, Ihre Oberschenkel. Mit meiner Hand streiche ich sanft und schnell über Ihre Muschi. Sie stöhnen leise und packen mich fester am Rücken. Ich küsse Sie und flüstere Ihnen leise ins Ohr, dass ich mit Ihnen schlafen werde. Ich massiere sanft Ihre Brüste und küsse sie. Ich küsse Sie auf den Bauch und nähere mich Ihrer Muschi. Ich küsse die Innenseiten Ihrer Schenkel, während ich mit meiner Zunge Ihre Klitoris streichele. Ich küsse und sauge weiter und liebkose Sie mit meiner Zunge. Sie stöhnen vor Lust, wenn Sie einen Orgasmus haben. Ich küsse wieder Ihre Schenkel und drücke sachte Ihre Brüste zusammen und lasse meine Finger bis zu Ihren Hüften nach unten gleiten. Ich lecke wieder an Ihrer Klitoris und stecke meine Zunge in Sie. Dann lecke und sauge ich an Ihrer Klitoris, und dabei führe ich Ihnen sanft erst einen und dann zwei Finger ein. Sie haben einen langen, mehrfachen und befriedigenden Orgasmus, und danach streichen Sie mir über das Haar, und ich küsse sanft Ihre Muschi."

Natürlich fühlte sich die Therapeutin angesichts solcher Fantasien unbehaglich und so, als würde sie kontrolliert. Wenn sie die Patientin bei der Beschreibung ihrer Fantasien unterbrach, hatte sie das Gefühl, sie zeige ihr Unbehagen und ihre Missbilligung über die Übertragungsgefühle der Patientin. Wenn sie schwieg, hatte sie das Gefühl, sie beteilige sich an dem exhibitionistisch-voyeuristischen Spiel.

Schließlich gab die Patientin einige ihrer tiefer liegenden Aggressionen zu, die als erotisierte Übertragung getarnt waren. Ihrer Therapeutin erklärte sie: „Wissen Sie, ich bin mir bewusst, dass ich Ihnen immer noch auf die Nerven gehen will. Sie wahrscheinlich zwingen will, mich abzuweisen. Mich zu hassen. Gelingt mir das? Eigentlich will ich, dass Sie mich mögen. Aber seit ich weiß, dass das nicht infrage kommt, vertreibe ich Sie eben. Scheiße, was? Wissen Sie, ich sehe zwei Möglichkeiten für unsere Beziehung: Entweder wir ficken, oder ich sorge dafür, dass Sie mich hassen."

Im Großen und Ganzen hatte Frau KK die Therapeutin gelähmt; diese empfand sich als grausam und sadistisch, weil sie die Wünsche ihrer Patientin nicht erfüllte. In einer Konsultation erkannte die Therapeutin, dass sie durch einen projektiven Identifikationsprozess kontrolliert wurde, wodurch die normalen professionellen Grenzen der Psychotherapie erbarmungslos und sinnlos erschienen. Mit anderen Worten, die Patientin hatte ein kaltes, vorenthaltendes Objekt aus ihrer Vergangenheit auf die Therapeutin projiziert, die sich unbewusst mit dieser Projektion identifiziert hatte. Außerdem hatte der Umstand, dass sie wütend auf die Patientin war, weil diese ständig die Kontrolle über die Therapie übernahm, dazu beigetragen, dass sie alle möglichen Maßnahmen als kalt und erbarmungslos empfunden hatte.

Im weiteren Verlauf der Psychotherapie stellte sich heraus, dass die offenen sexuellen Wünsche nur die Spitze des Eisbergs waren. In einer Sitzung berichtete Frau KK über einen Traum, in dem sie sich in einem Hightechbüro befand. Dort stand eine Maschine, die ihre Gedanken übersetzen konnte, sodass sie sie ihrer Therapeutin nicht mitzuteilen brauchte. Als sie ihre Assoziationen zu diesem Traum schilderte, gab sie zu, dass ihr Verlangen nach der Therapeutin eigentlich kein sexuelles war, sondern der Wunsch, die Therapeutin möge sie genau kennen. Die Therapeutin konnte der Patientin schließlich klarmachen, dass ihr Wunsch nach Sex eigentlich ein Wunsch nach Verschmelzung war – dass sie sich wünschte, die Therapeutin wüsste, was sie dachte, ohne dass sie ihre Gedanken zu artikulieren brauchte. Das regressive Verlangen nach einer Rückkehr zum symbiotischen Zustand zwischen Mutter und Säugling spielt häufig eine wichtige Rolle bei der erotischen oder erotisierten Übertragung zwischen Patientin und Therapeutin. Der sexualisierte Wunsch scheint besser zu sein als der bedrohlichere Wunsch nach Verschmelzung.

Interpretation der Verbindungen zwischen Übertragung und gegenwärtiger wie früherer Beziehungen. Die korrekte Interpretation der erotischen Übertragung verringert häufig das Verlangen und den Widerstand, die die Übertragungsliebe birgt (Kumin 1985–1986). Um eine verfrühte Interpretation zu vermeiden, muss der Therapeut die Interpretation möglicherweise zunächst nur für sich formulieren, um die Handhabung von Gegenübertragungswünschen zu erleichtern, noch bevor er dem Patienten die Interpretation mitteilt. Wann der richtige Zeitpunkt für die Interpretation von Übertragungen gekommen ist, ist Ansichtssache. Auf jeden Fall zu vermeiden ist eine Interpretation, bevor die tiefer liegenden Zusammenhänge mit früheren Beziehungen und aktuellen Beziehungen außerhalb der Übertragung nahezu bewusst geworden sind. Der Therapeut kann das in Kapitel 4 beschriebene Dreieck der Einsicht verwenden, um Verbindungen zwischen den Übertragungsgefühlen und früheren Beziehungen sowie zwischen Übertragungsbeziehungen und aktuellen Beziehungen außerhalb der Übertragung herzustellen. Indem er darauf hinweist, dass Übertragungsliebe die Wiederholung von etwas aus der Vergangenheit ist, und den Patienten fragt, ob ihn die Situation an frühere Situationen erinnert, kann der Therapeut den Grundstein für interpretative Maßnahmen legen. Dabei ist jedoch ein wichtiger Aspekt zu beachten: Der Therapeut sollte einem Patienten mit einer hysterischen Persönlichkeitsstörung normalerweise nicht sagen, dass seine Liebe zu ihm „nicht echt" ist. Aus der Sicht des Patienten ist sie nämlich absolut echt. Es ist viel besser – und einfühlsamer –, dem Patienten dazu zu verhelfen, dass er versteht, dass seine Liebe zum Therapeuten sowohl echt als auch insofern, dass sie zum Teil aus für Objekte aus der Vergangenheit empfundenen Gefühlen resultiert, fehl am Platze ist (Gabbard 1996).

Die folgende Niederschrift einer Psychotherapiesitzung soll einige der technischen Ansätze für die Interpretation erotischer Übertragungen veranschaulichen.

Frau LL war eine 26-jährige verheiratete Patientin, bei der eine hysterische Persönlichkeitsstörung diagnostiziert worden war. Sie besuchte zweimal pro Woche expressiv-supportive Psychotherapiesitzungen mit expressivem

Schwerpunkt bei einem männlichen Therapeuten. Zu Beginn der Psychotherapie klagte sie über Anorgasmie, Kopfschmerzen, ständige Eheprobleme, Angst davor, „auf eigenen Füßen zu stehen", das Gefühl, nicht geliebt zu werden und unerwünscht zu sein, und die allgemeine Sorge, zu abhängig zu sein. Als sie bereits eineinhalb Jahre in Behandlung war, kam es in einer Sitzung zu folgendem Dialog:

FRAU LL.: Mein Mann und ich kommen nicht gut miteinander aus. Wir sehen uns nicht oft, und wenn, dann streiten wir. Heute wollte ich Sie wieder zu meinem Kumpel machen, aber als ich reinkam, hat sich etwas verändert. Ich weiß nicht, was ich heute sagen soll. Ich möchte furchtbar wütend auf Sie werden, aber ich weiß nicht, warum. Wahrscheinlich, weil ich Aufmerksamkeit brauche, und von meinem Mann keine kriege. Wenn ich nichts zu sagen habe, liegt das normalerweise daran, dass ich Gefühle für Sie habe – ich hatte Schmetterlinge im Bauch, als ich das gerade gesagt habe. Wenn ich hier drin bin, habe ich zwei Arten von Gefühlen. Das eine ist, wenn ich finde, dass Sie wie mein Vater sind, und ich möchte, dass Sie mich sanft in den Arm nehmen und mir den Rücken tätscheln. Das andere ist, wenn ich möchte, dass Sie mich ganz fest halten … *(Die Patientin verstummt.)*

THERAPEUT: Sie hatten gerade ein Gefühl und haben deshalb mitten im Satz abgebrochen. Was war das?

FRAU LL.: Das will ich nicht sagen. Es ist lächerlich. *(Sehr zögerlich:)* Ich kann nicht einfach hier reinkommen … Sie ansehen … und denken: „Ich will mit Ihnen schlafen." Das kann ich doch nicht fühlen. Das bin nicht ich.

THERAPEUT: Finden Sie den Gedanken, dass sie sexuelle Gefühle haben könnten, so inakzeptabel, dass Sie diese Gefühle nicht als Ihre eigenen annehmen können?

FRAU LL.: Ich bin einfach nicht so. Nicht mal mit meinem Mann. Mein Unterbewusstsein will sich an Sie klammern und Sie fest umarmen, aber mein Kopf will, dass ich so tue, als hätte ich keine Gefühle. Ich hätte lieber wieder das Gefühl, dass Sie wie mein Vater sind und ich ein Rückentätscheln brauche.

THERAPEUT: Sie finden es besonders inakzeptabel, dass Sie sexuelle Gefühle für jemanden haben, den Sie auch als Vater betrachten. Ist so etwas vielleicht auch in Ihrer Beziehung zu ihrem Vater vorgekommen, als Sie ein kleines Mädchen waren?

FRAU LL.: Ich war immer etwas ganz Besonderes für meinen Vater. Als er mich bei meiner Hochzeit den Gang entlang geleitet und dann losgelassen hat, hat er gesagt, dass ich von seinen drei Töchtern schon immer seine Lieblingstochter war. Ich sollte das alles nicht sagen. Ich muss rausgehen und zu meinem Mann ins Auto steigen und den Abend mit ihm verbringen, aber meine Gedanken sind bei Ihnen.

THERAPEUT: Das hört sich so an, als gäbe es eine Ähnlichkeit zwischen Ihrer Bindung an mich und Ihrer Bindung an Ihren Vater, durch die es Ihnen schwerfällt, Gefühle für Ihren Mann aufzubringen.

In diesem Auszug stellt der Therapeut eine Verbindung zwischen der erotischen Übertragung der Patientin und ihren Gefühlen für ihren Vater her. Sexuelle

Gefühle sind in beiden Beziehungen verboten, weil diese ihrer Meinung nach nicht mit dem väterlichen Bild zu vereinbaren sind, das sie von ihrem Therapeuten und von ihrem Vater hat. Nachdem er die Übertragungsgefühle mit der früheren Beziehung der Patientin zu ihrem Vater in Zusammenhang gebracht hat, verbindet der Therapeut diese Wünsche mit den Problemen, die sie mit ihrem Mann hat, also mit einer aktuellen Beziehung außerhalb der Übertragung.

Diese vier Grundsätze der Behandlungstechnik können dem Psychotherapeuten die Behandlung von Patienten erleichtern, die mit erotischer Übertragung zu kämpfen haben. Die Einhaltung dieser Grundsätze erfordert jedoch ein rationales, vernünftiges Denken. Wie Dichter schon lange wissen, trübt Leidenschaft das Urteilsvermögen. Es liegt in der Natur der Sache, dass Gefühle von Liebe und/oder Lust sowohl den Patienten als auch den Therapeuten zu Handlungen verleiten können (Gabbard 1994). Mit anderen Worten, bei beiden kann es durchaus vorkommen, dass sie sich des Übertragungs- und Gegenübertragungscharakters der Gefühle nicht mehr bewusst sind, weil diese so real und unwiderstehlich zu sein scheinen. Der Therapeut muss sorgfältig darauf achten, ob er von seiner üblichen Praxis abweicht, um ein etwaiges Ausleben von Gegenübertragungen zu bemerken. Besonders hilfreich sind dabei folgende Warnzeichen einer Grenzüberschreitung (Gabbard 2003): Sitzungen dauern länger als gewöhnlich; der Therapeut reduziert das Honorar oder verzichtet ganz darauf; er teilt dem Patienten Einzelheiten aus seinem Privatleben mit; er denkt ständig an den Patienten; er achtet an dem Tag, an dem die Sitzung mit dem Patienten stattfindet, besonders auf sein Äußeres; er umarmt den Patienten oder praktiziert andere Formen des Körperkontakts; er wünscht sich, den Patienten auch außerhalb der Therapiesituation zu treffen; er bildet sich ein, den Patienten aus seinem Elend befreien zu können (Gabbard und Wilkinson 1994; Gutheil und Gabbard 1993). Wenn ein Therapeut merkt, dass er im Sinne des oben Gesagten anfängt, von der üblichen Praxis abzuweichen, ist er gut beraten, einen angesehenen Kollegen um eine Konsultation oder Supervision zu ersuchen. Am besten sollten alle Therapeuten, die Patienten mit einer erotischen Übertragung behandeln oder eine erotische Gegenübertragung bemerken, regelmäßig Konsultationen in Anspruch nehmen (Gabbard 1996, 2003; Gabbard und Lester 2003). Die sexuellen Gefühle der beiden Beteiligten sind häufig nicht gleich stark, einmal empfindet der Therapeut ein Verlangen, dann wieder der Patient, und es besteht nur selten bei beiden gleichzeitig.

Therapeuten müssen sich auch dessen bewusst sein, dass nicht alle Patienten mit sexuellen Gefühlen für den Therapeuten auf Interpretationsangebote ansprechen. Manche histrionischen und Borderline-Patienten drücken ihre Gefühle durch Handlungen aus und werfen sich dem Therapeuten zu Füßen, setzen sich auf seinen Schoß oder umarmen ihn auf dem Weg zur Tür stürmisch. In solchen Fällen muss der Therapeut klare

Grenzen setzen. Gegebenenfalls ist es nötig, den Patienten aufzufordern, sich wieder auf seinen Platz zu setzen, und ihm mitzuteilen, dass Körperkontakt nicht erlaubt ist. Manchmal hilft auch eine belehrende Aussage: „Psychotherapie ist eine verbale Behandlung, die nur unter bestimmten Bedingungen funktioniert. Eine dieser Bedingungen ist, dass Sie auf Ihrem Stuhl sitzen und ich auf meinem."

Geschlechterunterschiede bei der erotischen Übertragung

In den meisten Berichten in der Literatur über Fälle von erotischer oder erotisierter Übertragung geht es um Patientinnen und männliche Therapeuten. Lester (1985) meinte, das Fehlen von Berichten über männliche Patienten und Therapeutinnen könne bedeuten, dass Übertragungsliebe in solchen Konstellationen selten ist. Sie vermutete, dass die Angst des männlichen Patienten vor der Analytikerin als starker präödipaler Mutter, die „penetrierende" Interpretationen von sich gibt, ihn daran hindert, seine sexuellen Gefühle für die Analytikerin als ödipale Mutter zum Ausdruck zu bringen. Außerdem wies sie darauf hin, dass die regressive Passivität in der analytischen Therapie dem Kern der traditionellen aktiven Rolle des Mannes widerspricht.

Nicht alle Therapeutinnen haben Lesters Erfahrung bestätigt. Gornick (1986) meinte, Lesters Szenario der phallischen Mutter gelte nur für einen Teil der von Therapeutinnen behandelten männlichen Patienten. Andere männliche Patienten finden es ihrer Ansicht nach viel eher inakzeptabel, sich gegenüber einer Frau passiv und abhängig zu zeigen, als sexuelle Gefühle zum Ausdruck zu bringen. Die Schande der Abhängigkeit könne bei manchen Patienten dazu führen, dass sie sich gegen solche Gefühle wehren, indem sie „den Spieß umdrehen" und sexuelle Gefühle bei der Übertragung benutzen, um ein Gefühl männlicher Dominanz wiederherzustellen.

Wenn eine Therapeutin einen Mann behandelt, tritt ein anderer geschlechtsspezifischer Unterschied zutage, und zwar die Gefahr des tätlichen Angriffs. Wenn der Patient eine schwere dissoziale oder Borderline-Persönlichkeitsstörung und eine schwache Impulskontrolle hat, kann eine Therapeutin in einem abgeschlossenen Raum in Gefahr sein. Einem aggressiven und impulsiven Patienten die Übertragung zu erklären, kann völlig nutzlos sein, und es müssen klare Grenzen gesetzt werden. In manchen Fällen kann sogar ein Abbruch der Behandlung erforderlich werden, weil es nicht möglich ist, in einem Kontext zu arbeiten, in dem die Gefahr eines Angriffs besteht. Therapeutinnen müssen eine gut durchdachte Entscheidung treffen, wenn es bei einem männlichen Patienten zu einer erotischen oder erotisierten Übertragung kommt (Gabbard 2004). Ist dieser Patient in der Lage, produktiv mit der sexuellen Fantasie umzugehen, indem er sie auf den Bereich der Fantasie beschränkt und ihre Bedeutung zu ergründen versucht? Oder ist zu erwarten, dass das Sprechen über die sexuelle Fantasie zu einer Handlung führt, bei der der Patient denkt, die Therapeutin ermutige ihn zu tatsächlichem sexuellem Kontakt?

Da sich in der Literatur so viele Berichte über Patientinnen mit einer erotischen Übertragung finden, meinte Person (1985), die Kliniker könnten den Eindruck bekommen, sexuelle Gefühle in der Therapie seien ein besonderes und ausschließliches Merkmal der Psychologie der Frau. Doch obwohl viele männliche Patienten, die von einem Mann behandelt werden, die erotische Übertragung unterdrücken oder leugnen, weil sie befürchten, als homosexuell zu gelten, kommt es in einigen Fällen auch zu einer voll ausgeprägten erotischen oder erotisierten Übertragung gegenüber einem Therapeuten, die systematisch ergründet und interpretiert werden muss. In vielen Fällen ist die sexualisierte Übertragung ein Abwehrmechanismus gegen unangenehmere Gefühle von Liebe und Sehnsucht, die zu artikulieren schwerfällt (Gabbard 1994).

Gruppenpsychotherapie

Kliniker haben oft beobachtet, dass Patienten, die sich für eine dynamische Einzelpsychotherapie eignen, auch gute Kandidaten für eine dynamische Gruppenpsychotherapie sind. Das gilt für hysterische Patienten, die in ihrer Gruppe häufig zu „Stars" werden. Andere Gruppenmitglieder schätzen ihre Fähigkeit, Gefühle direkt auszudrücken, und dass sie sich um andere in der Gruppe kümmern, sehr. Der kognitive Stil hysterischer Patienten und die damit zusammenhängenden Abwehrmechanismen der Unterdrückung und des Leugnens lassen sich in einer Gruppenpsychotherapie gut aufarbeiten. Die übrigen Patienten in der Gruppe helfen hysterischen Patienten, zu erkennen, wie sie ihre Ansichten über sich selbst und andere verfälschen, indem sie Einzelheiten der Interaktionssituationen auslassen. Als zum Beispiel eine hysterische Patientin beschrieb, wie man sie fälschlicherweise für verführerisch gehalten hatte, als sie einfach nett zu einem Arbeitskollegen gewesen sei, wiesen männliche Patienten aus der Gruppe sie darauf hin, dass sie möglicherweise nicht berücksichtige, was sie in der Interaktion gesagt habe (oder wie sie es gesagt habe). Außerdem machten sie sie darauf aufmerksam, dass sie sich in der Gruppe ähnlich verhalte und gar nicht zu bemerken scheine, dass sie auch an die Männer in der Gruppe Flirtsignale sende.

Bei hysterischen Patienten kommt es im Allgemeinen zu einer positiven mütterlichen Übertragung in Bezug auf die Gruppe als Ganzes. Sie nutzen die Gruppentherapie als Gelegenheit, etwas von der mütterlichen Fürsorge zu bekommen, die ihnen in der Kindheit ihrer Meinung nach gefehlt hat. Deshalb nehmen sie gerne an der Gruppentherapie teil und raten auch anderen, diese als wertvolle Ressource zu betrachten. Histrionische Patienten dagegen sind in der Gruppe schon problematischer, weil sie anderen Patienten dadurch, dass sie sich durch übertriebene Gefühlsäußerungen stets in den Mittelpunkt der Aufmerksamkeit spielen, „die Schau stehlen". Diese Patienten können nur dann mit Erfolg in einer Gruppenpsychotherapie behandelt werden, wenn sie auch an einer Einzelpsychotherapie teilnehmen, ähnlich wie im Fall der Gruppenpsychotherapie von Borderline-Patienten (siehe Kapitel 15).

Abschließende Bemerkungen

Das Kontinuum von histrionisch bis hysterisch umfasst ein Spektrum der Charakterpathologie mit einer Vielfalt von Stärken und Schwächen der betroffenen Patienten. Bevor ein Behandlungsplan aufgestellt wird, muss der Patient hinsichtlich seiner hysterischen beziehungsweise histrionischen Merkmale und anhand dessen hinsichtlich seiner Eignung für eine expressive beziehungsweise eine supportive Therapie sorgfältig beurteilt werden. Solche Patienten können dem Therapeuten Genugtuung bereiten, und man muss darauf achten, dass man die negative Übertragung, die sich hinter dem Wunsch, es dem Therapeuten recht zu machen, verbirgt, nicht übersieht. Wie Menschen mit einer narzisstischen Persönlichkeitsstörung legen auch manche histrionischen Patienten großes Gewicht auf ihre äußere Erscheinung und ihre Fähigkeit, für andere attraktiv zu sein. Deshalb kann es bei ihnen, wenn sie andere nicht mehr so stark faszinieren können, zu Depressionen kommen, oder ihre Affektäußerungen werden dadurch authentischer. Allerdings kann der Verlust der Jugendlichkeit und des Sex-Appeals auch bewirken, dass sie noch verzweifelter versuchen, die therapeutische Beziehung zu sexualisieren. Therapeuten müssen sensibel auf diese mit dieser Entwicklungskrise einhergehende narzisstische Verletzlichkeit reagieren und ihnen helfen, zu erkennen, dass sie außer ihrer physischen Erscheinung und ihrer sexuellen Attraktivität auch noch andere Qualitäten haben.

Literaturhinweise

Allen, D. W.: Basic treatment issues, in: Hysterical Personality. Edited by Horowitz, M. J. New York, Jason Aronson, 1977, S. 283–328.

American Psychiatric Association: Diagnostic and Statistical Manual of Mental Disorders. 4th Edition, Text Revision. Washington, DC, American Psychiatric Association, 2000.

Baumbacher, G., Amini, F.: The hysterical personality disorder: a proposed clarification of a diagnostic dilemma. Int J Psychoanal Psychother 8: 501–532, 1980–1981.

Blacker, K. H., Tupin, J. P.: Hysteria and hysterical structures: developmental and social theories, in: Hysterical Personality. Edited by Horowitz, M. J. New York, Jason Aronson, 1977, S. 95–141.

Blum, H. P.: The concept of erotized transference. J Am Psychoanal Assoc 21: 61–76, 1973.

Bollas, C.: Hysteria. London, Routledge, 2000.

Cale, E. M., Lilienfeld, S. O.: Histrionic personality disorder and antisocial personality disorder: sex-differential manifestations of psychopathy? J Personal Disord 16: 52–72, 2002.

Chodoff, P.: The diagnosis of hysteria: an overview. Am J Psychiatry 131: 1073–1078, 1974.

Chodoff, P., Lyons, H.: Hysteria, the hysterical personality and „hysterical" conversion. Am J Psychiatry 114: 734–740, 1958.

Cleghorn, R. A.: Hysteria: multiple manifestations of semantic confusion. Can Psychiatr Assoc J 14: 539–551, 1969.

Easser, B. R., Lesser, S. R.: Hysterical personality: a re-evaluation. Psychoanal Q 34: 390–405, 1965.

Frayn, D. H., Silberfeld, M.: Erotic transferences. Can J Psychiatry 31: 323–327, 1986.

Freud, S.: Erinnern, Wiederholen und Durcharbeiten. GW Bd. X, 1914g, S. 125–136.

Gabbard, G. O. (Hrsg.): Sexual Exploitation in Professional Relationships. Washington, DC, American Psychiatric Press, 1989.

Gabbard, G. O.: On love and lust in erotic transference. J Am Psychoanal Assoc 42: 385–403, 1994.

Gabbard, G. O.: Love and Hate in the Analytic Setting. Northvale, NJ, Jason Aronson, 1996.

Gabbard, G. O.: A reconsideration of objectivity in the analyst. Int J Psychoanal 78: 15–26, 1997.

Gabbard, G. O.: Miscarriages of psychoanalytic treatment with suicidal patients. Int J Psychoanal 84: 249–261, 2003.

Gabbard, G. O.: Long-Term Psychodynamic Psychotherapy: A Basic Text. Washington, DC, American Psychiatric Publishing, 2004.

Gabbard, G. O., Lester, E. P.: Boundaries and Boundary Violations in Psychoanalysis. Washington, DC, American Psychiatric Publishing, 2003.

Gabbard, G. O., Wilkinson, S. M.: Management of Countertransference With Borderline Patients. Washington, DC, American Psychiatric Press, 1994.

Gabbard, G. O., Wilkinson, S. M.: Nominal gender and gender fluidity in the psychoanalytic situation. Gender and Psychoanalysis 1: 463–481, 1996.

Gorkin, M.: Varieties of sexualized countertransference. Psychoanal Rev 72: 421–440, 1985.

Gornick, M.: Developing a new narrative: the woman therapist and the male patient. Psychoanalytic Psychology 3: 299–325, 1986.

Gutheil, T. H., Gabbard, G. O.: The concept of boundaries in clinical practice: theoretical and risk management dimensions. Am J Psychiatry 150: 188–196, 1993.

Halleck, S. L.: Hysterical personality traits: psychological, social, and iatrogenic determinants. Arch Gen Psychiatry 16: 750–757, 1967.

Hamburger, M. E., Lilienfeld, S. O., Hogben, M.: Psychopathy, gender, and gender roles: implications for antisocial and histrionic personality disorders. J Psychother Pract Res 10: 41–55, 1996.

Hollender, M.: Hysterical personality. Comment on Contemporary Psychiatry 1: 17–24, 1971.

Horowitz, M. J.: The core characteristics of hysterical personality (Introduction), in: Hysterical Personality. Edited by Horowitz, M. J. New York, Jason Aronson, 1977a, S. 3–6.

Horowitz, M. J.: Structure and the processes of change, in: Hysterical Personality. Edited by Horowitz, M. J. New York, Jason Aronson, 1977b, S. 329–399.

Horowitz, M. J.: Psychotherapy for histrionic personality disorder. J Psychother Pract Res 6: 93–107, 1997.

Horowitz, M. J.: Histrionic personality disorder, in: Treatments of Psychiatric Disorders. Vol. 2. 3rd Edition. Edited by Gabbard, G. O. Washington, DC, American Psychiatric Publishing, 2001, S. 2293–2307.

Kernberg, O. F.: Borderlinestörungen und pathologischer Narzißmus. Frankfurt am Main, Suhrkamp, 1983; engl. Borderline Conditions and Pathological Narcissism. New York, Aronson, 1975.

Kolb, L. C.: Noye's Modern Clinical Psychiatry. 7th Edition. Philadelphia, PA, WB Saunders, 1968.

Klonsky, E. D., Jane, J. S., Turkheimer, E., et al.: Gender role and personality disorders. J Personal Disord 16: 464–476, 2002.

Kumin, I.: Erotic horror: desire and resistance in the psychoanalytic situation. Int J Psychoanal Psychother 11: 3–20, 1985–1986.

Lazare, A.: The hysterical character in psychoanalytic theory: evolution and confusion. Arch Gen Psychiatry 25: 131–137, 1971.

Lerner, H. E.: The hysterical personality: a "woman's disease". Compr Psychiatry 15: 157–164, 1974.

Lester, E. P.: The female analyst and the erotized transference. Int J Psychoanal 66: 283–293, 1985.

Lubbe, T.: Diagnosing a male hysteric: Don Juan-type. Int J Psychoanal 84: 1043–1059, 2003.

Luisada, P. V., Peele, R., Pitard, E. A.: The hysterical personality in men. Am J Psychiatry 131: 518–521, 1974.

MacKinnon, R. A., Michels, R.: The Psychiatric Interview in Clinical Practice. Philadelphia, PA, WB Saunders, 1971.

Malmquist, C.: Hysteria in childhood. Postgrad Med 50: 112–117, 1971.

Marmor, J.: Orality in the hysterical personality. J Am Psychoanal Assoc 1: 656–671, 1953.

Mitchell, J.: Madmen and Medusas. London, Penguin, 2000.

Person, E. S.: The erotic transference in women and men: differences and consequences. J Am Acad Psychoanal 13: 159–180, 1985.

Pfohl, B.: Histrionic personality disorder: a review of available data and recommendations for DSM-IV. J Personal Disord 5: 150–166, 1991.

Pope, K. S., Bouhoutsos, J. C.: Sexual intimacy between therapists and patients. New York, Praeger, 1986.

Riesenberg-Malcolm, R.: "How can we know the dancer form the dance¿" Hyperbole in hysteria. Int J Psychoanal 77: 679–688, 1996.

Sandler, J.: Gegenübertragung und Bereitschaft zur Rollenübernahme. Psyche – Z Psychoanal 30: 297–305, 1976; engl. Countertransference and role-responsiveness. Int Rev Psychoanal 3: 43–47, 1976.

Shapiro, D.: Neurotic Styles. New York, Basic Books, 1965.

Sugarman, A.: The infantile personality: orality in the hysteric revisited. Int J Psychoanal 60: 501–513, 1979.

Torras de Bea, E.: A contribution to the papers on transference by Eva Lester and Marianne Goldberger and Dorothy Evans. Int J Psychoanal 68: 63–67, 1987.

Twemlow. S. W., Gabbard, G. O.: The lovesick therapist, in: Sexual Exploitation in Professional Relationships. Edited by Gabbard, G. O. Washington, DC, American Psychiatric Press, 1989, S. 71–87.

Wallerstein, R. S.: Diagnosis revisited (and revisited): the case of hysteria and the hysterical personality. Int J Psychoanal Psychother 8: 533–547, 1980–1981.

Zetzel, E. R.: The so called good hysteric. Int J Psychoanal 49: 256–260, 1968.

KAPITEL 19

CLUSTER-C-PERSÖNLICHKEITSSTÖRUNGEN

Obsessiv-zwanghafte, ängstlich-vermeidende und dependente Persönlichkeitsstörungen

Die drei Persönlichkeitsstörungen in Cluster C des DSM-IV-TR (American Psychiatric Association, 2000), die obsessiv-zwanghafte, die ängstlich-vermeidende und die dependente, wurden in eine Gruppe eingeordnet, weil Menschen mit diesen Persönlichkeitsstörungen als auffälliges Merkmal Angst oder Furcht gemeinsam haben. Die Beschäftigung mit der obsessiv-zwanghaften Persönlichkeitsstörung (OCPD) hat eine lange klinisch-psychoanalytische Tradition, bei den anderen beiden Störungen in Cluster C ist dies jedoch nicht der Fall. Dass alle drei Persönlichkeitsstörungen hier in einem Kapitel besprochen werden, liegt daran, dass es sehr wenig psychodynamische Literatur zur ängstlich-vermeidenden und zur dependenten Persönlichkeitsstörung gibt.

Obsessiv-zwanghafte Persönlichkeitsstörung

Die OCPD ist eine häufige Störung. Die 2001 und 2002 durchgeführte National Epidemiologic Survey on Alcohol and Related Conditions (Grant et al. 2004) hat ergeben, dass die OCPD mit 7,88 % die in der Bevölkerung am weitesten verbreitete Persönlichkeitsstörung ist. Allerdings wird sie häufig mit der obsessiv-zwanghaften Störung (OCD) verwechselt.

Zwischen OCD (oder obsessiv-zwanghafter Neurose) und OCPD wird anhand der unterschiedlichen Symptome und der unterschiedlichen Charaktereigenschaften unterschieden. Wie in Kapitel 9 beschrieben, wird der Patient mit OCD von wiederkehrenden unangenehmen Gedanken geplagt und vollzieht ritualistische Handlungen. Diese symptomatischen Manifestationen sind gewöhnlich insofern ichdyston, als der Patient sie als Probleme erkennt und sie in der Regel loswerden möchte. Im Gegensatz dazu sind die Eigenschaften, anhand welcher nach DSM-IV-TR die Diagnose OCPD (Tabelle 19–1) gestellt wird, ein Leben lang bestehende Verhaltensmuster, die ichsynton sein können. Sie müssen dem Patienten nicht unbedingt Sorge bereiten und können sogar als hochgradig adaptiv betrachtet werden. Studien über Ärzte deuten sogar darauf hin, dass bestimmte obsessiv-zwanghafte Merkmale bedeutend zu ihrem beruflichen Erfolg beitragen (Gabbard 1985; Krakowski 1982; Vaillant et al. 1972). Das für obsessiv-zwanghafte Menschen typische unerschütterliche Engagement für ihre Arbeit führt auch in anderen Berufsfeldern als der Medizin, bei der es auf Einzelheiten ankommt, zu großen Leistungen. Allerdings zahlen sie oft einen hohen Preis für den beruflichen Erfolg. Menschen, die ihnen wichtig sind, finden es oft schwer, mit ihnen zu leben, und initiieren oft einen Besuch beim Psychiater.

Auch wenn die Unterscheidung zwischen OCD und OCPD im DSM-IV-TR klar und sinnvoll ist, gibt es Meinungsverschiedenheiten über das Ausmaß der Überlappung zwischen den beiden Störungen. Es wurde auch über vorübergehend auftretende obsessiv-zwanghafte Symptome bei der psychoanalytischen Behandlung von Patienten mit OCPD berichtet (Munich 1986). Empirische Studien deuten jedoch darauf hin, dass bei Menschen mit einer OCD eine Vielfalt von Persönlichkeitsstörungen auftreten kann. In einer Studie erfüllte weniger als die Hälfte der Patienten mit OCD die Kriterien der OCPD (Rasmussen und Tsuang 1986). Die häufigste charakterbezogene Diagnose in dieser Stichprobe war eine gemischte Persönlichkeitsstörung mit ängstlich-vermeidenden, dependenten und passiv-aggressiven Merkmalen. In einer Studie, in der 96 Patienten mit OCD bewertet wurden (Baer et al. 1990), wurde nur bei 6 % eine OCPD der Achse II diagnostiziert. Andere Untersuchungen ergaben, dass die OCPD bei Patienten mit einer OCD wesentlich häufiger ist als bei solchen mit einer panischen oder schweren depressiven Störung (Diaferia et al. 1997) und obsessive Symptome mit größerer Wahrscheinlichkeit zusammen mit den Merkmalen der OCPD auftreten als mit denen anderer Persönlichkeitsstörungen (Rosen und Tallis 1995). In einer skandinavischen Studie zur Komorbidität der OCD mit Persönlichkeitsstörungen (Bejerot et al. 1998) wurde bei 36 % der OCD-Patienten auch eine OCPD diagnostiziert. In einer kontrollierten Studie mit 72 OCD-Patienten und 198 Verwandten ersten Grades (Samuels et al. 2000) wurde eine relativ hohe Prävalenz der OCPD in Familien von OCD-Patienten

TABELLE 19–1. DSM-IV-TR Kriterien der obsessiv-zwanghaften Persönlichkeitsstörung

Es besteht ein tief greifendes Muster der ständigen Beschäftigung mit Ordnung, Perfektion und mentaler und interpersoneller Kontrolle zulasten von Flexibilität, Offenheit und Effizienz, das im frühen Erwachsenenalter in verschiedenen Situationen auftritt und sich in vier (oder mehr) der nachstehenden Kriterien zeigt:

(1) Der/die Betreffende beschäftigt sich in einem Maße mit Einzelheiten, Regeln, Listen, Organisieren oder Plänen, dass der Zweck der Aktivität verfehlt wird.

(2) Der/die Betreffende legt einen Perfektionismus an den Tag, der die Erfüllung der Aufgabe verhindert. (Er/sie kann z. B. ein Projekt nicht durchführen, weil seine/ihre übermäßig strengen Standards nicht erfüllt werden.)

(3) Der/die Betreffende verschreibt sich seiner/ihrer Arbeit und der Produktivität in einem Maße, das Freizeitaktivitäten und Freundschaften ausschließt (ohne dass eine offensichtliche wirtschaftliche Notwendigkeit vorliegt).

(4) Der/die Betreffende ist über die Maßen gewissenhaft und gründlich sowie unflexibel in Fragen von Moral, Ethik oder Werten (ohne dass dies einer kulturellen oder religiösen Identifikation zuzuschreiben wäre).

(5) Der/die Betreffende ist nicht in der Lage, abgenutzte oder wertlose Gegenstände wegzuwerfen, auch wenn diese keinen sentimentalen Wert haben.

(6) Der/die Betreffende delegiert nicht gerne Aufgaben und arbeitet nicht gerne mit anderen zusammen, es sei denn, die anderen machen alles genau so, wie er/sie es wünscht.

(7) Der/die Betreffende legt bei Ausgaben für sich selbst und andere Geiz an den Tag; er/sie betrachtet Geld als etwas, das für zukünftige Katastrophen gehortet werden muss.

(8) Der/die Betreffende ist unbeugsam und stur.

Quelle: Nachgedruckt aus American Psychiatric Association: *Diagnostic and Statistical Manual of Mental Disorders.* Fourth Edition, Text Revision. Arlington, VA, American Psychiatric Association, 2000. Copyright 2000, American Psychiatric Association. Verwendung mit Genehmigung.

festgestellt, was darauf hindeutet, dass es möglicherweise eine gemeinsame familiäre Ätiologie der OCPD und der OCD gibt. Ungeachtet der Unsicherheit darüber, ob diese beiden Erkrankungen tatsächlich zusammenhängen, werden OCPD und OCD gewöhnlich gesondert besprochen, weil ihre Behandlung sehr unterschiedlich ist.

Die psychodynamische Auffassung

In frühen Beiträgen zur Psychoanalyse (Abraham 1921; Freud 1908b; Jones 1948; Menninger 1943) wurden bestimmte Charaktereigenschaften – insbesondere Hartnäckigkeit, übertriebene Sparsamkeit und Ordnungsliebe – mit der analen Phase der psychosexualen Entwicklung in Verbindung gebracht. Man war der

Ansicht, Patienten mit diesen Persönlichkeitsmerkmalen seien von der mit der ödipalen Phase einhergehenden Kastrationsangst in die relative Sicherheit der analen Phase zurückgefallen. Sie setzen, so hieß es, auf Veranlassung des strafenden Über-Ich vermutlich charakteristische Abwehrreaktionen des Ich ein, so unter anderem Isolierung von Affekten, Intellektualisierung, Reaktionsbildung, Neutralisierung (undoing) und Verlagerung (displacement) (siehe Kapitel 2). Ihre obsessive Ordnungsliebe beispielsweise wurde als Reaktionsbildung gegen einen tiefer liegenden Wunsch nach analer Unordnung und ihren Derivaten gedeutet. Die beträchtlichen Schwierigkeiten, die es einem Menschen mit einer obsessiv-zwanghaften Persönlichkeit bereitet, Aggression zum Ausdruck zu bringen, hänge mit frühen Machtkämpfen mit Mutterfiguren beim Toilettentraining zusammen. Die Sturheit der obsessiven Person könne auch als Auswuchs eben dieser Kämpfe betrachtet werden.

Neuere Beiträge (Gabbard 1985; Gabbard und Menninger 1988; Gabbard und Newman 2005; Horowitz 1988; Josephs 1992; McCullough und Maltsberger 2001; Salzman 1968, 1980, 1983; Shapiro 1965) sind über die Launen der analen Phase hinausgegangen und haben interpersonelle Elemente, Selbstwertgefühl, Handhabung von Wut und Abhängigkeit, den kognitiven Stil und die Probleme des Gleichgewichts zwischen Arbeit und emotionalen Beziehungen in den Mittelpunkt gestellt. Menschen mit OCPD haben beträchtliche Selbstzweifel. Als Kinder haben sie sich von ihren Eltern nicht ausreichend geschätzt oder geliebt gefühlt. In manchen Fällen ist diese Einschätzung auf tatsächliche Kälte oder Distanziertheit von Elternfiguren zurückzuführen, in anderen hätte das Kind mehr Bestärkung und Zuneigung gebraucht als durchschnittliche Kinder, um sich von den Eltern bestätigt zu fühlen. Bei der psychodynamischen Behandlung solcher Patienten treten eine starke unerfüllte Sehnsucht nach Abhängigkeit und eine gehörige Wut auf die Eltern, weil diese emotional nicht zugänglicher waren, zutage. Da sowohl Wut als auch Abhängigkeit für obsessiv-zwanghafte Patienten auf der bewussten Ebene inakzeptabel sind, wehren sie diese Gefühle durch Reaktionsbildung und die Isolierung von Affekten ab. Um zu zeigen, dass sie von niemandem abhängig sind, scheuen viele obsessiv-zwanghafte Menschen keine Mühe, ihre Unabhängigkeit und ihren „unbeugsamen Individualismus“ zur Schau zu stellen. Ebenso bemühen sie sich, jeglichen Ärger zu kontrollieren, und geben sich eventuell sogar respektvoll und unterwürfig, um den Eindruck zu vermeiden, dass sie Wut empfinden könnten.

Intime Beziehungen stellen für obsessiv-zwanghafte Patienten ein großes Problem dar. Die Intimität birgt die Möglichkeit, von starken Wünschen nach Fürsorge durch den anderen übermannt zu werden, zugleich aber auch das Risiko, dass diese Wünsche nicht erfüllt werden, was dann zu Hass und Groll und dem Wunsch nach Rache führt. Die mit intimen Beziehungen einhergehenden Gefühle sind bedrohlich, weil sie „außer Kontrolle“ geraten können, was eine der Grundängste des obsessiv-zwanghaften Menschen darstellt. Menschen, die ihnen wichtig sind, beklagen häufig, dass die obsessiv-zwanghafte geliebte Person zu kontrollierend ist. Solche Beziehungen kommen oft zum Stillstand oder geraten in eine Sackgasse, weil obsessiv-zwanghafte Menschen nicht bereit sind, einzugestehen, dass andere etwas vielleicht besser können als sie. Dieses Bedürfnis, andere zu kontrollieren, resultiert häufig aus der Befürchtung, Fürsorge sei in ihrem Umfeld nur spärlich vorhanden und könne jeden Moment versiegen. In jedem obsessiv-zwanghaften Menschen wohnt irgendwo ein Kind, das sich ungeliebt fühlt. Das aus dieser Kindheitserfahrung, nicht geschätzt zu werden, resultierende geringe Selbstwertgefühl lässt ihn häufig annehmen, andere möchten mit obsessiv-zwanghaften Menschen lieber nicht zu tun haben. Das große Maß an Aggression und die starken zerstörerischen Wünsche, die im Unterbewusstsein dieser Menschen lauern, können auch zu ihrer Angst davor beitragen, andere zu verlieren. Sie befürchten häufig, ihre Zerstörungswut könne andere vertreiben oder Gegenaggression auslösen, was die Projektion ihrer eigenen Wut bedeutet.

Obwohl OCPD-Patienten sich bemühen, pflichtbewusst, aufmerksam und gefügig zu sein, wird ihre Angst, andere vor den Kopf zu stoßen, häufig zu einer sich selbst erfüllenden Prophezeiung. Obsessiv-zwanghaftes Verhalten irritiert und verärgert diejenigen, die es erleben. Die Person, die es an den Tag legt, kann jedoch auch anders wahrgenommen werden, je nach dem Machtgefälle in der Beziehung (Josephs 1992). Untergebene erleben Menschen mit OCPD als dominant, extrem kritisch und kontrollierend. Vorgesetzte empfinden sie gegebenenfalls als auf eine Art und Weise schmeichlerisch und unterwürfig, die unecht wirkt. Ironischerweise werden ihnen dadurch gerade die Bestätigung und die Liebe versagt, die sie suchen, und sie haben ständig das Gefühl, nicht gewürdigt zu werden, obwohl sie sich quälen, um das lang ersehnte Lob von anderen zu erhalten.

Obsessiv-zwanghafte Menschen streben außerdem nach Perfektion. Sie scheinen insgeheim zu glauben, schließlich die Bestätigung und die Wertschätzung der Eltern zu bekommen, die ihnen als Kind gefehlt hat, wenn sie ein überragendes Maß an Tadellosigkeit erreichen. Solche Kinder wachsen häufig mit der Überzeugung auf, sich einfach nicht genug angestrengt zu haben, und als Erwachsene haben sie ständig das Gefühl, „nicht genug zu tun". Der Elternteil, der niemals zufrieden zu sein scheint, wird als strenges Über-Ich internalisiert, das immer mehr vom Patienten erwartet. Viele obsessiv-zwanghafte Menschen werden zu Workaholics, weil sie unbewusst von der Überzeugung angetrieben werden, nur aufgrund außerordentlicher Leistungen in ihrem jeweiligen Beruf, die sie durch heroische Anstrengungen erreichen, Liebe und Bestätigung bekommen zu können. Die Ironie bei diesem Streben nach Perfektion ist jedoch, dass sie nur selten mit dem Erreichten zufrieden zu sein scheinen. Sie scheinen eher von dem Wunsch nach Befreiung von ihrem quälenden Über-Ich als von dem echten Wunsch nach Freude angetrieben zu sein.

Diese dynamischen Hintergründe führen zu einem charakteristischen kognitiven Stil (Horowitz 1988; Shapiro 1965). Während hysterische und histrionische Patienten affektive Zustände auf Kosten der reiflichen Überlegung eher überbewerten, ist es bei obsessiv-zwanghaften Menschen genau umgekehrt. In etwa so wie Mr. Spock in *Star Trek* versuchen obsessiv-zwanghafte Menschen, stets vollkommen rational und logisch vorzugehen. Ihnen graut vor jeder Situation mit unkontrollierten Emotionen, und ihre mechanistische Art, die jeglicher Affekte entbehrt, kann andere in den Wahnsinn treiben. Ihr Denken ist jedoch nur innerhalb eines engen Rahmens logisch. Ihre Denkmuster können als starr und dogmatisch (Shapiro 1965) bezeichnet werden. Aus dynamischer Sicht können diese Eigenschaften als Kompensation für die zugrundeliegenden Selbstzweifel und die Zwiespältigkeit betrachtet werden, die diese Menschen quälen.

Anders als der kognitive Stil des hysterischen Patienten ist der des obsessiv-zwanghaften dadurch gekennzeichnet, dass er sehr auf Einzelheiten achtet, während er fast keine Spontaneität oder Flexibilität besitzt und impressionistische Gefühle als „unlogisch“ abtut. Obsessiv-zwanghafte Menschen wenden ein außerordentliches Maß an Energie auf, um ihren starren kognitiven Stil und ihre Aufmerksamkeit aufrechtzuerhalten, sodass alles, was sie tun, eine Anstrengung bedeutet. Sie werden von einer Reihe maladaptiver Überzeugungen geplagt, zu denen auch folgende gehören: „Es ist wichtig, immer alles perfekt zu machen“; „Jeder Makel oder Fehler in der Leistung kann zu einer Katastrophe führen“; Die Leute sollten die Dinge so machen wie ich“; „Einzelheiten sind extrem wichtig“ (Gabbard und Newman 2005). Urlaub zu machen und selbst einfache Entspannung sind für wirklich obsessiv-zwanghafte Menschen nicht im Geringsten attraktiv. Eine Umfrage unter 100 Ärzten, die nach eigenen Angaben obsessiv-zwanghaft waren (Krakowski 1982), nahmen lediglich 11 % nur um des Urlaubs willen Urlaub, und nur 10 % nahmen sich regelmäßig frei, um auszuspannen.

Obwohl viele dieser Menschen leistungsstark sind, meinen manche von ihnen, ihr Charakter hindere sie daran, im Beruf erfolgreich zu sein. Obsessiv-zwanghafte Menschen können bei kleinen Entscheidungen endlos grübeln, womit sie ihre Umgebung verrückt machen. Sie verzetteln sich oft mit Einzelheiten und verlieren das eigentliche Ziel der Aufgabe aus den Augen. Ihre Unentschlossenheit kann aus dynamischer Sicht mit ihren Selbstzweifeln zusammenhängen. Sie haben dann das Gefühl, die Gefahr, einen Fehler zu machen, sei so groß, dass eine eindeutige Entscheidung für die eine oder die andere Möglichkeit ausgeschlossen ist. Ebenso kann ihre Sorge, das Endergebnis des Projekts könne nicht perfekt sein, zu ihrer Unentschlossenheit beitragen. Viele obsessiv-zwanghafte Menschen sind äußerst redegewandt, haben jedoch wegen der Sorge, das Ergebnis könne nicht tadellos sein, beim Schreiben mit großen psychologischen Hindernissen zu kämpfen.

Das „Angetriebensein", das die Handlungen des obsessiv-zwanghaften Menschen kennzeichnet, hat Shapiro (1965) sehr treffend beschrieben: „Es hat den Anschein, als dränge oder motiviere ihn etwas, das über das Interesse der handelnden Person hinausgeht. Er scheint gar nicht so begeistert zu sein. Mit andern Worten, sein Interesse an der Tätigkeit scheint die Intensität, mit der er sie ausführt, nicht zu erklären" (S. 33). Diese Patienten werden stets von ihrem inneren Aufseher angetrieben, der ihnen befiehlt, was sie tun „sollten". Das heißt in der dynamischen Terminologie: Sie sind nur sehr begrenzt unabhängig von den Anordnungen ihres eigenen Über-Ich. Sie verhalten sich so, wie sie sich verhalten, weil sie es müssen, ganz gleich, wie sich dies auf andere auswirkt.

Das hypertrophe Über-Ich des obsessiv-zwanghaften Patienten fordert unablässig Perfektion. Wenn diese Anforderung über längere Zeit nicht erfüllt wird, kann es zu einer Depression kommen. Diese dynamische Verbindung zwischen obsessiv-zwanghafter Persönlichkeit und Depression beobachten Kliniker schon seit Langem. Das Risiko für Depressionen kann im mittleren Alter besonders hoch sein, wenn die idealistischen Träume der Jugend durch die Tatsache, dass die Zeit mit fortschreitendem Alter knapp wird, zunichtegemacht werden. Solche Menschen können in diesem Abschnitt ihres Lebens suizidal werden und benötigen dann, obwohl sie im Berufsleben lange Zeit gut funktioniert haben, gegebenenfalls eine stationäre Behandlung. Viele der perfektionistischen depressiven Patienten, die in Kapitel 8 als besonders behandlungsresistent beschrieben wurden, weisen obsessiv-zwanghafte Charaktereigenschaften auf.

Die komplexe Charakterstruktur von Patienten mit OCPD kann so zusammengefasst werden, dass sie aus einem öffentlichen Selbstempfinden, einem privaten Selbstempfinden und einem unbewussten Selbstempfinden besteht (Josephs 1992). Jedes dieser Elemente hat eine Dimension, die eher für Vorgesetzte, und eine andere, die für Beziehungen mit Untergebenen gilt. So ist beispielsweise das öffentliche Selbstempfinden gegenüber Vorgesetzten das eines verantwortlichen und gewissenhaften Mitarbeiters, der ernsthaft und aufmerksam ist, sich in allen Situationen sozial angemessen verhält und berechenbar ist. Das öffentliche Selbstempfinden gegenüber Untergebenen ist das eines aufmerksamen Mentors oder konstruktiven Kritikers, der denen, die zuhören, wertvolle Rückmeldungen gibt. Leider deckt sich dieses subjektive Empfinden des öffentlichen Selbst nicht immer mit dem, was andere wahrnehmen. Die Reaktionen der anderen führen sogar dazu, dass das private Selbst so empfunden wird, dass es völlig bewusst, anderen aber zum großen Teil verborgen ist. Patienten mit OCPD haben häufig den Eindruck, nicht geschätzt zu werden, wodurch sie sich verletzt fühlen und verärgert sind. Wegen der fehlenden Bestätigung quälen sie Selbstzweifel. Diese Unsicherheit muss vor Personen in übergeordneter Stellung verborgen werden, weil Menschen mit OCPD die Demütigung und die Scham fürchten, die sie empfinden, wenn ihre selbstzweiflerische Seite offengelegt wird. Sie sind häufig davon überzeugt, dass andere sie als schwach und als Jammerlappen betrachten. Gleichzeitig aber sind sie fest davon überzeugt, dass sie Menschen in einer untergeordneten Position moralisch überlegen sind. Da OCPD-Patienten einen so guten Schutz vor ihrem eigenen Sadismus und ihrer eigenen Aggression haben, wollen sie nicht verächtlich erscheinen. Sie versuchen diesen Aspekt des privaten Selbstempfindens zu vermeiden, um nicht großspurig, selbstgefällig oder übermäßig kritisch zu wirken. Dadurch können sie stolz darauf sein, wie rücksichtsvoll und autark sie sich denen gegenüber verhalten, die „unter ihnen stehen".

Die beiden Dimensionen des unbewussten Selbstempfindens kann man als die eines unterwürfigen Masochisten gegenüber Vorgesetzten und die eines kontrollierenden Sadisten gegenüber Untergebenen bezeichnen (Josephs 1992). Der unbewusste sadistische und kleinliche Wunsch, denjenigen, die sich ihrer Kontrolle nicht fügen, Schmerz zuzufügen, ist für OCPD-Patienten völlig inakzeptabel und muss somit unterdrückt werden. Wenn sie anders handeln würden, würden sie ihrem hohen moralischen Standard untreu. In Beziehungen zu Autoritätspersonen fühlen sich diese Patienten gedemütigt, weil sie sich unterwerfen und nach Liebe sehnen, weshalb sie sich auf masochistische Weise ihren eigenen, übermäßig strengen moralischen Regeln unterwerfen und sich quälen, weil sie diesen Erwartungen nicht entsprechen. Diese Selbstquälerei erspart ihnen das, wovor sie sich fürchten, nämlich von anderen kontrolliert, dominiert und auf sadistische Weise gedemütigt zu werden. Die unbewusste Botschaft an Vorgesetzte lautet: „Sie brauchen mich nicht zu kritisieren und anzugreifen, da ich mich, wie Sie sehen, schon selbst gnadenlos quäle."

Psychotherapeutische Erwägungen

Im Gegensatz zur hartnäckigen OCD kann bei OCPD mit einer Psychoanalyse oder einer Einzelpsychotherapie mit expressivem Schwerpunkt (Gabbard und Newman 2005; Gunderson 1988; Horowitz 1988; McCullough und Maltsberger 2001; Munich 1986; Salzman 1980) häufig eine beträchtliche Besserung erreicht werden. Winston et al. (1994) haben über einen kontrollierten Versuch mit 25 Patienten mit Cluster-C-Störungen berichtet, die in einer dynamischen Therapie mit einer Länge von durchschnittlich 40,3 Sitzungen behandelt wurden. Obwohl viele Patienten eine längere Behandlung benötigen, zeigte sich bei denen in der Stichprobe bei allen Parametern eine deutliche Verbesserung im Vergleich zu denen auf der Warteliste. Beim Follow-up nach durchschnittlich 1,5 Jahren wurde eine andauernde Wirkung der Therapie festgestellt. Andere Forschungsdaten deuten ebenfalls darauf hin, dass die Besserung nach Beendigung der Therapie anhält. Wie in Kapitel 4 erwähnt, haben Svartberg et al. (2004) nach dem Zufallsprinzip Patienten mit Cluster-C-Persönlichkeitsstörungen ausgewählt, die dann an 40 wöchentlichen dynamischen oder kognitiven Therapiesitzungen teilgenommen haben. Bei der Gruppe insgesamt war sowohl während der Behandlung als auch in einer zweijährigen Nachbeobachtungsphase eine statistisch signifikante Besserung zu verzeichnen. Eine signifikante Besserung der Symptombelastung nach der Behandlung zeigte sich bei der Gruppe, die an einer dynamischen Psychotherapie teilgenommen hatte, nicht jedoch bei der, die eine kognitive Therapie erhalten hatte. Zwei Jahre nach der Behandlung hatten sich 54 % der Patienten der dynamischen Therapie und 42 % der Patienten der kognitiven Therapie hinsichtlich der Symptome und 40 % der Patienten beider Gruppen im Bereich der interpersonellen Probleme und der Persönlichkeitsfunktionen erholt. Die Hauptpersönlichkeitsstörung verbesserte sich während der Behandlung nur minimal, zwei Jahre später konnte jedoch bei 35 % bis 38 % der Patienten eine eindeutige Besserung festgestellt werden. Es war also zu einer verlängerten Wirkung gekommen, die darauf schließen ließ, dass viele Patienten den therapeutischen Dialog internalisiert hatten und ihn auch nach Abschluss derselben anwandten.

Bezüglich der Widerstände, die bei der Psychotherapie obsessiv-zwanghafter Patienten häufig auftreten, muss man zunächst die Implikationen nachempfinden, die eine dynamische Psychotherapie für solche Menschen hat. Schon die Vorstellung des Unbewussten empfinden sie als Bedrohung ihres Kontrollsinns. Um mit dem Gefühl der Bedrohung fertig zu werden, lassen obsessiv-zwanghafte Patienten gegebenenfalls alle Einsichten des Therapeuten nach dem Motto „Das ist nichts Neues“ unberücksichtigt. Sie sind zunächst häufig nicht bereit, zuzugeben, dass der Therapeut irgendetwas sagt, dass sie nicht schon wüssten (Salzman 1980). Widerstand kann als typische Abwehrreaktion betrachtet werden, die sich im Psychotherapieprozess manifestiert. Zu diesen Abwehrmechanismen gehören Isolierung von Affekten, Intellektualisierung, Reaktionsbildung, Neutralisierung (undoing) und Verschiebung (displacement). Die Isolierung von Affekten kann sich so äußern, dass sich der Patient keinerlei Gefühlen, insbesondere keiner Abhängigkeit oder keines Ärgers, gegenüber dem Therapeuten bewusst ist. Er spricht möglicherweise ausführlich über Fakten bezüglich früherer und aktueller Situationen, ohne eindeutige emotionale Reaktionen auf diese Ereignisse zu zeigen. Wenn der Therapeut nach einem längeren Urlaub zurückkehrt, wird der obsessiv-zwanghafte Patient wahrscheinlich nicht zugeben, dass ihn die Trennung emotional berührt hat. Wenn sein bevorzugter Abwehrmechanismus die Reaktionsbildung ist, wird der Patient wahrscheinlich sagen: „Nein, nein, das hat mir nichts ausgemacht. Ich hoffe nur, dass sie eine schöne Zeit verbracht und sich gut erholt haben.“ Anhand der Unterscheidung zwischen dem öffentlichen, dem privaten und dem unbewussten Selbst kann man den Hauptwiderstand als Versuch beschreiben, das private Selbst hinter dem als pflichtbewusst und gewissenhaft dargestellten öffentlichen Selbst zu verstecken (Josephs 1992).

Obsessiv-zwanghafte Menschen reagieren auf die Bedrohung durch intensive Affekte auch mit zwanghaftem Gefasel, das der Verschleierung ihrer tatsächlichen Gefühle dient. Genauer gesagt, es dient als Narkotikum, von dem andere einschlafen. Wenn der Patient immer weiter vom ursprünglichen Thema abkommt, verliert der Therapeut möglicherweise den Faden der Assoziationen des Patienten und „blendet" diesen dann eventuell „aus". Da solche Menschen die Erfahrung machen, dass Worte ebenso große Macht besitzen wie Taten, hält es der Patient möglicherweise für notwendig, das bereits Gesagte folgendermaßen zu neutralisieren:

> Als ich am Wochenende meine Eltern besucht habe, habe ich mich ein bisschen über meinen Vater geärgert. Also, ich würde nicht sagen, dass ich mich in dem Sinne geärgert habe, dass ich ihm gegenüber wirklich Ärger empfunden habe. Es war nur so, dass er dasaß und fernsah und nicht daran interessiert zu sein schien, mit mir zu sprechen. Nach einer Weile kam mir der Gedanke, den Fernseher auszuschalten und ihn zu konfrontieren, aber das habe ich natürlich nicht gemacht. So etwas Unverschämtes würde ich nie tun.

Der abschweifende Sprechstil, der für obsessiv-zwanghafte Patienten, die eine Psychotherapie machen, typisch ist, zeigt das häufige Widerrufen von Gedanken oder Wünschen, die gerade geäußert wurden. Außerdem führt ihr übermäßig umfassendes Denken dazu, dass sie auch unbedeutende Ereignisse erwähnen, die sie mehr und mehr vom ursprünglichen Thema der Sitzung abschweifen lassen.

Viele obsessiv-zwanghafte Menschen bemühen sich, „perfekte Patienten" zu sein. Sie versuchen, genau das zu liefern, was der Therapeut ihrer Meinung nach hören will, und erwarten unbewusst, dass sie endlich die Liebe und die Wertschätzung bekommen werden, die ihnen ihrer Meinung nach in der Kindheit gefehlt hat. McCullough und Maltsberger (2001) haben zutreffend festgestellt: „Der Patient ritualisiert die therapeutische Begegnung und besticht den Therapeuten mit großer Wahrscheinlichkeit dadurch, dass er nie zu spät kommt, das Honorar sofort zahlt und beim Schlagabtausch in der Therapie oberflächlich sehr ‚gut' abschneidet" (S. 2346). Patienten mit OCPD lernen sehr schwer, dass spontane Bemerkungen, gelegentliche Verspätungen oder verspätete Honorarzahlungen beiden Seiten helfen können, den Prozess besser zu verstehen. Weil sie sicher sind, dass jeglicher Ausdruck von Ärger Missbilligung nach sich ziehen würde, ist es gut möglich, dass sie auf der bewussten Ebene keinen Ärger erleben, diesen jedoch unbewusst dadurch zum Ausdruck bringen, dass sie das Gespräch in der Sitzung ganz und gar an sich reißen. Ein obsessiv-zwanghafter Patient redete 50 Minuten lang ohne Unterbrechung und hörte genau zum Ende der Sitzung auf, ohne dass der Therapeut auch nur eine einzige Bemerkung hätte machen können. Auf diese Weise konnte der Patient seinen Ärger ausdrücken, ohne Gefühle von Ärger zugeben zu müssen.

Bei anderen obsessiv-zwanghaften Patienten kommt der Widerstand dadurch zum Ausdruck, dass sie in der Übertragungsbeziehung mit dem Therapeuten ihren Machtkampf mit ihren Eltern nachstellen.

> Herr MM war ein obsessiv-zwanghafter Drucker, der zweimal pro Woche zur psychoanalytischen Therapie kam. Anfangs wirkte er ziemlich unterwürfig und wie ein passiver „braver Junge", der völlig außerstande war, in den Therapiesitzungen irgendein Gefühl des Ärgers zum Ausdruck zu bringen. Er machte sich jedoch ein Muster zu eigen, das darin bestand, dass er etwa die Hälfte der 50–minütigen Sitzung nicht sprach und seine Rechnungen nicht bezahlte. Obwohl er jegliche Wut auf den Therapeuten abstritt, als dieses Verhalten offen zur Sprache gebracht wurde, machte er sich ein Muster zu eigen, das darin bestand, dass er seinem Ärger mit einem Schlusssatz Luft machte. Einmal, als es ihm nicht gelang, seinen Ärger darüber auszusprechen, dass der Therapeut ihn während der Sitzung „anstarrte", ging er auf die Tür zu und sagte: „Ich denke, Sie haben sich nicht mit meinem Schnupfen angesteckt", womit er auf seine zuvor geäußerte Besorgnis darüber anspielte, er könne den Therapeuten anstecken. Ein anderes Mal ging er, nachdem er darauf aufmerksam gemacht worden war, dass er seine Rechnungen nicht bezahlte, mit folgender Bemerkung: „Erfrieren Sie nicht!" Wenig später endete eine Sitzung mit den Worten: „Rutschen Sie nicht auf dem Eis aus!"
>
> Einen seiner bemerkenswertesten Schlusssätze sagte Herr MM am Ende einer Sitzung, in der er wegen einer beiläufigen Bemerkung darüber, dass er seine Rechnungen nicht bezahlte, geschwiegen hatte. Der Therapeut hatte einen Zusammenhang zwischen der versäumten Zahlung der Rechnungen und der Unfähigkeit des Patienten, verbales Material für die Sitzung zu liefern, hergestellt. Nach längerem Schweigen wurde Herrn MM mitgeteilt, dass die Zeit abgelaufen sei. Als er zur Tür ging, wandte er sich dem Therapeuten zu und sagte: „Gestern hätte ich Ihnen bei einem Ausverkauf fast ein Buch gekauft. Der Verfasser war ein Arzt, und es trug den Titel ‚Dreißig Jahre rektale Behandlungen'." Dann verließ er eilig den Raum und schlug die Tür hinter sich zu. In der nächsten Sitzung brachte der Therapeut seine scheinbar wohlwollende Absicht, ihm ein Geschenk zu kaufen, zur Sprache. Herr MM war nun in der Lage, zu erkennen, dass der Versuch des Therapeuten, Geld von ihm zu bekommen und ihm Worte zu entlocken, einem Finger ähnelte, der in seinen Anus eindrang, um Kot zu entfernen.

Bei der Übertragung hatte Herr MM die äußerst zwiespältige Beziehung zu seiner Mutter nachgestellt, in der es um Vorenthaltung und Kontrolle ging. Er erlebte seinen Therapeuten als eine Mutter, die verlangte, dass er Kot (Worte und Geld) lieferte, wann und wo sie es ihm befahl. Um sich dem Befehl zu widersetzen, den er als sadistisch und unzumutbar empfand, hielt er seine Beiträge bis zum letzten Augenblick zurück und lieferte sie dann unter seiner eigenen Kontrolle ab. Dadurch versuchte er, das zu etwas Aktivem zu machen, was er passiv erlebt hatte, und machte seiner sadistischen Aggression durch ärgerliche Bemerkungen Luft. Wie die Beispiele zeigen, hat er jedoch durch den

Abwehrmechanismus der Reaktionsbildung mit jedem Schlusssatz etwas von sich preisgegeben. Wenn man die Reaktionsbildung durchschaut, kann man diese Schlusssätze folgendermaßen deuten: „Rutschen Sie nicht auf dem Eis aus!" bedeutet „Ich hoffe, Sie rutschen auf dem Eis aus." „Erfrieren Sie nicht!" heißt so viel wie „Ich hoffe, Sie erfrieren!" Selbst seinen Versuch, den Therapeuten mit einer sadistischen und aufdringlichen Mutter gleichzusetzen, die ihm seine Körperprodukte mit Gewalt entzieht, musste Herr MM durch den Gedanken tarnen, ihm ein Geschenk zu kaufen. Trotz der Reaktionsbildung nahm der Therapeut die Wut in diesen Schlusssätzen wahr. Da Herr MM unbändige Angst vor der vernichtenden Wirkung seiner Wut hatte, musste er den Raum sofort nach den feindseligen Aussagen verlassen. Er befürchtete, diese Bemerkungen könnten den Therapeuten so tief berühren, dass dieser sich ausgiebig und auf vernichtende Weise rächen würde. Deshalb konnte er seine Wut nur dann ausdrücken, wenn er den Raum verließ und somit vor einer Vergeltung sicher war (Gabbard 1982).

Am Anfang der therapeutischen Ansätze zur Behandlung dieser typischen Widerstände obsessiv-zwanghafter Patienten muss die sorgfältige Prüfung der Gegenübertragung stehen. Der Therapeut kann einen starken Drang spüren, sich der abschweifenden, mechanistischen Anführung von Fakten zu entziehen. Er fängt dann möglicherweise an, ebenso wie der Patient Affekte zu isolieren, statt die Verärgerung und die Wut als wichtigen Teil des Prozesses zu erleben, der für den Patienten gedeutet werden muss. Wenn das Material den Therapeuten beispielsweise langweilt und abstößt, könnte er sagen: „Kann es sein, dass Sie mir all diese Fakten präsentieren, um emotional Abstand von mir zu halten?" Eine andere Gegenübertragungsfalle besteht darin, dass der Therapeut bestimmte Aspekte der Psychopathologie des Patienten wegen seiner eigenen obsessiv-zwanghaften Neigungen skotomisiert. Da obsessiv-zwanghafte Eigenschaften für das Absolvieren des Medizinstudiums und des psychiatrischen Krankenhauspraktikums günstig sind (Gabbard 1985), können Therapeuten leicht übersehen, wie sich diese Eigenschaften negativ auf die Beziehungen des Patienten auswirken. Die Auswirkungen obsessiv-zwanghafter Neigungen auf Beziehungen anzuerkennen, kann für einen Therapeuten unangenehm sein, weil die Situation des Patienten Ähnlichkeiten mit den persönlichen Beziehungen des Therapeuten aufweisen kann.

Eine wirksame Strategie bei der Behandlung obsessiv-zwanghafter Patienten besteht darin, die Wand der Worte zu durchbrechen und unmittelbar auf Gefühle zu sprechen zu kommen. Der Therapieprozess bleibt häufig stecken, wenn der Patient nach Fakten sucht, um Gefühle zu vermeiden, wie das nachstehende Beispiel zeigt:

> Herr NN war ein 29-jähriger Hochschulabsolvent, der sich um eine Psychotherapie bemüht hatte. Er beklagte vor allem, dass er nicht in der Lage sei, seine Dissertation fertigzustellen. Sein Therapeut war ein

Psychiater im Praktikum, der etwas jünger war als er. In den ersten beiden Sitzungen kämpfte der Patient mit seiner Besorgnis bezüglich des Alters des Therapeuten, indem er versuchte, bestimmte Fakten zu erfahren.

HERR NN: Sie sehen aus, als wären Sie möglicherweise nicht alt genug, um ein vollständig ausgebildeter Psychiater zu sein. Ich würde sagen, Sie sind ungefähr so alt wie ich. Ist das richtig?

THERAPEUT: Ja. Ich bin etwa so alt wie Sie.

HERR NN: Ich gehe aber davon aus, dass Sie eine umfassende psychotherapeutische Schulung genossen haben. Oder?

THERAPEUT: Ja, das habe ich.

HERR NN Wie lange dauert so eine Anstellung als Psychiater im Praktikum?

THERAPEUT: Vier Jahre.

HERR NN: Und in welchem Jahr sind Sie?

THERAPEUT: Im dritten.

HERR NN: Sie haben aber doch einen Supervisor, oder?

Hier wurde dem Psychiater bewusst, dass dieses Frage-und-Antwort-Spiel dazu diente, die Gefühle des Patienten zu umgehen. Statt lediglich auf alle Sachfragen des Patienten zu antworten, entschloss sich der Therapeut, den Prozess als solchen anzusprechen.

THERAPEUT: Herr NN, ich habe den Eindruck, dass Sie versuchen, die Einzelheiten über meine Ausbildung zu erfragen, um nicht darüber zu sprechen, was Sie empfinden, weil Sie von einem Therapeuten behandelt werden, der etwa in Ihrem Alter ist und sich noch in der Ausbildung befindet. Ich frage mich, ob Sie nicht etwas verärgert sind und sich vielleicht sogar ein bisschen gedemütigt fühlen, weil Ihnen ein Arzt im Praktikum zugewiesen wurde.

Dieser Auszug veranschaulicht, wie der Therapeut die Gefühle des Patienten unumwunden ansprechen sollte, auch wenn der Patient ihre Existenz leugnet. Obsessiv-zwanghafte Patienten entziehen sich den Übertragungsgefühlen auch dadurch, dass sie sich in lange Ausführungen über weit zurückliegende Ereignisse flüchten. Der Therapeut muss den Patienten dann gegebenenfalls in das Hier und Jetzt der Übertragung zurückbringen und versuchen, zu ergründen, welche Umstände der aktuellen Situation den Patienten veranlasst haben, sich in die Vergangenheit zu flüchten (Salzman 1980, 1983). Indem er bestimmte übergreifende Themen und Ziele der Therapie – häufig diejenigen, deretwegen der Patient sich in Behandlung begeben hat – im Auge behält, kann der Therapeut Eckpunkte für den Prozess bestimmen (Salzman 1980, 1983). Wenn der Patient endlos über scheinbar unbedeutende Einzelheiten grübelt, muss der Therapeut ihn gegebenenfalls unterbrechen und ihn wieder auf das zentrale Thema oder die zentrale Frage bringen, mit dem/der die Sitzung begonnen wurde. Dieses Problem lässt sich in einer Gruppenpsychotherapie häufig sehr gut lösen, weil der Patient solche Rückmeldungen von Gleichgesinnten wahrscheinlich ohne den Machtkampf, der mit der Rückmeldung des Therapeuten einhergeht, akzeptiert.

Darüber hinaus, dass der Patient mit seinen typischen Abwehrmechanismen konfrontiert werden muss, diese interpretiert werden müssen und ihm geholfen werden soll, die Gefühle, die sich hinter diesen Abwehrmechanismen verbergen, auszudrücken, besteht ein weiteres umfassendes Ziel der Psychotherapie oder der Psychoanalyse darin, seine strengen Über-Ich-Attitüden abzumildern und zu ändern. Ganz einfach formuliert bedeutet das, dass die Patienten akzeptieren müssen, dass sie auch nur Menschen sind. Sie müssen lernen, dass ihre Bemühungen, ihre Gefühle von Ärger, Hass, Lust, Abhängigkeit usw. zu überwinden, zum Scheitern verurteilt sind. Gefühle müssen letztendlich als Teil der menschlichen Natur begriffen werden. Sie müssen als Teil der Selbsterfahrung des Betreffenden integriert und nicht unterdrückt, geleugnet, verdrängt oder abgestritten werden, als seien sie die von jemand anderem. Um dieses Ziel, das Über-Ich zu einer gütigeren Struktur zu machen, zu erreichen, ist Bestärkung im Allgemeinen nicht geeignet. Bemerkungen wie „Sie sind gar nicht so schlimm, wie Sie es von sich denken" oder „Sie sind viel zu streng mit sich selbst" wird der Patient als leere Phrasen empfinden.

Veränderungen des Über-Ich lassen sich eher durch eine ausführliche Interpretation der Konflikte des Patienten in Bezug auf Abhängigkeit, Aggression und Sexualität erreichen, wenn diese dauerhaft mit einer wohlwollenden und helfenden Haltung des Therapeuten einhergeht. Indem er nicht urteilt, hilft der Therapeut dem Patienten, zu erkennen, dass sein Eindruck vom Therapeuten durch Muster verzerrt wird, die aus früheren Beziehungen resultieren. Auch wenn der Patient wiederholt versucht, den Therapeuten als kritisch und urteilend hinzustellen, kann dieser ihm helfen, indem er ihn darauf hinweist, dass er seine eigene kritische und urteilende Einstellung dem Therapeuten zuschreibt.

Sowie diese Patienten anfangen, zu verstehen, dass andere nicht annähernd so kritisch sind wie sie selbst, steigert sich ihr Selbstwertgefühl entsprechend. Ihnen wird klar, dass andere sie die ganze Zeit über in viel größerem Maße akzeptiert haben, als sie gedacht hatten. Wenn sie erleben, dass der Therapeut sie so akzeptiert, wie sie sind, erhöht sich auch ihre Selbstakzeptanz. Wenn sie erkennen, dass ihre Konflikte bezüglich Aggression und Abhängigkeit aus Situationen in der Kindheit stammen, können sie diese besser beherrschen und sie als Teil des Menschseins akzeptieren. Der Therapeut kann die Patienten in bestimmten Abständen mit den unrealistischen Erwartungen an sich selbst konfrontieren, die so typisch für sie sind. Ein Patient zum Beispiel kritisierte sich in einer Psychotherapiesitzung wegen seiner Gefühle von Rivalität gegenüber seinem älteren Bruder auf einer Familienweihnachtsfeier. Der Therapeut sagte: „Sie scheinen zu glauben, dass sie in der Lage sein sollten, jegliches Konkurrenzgefühl gegenüber ihrem Bruder zu überwinden, und dass Sie eine Niete sind, wenn ihnen das nicht gelingt."

Wie bei der Psychotherapie der Mehrzahl der Patienten werden erst die Widerstände und dann die diesen zugrunde liegenden Inhalte interpretiert.

Werden die Widerstände des Patienten jedoch nicht berücksichtigt, kann dies zu unangemessenen und verfrühten Interpretationen führen. Wenn der Therapeut ärgerlich oder aufgebracht reagiert oder das private oder unbewusste Selbstempfinden des Patienten interpretiert, kann dies für den Patienten eine äußerst beschämende oder demütigende Bloßstellung bedeuten. Wenn der Therapeut seine aus der Gegenübertragung resultierende Verärgerung im Zaum halten kann, formuliert der Patient möglicherweise seine privaten Zweifel und seine verborgene Verachtung gegenüber anderen. Abwehrmechanismen gegen Ärger, wie zum Beispiel die Reaktionsbildung, müssen gegebenenfalls angesprochen werden, noch bevor der Patient ihr Muster deutlich genug erkennt, um es mit tiefer liegendem Ärger in Verbindung zu bringen. So muss der Therapeut möglicherweise eine Interpretation wie die folgende äußern: „Jedes Mal, wenn ich sage, ich werde Urlaub machen, sagen Sie ‚Kein Problem!' Ich frage mich, ob diese Antwort vielleicht andere, weniger akzeptable Gefühle überdeckt." Wenn obsessiv-zwanghafte Patienten ihren Ärger gegenüber dem Therapeuten endlich unverhohlen erleben und ausdrücken können, erkennen sie, dass das bei Weitem nicht so vernichtend ist, wie sie gedacht hatten. Der Therapeut ist eine zuverlässige Person, die Woche um Woche da ist und den Ausdruck von Ärger offensichtlich unbeschadet übersteht. Außerdem erkennen die Patienten, dass ihr Ärger sie nicht zu zerstörerischen Monstern macht.

Patienten mit OCPD quälen häufig „Gedankenverbrechen". In ihrem Unterbewusstsein besteht kaum ein Unterschied zwischen einem ärgerlichen Gedanken und der Handlung, jemandem eine zu verpassen. Teil der Veränderung des Über-Ichs, die bei der dynamischen Therapie oder der Psychotherapie erfolgt, ist es, dem Patienten zu helfen, einzusehen, dass feindliche Impulse, Gefühle oder Gedanken eben nicht dasselbe sind wie Handlungen. Der Patient lernt schließlich, dass Gedanken und Gefühle nicht denselben moralischen Standards unterliegen wie zerstörerische Handlungen. Die Akzeptanz des eigenen inneren Lebens reduziert auch die Angst.

Für obsessiv-zwanghafte Menschen sind sexuelle Gefühle häufig ebenso inakzeptabel wie Ärger oder Abhängigkeit. Auch diesbezüglich ist die Übertragung das Forum für die Nachstellung der Situation aus der Kindheit, in der der Patient den Therapeuten als einen Elternteil sieht, der die Sexualität missbilligt. Indem er missbilligendes Urteilen vermeidet, ermöglicht der Therapeut dem Patienten, schließlich zu erkennen, dass es sich bei solchen Verboten um innerliche und nicht um externe handelt. Die dem Therapeuten zugeschriebene Bedrohung (durch Kastration oder Liebesverlust) kann dann als eine illusorische begriffen werden, die aus dem Inneren des Patienten kommt.

Eine wirksame Strategie für die Arbeit mit OCPD-Patienten besteht darin, sie zur Zusammenarbeit bei der aktiven Ergründung dessen zu gewinnen, wie das zwanghafte Denken als Abwehrmechanismus gegen Verluste eingesetzt wird (Cooper 2000). Indem sie in einem Maße über verschiedene Alternativen grübeln, das sie lähmt und einen Entschluss unmöglich macht, vermeiden es diese Patienten, auch nur eine zu verwerfen. Sie erhalten alle Möglichkeiten aufrecht, indem sie sich einreden, es gäbe unendlich viele Alternativen. Diese Vorstellung kann mit den Patienten aktiv ergründet werden, und man kann ihnen helfen, darüber zu trauern, dass sie nicht alles haben, was sie sich wünschen. Bei vielen Menschen mit OCPD liegen im Hintergrund depressive Themen verborgen, und es erstaunt nicht, dass die Prävalenz einer schweren Depression der Achse I bei ihnen relativ hoch ist (Skodol et al. 1999).

Der Schlüssel für eine erfolgreiche Psychotherapie oder Psychoanalyse von Patienten mit OCPD schließlich ist Empathie für die Scham und das Schuldbewusstsein, die die inakzeptablen Aspekte des privaten und des unbewussten Selbstempfindens begleiten und zu Selbsthass führen. Maßnahmen, bei denen die Angst dieser Patienten davor, dass andere ihre sadistischen Impulse, ihre Sehnsucht nach Unterwerfung und ihre tief greifende Unsicherheit entdecken könnten, berücksichtigt wird, können zur Schaffung einer Halt gebenden Umgebung beitragen, in der die dunkleren Aspekte der Psyche ergründet werden können.

Ängstlich-vermeidende Persönlichkeitsstörung

Die umstrittene Kategorie der ängstlich-vermeidenden Persönlichkeitsstörung wurde geschaffen, um eine Gruppe sozial zurückgezogener Menschen von schizoiden Patienten zu unterscheiden. Anders als schizoide Patienten (die in Kapitel 14 beschrieben wurden) sehnen sich ängstlich-vermeidende Menschen nach engen interpersonellen Beziehungen, haben aber zugleich auch Angst vor ihnen. Sie vermeiden Beziehungen und soziale Situationen, weil sie die mit einem Versagen verbundene Demütigung und den mit der Abweisung einhergehenden Schmerz fürchten. Ihr Wunsch nach Beziehungen ist wegen ihrer Schüchternheit und Zurückhaltung nicht unbedingt offensichtlich.

Bezüglich der Unterscheidung zwischen allgemeiner sozialer Phobie und ängstlich-vermeidender Persönlichkeitsstörung herrscht große Uneinigkeit. Während die soziale Phobie gut erforscht ist, gibt es relativ wenige Studien, in deren Mittelpunkt die ängstlich-vermeidende Persönlichkeitsstörung steht, insbesondere was die Behandlungsmaßnahmen betrifft. Bei der Durchsicht der Literatur zum Vergleich von allgemeiner sozialer Phobie und ängstlich-vermeidender Persönlichkeitsstörung (Alden et al. 2002; Rettew 2000) ist man zu dem Schluss gekommen, dass es hinsichtlich der Phänomenologie, der Demografie, der Ätiologie, des Verlaufs und der Behandlung wenig Belege für wesentliche qualitative Unterschiede zwischen den beiden Störungen gibt. Erkennbare Unterschiede scheinen eher hinsichtlich der Schwere als im Bereich abweichender Symptome zu bestehen. Wegen der Ähnlichkeit zwischen allgemeiner sozialer Phobie und ängstlich-vermeidender Persönlichkeitsstörung

Tabelle 19–2. DSM-IV-TR Kriterien der ängstlich-vermeidenden Persönlichkeitsstörung

Es besteht ein tief greifendes Muster von sozialer Hemmung und Gefühlen von Unzulänglichkeit und Überempfindlichkeit gegenüber negativer Bewertung, das im frühen Erwachsenenalter in verschiedenen Situationen auftritt und sich in vier (oder mehr) der nachstehenden Kriterien zeigt:

(1) Der/die Betreffende vermeidet wegen der Angst vor Kritik, Missbilligung oder Ablehnung berufliche Aktivitäten, die mit einem beträchtlichen Maß an interpersonellen Kontakten verbunden sind.

(2) Der/die Betreffende ist nicht bereit, sich mit Menschen einzulassen, es sei denn, er/sie ist sich sicher, dass man ihn/sie mag.

(3) Der/die Betreffende ist wegen seiner/ihrer Angst, beschämt oder lächerlich gemacht zu werden, in intimen Beziehungen zurückhaltend.

(4) Der/die Betreffende beschäftigt sich ständig damit, in sozialen Situationen kritisiert oder abgelehnt zu werden.

(5) Der/die Betreffende ist wegen Gefühlen der Unzulänglichkeit in neuen interpersonellen Situationen gehemmt.

(6) Der/die Betreffende betrachtet sich selbst als sozial unbeholfen, als Person unattraktiv oder anderen unterlegen.

(7) Der/die Betreffende ist außergewöhnlich ungern bereit, persönliche Risiken einzugehen oder neue Aktivitäten auszuprobieren, weil diese sich als peinlich erweisen können.

Quelle: Nachgedruckt aus American Psychiatric Association: *Diagnostic and Statistical Manual of Mental Disorders.* Fourth Edition, Text Revision. Arlington, VA, American Psychiatric Association, 2000.

stellen viele die Gültigkeit der Unterscheidung zwischen Achse I und Achse II des DSM-IV-TR infrage.

Die Kriterien der ängstlich-vermeidenden Persönlichkeitsstörung (Tabelle 19–2) werden häufig bei Klinikpopulationen festgestellt. Eine norwegische Studie (Torgersen et al. 2001) hat gezeigt, dass es sich um die häufigste Persönlichkeitsstörung handelt, deren Prävalenz 5 % beträgt, in den Vereinigten Staaten aber nur bei 2,36 % liegt (Grant et al. 2004). Sie wird jedoch in der klinischen Praxis selten als primäre oder einzige Störung diagnostiziert (Gunderson 1988). Zumeist ist sie eine ergänzende Diagnose zu einer anderen Persönlichkeitsstörung oder wird zusammen mit einer Achse-I-Diagnose gestellt. Die zentrale Bedeutung der Scham bei ängstlich-vermeidenden Patienten stellt eine Verbindung zu bestimmten Gruppen narzisstischer Patienten (insbesondere zum phänomenologisch hypervigilanten Typ und zu einigen der von Kohut beschriebenen) her. Manche Daten (Dickinson und Pincus 2003) deuten sogar darauf hin, dass bei hypervigilanten Narzissten fälschlicherweise die Diagnose ängstlich-vermeidende Persönlichkeitsstörung gestellt werden kann, weil sie offen eine beträchtliche Angst vor Beziehungen zu anderen, einen Mangel an Selbstbewusstsein bei der Anregung und Aufrechterhaltung sozialer Beziehungen und Angst vor Beschämung und Enttäuschung an den Tag legen, wenn ihre Bedürfnisse in den Beziehungen nicht erfüllt werden. Sowohl Menschen mit einer ängstlich-vermeidenden Persönlichkeitsstörung als auch narzisstische Menschen des hypervigilanten Typs brauchen es, von anderen gemocht und akzeptiert zu werden, bei ängstlich-vermeidenden Menschen fehlen jedoch die stille Grandiosität und das Gefühl, ein Anrecht zu haben, die für die narzisstische Persönlichkeitsstörung charakteristisch sind. Außerdem braucht ein hypervigilanter Narzisst Bewunderung, ungeachtet dessen, ob er sie erhält oder nicht.

Psychodynamische Auffassung

Menschen können aus einer ganzen Reihe von Gründen schüchtern oder vermeidend sein. Sie können konstitutionell, aufgrund ihres angeborenen Temperaments, das sich dann sekundär zu ihrem umfassenden persönlichen Stil entwickelt, zur Vermeidung von Stresssituationen prädestiniert sein (Gabbard 1988). Die im psychobiologischen Modell von Cloninger et al. (1993) als *Schadensvermeidung* bezeichnete Dimension beispielsweise kann bei den meisten Patienten mit einer ängstlich-vermeidenden Persönlichkeitsstörung ein häufiger biologischer Faktor sein. Einige Forschungsergebnisse lassen darauf schließen, dass das Merkmal Schüchternheit genetisch-konstitutionellen Ursprungs ist, es jedoch einer bestimmten Erfahrung mit der Umgebung bedarf, damit es sich voll entfaltet (Kagan et al. 1988). Nachmias et al. (1996) haben festgestellt, dass der Bindungsstatus die Expression der im Temperament angelegten Hemmung verringert. Kinder mit einer biologischen Anfälligkeit für Hemmungen und Schüchternheit reagierten mit einer größeren autonomen Erregung auf Fremde, wenn sie eine unsichere Bindung hatten als im Falle eines sicheren Bindungsstatus. Ungünstige Erfahrungen mit der Umgebung wurden auch in einer Studie mit Studenten mit Symptomen einer ängstlich-vermeidenden Persönlichkeitsstörung (Meyer und Carver 2000) nachgewiesen. Studenten mit solchen Symptomen berichteten signifikant häufiger über negative Erinnerungen an die Kindheit, wie zum Beispiel Isolation, Ablehnung und ungünstige soziale Erfahrungen. Schüchternheit oder Vermeidung dient der Abwehr peinlicher Situationen, von Demütigung, Ablehnung und Versagen. Wie bei jeder anderen Form der Angst muss ihre psychodynamische Bedeutung auch in diesem Fall ergründet werden, um ihren Ursprung bei jedem einzelnen Patienten ermitteln zu können. Bei der psychotherapeutischen oder psychoanalytischen Behandlung dieser Menschen stellt sich jedoch häufig heraus, dass Scham die zentrale affektive Erfahrung darstellt.

Scham und Selbstexposition hängen eng miteinander zusammen. Ängstlich-vermeidende Patienten haben ganz allgemein vor allen Situationen Angst, in denen sie Aspekte ihrer selbst preisgeben müssen, durch die sie verletzlich werden. Während Schuldgefühle von der Sorge bezüglich einer Bestrafung begleitet werden, geht es bei Scham eher um eine Beurteilung, bei der das Selbst als in irgendeiner Weise unzulänglich befunden und als solches eingestuft wird, das einem inneren Standard nicht entspricht. In diesem Sinne steht Schuldbewusstsein dem Über-Ich des strukturellen Modells näher, während Scham eher mit dem Ich-Ideal zu tun hat (siehe Kapitel 2). Menschen mit einer ängstlich-vermeidenden Persönlichkeitsstörung sehen die Dinge möglicherweise so, dass soziale Situationen vermieden werden müssen, weil in diesen ihre Unzulänglichkeiten für alle offensichtlich werden können. Sie können sich für die verschiedensten Aspekte ihrer selbst schämen, sich also beispielsweise als schwach, kampfunfähig, mit körperlichen oder geistigen Fehlern behaftet, schlampig oder abstoßend, der Kontrolle körperlicher Funktionen unfähig oder exhibitionistisch betrachten (Wurmser 1990).

Scham leitet sich etymologisch von dem Verb „sich verstecken“ ab (Nathanson 1987), und ängstlich-vermeidende Patienten ziehen sich häufig wegen des Wunsches, sich vor dem äußerst unangenehmen Affekt der Scham zu „verstecken“, aus interpersonellen Beziehungen und mit Exposition einhergehenden Situationen zurück. Scham kann nicht auf reduktionistische Weise mit einem bestimmten Zeitpunkt in der Entwicklung des Kindes in Verbindung gebracht werden, sondern scheint vielmehr das Ergebnis vieler verschiedener Erfahrungen zu sein, die in einem jeweils anderen Alter gemacht wurden (Nathanson 1987). Die Scham, die anscheinend schon in einem sehr jungen Lebensalter vorhanden ist, wird mit dem Einsetzen der Angst vor Fremden im Alter von etwa 8 Monaten offensichtlich (Broucek 1982). Sie ist auch mit Gefühlen bei Unfällen bezüglich der Entleerung von Blase und Darm sowie bei der Internalisierung der dafür häufig erteilten Rügen der Eltern verbunden. Ein 2-jähriges Kind, das vergnügt im Adams- oder Evakostüm herumläuft, und dann von einem strengen Elternteil angehalten wird, sich anzuziehen, kann ebenfalls Scham entwickeln (Gabbard 1983). All diese Erfahrungen im Laufe der Entwicklung können bei ängstlich-vermeidenden Patienten erneut aufleben, wenn sie sich vor einer Gruppe von Menschen oder einem Einzelnen, die/der ihm viel bedeuten/t, exponieren.

Die Bindungstheorie trägt wesentlich zum Verständnis des ängstlich-vermeidenden Patienten bei. Erwachsene mit einem ängstlich-vermeidenden Bindungsstil sind meist in der Kindheit von Eltern oder Betreuern zurückgewiesen worden und haben deshalb als Erwachsene Angst, Liebesbeziehungen einzugehen (Connors 1997). Sie haben oft das Gefühl, ihre Bedürfnisse während ihrer Entwicklung seien übertrieben oder unangemessen gewesen, und sie haben das Fehlen adäquater Selbstobjektreaktionen erlebt (Miliora 1998).

Psychotherapeutische Ansätze

Obwohl es wenig empirische Forschungsergebnisse zur dynamischen Therapie der ängstlich-vermeidenden Persönlichkeitsstörung gibt, lassen zwei Studien, die bereits weiter oben bei der Besprechung der OCPD erwähnt wurden, darauf schließen, dass dieser Ansatz geeignet ist. In der kontrollierten Studie von Winston et al. (1994) haben Patienten mit Cluster-C-Persönlichkeitsstörungen, die an einer dynamischen Therapie teilgenommen haben, besser abgeschnitten als die Probanden der Kontrollgruppe, die auf der Warteliste standen. In der Studie von Svartberg et al. (2004) haben Cluster-C-Patienten, die eine dynamische Therapie erhalten haben, außerordentlich gut abgeschnitten und zeigten auch nach dem Ende der Behandlung eine weitere Besserung.

Patienten mit einer ängstlich-vermeidenden Persönlichkeitsstörung sprechen vermutlich am besten auf eine expressiv-supportive Psychotherapie an, wenn sie in dieser auch ausdrücklich ermutigt werden, sich der gefürchteten Situation auszusetzen (Gabbard und Bartlett 1998, Sutherland und Frances 1995). Diese Ermutigung, sich der gefürchteten Situation zu stellen, muss natürlich auch mit empathischem Verständnis für die Peinlichkeit und Demütigung, die die Exposition bedeutet, einhergehen. Man könnte sagen, dass die Therapie insofern expressiv-supportiv ist, als durch ihre expressiven Elemente die tiefer liegenden Gründe der Scham und ihre Verbindungen mit früheren Erfahrungen während der Entwicklung ermittelt werden, während ihre supportiven Elemente in der auf Empathie gründenden Ermutigung bestehen, die gefürchtete Situation anzugehen, statt ihr vor Angst auszuweichen. Dieser Ansatz kann mit einem selektiven Serotonin-Wiederaufnahmehemmer wie Paroxetin kombiniert werden, der auf das biologische Temperament wirkt.

Bei der tatsächlichen Exposition werden mehr Ängste und Vorstellungen aktiviert als bei der Abwehrhaltung des Rückzugs. Das kann man den betroffenen Patienten im Rahmen einer belehrenden Maßnahme erklären, damit sie erkennen, was für einen Wert es hat, wenn sie die gefürchtete Situation suchen. Der Therapeut sollte darauf vorbereitet sein, dass der Patient die Notwendigkeit, sich gefürchteten Situationen zu stellen, einsieht, die Ausführung der Aufgabe jedoch abbricht. Ängstlich-vermeidende Patienten haben gegebenenfalls Angst, das in der Therapie anzusprechen, weil sie befürchten, dafür Missbilligung und Kritik von ihrem Therapeuten zu ernten (Newman und Fingerhut 2005).

Die ersten Versuche, den Ursachen auf den Grund zugehen, können frustrierend sein, da ängstlich-vermeidende Patienten sich nicht ganz sicher sind, wovor sie sich fürchten. Sie greifen oft auf psychiatrische Klischees wie „Ablehnung" zurück. Der Therapeut muss mehr Einzelheiten der betreffenden Situation erfragen, um dem Patienten zu helfen, nicht nur solche vagen Erklärungen für sein vermeidendes Verhalten zu geben. Er kann zum Beispiel fragen: „Was haben Sie sich denn konkret vorgestellt, was Ihre Kollegen über Sie denken, als Sie gestern mit ihnen beim Mittagessen gesessen haben?" Ebenso können bestimmte Vorstellungen im Kontext der Übertragung ermittelt werden. Ängstlich-vermeidende Patienten haben in der Regel ziemliche Angst vor der Exposition bei der Psychotherapie. Wenn ein Patient wegen etwas rot wird, das gerade gesagt wurde, kann der Therapeut ihn beispielsweise fragen: „Würden Sie mir sagen, was Ihnen jetzt gerade peinlich ist? Ist es, dass Sie meinen, ich würde auf eine bestimmte Art und Weise auf das reagieren, was Sie eben gesagt haben?" Indem sich der Patient weiter mit bestimmten Einzelheiten beschäftigt, werden ihm die kognitiven Zusammenhänge des Schamgefühls stärker bewusst.

Frau OO war eine 24-jährige Schwesternschülerin, die sich in eine Psychotherapie begeben hatte, weil sie mit ihrem Leben unzufrieden war, Schwierigkeiten hatte, heterosexuelle Beziehungen einzugehen und in sozialen Situationen Angst empfand. Sie berichtete, sie sei in der Gegenwart von Männern stets ängstlich und schüchtern. Da sie außerordentlich attraktiv war, wurde sie oft zum Ausgehen eingeladen, doch ihre Angst vor jedem Date eskalierte so weit, dass sie Alkohol trinken musste, um lockerer zu werden. Sie erklärte ihrem Therapeuten, sie befürchte, sie laufe Gefahr, alkoholabhängig zu werden, weil sie sich gegenüber Männern nur „öffnen" könne, wenn sie etwas getrunken habe. Frau OO gab an, sie erlebe dieselbe Angst, wenn sie in Gesellschaft anderer „auftaue", wie zum Beispiel mit ihren Kollegen in der Schwersternschule.

Sie hatte mehrere Monate lang an einer Gruppenpsychotherapie teilgenommen, hatte jedoch in der Gruppe kein Wort herausbekommen und war verlegen gewesen. Sie hatte aus Angst, „das Falsche zu sagen", kaum etwas gesagt. Als sie anfing, die Gruppenpsychotherapiesitzungen auszulassen, hatte sie ihr Fehlen rationalisiert, indem sie sich erklärt hatte, es mache nichts, da sie sich ja ohnehin nicht beteiligte. Frau OO hatte sich für eine Einzelpsychotherapie entschieden, weil sie erwartet hatte, es sei leichter, sich gegenüber einer Person zu öffnen als gegenüber acht.

Ab der dritten Psychotherapiesitzung schwieg sie immer öfter. Der Therapeut war während dieser Schweigephasen geduldig, doch nach einigen weiteren Sitzungen bemerkte er, dass sie immer dann zu schweigen schien, wenn sie kurz davor war, starke Emotionen zu erleben. Sie gab zu, dass sie furchtbare Angst davor hatte, die Kontrolle zu verlieren, wenn sie emotional wurde. Der Therapeut fragte sie, ob sie besorgt sei, wie er auf ihren Ausdruck von Gefühlen reagieren würde. Sie erwiderte, sie sei sich sicher, dass er sie kritisieren würde und ihr sagen würde, „sie solle sich schämen", weil sie sich „wie ein kleines Kind benehme".

Da fragte der Therapeut sie, ob diese Angst von einer ähnlichen früheren Erfahrung herrühre. Sie beschrieb ausführlich, wie ihr Vater sie als Kind behandelt hatte. Sie sagte, er sei „ein großer Mann" gewesen, „der keine Kritik vertragen, sie aber austeilen konnte". Jedes Mal, wenn sie eine Note nach Hause gebracht habe, habe er sie angeschrien:

„Warum hast du keine Eins bekommen?“ Sie erinnerte sich auch daran, wie sie beim Abendessen die Milch verschüttet hatte und dafür von ihrem Vater streng getadelt und angefahren worden war: „Warum kannst du nicht ein bisschen mehr wie deine Schwester sein?“ Mit großer Verlegenheit berichtete sie, ihr Vater habe ihr nie das Gefühl gegeben, es sei in Ordnung, dass sie eine Frau ist. Am Tag ihrer ersten Periode habe er sie damit aufgezogen, dass sie nun eine Ausrede habe, einmal im Monat „böse“ zu sein. Sie erinnerte sich, dass sie sehr gekränkt gewesen war und stundenlang in ihrem Zimmer geweint hatte. Als sie einmal ganz aufgeregt nach Hause kam, weil sie zum Cheerleader gewählt worden war, nannte ihr Vater sie „eingebildet und verwöhnt“. Sie war fest davon überzeugt, dass sie den Erwartungen ihres Vaters niemals würde genügen können.

Im Laufe der Therapie sprach Frau OO über ihre Schwierigkeiten auf Partys oder bei anderen sozialen Situationen. Wieder fragte sie der Therapeut nach früheren Situationen, die mit dieser Angst zu tun haben könnten. Frau OO erinnerte sich, dass ihre Mutter sie, als sie klein war, öfter schön angezogen und mit zu einer Freundin genommen hatte, wo alle immer meinten, wie „niedlich“ sie sei. Sie erinnerte sich, wie peinlich ihr diese Komplimente gewesen waren, als wäre sie „vorgezeigt“ worden. Als der Therapeut ihr half, diesem Gefühl weiter auf den Grund zu gehen, erkannte sie, dass sie diese Exposition bis zu einem gewissen Grad genossen hatte, weil sie im Gegensatz zur ständigen Kritik ihres Vaters so positive Rückmeldungen erhalten hatte. Der Therapeut ermunterte sie, einige der geselligen Veranstaltungen zu besuchen, zu denen sie eingeladen wurde, um zu sehen, welche Assoziationen sie noch hatte, wenn sie einen Angstanfall bekam.

Als Frau OO anfing, in nicht alkoholisiertem Zustand auszugehen, stellte sie fest, dass sie Angst davor hatte, dass sie Spaß haben könnte. Wenn sie die Komplimente der Männer genoss, die sie bei geselligen Anlässen umwarben, war sie überzeugt davon, sie sei „eingebildet und verwöhnt“, wie ihr Vater es gesagt hatte. Und wegen dieser Überzeugung hatte sie das Gefühl, sie sei ein „böses Mädchen“.

Der Fall von Frau OO veranschaulicht, dass Erfolg in interpersonellen Situationen ebenso Angst auslösen kann wie Niederlagen. Der Reiz des Sich-zur-Schau-Stellens kann automatisch die Erinnerung an frühere Rügen der Eltern wegen „Angeberei“ heraufbeschwören. Viele Menschen mit einer ängstlich-vermeidenden Persönlichkeitsstörung befürchten, es könnte sie berauschen, wenn sie im Rampenlicht stünden. Diese Dynamik ist der Kern des Lampenfiebers (Gabbard 1979, 1983). Zusätzlich zu ihrer Angst davor, den Augenblick, in dem sie im Mittelpunkt stand, zu genießen, plagte Frau OO auch die Angst, die hohen Erwartungen, die sie an sich stellte, möglicherweise nicht erfüllen zu können. Diese Erwartungen hatte sie internalisiert, weil sie mit einem Vater zusammengelebt hatte, der übermäßig hohe Erwartungen hatte. In der Therapie gelang es ihr schließlich, sich einzugestehen, dass sie sehr wütend auf ihren Vater war, weil er sie wiederholt beschämt hatte und sie seinetwegen ein so konfliktreiches Verhältnis zu ihrer Sexualität und ihrem Frau-Sein hatte. Miller (1985) hat festgestellt, dass stets ein Zusammenhang zwischen unterdrückter Wut und der Erfahrung der Scham besteht. Frau OO konnte ihre Wut gegenüber ihrem Vater niemals frei zum Ausdruck bringen und schämte sich sogar dafür, dass sie solche Gefühle hatte.

Dependente Persönlichkeitsstörung

Abhängigkeit ist, wie Ablehnung, mittlerweile so etwas wie ein psychiatrisches Klischee. Jeder Mensch ist bis zu einem gewissen Grad abhängig, und die meisten Patienten im klinischen Umfeld haben gewisse Probleme mit dem Gefühl der Abhängigkeit. Besonders in der amerikanischen Kultur, in der der Mythos des unbeugsamen Individualismus und der Unabhängigkeit herrscht, wird das Wort „Abhängigkeit“ oft im pejorativen Sinne gebraucht. Doch sogar Selbstpsychologen sind der Ansicht, dass wirkliche Unabhängigkeit weder möglich noch erstrebenswert ist (siehe Kapitel 2). Die meisten Menschen brauchen verschiedene Selbstobjektfunktionen wie Bestätigung, Empathie, Wertschätzung und Bewunderung, die sie am Leben erhalten und ihr Selbstwertgefühl bestimmen.

Die DSM-IV-TR-Kategorie der dependenten Persönlichkeitsstörung (DPD) soll eine Abhängigkeit erfassen, die so extrem ist, dass sie pathologisch ist (Tabelle 19–3). Die Betroffenen sind nicht in der Lage, eigene Entscheidungen zu treffen, sind ungewöhnlich unterwürfig, brauchen stets Bestärkung und können nur normal funktionieren, wenn sie jemand umsorgt.

Ebenso wie die ängstlich-vermeidende Persönlichkeitsstörung wird auch die DPD selten als Haupt- oder alleinige Diagnose gestellt. In verschiedenen Studien (Bornstein 1995; Loranger 1996; Skodol et al. 1996) wurde bei Patienten mit DPD eine hohe Komorbidität nachgewiesen. Zu den Erkrankungen der Achse I, die häufig zusammen mit einer DPD auftreten, gehören die schwere Depression, die bipolare Störung, einige Angststörungen und Essstörungen. Skodol et al. (1996) waren der Meinung, es gäbe keinen spezifischen Zusammenhang zwischen DPD und Depression. DPD umfasse lediglich eine Reihe unangemessener Verhaltensweisen und Eigenschaften, die bei den verschiedensten Persönlichkeitsstörungen vorkommen und mit einer Vielfalt von psychologischen Notlagen einhergehen. Tatsächlich haben die meisten Studien gezeigt, dass Patienten, bei denen eine DPD diagnostiziert wurde, auch die Kriterien mehrerer anderer Störungen der Achse I erfüllen. Obwohl bei mehr als 50 % der Patienten, bei denen eine DPD diagnostiziert wird, auch eine Borderline-Persönlichkeitsstörung festgestellt wird, können diese beiden Diagnosen anhand der Hauptaspekte der Beziehungsmuster differenziert werden. Borderline-Patienten reagieren mit Wut und Manipulation auf

TABELLE 19–3. DSM-IV-TR Kriterien der dependenten Persönlichkeitsstörung

Es besteht ein tief greifendes und übermäßiges Bedürfnis, umsorgt zu werden, das zu unterwürfigem und klammerndem Verhalten und Trennungsängsten führt, das im frühen Erwachsenenalter in verschiedenen Situationen auftritt und sich in fünf (oder mehr) der nachstehenden Kriterien zeigt:

(1) Der/die Betreffende hat Schwierigkeiten, alltägliche Entscheidungen ohne ein Übermaß an Ratschlägen von und Bestärkung durch andere zu treffen.

(2) Andere müssen die Verantwortung für wichtige Bereiche des Lebens des/der Betreffenden übernehmen.

(3) Dem/der Betreffenden fällt es schwer, anderen gegenüber eine andere Meinung zu vertreten, weil er/sie befürchtet, ihre Unterstützung oder Bestätigung zu verlieren.
Anmerkung: Gilt nicht für begründete Angst vor Vergeltung.

(4) Dem/der Betreffenden fällt es schwer, Projekte anzuregen oder Dinge selbstständig zu tun (eher wegen fehlenden Selbstvertrauens bezüglich ihres/seines Urteilsvermögens oder ihrer/seiner Fähigkeiten und weniger wegen fehlender Motivation oder Energie).

(5) Der/die Betreffende setzt alles daran, Fürsorge und Unterstützung von anderen zu erhalten und geht dabei so weit, freiwillig unangenehme Dinge zu tun.

(6) Der/die Betreffende fühlt sich wegen der übertriebenen Angst, nicht selbst für sich sorgen zu können, alleine unwohl oder hilflos.

(7) Der/die Betreffende sucht dringend nach einer neuen Beziehung als Quelle von Fürsorge und Unterstützung, wenn eine enge Beziehung zu Ende gegangen ist.

(8) Der/die Betreffende hat unbegründete Ängste, alleine gelassen zu werden und für sich selbst sorgen zu müssen.

Quelle: Nachgedruckt aus American Psychiatric Association: *Diagnostic and Statistical Manual of Mental Disorders.* Fourth Edition, Text Revision. Arlington, VA, American Psychiatric Association, 2000. Copyright 2000, American Psychiatric Association. Verwendung mit Genehmigung.

Verlassen-Werden, dependente Patienten hingegen werden unterwürfig und klammern (Hirschfeld et al. 1991). Außerdem fehlt in den Beziehungen von Menschen mit DPD die für die Beziehungen von Borderline-Patienten charakteristische Intensität und Instabilität.

Einer norwegischen Studie zufolge beträgt die Prävalenz der dependenten Persönlichkeitsstörung 1,5%, wobei sie bei Frauen doppelt so hoch ist wie bei Männern (Torgersen et al. 2001). Dies kann jedoch auch mit fest in der Kultur verwurzelten Geschlechterrollenklischees zusammenhängen, nach denen Abhängigkeit bei Frauen eher akzeptabel ist als bei Männern und Frauen ihre Abhängigkeit deutlicher zum Ausdruck bringen dürfen.

Psychodynamische Auffassung

Die frühen Verfasser psychoanalytischer Fachliteratur waren der Ansicht, Probleme bezüglich der Abhängigkeit stünden im Zusammenhang mit Störungen während der oralen Phase der psychosexuellen Entwicklung, heute wird diese Meinung jedoch nur noch vereinzelt vertreten (Gunderson 1988). Das Problem mit dieser Formulierung ist dasselbe wie bei anderen phasenspezifischen Erklärungen für eine Psychopathologie. Wahrscheinlicher ist, dass bei Patienten mit DPD in allen Phasen der Entwicklung ein auf Abhängigkeit ausgerichtetes tief greifendes elterliches Muster gewirkt hat. In einer empirischen Studie (Head et al. 1991) wurde festgestellt, dass Familien von Menschen mit DPD im Vergleich zu Familien einer klinischen Kontrollgruppe und einer gesunden Kontrollgruppe durch eine geringe Ausdruckskraft und ein hohes Maß an Kontrolle gekennzeichnet sind. In einer anderen Studie zur frühen familiären Umgebung (Baker et al. 1996) wurde festgestellt, dass die Familien von Patienten mit DPD einen niedrigen Wert für Unabhängigkeit und einen hohen für Kontrolle haben.

Ein Merkmal der DPD ist eine unsichere Bindung, und in Studien mit DPD-Patienten (West et al. 1994) wurde ein Muster verwickelter Bindungen festgestellt. Viele der Patienten waren mit Eltern aufgewachsen, die ihnen auf die eine oder andere Weise vermittelt hatten, Unabhängigkeit berge eine Vielfalt von Gefahren. Sie wurden möglicherweise auf subtile Weise dafür belohnt, wenn sie die Loyalität gegenüber ihren Eltern bewahrten, die sie bei jedem Schritt in Richtung Unabhängigkeit abzulehnen schienen. Außerdem scheint es neben den Umweltfaktoren, die zur Ausprägung des klinischen Erscheinungsbildes beitragen, eine mäßige genetische Veranlagung für interpersonelle Abhängigkeit zu geben (O'Neill und Kendler 1998), sodass möglicherweise auch das biologische Temperament zu den ätiologischen Faktoren gehört.

Bornstein (1993) hat betont, dass Abhängigkeit und Passivität nicht automatisch gleichzusetzen sind. Das Hauptziel von Patienten mit DPD ist die Aufrechterhaltung von Beziehungen, die ihnen Fürsorge und Unterstützung bieten. Um dieses Ziel zu erreichen, legen sie durchaus selbstbewusste und aktive Verhaltensweisen an den Tag. Zum Beispiel erbitten DPD-Patienten mit größerer Wahrscheinlichkeit Rückmeldungen zu einem psychologischen Test, erbitten in einer Versuchsumgebung eher Hilfe bei der Lösung schwieriger Aufgaben und gehen eher zum Arzt, wenn sie körperliche Symptome haben.

Eine unterwürfige Haltung gegenüber anderen kann eine Fülle von Bedeutungen haben. So wie ängstlich-vermeidende Patienten aufgrund von unbewussten Faktoren vielfältigen Ursprungs die Exposition meiden, suchen auch dependente Patienten wegen unter der Oberfläche verborgener Ängste nach Fürsorge. Kliniker sollten jeden Patienten fragen: „Was ist das

Beängstigende an der Unabhängigkeit oder der Trennung?" Hinter dependentem Klammern verbirgt sich häufig Aggression. Es kann insofern als Kompromiss betrachtet werden, als es gegen Feindseligkeit schützt, die zugleich auch ausgedrückt wird. Wie viele Psychologen und Psychiater aus eigener Erfahrung wissen, erlebt die Person, die Gegenstand des Klammerns des dependenten Patienten ist, die Ansprüche des Patienten möglicherweise als feindselig und quälend.

Dependentes Verhalten kann auch dazu dienen, das Wachrufen früherer traumatischer Erlebnisse zu vermeiden. Der Therapeut sollte zusammen mit dem Patienten Erinnerungen an frühere Trennungen und deren Auswirkungen erkunden.

> Herr PP war ein 29-jähriger verheirateter Postbeamter. Er hatte eine seit Langem andauernde dysthymische Störung und klagte über chronische Schlaflosigkeit, mangelnde Antriebskraft, Schwierigkeiten beim Treffen von Entscheidungen und Angst. Trotzdem erschien er regelmäßig an seinem Arbeitsplatz, obwohl es ihm schwerfiel, die Initiative zu ergreifen, wenn es von ihm erwartet wurde. Vor seiner Einweisung in eine psychiatrische Klinik wegen Selbstmordgedanken und -wünschen war Herr PP weinend vor seinem Vorgesetzten zusammengebrochen, als der ihm mitgeteilt hatte, er verrichte seine Arbeit nicht ordentlich.
>
> Im Aufnahmeinterview äußerte Herr PP größte Besorgnis darüber, dass er während seines Krankenhausaufenthaltes von seiner Frau getrennt sein würde, obwohl er erkannt hatte, dass seine Selbstmordwünsche eine Gefahr darstellten, die eine stationäre Behandlung erforderte. Frau PP erklärte, ihr Mann habe sich nie wohlgefühlt, wenn er von ihr getrennt war. Er überlasse ihr zu Hause alle Entscheidungen und funktioniere nicht gut ohne sie. Fast sofort nach seiner Aufnahme hängte sich Herr PP an eine Patientin, die ungefähr so alt war wie er, und ließ sich auf dieselbe Art und Weise von ihr führen wie von seiner Frau. Er nahm alle Mahlzeiten zusammen mit ihr ein und verbrachte seine gesamte Freizeit mit ihr, wenn sie nicht gerade an einer Behandlungsmaßnahme teilnahm. Er machte keine sexuellen Annäherungsversuche und berichtete, er fühle sich einfach sicher in ihrer Nähe.
>
> Die Anamnese des Herrn PP zeigte ein Muster ängstlicher Abhängigkeit, das sein ganzes Leben lang angedauert hatte. Er hatte stets große Angst, wenn abzusehen war, dass er etwas alleine machen sollte, oder wenn er etwas planen sollte, ohne sich mit anderen zu beraten. Er hatte eine Schulphobie, als er in die Grundschule kam, und seine Mutter berichtete, er habe solange geweint, bis sie ihn nach Hause gebracht habe. Ebenso habe er, als er im Alter von 10 Jahren bei seinem Onkel übernachten sollte, so geweint, dass seine Mutter ihn abholen und nach Hause bringen musste. Nach seinem Highschoolabschluss meldeten sich all seine Freunde zum Militärdienst, also folgte er ihrem Beispiel. Nach der Entlassung vom Militär bewarben sie sich bei der Post, also bewarb auch er sich dort. Jegliche selbstständige Handlung schien bei ihm die schlimme Angst wachzurufen, die mit frühen Trennungen verbunden war. Er benahm sich, als würde er verlassen, wenn er irgendein selbstständiges Verhalten an den Tag legte.

Worin die Ursachen der Abhängigkeit und der Trennungsangst des Herrn PP bestanden, zeigte sich, als seine Mutter anfing, ihn im Krankenhaus anzurufen. Sie bemängelte seine Entscheidung, ins Krankenhaus zu gehen: „Womit kannst du es rechtfertigen, uns so alleine zu lassen? So schlecht kann es dir doch nicht gehen. Was ist, wenn wir dich für etwas brauchen, und du bist nicht da?" Der Patient erklärte, er sei der Aufforderung seiner Mutter, jede Woche bei ihr vorbeizugehen und verschiedene Hilfsarbeiten zu verrichten, selbst als Erwachsener stets nachgekommen. Er fügte hinzu, dass seine Eltern praktisch überhaupt nicht miteinander sprächen und er der Gesprächspartner für seine Mutter sei. Herr PP war in einer Umgebung aufgewachsen, in der seine Mutter ihm eindringlich vermittelt hatte, dass sie ihn als Ersatz für ihren emotional entfremdeten Mann brauchte. Deshalb war Unabhängigkeit für ihn eine aggressive und illoyale Handlung, durch die er die Liebe seiner Mutter verlieren würde.

Psychotherapeutische Überlegungen

Wie weiter oben in diesem Kapitel erwähnt, lassen zwei randomisierte kontrollierte Studien (Svartberg et al. 2004; Winston et al. 1994) darauf schließen, dass 40 wöchentliche dynamische Psychotherapiesitzungen bei Patienten mit Cluster-C-Persönlichkeitsstörungen äußerst wirksam sind. Zudem ist die Abbruchrate bei DPD-Patienten niedriger als bei solchen mit anderen Persönlichkeitsstörungen (Karterud et al. 2003; Shea et al. 1990). Bei der Psychotherapie dieser Patienten besteht ein unmittelbares therapeutisches Dilemma: Um ihre Abhängigkeit loszuwerden, müssen sie sich zunächst in eine Abhängigkeit von ihrem Therapeuten begeben. Dieses Dilemma äußert sich häufig in einer besonderen Form des Widerstandes, bei der der Patient die Abhängigkeit vom Therapeuten eher als Selbstzweck denn als Mittel zum Zweck betrachtet. Nach einer Weile vergessen diese Patienten gegebenenfalls die Beschwerden, deretwegen sie sich in Therapie begeben haben, und die Aufrechterhaltung der Bindung an den Therapeuten wird zum einzigen Ziel. Da ihnen vor dem Ende der Therapie graut, betonen sie dem Therapeuten gegenüber wiederholt, wie schlecht es ihnen gehe, um sicherzustellen, dass die Behandlung fortgesetzt wird. Wenn der Therapeut erklärt, er sehe eine Besserung, kann sich der Zustand des Patienten paradoxerweise sogar verschlechtern, weil er eine Besserung mit dem Ende der Behandlung gleichsetzt.

Eine Faustregel für die Behandlung dependenter Patienten lautet, dass man immer bedenken muss, dass das, was sie nach eigenen Angaben wollen, wahrscheinlich nicht das ist, was sie brauchen. Sie versuchen, den Therapeuten dazu zu bringen, ihnen zu sagen, was sie tun sollen, damit sie weiterhin im Zustand der Abhängigkeit bleiben können, und ihnen dabei zu helfen, das Treffen eigener Entscheidungen und die Durchsetzung ihrer eigenen Wünsche zu vermeiden. Der Therapeut muss sich wohl dabei fühlen, wenn er diese Wünsche nicht erfüllt und den Patienten stattdessen zu unabhängigem Denken und Handeln ermutigt. Er muss dem Patienten klarmachen, dass die aus dieser Nichterfüllung resultierende Angst akzeptabel und zudem produktiv ist, weil sie zu Assoziationen bezüglich des Ursprungs der Abhängigkeit und der damit verbundenen Ängste führen kann.

Eine weitere häufige Übertragung ist die Idealisierung des Therapeuten (Perry 2001). Der Patient kann den Therapeuten als allwissend betrachten und den Wunsch entwickeln, ihm die gesamte Verantwortung für wichtige Entscheidungen zuzuweisen. Häufig denken die Patienten, die Lösung all ihrer Probleme bestehe darin, so zu werden wie der Therapeut. Der Wunsch, die schwierige Aufgabe, ein authentisches Selbst zu entwickeln, das unabhängig von dem des Therapeuten ist, zu umgehen, muss im Laufe der Therapie interpretiert und offen angesprochen werden. Der Patient versucht möglicherweise sogar, die therapeutischen Ziele zu untergraben, um zu zeigen, dass er sich nicht vorstellen kann, unabhängig vom Therapeuten zu funktionieren.

Eine zeitlich begrenzte Psychotherapie hat sich bei vielen dieser Patienten als erfolgreich erwiesen (Gunderson 1988). Dadurch, dass sie von Anfang an wissen, dass die Beziehung zwischen ihnen und dem Therapeuten nach 12, 16 oder 20 Sitzungen beendet sein wird, sind sie gezwungen, sich ihren tiefsten Ängsten im Zusammenhang mit Verlust und Unabhängigkeit zu stellen. Außerdem hilft dieser Ansatz den Patienten, sich mit der Vorstellung auseinanderzusetzen, fürsorgliche Personen stünden unbegrenzt zur Verfügung. Wenn eine langfristige Therapie mit offenem Ende zum Stillstand kommt, kann eine Variante der zeitlichen Begrenzung angewandt werden, indem ein Termin für die Beendigung angesetzt wird. Bis dahin eventuell verborgene Ängste treten schnell zutage, wenn das Ende der Therapie in Sicht ist.

Eine Untergruppe dependenter Patienten ist zu einer kurzen Psychotherapie schlicht nicht in der Lage oder nicht bereit. Die Aussicht, den Therapeuten schon wieder zu verlieren, wo „alles gerade erst angefangen hat“, verursacht zu viel Angst. Wegen einer geringeren Ich-Stärke oder einer größeren Trennungsangst müssen diese Patienten über einen langen Zeitraum eine positive dependente Übertragung gegenüber ihrem Therapeuten entwickeln. Dennoch können mit dieser supportiven Strategie beträchtliche therapeutische Erfolge erzielt werden, wie Wallersteins Forschungen (1986) (die in Kapitel 4 besprochen wurden) belegt haben. Manche Patienten ändern sich aufgrund des „Übertragungshandels“ (Wallerstein 1986, S. 690), auf den sie sich mit dem Therapeuten eingelassen haben. Sie sind bereit, im Gegenzug für die Bestätigung durch den Therapeuten gewisse Änderungen in ihrem Leben vorzunehmen. Andere werden zu „lebenslänglichen Patienten“, die in der Lage sind, die Veränderungen zu praktizieren, solange sie wissen, dass der Therapeut immer für sie da sein wird. Sie können sogar dann gute Erfolge erzielen, wenn der Therapeut die Zahl der Sitzungen auf eine pro Monat reduziert, solange sie nicht befürchten müssen, dass die Therapie beendet wird.

Bei Patienten mit DPD müssen bei der Diagnose und bei der Planung der Behandlung kulturelle Faktoren mit berücksichtigt werden. In manchen Kulturen wird Abhängigkeit nicht nur erwartet, sondern als Form der Loyalität gegenüber älteren Mitgliedern der Familie gepriesen. Wenn Familienmitglieder den Patienten zu einer Konsultation begleiten, bietet sich die Gelegenheit, die familiären und kulturellen Ansichten über die Abhängigkeit besser zu verstehen und in die Behandlung zu integrieren. Wenn eine größere Autonomie des Patienten in der Familie als Bedrohung erlebt wird, kann der Therapeut auch eine ergänzende Familientherapie in Betracht ziehen (Perry 2005).

Patienten mit DPD lösen bei denen, die sie behandeln, häufig Gegenübertragungsprobleme in Form von Konflikten bezüglich der Abhängigkeit aus. Ärzte im Allgemeinen und Psychiater im Besonderen können in Konflikt mit ihrer eigenen Abhängigkeit geraten (Gabbard 1985; Gabbard und Menninger 1988; Vaillant et al. 1972). Psychotherapeuten sollten darauf bedacht sein, bei der Gegenübertragung keine Verachtung oder Geringschätzung gegenüber dem dependenten Patienten zu entwickeln. Die Sehnsüchte des Patienten können mit den unbewussten Sehnsüchten des Therapeuten übereinstimmen, und sich auf solche Abhängigkeitswünsche einzulassen, kann sehr unangenehm sein. Ein Therapeut, der die Sehnsüchte seines Patienten zurückweist, weist möglicherweise auch seine eigenen Sehnsüchte zurück. Ein weiteres Problem bei der Gegenübertragung besteht darin, dass der Therapeut die Idealisierung durch den Patienten genießt, was dazu führen kann, dass er es vermeidet, die Tatsache zur Sprache zu bringen, dass der Patient nicht wirklich etwas ändert (Perry 2001). Therapeuten können auch übermäßig autoritär und bestimmend auftreten, besonders wenn ein Patient missbräuchliche Beziehungen fortsetzt und die Warnung des Therapeuten, die betreffende Beziehung sei zerstörerisch, außer Acht lässt.

Anderweitig nicht definierte Persönlichkeitsstörung

Mit dem Abschluss der Übersicht über die Persönlichkeitsstörungen nach DSM-IV-TR ist anzumerken, dass die meisten Patienten keine „reinen Formen" der jeweiligen Persönlichkeitsstörung zeigen. Um diesem Umstand Rechnung zu tragen, enthält das DSM-IV-TR die Kategorie der anderweitig nicht definierten Persönlichkeitsstörung. Diese kann für „gemischte" Persönlichkeitsstörungen sowie für diejenigen verwendet werden, die in Anhang B des DSM-IV-TR angeführt sind, so zum Beispiel für die passiv-aggressive Persönlichkeitsstörung.

Die Einmaligkeit eines jeden Menschen ist ein ewiger Quell der Freude und der Herausforderung für den dynamischen Psychiater. In Kapitel 1 habe ich gesagt, den dynamischen Psychiater interessiere eher, inwiefern sich die

Patienten unterscheiden, als inwieweit sie sich ähnlich sind. Dieses Axiom hat in keinem Bereich der Psychiatrie eine größere Bedeutung als in der Behandlung von Persönlichkeitsstörungen.

Literaturhinweise

Abraham, K. (1921): Ergänzungen zur Lehre vom Analcharakter. In: Cremerius, J. (Hg.): Psychoanalytische Studien zur Charakterbildung. Frankfurt am Main, S. Fischer Verlag, S. 184–205.

Alden, L. E., Laposa, J. M., Taylor, C. T., et al.: Avoidant personality disorder: current status and future directions. J Personal Disord 16: 1–29, 2002.

American Psychiatric Association: Diagnostic and Statistical Manual of Mental Disorders. 4th Edition, Text Revision. Washington, DC, American Psychiatric Association, 2000.

Baer, L., Jenike, M. A., Ricciardi, J. N., et al.: Standardized assessment of personality disorders in obsessive-compulsive disorder. Arch Gen Psychiatry 47: 826–830, 1990.

Baker, J. D., Capron, E. W., Azorlosa, J.: Family environment characteristics of persons with histrionic and dependent personality disorders. J Personal Disord 10: 81–87, 1996.

Bejerot, S., Ekselius, L., von Konorring, L.: Comorbidity between obsessive-compulsive disorder (OCD) and personality disorders. Acta Psychiatr Scand 97: 398–402, 1998.

Bornstein, R. F.: The Dependent Personality. New York, Guilford, 1993.

Bornstein, R. F.: Comorbidity of dependent personality disorder and other psychological disorders: an integrative review. J Personal Disord 9: 286–303, 1995.

Broucek, F. J.: Shame and ist relationship to early narcissistic developments. Int J Psychoanal 63: 369–378, 1982.

Cloninger, C. R., Svrakic, D. M., Pryzbeck, T. R.: A psychobiological model of temperament and character. Arch Gen Psychiatry 50: 975–990, 1993.

Connors, M. E.: The renunciation of love: dismissive attachment and its treatment. Psychoanalytic Psychology 14: 475–493, 1997.

Cooper, S.: Obsessional thinking: the defence against loss. Br J Psychother 16: 412–422, 2000.

Diaferia, G., Bianchi, I., Bianchi, M. L., et al.: Relationship between obsessive-compulsive personality disorder and obsessive-compulsive disorder. Compr Psychiatry 38: 38–42, 1997.

Dickinson, K. A., Pincus, A. L.: Interpersonal analysis of grandiose and vulnerable narcissism. J Personal Disord 17: 188–207, 2003.

Freud, S.: Charakter und Analerotik. GW Bd. VII, 1908b, S. 203–209.

Gabbard, G. O.: Stage fright. Int J Psychoanal 60: 383–392, 1979.

Gabbard, G. O.: The exit line: heightened transference-countertransference manifestations at the end of the hour. J Am Psychoanal Assoc 30: 579–598, 1982.

Gabbard, G. O.: Further contributions to the understanding of stage fright: narcissistic issues. J Am Psychoanal Assoc 31: 423–441, 1983.

Gabbard, G. O.: The role of compulsiveness in the normal physician. JAMA 254: 2926–2929, 1985.

Gabbard, G. O., Bartlett, A. B.: Selective serotonin reuptake inhibitors in the context of an ongoing analysis. Psychoanalytic Inquiry 18: 657–672, 1998.

Gabbard, G. O., Menninger, R. W.: The psychology of the physician, in: Medical Marriages. Edited by Gabbard, G. O., Menninger, R. W. Washington, DC, American Psychiatric Press, 1988, S. 23–38.

Gabbard, G. O., Newman, C. F.: Psychotherapy of obsessive-compulsive personality disorder, in: Oxford Textbook of Psychotherapy. Edited by Gabbard, G. O., Beck, J., Holmes, J. A. Oxford, England, Oxford University Press, 2005.

Grant, B. F., Hasin, D. S., Stinson, F. S., et al.: Prevalence, correlates and disability of personality disorders in the United States: results from the National Epidemiologic Survey on Alcohol and Related Conditions. J Clin Psychiatry 65: 948–958, 2004.

Gunderson, J. G.: Personality disorders, in: The New Harvard Guide to Psychiatry. Edited by Nicholi, A. M. Jr. Cambridge, MA, Belknap Press, 1988, S. 337–357.

Head, S. B., Baker, J. D., Williamson, D. A.: Family environment characteristics and dependent personality disorder. J Personal Disord 5: 256–263, 1991.

Hirschfeld, R. M. A., Shea, M T., Weise, R.: Dependent personality disorder: perspectives for DSM-IV. J Personal Disord 5: 135–149, 1991.

Horowitz, M. J.: Introduction to Psychodynamics: A New Synthesis. New York, Basic Books, 1988.

Jones, E.: Anal-erotic character traits, in: Papers on Psycho-Analysis. 5th Edition. Baltimore, MD, Williams & Wilkins, 1948, S. 413–437.

Josephs, L.: Character Structure and the Organization of the Self. New York, Columbia University Press, 1992.

Kagan, J., Reznick, J. S., Snidman, N.: Biological bases of childhood shyness. Science 240: 167–171, 1988.

Karterud, S., Pedersen, G., Bjordal, E., et al.: Day treatment of patients with personality disorders: experiences from a Norwegian treatment research network. J Personal Disord 17: 243–262, 2003.

Krakowski, A. J.: Stress and the practice of medicine, II: stressors, stresses, and strains. Psychother Psychosom 38: 11–23, 1982.

Loranger, A. W.: Dependent personality disorder: age, sex, and Axis I comorbidity. J Nerv Ment Dis 184: 17–21, 1996.

McCullough, P. K., Maltsberger, J. T.: Obsessive-compulsive personality disorder, in: Treatments of Psychiatric Disorders. Vol. 2. 3rd Edition. Edited by Gabbard, G. O. Washington, DC, American Psychiatric Publishing, 2001, S. 2341–2352.

Menninger, W. C.: Characterologic and symptomatic expressions related to the anal phase of psychosexual development. Psychoanal Q 12: 161–193, 1943.

Meyer, B., Carver, C. S.: Negative childhood accounts, sensitivity, and pessimism: a study of avoidant personality disorder features in college students. J Personal Disord 14: 233–248, 2000.

Miliora, M. T.: Facial disfigurement: a self-psychological perspective on the "hide-and-seek" fantasy of an avoidant personality. Bull Menninger Clin 62: 378–394, 1998.

Miller, S.: The Shame Experience. Hillsdale, NJ, Analytic Press, 1985.

Munich, R. L.: Transitory symptom formation in the analysis of an obsessional character. Psychoanal Study Child 41: 515–535, 1986.

Nachmias, M., Gunnar, M., Mangelsdorf, S., et al.: Behavioral inhibition and stress reactivity: the moderating role of attachment security. Child Dev 67: 508–522, 1996.

Nathanson, D. L.: A timetable for shame, in: The Many Faces of Shame. Edited by Nathanson, D. L. New York, Guilford, 1987, S. 1–63.

Newman, C. F., Fingerhut, R.: Psychotherapy for avoidant personality disorder, in: Oxford Textbook of Psychotherapy. Edited by Gabbard, G. O., Beck, J. S., Holmes, J. A. Oxford, England, Oxford University Press, 2005.

O'Neill, F. A., Kendler, K. S.: Longitudinal study of interpersonal dependency in female twins. Br J Psychiatry 172: 154–158, 1998.

Perry, J. C.: Dependent personality disorder, in: Treatments of Psychiatric Disorders. Vol. 2, 3rd Edition. Edited by Gabbard, G. O. Washington, DC, American Psychiatric Publishing, 2001, S. 2353–2368.

Perry, J. C.: Dependent personality disorder, in: Oxford Textbook of Psychotherapy. Edited by Gabbard, G. O., Beck, J., Holmes, J. A. Oxford, Oxford University Press, 2005.

Rasmussen, S. A., Tsuang, M. T.: Clinical characteristics and family history in DSM-III obsessive-compulsive disorder. Am J Psychiatry 143: 317–322, 1986.

Rettew, D. C.: Avoidant personality disorder, generalized social phobia, and shyness: putting the personality back into personality disorders. Harv Rev Psychiatry 8: 283–297, 2000.

Rosen, K. V., Tallis, F.: Investigation into the relationship between personality traits and OCD. Behav Res Ther 33: 445–450, 1995.

Salzman, L.: The Obsessive Personality: Origins, Dynamics, and Therapy. New York, Science House, 1968.

Salzman, L.: Treatment of the Obsessive Personality. New York, Jason Aronson, 1980.

Salzman, L.: Psychoanalytic therapy of the obsessional patient. Curr Psychiatr Ther 22: 53–59, 1983.

Samuels, J., Nestadt, G., Bienvenu, O. J., et al.: Personality disorders and normal personality dimensions in obsessive-compulsive disorder. Br J Psychiatry 177: 457–462, 2000.

Shapiro, D.: Neurotic Styles. New York, Basic Books, 1965.

Shea, M. T., Pilkonis, P. A., Beckham, E., et al.: Personality disorders and treatment outcome in the NIMH Treatment of Depression Collaborative Research Program. Am J Psychiatry 147: 711–718, 1990.

Skodol, A. E., Gallaher, P. E., Oldham, J. M.: Excessive dependency and depression: is the relationship specific? J Nerv Ment Dis 184: 165–171, 1996.

Skodol, A. E., Stout, R. L., McGlashan, T. H., et al.: Co-occurrence of mood and personality disorders: a report from the Collaborative Longitudinal Personality Disorders Study (CLPS). Depress Anxiety 10: 175–182, 1999.

Sutherland, S. M., Frances, A.: Avoidant personality disorder, in: Treatments of Psychiatric Disorders. Vol. 2. 2nd Edition. Edited by Gabbard, G. O. Washington, DC, American Psychiatric Press, 1995, S. 2345–2353.

Svartberg, M., Stiles, T. C., Seltzer, M. H.: Randomized, controlled trial of the effectiveness of short-term dynamic psychotherapy and cognitive therapy for Cluster C personality disorders. Am J Psychiatry 161: 810–817, 2004.

Torgersen, S., Kringlen, E., Cramer, V.: The prevalence of personality disorders in a community sample. Arch Gen Psychiatry 58: 590–596, 2001.

Vaillant, G. E., Sobowale, N. C., McArthur, C.: Some psychologic vulnerabilities of physicians. N Engl J Med 287: 372–375, 1972.

Wallerstein, R. S.: Forty-Two Lives in Treatment: A Study of Psychoanalysis and Psychotherapy. New York, Guilford, 1986.

West, M., Rose, S., Sheldon-Keller, A.: Assessment of patterns of insecure attachment in adults and application to dependent and schizoid personality disorders. J Personal Disord 8: 249–256, 1994.

Winston, A., Laikin, M., Pollack, J., et al.: Short-term psychotherapy of personality disorders. Am J Psychiatry 151: 190–194, 1994.

Wurmser, L.: The Mask of Shame. Baltimore, MD, Johns Hopkins University Press, 1981.

Wurmser, L.: Die Maske der Scham. Die Psychoanalyse von Schamaffekten und Schamkonflikten. Berlin/Heidelberg/New York, Springer, 1990.

REGISTER

Fett gedruckte *Seitenzahlen verweisen auf Tabellen oder Abbildungen.*

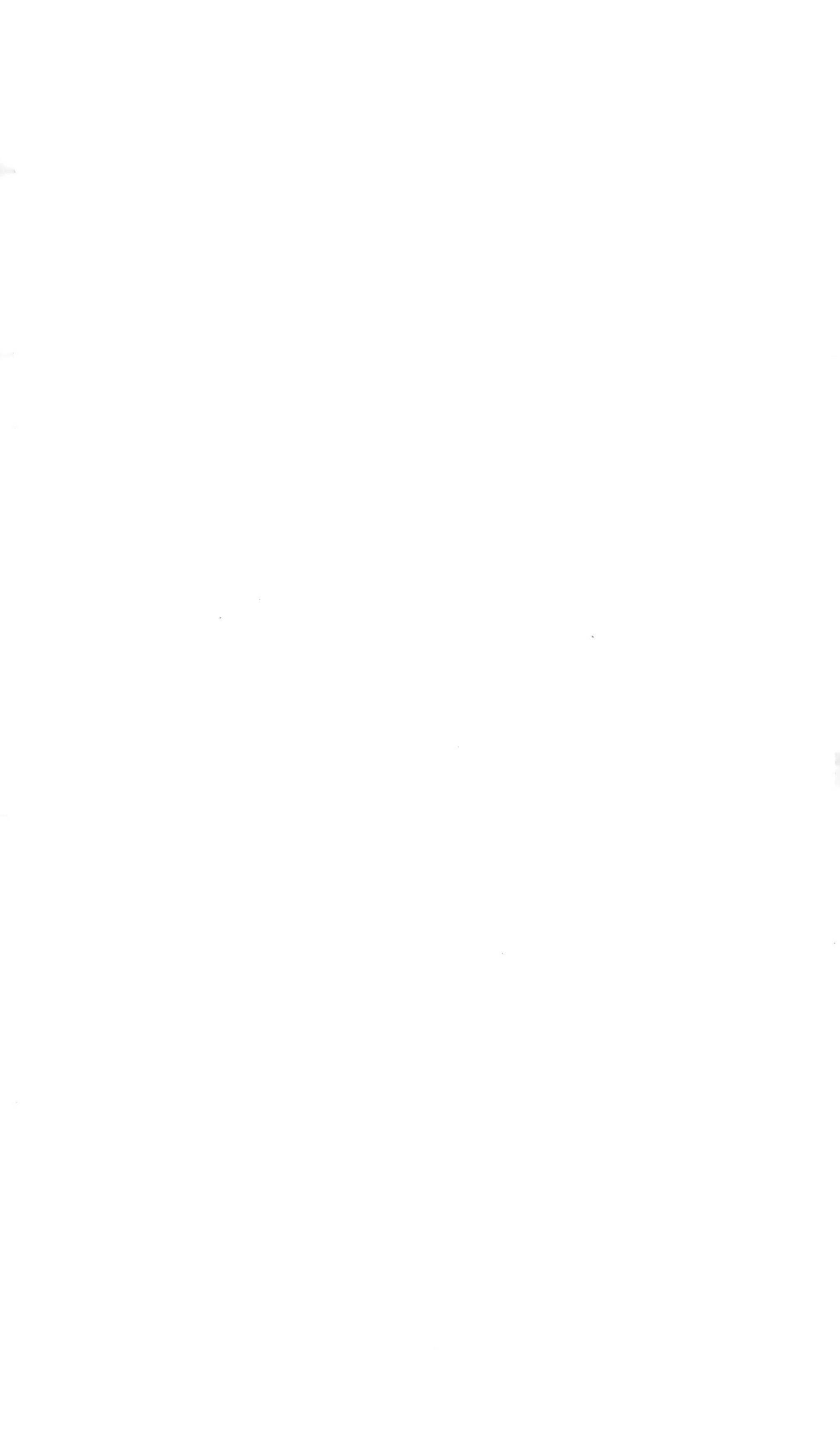